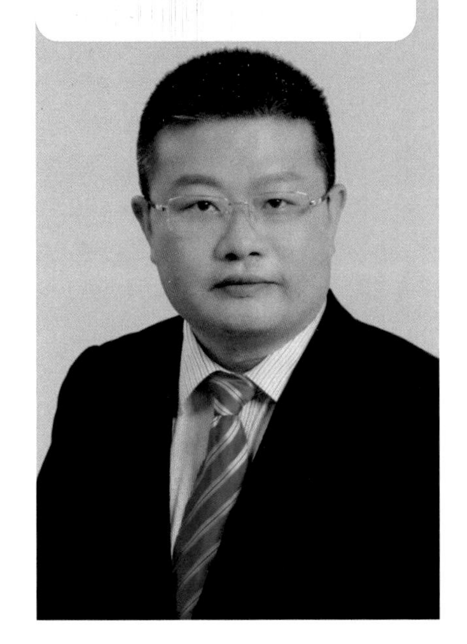

陈　茶

研究员，主任技师，博士研究生导师。广东省中医院大学城医院检验科主任。

中国合格评定国家认可委员会 ISO 15189 医学实验室认可主任评审员，广东省中医药学会检验医学专业委员会主任委员，广东省预防医学会微生物学与免疫学专业委员会、广州市医学会微生物学与免疫学分会等多个学会的副主任委员；国家自然科学基金项目同行评议专家，教育部学位中心论文评审专家，广东省、浙江省、江西省、河北省等多个省科技厅科技项目及成果评审专家；《中华检验医学杂志》《中华预防医学杂志》《中山大学学报（医学科学版）》《国际系统和进化微生物》（*Int J Syst Evol Microbiol*）、《微生物前沿》（*Front Microbiol*）等多种国内外期刊编委或审稿专家。

主要从事临床微生物检验的临床和科研工作，主持国家自然科学基金面上项目 6 项、广东省和广州市等其他科研课题 10 余项，主编、副主编教材和专著 8 本，参编教材和专著 13 本；获国家发明专利 3 项，广东省科技进步二等奖 2 项、三等奖 1 项、广州市科技进步三等奖 1 项；在国内外期刊发表论文 100 余篇，其中 SCI 收录 40 余篇。

带领团队发现并命名了 1 个细菌新科，8 个细菌新属，19 个细菌新种。

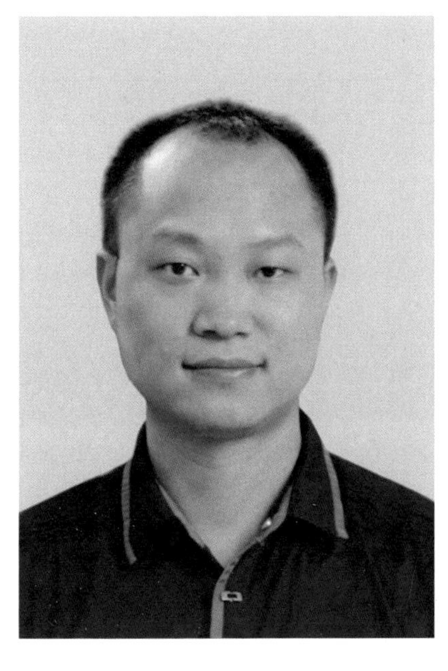

屈平华

副主任技师，硕士生研究生导师。广东省中医院检验科微生物组大组长。

广东省医学会细菌感染与耐药防治分会委员、广东省精准医学应用学会微生态医学分会委员、广东省预防医学会微生物与免疫学委员会委员、广东省自然科学基金项目和国家自然科学基金同行评议专家，《临床检验杂志》《中华预防医学杂志》《国际系统和进化微生物》（*Int J Syst Evol Microbiol*）和《安东尼·范·列文虎克》（*Antonie van Leeuwenhoek*）等多种国内外期刊的审稿专家。

主要从事临床微生物检验工作，主要研究方向为细菌分类和人体皮肤微生态学。主持国家自然科学基金青年项目 1 项、广东省和广州市等其他科研课题 4 项，参与《伯杰氏系统细菌学和古菌学手册》（*Bergey's Manual of Systematics of Archaea and Bacteria*）、《临床微生物学手册》和《临床微生物检验与图谱》等多部微生物学专著、教材的编写和编译工作；在国内外期刊发表论文 100 余篇，其中 SCI 收录 20 余篇。

实用医学细菌分类与临床应用手册

PRACTICAL MANUAL OF BACTERIA CLASSIFICATION AND CLINICAL MICROBIOLOGY

陈 茶 屈平华 主编

科 学 出 版 社

北 京

内 容 简 介

本书收集了3 000多个医学相关细菌词条，按科和属拉丁名的A~Z顺序排列，内容涉及细菌的拉丁语词源和中文翻译、分类学地位、特征、临床意义、抗菌药物敏感性和感染用药等内容。本书的最大特点是涉及临床细菌分类内容，且在拉丁语词源重构和准确翻译的基础上，对其临床意义进行了较为系统的诠释和总结。此外，对于临床新出现的、少见的，以及其他动物和环境来源的细菌，基于分类学和细菌亲缘关系研究，提供了抗菌药物敏感性试验方法和感染用药的指导性建议。

本书构思新颖，查询方便，实用性强，不仅适用于从事临床微生物检验工作的各类技术人员，也适用于临床医生，并可为统一微生物菌种库的中文名提供支持和依据。

图书在版编目(CIP)数据

实用医学细菌分类与临床应用手册 / 陈茶，屈平华主编. —北京：科学出版社，2022.9

ISBN 978-7-03-071067-3

Ⅰ. ①实… Ⅱ. ①陈… ②屈… Ⅲ. ①医学微生物学—手册 Ⅳ. ①R37-62

中国版本图书馆CIP数据核字(2021)第268748号

责任编辑：闵 捷 / 责任校对：谭宏宇
责任印制：黄晓鸣 / 封面设计：殷 靓

科学出版社 出版
北京东黄城根北街16号
邮政编码：100717
http://www.sciencep.com
南京展望文化发展有限公司排版
广东虎彩云印刷有限公司印刷
科学出版社发行 各地新华书店经销

*

2022年9月第 一 版 开本：889×1194 1/16
2024年11月第六次印刷 印张：49 1/4 插页：1
字数：1 456 000

定价：280.00元

（如有印装质量问题，我社负责调换）

《实用医学细菌分类与临床应用手册》编委会

主　编

陈　茶　屈平华

副主编

蓝　锴　罗　强　张伟铮　黄　彬　顾　全

编　委

（按姓氏汉语拼音排序）

蔡壬辛　广州中医药大学第二附属医院/广东省中医院
蔡婷婷　河北大学附属医院
曹楠楠　广州中医药大学第二附属医院/广东省中医院
柴海云　广州南芯医学检验实验室有限公司
陈　茶　广州中医药大学第二附属医院/广东省中医院
邓光远　广州中医药大学第二附属医院/广东省中医院
鄂顺梅　广州中医药大学第二附属医院/广东省中医院
顾　全　唐山市人民医院
郭旭光　广州医科大学附属第三医院
黄　彬　中山大学附属第一医院
蓝　锴　广州中医药大学第二附属医院/广东省中医院
李　松　广州中医药大学第二附属医院/广东省中医院
李　营　德州市人民医院
李工厂　郑州大学第二附属医院
李启伟　广州中医药大学第二附属医院/广东省中医院
李永伟　河南中医药大学第二临床医学院
林冬玲　广州中医药大学第二附属医院/广东省中医院

刘健龙　　湖南省儿童医院
龙一飞　　广州中医药大学第二附属医院/广东省中医院
罗　强　　广州中医药大学第二附属医院/广东省中医院
罗燕芬　　广州中医药大学第二附属医院/广东省中医院
屈平华　　广州中医药大学第二附属医院/广东省中医院
涂晓欣　　广州中医药大学第二附属医院/广东省中医院
王　娟　　中山市人民医院
吴行贵　　广州中医药大学第二附属医院/广东省中医院
向　尹　　乐山市人民医院
肖　倩　　广州中医药大学第二附属医院/广东省中医院
薛彩霞　　河南省洛阳正骨医院
张　磊　　广州金域医学检验中心有限公司
张　轩　　广州中医药大学第二附属医院/广东省中医院
张拔山　　南方医科大学附属东莞医院
张汉运　　南方医科大学附属何贤纪念医院/广州市番禺区妇幼保健院
张伟铮　　广州市干部健康管理中心/广州市第十一人民医院
郑德想　　广州中医药大学第二附属医院/广东省中医院

序

自1683年荷兰科学家安东尼·列文虎克(Antony van Leeuwenhoek)发明显微镜并最先观察到细菌以来,细菌分类学研究已经历经了几百年的发展历程。传统的细菌分类,以形态学和生理生化特性为基础。细菌的一些重要生理生化特征,如革兰氏染色、对氧气的需求、氧化酶试验、触酶试验、糖类发酵试验、糖类同化试验等,是细菌分类的重要依据,但具有一定的主观性。1985年,美国科学家穆利斯(Mullis)发明了聚合酶链反应(PCR)技术,而细菌分类学研究也随之进入了分子生物学时代,并开始以整体的方式来探索生物分类和生物与生物之间的亲缘关系。1995年,人类首次采用鸟枪法对流感嗜血杆菌Rd型KW20株进行了全基因测序。2000年,人类基因组计划完成,科学家又进一步开启了后基因组计划,对与人类疾病相关的几乎全部病原菌进行了全基因组测序,大量细菌基因组测序的完成,为基因组水平上的细菌分类提供了客观可行的实践依据。

近年来,随着基因测序技术成本的降低和广泛应用,细菌分类学研究开始进入一个日新月异的高速发展阶段,但同时也陷入了一个新的发展困境。例如,每年均有大量细菌新种被发现和命名,且又有很大一部分细菌被更名和重新分类,但部分临床微生物检验人员和临床医生却将细菌分类和名称变化视为巨大的烦恼。需要指出的是,分类学中的细菌亲缘关系研究,实际上在感染性疾病的诊断和治疗中具有十分重要的积极意义。以肠杆菌目为例,该菌目包括60多个属和超过250个种,且美国临床和实验室标准协会(Clinical and Laboratory Standards Institute, CLSI)推荐使用同一套抗菌药物敏感性试验方法和结果判读标准。这意味着,当我们在临床工作中分离到肠杆菌目中新出现的细菌,甚至新属或新种时,只需要知道其分类学地位,即可以借用肠杆菌目的药敏试验方法和判读标准进行药敏试验,并为临床提供一个较为可靠的结果报告。

《实用医学细菌分类与临床应用手册》以临床常见菌为主体框架,以近年来发现的与人类感染相关的不常见菌及其他部分动物来源和环境来源细菌作为补充,从词源的角度对所有细菌名称进行了专业的翻译和全新的诠释,从分类学角度厘清了复杂的细菌名称变化。最重要的是,该书对几乎所有医学细菌的临床意义进行了全面的整理,并结合分类学知识、抗生素基础知识和相关指南,为不同菌属细菌的抗菌药物敏感性检测和感染用药提供了参考,不仅为临床微生物检验人员提供了药物敏感性检测指引,也为临床医生提供了抗感染用药依据。该书内容新颖、简单实用、查询便捷,对当下和未来的感染性疾病诊治都具有重要的指导意义和参考价值,是不可或缺的行业宝典。

该书的主要参编人员为从事临床微生物检验的一线工作者,具有丰富的临床工作经验,且在细菌分类学领域颇有建树,已发现和命名了多个新属、新种。相信该书的出版,能有助于提升临床微生物检验人员和临床医生的专业水平,拓展临床微生物的分类知识、临床意义和感染用药知识,并促进临床微生物学事业的发展。

尹一兵

重庆医科大学检验医学院

2021年5月于重庆

前　　言

分类学是一门研究生物种类和探索生物间亲缘关系的学科，也是其他一切生命活动研究的重要课题之一，而细菌作为地球上最古老的一类生物，与人们的生产、生活和疾病等息息相关。

近年来，随着细菌分类学研究的不断深入，过去许多细菌的分类学地位被重新进行了验证和调整，其名称也跟着发生了变化；与此同时，基质辅助激光解吸电离飞行时间（matrix-assisted laser desorption/ionization time-of-flight, MALDI-TOF）质谱和16S rRNA基因测序等新的鉴定技术广泛应用于临床微生物的菌种鉴定，也导致了大量细菌新种被发现和命名。这些新的变化，在促进临床微生物学学科发展的同时，也给临床带来了一些困扰。众所周知，细菌学名多为拉丁名，而过往关于医学细菌名称和分类的中文参考书，不仅数量稀少，且翻译不够严谨，导致广大使用者产生了极大的困惑和误解；对于新出现的细菌名称，也存在拉丁语拼读的障碍，因此急需规范的中文翻译名称；此外，对于那些不常见细菌和新命名的细菌，亟待了解其临床意义、抗菌药物敏感性，以指导临床医生的感染用药。

为了应对新菌种与分类变化带来的临床问题，本书编者查阅了《国际系统与进化微生物学杂志》（*International Journal of Systematic and Evolutionary Microbiology*, IJSEM）和《伯杰氏系统细菌学手册》（*Bergy's Manual of Systematic Bacteriology*）等细菌分类学的权威书籍和论文，收集了2 000多种与人类感染密切相关的病原菌，以及1 000多种存在于动物、植物和环境中的潜在病原菌，在简要描述其分类学地位和特征的基础上，基于其菌名的拉丁语词源进行了重构和解释，力求将细菌的中文名与拉丁名统一；此外，还基于《ABX指南》《临床微生物学手册》（第11版）[*Manual of Clinical Microbiology* (11th Edition)]及美国临床和实验室标准协会（CLSI）的相关文件，对其临床意义、抗菌药物敏感性和感染用药等进行了较为系统全面的总结。

本书的最大特点是充分兼顾了“细菌分类”和“临床应用”两大部分，其中“细菌分类”体现在描述细菌的拉丁语词源和翻译、分类学地位、属的特征等内容，而“临床应用”则包括了临床意义、抗菌药物敏感性和感染用药等内容，主要供医院检验科和临床医生阅读参考。

本书编写工作前后历时5年，所有编者全情投入、不敢有一丝懈怠，编写过程中大家斟字酌句，有时候为了一个更贴切的译名反复推敲、冥思苦想，几易其稿，最终本书得以完成。相信本书的出版，将助力临床微生物检验的发展，提高细菌感染性疾病的诊治水平。此外，本书的编写也得到了中山大学生命科学学院李文均教授团队的支持和帮助。在此，我们对每一位编者及所有给予帮助的老师和同道，致以深深的谢意。

由于编者水平有限，希望大家在阅读、应用本书的过程中及时反馈给我们书中的疏漏之处，敬请各位读者不吝赐教！

陈　茶　屈平华

2021年5月

使 用 说 明

1. 编订范围

(1) 本书以临床常见菌为主体,并涵盖了绝大多数与感染性疾病相关的不常见菌,以及部分人体来源、动物来源和环境来源细菌。

(2) 本书收录了部分来源于人体标本但暂未获得国际原核生物系统学委员会(International Committee on Systematics of Prokaryotes, ICSP)正式认可的菌种。

(3) 本书收录了一些临床常用的复合群,并进行了简单的解释,如鲍曼不动杆菌复合群。

2. 排列格式

(1) 除科和复合群外,分类单元的学名按 A~Z 顺序排列。

(2) 当科名和属名的中文译名相同时,不论字母顺序如何排列,科名均排于属名前。

(3) 当种名和复合群/群的中文译名相同时,复合群/群排于种名前。

3. 直接使用分类学专有名词

(1)《国际原核生物命名法》(*International Code of Nomenclature of Prokaryotes*, ICNP):一部用于管理原核生物名称的法规,其目的是确保每一种原核生物只被标记唯一的带有价值信息的名字。

(2)《核准的细菌名称目录》(*Approved Lists of Bacterial Names*):20 世纪 70 年代由斯克尔曼(Skerman)和斯尼思(Sneath)整理的当时所有经过充分描述和可以获得模式菌株的细菌名字的汇总,于 1980 年 1 月 1 日发表并生效。1980 年 1 月 1 日也被作为细菌命名的新起点;此后,所有的新菌名必须在国际原核生物系统学委员会官方期刊发表或被收录到《合格化名录》(*Validation Lists*)。

(3) 国际原核生物系统学委员会:一个负责细菌分类的唯一的、国际性的官方组织。该组织的主要职能包括:管理原核生物名称,制定和修订原核生物分类的法规和制度,编辑和出版原核生物分类的相关论文等。

(4) 模式(type):分类学被指定的分类单元的代表,可作为参考样品和名称载体为细菌的分类服务。例如,属的模式,即模式菌种,是属的参考样品;而种的模式,即模式菌株,是种的参考样品。模式菌种和模式菌株的设立,有利于解决有争议的细菌分类,维护细菌分类的客观性和稳定性。

4. 细菌名称变化的基本规则

拉丁语的词性可分为"阳性"、"阴性"、"中性"三类。同一词根拉丁语,其阳性、阴性和中性的拉丁单词也存在差异。《国际原核生物命名法》规定,细菌的种名形容词词性必须与属名的词性保持一致,如属名的拉丁词性为阳性,则种名的拉丁词性亦应该为阳性。因此,当细菌的分类如属名发生变化时,其种的拉丁拼写也将发生一定的变化。例如,"*Abiotrophia*"为拉丁语阴性而"*Streptococcus*"为拉丁语阳性,故"*Streptococcus defectivus*"被重新分类为"*Abiotrophia*"时,其种名加词也从阳性的"*defectivus*"更改为阴性的"*defectiva*"。需要指出的是,本书中多个菌名发生了上面所述的拉丁语拼写变化,请读者不必惊讶。

目 录

A

B

C

D

E

F

G

H

J

K

L

M

N

O

P

R

S

T

U

V

W

Y

Z

A

A

Abiotrophia 乏养菌属/贫养菌属 Kawamura et al., 1995

【词源和翻译】 "*Abiotrophia*",新拉丁语阴性名词,由"*a-*"、"*bios*"和"*trophe*"三个词根组成:"*a-*",希腊语前缀,英文词义为"negative";"*bios*",希腊语名词,英文词义为"life";"*trophe*",希腊语名词,英文词义为"nutrition"。"*Abiotrophia*",英文词义为"life-nutrition-deficiency",表示"营养缺陷型生物",意指其生长时需盐酸吡哆醛或 *L*-半胱氨酸,菌名翻译为"乏养菌属"或"贫养菌属"。

一、分类学

乏养菌属隶属于厚壁菌门(Firmicutes)、芽孢杆菌纲(Bacilli)或厚壁菌纲(Firmibacteria)、乳酸杆菌目(Lactobacillales)、气球菌科(Aerococcaceae)[1]。该菌属由链球菌属分类而来,最初被认为是一类营养缺陷型的链球菌,但属内的部分菌种已分类为颗粒链菌属(*Granulicatella*),目前属内仅包含缺陷乏养菌一个种[2]。

二、属的特征

乏养菌属是一种兼性厌氧革兰氏阳性球菌,菌体主要为球形,但具有多形性,可呈卵圆形、球杆形和杆形菌体。无芽孢,无动力。触酶和氧化酶呈阴性。能发酵葡萄糖,不产气,且主要产物是乳酸。不能在 10 ℃、45 ℃或 6.5% NaCl 环境中生长。部分菌株具有特殊的营养要求,在血平板上不生长或生长轻微,需添加吡哆醛盐酸盐或 *L*-半胱氨酸才生长良好,或需要点种金黄色葡萄球菌,在金黄色葡萄球菌周围可形成 α-溶血卫星菌落。吡咯烷酮芳基酰和亮氨酸芳基酰胺阳性。不水解马尿酸和精氨酸。对奥普托欣耐药,对万古霉素敏感。基因组 DNA G+C 含量为 46.0~46.6 mol%[1]。

三、属的临床意义

乏养菌属可分离于各种临床标本,如脓毒症、菌血症和心内膜炎患者的血液标本,可引起侵袭性感染,如脓肿、伤口感染和脑膜炎等,其中所引起的心内膜炎并发症多,且易复发、易漏检、易引起栓塞和死亡[3]。

四、抗菌药物敏感性和感染用药

乏养菌属的药敏试验可参照美国临床和实验室标准协会(the Clinical and Laboratory Standards Institute,CLSI) M45 中"乏养菌属和颗粒链菌属细菌最低抑菌浓度(minimum inhibitory concentration,MIC)折点解释标准"进行药敏结果判读。通常认为,来源于呼吸道和创口分离的乏氧菌和颗粒链菌菌株通常不需要进行药敏试验,而对于来源于无菌部位,如深部组织、假体植入和血培养分离的菌株,通常需要进行药敏试验[4-5]。

乏养菌和颗粒链菌对于青霉素普遍为敏感或中介,但其对青霉菌的敏感性正在下降。对氟喹诺酮类药物通常敏感,耐氟喹诺酮类药物的临床分离株较为罕见。对氨基糖苷类药物的敏感性不确定,但尚无对高水平氨基糖苷类药物耐药的报道。研究发现,*β*-内酰胺类和氨基糖苷类抗菌药物对乏养菌和颗粒链菌菌株有协同作用,故对于此类细菌引起的心内膜炎,推荐使用青霉素和庆大霉素进行联合用药;但需要注意的是,即使治疗措施得当,本病仍具有较高的复发率[5]。

五、属内菌种

***Abiotrophia adiacens* 毗邻乏养菌**

(Bouvet et al., 1989) Kawamura et al., 1995

【分类学评述】 该菌种在 1989 年被分类为链球菌属,即毗邻链球菌(*Streptococcus adjacens*);

在1995年被分类为乏养菌属，即毗邻乏养菌(*Abiotrophia adiacens*)，菌名拼写亦修订为*Abiotrophia adjacens*(注意i和j的变化)；现已被分类为颗粒链菌属，见毗邻颗粒链菌(*Granulicatella adiacens*)[2]。

Abiotrophia balaenopterae 貂鲸乏养菌

Lawson et al., 1999

【分类学评述】 该菌种已被重新分类为颗粒链菌属，即貂鲸颗粒链菌(*Granulicatella balaenopterae*)[2]。

Abiotrophia defectiva 缺陷乏养菌

(Bouvet et al., 1989) Kawamura et al., 1995

【分类学评述】 该菌种在1989年被分类为缺陷链球菌(*Streptococcus defectivus*)，在1995年被重新分类为现在的缺陷乏养菌。

【词源和翻译】 "*defectiva*"，拉丁语阴性形容词，英文词义为"deficient"，表示"有缺陷的"，意指该菌是一种营养缺陷型细菌，菌名翻译为"缺陷乏养菌"。

【临床意义】 缺陷乏养菌可正常定植于人体口腔、泌尿生殖道和肠道等，可引起心内膜炎、乳房植入体相关感染、中枢神经系统感染、肌肉和骨骼感染、眼部感染、腹膜炎和脓毒性关节炎等[5]。

Abiotrophia elegans 优美(苛养)乏养菌

Roggenkamp et al., 1999

【分类学评述】 该菌种已被分类为颗粒链菌属，即优美(苛养)颗粒链菌(*Granulicatella elegans*)[2]。

Abiotrophia para-adiacens 副毗邻乏养菌

Kanamoto et al., 2000

【分类学评述】 目前有从临床标本中分离[6]，但未获得国际原核生物系统学委员会的认可，从16S rDNA序列上分析，其隶属于颗粒链菌属，即"副毗邻颗粒链菌"(*Granulicatella para-adiacens*)。

***Abiotrophia* 乏养菌属/贫养菌属参考文献**

Acetobacteraceae 醋杆菌科 (ex Henrici, 1939) Gillis and de Ley, 1980

【词源和翻译】 "Acetobacteraceae"，新拉丁语阴性复数名词，源自模式菌属"醋杆菌属"(*Acetobacter*)，由"*Acetobacter*"与科名尾缀"-aceae"两个词根组成，菌名翻译为"醋杆菌科"[1]。

一、分类学

醋杆菌科隶属于变形菌门(Proteobacteria)、α-变形菌纲(Alphaproteobacteria)、红螺菌目(Rhodospirillales)。目前，科内醋杆菌属、浅井菌属(*Asaia*)、颗粒杆菌属(*Granulibacter*)和玫瑰单胞菌属(*Roseomonas*)等与人的疾病相关。

二、科的特征

醋杆菌科为需氧革兰氏阴性杆菌，科内的大多数菌种亦具有将糖类和乙醇氧化成醋酸的能力(浅井菌属例外)。主要的分类依据是基于DNA-rRNA杂交、DNA-DNA杂交和核糖体RNA基因序列(5S rRNA、16S rRNA和23S rRNA)的遗传学关系。主要的细胞脂肪酸成分为$C_{18:1}$ ω7c，主要的泛醌组分为Q-10(醋杆菌属的泛醌系统是Q-9)。模式菌属为醋杆菌属[1]。

A

Acetobacteraceae 醋杆菌科参考文献

Acetobacter 醋杆菌属 Beijerinck, 1898 (Approved Lists, 1980)

【词源和翻译】 “*Acetobacter*”，新拉丁语阳性名词，由“*acetum*”和“*bacter*”两个词根组成：“*acetum*”，拉丁语中性名词，英文词义为“vinegar”；“*bacter*”，新拉丁语阳性名词，英文词义为“rod”。“*Acetobacter*”，英文词义为“vinegar rod”，表示“醋杆菌”，意指该菌具有将糖类和乙醇氧化成醋酸的能力，菌名翻译为“醋杆菌属”。

一、分类学

醋杆菌属隶属于变形菌门（Proteobacteria）、α-变形菌纲（Alphaproteobacteria）、红螺菌目（Rhodospirillales）、醋杆菌科（Acetobacteraceae），模式菌种为醋化醋杆菌（*Acetobacter aceti*）[1]。

二、属的特征

醋杆菌属菌体为椭圆形至杆状，直或微弯，大小为（0.6~0.9）μm×（1.0~4.0）μm，单生、成对或呈链状排列。部分菌株有鞭毛，部分菌株无鞭毛，有鞭毛则通常为周生鞭毛。不形成芽孢。严格需氧，革兰氏阴性，非发酵。大多数菌株不产生色素，形成苍白色菌落。少数菌株可产生卟啉，故形成棕色水溶性色素菌落或粉红色菌落。触酶常呈阳性。氧化酶呈阴性。不液化明胶、不产生吲哚、不产生硫化氢。可将乙醇氧化成醋酸，以及将醋酸盐氧化成二氧化碳和水。生长的最佳碳源是乙醇、甘油和葡萄糖。有些菌株需要以氨基苯甲酸、烟酸、硫胺素或泛酸作为生长因子。不水解乳糖和淀粉。该菌为化能异养生物。最适生长温度为 30 ℃。一些菌株可将硝酸盐还原为亚硝酸盐。生长的最适 pH 为4.0~6.0。以 Q-9 型泛醌为主醌。主要的脂肪酸是 $C_{18:1}$ ω7c 直链不饱和酸。基因组 DNA G+C 含量为 50.5~60.3 mol%[1]。

三、属的临床意义

醋杆菌属通常存在于花卉、水果、棕榈酒、醋、开菲尔和发酵食品中，通常认为致病力较弱或对人不致病，目前属内仅芝庇依醋杆菌和印度尼西亚醋杆菌有引起临床感染的报道[2-5]。

四、抗菌药物敏感性和感染用药

醋杆菌属是一种生长速度缓慢的非发酵菌，目前暂无其感染用药的权威信息，亦无可参考的药物试验方案。目前，有对其亲缘关系较近的贝塞斯达颗粒杆菌（*Granulibacter bethesdensis*）进行药敏分析，体外试验结果显示，贝塞斯达颗粒杆菌对第一代头孢菌素类、第二代头孢菌素类、青霉素类（包括碳青霉烯类）和喹诺酮类抗菌药物广泛耐药，而对第三代头孢菌素类的头孢曲松、氨基糖苷类（如庆大霉素）、多西环素和复方磺胺甲噁唑敏感[6]，供参考。

五、属内菌种

***Acetobacter cibinongensis* 芝庇依醋杆菌**

Lisdiyanti et al., 2002

【词源和翻译】 “*cibinongensis*”，新拉丁语阳性或阴性形容词，源于模式菌株分离地——印度尼西亚的芝庇依(Cibinong),由"Cibinong"拉丁化而来,菌名翻译为"芝庇依醋杆菌"。

【临床意义】 芝庇依醋杆菌有引起罕见血流感染的报道[2]。

Acetobacter indonesiensis **印度尼西亚醋杆菌**

Lisdiyanti et al., 2001

【词源和翻译】 "*indonesiensis*",新拉丁语阳性或阴性形容词,源于模式菌株分离地名印度尼西亚(Indonesia),由"Indonesia"拉丁化而来,菌名翻译为"印度尼西亚醋杆菌"。

【临床意义】 印度尼西亚醋杆菌有引起肺炎和血流感染的报道[3-5]。

***Acetobacter* 醋杆菌属参考文献**

Acholeplasma 无胆甾原体属 Edward and Freundt, 1970

【词源和翻译】 "*Acholeplasma*",拉丁语阴性名词,由"*a-*"、"*cholê*"和"*plasma*"三个词根组成:"*a-*",希腊语前缀,英文词义为"negative";"*cholê*",希腊语名词,表示"胆汁",此处指胆汁的主要成分"胆固醇";"*plasma*",希腊语名词,意指"形成或铸造的事物"。"*Acholeplasma*",意指不需要胆固(胆甾)醇也能生长的支原体样微生物,菌名翻译为"无胆甾原体属"。

一、分类学

无胆甾原体属隶属于柔膜菌门(Tenericutes)、柔膜菌纲(Mollicutes)、无胆甾原体目(Acholeplasmatales)、无胆甾原体科(Acholeplasmaceae),目前包括16个种,模式菌种为莱德劳(莱氏)无胆甾原体[1]。

二、属的特征

无胆甾原体属菌体为球形(直径300 nm)或细长杆状(2~5 μm)。无动力。菌落为"油煎蛋"外观,直径为2~3 mm。兼性厌氧菌,大多数菌株在普通培养基上生长良好。所有菌株生长均不需要胆固醇。化能营养菌,大多数菌种能利用葡萄糖或其他糖类作为能量来源。大多数菌株能利用醋酸合成脂肪酸。不水解精氨酸和尿素。部分菌种能产生胡萝卜素。所有菌种均对1.5%洋地黄皂苷耐药,或略敏感。作为腐生菌,可见于土壤、堆肥、废水中或与蔬菜、昆虫及植物共生[2]。目前尚未发现其可以致病,但是在组织培养时可致细胞病变效应。基因大小为1 500~2 100 kb。所有菌种均使用UGA作为终止密码子。基因组DNA G+C含量为27~38 mol%[1]。

三、属的临床意义

无胆甾原体属是一种腐生菌,有从土壤、堆肥、废水中分离,以及与蔬菜、昆虫和植物共生的报道。目前尚未发现其对人和动物的感染性,但是在组织培养时可致细胞病变效应[2]。

四、抗菌药物敏感性和感染用药

无胆甾原体属与支原体相类似,缺乏细胞壁,故推断β-内酰胺酶类药物对该类细菌无效。

A

五、属内菌种

Acholeplasma laidlawii 莱德劳（莱氏）无胆甾原体

Edward and Freundt, 1970

【词源和翻译】 "*laidlawii*",新拉丁语阳性名词属格,源自微生物学家 P. Laidlaw 的名字(第一个分离到该菌种),由"Laidlaw"拉丁化而来,菌名翻译为"莱德劳无胆甾原体",简译为"莱氏无胆甾原体"。

【临床意义】 实验室细胞培养的一种常见污染菌[2-3],暂未发现其与人类疾病的相关性。

***Acholeplasma* 无胆甾原体属参考文献**

Achromobacter 无色杆菌属 Yabuuchi and Yano, 1981

【词源和翻译】 "*Achromobacter*",拉丁语阳性名词,由"*achrômos*"和"*bacter*"两个词根组成:"*achrômos*",希腊语形容词,英文词义为"colorless";"*bacter*",拉丁语阳性名词,英文词义为"rod"或"staff"。"*Achromobacter*",英文词义为"colorless rodlet",意指一种杆菌且其在营养琼脂上不产生色素,菌名翻译为"无色杆菌属"。

一、分类学

无色杆菌属隶属于变形菌门(Proteobacteria)、β-变形菌纲(Betaproteobacteria)、伯克霍尔德菌目(Burkholderiales)、产碱杆菌科(Alcaligenaceae)[1],模式菌种为木糖氧化无色杆菌(*Achromobacter xylosoxidans*),曾分类为产碱杆菌属(*Alcaligenes*),即木糖氧化产碱杆菌(*Alcaligenes xylosoxidans*)[2]。

二、属的特征

无色杆菌属是革兰氏阴性非发酵菌,菌体为小杆状,两端钝圆,不产生芽孢。大多数菌种有动力,但个别菌种如肺无色杆菌动力弱或缺失[3],而罕见无色杆菌动力因菌株而异[4]。严格需氧,氧化酶和触酶阳性,脲酶、脱氧核糖核酸酶、赖氨酸脱羧酶、鸟氨酸脱羧酶、精氨酸水解酶和明胶酶均为阴性。在普通培养基上生长良好,在营养琼脂上菌落平坦或略有凸起,边缘光滑,呈白色或浅棕色。实验室条件下生长温度为 30~37 ℃,NaCl 浓度范围为 0%~1.5%。某些无色杆菌菌种具有 Q-8 泛醌系统,主要脂肪酸是 $C_{16:1}$、$C_{17:0}$ cyc 和 $C_{18:0}$ ω7c。自然栖息地尚不明确,但是土壤和水被认为是主要的环境来源。基因组 DNA G+C 含量为 65~68 mol%。

三、属的临床意义

无色杆菌属菌株最初分离于土壤和水,也可分离于医院环境(消毒剂)和临床标本(血液、痰、伤口、耳内流脓、脑脊液、尿液、粪便等),部分可能是致病菌,部分可能是污染菌[5-6]。鲁兰无色杆菌与囊性纤维化相关,且丹麦流行株可引起肺功能恶化;其他无色杆菌也可分离于囊性纤维化患者的痰标本中,但临床意义尚不明确[7-8]。

四、抗菌药物敏感性和感染用药

木糖氧化无色杆菌通常对亚胺培南、哌拉西林、替卡西林/克拉维酸、头孢他啶和复方磺胺甲噁唑等敏感；对氨基糖苷类、喹诺酮类和头孢他啶之外的广谱头孢菌素通常为耐药。除木糖氧化无色杆菌外，其他无色杆菌的药敏数据不多，但作为一种非苛养的革兰氏阴性杆菌，可参考 CLSI M100 中“其他非肠杆菌目细菌 MIC 折点解释标准”进行药敏结果判读[5]。

五、属内菌种

Achromobacter aegrifaciens 致病无色杆菌

Vandamme, 2014

【词源和翻译】 “*aegrifaciens*”，新拉丁语形容词，由“*aeger*”和“*faciens*”两个词根组成：“*aeger*”，拉丁语形容词，英文词义为“unwell”、“sick”或“ill”；“*faciens*”，拉丁语现在分词，英文词义为“making”。“*aegrifaciens*”，英文词义为“sick-making”，表示“使……生病”，意指其可能引起临床感染，菌名翻译为“致病无色杆菌”。

【临床意义】 致病无色杆菌分离于囊性纤维化患者的痰标本中，可能与人的囊性纤维化病变有关[4]。

Achromobacter agilis 敏捷无色杆菌

Vandamme et al., 2016

【词源和翻译】 “*agilis*”，拉丁语形容词，英文词义为“agile”，菌名翻译为“敏捷无色杆菌”。

【临床意义】 临床意义不明确，目前仅有一株菌保存，其分离时间为 1967 年之前，且分离来源不明确[9]。

Achromobacter aloeverae 芦荟无色杆菌

Kuncharoen et al., 2017

【词源和翻译】 “*aloeverae*”，拉丁语名词属格，源自芦荟(*Aloe vera*)的拉丁文，因其分离于芦荟的根部而命名。

【临床意义】 芦荟无色杆菌目前仅分离于植物芦荟的根部[10]，暂无人类感染的报道。

Achromobacter animicus 灵气无色杆菌

Vandamme et al., 2013

【词源和翻译】 “*animicus*”，拉丁语形容词，英文词义为“pertaining to breath”，表示“与呼吸有关的”，意指其分离于痰标本，菌名翻译为“灵气无色杆菌”(编者注：*Achromobacter animicus* 和 *Achromobacter spiritinus* 种名英文词义相同，均为“pertaining to breath”，此处根据词根“*anima*”，译为“灵气无色杆菌”)。

【临床意义】 灵气无色杆菌分离于囊性纤维化患者的痰标本中，可能与人的囊性纤维化病变有关[3]。

Achromobacter anxifer 焦虑无色杆菌

Vandamme et al., 2014

【词源和翻译】 “*anxifer*”，拉丁语形容词，英文词义为“distressing, bringing anxiety”，表示“令人焦虑的”，菌名翻译为“焦虑无色杆菌”。

【临床意义】 焦虑无色杆菌分离于囊性纤维化患者的痰标本中，可能与人的囊性纤维化病变有关[4]。

Achromobacter deleyi 德雷无色杆菌

Vandamme et al., 2016

【词源和翻译】 “*deleyi*”，新拉丁语阳性名词属格，源自人名 Jozef de Ley(1924~1997)，以纪念其在无色杆菌分类研究中所做出的贡献，菌名翻译为“德雷无色杆菌”。

【临床意义】 德雷无色杆菌曾分离于直肠温度计、前列腺分泌物和囊性纤维化患者的咽拭子等中[9]，暂未发现与人类疾病的相关性。

Achromobacter denitrificans 反硝化(脱硝化)无色杆菌

(Rüger and Tan, 1983) Coenye et al., 2003

【分类学评述】 该菌种最初分类为产碱杆菌属，即脱硝化产碱杆菌(*Alcaligenes denitrificans*)；曾分类的其他同义名还包括木糖产碱杆菌脱硝化亚种(*Alcaligenes xylosoxidans* subsp. *denitrificans*)和木糖无色杆菌脱硝化亚种(*Achromobacter xylosoxidans* subsp. *denitrificans*)等[11]。

【词源和翻译】 “*denitrificans*”，新拉丁语分词形容词，英文词义为“denitrifying”，表示“反硝化的，脱硝化的”，菌名翻译为“反硝化无色杆菌”，也有译为“脱硝化无色杆菌”。

【临床意义】 反硝化(脱硝化)无色杆菌可分离于

土壤和各种临床标本,如粪便、尿液、脓性耳分泌物、前列腺分泌物、眼拭子、咽喉拭子,以及胸膜液、血液、脑脊液等无菌体液中,目前认为其是一种机会致病菌,有引起肺炎、腹腔脓肿、肾脓肿、血流感染、感染性心内膜炎和脑膜炎等感染的报道[7,9]。

Achromobacter dolens 疼痛无色杆菌

Vandamme et al., 2014

【词源和翻译】 "*dolens*",拉丁语现在分词,源自拉丁语动词"*dolere*",英文词义为"hurting"、"causing pain"或"distressing",表示"使……疼痛的",菌名翻译为"疼痛无色杆菌"。

【临床意义】 疼痛无色杆菌分离于囊性纤维化患者的痰标本中,可能与人的囊性纤维化病变有关[4,7]。

Achromobacter insolitus 罕见无色杆菌

Coenye et al., 2003

【词源和翻译】 "*insolitus*",拉丁语阳性形容词,英文词义为"unusual"或"uncommon",表示"不常见的,罕见的",意指该菌的临床分离是罕见的,菌名翻译为"罕见无色杆菌"。

【临床意义】 罕见无色杆菌有从实验室的水盆、人的伤口和尿液标本等分离的报道[12],但与人类疾病的相关性还不明确。

Achromobacter insuavis 不适无色杆菌

Vandamme et al., 2014

【词源和翻译】 "*insuavis*",拉丁语形容词,英文词义为"unpleasant"或"disagreeable",表示"使……不愉悦的",菌名翻译为"不适无色杆菌"。

【临床意义】 不适无色杆菌分离于囊性纤维化患者的痰标本中,可能与人的囊性纤维化病变有关[4]。

Achromobacter kerstersii 凯斯特无色杆菌

Vandamme et al., 2016

【词源和翻译】 "*kerstersii*",拉丁语名词属格,源自人名 Karel Kersters,以纪念其在无色杆菌属的分类中所做出的贡献,由"Kersters"拉丁化而来,菌名翻译为"凯斯特无色杆菌"。

【临床意义】 凯斯特无色杆菌目前仅分离于土壤中[9],暂无人类感染的报道。

Achromobacter marplatensis 马德普拉无色杆菌

Gomila et al., 2011

【词源和翻译】 "*marplatensis*",新拉丁语阳性形容词,源自首次分离该菌种的地名阿根廷城市马德普拉(Mar del Plata),菌名翻译为"马德普拉无色杆菌"。

【临床意义】 马德普拉无色杆菌分离于囊性纤维化患者的痰标本中,可能与人的囊性纤维化病变有关[13]。

Achromobacter mucicolens 居黏液无色杆菌

Vandamme et al., 2013

【词源和翻译】 "*mucicolens*",拉丁语形容词,英文词义为"dwelling in mucus",表示"居住于黏液的",意指其分离于痰液,菌名翻译为"居黏液无色杆菌"。

【临床意义】 居黏液无色杆菌分离于囊性纤维化患者的痰标本中,可能与人的囊性纤维化病变有关[3]。

Achromobacter pestifer 有害无色杆菌

Vandamme et al., 2016

【分类学评述】 该菌种在1887年被描述为"*Bacillus pestifer*",但直至《伯杰氏系统细菌学手册》第八版才指定了模式菌株。

【词源和翻译】 "*pestifer*",拉丁语阳性形容词,英文词义为"destructive, noxious",菌名翻译为"有害无色杆菌"。

【临床意义】 有害无色杆菌分离于环境中[9],暂无人类感染的报道。

Achromobacter piechaudii 皮乔特(皮氏)无色杆菌

(Kiredjian et al., 1986) Yabuuchi et al., 1998

【分类学评述】 最初分类为产碱杆菌属,即皮乔特(皮氏)产碱杆菌。

【词源和翻译】 "*piechaudii*",新拉丁语阳性名词属格,源自法国巴黎巴斯德学院的细菌学家 M. Piechaud 的名字,由"Piechaud"拉丁化而来,菌名翻译为"皮乔特无色杆菌",亦简译为"皮氏无色杆菌"。

【临床意义】 皮乔特(皮氏)无色杆菌是一种机会致病菌,有分离于各种临床标本,包括咽拭子、鼻腔分泌物、伤口、血液和慢性耳损伤的分泌物标本,以及导管相关性血流感染的报道[14]。

A

Achromobacter pulmonis 肺无色杆菌

Vandamme et al., 2013

【词源和翻译】 "*pulmonis*",拉丁语形容词,英文词义为"of a lung",表示"肺的",意指其分离于痰标本中和可能引起肺炎,菌名翻译为"肺无色杆菌"。

【临床意义】 肺无色杆菌分离于囊性纤维化患者的痰标本中,可能与人的囊性纤维化病变有关[3]。

Achromobacter ruhlandii 鲁兰无色杆菌

(Packer and Vishniac, 1955) Yabuuchi et al., 1998

【分类学评述】 该菌种在1955年被描述为鲁兰产碱杆菌(*Alcaligenes ruhlandii*)并在1980年被收录到《核准的细菌名称目录》(*Approved List of Bacterial Names*),在1998年被分类为现在的鲁兰无色杆菌;被描述的其他同义名还包括"鲁兰氢单胞菌"(*Hydrogenomonas ruhlandii*)和"鲁兰假单胞菌"(*Pseudomonas ruhlandii*)。

【词源和翻译】 "*ruhlandii*",新拉丁语阳性名词属格,源自德国微生物学家W. Ruhland的名字(以纪念其在氢细菌生理研究方面做出的贡献),由"Ruhland"拉丁化而来,菌名翻译为"鲁兰无色杆菌"。

【临床意义】 鲁兰无色杆菌与肺囊性纤维化相关,其中丹麦流行株可引起肺功能恶化[7-8]。

Achromobacter spanius 少见无色杆菌

Coenye, 2003

【词源和翻译】 "*spanius*",新拉丁语阳性复数名词,英文词义为"rare"或"scarce",表示"少见的,稀有的",意指其临床分离非常少见,菌名翻译为"少见无色杆菌"。

【临床意义】 少见无色杆菌目前仅有少数几例分离于血液标本中的报道[13]。

Achromobacter spiritinus 精气无色杆菌

Vandamme et al., 2013

【词源和翻译】 "*spiritinus*",拉丁语形容词,英文词义为"pertaining to breath",表示"与呼吸有关的",意指其分离于痰标本,菌名翻译为"精气无色杆菌"(编者注:由于*Achromobacter animicus*和*Achromobacter spiritinus*种名英文词义相同,均为"pertaining to breath",此处根据词根"*spirit*",将其翻译为"精气无色杆菌")。

【临床意义】 精气无色杆菌分离于囊性纤维化患者的痰标本中,可能与人的囊性纤维化病变有关[3]。

Achromobacter veterisilvae 老森林无色杆菌

Dumolin et al., 2020

【词源和翻译】 "*veterisilvae*",新拉丁语名词属格,由"*vetus*"和"*silva*"两个词根组成:"*vetus*",拉丁语阳性形容词,英文词义为"old";"*silva*",拉丁语阴性名词,英文词义为"forest"。"*veterisilvae*",英文词义为"old forest",菌名翻译为"老森林无色杆菌"。

【临床意义】 老森林无色杆菌分离于环境中[15],暂无人类感染的报道。

Achromobacter xylosoxidans 木糖氧化无色杆菌

(ex Yabuuchi and Ohyama, 1971) Yabuuchi and Yano, 1981

【分类学评述】 该菌种在1971年被描述为产碱杆菌属,在1981年被分类为现在的木糖氧化无色杆菌。

【词源和翻译】 "*xylosoxidans*",新拉丁语分词形容词,由"*xylosum*"和"*oxido*"两个词根组成:"*xylosum*",新拉丁语名词,英文词义为"xylose"或"wood sugar";"*oxido*",新拉丁语动词,英文词义为"to oxidize"。"*xylosoxidans*",英文词义为"oxidizing xylose",表示"氧化木糖的",菌名翻译为"木糖氧化无色杆菌"。

【临床意义】 通常认为木糖氧化无色杆菌是一种机会致病菌,可通过污染的消毒剂、透析液、盐溶液和水等引起医院感染,包括尿道感染、肺炎、菌血症、脑膜炎、肺炎和腹膜炎等;另与囊性纤维化有关,但感染后的肺功能改变不明显[6-7]。

Achromobacter 无色杆菌属参考文献

A

Acidaminococcaceae 氨基酸球菌科 Marchandin et al., 2010

【词源和翻译】 “Acidaminococcaceae”,新拉丁语阴性复数名词,源自模式菌属“氨基酸球菌属”(*Acidaminococcus*),由属名“*Acidaminococcus*”和科名尾缀“-aceae”组成,科名翻译为“氨基酸球菌科”。

一、分类学

氨基酸球菌科隶属于厚壁菌门(Firmicutes)、阴球菌纲(Negativicutes)、氨基酸球菌目(Acidaminococcales),模式菌属为氨基酸球菌属。该菌科主要包括氨基酸球菌属、*Phascolarctobacterium*、*Succiniclasticum* 和 *Succinispira*[1]。

二、科的特征

氨基酸球菌科是一种厌氧的革兰氏阴性球菌,不形成芽孢。菌体为球状,或弯曲的多形杆菌。有或无动力。除发酵氨基酸球菌(*Acidaminococcus fermentans*)微弱发酵葡萄糖外,几乎不发酵任何碳水化合物。可利用或不利用氨基酸作为唯一能源[1]。

Acidaminococcaceae 氨基酸球菌科参考文献

Acidaminococcus 氨基酸球菌属 Rogosa, 1969 (Approved Lists, 1980)

【词源和翻译】 “*Acidaminococcus*”,新拉丁语阳性名词,由“*acidum*”、“*aminus*”和“*coccus*”三个词根组成:“*acidum*”,新拉丁语名词,源于拉丁语形容词“*acidus*”;“*aminus*”,新拉丁语形容词,英文词义为“amino”;“*coccus*”,新拉丁语阳性名词,源于希腊语阳性名词“*kokkos*”,英文词义为“coccus”。“*Acidaminococcus*”,英文词义为“amino acid coccus”,表示“以氨基酸(作为能量)的球菌”,菌名翻译为“氨基酸球菌属”。

一、分类学

氨基酸球菌属隶属于厚壁菌门(Firmicutes)、阴球菌纲(Negativicutes)、氨基酸球菌目(Acidaminococcales)、氨基酸球菌科(Acidaminococcaceae),模式菌种为发酵氨基酸球菌[1]。

二、属的特征

氨基酸球菌属是厌氧革兰氏阴性球菌,直径为 0.6~1.0 μm,常呈椭圆形或肾形双球菌排列,无芽孢,无鞭毛,无动力。细胞壁中含有内消旋-二氨基庚二酸,菌体细胞内含有半乳糖、葡萄糖及核糖,不含甲基萘醌类(维生素 K_2 类)和泛醌。严格厌氧菌,普通琼脂平板空气中培养无法生长,其最适生长条件为 30~37 ℃,最适 pH 7.0,氧化酶、触酶阴性。该菌为化能营养菌,*D*-(*L*-)谷氨酸、反式乌头酸和柠檬酸为已知的能量来源,其他氨基酸、丙酮酸、乳酸、富马酸、苹果酸及琥珀酸均不能作为能量来源。大约 40% 的菌株分解葡萄糖,产生少量的酸,营养需求复杂多样。基因组 DNA G+C 含量为 54.7~57.4 mol%[2]。

三、属的临床意义

氨基酸球菌属可从人和猪的消化道及反刍动物瘤胃中分离得到,其中肠氨基酸球菌可从人的腹水、腹腔液、褥疮、肛周、腹股沟脓肿和直肠等临床标本中检出[2]。

四、抗菌药物敏感性和感染用药

氨基酸球菌为厌氧革兰氏阴性球菌,目前暂无感染用药的详细描述。琼脂稀释法是厌氧菌药敏试验的金标准,但难以常规开展。从其革兰氏染色和厌氧特性来看,甲硝唑、青霉素类、*β*-内酰胺类抗菌药物可能有抗菌活性[3]。

五、属内菌种

Acidaminococcus fermentans 发酵氨基酸球菌

Rogosa, 1969

【词源和翻译】 "*fermentans*",拉丁语分词形容词,英文词义为"fermenting",表示"发酵的",菌名翻译为"发酵氨基酸球菌"。

【临床意义】 存在于人和猪的肠道及牛的瘤胃中[2],暂未发现与人类疾病的相关性。

Acidaminococcus intestini 肠氨基酸球菌

Jumas-Bilak et al., 2007

【词源和翻译】 "*intestini*",拉丁语名词属格,英文词义为"of the intestine",菌名翻译为"肠氨基酸球菌"。

【临床意义】 肠氨基酸球菌有从腹水、褥疮、肛周、腹股沟脓肿和直肠等临床标本中分离的报道[2]。

***Acidaminococcus* 氨基酸球菌属参考文献**

Acidipropionibacterium 产丙酸杆菌属 Scholz and Kilian, 2016

【词源和翻译】 "*Acidipropionibacterium*",新拉丁语中性名词,由"*acidum*"、"*propionicum*"和"*bacterium*"三个词根组成:"*acidum*",拉丁语中性形容词,英文词义为"acid";"*propionicum*",新拉丁语名词,英文词义为"propionic";"*bacterium*",拉丁语中性名词,英文词义为"a small rod"。"*Acidipropionibacterium*",英文词义为"a propionic acid bacterium",表示"一种产丙酸杆菌",因可分解葡萄糖产生丙酸而得名,菌名翻译为"产丙酸杆菌属"。

一、分类学

产丙酸杆菌属隶属于放线菌门(Actinobacteria)、放线菌纲(Actinobacteria)、放线菌目(Actinomycetales)、丙酸杆菌科(Propionibacteriaceae),模式菌种为詹森(詹氏)产丙酸杆菌。该菌属为 2016 年重新分类的新菌属,属内菌种原隶属于丙酸杆菌属(*Propionibacterium*)[1]。

二、属的特征

产丙酸杆菌属是一种多形性革兰氏阳性杆菌,基本特征见丙酸杆菌属。肽聚糖中的氨基酸为*LL*-二氨基丙烯酸,与丙酸杆菌属存在差异[2]。

三、属的临床意义

产丙酸杆菌主要存在于食物和乳制品中,也可分离于人的口腔、健康哺乳期妇女的乳汁中,可能与龋齿相关,但具体的临床意义不明确[1-2]。

四、抗菌药物敏感性和感染用药

产丙酸杆菌是由丙酸杆菌属分类而来的,理论上可参考痤疮皮肤杆菌(*Cutibacterium acnes*)[曾为痤疮丙酸杆菌(*Propionibacterium acnes*)]的感染用药方案。

五、属内菌种

Acidipropionibacterium acidipropionici 产丙酸产丙酸杆菌

(Orla-Jensen, 1909) Downes and Wade, 2009

【分类学评述】 该菌种在1909年即被描述为产丙酸丙酸杆菌(*Propionibacterium acidipropionici*)并于1980年被收录到《核准的细菌名称目录》,在2009年被重新分类为现在的产丙酸产丙酸杆菌。

【词源和翻译】 "*acidipropionici*",新拉丁语名词属格,由"*acidum propionicum*"拉丁化而来,英文词义为"of propionic acid",表示"产丙酸的",菌名翻译为"产丙酸产丙酸杆菌"。

【临床意义】 产丙酸产丙酸杆菌分离于乳制品中,被认为是一种益生菌,具有维持酸性环境和抑制某些病原菌生长的特性[2-3],暂无人类标本的分离报道。

Acidipropionibacterium damnosum 损失产丙酸杆菌

(Lucena-Padrós et al., 2014) Scholz and Kilian, 2016

【分类学评述】 该菌种2014年被分类为损失丙酸杆菌(*Propionibacterium damnosum*),2016年被重新分类为现在的损失产丙酸杆菌。

【词源和翻译】 "*damnosum*",拉丁语中性现在分词形容词,英文词义为"causing losses",表示"可导致损失的",意指其分离于橄榄中(可能与橄榄的腐败有关),菌名翻译为"损失产丙酸杆菌"。

【临床意义】 损失产丙酸杆菌分离于腐败的橄榄中[4],暂无人类标本的分离报道。

Acidipropionibacterium jensenii 詹森(詹氏)产丙酸杆菌

(van Niel, 1928) Scholz and Kilian, 2016

【分类学评述】 该菌种在1928年即被描述为詹森(詹氏)丙酸杆菌(*Propionibacterium jensenii*)并于1980年被收录到《核准的细菌名称目录》,在2016年被重新分类为现在的詹森(詹氏)产丙酸杆菌。

【词源和翻译】 "*jensenii*",新拉丁语名词属格,源自丹麦微生物学家"Sigurd Orla-Jensen",由"Jensen"拉丁化而来,菌名翻译为"詹森产丙酸杆菌",亦简译为"詹氏产丙酸杆菌"。

【临床意义】 詹森(詹氏)产丙酸杆菌分离于乳制品中,被认为是一种益生菌,具有维持酸性环境和抑制某些病原菌生长的特性,但国内有引起婴儿败血症的罕见报道[3, 5]。

Acidipropionibacterium microaerophilum 嗜微需氧产丙酸杆菌

(Koussémon et al., 2001) Scholz and Kilian, 2016

【分类学评述】 该菌种在2001年被分类为嗜微需氧丙酸杆菌(*Propionibacterium microaerophilum*),在2016年被重新分类为现在的嗜微需氧产丙酸杆菌。

【词源和翻译】 "*microaerophilum*",新拉丁语中性形容词,由"*mikros*"、"*aer*"和"*philum*"三个词根组成:"*mikros*",希腊语阳性形容词,英文词义为

A

"small";"*aer*",希腊语阳性名词,英文词义为"air";"*philum*",新拉丁语中性形容词,源自希腊语中性形容词"*philon*",英文词义为"loving"。"*microaerophilum*",英文词义为"slightly air-loving",菌名翻译为"嗜微需氧产丙酸杆菌"。

【临床意义】 嗜微需氧产丙酸杆菌分离于环境中[6],暂无人类标本的分离报道。

Acidipropionibacterium olivae 橄榄产丙酸杆菌

(Lucena-Padrós et al., 2014) Scholz and Kilian, 2016

【分类学评述】 该菌种在2014年被分类为橄榄丙酸杆菌(*Propionibacterium olivae*),在2016年被重新分类为现在的橄榄产丙酸杆菌。

【词源和翻译】 "*olivae*",新拉丁语阴性名词属格,英文词义为"of an olive",意指其分离于橄榄中,菌名翻译为"橄榄产丙酸杆菌"。

【临床意义】 橄榄产丙酸杆菌分离于腐败的橄榄中[4],暂无人类标本的分离报道。

Acidipropionibacterium thoenii 稍尼(稍氏)产丙酸杆菌

(van Niel, 1928) Scholz and Kilian, 2016

【分类学评述】 该菌种在1928年即被描述为稍尼丙酸杆菌(*Propionibacterium thoenii*)并于1980年被收录到《核准的细菌名称目录》,在2016年被重新分类为现在的稍尼(稍氏)产丙酸杆菌。

【词源和翻译】 "*thoenii*",新拉丁语阳性名词属格,源自瑞典微生物学家"J. Thöni",以纪念其首次分离该微生物,由"Thöni"拉丁化而来,菌名翻译为"稍尼产丙酸杆菌",亦简译为"稍氏产丙酸杆菌"。

【临床意义】 稍尼(稍氏)产丙酸杆菌存在于乳制品中,具有维持酸性环境和抑制某些病原菌生长的特性[3],暂未发现与人类疾病的相关性。

Acidipropionibacterium timonense 蒂莫产丙酸杆菌

Togo et al., 2019

【分类学评述】 该菌种是2019年描述的菌种,暂未获得国际原核生物系统学委员会的权威认可。

【词源和翻译】 "*timonense*",拉丁语中性名词属格,由"Timone"拉丁化而来,源自首次分离该菌的地名法国马赛市蒂莫(Timone)医院,菌名翻译为"蒂莫产丙酸杆菌"。

【临床意义】 蒂莫产丙酸杆菌分离于非洲健康哺乳期妇女乳汁中[7],其临床意义还有待于进一步明确。

Acidipropionibacterium virtanenii 维尔塔宁产丙酸杆菌

Deptula et al., 2018

【词源和翻译】 "*virtanenii*",新拉丁语阳性名词属格,源自芬兰的微生物学家"A. I. Virtanen",以纪念其在丙酸菌研究中所做的贡献,由"Virtanen"拉丁化而来,菌名翻译为"维尔塔宁产丙酸杆菌"。

【临床意义】 维尔塔宁产丙酸杆菌分离于大麦麦芽中[8],暂无人类标本的分离报道。

***Acidipropionibacterium* 产丙酸杆菌属参考文献**

Acidovorax 食酸菌属 Willems et al., 1990

【词源和翻译】 "*Acidovorax*",新拉丁语阳性名词,由"*acidum*"和"*vorax*"两个词根组成:"*acidum*",新拉丁语中性名词,源于拉丁语形容词"*acidus*",表示"酸";"*vorax*",新拉丁语形容词,英文词义为"voracious",表示"贪吃的"。"*Acidovorax*",英文词义为"acid-devouring (bacteria)",菌名翻译为"食酸菌属"。

一、分类学

食酸菌属隶属于变形菌门(Proteobacteria)、β-变形菌纲(Betaproteobacteria)、伯克霍尔德菌目(Burkholderiales)、丛单胞菌科(Comamonadaceae),模式菌种为敏捷食酸菌(*Acidovorax facilis*)[1]。

二、属的特征

食酸菌属为革兰氏阴性非发酵菌,菌体大小为(0.2~1.2) μm×(0.8~5.0) μm,呈直杆状或略弯曲,以单独、成对或短链状分布。有动力并且仅依靠一个或罕见的两个及三个极生(polar flagella)鞭毛。该菌为严格的氧化类型的需氧菌,即以 O_2作为末端电子受体;德拉菲尔德(德氏)食酸菌和温和(中等)食酸菌的部分菌株能够利用硝酸盐进行异养反硝化。除了部分植物致病性的菌株可产生从黄到浅棕色扩散的色素外,大部分菌株在营养琼脂平板上并不产生色素。氧化酶阳性,不同菌株间的脲酶活性各不相同。除德拉菲尔德(德氏)食酸菌和温和(中等)食酸菌的部分菌株可以通过 H_2的氧化作为能量来源促进其自身生长外,均为化能异养菌。有机酸、氨基酸和蛋白胨可促进其生长良好,但碳水化合物不能促进其生长。脂肪酸通常包括 $C_{8:0}$ 3-OH 和 $C_{10:0}$ 3-OH;一般不含 2-羟基取代脂肪酸。食酸菌可从土壤、水源、临床标本、活性污泥及被感染的植物中分离得到。基因组 DNA G+C 含量为 62~70 mol%[1]。

三、属的临床意义

食酸菌属可从多种临床标本中分离得到,包括恶性血液病的血培养标本和囊性纤维化患者的痰标本,但其在肺囊性纤维化中的作用尚不明确。有报道显示,德拉菲尔德(德氏)食酸菌和沃特斯食酸菌是最常见的临床分离菌种[2-3]。

四、抗菌药物敏感性和感染用药

食酸菌属的临床分离少见,暂无抗菌药物敏感性和感染用药的详细描述。作为非苛养的革兰氏阴性非发酵菌,可参考 CLSI M100 中“其他非肠杆菌目细菌的 MIC 折点解释标准”进行药敏结果判读。

五、属内菌种

***Acidovorax delafieldii* 德拉菲尔德(德氏)食酸菌**

(Davis, 1970) Willems et al., 1990

【分类学评述】 该菌种在 1970 年被描述为德拉菲尔德(德氏)假单胞菌(*Pseudomonas delafieldii*)并于 1980 年被收录到《核准的细菌名称目录》,在 1990 年被分类为现在的德拉菲尔德(德氏)食酸菌。

【词源和翻译】 “*delafieldii*”,新拉丁语阳性名词属格,英文词义为“of Delafield”,源自首次分离该菌种的 F. P. Delafield 的名字,由“Delafield”拉丁化而来,菌名翻译为“德拉菲尔德食酸菌”,亦简译为“德氏食酸菌”。

【临床意义】 德拉菲尔德(德氏)食酸菌分离于土壤和水中,也可分离于各种临床样本中,如开放性骨折患者的伤口分泌物、鼻咽部、中心静脉导管和胫骨刺伤伤口标本等[2]。

***Acidovorax facilis* 敏捷食酸菌**

(Schatz and Bovell, 1952) Willems et al., 1990

【分类学评述】 该菌种在 1952 年曾被描述为敏捷氢单胞菌(*Hydrogenomonas facilis*),在 1969 年被描述为敏捷假单胞菌(*Pseudomonas facilis*)并于 1980 年被收录到《核准的细菌名称目录》,在 1990 年被分类为现在的敏捷食酸菌。

【词源和翻译】 “*facilis*”,拉丁语阳性形容词,英文词义为“easy, without difficulty”,表示“容易的,不费力的”,目前通常译为“敏捷食酸菌”。

【临床意义】 敏捷食酸菌分离于土壤标本中[2],暂无人类标本的分离报道。

***Acidovorax temperans* 温和(中等)食酸菌**

Willems et al., 1990

【词源和翻译】 “*temperans*”,拉丁语形容词,英文词义为“moderate”或“temperate”,表示“中等的,温和的”,意指该物种的代谢类型较固定(不活跃),菌名翻译为“温和食酸菌”,亦有译为“中等食酸菌”。

【临床意义】 温和(中等)食酸菌可分离于各种临床环境样本中,可降解环境中的多种污染物,有文献报道其分离于瑞典的废水纯化植物淤泥中[2]。

Acidovorax wautersii **沃特斯食酸菌**

Vaneechoutte et al., 2013

【词源和翻译】 “*wautersii*”,新拉丁语阳性名词属格,源自比利时专家 Georges Wauters 的名字(以纪念其在细菌表型鉴定方面所做出的卓越成就),由“Wauters”拉丁化而来,菌名翻译为“沃特斯食酸菌”。

【临床意义】 沃特斯食酸菌分离于环境和临床样本(比利时患者的血培养标本)中,临床致病意义还有待进一步研究[3]。

***Acidovorax* 食酸菌属参考文献**

A

Acinetobacter 不动杆菌属 Brisou and Prévot, 1954

【词源和翻译】 “*Acinetobacter*”,新拉丁语阳性名词,由“*a-*”、“*kineô*”和“*bacter*”三个词根组成:“*a-*”,希腊语介词,英文词义为“not”;“*kineô*”,希腊语动词,英文词义为“move”;“*bacter*”,新拉丁语阳性名词,表示“a rod”。“*Acinetobacter*”,英文词义为“nonmotile rod”,菌名翻译为“不动杆菌属”。

一、分类学

不动杆菌属隶属于变形菌门(Proteobacteria)、γ-变形菌纲(Gammaproteobacteria)、假单胞菌目(Pseudomonadales)、莫拉菌科(Moraxellaceae),模式菌种为醋酸钙不动杆菌。多数不动杆菌属菌种的生化反应不活泼,故在早期研究中,根据基因组差异,以基因种和数字序号进行菌种的表示,如不动杆菌基因种 12、不动杆菌基因种 13TU 和不动杆菌基因种 14BJ 等。近年来,大多数早期命名的不动杆菌属的基因种已依照国际原核生物分类和命名法则进行了修订(表 1)。

表 1 不动杆菌基因种的分类和名称变化

基因种	科学名称
不动杆菌基因种 1	醋酸钙不动杆菌(*Acinetobacter calcoaceticus*)
不动杆菌基因种 2	鲍曼不动杆菌(*Acinetobacter baumannii*)
不动杆菌基因种 3	皮特(皮氏)不动杆菌(*Acinetobacter pittii*)
不动杆菌基因种 4	溶血不动杆菌(*Acinetobacter haemolyticus*)
不动杆菌基因种 5	琼尼(琼氏)不动杆菌(*Acinetobacter junii*)
不动杆菌基因种 6	—
不动杆菌基因种 7	约翰逊(约氏)不动杆菌(*Acinetobacter johnsonii*)
不动杆菌基因种 8	鲁菲(洛菲)(鲁氏)不动杆菌(*Acinetobacter lwoffii*)
不动杆菌基因种 9	—

（续　表）

基　因　种	科　学　名　称
不动杆菌基因种 10	贝雷占不动杆菌(*Acinetobacter bereziniae*)
不动杆菌基因种 11	吉洛不动杆菌(*Acinetobacter guillouiae*)
不动杆菌基因种 12	耐放射线(抗辐射)不动杆菌(*Acinetobacter radioresistens*)
不动杆菌基因种 13TU	医院不动杆菌(*Acinetobacter nosocomialis*)
不动杆菌基因种 13BJ/14TU	耐黏菌素不动杆菌(*Acinetobacter colistiniresistens*)
不动杆菌基因种 14BJ	库尔瓦兰不动杆菌(*Acinetobacter courvalinii*)
不动杆菌基因种 15BJ	—
不动杆菌基因种 15TU	可变不动杆菌(*Acinetobacter variabilis*)
不动杆菌基因种 16BJ	—
不动杆菌基因种 17	散布不动杆菌(*Acinetobacter dispersus*)

二、属的特征

不动杆菌属是一种革兰氏阴性球杆菌，菌体大小为(0.9～1.6) μm×(1.5～2.5) μm，在生长稳定期变成球菌。菌落通常是无色素的，产生荚膜后，常呈黏液状。细胞通常成对出现，呈长短不同的链状存在。不形成芽孢。革兰氏染色阴性，但有时很难脱色。该菌种不能"泳动"(swimming motility)，但因其具有菌毛可进行"颤搐运动"(twitching motility)。该菌为具有严格的氧化类型的需氧菌，即以氧作为末端电子受体。大多数菌株不能将硝酸盐分解为亚硝酸盐。大多数菌株可在 20～37 ℃生长，其最适生长温度为 33～35 ℃。部分菌株不能在 37 ℃条件下生长。氧化酶阴性。触酶阳性。大多数在复合培养基上生长良好。绝大多数菌株在含有单一碳源或其他能量来源的培养基中生长，如醋酸或乳酸、铵盐或硝酸盐，或以某一种氨基酸作为氮的来源。常见的氨基酸，如谷氨酸和天冬氨酸，可以作为其培养基的单一碳源、能量来源和氮源。除极少数例外，该菌不需要生长因子。大多数为腐生寄生菌，主要存在于土壤、水源、城市污水及未加工的蔬菜等食物中。也很有可能以常住菌群的方式存在于人体的皮肤和呼吸道。可引起人类感染如菌血症、继发性脑膜炎、肺炎和尿路感染等疾病。基因组 DNA G+C 含量为 38～47 mol%[1]。

三、属的临床意义

近年来，鲍曼不动杆菌呈世界性流行，其感染流行的主要原因包括：① 强大的存活能力，能在干燥物体表面存活超过 25 d，是体外存活能力最强的革兰氏阴性杆菌之一。② 强大的克隆传播能力，虽然缺乏鞭毛动力，但可以借助菌毛以一种"颤搐运动"的方式，在金属、塑料等诊疗器材(如中心静脉插管、气管插管、留置尿管和引流管等)表面迅速扩散，并伺机侵入人体体内。③ 强大的获得耐药性能力，可通过多种耐药机制，对当前的多种抗生素，甚至全部抗生素表现为耐药。有资料显示，鲍曼不动杆菌在呼吸机相关性肺炎和血流感染中具有很高的发病率和死亡率[2]。

在鲍曼不动杆菌复合群中，醋酸钙不动杆菌、医院不动杆菌、皮特(皮氏)不动杆菌在临床感染中的意义，与鲍曼不动杆菌相类似，但在分离率和耐药率均较鲍曼不动杆菌低[3-6]，而塞弗特不动杆菌和戴克肖不动杆菌则是近 2 年命名的新菌种，其在感染中发挥的作用还有待于进一步评价[7-8]。

不动杆菌属的其他菌种偶见于临床感染。鲁菲(洛菲)(鲁氏)不动杆菌是除鲍曼不动杆菌复合群外，最常见的临床分离菌种[4-5, 9]。其他临床较为多见的有临床意义的菌种主要有乌尔新不动杆菌、申德勒(申氏)不动杆菌、琼尼(琼氏)不动杆菌和细小不动杆菌等[4-5, 10-13]。感染的风险因素主要为血管内置导管或其他医源性的侵袭性操作，病程通常较为缓慢。

四、抗菌药物敏感性和感染用药

按 CLSI M100 中的相关规定，不动杆菌的药敏试验可采用纸片扩散法(K-B 法)和肉汤稀释法。从体外药敏试验的结果来看,亚胺培南、氨苄西林/舒巴坦、头孢吡肟、黏菌素、替加西林和阿米卡星通常对不动杆菌有较好的抗菌活性。但需要注意的是,不动杆菌的耐药性呈逐年上升趋势,且多重耐药、泛耐药和全耐药不动杆菌不断出现,给临床抗感染治疗带来了巨大挑战。目前认为,对于不动杆菌的临床感染,应尽量根据药敏结果选用敏感药物;而对于多重耐药、泛耐药和全耐药不动杆菌,则建议进行联合用药,且通常需用较大剂量和长疗程的抗感染治疗;此外,应根据不同感染部位选择组织浓度高的药物,并结合其他支持治疗和护理等进行综合治疗[2, 14]。

五、属内菌种

Acinetobacter albensis 易北河不动杆菌

Krizova et al., 2015

【词源和翻译】 "*albensis*",拉丁语阳性/阴性形容词,源自菌株分离地点所在的欧洲易北河[Albis (Labe, Elbe) river],菌名翻译为"易北河不动杆菌"。

【临床意义】 易北河不动杆菌是2015年发表的菌种,分离来源为自然界的水和泥土[15],暂无人类感染的报道。

Acinetobacter apis 蜜蜂不动杆菌

Kim et al., 2014

【词源和翻译】 "*apis*",拉丁语名词属格,英文词义为"of a bee",意指其分离于蜜蜂的肠道,菌名翻译为"蜜蜂不动杆菌"。

【临床意义】 蜜蜂不动杆菌是2014年发表的菌种,目前仅有少数的分离报道,分离来源为蜜蜂的肠道[16],暂无人类感染的报道。

Acinetobacter baumannii complex 鲍曼不动杆菌复合群

【分类学评述】 鲍曼不动杆菌复合群不是正式的分类学名称,包括醋酸钙不动杆菌、鲍曼不动杆菌、皮特(皮氏)不动杆菌、医院不动杆菌、塞弗特不动杆菌和戴克肖不动杆菌,其生化表型十分接近,且临床微生物实验室采用传统的生化试验和自动化细菌鉴定系统难以鉴定到种,可能误鉴定为醋酸钙不动杆菌或鲍曼不动杆菌。

【临床意义】 鲍曼不动杆菌复合群是引起医院感染的条件致病菌,其中以鲍曼不动杆菌的毒力最强,临床分离率最高[3-8]。

Acinetobacter baumannii 鲍曼不动杆菌

Bouvet and Grimont, 1986

【分类学评述】 该菌种曾被描述为不动杆菌基因种2。

【词源和翻译】 "*baumannii*",新拉丁语阳性名词属格,源自Paul和Linda Baumann的名字,由"Baumann"拉丁化而来,菌名翻译为"鲍曼不动杆菌"。

【种的特征】 菌体直径为0.9~1.6 μm,长度为1.5~2.5 μm。革兰氏染色阴性,不易脱色。呈球杆状。严格需氧、氧化酶阴性、触酶阳性,不能还原硝酸盐为亚硝酸盐。吐温-80酯酶阳性,溶血性和明胶酶不定。动力阴性。在静止生长期,菌体通常呈球形,成对存在。可在20~37 ℃条件下生长,临床相关菌株通常在37 ℃条件下生长良好[1]。

【临床意义】 鲍曼不动杆菌广泛存在于医院内的各种环境中,是医院感染的常见病原菌,感染危险因素包括长时间住院、入住监护室、接受机械通气、侵入性操作、抗菌药物暴露及严重基础疾病等。在临床上,该菌的定植比感染更为常见,但感染与定植的区别难以界定。可引起的疾病主要包括:① 医院获得性肺炎,特别是呼吸机相关性肺炎。② 血流感染,通常是导管相关性血流感染或继发于医院获得性肺炎的血流感染。③ 伤口感染,多见于烧伤、战争和自然灾害;因其独特的临床表现及最初在伊拉克战争中重伤的士兵中发现,鲍曼不动杆菌又享有"伊拉克菌"(*Iraqibacter*)之称。④ 脑膜炎(神经外科术后并发感染)、肝脓肿、心内膜炎、泌尿系感染和脑脓肿等,但较为罕见。⑤ 社区获得性肺炎(偶有发生),主要发生于东南亚等地区的热带地区[14]。

Acinetobacter baylyi 贝利不动杆菌

Carr et al., 2003

【词源和翻译】 "*baylyi*",新拉丁语阳性名词属格,源自澳大利亚微生物学家Ronald Bayly,以纪念其在不动杆菌属生理功能方面的研究,由"Bayly"拉丁化而来,菌名翻译为"贝利不动杆

A

菌”(编者注:*Acinetobacter baylyi* 亦有译为“贝氏不动杆菌”,但鉴于 *Acinetobacter beijerinckii* 和 *Acinetobacter bereziniae* 也可能简译为“贝氏不动杆菌”,故建议使用名字的全名翻译以进行区分,同时表示对命名人的尊重)。

【临床意义】 贝利不动杆菌是2003年发表的菌种,目前仅有少数的分离报道,分离来源为淤泥[17],暂无人类感染的报道。

Acinetobacter beijerinckii 贝杰林克不动杆菌

Nemec et al., 2009

【词源和翻译】 “*beijerinckii*”,新拉丁语阳性名词属格,源自荷兰微生物学家和植物学家 Martinus Willem Beijerinck (1851~1931)的名字,由“Beijerinck”拉丁化而来,菌名翻译为“贝杰林克不动杆菌”。

【临床意义】 贝杰林克不动杆菌是2009年发表的菌种,目前仅有少数的分离报道,分离来源包括水、土壤、医护人员皮肤,以及人的粪便、喉拭子、痰液、胆汁、腹透液和伤口分泌物等[18]。

Acinetobacter bereziniae 贝雷占不动杆菌

Nemec et al., 2010

【分类学评述】 该菌种曾被描述为不动杆菌基因种10,其生化反应不活泼,暂不在常用鉴定系统的数据库范围,可能会鉴定为鲁菲(洛菲)(鲁氏)不动杆菌,或低鉴定度的鲍曼不动杆菌或溶血不动杆菌。

【词源和翻译】 “*bereziniae*”,新拉丁语阴性名词属格,源自法国临床微生物学家 Eugénie Bergogne-Bérézin 的名字,由“Bérézin”拉丁化而来,菌名翻译为“贝雷占不动杆菌”。

【临床意义】 贝雷占不动杆菌是2010年发表的菌种,可能是一种机会致病菌,分离来源包括下水道、医院水槽,以及人的粪便、尿液、痰液、伤口分泌物和血液等[19]。

Acinetobacter bohemicus 波希米亚不动杆菌

Krizova et al., 2015

【词源和翻译】 “*bohemicus*”,新拉丁语阳性形容词,源自地名“波希米亚”(Bohemia),菌名翻译为“波希米亚不动杆菌”。

【临床意义】 波希米亚不动杆菌是2015年发表的菌种,目前仅有少数的分离报道,分离来源为自然界的水和泥土[20],暂无人类感染的报道。

Acinetobacter boissieri 布瓦西耶不动杆菌

Álvarez-Pérez et al., 2013

【分类学评述】 目前认为,布瓦西耶不动杆菌和巴基斯坦不动杆菌是同一菌种,且布瓦西耶不动杆菌具有命名优先权[21]。

【词源和翻译】 “*boissieri*”,新拉丁语阳性名词属格,源自瑞士植物学家 Pierre-Edmond Boissier (1810~1885),以纪念其对于西班牙南部植物研究的贡献,由“Boissier”拉丁化而来,菌名翻译为“布瓦西耶不动杆菌”。

【临床意义】 布瓦西耶不动杆菌是2013年发表的菌种,目前仅有少数的分离报道,分离于野生昆虫授粉植物的花蜜和水中[21-22],暂无人类感染的报道。

Acinetobacter bouvetii 布韦不动杆菌

Carr et al., 2003

【词源和翻译】 “*bouvetii*”,新拉丁语阳性名词属格,源自法国微生物学家 Philippe Bouvet,以纪念其在不动杆菌属分类研究中的贡献,由“Bouvet”拉丁化而来,菌名翻译为“布韦不动杆菌”。

【临床意义】 布韦不动杆菌是2003年发表的菌种,目前仅有少数的分离报道,分离于淤泥中[17],暂无人类感染的报道。

Acinetobacter brisouii 布雷索不动杆菌

Anandham et al., 2011

【词源和翻译】 “*brisouii*”,新拉丁语阳性名词属格,源自法国微生物学家 Jean Brisou,以纪念其在不动杆菌属分类研究中的贡献,由“Brisou”拉丁化而来,菌名翻译为“布雷索不动杆菌”。

【临床意义】 布雷索不动杆菌是2011年发表的菌种,目前仅有少数的分离报道,分离于泥炭层的土壤标本中[23],暂无人类感染的报道。

Acinetobacter calcoaceticus-Acinetobacter baumannii complex 醋酸钙-鲍曼不动杆菌复合群

【分类学评述】 见鲍曼不动杆菌复合群。

【临床意义】 见鲍曼不动杆菌复合群。

Acinetobacter calcoaceticus 醋酸钙不动杆菌

(Beijerinck, 1911) Baumann et al., 1968

【分类学评述】 该菌种最初在1911年被描述为“醋酸钙微球菌”(*Micrococcus calcoaceticus*),在1968年被描述为醋酸钙不动杆菌,并于1980年被收录到《核准的细菌名称目录》;且作为不动杆菌属的模式菌种和第一个被分离的菌种，该菌种也被描述为不动杆菌基因种 1；另外由于该菌种生化特征与鲍曼不动杆菌难以区分，在临床上，通常被统称为醋酸钙-鲍曼不动杆菌复合群。

【词源和翻译】 "*calcoaceticus*"，新拉丁语阳性形容词，由"*calx-cis*"和"*acidum aceticum*"两个词根组成："*calx-cis*"，拉丁语名词，英文词义为"limestone"或"chalk"；"*acidum aceticum*"，新拉丁语名词，英文词义为"acetic acid"，表示醋酸。"*calcoaceticus*"，表示"pertaining to calcium acetate"，意指该菌种与醋酸钙有关（因当年 Beijerinck 在加入了醋酸钙的增菌培养基中分离得到该菌），菌名翻译为"醋酸钙不动杆菌"。

【临床意义】 醋酸钙不动杆菌存在于泥土中，也可以引起人的感染，包括肺炎和导管相关性血流感染等，但毒力和致病能力比鲍曼不动杆菌低[3-5]。

Acinetobacter celticus 凯尔特不动杆菌

Radolfova-Krizova et al., 2016

【词源和翻译】 "*celticus*"，拉丁语阳性形容词，源自波希米亚的原居民凯尔特人（Celtics），菌名翻译为"凯尔特不动杆菌"。

【临床意义】 凯尔特不动杆菌是 2016 年发表的菌种，目前仅有少数的分离报道，分离于自然界的水和泥土中[24]，暂无人类感染的报道。

Acinetobacter chinensis 中国不动杆菌

Hu et al., 2019

【词源和翻译】 "*chinensis*"，拉丁语阳性/阴性形容词，源自菌株分离的国名中国（China），菌名翻译为"中国不动杆菌"。

【临床意义】 中国不动杆菌是 2019 年发表的菌种，目前仅有少数的分离报道，分离于医院污水中[25]，暂无人类感染的报道。

Acinetobacter colistiniresistens 耐黏菌素不动杆菌

Nemec et al., 2017

【分类学评述】 该菌种曾被描述为不动杆菌基因种 13BJ/14TU。

【词源和翻译】 "*colistiniresistens*"，新拉丁语分词形容词，由"*colistinum*"和"*resistens*"两个词根组成："*colistinum*"，新拉丁语中性名词，英文词义为"colistin"；"*resistens*"，拉丁语现在分词，英文词义为"resisting"。"*colistiniresistens*"，英文词义为"colistin-resisting"，意指其对黏菌素耐药，菌名翻译为"耐黏菌素不动杆菌"。

【临床意义】 耐黏菌素不动杆菌是 2017 年发表的菌种，可能是一种机会致病菌，分离来源包括痰、皮肤、阴道、眼部、伤口分泌物、导管、胸腔积液、血液和脑脊液等标本，且命名文献中 24 株对黏菌素表现为耐药[26]。

Acinetobacter courvalinii 库尔瓦兰不动杆菌

Nemec et al., 2016

【分类学评述】 该菌种曾被描述为不动杆菌基因种 14BJ。

【词源和翻译】 "*courvalinii*"，新拉丁语阴性名词属格，源自法国微生物学家"Patrice Courvalin"的名字，由"Courvalin"拉丁化而来，菌名翻译为"库尔瓦兰不动杆菌"。

【临床意义】 库尔瓦兰不动杆菌可能是一种机会致病菌，分离来源包括蜥蜴的结膜，以及人的结膜、尿液、伤口分泌物和血液等[27-28]。

Acinetobacter cumulans 累积不动杆菌

Qin et al., 2019

【词源和翻译】 "*cumulans*"，拉丁语分词形容词，英文词义为"cumulating"，表示"累积的"，意指其累积了多个耐药编码基因，菌名翻译为"累积不动杆菌"。

【临床意义】 累积不动杆菌是 2019 年发表的菌种，目前仅有少数的分离报道，分离于医院污水中[29]，暂无人类感染的报道。

Acinetobacter defluvii 污水不动杆菌

Hu et al., 2017

【词源和翻译】 "*defluvii*"，拉丁语中性名词属格，英文词义为"of sewage"，表示"污水的"，意指其分离于医院污水中，菌名翻译为"污水不动杆菌"。

【临床意义】 污水不动杆菌是 2017 年发表的菌种，目前仅有少数的分离报道，分离于医院污水中[30]，暂无人类感染的报道。

Acinetobacter dijkshoorniae 戴克肖不动杆菌

Cosgaya et al., 2016

【分类学评述】 隶属于醋酸钙-鲍曼不动杆菌复合群，且生化特征与鲍曼不动杆菌难以区分。目前认为，戴克肖不动杆菌与莴苣不动杆菌是同一菌种，且莴苣不动杆菌具有命名优先权[31]。

【词源和翻译】 "*dijkshoorniae*"，新拉丁语阴性名词属格，源自丹麦微生物学家“Lenie Dijkshoorn”的名字，以纪念其对不动杆菌分类所做的贡献，由“Dijkshoorn”拉丁化而来，菌名翻译为“戴克肖不动杆菌”。

【临床意义】 戴克肖不动杆菌可能是一种机会致病菌，分离来源包括水，以及人的痰液、尿液、肾引流液、伤口分泌物和血液标本等[7]。

Acinetobacter dispersus 散布不动杆菌

Nemec et al., 2016

【分类学评述】 该菌种曾被描述为不动杆菌基因种 17。

【词源和翻译】 “*dispersus*”，拉丁语阳性形容词，英文词义为“dispersed”，表示“散布的”，意指其出现于多种环境中，菌名翻译为“散布不动杆菌”。

【临床意义】 散布不动杆菌可能是一种机会致病菌，分离来源包括井水、下水道污水、森林泥土，以及人的皮肤、伤口分泌物和溃疡分泌物等标本[27]。

Acinetobacter equi 马不动杆菌

Poppel et al., 2016

【词源和翻译】 “*equi*”，拉丁语阳性名词属格，英文词义为“of the horse”，表示“马的”，意指其分离于马的粪便，菌名翻译为“马不动杆菌”。

【临床意义】 马不动杆菌是 2016 年发表的菌种，目前仅有少数的分离报道，分离于马的粪便[32]，暂无人类感染的报道。

Acinetobacter gandensis 根特不动杆菌

Smet et al., 2014

【词源和翻译】 “*gandensis*”，新拉丁语阳性形容词，源自比利时的地名根特(Ghent)，菌名翻译为“根特不动杆菌”。

【临床意义】 根特不动杆菌是 2014 年发表的菌种，目前仅有少数的分离报道，分离来源为马和牛的口腔、粪便和直肠标本[33]，暂无人类感染的报道。

Acinetobacter gerneri 格尔纳不动杆菌

Carr et al., 2003

【词源和翻译】 “*gerneri*”，拉丁语阳性名词属格，源自丹麦微生物学家“Peter Gerner-Smidt”的名字，以纪念其对于不动杆菌分类的贡献，由“Gerner”拉丁化而来，菌名翻译为“格尔纳不动杆菌”。

【临床意义】 格尔纳不动杆菌是 2003 年发表的菌种，目前仅有少数的分离报道，分离来源为淤泥[17]，暂无人类感染的报道。

Acinetobacter grimontii 格里蒙（格氏）不动杆菌

Carr et al., 2003

【分类学评述】 目前的一些证据认为，格里蒙(格氏)不动杆菌和琼尼(琼氏)不动杆菌为同一菌种，且琼尼(琼氏)不动杆菌具有命名优先权[34]。

【词源和翻译】 “*grimontii*”，新拉丁语阴性名词属格，源自法国微生物学家“Patrick Grimont”的名字，由“Grimont”拉丁化而来，菌名翻译为“格里蒙(格氏)不动杆菌”。

【临床意义】 见琼尼(琼氏)不动杆菌。

Acinetobacter guangdongensis 广东不动杆菌

Feng et al., 2014

【分类学评述】 全基因组序列证据认为，广东不动杆菌和印度不动杆菌为同一菌种，且印度不动杆菌具有命名优先权[35]。

【词源和翻译】 “*guangdongensis*”，新拉丁语阳性/阴性形容词，源自菌株分离的中国地名广东，菌名翻译为“广东不动杆菌”。

【临床意义】 见印度不动杆菌。

Acinetobacter guillouiae 吉洛不动杆菌

Nemec et al., 2010

【分类学评述】 该菌种曾被描述为不动杆菌基因种 11。

【词源和翻译】 “*guillouiae*”，新拉丁语阴性名词属格，源自法国临床微生物学家 Marie-Laure Joly-Guillou 的名字，由“Guillou”拉丁化而来，菌名翻译为“吉洛不动杆菌”。

【临床意义】 吉洛不动杆菌可能是一种机会致病菌，分离来源包括下水道活性淤泥和隐形眼镜，以及人的尿液、痰液、伤口分泌物和血液等标本[19]。

Acinetobacter guerrae 圭拉不动杆菌

Carvalheira et al., 2020

【词源和翻译】 “*guerrae*”，新拉丁语阴性名词属格，源自葡萄牙生物化学学家 Francisco Carvalho Guerra 的名字，由“Guerra”拉丁化而来，菌名翻译为“圭拉不动杆菌”。

【临床意义】 圭拉不动杆菌是 2020 年发表的新菌种，分离于鲜肉中[36]，暂无人类感染的报道。

Acinetobacter gyllenbergii 吉伦伯格不动杆菌

Nemec et al., 2009

【词源和翻译】 "*gyllenbergii*",新拉丁语阳性名词属格,源自芬兰细菌学家和分类学家 Helge G. Gyllenberg 的名字,由"Gyllenberg"拉丁化而来,菌名翻译为"吉伦伯格不动杆菌"。

【临床意义】 吉伦伯格不动杆菌可能是一种机会致病菌,分离来源包括人的鼻窦、喉、阴道、痰液、气管分泌物和吸出物、伤口分泌物和血液等[4, 18]。

Acinetobacter haemolyticus 溶血不动杆菌

(ex Stenzel and Mannheim, 1963) Bouvet and Grimont, 1986

【分类学评述】 该菌种在 1963 年被描述为"溶血无色杆菌"(*Achromobacter haemolyticus*),也被描述为不动杆菌基因种 4。

【词源和翻译】 "*haemolyticus*",新拉丁语阳性形容词,由"*haîma*"和"*lyticus*"两个词根组成:"*haîma*",希腊语名词,拉丁语翻译为"haema",英文词义为"blood";"*lyticus*",新拉丁语阳性形容词,源自希腊阳性形容词"*lutikos*",英文词义为"able to loosen"或"able to dissolve",表示"能够溶解的"。"*haemolyticus*",英文词义为"blood-dissolving",表示"溶血的",意指其在血平板上形成 β-溶血性菌落,菌名翻译为"溶血不动杆菌"。

【临床意义】 溶血不动杆菌是一种机会致病菌,可分离于各种临床标本中,包括尿液、呼吸道、生殖道、皮肤和血液标本等,但毒力和致病能力较鲍曼不动杆菌弱[4-5]。

Acinetobacter halotolerans 耐盐不动杆菌

Dahal et al., 2017

【词源和翻译】 "*halotolerans*",新拉丁语分词形容词,由"*hals*"和"*tolerans*"两个词根组成:"*hals*",希腊语阳性名词,英文词义为"salt";"*tolerans*",拉丁语现在分词,英文词义为"tolerating"。"*halotolerans*",英文词义为"salt-tolerating",意指其高耐盐特征,菌名翻译为"耐盐不动杆菌"。

【临床意义】 耐盐不动杆菌是 2017 年发表的菌种,分离于泥土中[37],暂无人类感染的报道。

Acinetobacter harbinensis 哈尔滨不动杆菌

Li et al., 2014

【词源和翻译】 "*harbinensis*",新拉丁语阳性/阴性形容词,源自菌株分离的中国地名哈尔滨,菌名翻译为"哈尔滨不动杆菌"。

【临床意义】 哈尔滨不动杆菌是 2014 年发表的菌种,分离于江水中[38],暂无人类感染的报道。

Acinetobacter indicus 印度不动杆菌

Malhotra et al., 2012

【分类学评述】 全基因组序列证据认为,广东不动杆菌和印度不动杆菌为同一菌种,且印度不动杆菌具有命名优先权[35]。

【词源和翻译】 "*indicus*",拉丁语阳性形容词,源自菌株分离的国名印度,菌名翻译为"印度不动杆菌"。

【临床意义】 印度不动杆菌广泛存在于自然界的水、土壤、食物,以及人、脊椎动物和昆虫体内,也有分离于人的临床标本中的报道,但应用常规方法可能会被错误鉴定[39-40]。

Acinetobacter johnsonii 约翰逊(约氏)不动杆菌

Bouvet and Grimont, 1986

【分类学评述】 该菌种曾被描述为不动杆菌基因种 7。

【词源和翻译】 "*johnsonii*",新拉丁语阳性名词属格,源自 John L. Johnson 的名字,由"Johnson"拉丁化而来,菌名翻译为"约翰逊不动杆菌",亦简译为"约氏不动杆菌"。

【临床意义】 约翰逊(约氏)不动杆菌可能是人体皮肤中的正常菌群,可分离于淤泥、食物和各种临床标本中,主要引起导管相关性血流感染和腹透相关的腹膜炎,感染的风险因素主要为血管内置导管或其他医源性的侵袭性操作[4-5]。

Acinetobacter junii 琼尼(琼氏)不动杆菌

Bouvet and Grimont, 1986

【分类学评述】 该菌种曾被描述为不动杆菌基因种 5。

【词源和翻译】 "*junii*",新拉丁语阳性名词属格,源自 Elliot Juni 的名字,由"Juni"拉丁化而来,菌名翻译为"琼尼不动杆菌",亦简译为"琼氏不动杆菌"。

【临床意义】 琼尼(琼氏)不动杆菌可分离于各种临床标本中,是一种机会致病菌,主要引起尿路感染、血流感染、脓毒血症等,常与新生儿感染暴发有关,也有报道认为其可能是角膜炎的病原体

A

之一,感染的风险因素主要包括抗菌治疗、中心静脉插管和恶性肿瘤等[41]。

Acinetobacter kookii 国不动杆菌

Choi et al., 2013

【词源和翻译】"*kookii*",新拉丁语阳性名词属格,源自韩国微生物学家 Yoon-Hoh Kook 的名字,由"Kook"拉丁化而来,菌名翻译为"国不动杆菌"。

【临床意义】国不动杆菌分离于泥土中,有相关引起动物多发性关节炎的报道[42-43],但暂无人类感染的报道。

Acinetobacter lactucae 莴苣不动杆菌

Rooney et al., 2016

【分类学评述】隶属于醋酸钙-鲍曼不动杆菌复合群,与戴克肖不动杆菌属为同一菌种,且具有命名优先权[31]。

【词源和翻译】"*lactucae*",拉丁语阴性名词属格,英文词义为"of lettuce",表示"莴苣的",意指其最初分离于莴苣中,菌名翻译为"莴苣不动杆菌"。

【临床意义】莴苣不动杆菌是2016年发表的菌种,分离于卷心莴苣中[44],其同义名的戴克肖不动杆菌可能是一种机会致病菌,分离于人的痰液、尿液、肾引流液、伤口分泌物和血液等临床来源的标本中[7]。

Acinetobacter larvae 幼虫不动杆菌

Liu et al., 2017

【词源和翻译】"*larvae*",拉丁语阳性/阴性名词属格,英文词义为"of a larva",表示"幼虫的",意指其最初分离于竹虫的幼虫肠道中,菌名翻译为"幼虫不动杆菌"。

【临床意义】幼虫不动杆菌是2017年发表的菌种,分离于竹虫幼虫肠道中[45],暂无人类感染的报道。

Acinetobacter lwoffii 鲁菲(洛菲)(鲁氏)不动杆菌

(Audureau, 1940) Brisou and Prévot, 1954

【分类学评述】该菌种在1940年曾被描述为"洛菲莫拉菌"(*Moraxella lwoffi*),又被描述为不动杆菌基因种8。

【词源和翻译】"*lwoffii*",新拉丁语阳性名词属格,源自 André Lwoff 的名字,由"Lwoff"拉丁化而来,菌名翻译为"鲁菲不动杆菌",亦译为"洛菲不动杆菌"和"鲁氏不动杆菌"。

【临床意义】鲁菲(洛菲)(鲁氏)不动杆菌存在于各种食物中,可能是人体口咽部、胃肠道和皮肤中的正常菌群,可在免疫力低下人群中引起医院获得性感染,包括肺炎、肝脓肿、菌血症、心内膜炎和脑膜炎等,是除鲍曼不动杆菌复合群外临床最常分离的不动杆菌属菌种,感染的风险因素主要为血管内置导管或其他医源性的侵袭性操作[9]。

Acinetobacter modestus 温和不动杆菌

Nemec et al., 2016

【词源和翻译】"*modestus*",拉丁语阳性形容词,英文词义为"moderate",表示"温和的",意指其生化反应不活泼(碳源利用能力有限),菌名翻译为"温和不动杆菌"。

【临床意义】温和不动杆菌是2016年发表的新菌种,可能是一种机会致病菌,分离来源包括池塘淤泥、下水道污水,以及咽喉部、伤口、尿液和血液等[27]。

Acinetobacter nectaris 花蜜不动杆菌

Álvarez-Pérez et al., 2013

【词源和翻译】"*nectaris*",拉丁语中性名词属格,英文词义为"of nectar",表示"花蜜的",菌名翻译为"花蜜不动杆菌"。

【临床意义】花蜜不动杆菌是2013年发表的菌种,分离于野生昆虫授粉植物的花蜜中[22],暂无人类感染的报道。

Acinetobacter nosocomialis 医院不动杆菌

Nemec et al., 2011

【分类学评述】该菌种隶属于醋酸钙-鲍曼不动杆菌复合群,其生化特征与鲍曼不动杆菌难以区分,也曾被描述为不动杆菌基因种13TU。

【词源和翻译】"*nosocomialis*",新拉丁语阳性形容词,由"*nosocomium*"和"*-alis*"两个词根组成:"*nosocomium*",拉丁语名词,英文词义为"a hospital"或"infirmary";"*-alis*",拉丁语阳性尾缀,用来修饰词尾,表示"与……有关的"。"*nosocomialis*",英文词义为"pertaining to a hospital",即"与医院有关的",菌名翻译为"医院不动杆菌"。

【临床意义】医院不动杆菌是一种机会致病菌,主要从住院患者的呼吸道感染标本中分离,但分离率低于鲍曼不动杆菌[3-5]。

Acinetobacter pakistanensis 巴基斯坦不动杆菌

Abbas et al., 2015

【分类学评述】 目前认为,该菌和布瓦西耶不动杆菌是同一菌种,且布瓦西耶不动杆菌具有命名优先权[21]。

【词源和翻译】 "*pakistanensis*",拉丁语阳性/阴性形容词,源自菌株分离的国名巴基斯坦(Pakistan),菌名翻译为"巴基斯坦不动杆菌"。

【临床意义】 见布瓦西耶不动杆菌。

Acinetobacter parvus 细小不动杆菌

Nemec et al., 2003

【分类学评述】 该菌种生长缓慢,表型方法可能不能鉴定,或可能错误鉴定为鲁菲(洛菲)(鲁氏)不动杆菌。

【词源和翻译】 "*parvus*",拉丁语阳性形容词,英文词义为"small",意指该菌种的菌落在琼脂培养基上的菌落明显小于其他不动杆菌,菌名翻译为"细小不动杆菌"。

【临床意义】 细小不动杆菌可能为一种新的病原菌,有从血液、耳脓肿和阴道拭子中分离的报道,且主要为导管相关性血流感染,感染的风险因素主要为血管内置导管或其他医源性的侵袭性操作,但目前也有社区获得性血流感染的报道[46-47]。

Acinetobacter piscicola 栖鱼不动杆菌

Liu et al., 2018

【词源和翻译】 "*piscicola*",新拉丁语阳性/阴性名词,由"*piscis*"和"*-cola*"两个词根组成:"*piscis*",拉丁语名词,英文词义为"fish";"*-cola*",拉丁语阳性/阴性尾缀,英文词义为"dweller"。"*piscicola*",英文词义为"a dweller of fish",即"鱼的栖居者",菌名翻译为"栖鱼不动杆菌"。

【临床意义】 栖鱼不动杆菌是2018年发表的菌种,分离于人工养殖鳕鱼的病鱼中[48],暂无人类标本的分离报道。

Acinetobacter pittii 皮特(皮氏)不动杆菌

Nemec et al., 2011

【分类学评述】 该菌种隶属于醋酸钙-鲍曼不动杆菌复合群,其生化特征与鲍曼不动杆菌难以区分,曾被描述为不动杆菌基因种3。

【词源和翻译】 "*pittii*",新拉丁语阳性名词属格,源自英国临床微生物学家Tyrone Pitt的名字,由"Pitt"拉丁化而来,菌名翻译为"皮特不动杆菌",亦简译为"皮氏不动杆菌"。

【临床意义】 皮特(皮氏)不动杆菌是一种机会致病菌,但在临床分离率和对碳青霉烯类抗菌药物的耐药率方面,可能低于鲍曼不动杆菌和医院不动杆菌[3]。

Acinetobacter populi 杨树不动杆菌

Li et al., 2015

【词源和翻译】 "*populi*",拉丁语阳性名词属格,英文词义为"of the poplar tree",表示"杨树的",菌名翻译为"杨树不动杆菌"。

【临床意义】 杨树不动杆菌是2015年发表的菌种,分离于枝枯病的杨树树皮中[49],暂无人类标本的分离报道。

Acinetobacter portensis 波尔图不动杆菌

Carvalheira et al., 2020

【词源和翻译】 "*portensis*",新拉丁语阳性/阴性形容词,源自菌株分离的葡萄牙地名波尔图(Porto),由"Porto"拉丁化而来,菌名翻译为"波尔图不动杆菌"。

【临床意义】 波尔图不动杆菌是2020年发表的新种,分离于鲜肉中[36],暂无人类感染的报道。

Acinetobacter pragensis 布拉格不动杆菌

Radolfova-Krizova et al., 2016

【词源和翻译】 "*portensis*",拉丁语阳性/阴性形容词,源自菌株分离的捷克地名布拉格(Praga),菌名翻译为"布拉格不动杆菌"。

【临床意义】 布拉格不动杆菌是2016年发表的新种,分离于自然界的水和泥土中[50],暂无人类感染的报道。

Acinetobacter proteolyticus 解蛋白不动杆菌

Nemec et al., 2016

【词源和翻译】 "*proteolyticus*",新拉丁语阳性形容词,英文词义为"proteolytic",表示"解蛋白的",意指其具有水解明胶的特征,菌名翻译为"解蛋白不动杆菌"。

【临床意义】 解蛋白不动杆菌是2016年发表的新菌种,可能是一种机会致病菌,分离来源包括人的耳朵、伤口和血液[27]。

Acinetobacter pseudolwoffii 假洛菲不动杆菌

Nemec et al., 2019

A

【词源和翻译】 "*pseudolwoffii*",新拉丁语阳性形容词,由"*pseudês*"和"*lwoffii*"两个词根组成:"*pseudês*",希腊语形容词,英文词义为"false";"*lwoffii*",新拉丁语阳性名词属格,源自菌名洛菲不动杆菌。"*pseudolwoffii*",英文词义为"a false (*Acinetobacter*) lwoffii",表示"一种与洛菲不动杆菌亲缘关系相近的菌种",菌名翻译为"假洛菲不动杆菌"。

【临床意义】 假洛菲不动杆菌是2019年发表的新种[51],可能是一种机会致病菌,临床意义见"鲁菲(洛菲)(鲁氏)不动杆菌"。

Acinetobacter puyangensis 濮阳不动杆菌

Li et al., 2013

【词源和翻译】 "*puyangensis*",新拉丁语阳性/阴性形容词,源自菌株分离的中国河南省濮阳,由拼音"Puyang"拉丁化而来,菌名翻译为"濮阳不动杆菌"。

【临床意义】 濮阳不动杆菌是2013年发表的菌种,分离于中国河南省濮阳健康和枝枯病的杨树树皮中[52],暂无人类标本的分离报道。

Acinetobacter qingfengensis 庆丰不动杆菌

Li et al., 2014

【词源和翻译】 "*qingfengensis*",新拉丁语阳性/阴性形容词,源自菌株分离的中国河南省庆丰,由拼音"Qingfeng"拉丁化而来,菌名翻译为"庆丰不动杆菌"。

【临床意义】 庆丰不动杆菌是2014年发表的菌种,分离于中国河南省庆丰枝枯病的杨树树皮中[53],暂无人类标本的分离报道。

Acinetobacter radioresistens 耐放射线(抗辐射)不动杆菌

Nishimura et al., 1988

【分类学评述】 该菌种曾被描述为不动杆菌基因种12。

【词源和翻译】 "*radioresistens*",新拉丁语分词形容词,由"*radio-*"和"*resistens*"两个词根组成:"*radio-*",新拉丁语前缀,源于拉丁语名词"*radius*",英文词义为"ray"或"beam",表示"与射线有关的";"*resistens*",拉丁语分词形容词,英文词义为"resisting",表示"抗拒的"。"*radioresistens*",英文词义为"ray resisting",表示"耐(γ-)射线的",菌名翻译为"耐放射线不动杆菌",也有译为"抗辐射不动杆菌"。

【临床意义】 耐放射线(抗辐射)不动杆菌最初分离于棉花和泥土中,目前认为可能是人体皮肤中的正常菌群及罕见的病原菌;感染的风险因素主要为血管内置导管或其他医源性的侵袭性操作,也有引起社区获得性血流感染的报道[54]。

Acinetobacter schindleri 申德勒(申氏)不动杆菌

Nemec et al., 2001

【分类学评述】 该菌种的生化反应不活泼,API 20E可能会错误鉴定为琼尼(琼氏)不动杆菌/约翰逊(约氏)不动杆菌,或醋酸钙-鲍曼不动杆菌复合群;Vitek 2 GN卡可能会错误鉴定为支气管败血鲍特菌[10]。

【词源和翻译】 "*schindleri*",新拉丁语阳性名词属格,源自捷克细菌学家和分类学家Jǐrí Schindler的名字,由"Schindler"拉丁化而来,菌名翻译为"申德勒不动杆菌",亦简译为"申氏不动杆菌"。

【临床意义】 申德勒(申氏)不动杆菌可分离于人体皮肤、眼结膜、耳、鼻拭子、喉、阴道、子宫颈、尿液、胸膜液等多种临床标本,有血流感染和导管相关性血流感染的报道,有文献认为其为一种机会致病菌[10]。

Acinetobacter seifertii 塞弗特不动杆菌

Nemec et al., 2015

【分类学评述】 隶属于醋酸钙-鲍曼不动杆菌复合群,其生化特征与鲍曼不动杆菌难以区分。

【词源和翻译】 "*seifertii*",新拉丁语阳性名词属格,源自德国微生物学家"Harald Seifert"的名字,由"Seifert"拉丁化而来,菌名翻译为"塞弗特不动杆菌"。

【临床意义】 塞弗特不动杆菌是2015年发表的菌种,分离来源包括水、泥土和医院环境,以及人的咽部、气管分泌物和吸出物、伤口和血液等[8]。

Acinetobacter sichuanensis 四川不动杆菌

Qin et al., 2018

【词源和翻译】 "*sichuanensis*",新拉丁语阳性/阴性形容词,源自菌株分离的中国四川省,由拼音"Sichuan"拉丁化而来,菌名翻译为"四川不动杆菌"。

【临床意义】 四川不动杆菌是2018年发表的菌种,分离于医院污水中[55],暂无人类标本的分离报道。

Acinetobacter soli 土壤不动杆菌

Kim et al., 2009

【分类学评述】 该菌种的生化反应不活泼，生化鉴定系统可能会误鉴定为鲍曼不动杆菌复合群或鲍曼不动杆菌/溶血不动杆菌[56]。

【词源和翻译】 "*soli*"，拉丁语名词属格，英文词义为"of/from the soil"，表示"来自土壤的"，菌名翻译为"土壤不动杆菌"。

【临床意义】 土壤不动杆菌最初分离于泥土，目前认为是一种人类病原菌，有引起新生儿感染暴发的报道[57]，而在日本一家陆军医院，其在不动杆菌引起血流感染的占比高达27%[58]。

Acinetobacter tandoii 坦多伊（坦氏）不动杆菌

Carr et al., 2003

【词源和翻译】 "*tandoii*"，新拉丁语阳性名词属格，源自意大利细菌学家 Valter Tandoi 的名字，由"Tandoi"拉丁化而来，菌名翻译为"坦多伊不动杆菌"，亦简译为"坦氏不动杆菌"。

【临床意义】 坦多伊（坦氏）不动杆菌是2003年发表的菌种，目前仅有少数的分离报道，可分离于泥土和白蚁的肠道中[17, 59]，暂无人类标本的分离报道。

Acinetobacter tjernbergiae 谢恩伯格（谢氏）不动杆菌

Carr et al., 2003

【词源和翻译】 "*tjernbergiae*"，新拉丁语阴性名词属格，源自瑞典微生物学家和分类学家 Ingela Tjernberg 的名字，以纪念其对不动杆菌属分类所做出的贡献，由"Tjernberg"拉丁化而来，菌名翻译为"谢恩伯格不动杆菌"，亦简译为"谢氏不动杆菌"。

【临床意义】 谢恩伯格（谢氏）不动杆菌是2003年发表的菌种，目前仅有少数的分离报道，可分离于泥土中[17]，暂无人类标本的分离报道。

Acinetobacter towneri 陶纳不动杆菌

Carr et al., 2003

【词源和翻译】 "*towneri*"，新拉丁语阳性名词属格，源自英国微生物学家 Kevin Towner 的名字，以纪念其在不动杆菌属遗传学中所做的贡献，由"Towner"拉丁化而来，菌名翻译为"陶纳不动杆菌"。

【临床意义】 陶纳不动杆菌是2003年发表的菌种，目前仅有少数的分离报道，可分离于泥土和医院污水中[17, 60]，暂无人类标本的分离报道。

Acinetobacter ursingii 乌尔新不动杆菌

Nemec et al., 2001

【分类学评述】 该菌种生化反应不活泼，生化鉴定系统可能会鉴定为鲍曼不动杆菌复合群或鲁菲（洛菲）（鲁氏）不动杆菌[10]。

【词源和翻译】 "*ursingii*"，新拉丁语阳性名词属格，源自瑞典细菌学家和分类学家 Jan Ursing 的名字，由"Ursing"拉丁化而来，菌名翻译为"乌尔新不动杆菌"。

【临床意义】 乌尔新不动杆菌是一种机会致病菌，可分离于人体皮肤、眼、子宫颈、尿液、伤口、皮下静脉插管、血液和脑脊液等多种临床标本中，有社区获得性肺炎、血流感染和导管相关性血流感染等临床感染报道[10, 61-62]。

Acinetobacter variabilis 可变不动杆菌

Krizova et al., 2015

【词源和翻译】 "*variabilis*"，拉丁语阳性形容词，英文词义为"variable"，意指其表型特征可变和具有菌株依赖性，菌名翻译为"可变不动杆菌"。

【临床意义】 可变不动杆菌是2015年发表的菌种，可能是一种机会致病菌，分离来源包括人的直肠拭子、粪便、尿、眼、伤口和血液等，有引起新生儿败血症的报道[63]。

Acinetobacter venetianus 威尼斯不动杆菌

Vaneechoutte et al., 2009

【分类学评述】 该菌种在1997年有非正式的描述。

【词源和翻译】 "*venetianus*"，新拉丁语阳性形容词，源自菌株分离的意大利地名威尼斯（Venice），菌名翻译为"威尼斯不动杆菌"。

【临床意义】 威尼斯不动杆菌是2009年发表的菌种，分离于医院海水中[64]，暂无人类标本的分离报道。

Acinetobacter vivianii 维维安不动杆菌

Nemec et al., 2016

【词源和翻译】 "*vivianii*"新拉丁语阳性名词属格，源自英国微生物学家"Alan Vivian"的名字，由"Vivian"拉丁化而来，菌名翻译为"维维安不动杆菌"。

【临床意义】 维维安不动杆菌是2016年发表的新菌种，可能是一种机会致病菌，分离来源包括泥土、污水、伤口和血液等[27]。

A

Acinetobacter wuhouensis **武侯不动杆菌**

Hu et al., 2018

【词源和翻译】 “*wuhouensis*”,新拉丁语阳性形容词,源自菌株分离的中国成都市武侯区,由拼音“Wuhou”拉丁化而来,菌名翻译为“武侯不动杆菌”。

【临床意义】 武侯不动杆菌是2018年发表的菌种,分离于医院污水中[65],暂无人类标本的分离报道。

***Acinetobacter* 不动杆菌属参考文献**

Actinobacillus 放线杆菌属 Brumpt, 1910

【词源和翻译】 “*Actinobacillus*”,新拉丁语阳性名词,由“*aktis-inos*”和“*bacillus*”两个词根组成:“*aktis-inos*”,希腊语名词,英文词义为“a ray”;“*bacillus*”,拉丁语阳性名词,英文词义为“a small staff or rod”。“*Actinobacillus*”,英文词义为“ray bacillus or rod”,表示“分线样的杆(菌)”,菌名翻译为“放线杆菌属”。

一、分类学

放线杆菌属隶属于变形菌门(Proteobacteria)、γ-变形菌纲(Gammaproteobacteria)、巴斯德菌目(Pasteurellales)、巴斯德菌科(Pasteurellaceae),模式菌种为李涅尔(李氏)放线杆菌。

二、属的特征

放线杆菌属是一种兼性厌氧、无动力的革兰氏阴性菌,隶属于HACEK群。菌体呈多形性,多见球形、卵圆形或杆状,大小为(0.3~0.5) μm×(0.6~1.4) μm。在液体培养基及含葡萄糖或麦芽糖的培养基上,可出现杆状和球状的菌体相连,且球状菌体经常位于杆菌的一端,形成“摩尔斯码状”(Morse-code form),有的菌体较长,可达6 m。兼性厌氧,无动力,最适生长温度37 ℃,生长温度范围20~42 ℃。血平板上培养24 h,可形成直径1~2 cm大小的透明菌落。初分离时菌落极黏,难以完全从琼脂表面上除去。固体培养基表面生长的菌落,活力差,5~7 d即死亡。化能有机营养,发酵型代谢,在24 h内分解葡萄糖和果糖产酸不产气,不发酵卫矛醇。除吲哚放线杆菌(*Actinobacillus indolicus*)吲哚阳性,其余菌种均为阴性。基因组DNA G+C含量为35.5~46.9 mol%[1]。

三、属的临床意义

放线杆菌可正常寄居或共生于人类、牛、羊、马、猪和其他哺乳动物与鸟类的消化道、生殖道及呼吸道黏膜中,并作为病原体引起人的各种病变[1-2]。

四、抗菌药物敏感性和感染用药

放线杆菌的临床感染少见,目前没有其抗感染治疗方案的权威资料。鉴于该菌在表型和遗传学特征上与HACEK群相近,药敏试验可参照CLSI M45中“HACEK菌:凝聚杆菌属(之前的嗜沫嗜血杆菌、副嗜沫嗜血杆菌、惰性嗜血杆菌都划入凝聚杆菌属)、伴放线放线杆菌、心杆菌属、侵蚀艾肯菌和金氏菌属 MIC 折点解释标准”进行药敏结果判读[3]。在已知的与人类相关的几个放线杆菌种的抗菌药物敏感性试验资料显示，其对青霉素、氨苄西林、红霉素、四环素、庆大霉素、左氧氟沙星和多黏菌素均敏感[4-5]。

五、属内菌种

Actinobacillus actinomycetemcomitans 伴放线放线杆菌

(Klinger, 1912) Topley and Wilson, 1929

【分类学评述】 该菌种已被重新分类为凝聚杆菌属（*Aggregatibacter*），见伴放线凝聚杆菌（*Aggregatibacter actinomycetemcomitans*）[6]。

Actinobacillus equuli 马驹放线杆菌

(van Straaten, 1918) Haupt, 1934

【词源和翻译】 “*equuli*”，拉丁语名词属格，英文词义为“of a foal”，表示“来自一匹年轻的小马驹”，菌名翻译为“马驹放线杆菌”。

【临床意义】 马驹放线杆菌主要寄居于马和猪的口腔，可导致马和猪的各种疾病，亦偶见于人的上呼吸道标本中；有与马或者猪亲密接触，或被咬伤而引起人的软组织感染的罕见报道[7-9]。

Actinobacillus hominis 人放线杆菌

Friis-Møller, 1985

【词源和翻译】 “*hominis*”，拉丁语名词属格，英文词义为“of man”，表示“人的”，菌名翻译为“人放线杆菌”。

【临床意义】 人放线杆菌是一种人体寄居菌或共生菌，但通常的寄居或共生部位尚不明确；有从呼吸道和血液标本中分离的报道，亦与慢性下呼吸道疾病相关，可在免疫力低下患者中引起胸腔积脓症、菌血症和败血症等，但由于该菌种不在常用鉴定系统的数据库范围内，故实际感染情况可能被低估[10]。

Actinobacillus lignieresii 李涅尔（李氏）放线杆菌

Brumpt, 1910

【词源和翻译】 “*lignieresii*”，新拉丁语阳性名词属格，源自细菌学家“J. Lignières”的名字（纪念其最早命名该菌），由“Lignières”拉丁化而来，菌名翻译为“李涅尔放线杆菌”，亦简译为“李氏放线杆菌”。

【临床意义】 李涅尔（李氏）放线杆菌可在马和羊中引起类似放线菌病（actinomycosis）的肉芽肿，且病变组织中可见硫磺样颗粒，即放线杆菌病（actinobacillosis），有被马咬伤或其他方式接触，从而引起人软组织感染的罕见报道[8]。

Actinobacillus suis 猪放线杆菌

van Dorssen and Jaartsveld, 1962

【词源和翻译】 “*suis*”，拉丁语名词属格，英文词义为“of the pig”，表示“来自猪的”，菌名翻译为“猪放线杆菌”。

【临床意义】 猪放线杆菌可定居于猪的扁桃体、上呼吸道，亦可偶见于马的上呼吸道标本中，有被马咬伤而引起人软组织感染的报道[8]。

Actinobacillus ureae 脲放线杆菌

(Jones, 1962) Mutters et al., 1986

【分类学评述】 该菌种在 1960 年被描述为“溶血巴斯德菌脲变种”（*Pasteurella haemolytica* var. *ureae*），在 1962 年被描述为脲巴斯德菌（*Pasteurella ureae*）并于 1980 年被收录到《核准的细菌名称目录》，在 1986 年被分类为现在的脲放线杆菌。

【词源和翻译】 “*ureae*”，新拉丁语名词属格，源自拉丁语名词“*urea*”，英文词义为“of urea”，可能是指其能将尿素转化为碳酸铵，菌名翻译为“脲放线杆菌”（编者注：该菌种亦有译为“尿放线杆菌”，但从词根本义上来说为不准确翻译）。

【临床意义】 脲放线杆菌可分离于人的呼吸道、痰液、血液和脑脊液标本中，与慢性气管炎和肺炎相关，也可以作为外伤或手术后脑膜炎及其他免疫功能不全患者感染的病原体，引起骨髓炎、腹膜炎和败血症等[11]。

Actinobacillus 放线杆菌属参考文献

A

Actinobaculum 放线棒菌属 Lawson et al., 1997

【词源和翻译】 “*Actinobaculum*”,新拉丁语中性名词,由“*aktis aktinos*”和“*baculum*”两个词根组成:“*aktis aktinos*”,希腊语名词,英文词义为“ray”;“*baculum*”,拉丁语中性名词,英文词义为“rod, stick”。“*Actinobaculum*”,英文词义为“ray stick”,菌名翻译为“放线棒菌属”。

一、分类学

放线棒菌属隶属于放线菌门(Actinobacteria)、放线菌纲(Actinobacteria)、放线菌目(Actinomycetales)、放线菌科(Actinomycetaceae),模式菌种为猪放线棒菌(*Actinobaculum suis*)[1]。

二、属的特征

放线棒菌属是革兰氏阳性杆菌,菌体直或略弯曲,可呈分枝状。非抗酸杆菌,无运动并且不形成芽孢。厌氧或兼性厌氧菌。过氧化物酶阴性。分解葡萄糖产或不产酸。分解葡萄糖和(或)麦芽糖的最终代谢产物为醋酸或乳酸。不水解七叶苷及明胶。不能分解硝酸盐产生亚硝酸盐。不产生乙偶姻(acetoin)。细胞壁结构为A5α(*L*-Lys-*L*-Ala-Lys-*D*-Glu 或 *L*-Lys-Lys-*D*-Glu)。主要的长链脂肪酸是直链饱和与单链不饱和脂肪酸。基因组 DNA G+C 含量为 55~57 mol%[1]。

三、属的临床意义

放线棒菌是一种厌氧或兼性厌氧的革兰氏阳性杆菌,有引起皮肤软组织感染和血流感染的报道,但比较少见[1-4]。

四、抗菌药物敏感性和感染用药

放线棒菌是一种厌氧或兼性厌氧的革兰氏阳性杆菌,临床感染少见,目前没有其抗感染治疗方案的权威资料。琼脂稀释法是厌氧菌药敏试验的金标准方法,但难以常规开展。从该菌与放线菌(*Actinomyces*)和放线线菌(*Actinotignum*)的亲缘关系推测,其可能对*β*-内酰胺酶类抗菌药物敏感,而对复方磺胺甲噁唑和氟喹诺酮类抗菌药物耐药。

五、属内菌种

Actinobaculum massiliense 马西利亚放线棒菌

Greub and Raoult, 2006

【分类学评述】 该菌种最初的菌名拼写为“*Actinobaculum massiliae*”[2],在菌名合格化的过程中,根据《国际原核生物命名法》将其菌名修订为“*Actinobaculum massiliense*”[4]。另外,在菌种保藏中出现错误,原模式菌株 CCUG 47753^T(=DSM 19118^T)实际为“夏尔(沙尔)放线线菌”(*Actinotignum schaalii*),现已将 FC3^T(= CSUR P1982 = DSM 100580)重新定义为新的模式菌株[4]。

【词源和翻译】 “*massiliense*”,拉丁语中性形容词,源自菌株分离地马赛(Marseille)的旧称马西利亚(Massilia),菌名翻译为“马西利亚放线棒菌”。

【临床意义】 马西利亚放线棒菌在人体中的栖居位置不明,临床分离罕见,可能与复杂的尿路感染相关,有分离于老年女性膀胱炎患者的尿液和尿脓毒症的血液标本中,以及引起皮肤软组织感染的报道[1-4]。

Actinobaculum schaalii 夏尔(沙尔)放线棒菌

Lawson et al., 1997

【分类学评述】 该菌种已被分类为放线线菌,见夏尔(沙尔)放线线菌[5]。

A

Actinobaculum urinale 尿放线棒菌
Hall et al., 2003

【分类学评述】 该菌种已被分类为放线线菌，见尿放线线菌（*Actinotignum urinale*）[5]。

Actinobaculum 放线棒菌属参考文献

Actinomadura 马杜拉放线菌属 Lechevalier and Lechevalier, 1968

【词源和翻译】 "*Actinomadura*"，新拉丁语阴性名词，由"*aktis aktinos*"和"*Madura*"两个词根组成："*aktis aktinos*"，希腊语名词，英文词义为"ray"；"*Madura*"，新拉丁语名词，源于印度城市名马杜拉（Madura）。"*Actinomadura*"，因该菌是最早发现的与"马杜拉脚"（Madura foot）有关的致病微生物，便将其命名为"马杜拉放线菌属"。

一、分类学

马杜拉放线菌属隶属于放线菌门（Actinobacteria）、放线菌纲（Actinobacteria）、放线菌目（Actinomycetales）、高温单孢菌科（Thermomonosporaceae），模式菌种为马杜拉马杜拉放线菌[1]。

二、属的特征

马杜拉放线菌属细菌革兰氏染色为阳性，可被酸性乙醇脱色，无动力，可生成大量完整的基内菌丝体。气生菌丝体可有可无。当存在气生菌丝时可产生达 50 个分生孢子。成熟的气生菌丝可形成短（偶尔为长链）的分生孢子。孢子链可呈直链、钩状（开环）或不规则螺旋状（1~4 匝）。孢子表面可呈折叠、不规则、褶皱、光滑、刺状或疣状。成熟的气生菌丝可呈蓝色、棕色、奶油色、灰色、绿色、粉色、红色、白色或黄色。无气生菌丝时，菌落外观可呈皮革样或软骨样。该菌为需氧的化能有机菌。生长温度为 10~60 ℃。细胞壁含内消旋-2,6-二氨基庚二酸。全细胞水解物含半乳糖、葡萄糖、麦芽糖、甘露糖和核糖。磷脂酰甘油和磷脂酰肌醇为主要的磷脂。甲基萘醌类主要为六氢化结构，在Ⅱ、Ⅲ和Ⅷ存在 9 个异戊二烯单位。富含支链饱和脂肪酸和不饱和脂肪酸等必需氨基酸，包含 10-甲基硬脂酸。不含分枝杆菌酸。该菌广泛分布在土壤中。部分菌株能使人或其他动物致病。基因组 DNA G+C 含量为 66~73 mol%[1]。

三、属的临床意义

马杜拉放线菌是一种需氧放线菌，广泛存在于环境中。除马杜拉马杜拉放线菌和佩尔蒂埃（派氏）马杜拉放线菌引起足菌肿，其他菌种的临床感染极为少见[1-2]。

四、抗菌药物敏感性和感染用药

马杜拉放线菌是一种需氧放线菌，理论上可参考 CLSI M24 中"诺卡菌属和其他需氧放线菌 MIC 折点解释标准"进行药敏结果判读[3]。由于临床感染少见，目前没有其抗感染治疗方案的权威资料，从其

A

微生物学特性来看，可参考诺卡菌或其他需氧放线菌的抗感染治疗方案，并参考其治疗周期。

五、属内菌种

Actinomadura chibensis 千叶马杜拉放线菌

Hanafy et al., 2008

【词源和翻译】 "*chibensis*"，新拉丁语阴性形容词，源自模式菌株最早分离的日本"千叶大学医院"(Chiba University Hospital)，由"Chiba"拉丁化而来，菌名翻译为"千叶马杜拉放线菌"。

【临床意义】 千叶马杜拉放线菌目前仅在日本有报道，其分离于肺部感染的痰液和支气管灌洗液中[2]。

Actinomadura cremea 乳脂马杜拉放线菌

Preobrazhenskaya et al., 1975

【词源和翻译】 "*cremea*"，新拉丁语阴性形容词，英文词义为"cream-colored"，指该菌的气生菌丝为乳白色奶油状，菌名翻译为"乳脂马杜拉放线菌"。

【临床意义】 乳脂马杜拉放线菌极少引起人类感染[2]。

Actinomadura latina 拉丁马杜拉放线菌

Trujillo and Goodfellow, 1997

【词源和翻译】 "*latina*"，拉丁语阴性形容词，源自很多临床典型菌株分离的地名拉丁美洲(America Latina)，菌名翻译为"拉丁马杜拉放线菌"。

【临床意义】 拉丁马杜拉放线菌极少引起人类感染[4]。

Actinomadura madurae 马杜拉马杜拉放线菌

(Vincent, 1894) Lechevalier and Lechevalier, 1970 (Approved Lists, 1980)

【分类学评述】 该菌种在1894年被描述为"*Streptothrix madurae*"，在1896年被描述为"马杜拉诺卡菌"(*Nocardia madurae*)，在1970年又被描述为现在的马杜拉马杜拉放线菌并于1980年被收录到《核准的细菌名称目录》。

【词源和翻译】 "*madurae*"，新拉丁语名词属格，英文词义为"of Madura"，印度地名，菌名翻译为"马杜拉马杜拉放线菌"。

【临床意义】 马杜拉马杜拉放线菌最常引起足菌肿，通常发生在足部和附近组织，表现为慢性、侵袭性、缓慢进展性感染，极少引起其他类型的感染[5]。

Actinomadura nitritigenes 产硝酸盐马杜拉放线菌

Lipski and Altendorf, 1995

【词源和翻译】 "*nitritigenes*"，新拉丁语形容词，由"*nitris-itis*"和"*-genes*"两个词根组成："*nitris-itis*"，新拉丁语名词，英文词义为"nitrite"；"*-genes*"，新拉丁语名词后缀，英文词义为"producing"。"*nitritigenes*"，英文词义为"nitrite producing"，表示"产硝酸盐的"，菌名翻译为"产硝酸盐马杜拉放线菌"。

【临床意义】 产硝酸盐马杜拉放线菌目前仅在日本有报道，其分离于肺部感染的痰液和支气管灌洗液中[2]。

Actinomadura pelletieri 佩尔蒂埃（派氏）马杜拉放线菌

(Laveran, 1906) Lechevalier and Lechevalier, 1968

【分类学评述】 该菌种在1906年被描述为"佩尔蒂埃(派氏)微球菌"(*Micrococcus pelletieri*)和"佩尔蒂埃(派氏)诺卡菌"(*Nocardia pelletieri*)，在1968年被描述为佩尔蒂埃(派氏)马杜拉放线菌并于1980年被收录到《核准的细菌名称目录》。

【词源和翻译】 "*pelletieri*"，新拉丁语阳性名词属格，源自首先分离该菌的科学家T. Pelletier的名字，由"Pelletier"拉丁化而来，菌名翻译为"佩尔蒂埃马杜拉放线菌"，亦有译为"派氏马杜拉放线菌"。

【临床意义】 佩尔蒂埃(派氏)马杜拉放线菌常引起足菌肿，是一种通常发生在足部和附近组织结果的慢性、侵袭性、缓慢进展性感染，极少引起其他类型的感染[6]。

Actinomadura rifamycini 利福霉素马杜拉放线菌

(Gauze et al., 1987) Promnuan et al., 2011

【分类学评述】 该菌种在1987年即被描述为乳脂马杜拉放线菌利福霉素亚种(*Actinomadura cremea* subsp. *rifamycini*)，在2011年被重新分类为现在的利福霉素马杜拉放线菌。

【词源和翻译】 "*rifamycini*"，新拉丁语名词，英文词义为"rifamycin"，表示"利福霉素"，意指其为一种产利福霉素的细菌，菌名翻译为"利福霉素

A

马杜拉放线菌”。

【临床意义】 利福霉素马杜拉放线菌极少引起人类感染[7]。

Actinomadura sputi 痰液马杜拉放线菌

Yassin et al., 2010

【词源和翻译】 “*sputi*”,拉丁语名词属格,英文词义为“of sputum”,意指其分离于肺部感染的痰标本中,菌名翻译为“痰液马杜拉放线菌”。

【临床意义】 痰液马杜拉放线菌极少引起人类感染,仅有从肺部感染的痰液中分离的报道[8]。

Actinomadura vinacea 酒红马杜拉放线菌

Lavrova and Preobrazhenskaya, 1975

【词源和翻译】 “*vinacea*”,拉丁语阴性形容词,英文词义为“of or belonging to wine”,因培养基上菌落的颜色为棕红色,故菌名翻译为“酒红马杜拉放线菌”。

【临床意义】 酒红马杜拉放线菌极少引起人类感染[1]。

Actinomadura 马杜拉放线菌属参考文献

Actinomycetaceae 放线菌科 Buchanan, 1918

【词源和翻译】 “Actinomycetaceae”,新拉丁语阴性复数名词,源自模式菌属“放线菌属”(*Actinomyces*),科名翻译为“放线菌科”。

一、分类学

放线菌科隶属于放线菌门(Actinobacteria)、放线菌纲(Actinobacteria)、放线菌目(Actinomycetales)。该科目前包括有5个菌属:放线棒菌属(*Actinobaculum*)、放线菌属、伯尔德隐秘杆菌属(*Arcanobacterium*)、动弯杆菌属(*Mobiluncus*)和小弯菌属(*Varibaculum*)[1]。

二、科的特征

放线菌科细菌为革兰氏阳性菌,大多数细菌呈杆状或略弯曲,无动力。部分可形成长约1 mm的丝状分枝。所有细菌抗酸染色呈阴性,并且不产生内生孢子或分生孢子。部分菌落呈丝状菌落,但通常不产生气生菌丝。非丝状菌落主要呈灰色或白色,也可产生其他色素(深红色、红色、棕色、粉红色、桃红色或黄色)。大多数放线菌为兼性厌氧菌,但也存在厌氧菌和需氧菌。通常情况下二氧化碳可刺激其生长。触酶呈阳性。硝酸盐还原试验阴性或阳性。化能有机菌,具有相对严格的营养要求。基因组DNA G+C含量为48~71 mol%[1]。

Actinomycetaceae 放线菌科参考文献

A

Actinomyces 放线菌属 Harz, 1877

【词源和翻译】 “*Actinomyces*”,新拉丁语阳性名词,由“*aktis aktinos*”和“*mukês*”两个词根组成:“*aktis aktinos*”,希腊语名词,英文词义为“ray”;“*mukês*”,希腊语阳性名词,英文词义为“fungus”。“*Actinomyces*”,英文词义为“ray fungus”,表示“放线真菌样(微生物)”,意指其模式菌种牛放线菌在硫磺样颗粒中呈真菌菌丝样放射状排列,约定俗成翻译为“放线菌属”。

一、分类学

放线菌属隶属于放线菌门(Actinobacteria)、放线菌纲(Actinobacteria)、放线菌目(Actinomycetales)、放线菌科(Actinomycetaceae),模式菌种为牛放线菌[1]。

二、属的特征

放线菌属革兰氏染色为阳性,直杆或略弯曲杆菌,形状不同,长短不一,从不到1 μm到10~50 μm,有分枝。短杆菌(0.5~5.0 μm)经常单独或成对(可呈“Y”形、“V”形、“T”形和栅栏形)出现,呈短链或成簇出现。长杆菌(5.0~10.0 μm)常呈分枝状。该菌属内的部分菌种常以球杆菌甚至球菌的形式存在。菌丝既可以是直的,也可是波浪状的,分枝可类似肿胀样,呈棒状或纺锤状。革兰氏染色阳性,但不典型菌株可呈球菌状或呈少见外观,并且有两个种可能出现革兰氏染色不确定。抗酸染色阴性、无动力、不产生芽孢。不产生分生孢子。基因组DNA G+C含量为55~71 mol%[1]。

三、属的临床意义

大多数放线菌属细菌通常为人体口腔、消化道、生殖道的正常菌群(表2),可引起人类和动物的严重炎症性疾病,因此应被认为是条件致病菌。例如,放线菌为健康人群牙菌斑的主要优势菌群,但在特定条件下,如龋齿、牙周炎、免疫低下等,放线菌侵入深部组织而引起口腔感染,如牙周病、牙髓炎和牙脓肿。此外,颌面外伤、牙科操作也可导致放线菌属细菌进入颌部或颈部而引起脓肿[2]。

放线菌属及其他相关微生物引起的感染,称为放线菌病[3]。放线菌病往往存在混合感染,其他常见病原菌有伴放线凝聚杆菌,口腔菌群中的草绿色链球菌、厌氧球菌和革兰氏阴性厌氧杆菌等。放线菌属细菌及相关微生物的皮肤软组织感染,可形成特征性的慢性病变,如形成致密的纤维化硬结(“木板样”)、引流瘘道、硫磺样颗粒等。放线菌感染人的部位和相关疾病,主要包括:口腔、颈部和面部的放线菌病(“大颌病”);盆腔放线菌病(宫内节育器相关);胸部放线菌病(肺炎、肿块样病变);腹部放线菌病(脓肿或肿块样病变);中枢神经系统(脑膜炎,脑炎和脑脓肿);心内膜炎;其他感染,如血流感染、肺感染与骨关节感染。

目前认为,放线菌属内不同菌种之间,毒力、疾病损害及宿主特异性均有较大不同,其主要的致病放线菌种有以色列(衣氏)放线菌、格雷文尼(格氏)放线菌、内斯隆德(内氏)放线菌、溶齿(龋齿)放线菌和迈尔(迈氏)放线菌等(表3)。临床微生物实验室在分离得到放线菌属细菌时,其临床意义的判断需要特别注意。分离于无菌部位的菌株,一般都有临床意义。如果硫磺样颗粒存在,也可作为临床确诊放线菌病的依据。但如果在疑似污染标本中分离得到纯培养的放线菌或相关菌属细菌时,结果解释应谨慎,尤其是当头颈部标本出现类似情况时更要注意,因为放线菌是口腔正常菌群的绝对优势菌[1-3]。

表2 与人体部位自然定植相关的放线菌属种类

自然定植部位	主要放线菌种类
口腔	乔治放线菌、戈拉斯(戈氏)放线菌、格雷文尼(格氏)放线菌、以色列(衣氏)放线菌、迈尔(迈氏)放线菌、内斯隆德(内氏)放线菌、溶齿(龋齿)放线菌、口腔放线菌、马西利亚放线菌、黏放线菌
咽	卡迪夫放线菌、乔治放线菌、格拉斯放线菌、以色列(衣氏)放线菌、马西利亚放线菌、迈尔(迈氏)放线菌、内斯隆德(内氏)放线菌、溶齿(龋齿)放线菌、牙根放线菌
远端食管	迈尔(迈氏)放线菌、纽氏放线菌、雷丁放线菌、苏黎世放线菌、泌尿生殖道放线菌
泌尿生殖道	格雷文尼(格氏)放线菌、迈尔(迈氏)放线菌、溶齿(龋齿)放线菌

表3 已报道的不同人体感染部位及其放线菌种类

感染部位	主要放线菌种类
眼	戈拉斯(戈氏)放线菌、以色列(衣氏)放线菌、纽氏放线菌
口腔	戈拉斯(戈氏)放线菌、以色列(衣氏)放线菌、牙齿放线菌、溶齿(龋齿)放线菌、居口放线菌
泌尿道	苏黎世放线菌、泌尿生殖道放线菌
生殖道	戈拉斯(戈氏)放线菌、以色列(衣氏)放线菌、溶齿(龋齿)放线菌、苏黎世放线菌、卡迪夫放线菌、香港放线菌
血液	卡迪夫放线菌、欧洲放线菌、内斯隆德(内氏)放线菌、纽氏放线菌、溶齿(龋齿)放线菌、牙根放线菌、苏黎世放线菌
肺	格雷文尼放线菌、以色列(衣氏)放线菌、迈尔(迈氏)放线菌、溶齿(龋齿)放线菌
脑	迈尔(迈氏)放线菌、以色列(衣氏)放线菌、溶齿(龋齿)放线菌、苏黎世放线菌
耳鼻喉	居鼻放线菌、溶齿(龋齿)放线菌
心脏	纽氏放线菌、乔治放线菌、芬克放线菌、以色列(衣氏)放线菌、口腔放线菌
肝脏	以色列(衣氏)放线菌、迈尔(迈氏)放线菌
腹部	以色列(衣氏)放线菌、迈尔(迈氏)放线菌、苏黎世放线菌
骨关节	以色列(衣氏)放线菌、迈尔(迈氏)放线菌、内斯隆德(内氏)放线菌、黏放线菌
外周身体	以色列(衣氏)放线菌、纽氏放线菌、内斯隆德(内氏)放线菌
上身浅部软组织	欧洲放线菌、迈尔(迈氏)放线菌、纽氏放线菌、雷丁放线菌
下身浅部软组织	欧洲放线菌、芬克放线菌、纽氏放线菌、苏黎世放线菌

四、抗菌药物敏感性和感染用药

琼脂稀释法是厌氧菌药敏试验的金标准方法,但难以常规开展。从现在的药敏资料来看,放线菌属通常对包括青霉素类、碳青霉烯类、头孢菌属类和头霉素类、β-内酰胺类/酶抑制剂在内的β-内酰胺类抗菌药物敏感。治疗首选氨苄西林和青霉素。替代治疗的抗菌药物有多西环素、红霉素。其他可用药物有克拉霉素、阿奇霉素、亚胺培南、头孢噻肟/头孢曲松。大多数情况下放线菌属对甲硝唑耐药。可能无效的抗菌药物有复方磺胺甲噁唑、头孢他啶、苯唑西林和氟喹诺酮类。有报道称苏黎世放线菌和欧洲放线菌可能对多重抗菌药物表现耐药。苏黎世放线菌可对克林霉素、四环素类抗生素(多西环素和四环素)、大环内酯类抗生素(克拉霉素、红霉素)、环丙沙星和利奈唑胺表现耐药。欧洲放线菌可对头孢曲松、克林霉素、大环内酯类抗生素(克拉霉素、红霉素)、环丙沙星和他唑巴坦表现耐药[3-4]。

五、属内菌种

Actinomyces bernardiae 伯纳德放线菌

Funke et al., 1995

【分类学评述】 该菌种已被重新分类为储珀菌属(*Trueperella*),见伯纳德储珀菌(*Trueperella bernardiae*)[5]。

Actinomyces bovis 牛放线菌

Harz, 1877 (Approved Lists, 1980)

【分类学评述】 该菌种在1877年即被描述为"牛放线菌"并于1980年被收录到《核准的细菌名称目录》,被描述的其他名称还包括:"*Sarcomyces* bovis"、"*Oospora bovis*"、"*Actinocladothrix bovis*"、"牛诺卡菌"(*Nocardia bovis*)、"*Streptothrix bovis*"、"*Cladothrix bovis*"、"*Sphaerotilus bovis*"和"*Proactinomyces bovis*"等。

【词源和翻译】 "*bovis*",新拉丁语名词属格,英文词义为"of/ from the ox /cow",意为"来源于牛的",菌名翻译为"牛放线菌"。

【临床意义】 牛放线菌主要在牛的口腔和肠道内自然栖息并可引起内源性感染,即牛放线菌病;也有引起人感染的罕见报道[6]。

Actinomyces cardiffensis 卡迪夫放线菌

Hall et al., 2003

【词源和翻译】 "*cardiffensis*",新拉丁语阳性形容词,源自地名威尔士城市"卡迪夫"(Cardiff),由"Cardiff"拉丁化而来,菌名翻译为"卡迪夫放线菌"。

【临床意义】 卡迪夫放线菌有分离于胸腔积液、下颌和耳周围(乳突)脓肿、结肠周围脓肿、宫内节育器等相关感染标本及血液标本的报道[7-8]。

Actinomyces dentalis 牙齿放线菌

Hall et al., 2005

【词源和翻译】 "*dentalis*",新拉丁语阳性形容词,由"*dens*"和"*-alis*"两个词根组成:"*dens*",拉丁语名词,英文词义为"a tooth";"*-alis*",拉丁语阳性尾缀,英文词义为"pertaining to"。"*dentalis*",英文词义为"pertaining to teeth",表示"牙齿的"菌名翻译为"牙齿放线菌"。

【临床意义】 牙齿放线菌可正常定植于人体口腔,为人类正常牙周菌群,可分离于牙脓肿标本,与慢性牙周炎有一定的相关性[9]。

Actinomyces denticolens 栖牙(齿垢)放线菌

Dent and Williams, 1984

【词源和翻译】 "*denticolens*",新拉丁语分词形容词,由"*dens*"和"*colens*"两个词根组成:"*dens*",拉丁语名词,英文词义为"a tooth";"*colens*",拉丁语现在分词,英文词义为"dwelling"。"*denticolens*",英文词义为"tooth-dwelling",表示"栖居于牙齿的"菌名翻译为"栖牙放线菌",亦有译为"齿垢放线菌"。

【临床意义】 栖牙(齿垢)放线菌主要引起动物的放线菌病[10],暂无人类感染的报道。

Actinomyces europaeus 欧洲放线菌

Funke et al., 1997

【词源和翻译】 "*europaeus*",拉丁语阳性形容词,表示"欧洲的",源自分离该菌的六家实验室的所在地"欧洲"的拉丁文,菌名翻译为"欧洲放线菌"。

【临床意义】 欧洲放线菌可引起皮肤和软组织感染并形成脓肿,也有分离于乳房脓肿、引起乳腺炎和血流感染的报道[11-13]。

Actinomyces funkei 芬克放线菌

Lawson et al., 2001

【词源和翻译】 "*funkei*",新拉丁语阳性名词属格,源自德国微生物学家"Guido Funke"的名字,以纪念其在放线菌的临床微生物学领域所做出的贡献,由"Funke"拉丁化而来,菌名翻译为"芬克放线菌"。

【临床意义】 芬克放线菌分离于临床血液、活检组织、脓肿、伤口拭子和心脏瓣膜等标本中[14-15]。

Actinomyces georgiae 乔治放线菌

Johnson et al., 1990

【词源和翻译】 "*georgiae*",新拉丁语阴性名词属格,源自放线菌分类学先驱"Lucile K. Georg"的名字,由"Georg"拉丁化而来,菌名翻译为"乔治放线菌"。

【临床意义】 乔治放线菌可正常定植于口腔,为人类正常牙周菌群,有分离于牙周脓肿和引起感染性心内膜炎的报道[16-18]。

Actinomyces gerencseriae 戈拉斯(戈氏)放线菌

Johnson et al., 1990

【词源和翻译】 "*gerencseriae*",新拉丁语阴性名词属格,源自放线菌权威美国微生物学家 Mary Ann Gerencser 的名字,由"Gerencser"拉丁化而来,菌名翻译为"戈拉斯放线菌",亦简译为"戈氏放线菌"。

【临床意义】 戈拉斯(戈氏)放线菌可正常定植于人体口腔,为人类正常牙周菌群,同时也是主要的放线菌属致病菌,与牙周疾病或疾病感染有关,可引起眼、口腔、生殖道感染,也有报道可致髋关节感染[2-3, 10]。

Actinomyces graevenitzii 格雷文尼(格氏)放线菌

Pascual Ramos et al., 1997

【词源和翻译】 "*graevenitzii*",新拉丁语阳性名词属格,源自临床微生物学家 Alexander von Graevenitz 的名字(以表彰其在临床微生物方面做出的诸多贡献),由"Graevenitz"拉丁化而来,菌名翻译为"格雷文尼放线菌",亦简译为"格氏放线菌"。

【临床意义】 格雷文尼(格氏)放线菌可正常定植于

口腔，为人类正常牙周菌群，同时也是主要的放线菌属致病菌，可引起肺部感染、腹腔或盆腔的肉芽肿性病变、颌骨骨髓炎、口腔脓肿与颈部脓肿；肺部感染可能与吸入口腔菌群有关或支气管镜检查导致异位定植，可致肺浸润、实变或形成脓肿，易与肺结核或肿瘤相混淆[2-3, 10, 19]。

Actinomyces hominis 人放线菌

Funke et al., 2010

【词源和翻译】 "*hominis*"，拉丁语名词属格，源自拉丁语名词"*homoinis*"，英文词义为"of man"，意指该菌最初分离于人的伤口标本，菌名翻译为"人放线菌"。

【临床意义】 人放线菌临床分离罕见，目前仅报道于人的伤口拭子中[20]。

Actinomyces hongkongensis 香港放线菌

Woo et al., 2004

【词源和翻译】 "*hongkongensis*"，新拉丁语阳性形容词，源自模式菌首次分离的城市名字"香港"(Hong Kong)，由"Hong Kong"拉丁化而来，菌名翻译为"香港放线菌"。

【临床意义】 香港放线菌有分离于盆腔炎患者生殖道标本的报道，其可能与盆腔放线菌病有关，也有报道其分离于血培养标本中[21-23]。

Actinomyces humiferus 土生放线菌

Gledhill and Casida, 1969

【分类学评述】 该菌种已被重新分类为纤维单胞属(*Cellulomonas*)，见土生纤维单胞菌(*Cellulomonas humilata*)[24]。

Actinomyces israelii 以色列（衣氏）放线菌

(Kruse, 1896) Lachner-Sandoval, 1898 (Approved Lists, 1980)

【分类学评述】 该菌种在1896年被描述为"*Streptothrix israeli*"(注意：最初的菌名拼写其末尾处只有一个"i")，在1898年被描述为现在的以色列(衣氏)放线菌并于1980年被收录到《核准的细菌名称目录》；其他被描述的名称还包括"*Discomyces israeli*"、"*Actinobacterium israeli*"、"*Cohnistreptothrix israeli*"、"衣氏诺卡菌"(*Nocardia israeli*)、"*Oospora israeli*"、"*Brevistreptothrix israeli*"、"*Corynebacterium israeli*"和"*Proactinomyces israeli*"。

【词源和翻译】 "*israelii*"，新拉丁语阳性名词属格，源自德国外科医生James Israel的名字(以纪念其作为最早描述该菌的先驱之一)，由"Israel"拉丁化而来，菌名翻译为"以色列放线菌"，亦简译为"衣氏放线菌"。

【临床意义】 以色列(衣氏)放线菌是一种临床常见的致病性放线菌，可引起口腔、肺部、腹部、脑部、骨关节和生殖道等部位的感染，以及血流感染和感染性心内膜炎等[2-3, 25-27]。

Actinomyces johnsonii 约翰逊放线菌

Henssge et al., 2009

【分类学评述】 该菌种曾被描述为"内斯隆德(内氏)放线菌基因种WVA 963"(*Actinomyces naeslundii* genospecies WVA 963)。

【词源和翻译】 "*johnsonii*"，新拉丁语阳性名词属格，源自美国分子分类学家John L. Johnson的名字(以纪念其在口腔放线菌种系统分析方面所做的大量研究)，由"Johnson"拉丁化而来，菌名翻译为"约翰逊放线菌"。

【临床意义】 约翰逊放线菌可正常定植于人体口腔，为人类正常牙周菌群，有分离于健康儿童的齿龈缝的报道，与慢性牙周炎有一定的相关性[10, 28]。

Actinomyces massiliensis 马西利亚放线菌

Renvoise et al., 2009

【词源和翻译】 "*massiliensis*"，拉丁语形容词，源自菌株分离地马赛(Marseille)的旧称马西利亚(Massilia)，菌名翻译为"马西利亚放线菌"。

【临床意义】 马西利亚放线菌可正常定植于人体口腔，为人类正常牙周菌群，有分离于血培养标本的报道[10, 29]。

Actinomyces meyeri 迈尔（迈氏）放线菌

(ex Prévot, 1938) Cato et al., 1984

【分类学评述】 该菌种在1938年曾被描述为"*Actinobacterium meyeri*"，1984年被正式分类为现在的迈尔(迈氏)放线菌。

【词源和翻译】 "*meyeri*"，新拉丁语阳性名词属格，源自德国细菌学家Kurt F. Meyer的名字(以纪念其在1911年将该菌描述为"*Streptothrix*")，由"Meyer"拉丁化而来，菌名翻译为"迈尔放线菌"，亦简译为"迈氏放线菌"。

【临床意义】 迈尔(迈氏)放线菌是一种临床常见的致病性放线菌，可正常定植于人体口咽部，有引起中枢神经系统感染、下呼吸道系统感染、腹腔感染、盆腔炎、血流感染、脑脓肿、骨髓炎和脓胸等临床感染报道[2-3, 30]。

Actinomyces naeslundii 内斯隆德（内氏）放线菌

Thompson and Lovestedt, 1951

【词源和翻译】 "*naeslundii*",新拉丁语阳性名词属格,源自 Carl Naeslund 的名字(以纪念其首次对该菌的部分细节进行了详细描述),由"Naeslund"拉丁化而来,菌名翻译为"内斯隆德放线菌",亦简译为"内氏放线菌"。

【临床意义】 内斯隆德(内氏)放线菌可正常定植于人体口咽部,主要与牙菌斑有关,一般情况并不是致病菌,在口腔卫生不良的情况下可引起牙周病,也有引起下呼吸道感染和血流感染的相关报道[2-3, 31]。

Actinomyces nasicola 居鼻放线菌

Hall et al., 2003

【词源和翻译】 "*nasicola*",新拉丁语名词,由"*nasus*"和"*-cola*"两个词根组成:"*nasus*",拉丁语名词,英文词义为"nose";"*-cola*",拉丁语后缀,源自拉丁语名词"*incola*",英文词义为"inhabitant, dweller"。"*nasicola*",新拉丁语名词,英文词义为"inhabitant of the nose",意指该菌是从鼻腔分离得到的,菌名翻译为"居鼻放线菌"。

【临床意义】 居鼻放线菌目前仅有从鼻息肉摘除术患者的鼻腔中分离得到[32]。

Actinomyces neuii 纽氏放线菌

Funke et al., 1994

【分类学评述】 纽氏放线菌目前包括两个亚种,即纽氏放线菌纽氏亚种(*Actinomyces neuii* subsp. *neuii*)和纽氏放线菌无硝亚种(*Actinomyces neuii* subsp. *anitratus*)。另外,从放线菌科的进化树来看,纽氏放线菌与放线菌属的聚类比较松散,未来可能会在放线菌科定义一个新菌属,而纽氏放线菌的命名也会随之变化。

【词源和翻译】 "*neuii*",拉丁语阳性名词属格,源自 Harold Neu 的名字(以纪念其在抗菌药物及感染性疾病方面所做出的卓越贡献),由"Neu"拉丁化而来,菌名翻译为"纽氏放线菌"。

【临床意义】 纽氏放线菌两个亚种均有临床感染报道,可引起皮肤组织感染、眼内感染、菌血症、骨髓炎和心内膜炎等,通常为多种厌氧菌的混合性感染,可形成脓肿,并引起典型的放线菌病[2-3, 33]。

Actinomyces neuii subsp. *anitratus* 纽氏放线菌无硝亚种

Funke et al., 1994

【词源和翻译】 "*anitratus*",新拉丁语阳性形容词,由"*a-*"、"*nitras-atis*"和"*-atus*"三个词根组成:"*a-*",希腊语前缀,英文词义为"not";"*nitras-atis*",新拉丁语名词,英文词义为"nitrate";"*-atus*",拉丁语阳性后缀,用于形容词词尾。"*anitratus*",新拉丁语阳性形容词,英文词义为"not reducing nitrate",表示"不产生硝酸盐的",菌名翻译为"纽氏放线菌无硝亚种"。

【临床意义】 见纽氏放线菌。

Actinomyces neuii subsp. *neuii* 纽氏放线菌纽氏亚种

Funke et al., 1994

【词源和翻译】 见纽氏放线菌。

【临床意义】 见纽氏放线菌。

Actinomyces odontolyticus 溶齿（龋齿）放线菌

Batty, 1958

【词源和翻译】 "*odontolyticus*",新拉丁语阳性形容词,由"*odous-ontos*"和"*lyticus*"两个词根组成:"*odou-ontos*",希腊语名词,英文词义为"tooth";"*lyticus*",新拉丁语阳性形容词,源自希腊形容词"*lutikos*",英文词义为"able to loosen, able to dissolve"。"*odontolyticus*",英文词义为"tooth-dissolving",表示"溶解牙齿的",菌名翻译为"溶齿放线菌",亦译为"龋齿放线菌"。

【临床意义】 溶齿(龋齿)放线菌可正常定植于人体口咽部,可引起内源性感染,有从血培养、肺部或纵隔肿物、软组织感染、脑脓肿、腹部或盆腔感染疾病中分离的报道[2-3]。

Actinomyces oricola 居口放线菌

Hall et al., 2003

【词源和翻译】 "*oricola*",新拉丁语名词,由"*osoris*"和"*-cola*"两个词根组成:"*osoris*",拉丁语名词,英文词义为"mouth";"*-cola*",拉丁语阳性后缀,英文词义为"inhabitant"。"*oricola*",英文词义为"inhabitant of the mouth",表示"口里的居住者",菌名翻译为"居口放线菌"。

【临床意义】 居口放线菌目前仅有从牙脓肿中分离的报道[34]。

Actinomyces oris 口腔放线菌

Henssge et al., 2009

【词源和翻译】 "*oris*",拉丁语名词属格,英文词义为"of the mouth",表示"口腔的",菌名翻译为"口腔放线菌"。

【临床意义】 口腔放线菌是人体口腔的正常定植菌和牙菌斑中的优势菌,可能与牙周病或颌骨坏死有关,有引起感染性心内膜炎的相关报道[28, 35]。

Actinomyces pyogenes 化脓放线菌

(Glage, 1903) Reddy et al., 1982

【分类学评述】 化脓放线菌在1903年被描述为"化脓棒杆菌"(*Corynebacterium pyogenes*),目前已被重新分类为储珀菌属,见化脓储珀菌(*Trueperella pyogenes*)[5]。

Actinomyces radicidentis 牙根放线菌

Collins et al., 2001

【词源和翻译】 "*radicidentis*",新拉丁语名词属格,由"*radix-icis*"和"*dens*"两个词根组成:"*radix-icis*",拉丁语名词,英文词义为"a root";"*dens*",拉丁语名词,英文词义为"a tooth"。"*radicidentis*",英文词义为"of the root of a tooth",表示"牙根的",菌名翻译为"牙根放线菌"。

【临床意义】 牙根放线菌可能为人体口腔的正常定植菌,可引起牙根管感染,也有从血培养标本中分离的报道[36-37]。

Actinomyces radingae 雷丁放线菌

Wüst et al., 1995

【词源和翻译】 "*radingae*",古典拉丁语阴性名词属格,为英国地名"Reading"的古典拉丁语名,菌名翻译为"雷丁放线菌"。

【临床意义】 雷丁放线菌主要与皮肤感染或软组织感染有关[38-39]。

Actinomyces timonensis 蒂莫放线菌

Renvoise et al., 2010

【词源和翻译】 "*timonensis*",新拉丁语阳性形容词,源自法国马赛市蒂莫(Timone)医院的名字(以纪念首次在这个医院分离得到该菌),由"Timone"拉丁化而来,菌名翻译为"蒂莫放线菌"。

【临床意义】 蒂莫放线菌目前仅有从临床骨关节样本分离的报道[40]。

Actinomyces turicensis 苏黎世放线菌

Wüst et al., 1995

【词源和翻译】 "*turicensis*",拉丁语阳性形容词,源自首次分离该菌种的地名——苏黎世 Turicum (Zürich),由"Turicum"拉丁化而来,菌名翻译为"苏黎世放线菌"。

【临床意义】 苏黎世放线菌是一种临床常见的致病性放线菌,可定植于人的泌尿生殖道和下身皮肤,有引起生殖道感染、乳腺炎、致命性血流感染和脑膜炎的报道[41-45]。

Actinomyces urogenitalis 泌尿生殖道放线菌

Nikolaitchouk et al., 2000

【词源和翻译】 "*urogenitalis*",新拉丁语阳性形容词,由"*ouron*"和"*genitalis*"两个词根组成:"*ouron*",希腊语名词,拉丁语翻译为"uron",英文词义为"urine";"*genitalis*",拉丁语形容词,英文词义为"belonging to the genital system or progenitive tract"。"*urogenitalis*",英文词义为"belonging to the urogenital tract",表示"泌尿生殖道的",菌名翻译为"泌尿生殖道放线菌"。

【临床意义】 泌尿生殖道放线菌可能是人体泌尿生殖道的正常菌群,有引起盆腔脓肿、输卵管脓肿和血流感染的报道[46-48]。

Actinomyces viscosus 黏放线菌

(Howell et al., 1965) Georg et al., 1969

【分类学评述】 该菌种在1965年被描述为"*Odontomyces viscosus*"。

【词源和翻译】 "*viscosus*",拉丁语阳性形容词,英文词义为"sticky, viscous",表示"黏的",菌名翻译为"黏放线菌"。

【临床意义】 黏放线菌可正常定植于人体口咽部,其临床感染罕见,但有引起播散性感染、感染性心膜炎和骨髓炎的报道[49-51]。

Actinomyces 放线菌属参考文献

A

Actinotalea 放线纤丝菌属 Yi et al., 2007

【词源和翻译】 "*Actinotalea*",新拉丁语阴性名词,由"*aktis-inos*"和"*talea*"两个词根组成:"*aktis-inos*",希腊语名词,英文词义为"ray";"*talea*",拉丁语阴性名词,英文词义为"a slender staff, rod, stick"。"*Actinotalea*",英文词义为"ray stick",表示"射线状排列的细长棒状物",菌名翻译为"放线纤丝菌属"。

一、分类学

放线纤丝菌属隶属于放线菌门(Actinobacteria)、放线菌纲(Actinobacteria)、微球菌目(Micrococcales)、纤维素单胞菌科(Cellulomonadaceae),模式菌种为发酵放线纤丝菌[1]。

二、属的特征

放线纤丝菌属是一种兼性厌氧菌的革兰氏阳性多形性棒杆菌,无动力。特征性的二氨基酸和肽间桥分别为 *L*-鸟氨酸和 *D*-天冬氨酸。主要脂肪酸是 $C_{14:0}$、anteiso-$C_{15:0}$和 $C_{16:0}$。主要的类异戊二烯醌是甲基萘醌-10(methylmenaquinone-10, MK-10)(H_4)。基因组 DNA G+C 含量为 76 mol%[1]。

三、属的临床意义

放线纤丝菌分离于泥土和植物等环境标本中,暂无人的临床感染和致病性相关的报道。

四、抗菌药物敏感性和感染用药

放线纤丝菌是一种兼性厌氧菌的革兰氏阳性多形性棒杆菌,曾分类为纤维单胞菌属(*Cellulomonas*),理论上药敏试验可参照 CLSI M45 中"棒杆菌属(包括白喉棒杆菌)和其他革兰氏阳性棒杆菌 MIC 折点解释标准"进行药敏结果判读[2]。

五、属内菌种

***Actinotalea fermentans* 发酵放线纤丝菌**

(Bagnara et al., 1985) Yi et al., 2007

【分类学评述】 该菌种在 1985 年曾被分类为发酵纤维单胞菌(*Cellulomonas fermentans*),在 2007 年被重新分类为现在的发酵放线纤丝菌。

【词源和翻译】 "*fermentans*",拉丁语分词形容词,英文词义为"fermenting",表示"发酵的",菌名翻译为"发酵放线纤丝菌"。

【临床意义】 发酵放线纤丝菌分离于泥土中,暂无人的临床感染和致病性相关的报道[1]。

Actinotalea 放线纤丝菌属参考文献

A

Actinotignum 放线线菌属 Yassin et al., 2015

【词源和翻译】 "*Actinotignum*",新拉丁语中性名词,由"*aktis-inos*"和"*tignum*"两个词根组成:"*aktis-inos*",希腊语名词,英文词义为"a ray";"*tignum*",拉丁语中性名词,英文词义为"a rod like a short beam"。"*Actinobacillus*",英文词义为"ray beam",菌名翻译为"放线线菌属"。

一、分类学

放线线菌属隶属于放线菌门(Actinobacteria)、放线菌纲(Actinobacteria)、放线菌目(Actinomycetales)、放线菌科(Actinomycetaceae),模式菌种为夏尔(沙尔)放线线菌[1]。

二、属的特征

放线线菌属为革兰氏阳性杆菌,菌体直或略弯曲,可呈分枝状。厌氧或兼性厌氧菌,无动力,无芽孢。血平板的菌落不溶血。触酶阴性。分解葡萄糖产或不产酸。分解葡萄糖和(或)麦芽糖的最终代谢产物为醋酸或乳酸。不水解七叶苷及明胶。不能分解硝酸盐产生亚硝酸盐。不产生乙偶姻。细胞壁结构为 A5a (*L*-Lys-*L*-Ala-Lys-*D*-Glu 或 *L*-Lys- *L*-Lys-*D*-Glu)。主要的长链脂肪酸是 $C_{18:1}$ ω9c 和 $C_{16:0}$。基因组 DNA G+C 含量为 50~60 mol%[1]。

三、属的临床意义

放线线菌属是人体泌尿道的正常菌群,可引起尿路感染、生殖道感染、组织脓肿和血流感染等[1-5]。需要注意的是,由于该菌的生长缓慢,需在厌氧环境或 5% CO_2环境中培养 48 h,始形成菌落,而在大气环境中生长不良或不生长,故由放线线菌引起的尿路感染易漏检,目前其引起的尿路感染可能被严重低估[4]。另外,放线线菌的硝酸盐还原试验阴性,且对常见的尿路感染药物——氟喹诺酮类抗菌药物耐药,进一步加大了其临床诊治难度[4]。

四、抗菌药物敏感性和感染用药

放线线菌属临床感染少见,目前没有其抗感染治疗方案的权威资料。琼脂稀释法是厌氧菌药敏试验的金标准方法,但难以常规开展。从现有的抗菌药物敏感性资料来看,该菌属细菌的药敏特性与放线菌(*Actinomyces*)相类似,对青霉素、氨苄西林、头孢噻肟、亚胺培南等β-内酰胺酶类抗菌药物敏感,对红霉素、克林霉素、庆大霉素和万古霉素敏感,而对复方磺胺甲噁唑和氟喹诺酮类抗菌药物耐药[4]。

五、属内菌种

Actinotignum sanguinis 血放线线菌

Yassin et al., 2015

【词源和翻译】 "*sanguinis*",拉丁语阳性名词属格,英文词义为"of blood",意指其最初分离于血液,菌名翻译为"血放线线菌"。

【临床意义】 血放线线菌是2015年发表的菌种,目前仅分离于人的血液标本中[1]。

Actinotignum schaalii 夏尔(沙尔)放线线菌

Yassin et al., 2015

【分类学评述】 该菌在1997年被分类为夏尔(沙尔)放线棒菌(*Actinobaculum schaalii*),在2015年被重新分类为现在的夏尔(沙尔)放线线菌。

【词源和翻译】 "*schaalii*",新拉丁语阳性名词属格,源自当代德国微生物学家"Klaus P. Schaal"的名字(以纪念其在放线菌微生物学方面所做出的贡献),由"Schaal"拉丁化而来,菌名翻译为"夏尔放线线菌",亦有译为"沙尔放线线菌"。

【临床意义】 夏尔(沙尔)放线线菌是人体泌尿道

A

的正常菌群，其引起的尿路感染被严重低估；且除尿路感染外，还可以引起菌血症、心内膜炎、蜂窝织炎和椎间盘感染等侵袭性感染[1-5]。

Actinotignum timonense **蒂莫放线线菌**

Brahimi et al., 2017

【分类学评述】 该菌种暂未获得国际原核生物系统学委员会的权威认可。

【词源和翻译】 "*timonensis*"，拉丁语中性名词属格，由"Timone"拉丁化而来，源自首次分离该菌的法国马赛市蒂莫（Timone）医院，菌名翻译为"蒂莫放线线菌"。

【临床意义】 蒂莫放线线菌分离于人的尿液标本中[6]。

Actinotignum urinale **尿放线线菌**

Hall et al., 2003

【分类学评述】 该菌在2003年被分类为放线棒菌属（*Actinobaculum*），基名即尿放线线菌（*Actinobaculum urinale*）。

【词源和翻译】 "*urinale*"拉丁语中性形容词，英文词义为"of or belonging to urine"，表示"来自尿的"，菌名翻译为"尿放线线菌"。

【临床意义】 尿放线线菌分离于尿液和血液，可引起尿路感染和菌血症[1, 4-5]。

***Actinotignum* 放线线菌属参考文献**

Adlercreutzia 阿德勒菌属 Maruo et al., 2008

【词源和翻译】 "*Adlercreutzia*"，新拉丁语阴性名词，源自芬兰赫尔辛基大学荣誉教授H. Adlercreutz（以纪念其关于植物雌二醇对人类健康影响方面的大量研究），由"Adlercreutz"拉丁化而来，菌名翻译为"阿德勒菌属"。

一、分类学

阿德勒菌属隶属于放线菌门（Actinobacteria）、红椿杆菌纲（Coriobacteriia）、埃格特菌目（Eggerthellales）、埃格特菌科（Eggerthellaceae），其模式菌种产雌马酚阿德勒菌为目前属内唯一菌种[1]。

二、属的特征

阿德勒菌属为专性厌氧菌的革兰氏阳性球杆菌，无动力，不形成芽孢，不分解糖。可水解精氨酸。不能在20%胆汁中生长。不产H_2。肽聚糖含有*DL*-或*LL*-二氨基丙酸作为诊断二氨基酸。主要甲基萘醌为去甲基甲基萘醌-6（demethylmenaquinone-6，DMMK-6）或甲基化甲基萘醌-6（methylmenaquinone-6）。主要脂肪酸为$C_{16:0}$、$C_{18:1}\omega9c$、iso-$C_{15:0}$和iso-$C_{17:0}$。基因组DNA G+C含量为62~65 mol%。

三、属的临床意义

阿德勒菌是一种人体肠道中的厌氧菌，可能是人体肠道中的正常菌群[1-4]。

四、抗菌药物敏感性和感染用药

目前未有阿德勒菌的临床感染报道，亦缺乏其抗感染治疗方案的权威资料。从其革兰氏染色和厌氧特性来看，甲硝唑、青霉素类、*β*-内酰胺类和包括美罗培南在内的碳青霉烯类抗菌药物可能有很好的抗菌活性[2]。

五、属内菌种

***Adlercreutzia equolifaciens* 产雌马酚阿德勒菌**

Maruo et al., 2008

【词源和翻译】 “*equolifaciens*”,新拉丁语分词形容词,由“*equol-olis*”和“*faciens*”两个词根组成:“*equol-olis*”,新拉丁语名词,英文词义为“equol”,意指“雌马酚”;“*faciens*”,拉丁语分词形容词,英文词义为“making”,意指“产生……”。“*equolifaciens*”,英文词义为“equol-producing”,表示“产雌马酚的”,菌名翻译为“产雌马酚阿德勒菌”。

【临床意义】 产雌马酚阿德勒菌可能是人体肠道中的正常菌群,有从人的粪便中分离的报道[3],以及宏基因组测序从肠道标本中检出的证据[4],目前未见引起人类感染的报道。

***Adlercreutzia* 阿德勒菌属参考文献**

Advenella 颇陌菌属 Coenye et al., 2005

【词源和翻译】 “*Advenella*”,新拉丁语阴性名词,由“*advena*”和小尾缀“*-ella*”两个词根组成:“*advena*”,拉丁语阴性名词,英文词义为“a stranger, a foreigner”;“*-ella*”,拉丁语阴性后缀。“*Advenella*”,英文词义为“the little stranger”,意指这类不常见的微生物的来源是未知的,菌名翻译为“颇陌菌属”。

一、分类学

颇陌菌属隶属于变形菌门(Proteobacteria)、β-变形菌纲(Betaproteobacteria)、伯克霍尔德菌目(Burkholderiales)、产碱杆菌科(Alcaligenaceae),模式菌种为斋戒颇陌菌[1-2]。

二、属的特征

颇陌菌属为一种革兰氏阴性菌,大小为1~2 μm,球菌或杆菌,常单独、成对或呈短链状存在。动力可变。在营养琼脂平板上,菌落为平坦或微凸、边缘光滑的浅棕色菌落。严格需氧菌的非发酵菌,氧化酶、触酶阳性,但未检测出*β*-半乳糖苷酶活性。菌落可在30~37 ℃条件下生长。脂肪酸主要为$C_{18:1}$ ω7c、$C_{16:0}$和$C_{16:1}$ ω7c。基因组DNA G+C含量为53.6~57.7 mol%[1-2]。

三、属的临床意义

颇陌菌属可分离于污水、沼气池和各种临床标本(痰、血液等),临床意义和致病性还有待进一步研究[1-3]。

四、抗菌药物敏感性和感染用药

颇陌菌属是一种非苛养的革兰氏阴性非发酵菌,理论上可参考CLSI M100中“其他非肠杆菌目细菌MIC折点解释标准”进行药敏结果判读。

A

五、属内菌种

Advenella incenata 斋戒颇陌菌

Coenye et al., 2005

【词源和翻译】 "*incenata*",拉丁语阴性形容词,英文词义为"that has not dined or eaten"、"dinnerless"或"fasting",表示"不吃饭的,斋戒的",意指该菌种几乎不进行生化反应,菌名翻译为"斋戒颇陌菌"。

【临床意义】 斋戒颇陌菌有从多种临床标本中分离的报道,包括痰标本、血液标本等,其可能与囊性纤维化相关,但有待于进一步证实[2]。

***Advenella* 颇陌菌属参考文献**

Aegyptianella 埃及小体属 Carpano, 1929

【词源和翻译】 "*Aegyptianella*",带"*-ella*"小尾缀的新拉丁语阴性名词,源自1929年首次对该菌进行描述的城市埃及(Egypt),由其拉丁语名词"*Aegyptus*"与"*-ella*"小尾缀组成,菌名翻译为"埃及小体属"。

一、分类学

埃及小体属隶属于变形菌门(Proteobacteria)、α-变形菌纲(Alphaproteobacteria)、立克体目(Rickettsiales)、无形体科(Anaplasmataceae)[1]。在系统发育上,埃及小体属与无形体(*Anaplasma*)的亲缘关系密切[2],模式菌种为雏禽埃及小体,其是该属的唯一菌种。

二、属的特征

埃及小体属目前暂不能在无细胞培养液或组织中增殖。吉姆萨染色的血涂片中,包裹体以多种形式出现在红细胞中:致密、圆形或椭圆形、环状或马蹄形、多角形或多态。革兰氏染色阳性,直径为0.3~4.0 μm。这些细菌也可以在血浆和吞噬细胞中观察到[1]。

三、属的临床意义

埃及小体属目前发现可感染鸟类、两栖动物和爬行动物等,但未发现人类感染的报道[1]。

四、抗菌药物敏感性和感染用药

埃及小体属与无形体亲缘关系密切,理论上可采用四环素类抗菌药物进行抗感染治疗。

五、属内菌种

Aegyptianella pullorum 雏禽埃及小体

Carpano, 1929

【分类学评述】 该菌种在1911年被描述为"*Spirochaeta granulosa penetrans*",先后被描述的同义词包括"*Aegyptianella granulosa*"、"*Aegyptianella granulosa penetrans*"、"*Babesia pullorum*"、"*Balfouria anserina*"和"*Balfouria gallinarium*"等。

【词源和翻译】 "*pullorum*",拉丁语复数名词属格,英文词义为“of young fowls”，表示“年轻禽类的”，菌名翻译为“雏禽埃及小体”。

【临床意义】 雏禽埃及小体主要感染鸟类、两栖动物、爬行动物，且主要感染红细胞，目前未发现其与人类感染相关[1-2]。

A

***Aegyptianella* 埃及小体属参考文献**

Aerococcaceae 气球菌科 Ludwig et al., 2010

【词源和翻译】 “Aerococcaceae”，新拉丁语阴性复数名词，源自模式菌属“气球菌属”（*Aerococcus*），由“*Aerococcus*”和科的尾缀“-aceae”组成，科名翻译为“气球菌科”。

一、分类学

气球菌科隶属于厚壁菌门（Firmicutes）、芽孢杆菌纲（Bacilli）、乳酸杆菌目（Lactobacillales）。该科的菌属包括乏养菌属（*Abiotrophia*）、气球菌属（*Aerococcus*）、狡诈球菌属（*Dolosicoccus*）、另位球菌属（*Eremococcus*）、费克蓝姆菌属（*Facklamia*）、圆短链菌属（*Globicatella*）和懒惰颗粒菌属（*Ignavigranum*）等[1]。

二、科的特征

气球菌科是一种兼性厌氧革兰氏阳性球菌或球杆菌，触酶阴性，无动力，无芽孢，6.5% NaCl 环境中可生长。多数菌种不在常用生化鉴定系统的数据库范围。近年来的研究发现，该科内的乏养菌属、气球菌属、狡诈球菌、费克蓝姆菌属、圆短链菌属和懒惰颗粒菌属等多个菌属与临床相关。

Aerococcaceae 气球菌科参考文献

Aerococcus 气球菌属 Williams et al., 1953

【词源和翻译】 “*Aerococcus*”，新拉丁语阳性名词，由“*aer*”和“*coccus*”两个词根组成：“*aer*”，希腊语阳性名词，英文词义为“air”和“gas”；“*coccus*”，新拉丁语阳性名词，源自希腊语名词“*kokkos*”，英文词义为“coccus”。“*Aerococcus*”，英文词义为“air coccus”，表示“空气球菌”，意指其为球菌且最初分离于空气中，菌名翻译为“气球菌属”。

一、分类学

气球菌属隶属于厚壁菌门(Firmicutes)、芽孢杆菌纲(Bacilli)、乳酸杆菌目(Lactobacillales)、气球菌科(Aerococcaceae),模式菌种为草绿气球菌。

二、属的特征

气球菌属为一种能够在需氧条件下生长的革兰氏阳性球菌。菌体呈卵圆形,无芽孢,在两个平面上以90°直角分裂,故常呈四联排列或小簇排列,也可以观察到成对或单个细菌。兼性厌氧,其中克里斯腾森(克氏)气球菌在厌氧环境中生长更佳。营养要求苛刻,通常需要新鲜血液成分以支持其生长,能耐受6.5% NaCl。血平板上形成草绿色、α-溶血、直径大小少于1 mm的菌落。触酶阴性,氧化酶阴性。能氧化葡萄糖产酸,大多数菌株能水解马尿酸。尿酸阴性,伏-波试验(VP试验)阴性,对万古霉素敏感。基因组DNA G+C含量为35~44 mol%[1]。

三、属的临床意义

气球菌在环境中分布广泛,可存在于空气、灰尘、植被、土壤和海水中,可少量定植于人的上呼吸道和皮肤上,也有从人的阴道、血液和尿液中分离的报道。由于之前经常被误认为是链球菌,因此导致其在人类感染中没有引起重视[2]。近年来,随着基质辅助激光解吸电离飞行时间(matrix-assisted laser desorption/ionization time-of-flight, MALDI-TOF)质谱的应用,人们对于气球菌的认识水平不断提高[3]。目前认为,气球菌可潜伏于尿液中,引起尿路感染、血流感染和感染性心内膜炎,其中尿气球菌还可以导致侵袭性的尿毒症或感染性心内膜炎,感染对象通常是老年患者或者有并发症的患者,如对症治疗,通常预后良好[3-6]。

四、抗菌药物敏感性和感染用药

气球菌属目前没有药物敏感性折点,但通常认为其对青霉素、碳青霉烯类和万古霉素敏感。另有数据显示,尿气球菌对磺胺甲噁唑耐药。临床上,尿气球菌引起的复杂尿路感染,氨苄西林通常被认为是首选药物;对于非复杂的尿路感染,呋喃妥因在多数情况有效;而对于尿气球菌引起的感染性心内膜炎,建议采用青霉素和氨基糖苷类药物进行联合治疗[7-11]。

五、属内菌种

Aerococcus christensenii 克里斯腾森(克氏)气球菌

Collins et al., 1999

【词源和翻译】 “*Christensenii*”,新拉丁语名词属格,源自丹麦微生物学家“Jens J. Christensen”的名字,由“Christensen”拉丁化而来,菌名翻译为“克里斯腾森气球菌”,亦有译为“克氏气球菌”。

【临床意义】 克里斯腾森(克氏)气球菌最初从人的阴道中分离,后发现可引起孕妇严重多菌绒毛膜羊膜炎、血流感染和感染性心内膜炎[3, 12-14]。

Aerococcus sanguinicola 栖血气球菌

Lawson et al., 2001

【词源和翻译】 “*sanguinicola*”,新拉丁语名词,由“*sanguis-inis*”和“*-cola*”两个词根组成:“*sanguis-inis*”,拉丁语名词,英文词义为“blood”;“*-cola*”,拉丁语后缀,源自拉丁语名词“*incola*”,英文词义为“dweller”。“*sanguinicola*”,英文词义为“blood-dweller”,表示“栖息于血液的”,意指该菌最初分离于人的血液标本,菌名翻译为“栖血气球菌”。

【临床意义】 栖血气球菌可潜伏于人的尿道中,是一种机会致病菌,可引起尿路感染、血流感染和感染性心内膜炎等[6-8, 15]。

Aerococcus urinae 尿气球菌

Aguirre and Collins, 1992

【词源和翻译】 “*urinae*”,拉丁语名词属格,英文词义为“of urine”,表示“尿液的”,意指该菌最初分离于人的尿道标本,菌名翻译为“尿气球菌”(编者注:该菌种亦有译为“脲气球菌”,但在根本词义上为不准确翻译)。

【临床意义】 尿气球菌通常与老年人的尿路感染密切相关,可形成生物膜,临床表现包括无症状的菌尿症和轻度症状的尿道感染,但也可以引起心内膜炎、淋巴腺炎、腹膜炎、败血症、脓毒血症和软组织感染等[2, 8-10]。

Aerococcus urinaehominis **人尿气球菌**

Lawson et al., 2001

【词源和翻译】 “*urinaehominis*”,新拉丁语名词属格,由“*urina-ae*”和“*homo-inis*”两个词根组成:“*urina-ae*”,拉丁语名词,同英文“urine”;“*homo-inis*”,拉丁语名词,英文词义为“a human being”。“*urinaehominis*”,英文词义为“from the urine of a human being”,表示“来自人尿的”,意指该菌的模式菌株最初分离于人的尿液中,菌名翻译为“人尿气球菌”。

【临床意义】 人尿气球菌可分离于人的尿液中,但暂未发现其重要的临床意义[1]。

Aerococcus viridans **草绿色气球菌**

Williams et al., 1953

【词源和翻译】 “*viridans*”,拉丁语形容词,英文词义为“making green”或“producing a green color”,表示“可产绿色色素的”,意指该菌在血平板形成α-溶血草绿色菌落,菌名翻译为“草绿色气球菌”。

【临床意义】 草绿色气球菌常被认为是一种空气中的污染菌,仅有少数的几例症状明确的临床感染报道,包括心内膜炎、尿路感染、化脓性关节炎和儿童急性脑膜炎等[16]。

***Aerococcus* 气球菌属参考文献**

Aeromonadaceae 气单胞菌科 Colwell et al., 1986

【词源和翻译】 “Aeromonadaceae”,新拉丁语阴性复数名词,源自模式菌属“气单胞菌属”(*Aeromonas*),由“*Aeromonas*”和科名尾缀“-aceae”组成,科名翻译为“气单胞菌科”。

一、分类学

气单胞菌科隶属于变形菌门(Proteobacteria)、γ-变形菌纲(Gammaproteobacteria)、气单胞菌目(Aeromonadales)。该科包括气单胞菌属、海单胞菌属(*Oceanimonas*)、*Oceanisphaera*、*Tolumonas* 和 *Zobellella*,其中气单胞菌属是具有重要临床意义的人畜共患性病原菌。

二、科的特征

气单胞菌科通常认为是一种兼性厌氧或化能有机营养革兰氏阴性直杆菌,无芽孢形成,有研究表明其在极鞭毛和周鞭毛作用下具有一定的动力,有些菌种动力阴性,常单个存在,偶有成对或短链状排列。氧化酶阳性(*Tolumonas* 除外),触酶阳性,多数菌常温下可生长,但亦有嗜寒性菌种,此外海单胞菌具有嗜盐的特性。主要分布于水中,常分离于江水、河水等淡水和与之相关的水生动物,亦可存在于污水、地表水、沉积物和生物膜等处。科内少数几个菌种可对人、温血动物、鳗鱼、青蛙及其他的脊椎和非脊椎动

A

物致病，基因组 DNA G+C 含量为 57～63 mol%[1]。

Aeromonadaceae 气单胞菌科参考文献

Aeromonas 气单胞菌属 Stanier, 1943

【词源和翻译】 “*Aeromonas*”，新拉丁语阴性名词，由“*aer aeros*”和“*monas*”两个词根组成：“*aer aeros*”，希腊语名词，英文词义为“air”或“gas”；“*monas*”，希腊语阴性名词，英文词义为“unit”或“monad”。“*Aeromonas*”，英文词义为“gas (-producing) monad”，表示“产气的单胞体”，意指该菌能发酵多种碳水化合物产酸产气的特点，菌名翻译为“气单胞菌属”。

一、分类学

气单胞菌属隶属于变形菌门(Proteobacteria)、γ-变形菌纲(Gammaproteobacteria)、气单胞菌目(Aeromonadales)、气单胞菌科(Aeromonadaceae)，模式菌种为嗜水气单胞菌[1]。

在临床上，一些气单胞菌属菌种的表型特征相似，常规方法难以区分，故统称为复合群。目前，该菌属包括嗜水气单胞菌复合群、豚鼠气单胞菌复合群和维隆气单胞菌复合群等 3 个主要的复合群(表 4)。

表 4　常见气单胞菌复合群的生化特征　　单位：%

试　验	嗜水气单胞菌复合群(嗜水气单胞菌，兽类气单胞菌，杀鲑气单胞菌)	豚鼠气单胞菌复合群(豚鼠气单胞菌，中间气单胞菌，嗜泉气单胞菌)	维隆气单胞菌复合群(维隆气单胞菌，简达气单胞菌，舒伯特气单胞菌，脆弱气单胞菌)
七叶苷	87(92,81,85)	71(76,55,78)	0
VP 试验	75(88,63,62)	0	54(88,87,17,0)
发酵葡萄糖产气	81(92,69,77)	16(0,0,78)	87(92,100,0,69)
L-阿拉伯糖发酵	93(84,100,100)	96(100,100,78)	4(12,0,0,0)

注：表中的数字表示复合群中所有细菌的阳性率，其中括号内为复合群对应的菌种的阳性率。

《临床微生物学手册》第 11 版建议，任何人体部位分离的气单胞菌，均应该鉴定到嗜水气单胞菌复合群、豚鼠气单胞菌复合群和维隆气单胞菌复合群；而从肠道外分离的菌株，则建议鉴定到种[2]。建议鉴定到种的情况，具体包括：① 分离自无菌部位(血液和脑脊液)和严重伤口感染(蜂窝织炎和坏死性筋膜炎)；② 与医院感染暴发相关并表现出异常抗菌谱；③ 与新的疾病过程相关的菌种，或分离自新的解剖部位而被新描述的菌株。

二、属的特征

气单胞菌属通常认为是一种兼性厌氧革兰氏阴性杆菌。菌体呈杆状或球杆状，末端钝圆(长 0.3～1.0 μm)，常见单个或成对排列，也可呈短链状排列。菌体有一根约 1.7 μm 的极端鞭毛，故多数动力阳性，但在固体培养基的幼龄产物可形成周鞭毛，部分菌种亦可形成侧鞭毛。氧化酶、触媒多数呈阳性，能氧化发酵葡萄糖,可分解多种碳水化合物产酸,常产酸、产气,还原硝酸盐至亚硝酸盐,可产生多种胞外酶。生长温度一般在10~42 ℃,但波波夫(波氏)气单胞菌和杀鲑气单胞菌的最适生长温度却在22~25 ℃,极少能在37 ℃条件下生长。基因组DNA G+C含量为57~63 mol%[1]。

三、属的临床意义

气单胞菌广泛存在于温暖的环境,特别是温暖的淡水或咸水,是一种重要的人类病原体,可同时引起肠道和肠道外感染,临床表现主要如下。① 肠道感染:可表现为急性水样腹泻(常见且多为自限性)、痢疾样腹泻(儿童病例可为重症)或慢性疾病,并发症还包括腹膜炎(罕见)、溶血性尿毒综合征(罕见)和需要肾移植的肾脏疾病(罕见)。② 皮肤/软组织感染:引起的蜂窝织炎,进展迅速,且通常发生在暴露后数小时内,入侵及深部组织可导致坏死性筋膜炎或肌坏死;常为混合感染,多合并金黄色葡萄球菌或肠道细菌感染,其中组织损伤后接触水是最常见的感染方式。③ 全身性感染(包括血流感染和败血症):常与恶性肿瘤、肝胆系统疾病如肝硬化等基础疾病相关,但与糖尿病关系不大。④ 其他感染:骨髓炎和感染性关节炎、脑膜炎(罕见)、心内膜炎(罕见)、尿路感染和肾炎(罕见)。

在临床上,嗜水气单胞菌是最常见的,也是最重要的人类致病菌,其次菌种还有维隆气单胞菌温和生物型和豚鼠气单胞菌。但是,由于气单胞菌属的多个菌种的生化表型相似,尤其是嗜水气单胞菌复合群、豚鼠气单胞菌复合群和维隆气单胞菌复合群内的多个菌种,常规生化鉴定难以区分,故其"种"的临床意义可能还有待进一步评估。一项中国台湾的调查研究发现,达卡气单胞菌的临床分离比嗜水气单胞菌更常见,且毒力比嗜水气单胞菌更强[1-3]。

四、抗菌药物敏感性和感染用药

气单胞菌引起的腹泻常为自限性,支持治疗即可,多数软组织感染的患者并没有腹泻症状[1-3]。

通常有效的药物:氨基糖苷类(庆大霉素,阿米卡星>妥布霉素)、氟喹诺酮类、卡巴培南类药物、氨曲南、第三代头孢菌素。通常无效的药物:青霉素、氨苄西林、头孢唑林、替卡西林、链霉素。气单胞菌属通常产β-内酰胺酶。不同程度耐药的药物:哌拉西林、阿莫西林/克拉维酸、替卡西林/克拉维酸、复方磺胺甲噁唑、四环素、氯霉素。根据培养菌株药敏结果指导抗菌药物的最终选择。气单胞菌的营养要求不高,药敏试验可参照CLSI M45中"气单胞菌属(包括豚鼠气单胞菌复合群、嗜水气单胞菌复合群和维隆气单胞菌复合群)和类志贺邻单胞菌抑菌圈直径及MIC折点解释标准"进行药敏结果判读(表5)[4]。

表5 气单胞菌的抗菌谱

敏感性	抗菌药物
耐药(90%以上耐药)	氨苄西林[例外:① 脆弱气单菌(100%敏感);② 豚鼠气单胞菌(35%敏感)]
可变(10%~90%敏感)	替卡西林或哌拉西林[例外:① 脆弱气单菌(100%敏感);② 维隆气单胞菌维隆生物型(100%敏感)]
	头孢噻吩
	头孢唑林
	头孢西丁[例外:维隆气单胞菌维隆生物型(100%敏感)]
	头孢呋辛
	头孢曲松钠
	头孢噻肟
敏感(90%以上敏感)	环丙沙星[例外:手术后使用水蛭疗法引起耐药菌株不断增多]
	庆大霉素
	阿米卡星
	妥布霉菌[例外:维隆气单胞菌维隆生物型(42%耐药)]
	亚胺培南[例外:① 简达气单菌(65%耐药);② 维隆气单胞菌维隆生物型(67%耐药)]
	复方磺胺甲噁唑

A

腹泻治疗方案：（如不自限或为重症时考虑使用）环丙沙星 500 mg 口服，每天 2 次；替代方案为复方磺胺甲噁唑 2 片口服，每天 2 次（注：在中国台湾和西班牙，资料显示该菌对磺胺类药物高度耐药）。皮肤/软组织感染（轻度）治疗方案：环丙沙星 500 mg 口服，每天 2 次或左氧氟沙星 500 mg，每天 1 次。皮肤/软组织感染（重症）或全身性感染治疗方案：环丙沙星 400 mg 静脉注射，每 8 h 使用 1 次或左氧氟沙星 750 mg 静脉注射，每12 h 使用 1 次+万古霉素 15 mg/kg 静脉注射，每 12 h 使用 1 次+/-克林霉素或利奈唑胺以阻止革兰氏阳性菌产生毒素。可以替代氟喹诺酮类覆盖去气单胞菌的药物包括卡巴培南类（厄他培南、多尼培南、亚胺培南或美罗培南）、头孢曲松、头孢吡肟和氨曲南[3]。

五、属内菌种

Aeromonas allosaccharophila 异嗜糖气单胞菌

Martinez-Murcia et al., 1992

【分类学评述】 根据 Nhung 等 2007 年的研究，异嗜糖气单胞菌和维隆气单胞菌是同一菌种，且维隆气单胞菌具有命名优先权[5]。

【词源和翻译】 “*allosaccharophila*”，新拉丁语阴性形容词，由“*allos*”、“*sakchar*”和“*phila*”三个词根组成：“*allos*”，希腊语形容词，英文词义为“different”；“*sakchar*”，希腊语名词，英文词义为“sugar”；“*phila*”，新拉丁语名词，源自希腊语阴性形容词“*phile*”，英文词义为“friend, loving”。“*allosaccharophila*”，英文词义为“different sugar loving”，表示“不同嗜糖的”，可能是指该菌能分解和发酵 *D*-密二糖、*D*-棉子糖和 *L*-鼠李糖而不同于维隆气单胞菌和温和气单胞菌，菌名翻译为“异嗜糖气单胞菌”。

Aeromonas aquariorum 水族馆气单胞菌

Martínez-Murcia et al., 2008

【分类学评述】 根据 2015 年的研究，该菌种与达卡气单胞菌是同一菌种，且达卡单胞菌具有命名优先权[6]。

【词源和翻译】 “*aquariorum*”，拉丁语中性名词属格，英文词义为“from/of aquaria”，表示“来自水族馆的”，意指该菌种分离于有装饰鱼的水族馆中，菌名翻译为“水族馆气单胞菌”。

Aeromonas aquatica 水生气单胞菌

Beaz-Hidalgo et al., 2015

【词源和翻译】 “*aquatica*”，新拉丁语阴性形容词，英文词义为“living in water”，意指其最初分离于水中，菌名翻译为“水生气单胞菌”。

【临床意义】 水生气单胞菌是 2015 年描述的新菌种，暂无人类感染的报道，也未发现其与哺乳动物、鱼类和爬行动物的感染相关[7]。

Aeromonas australiensis 澳大利亚气单胞菌

Aravena-Román et al., 2013

【词源和翻译】 “*australiensis*”，新拉丁语阴性形容词，源自该菌种最初分离的地名“澳大利亚”（Australia），由“Australia”拉丁化而来，菌名翻译为“澳大利亚气单胞菌”。

【临床意义】 澳大利亚气单胞菌最初分离于澳大利亚的灌溉水中，暂无人类感染的报道，也未发现其与哺乳动物、鱼类和爬行动物的感染相关[8]。

Aeromonas bestiarum 兽类气单胞菌

Ali et al., 1996

【分类学评述】 该菌种隶属于嗜水气单胞菌复合群，曾被描述为嗜水气单胞菌基因种 2（*Aeromonas hydrophila* genomospecies 2），其生物学特征与嗜水气单胞菌相近，采用系统生化鉴定可能会误鉴定为嗜水气单胞菌[9-10]。

【词源和翻译】 “*bestiarum*”，拉丁语名词属格，英文词义为“of beasts, of animals (whether wild or domestic)”，表示“来自野兽的，来自动物的（包含野生与驯养）”，意指其可分离于野生和家养动物，菌名翻译为“兽类气单胞菌”。

【临床意义】 兽类气单胞菌最初分离于环境水、野生和家养动物、鱼、鸟等的伤口和粪便中，目前认为其是一种鱼类致病菌，可导致鱼类的死亡和水生动物的感染；也可从人的粪便中分离，但较为罕见[9-10]。

Aeromonas bivalvium 双壳贝气单胞菌

Miñana-Galbis et al., 2007

【词源和翻译】 “*bivalvium*”，新拉丁语中性名词属格，源自“双壳贝纲（Bivalvia）双壳贝类（bivalves）”，意指该菌种分离于双壳贝类软体动物体内，菌名翻译为“双壳贝气单胞菌”。

【临床意义】 双壳贝气单胞菌是2007年报道的新菌种，分离于贝类软体动物，暂无从人类标本中分离的报道，也未发现其与哺乳动物、鱼类和爬行动物的感染相关[2]。

Aeromonas caviae complex 豚鼠气单胞菌复合群

【分类学评述】 豚鼠气单胞菌复合群不是正式的分类名称，其包括豚鼠气单胞菌、中间气单胞菌和嗜泉气单胞菌等菌种，其通过生化表型难以区分[3]，主要特征见表4。

Aeromonas caviae 豚鼠气单胞菌

Popoff, 1984

【分类学评述】 该菌种与斑点气单胞菌是同一菌种，且斑点气单胞菌具有命名优先权，而豚鼠气单胞菌则应该分类为斑点气单胞菌的亚种，即斑点气单胞菌豚鼠亚种（*Aeromonas punctata* subsp. *caviae*）[1]；但可能由于豚鼠气单胞菌在临床中的使用更广泛，豚鼠气单胞菌仍以“种”的分类学地位存在，而斑点气单胞菌作为同物异名存在。另外，在临床上，豚鼠气单胞菌、中间气单胞菌和嗜泉气单胞菌采用生化鉴定难以区分，故统称为“豚鼠气单胞菌复合群”[3]。

【词源和翻译】 “*caviae*”，新拉丁语名词属格，英文词义为“of cavia, of a guinea pig”，表示“豚鼠的”，意指该菌种分离自具有穴居的生活习性特点的豚鼠，菌名翻译为“豚鼠气单胞菌”。

【临床意义】 豚鼠气单胞菌是一种人类病原体，同时也是一种对哺乳动物、鱼和爬行动物有致病性的病原体。对人的感染，主要包括肠内感染和肠外感染两种类型。肠内感染主要表现为急性水样腹泻、痢疾样疾病或慢性疾病，感染多为自限性，儿童需进行补水对症治疗[3]。

Aeromonas cavernicola 穴居气单胞菌

Martínez-Murcia et al., 2013

【分类学评述】 该菌种是2013年描述的新菌种，暂未获得国际原核生物系统学委员会的认可。

【词源和翻译】 “*cavernicola*”，新拉丁语名词，由“*caverna*”和“*-cola*”两个词根组成：“*caverna*”，拉丁语名词，英文词义为“cavern, grotto”；“*-cola*”拉丁语后缀，英文词义为“from”。“*cavernicola*”，英文词义为“cavern dweller”，表示“栖息于洞穴的，来自洞穴的”，意指该菌分离于洞穴内的淡水溪中，菌名翻译为“穴居气单胞菌”。

【临床意义】 穴居气单胞菌分离于洞穴内的淡水溪中，暂无人类感染的报道，也未发现其与哺乳动物、鱼类和爬行动物的感染相关[11]。

Aeromonas culicicola 居库蚊气单胞菌

Pidiyar et al., 2002

【分类学评述】 该菌种和维隆气单胞菌是同一菌种，且维隆气单胞菌具有命名优先权。

【词源和翻译】 “*culicicola*”，新拉丁语名词，由“*culex-ici*”和“*-cola*”两个词根组成：“*culex-ici*”，拉丁语名词，一种蚊子的属名，即库蚊（*Culex*）；“*-cola*”，拉丁语后缀，英文词义为“inhabitant, dweller”。“*culicicola*”，英文词义为“inhabitant of Culicidae”，表示“栖息于蚊科宿主体内的”，意指其分离于库蚊宿主体内，菌名翻译为“居库蚊气单胞菌”。

Aeromonas dhakensis 达卡气单胞菌

Beaz-Hidalgo et al., 2015

【词源和翻译】 “*dhakensis*”，新拉丁语阴性形容词，源于首次分离该菌种的城市名孟加拉国首都“达卡”（Dhaka），由“Dhaka”拉丁化而来，菌名翻译为“达卡气单胞菌”。

【种的特征】 达卡气单胞菌隶属于嗜水气单胞菌复合群，生物学特征与嗜水气单胞菌相近，曾被描述为“阿拉伯糖阴性”的“嗜水气单胞菌样微生物”，因不在常规系统生化鉴定的数据库中，故通常被误鉴定为嗜水气单胞菌，其确切的鉴定需要质谱和分子生物学手段[12-14]。

【临床意义】 达卡气单胞菌是2015年发表的菌种，广泛存在于环境水中，包括河水、人工冷却系统的水池和鱼缸的水，也有从海虾、鳗鲡、养殖鳗鱼中分离，有引起鱼类生病和败血症及海豚感染的报道。该菌种是气单胞菌属内较为常见的临床分离种，也是一种重要的人类病原体，可同时引起人的肠道内和肠道外感染，与严重的伤口感染、败血症和腹泻有关。一项中国台湾的调查研究发现，达卡气单胞菌的临床分离比嗜水气单胞菌更常见，且毒性比嗜水气单胞菌更强[12-14]。

Aeromonas diversa 多样气单胞菌

Miñana-Galbis et al., 2010

【分类学评述】 该菌种隶属于维隆气单胞菌复合群。

【词源和翻译】 “*diversa*”，拉丁语阴性形容词，英文词义为"different, distinct",表示"不一样的,有区别的",菌名翻译为"多样气单胞菌"。

【临床意义】 多样气单胞菌有引起人的腿部伤口感染的报道,但临床感染罕见;暂未发现其与哺乳动物、鱼类和爬行动物的感染相关[3]。

Aeromonas encheleia 鳗鱼气单胞菌

Esteve et al., 1995

【分类学评述】 该菌种隶属于维隆气单胞菌复合群。

【词源和翻译】 "*encheleia*",新拉丁语阴性形容词,英文词义为"from eels",表示"来自鳗鱼的",意指该菌种最初分离于鳗鱼,菌名翻译为"鳗鱼气单胞菌"。

【临床意义】 鳗鱼气单胞菌最初分离于水和鳗鱼中,仅有一例临床报道,分离于踝关节骨折标本中。暂未发现其与哺乳动物、鱼类和爬行动物的感染相关[3]。

Aeromonas enteropelogenes 肠粪气单胞菌

Schubert et al., 1991

【分类学评述】 该菌种是1990年发表的菌种,1991年获得认可。但在1993年,该菌种被发现与1992年发表的脆弱气单胞菌的基因序列相同,且在2002年通过DNA-DNA杂交等证据进一步证实两者为同一种,且肠粪气单胞菌具有命名优先权[15]。尽管脆弱气单胞菌在临床中的文献引用更多,但仍应以肠粪气单胞菌作为正确命名。

【词源和翻译】 "*enteropelogenes*",新拉丁语形容词,由"*enteron*"、"*pelos*"和"*-genes*"三个词根组成:"*enteron*",希腊语名词,英文词义为"gut"或"bowel";"*pelos*",希腊语名词,英文词义为"mud, mire";"*-genes*",新拉丁语后缀,英文词义为"producing"。"*enteropelogenes*",意指其来自肠排泄物(大便)中,菌名翻译为"肠粪气单胞菌"(编者注:该菌种也有译"肠棕气单胞菌",但在词源学上没有依据)。

【临床意义】 肠粪气单胞菌存在于水环境中,可引起人的肠道和肠外感染,但感染较为罕见;暂未有对其他哺乳动物、鱼类和爬行类动物致病的报道[2]。

Aeromonas eucrenophila 嗜泉气单胞菌

Schubert and Hegazi, 1988

【分类学评述】 嗜泉气单胞菌隶属于豚鼠气单胞菌复合群。

【词源和翻译】 "*eucrenophila*",新拉丁语阴性形容词,由"*eu-*"、"*krênê*"和"*phila*"三个词根组成:"*eu-*",希腊语前缀,英文词义为"good";"*krênê*",希腊语名词,英文词义为"well"、"spring"或"fountain";"*phila*",新拉丁语阴性形容词(源自希腊语阴性形容词"*philê*"),英文词义为"friend"、"loving"。"*eucrenophila*",英文词义为"good well water",表示"喜(清)泉的,嗜泉水的",意指该菌种最初分离于干净的溪水和井水中,菌名翻译为"嗜泉气单胞菌"。

【临床意义】 嗜泉气单胞菌可分离于干净的溪水、井水和感染的病鱼体内,人的感染罕见,有从人的伤口中分离的报道[3]。

Aeromonas finlandensis 芬兰气单胞菌

Beaz-Hidalgo et al., 2015

【词源和翻译】 "*finlandensis*",新拉丁语阴性形容词,源自其首次分离的地名"芬兰"(Finland),菌名翻译为"芬兰气单胞菌"。

【临床意义】 芬兰气单胞菌是2015年发表的新菌种,最初分离于芬兰的湖水中,暂无人类感染的报道,也未发现其与哺乳动物、鱼类和爬行动物的感染相关[3,7]。

Aeromonas fluvialis 河流气单胞菌

Alperi et al., 2010

【词源和翻译】 "*fluvialis*",拉丁语阴性形容词,英文词义为"belonging to a river",表示"与河流有关的",意指该菌种最初分离于西班牙的小河中,菌名翻译为"河流气单胞菌"。

【临床意义】 河流气单胞菌最初分离于西班牙的一个河流中,暂无人类感染的报道,也未发现其与哺乳动物、鱼类和爬行动物的感染相关[3]。

Aeromonas hydrophila complex 嗜水气单胞菌复合群

【分类学评述】 嗜水气单胞菌复合群不是正式的分类名称,包括嗜水气单胞菌、达卡气单胞菌、兽类气单胞菌和杀鲑气单胞菌,其主要特征见表4。

Aeromonas hydrophila 嗜水气单胞菌

(Chester, 1901) Stanier, 1943

【分类学评述】 该菌种最初在1871年被描述为“*Bacillus hydrophilus fuscus*”，其他被描述的同义名还包括“*Bacillus hydrophilus*”、“嗜水变形菌”（*Proteus hydrophilus*）、“*Bacterium hydrophilum*”和“嗜水假单胞菌”（*Pseudomonas hydrophila*）等。目前，嗜水气单胞菌目前包括两个亚种，即嗜水气单胞菌嗜水亚种（*Aeromonas hydrophila* subsp. *hydrophila*）和嗜水气单胞菌蛙亚种（*Aeromonas hydrophila* subsp. *ranae*）。另外，嗜水气单胞菌的模式菌株为ATCC 7966；但有研究发现，在临床微生物实验室中通常作为抗菌药敏试验的参比菌株“嗜水气单胞菌ATCC 7965”，实际为“杀鲑气单胞菌”[16]。

【词源和翻译】 “*hydrophila*”，新拉丁语阴性形容词，由“*hudôr*”和“*phila*”两个词根组成：“*hudôr*”，希腊语名词，英文词义为“hudôr”；“*phila*”，新拉丁语阴性形容词，源自希腊语阴性形容词“*philê*”，英文词义为“friend, loving”。“*hydrophila*”，英文词义为“water-loving”，表示“喜水的，嗜水的”，意指该菌种最初分离于水环境中，菌名翻译为“嗜水气单胞菌”。

Aeromonas hydrophila subsp. *anaerogenes* 嗜水气单胞菌不产气亚种

Schubert, 1964

【分类学评述】 有研究发现，该亚种可分为三个DNA杂交群，其中两个杂交群已被分类为豚鼠气单胞菌，另一个杂交群已被分类为嗜泉气单胞菌，故嗜水气单胞菌不产气亚种的菌名已不再使用。

【词源和翻译】 “*anaerogenes*”，新拉丁语形容词，由“*an-*”、“*aer aeros*”和“*-genes*”三个词根组成：“*an-*”，希腊语介词，表否定；“*aer aeros*”，希腊语名词，英文词义为“gas”；“*-genes*”，新拉丁语尾缀，源自希腊语动词“*gennaô*”，英文词义为“producing”。“*anaerogenes*”，英文词义为“no gas producing”，表示“不产气的”，菌名翻译为“嗜水气单胞菌不产气亚种”。

Aeromonas hydrophila subsp. *dhakensis* 嗜水气单胞菌达卡亚种

Huys et al., 2002

【分类学评述】 该菌种已被重新分类，见达卡气单胞菌。

Aeromonas hydrophila subsp. *hydrophila* 嗜水气单胞嗜水亚种

(Chester, 1901) Schubert, 1969

【词源和翻译】 见嗜水气单胞菌。

【亚种的特征】 一种革兰氏阴性杆菌，可发酵葡萄糖产酸产气，血平板形成β-溶血菌落，VP试验多为阳性，吲哚阳性，硫化氢阳性，赖氨酸脱羧酶阳性，鸟氨酸脱羧酶阴性，对氨苄西林和头孢噻吩耐药。隶属于嗜水气单胞菌复合群，生化表型与中间气单胞菌和嗜泉气单胞菌难以区分。

【临床意义】 嗜水气单胞嗜水亚种广泛存在于淡水和海水中，可分离于病鱼、水蛭、冷血水生动物（如青蛙）和恒温动物等，对哺乳动物、鱼类和爬行动物等有致病性。嗜水气单胞嗜水亚种通常被认为是气单胞菌属中较为常见的临床分离菌，可引起人的肠道和肠道外感染，其中肠道感染可表现为急性水样腹泻（最常见）、痢疾样腹泻或慢性胃肠炎，通常具有自限性，也可能引起严重的并发症，如溶血性尿毒症和需要肾移植的肾病。肠道外感染，如伤口感染，通常是由外伤接触水源后引起，也有因泥地足球、海啸和飓风后伤口感染暴发的报道；感染后的临床表现多样，可从单纯的蜂窝织炎到预后较差的肌肉坏死性感染，严重时可继发败血症并引起死亡[1-3, 14]。

Aeromonas hydrophila subsp. *ranae* 嗜水气单胞菌蛙亚种

Huys et al., 2003

【词源和翻译】 “*ranae*”，拉丁语名词属格，英文词义为“of a frog”，表示“青蛙的”，意指该菌分离于青蛙，菌名翻译为“嗜水气单胞菌蛙亚种”。

【临床意义】 嗜水气单胞菌蛙亚种分离于青蛙，可引起蛙的败血症，目前暂无人类标本的分离报道。

Aeromonas hydrophila subsp. *proteolytica* 嗜水气单胞菌溶藻亚种

(Merkel et al., 1964) Schubert, 1969

【分类学评述】 该亚种已被重新分类为弧菌属，见溶藻弧菌（*Vibrio proteolyticus*）。

Aeromonas ichthiosmia 鱼腥气单胞菌

Schubert et al., 1991

【分类学评述】 16S rDNA序列、DNA-DNA杂交和表型特征均表明，鱼腥气单胞菌和维隆气单胞菌为同一种，且维隆气单胞菌具有命名优先权。

【词源和翻译】 “*ichthiosmia*”，新拉丁语阴性形容词，由“*ichtus*”和“*osmê*”两个词根组成：“*ichtus*”，希腊语名词，英文词义为“fish”；“*osmê*”，希腊语名词，英文词义为“smell，odour”。“*ichthiosmia*”，英文词义为“fishy smelling”，表示“鱼腥味的”，建议翻译为“鱼腥气单胞菌”（编者注：有译为“小鱼气单胞菌”）。

Aeromonas jandaei 简达（简氏）气单胞菌

Carnahan et al.，1992

【分类学评述】 该菌种隶属于维隆气单胞菌复合群。

【词源和翻译】 “*jandaei*”，新拉丁语阳性名词属格，源自“J. Michael Janda”的名字，由“Janda”拉丁化而来，菌名翻译为“简达气单胞菌”，亦简译为“简氏气单胞菌”。

【临床意义】 简达（简氏）气单胞菌存在于水中，可从鱼和对虾，以及人的粪便、伤口和血液中分离，尽管在人类标本中的分离罕见，但可引起严重的败血症[2]。

Aeromonas lacus 湖生气单胞菌

Beaz-Hidalgo et al.，2015

【词源和翻译】 “*lacus*”，拉丁语名词属格，英文词义为“of lake”，意指其最初分离于湖水中，菌名翻译为“湖生气单胞菌”。

【临床意义】 湖生气单胞菌是2015年发表的菌种，分离于湖水中，暂无人类感染，以及对哺乳动物、鱼类和爬行类动物致病的报道。

Aeromonas media 中间气单胞菌

Allen et al.，1983

【分类学评述】 中间气单胞菌隶属于豚鼠气单胞菌复合群。

【词源和翻译】 “*media*”，拉丁语阴性形容词，英文词义为“that is in the middle，middle”，表示“位于中间或中间的”，菌名翻译为“中间气单胞菌”。

【临床意义】 中间气单胞菌存在于鱼塘和其他水环境中，有引起人腹泻的报道，但罕见；暂未有人的肠外感染，以及对哺乳动物、鱼类和爬行类动物致病的报道[2]。

Aeromonas molluscorum 软体动物气单胞菌

Miñana-Galbis et al.，2004

【词源和翻译】 “*molluscorum*”，新拉丁语名词属格，源自软体动物门的学名“Mollusca”，意指该菌分离于贝类软体动物中，菌名翻译为“软体动物气单胞菌”。

【临床意义】 软体动物气单胞菌分离于贝类软体动物中，暂无人类感染，以及对哺乳动物、鱼类和爬行类动物致病的报道[2]。

Aeromonas piscicola 栖鱼气单胞菌

Beaz-Hidalgo et al.，2010

【词源和翻译】 “*piscicola*”，新拉丁语名词，由“*piscis*”和“*-cola*”两个词根组成：“*piscis*”，拉丁语名词，英文词义为“fish”；“*-cola*”，拉丁语后缀，源自拉丁语名词“*incola*”，英文词义为“inhabitant dweller”。“*piscicola*”，英文词义为“fish-dweller”，表示“栖息于鱼体内的”，意指其最初分离于鱼类中，菌名翻译为“栖鱼气单胞菌”。

【临床意义】 栖鱼气单胞菌最初分离于鱼类中，可引起鱼类疾病，暂无人类感染，以及对其他哺乳动物和爬行类动物致病的报道[2]。

Aeromonas popoffii 波波夫（波氏）气单胞菌

Huys et al.，1997

【词源和翻译】 “*popoffii*”，新拉丁语阳性名词属格，源自法国巴黎巴斯德研究所细菌学家“Michel Popoff”的名字，由“Popoff”拉丁化而来，菌名翻译为“波波夫气单胞菌”，亦简译为“波氏气单胞菌”。

【临床意义】 波波夫（波氏）气单胞菌分离于饮用水及其他淡水和海水中，可引起人的肠道和肠外感染，也有引起尿路感染的报道，但临床报道很罕见；暂未发现其与哺乳动物、鱼类和爬行动物的感染相关[2]。

Aeromonas punctata 斑点气单胞菌

（Zimmermann，1890）Snieszko，1957

【分类学评述】 见豚鼠气单胞菌。

【词源和翻译】 “*punctata*”，新拉丁语阴性形容词，由“*punctum*”和“*-ata*”两个词根组成：“*punctum*”，拉丁语名词，英文词义为“a point，small spot”；“*-ata*”，拉丁语阴性尾缀，英文词义为“provided with”。“*punctata*”，英文词义为“full of points”，菌名翻译为“斑点气单胞菌”。

Aeromonas rivuli 小溪气单胞菌

Figueras et al.，2011

【词源和翻译】 “*rivuli*”,拉丁语阳性名词属格,英文词义为“of/from a rivulet, a small creek”,表示“源自小溪的或小溪的”,意指该菌分离于喀斯特地貌的小溪中,菌名翻译为“小溪气单胞菌”。

【临床意义】 小溪气单胞菌有分离于环境水中的报道,暂未有引起人的感染,以及对其他哺乳动物、鱼类和爬行类动物致病的报道。

Aeromonas salmonicida 杀鲑气单胞菌

(Lehmann and Neumann, 1896) Griffin et al., 1953

【分类学评述】 该菌种最早在1896年被描述为“*Bacterium salmonicida*”,其他被描述的同义名还包括“*Bacillus salmonicida*”和“杀鲑变形菌”(*Proteus salmonicida*)。目前,杀鲑气单胞菌包括5个亚种:杀鲑气单胞菌无色亚种、杀鲑气单胞菌杀马苏亚种、杀鲑气单胞菌溶果胶亚种、杀鲑气单胞菌杀鲑亚种和杀鲑气单胞菌史密斯亚种。

【词源和翻译】 “*salmonicida*”,新拉丁语名词,由“*salmo-onis*”和“*-cida*”两个词根组成:“*salmo-onis*”,拉丁语名词,英文词义为“salmon”;“*-cida*”,拉丁语后缀,英文词义为“murderer, killer”。“*salmonicida*”,英文词义为“salmon-killer”,表示“杀鲑者”,意指该菌可引起鲑鱼的死亡,菌名翻译为“杀鲑气单胞菌”。

【临床意义】 杀鲑气单胞菌目前包括5个亚种,除杀鲑气单胞菌溶果胶亚种暂未发现对人或动物的致病,其他4个亚种通常被认为是一种鱼类致病菌,偶见于人的粪便中[2]。

Aeromonas salmonicida subsp. *achromogenes* 杀鲑气单胞菌无色亚种

(Smith, 1963) Schubert, 1967

【分类学评述】 该菌种在1963年被描述为“*Necromonas achromogenes*”。

【词源和翻译】 “*achromogenes*”,新拉丁语形容词,由“*achrômos*”和“*-genes*”两个词根组成:“*achrômos*”,希腊语形容词,英文词义为“colorless”;“*-genes*”,新拉丁语后缀,英文词义为“producing”。“*achromogenes*”,英文词义为“not producing color”,表示“不产生色素的”,菌名翻译为“杀鲑气单胞菌无色亚种”。

【临床意义】 杀鲑气单胞菌无色亚种通常被认为一种鱼类致病菌,偶见于人的粪便中[2]。

Aeromonas salmonicida subsp. *masoucida* 杀鲑气单胞菌杀马苏亚种

Kimura, 1969

【词源和翻译】 “*masoucida*”,新拉丁语名词,由“*masou*”和“*-cida*”两个词根组成:“*masou*”,新拉丁语名词,源自一种名为“马苏大麻哈鱼”(*Onchorhynchus masou*)的鱼类;“*-cida*”,拉丁语后缀,英文词义为“murderer, killer”。“*masoucida*”,英文词义为“*Onchorhyncus masou*-killer”,意指该菌可引起马苏大麻哈鱼的死亡,菌名翻译为“杀鲑气单胞菌杀马苏亚种”。

【临床意义】 杀鲑气单胞菌杀马苏亚种通常被认为是一种鱼类致病菌,偶见于人的粪便中[2]。

Aeromonas salmonicida subsp. *pectinolytica* 杀鲑气单胞菌溶果胶亚种

Pavan et al., 2000

【词源和翻译】 “*pectinolytica*”,新拉丁语阴性形容词,由“*pectinum*”和“*lytica*”两个词根组成:“*pectinum*”,新拉丁语名词,英文词义为“pectin”;“*lytica*”,新拉丁语阴性形容词,源自希腊语阴性形容词“*lutikê*”,英文词义为“able to loosen, able to dissolve”。“*pectinolytica*”,英文词义为“pectin-dissolving”,表示“分解或溶果胶的”,意指该菌可分解果胶,菌名翻译为“杀鲑气单胞菌溶果胶亚种”。

【临床意义】 杀鲑气单胞菌溶果胶亚种分离于环境中,暂未发现其对人或动物致病的报道[2]。

Aeromonas salmonicida subsp. *salmonicida* 杀鲑气单胞菌杀鲑亚种

(Lehmann and Neumann, 1896) Schubert, 1967

【词源和翻译】 见杀鲑气单胞菌。

【临床意义】 杀鲑气单胞菌杀鲑亚种通常被认为是一种鱼类致病菌,偶见于人的粪便中[2]。

Aeromonas salmonicida subsp. *smithia* 杀鲑气单胞菌史密斯亚种

Austin et al., 1989

【词源和翻译】 “*smithia*”,新拉丁语阴性形容词,源自“Isabel W. Smith”的名字,由“Smith”拉丁化而来,菌名翻译为“杀鲑气单胞菌史密斯亚种”。

【临床意义】 杀鲑气单胞菌史密斯亚种通常被认为是一种鱼类致病菌,偶见于人的粪便中[2]。

Aeromonas sanarellii 萨纳雷利气单胞菌

Alperi et al., 2010

【词源和翻译】 “*sanarellii*”，新拉丁语阳性名词属格，源自“G. Sanarelli”的名字(以纪念其在1891年首次发现该菌及为气单胞属的研究所做的许多贡献)，由“Sanarelli”拉丁化而来，菌名翻译为“萨纳雷利气单胞菌”。

【临床意义】 萨纳雷利气单胞菌是2010年发表的新菌种，最初分离于中国台湾一位糖尿病患者的伤口标本中，2012年葡萄牙一项饮用水和处理后污水调查中有分离的报道；由于不在当前生化鉴定系统的数据库范围，生化表型可能会鉴定为“豚鼠气单胞菌”[17]。

Aeromonas schubertii 舒伯特(舒氏)气单胞菌

Hickman-Brenner et al., 1989

【分类学评述】 舒伯特(舒氏)气单胞菌隶属于维隆气单胞菌复合群。

【词源和翻译】 “*schubertii*”，新拉丁语阳性名词属格，源自“Ralph H. W. Schuber”的名字，由“*schubertii*”拉丁化而来，菌名翻译为“舒伯特气单胞菌”，亦简译为“舒氏气单胞菌”。

【临床意义】 舒伯特(舒氏)气单胞菌存在于水中，可分离于人的伤口、脓肿、腹水和血液中，可引起严重的伤口感染，暂未有肠道感染的报道[2]。

Aeromonas simiae 猴气单胞菌

Harf-Monteil et al., 2004

【词源和翻译】 “*simiae*”，拉丁语名词属格，英文词义为“of a monkey”，表示“一种猴子的”，意指该菌最初分离于猴子的粪便中，菌名翻译为“猴气单胞菌”。

【临床意义】 猴气单胞菌从猴和猪中分离，暂无人类感染，以及对哺乳动物、鱼类和爬行类动物致病的报道[2]。

Aeromonas sobria 温和气单胞菌

Popoff and Véron, 1981

【分类学评述】 温和气单胞菌隶属于维隆气单胞菌复合群，表型特征与“维隆气单胞菌温和生物型”难以区分，但在致病性上，“温和气单胞菌”与“维隆气单胞菌温和生物型”完全不同，维隆气单胞菌温和生物型是很常见的临床病原菌，而温和气单胞菌则暂无人类感染的报道。现认为，临床报道的“温和气单胞菌”，实则为“维隆气单胞菌温和生物型”。但需注意的是，当前的一些生化鉴定系统，并未对数据库进行修正[2]。

【词源和翻译】 “*sobria*”，拉丁语阴性形容词，英文词义为“sober, moderate, temperate, continent”，表示“温和的，适度的”，菌名翻译为“温和气单胞菌”。

【临床意义】 温和气单胞菌暂无人类感染，以及对哺乳动物、鱼类和爬行类动物致病的报道[2]。

Aeromonas taiwanensis 台湾气单胞菌

Alperi et al., 2010

【词源和翻译】 “*taiwanensis*”，新拉丁语阴性形容词，源自首次分离该菌的地名中国台湾，菌名翻译为“台湾气单胞菌”。

【临床意义】 台湾气单胞菌是2010年发表的新菌种，最初分离于中国台湾一位烧伤患者的伤口标本中；其存在于环境水中；目前认为其可能是一种人类病原体，有在腹泻患者中分离到该菌的报道，其不在当前生化鉴定系统的数据库范围，且生化表型可能会鉴定为“嗜水气单胞菌”[14,17]。

Aeromonas tecta 隐蔽气单胞菌

Demarta et al., 2010

【词源和翻译】 “*tecta*”，拉丁语阴性形容词，英文词义为“hidden”，表示“隐藏的”，意指其与嗜泉气单胞菌表型相近，进而导致该菌分类不明的隐匿性特点，菌名翻译为“隐蔽气单胞菌”。

【临床意义】 隐蔽气单胞菌从环境水、人的粪便和伤口中分离，临床分离罕见，暂未有对哺乳动物、鱼类和爬行类动物致病的报道。初步认为其可引起人的伤口感染，尽管有从粪便中分离的报道，但在肠道感染中的作用还有待于进一步评估[2,18]。

Aeromonas trota 脆弱气单胞菌

Carnahan et al., 1992

【分类学评述】 该菌种隶属于维隆气单胞菌复合群，目前认为与肠粪气单胞菌是同一菌种，且肠粪气单胞菌具有命名优先权[5]。

【词源和翻译】 “*trota*”，新拉丁语阴性形容词，源自希腊语阴性形容词“*trote*”，英文词义为“vulnerable”，表示“易受攻击的，易受伤害的”，意指该菌对氨苄西林敏感，菌名翻译为“脆弱气单胞菌”。

【临床意义】 见肠粪气单胞菌。

A

Aeromonas veronii complex 维隆气单胞菌复合群

【分类学评述】 维隆气单胞菌复合群不是正式的分类学名称，包括维隆气单胞菌、温和气单胞菌、简达（简氏）气单胞菌、脆弱气单胞菌、舒伯特（舒氏）气单胞菌、多样气单胞菌和鳗鱼气单胞菌等菌种，其主要特征见表4。

Aeromonas veronii 维隆气单胞菌

Hickman-Brenner et al., 1988

【分类学评述】 见维隆气单胞菌复合群。

【词源和翻译】 “*veronii*”，新拉丁语阳性名词属格，源自法国细菌学家 Michel Véron 的名字，由“Véron”拉丁化而来，菌名翻译为“维隆气单胞菌”。

【临床意义】 临床上分为两个生物型，即维隆气单胞菌温和生物型和维隆气单胞菌维隆生物型；其中温和生物型在临床中更为常见，且可引起严重外伤后的伤口感染，以及坏死性筋膜炎[2, 14]。

Aeromonas veronii bv. *sobria* 维隆气单胞菌温和生物型

【分类学评述】 该生物型通常只在临床微生物中使用，且与温和气单胞菌易混淆，但分别属于两个完全不同的菌种。

【临床意义】 维隆气单胞菌温和生物型对哺乳动物、鱼类和爬行动物等有致病性，同时也是人类气单胞菌感染的常见分离菌；可引起人的罕见霍乱样腹泻，伴腹痛（60%）、发热（20%）和恶心（20%）；以及严重外伤后的伤口感染，如大范围的皮肤、软组织感染等，可并发坏死性筋膜炎[2, 14]。

Aeromonas veronii bv. *veronii* 维隆气单胞菌维隆生物型

【分类学评述】 维隆气单胞菌维隆生物型不是正式的分类单元，通常只在临床微生物中使用。

【词源和翻译】 见维隆气单胞菌。

【临床意义】 维隆气单胞菌维隆生物型可引起人的肠道感染，但不如维隆气单胞菌温和生物型常见[2, 14]。

***Aeromonas* 气单胞菌属参考文献**

Aggregatibacter 凝聚杆菌属 Nørskov-Lauritsen and Kilian, 2006

【词源和翻译】 “*Aggregatibacter*”，新拉丁语阳性名词，由“*aggregare*”和“*bacter*”两个词根组成：“*aggregare*”，拉丁语动词，同英文“aggregate”，英文词义为“to come together”；“*bacter*”，新拉丁语阳性名词，英文词义为“bacterial rod”。“*Aggregatibacter*”，英文词义为“rod-shaped bacterium that aggregates with others”，表示“凝聚在一起的杆菌”，意指其属内部分菌种在肉汤培养时可观察到管壁有颗粒黏附和聚集现象，菌名翻译为“凝聚杆菌属”。

一、分类学

凝聚杆菌属隶属于变形菌门（Proteobacteria）、巴斯德菌目（Pasteurellales）、巴斯德菌科（Pasteurellaceae），模式菌种为伴放线凝聚杆菌。

二、属的特征

凝聚杆菌属为兼性厌氧的革兰氏阴性杆菌或球杆菌。菌体无鞭毛，无芽孢。属内部分菌种首次分

A

离时可能需要5%~10%的CO_2气体环境。培养不依赖X因子,对V因子的需求尚不确定。在肉汤中常呈颗粒样生长。在羊或马血琼脂上形成灰白色不溶血菌落。分解葡萄糖、果糖和麦芽糖产酸;不分解阿拉伯糖、纤维二糖、蜜二糖、松三糖、水杨苷和山梨醇;对乳糖、半乳糖、甘露醇、甘露糖、棉子糖、山梨糖、蔗糖、海藻糖和木糖等糖类的分解试验结果可变。硝酸盐还原试验和碱性磷酸酶试验阳性,吲哚、尿素酶、鸟氨酸脱羧酶、赖氨酸脱羧酶和精氨酸双水解酶试验阴性。过氧化物酶试验阴性或弱阳性;触酶试验结果尚不确定[1]。不表达IgA1蛋白酶。基因组DNA G+C含量为42~44 mol%。

三、属的临床意义

凝聚杆菌属是人体口腔和上呼吸道的正常定植菌,且几乎每一个菌种都与感染性心内膜炎相关;除此之外,还可以引起其他的一些临床感染,但不同菌种的临床意义存在差别。例如,伴放线凝聚杆菌与青少年牙周炎密切相关,而嗜沫凝聚杆菌可引起脑脓肿[2]。

四、抗菌药物敏感性和感染用药

凝聚杆菌属的药敏试验推荐采用肉汤稀释法,且可采用CLSI M45中"HACEK菌中凝聚杆菌属(之前的嗜沫嗜血杆菌、副嗜沫嗜血杆菌、惰性嗜血杆菌都划入凝聚杆菌属)、伴放线放线杆菌、心杆菌属、侵蚀艾肯菌和金氏菌属MIC折点解释标准"进行药敏结果判读,但由于该菌对营养要求苛刻,难以常规开展。有资料显示,该菌属细菌通常对头孢菌素类、四环素类和氨基糖苷类抗生素敏感,但氨苄西林耐药性菌株并不罕见。临床分离菌株建议进行β-内酰胺酶检测,且产β-内酰胺酶菌株对氨苄西林耐药;但需要注意的是,一些菌株对氨苄西林耐药可能并非产β-内酰胺酶,而是由其他耐药机制引起。对于产β-内酰胺酶菌株,阿莫西林/β-内酰胺酶复合剂通常有效[3]。

五、属内菌种

Aggregatibacter actinomycetemcomitans 伴放线凝聚杆菌

(Klinger, 1912) Nørskov-Lauritsen and Kilian, 2006

【分类学评述】 该菌种最早在1912年被描述为"*Bacterium acetinomycetumcomitans*",在1929年被描述为伴放线放线杆菌(*Actinobacillus actinomycetemcomitans*)并于1980年被收录到《核准的细菌名称目录》,在1985年被分类为伴放线嗜血杆菌(*Haemophilus actinomycetemcomitans*),在2006年被分类为现在的伴放线凝聚杆菌。

【词源和翻译】 "*actinomycetemcomitans*",新拉丁语分词形容词,由"*aktis-inos*"、"*mukês-êtos*"和"*comitans*"三个词根组成:"*aktis-inos*",希腊语名词,英文词义为"*a ray*";"*mukês-êtos*",希腊语名词,英文词义为"*mushroom or other fungus*";"*comitans*",拉丁语形容词,英文词义为"accompanying"。"*actinomycetemcomitans*",英文词义为"accompanying an actinomycete",表示"伴放线菌的",意指其最初分离于放线菌病患者伤口中且伴随放线菌分离,菌名翻译为"伴放线凝聚杆菌"。

【临床意义】 伴放线凝聚杆菌通常在放线菌(*Actinomycete*)相关病变的硫磺样颗粒中与放线菌共存,这种伴存似乎仅限于以色列放线菌,但其分子基础的联系尚不清楚。伴放线凝聚杆菌是引起牙周病的主要微生物,其他临床感染还包括HACEK心内膜炎、脑脓肿和软组织感染等[1-2]。

Aggregatibacter aphrophilus 嗜沫凝聚杆菌

(Khairat, 1940) Nørskov-Lauritsen and Kilian, 2006

【分类学评述】 该菌种在1940年被描述为嗜沫嗜血杆菌(*Haemophilus aphrophilus*)并于1980年被收录到《核准的细菌名称》,在2006年被分类为现在的嗜沫凝聚杆菌。

【词源和翻译】 "*aphrophilus*",新拉丁语阳性形容词,由"*aphros*"和"*philus-a-um*"两个词根组成:"*aphros*",希腊语名词,英文词义为"*foam*";"*philus-a-um*",新拉丁语形容词,英文词义为"friend"或"loving"。"*aphrophilus*",英文词义为"foam loving",表示"嗜泡沫的",意指其生长需

要 5%～10% 二氧化碳，菌名翻译为"嗜沫凝聚杆菌"。

【临床意义】 嗜沫凝聚杆菌常分离于龈上菌斑和唾液中，但有一小部分龈下健康菌群可引起牙周炎，也可以引起全身性疾病，且感染性心内膜炎和脑脓肿是该菌最常见的感染方式，还可以引起骨和关节感染及椎间盘炎等临床感染[1-2]。

Aggregatibacter segnis **惰性凝聚杆菌**

(Kilian, 1977) Nørskov-Lauritsen and Kilian, 2006

【分类学评述】 该菌种在 1977 年被描述为惰性嗜血杆菌（*Haemophilus segnis*）并于 1980 年被收录到《核准的细菌名称》，在 2006 年被分类为现在的惰性凝聚杆菌。

【词源和翻译】 "*segnis*"，拉丁语阳性形容词，英文词义为"slow, sluggish, inactive"，表示"迟缓的，缓慢的，懒惰的，不活跃的"，意指该菌生长缓慢且生化反应不活泼，菌名翻译为"惰性凝聚杆菌"。

【临床意义】 惰性凝聚杆菌易感染有基础疾病的成年患者，可引起心内膜炎、菌血症和肾盂肾炎等，但由于该菌很难采用表型方法与副流感嗜血杆菌生物型Ⅴ进行区分，其引起的临床感染实际可能被低估[1-2]。

***Aggregatibacter* 凝聚杆菌属参考文献**

Agrobacterium 土壤杆菌属/农杆菌属 Conn, 1942

【词源和翻译】 *Agrobacterium*，新拉丁语中性名词，由"*agro*"和"*bactenum*"两个词根组成："*agro*"，希腊语名词，英文词义为"a filed"；"*bactenum*"，拉丁语中性名词，英文词义为"a small rod"。"*Agrobacterium*"，英文词义为"a samll filed rod"，表示"土壤中的杆状微生物"，意指其存在于田地中且形态为杆状，菌名翻译为"土壤杆菌属"，亦有译为"农杆菌属"。

一、分类学

土壤杆菌属隶属于变形菌门（Proteobacteria）、α-变形菌门（Alphaproteobacteria）、根瘤菌目（Rhizobiales）、根瘤菌科（Rhizobiaceae）。该菌属的模式菌种根瘤土壤杆菌与放射根瘤菌（*Rhizobium radiobacter*）为同一菌种，且放线根瘤菌具有命名优先权。按照国际原核生物命名法的相关原则，原土壤杆菌属的所有菌种全部转移到根瘤菌属（*Rhizobium*）[1]。

二、属的特征

见根瘤菌属。

三、属内菌种

Agrobacterium radiobacter **放射土壤杆菌**

Conn, 1942

【分类学评述】 该菌种在 1902 年被描述为"*Bacillus radiobacter*"，曾被描述的其他同义名还包括"*Bacterium radiobacter*"、"*Rhizobium radiobacter*"、"放射无色杆菌"（*Achromobacter radiobacter*）、"放射产碱杆菌"（*Alcaligenes radiobacter*）和"放射假单胞菌"（*Pseudomonas radiobacter*）。目前，该菌种已被分类为根瘤菌属，见放射根瘤菌。

A

Agrobacterium tumefaciens **根瘤土壤杆菌**

(Smith and Townsend, 1907) Conn, 1942

【分类学评述】 该菌种在 1907 年被描述为“*Bacterium tumefaciens*”,在 1942 年被描述为现在的根瘤土壤杆菌并于 1980 年被收录到《核准的细菌名称目录》。但按《国际原核生物命名法》,根瘤土壤杆菌与放射根瘤菌为同一菌种,且放射根瘤菌在 1902 年即有描述,故具有命名优先权,而“根瘤土壤杆菌”的名字已被废除[2]。

【词源和翻译】 “*tumefaciens*”,拉丁语分词形容词,由拉丁语动词“tumefacio”派生而来,英文词义为“causing to swell, tumor producing”,表示“肿大的,膨起的,肿瘤发生的”,意指该菌存在于植物根际土壤并有助于植物固氮和形成根瘤,菌名翻译为“根瘤土壤杆菌”。

***Agrobacterium* 土壤杆菌属/农杆菌属参考文献**

Alcaligenaceae 产碱杆菌科 de Ley et al., 1986

【词源和翻译】 “Alcaligenaceae”,新拉丁语阴性复数名词,由模式菌属“产碱杆菌属”(*Alcaligenes*)与科名尾缀“-aceae”组成,科名翻译为“产碱杆菌科”。

一、分类学

产碱杆菌科隶属于变形菌门(Proteobacteria)、β-变形菌纲(Betaproteobacteria)、伯克霍尔德菌目(Burkholderiales)。该科共有 9 个菌属:无色杆菌属(*Achromobacter*)、产碱杆菌属(*Alcaligenes*)、鲍特菌属(*Bordetella*)、德克斯菌属(*Derxia*)、寡源菌属(*Oligella*)、居鸽菌属(*Pelistega*)、噬染料菌属(*Pigmentiphaga*)、副萨特菌(*Sutterella*)和泰勒菌属(*Taylorella*)。

二、科的特征

产碱杆菌科为杆菌或球杆菌,大小为(0.2~1.0) μm×(0.5~2.6) μm,单个或成对,少量呈链状,革兰氏阴性,没有休眠期,靠周鞭毛运动或无动力(副百日咳杆菌和百日咳杆菌)。需氧,具有严格的氧呼吸代谢类型作为终端电子受体。有些菌株可使用硝酸盐或亚硝酸盐作为替代电子受体,可以在厌氧环境中生长。最佳生长温度是 30~37 ℃。菌落通常无色素。大多数菌种氧化酶和触酶阳性。在石蕊牛奶中呈碱性反应。不液化明胶。化能有机营养。大多数菌种利用各种有机酸和氨基酸作为碳源。通常不利用碳水化合物。一些菌株产酸生成 *D*-葡萄糖和 *D*-木糖,并利用这些碳水化合物作为碳源。有些菌种需要烟酰胺、有机硫(如半胱氨酸)和有机氮(氨基酸)。支气管败血鲍特菌可在呼吸道上皮的纤毛繁衍,是温血动物的病原菌。基因组 DNA G+C 含量为 56~70 mol%[1]。

Alcaligenaceae 产碱杆菌科参考文献

Alcaligenes 产碱杆菌属 Castellani and Chalmers, 1919

【词源和翻译】 “*Alcaligenes*”,新拉丁语阳性名词,由“*alcali*”和“*-genes*”两个词根组成:“*alcali*”,法语阳性名词,英文词义为“alcai”;“*-genes*”,希腊语后缀,英文词义为“producing”。“*Alcaligenes*”,英文词义为“alkali-producing (bacteria)”,表示“产碱的细菌”,意指该菌种在葡萄糖氧化发酵培养基中产碱的特点,菌名翻译为“产碱杆菌属”。

一、分类学

产碱杆菌属隶属于变形菌门(Proteobacteria)、β-变形菌纲(Betaproteobacteria)、伯克霍尔德菌目(Burkholderiales)、产碱杆菌科(Alcaligenaceae),模式菌种为粪产碱杆菌。

二、属的特征

产碱杆菌属通常认为是一种在需氧条件下生长的革兰氏阴性菌。菌体呈杆状、球状或球杆状,大小为(0.5~1.2) μm×(0.5~2.6) μm,常单个存在。具有周鞭毛,有动力,以1~8根(偶尔可达12根)周鞭毛运动,尚未确定是否存在休眠期。化能异养型,呼吸代谢,从不发酵,分子氧是终末电子受体。专性好氧,但在硝酸盐或亚硝酸盐的环境中有些菌株可以硝酸盐或亚硝酸盐作为代换的电子受体进行厌氧呼吸。氧化酶阳性,绝大多数菌(海藻产碱菌除外)对氮源要求简单,多数在以氨或硝酸盐作为唯一氮源培养基中生长为浊度很高的生长物,有些菌株则需要有机氮化合物,不固定气态氮。最适生长温度为20~37 ℃,适宜生长pH为7.0。基因组DNA G+C含量为57.9~70.0 mol%[1]。

三、属的临床意义

产碱杆菌存在于自然界的水和泥土中,有从人的大便、尿液、皮肤、脓液、腹膜液、血液和脑脊液等各种临床标本中分离的报道[2]。

四、抗菌药物敏感性和感染用药

产碱杆菌是一种非苛养的革兰氏阴性杆菌,可参考CLSI M100中“其他非肠杆菌目细菌MIC折点解释标准”进行药敏结果判读[3]。有资料显示,大部分粪产碱杆菌对阿莫西林、替卡西林、氨曲南、卡那霉素、庆大霉素和萘啶酸耐药,而对阿莫西林/克拉维酸或替卡西林/克拉维酸、各种头孢菌素和环丙沙星敏感,供参考[2]。

五、属内菌种

Alcaligenes aquatilis 水生产碱杆菌

van Trappen et al., 2005

【词源和翻译】 “*aquatilis*”,拉丁语阳性形容词,英文词义为“aquatic”,表示“生活、生长,或被发现于水中,或在水附近,水生的、水栖的”,意指其最初分离于水中,菌名翻译为“水生产碱杆菌”。

【临床意义】 水生产碱杆菌分离于德国威悉河(Weser)河口及美国的一个盐碱沼泽的淤泥中,暂无人类标本的分离报道。

Alcaligenes denitrificans 脱硝化产碱杆菌

(ex Leifson and Hugh, 1954) Rüger and Tan, 1983

【分类学评述】 该菌种在1954年被描述为木糖氧化产碱杆菌脱硝化亚种(*Alcaligenes xylosoxidans* subsp. *denitrificans*),现已分类为无色杆菌属(*Achromobacter*),见反硝化(脱硝化)无色杆菌(*Achromobacter denitrificans*)。

Alcaligenes faecalis 粪产碱杆菌

Castellani and Chalmers, 1919

A

【分类学评述】 该菌种目前包括3个亚种,即粪产碱杆菌粪亚种、粪产碱杆菌副粪亚种和粪产碱杆菌酚亚种。

【词源和翻译】 "*faecalis*",新拉丁语阳性形容词,由"*faex faecis*"和"*-alis*"两个词根组成:"*faex*",拉丁语名词,英文词义为"dregs, faeces";"*-alis*",拉丁语后缀,英文词义为"pertaining to"。"*faecalis*",英文词义为"pertaining to faeces, fecal",表示"与粪便有关的,粪便的",意指该菌最初分离于粪便标本,菌名翻译为"粪产碱杆菌"。

【临床意义】 粪产碱杆菌目前包括3个亚种,粪产碱杆菌粪亚种可分离于人的临床标本且与感染相关,而粪产碱杆菌副粪亚种和粪产碱杆菌酚亚种目前仅分离于环境中,且只有一个单一的模式菌株。

Alcaligenes faecalis subsp. *faecalis* 粪产碱杆菌粪亚种

(Castellani and Chalmers, 1919) Austin et al., 1981

【词源和翻译】 见粪产碱杆菌。

【种的特征】 革兰氏阴性非发酵菌,最适宜生长温度为25~37 ℃,部分菌株于42 ℃条件下能生长,最适宜的pH约为7。营养要求不高,普通培养基上生长良好,麦康凯和沙门菌-志贺菌(*Salmonella-Shigella*, SS)平板可生长。在营养琼脂上,菌落为无色至灰白色、半透明至不透明、扁平至低凸、边缘整齐、平滑(有时钝或粗糙)。大多数菌株形成一个薄的、蔓延的不规则边缘菌落。部分菌株在血平板可褪色为草绿色,并产生特征性的水果香味,曾被命名为"芳香产碱杆菌草绿色变种"(*Alcaligenes odorans* var. *viridans*)。氧化酶阳性,不分解任何糖类,葡萄糖氧化发酵培养基中产碱,能利用柠檬酸盐,部分菌株能还原硝酸盐。

【临床意义】 粪产碱杆菌粪亚种存在于自然界泥土、水和人的粪便中,以及医院环境的未灭菌蒸馏水和氯己定溶液中,是一种机会致病菌,主要在外科手术或者肿瘤治疗后引起菌血症、眼部感染、胰腺脓肿、骨折后感染等,有从尿液、耳分泌物和囊性纤维化患者痰液中分离的散发报道,以及皮肤和软组织感染的罕见报道[4-5]。

Alcaligenes faecalis subsp. *parafaecalis* 粪产碱杆菌副粪亚种

Schroll et al., 2001

【词源和翻译】 "*parafaecalis*",新拉丁语阳性形容词,由"*para*"和"*faecalis*"两个词根组成:"*para*",希腊语介词,英文词义为"para, beside, alongside of, near, lik";"*faecalis*",新拉丁语形容词,英文词义为"specific epithet"。"*parafaecalis*",英文词义为"intended to mean alongside of the species *Alcaligenes faecalis*",表示"与粪产碱杆菌亚种相近的",意指该菌接近于粪产碱杆菌,菌名翻译为"粪产碱杆菌副粪亚种"。

【临床意义】 粪产碱杆菌副粪亚种分离于环境中,暂无人类标本的分离报道。

Alcaligenes faecalis subsp. *phenolicus* 粪产碱杆菌酚亚种

Rehfuss and Urban, 2006

【词源和翻译】 "*phenolicus*",新拉丁语阳性形容词,由"*phenol*"和"*-icus-a-um*"两个词根组成:"*phenol*",新拉丁语名词,英文词义为"common name for industrial solvent hydroxybenzene";"*-icus-a-um*",拉丁语后缀,英文词义为"used in adjectives with the sense of belonging to"。"*phenolicus*",英文词义为"pertaining to phenol",表示"与酚有关的",意指该菌可降解苯酚的特点,菌名翻译为"粪产碱杆菌酚亚种"。

【临床意义】 粪产碱杆菌酚亚种分离于环境中,暂无人类标本的分离报道。

Alcaligenes odorans 芳香产碱菌

Malek and Kazdova-Koziskova, 1946

【分类学评述】 该菌种已被分类为粪产碱杆菌,见粪产碱杆菌粪亚种。

Alcaligenes piechaudii 皮乔特(皮氏)产碱杆菌

Kiredjian et al., 1986

【分类学评述】 该菌种已被分类为无色杆菌属,见皮乔特(皮氏)无色杆菌(*Achromobacter piechaudii*)。

Alcaligenes ruhlandii 鲁兰产碱杆菌

(Packer and Vishniac, 1955) Aragno and Schlegel, 1977

【分类学评述】 该菌种曾被描述为"鲁兰氢单胞

菌”(*Hydrogenomonas ruhlandii*)和“鲁兰假单胞菌”(*Pseudomonas ruhlandii*),目前已被重新分类为无色杆菌属,见鲁兰无色杆菌(*Achromobacter ruhlandii*)。

Alcaligenes xylosoxidans **木糖氧化产碱杆菌**
(Yabuuchi and Yano, 1981) Kiredjian et al., 1986
【分类学评述】 该菌种已被重新分类为无色杆菌属,见木糖氧化无色杆菌(*Achromobacter xylosoxidans*)。

Alcaligenes **产碱杆菌属参考文献**

Aliivibrio 另弧菌属/别弧菌属 Urbanczyk et al., 2007

【词源和翻译】 “*Aliivibrio*”,新拉丁语阳性名词,由“*alius*”和“*Vibrio*”两个词根组成:“*alius*”,拉丁语形容词,英文词义为“other, another, different”;“*Vibrio*”,新拉丁语阳性名词,即弧菌属。“*Aliivibrio*”,英文词义为“the other *Vibrio*”,表示“另一种弧菌属”,意指该菌种与弧菌属的亲缘关系密切,菌名翻译为“另弧菌属”,亦译为“别弧菌属”。

一、分类学

另弧菌属隶属于变形菌门(Proteobacteria)、γ-变形菌纲(Gammaproteobacteria)、弧菌目(Vibrionale)、弧菌科(Vibrionaceae),模式菌种为费舍尔(费氏)另弧菌。

二、属的特征

另弧菌属呈革兰氏阴性,具有一个或多个鞘鞭毛,氧化酶阳性,可发酵葡萄糖并可以将葡萄糖作为唯一碳源,符合弧菌科特征。有些菌株可发光。对弧菌 O/129 敏感(10 μg)。在含 1% NaCl 培养基上生长,但在含 10% NaCl 培养基上不生长。鸟氨酸脱羧酶阴性、明胶液化试验阴性、VP 试验阴性。基因组 DNA G+C 含量为 38~42 mol%[1]。

三、属的临床意义

另弧菌属存在于海洋环境中,通常与动物有关,其中一些菌种是海洋动物的共生生物或病原体,可能是一种与人类疾病相关的潜在病原菌,但暂无该菌的临床感染报道[1-4]。

四、抗菌药物敏感性和感染用药

另弧菌隶属于弧菌科,且弧菌属在系统发育上的亲缘关系密且之前曾分类为弧菌属,故理论上可参考 CLSI M45 中“弧菌属(包括霍乱弧菌)抑菌圈直径及 MIC 折点解释标准”进行药敏判读,故亦缺乏其感染用药的相关描述[2]。

五、属内菌种

Aliivibrio fischeri **费舍尔(费氏)另弧菌**
(Beijerinck, 1889) Urbanczyk et al., 2007
【分类学评述】 该菌种在 1889 年即有描述并于 1980 年被收录到《核准的细菌名称目录》,基名

A

为费舍尔(费氏)弧菌(*Vibrio fischeri*);但需要指出的是,该菌种还被描述为费舍尔(费氏)发光杆菌(*Photobacterium fischeri*),且也在1980年被收录到《核准的细菌名称目录》;在2007年,该菌种被分类为现在的费舍尔(费氏)另弧菌。该菌种被描述的其他同义名还包括"*Einheimischer Leuchtbacillus*"、"费舍尔(费氏)弧菌"(*Bacillus fischeri*)、"*Bacillus phosphorescens indigenus*"、"*Bacterium phosphorescens indigenus*"、"*Microspira marina*"、"*Microspira fischeri*"、"*Vibrio marinus*"、"费舍尔(费氏)无色杆菌"(*Achromobacter fischeri*)和"*Vibrio noctiluca*"等。

【词源和翻译】 "*fischeri*",新拉丁语名词属格,源于一名研究发光细菌学者"Bernhard Fischer"的名字,由"Fischer"拉丁化而来,菌名翻译为"费舍尔另弧菌",亦简译为"费氏另弧菌"。

【临床意义】 费舍尔(费氏)另弧菌广泛存在于世界上几乎所有的海洋中,但浮游菌的数量都很少(几乎无法探测到)。其在海洋生物体内的浓度较高,可与某些深海生物在光体(特殊的光器官)内共生,或作为海洋动物正常肠道微生物的一部分,偶尔对海洋生物有致病作用,目前未发现与人类疾病的相关性[1]。

Aliivibrio salmonicida 杀鲑鱼另弧菌

(Egidius et al., 1986) Urbanczyk et al., 2007

【分类学评述】 该菌种在1986年被分类为弧菌属,在2007年被分类为现在的杀鲑鱼另弧菌。

【词源和翻译】 "*salmonicida*",新拉丁语名词,由"*salmo-onis*"和"*-cida*"两个词根组成:"*salmo-onis*",拉丁语名词,英文词义为"salmon";"*-cida*",拉丁语后缀,英文词义为"murderer, killer"。"*salmonicida*",英文词义为"salmon killer",表示"杀鲑鱼的",因可以引起鲑鱼的死亡而得名,菌名翻译为"杀鲑鱼另弧菌"。

【临床意义】 杀鲑鱼另弧菌是冷水弧菌病(cold-water vibriosis)的病原体,可引起鲑鱼的败血症。有研究发现,该菌具有与弧菌相类似的毒力基因,故可能是一种潜在的人类病原菌,但目前暂无人类感染的报道[1]。

***Aliivibrio* 另弧菌属/别弧菌属参考文献**

Alishewanella 别样希瓦菌属 Fonnesbech Vogel et al.,2000

【词源和翻译】 "*Alishewanella*",新拉丁语阴性名词,由词根"*alius*"和菌名"*Shewanella*"组成:"*alius*",拉丁语形容词,英文词义为"other, another, different";"*Shewanella*",即"希瓦菌属"。"*Alishewanella*",英文词义为"the other *Shewanella*",表示"另一种希瓦菌",意指该菌与希瓦菌属的亲缘关系密切,菌名翻译为"别样希瓦菌属"。

一、分类学

别样希瓦菌属隶属于变形菌门(Proteobacteria)、γ-变形菌纲(Gammaproteobacteria)、交替单胞菌目(Alteromonadales)、交替单胞菌科(Alteromonadaceae),模式菌种为胎儿别样希瓦菌。

二、属的特征

别样希瓦菌属是兼性厌氧的革兰氏阴性杆菌。可利用O_2、硝酸盐、硫代硫酸钠和氧化三甲胺作为电

A

子受体。氧化酶阳性，触酶阳性，生长时需要 NaCl。可水解七叶苷，液化明胶，但不产生吲哚，不还原硫化氢。精氨酸双水解酶阴性、β-半乳糖苷酶和脲酶等阴性。基因组 DNA G+C 含量为 51 mol%[1]。

三、属的临床意义

别样希瓦菌属可分离于人的胎儿尸检标本，也可分离于海滩沉积物、传统发酵食物、染料污染的土壤、采矿场土壤、垃圾污染的土壤，暂无人致病相关报道[2-4]。

四、抗菌药物敏感性和感染用药

别样希瓦菌属是一种非苛养的革兰氏阴性非发酵菌，理论上可参照 CLSI M100 中“其他非肠杆菌目细菌 MIC 折点解释标准”进行药敏结果判读[5]。

五、属内菌种

Alishewanella fetalis 胎儿别样希瓦菌

Fonnesbech Vogel et al., 2000

【词源和翻译】 “*fetalis*”，新拉丁语阴性形容词，由“*fetus-us*”和“*-alis*”两个词根组成：“*fetus-us*,”，拉丁语名词，英文词义为“young, off spring”；“*-alis*”，拉丁语阴性后缀，英文词义为“pertaining to”。“*fetalis*”，英文词义为“pertaining to the fetus”，表示“与胎儿有关的”，意指该菌最初分离于新生胎儿，菌名翻译为“胎儿别样希瓦菌”。

【临床意义】 胎儿别样希瓦菌分离于尸检的胎儿中，但与人类感染的相关性还不明确[1]。

Alishewanella 别样希瓦菌属参考文献

Alistipes 另枝菌属 Rautio et al., 2003

【词源和翻译】 “*Alistipes*”，新拉丁语阳性名词，由“*alius*”和“*stipes*”两个词根组成：“*alius*”，拉丁语形容词，英文词义为“other”；“*stipes*”，拉丁语阳性名词，英文词义为“a log, stock, post, trunk of a tree, stick”。“*Alistipes*”，英文词义为“the other stick”，表示“另一根树枝”，菌名翻译为“另枝菌属”。

一、分类学

另枝菌属隶属于拟杆菌门（Bacteroidetes）、γ-变形菌纲（Gammaproteobacteria）、拟杆菌目（Bacteroidales）、理研菌科（Rikenellaceae），模式菌种为腐败另枝菌。

二、属的特征

另枝菌属通常被认为是一种严格厌氧的革兰氏阴性直或微曲形杆菌，大小为（0.2～0.9）μm×（0.5～4）μm，两端钝圆，可膨出但不形成芽孢，常单个或成对出现，有时可呈链状，无动力（肥胖另枝菌除外）。明胶液化阳性，吲哚试验、硝酸盐还原试验、精氨酸和尿素水解试验均呈阴性，可利用葡萄糖产酸。最适

A

生长温度为 37 ℃,固体较液体培养基更适宜生长,吐温可刺激其生长,若产色素可伴有 β-溶血或轻微β-溶血的发生。该菌在含 5%羊血、1 μg/mL 维生素 K_1、5 μg/mL 血红素的布鲁培养基上经过 4 d 厌氧培养可形成直径约为 1 mm 大小的、灰色凸起的不透明或半透明的针尖样菌落,至 10 d 可产生少量色素,较兔血培养基晚 4~5 d,即产色素稍晚,该菌培养 2~3 d 后注入 20%的无菌脱脂牛奶中可于−70 ℃冻存。细胞脂肪酸含量主要为 $C_{15:0}$。基因组 DNA G+C 含量为 55~58 mol%[1]。

三、属的临床意义

另枝菌属细菌主要存在于人或动物消化道中,可在人的脓肿标本和血液标本中分离[2]。

四、抗菌药物敏感性和感染用药

琼脂稀释法是厌氧菌药敏试验的金标准方法,但难以常规开展。从现在的药敏资料来看,另枝菌属对万古霉素、卡那霉素和黏杆菌素耐药。除肥胖另枝菌外,属内大多细菌同其他厌氧菌一样,对甲硝唑敏感,而对青霉素类药物的敏感性则取决于是否产生 β-内酰胺酶[2]。

五、属内菌种

Alistipes finegoldii 芬戈尔德另枝菌

Rautio et al., 2003

【词源和翻译】 “*finegoldii*”,新拉丁语阳性名词属格,源自悉尼临床医生 Finegold 的名字,由“Finegold”拉丁化而来,菌名翻译为“芬戈尔德另枝菌”。

【临床意义】 芬戈尔德另枝菌最初分离于人的粪便和阑尾炎的组织标本中,有从结肠癌患者血液中分离的报道[3]。

Alistipes indistinctus 难辨另枝菌

Nagai et al., 2010

【词源和翻译】 “*indistinctus*”,拉丁语阳性形容词,英文词义为“not properly distinguished or indistinct”,表示“难以区分或难以分辨的”,意指其与亲缘关系相近种生化反应不特异进而难以区分,菌名翻译为“难辨另枝菌”。

【临床意义】 难辨另枝菌分离于人的粪便标本中,可能是人体肠道中的正常菌群[4]。

Alistipes obesi 肥胖另枝菌

Hugon et al., 2013

【分类学评述】 该菌种是 2013 年提出的新菌种,暂未获得国际原核生物系统学委员会的认可。

【词源和翻译】 “*obesi*”,拉丁语阳性形容词,英文词义为“of an obese”,表示“肥胖的”,意指该菌分离自法国一位病态肥胖患者的粪便中,菌名翻译为“肥胖另枝菌”。

【临床意义】 肥胖另枝菌,目前仅报道过一株细菌,分离于人的粪便标本中[5]。

Alistipes onderdonkii 翁德顿另枝菌

Song et al., 2006

【词源和翻译】 “*onderdonkii*”,新拉丁语阳性名词属格,源自美国微生物学家 Andrew B. Onderdonk 的名字,由“Onderdonk”拉丁化而来,以纪念其对肠道菌群和厌氧菌所做出的巨大贡献,菌名翻译为“翁德顿另枝菌”。

【临床意义】 翁德顿另枝菌有分离于人的粪便和阑尾炎的组织标本中,以及腹膜脓肿和尿液中[6]。

Alistipes putredinis 腐败另枝菌

(Weinberg et al., 1937) Rautio et al., 2003

【分类学评述】 该菌种在 1937 年被描述为腐败拟杆菌(*Bacteroides putredinis*)并于 1980 年被收录到《核准的细菌名称目录》,在 2003 年被重新分类为现在的腐败另枝菌,被描述的其他同义名还包括“*Bacillus putredinis*”、“*Ristella putredinis*”和“*Pseudobacterium putredinis*”等。

【词源和翻译】 “*putredinis*”,拉丁语名词属格,源自拉丁语名词“*putredo-inis*”,英文词义为“of putridity”,表示“腐败的”,菌名翻译为“腐败另枝菌”。

【临床意义】 腐败另枝菌可能是人体肠道和口腔中的正常菌群,分离于人的粪便、阑尾炎的组织、腹部和肛周脓肿,以及人的口腔中[2]。

Alistipes senegalensis 塞内加尔另枝菌

Mishra et al., 2012

A

【分类学评述】 该菌种是2012年提出的新菌种，暂未获得国际原核生物系统学委员会的认可。

【词源和翻译】 "*senegalensis*"，拉丁语阳性名词属格，源自非洲西部国家塞内加尔(Senegal)的名字，由"Senegal"拉丁化而来，意指该菌最初分离于塞内加尔，菌名翻译为"塞内加尔另枝菌"。

【临床意义】 塞内加尔另枝菌目前仅报道过一株细菌，分离于人的粪便标本中[7]。

Alistipes shahii 沙阿另枝菌

Song et al., 2006

【词源和翻译】 "*shahii*"，新拉丁语阳性名词属格，源自英国科学家 Haroun N. Shah 的名字，由"Shah"拉丁化而来，以纪念其对厌氧菌所做出的巨大贡献，菌名翻译为"沙阿另枝菌"。

【临床意义】 沙阿另枝菌分离于人的粪便、阑尾炎的组织标本和腹腔液中[2]。

Alistipes timonensis 蒂莫另枝菌

Lagier et al., 2014

【分类学评述】 该菌种是2012年提出的新菌种，暂未获得国际原核生物系统学委员会的认可。

【词源和翻译】 "*timonensis*"，拉丁语阳性名词属格，源自首次分离该菌的地名，法国马赛市蒂莫(Timone)医院，由"Timone"拉丁化而来，菌名翻译为"蒂莫另枝菌"。

【临床意义】 蒂莫另枝菌目前仅报道过一株细菌，分离于人的粪便标本中[8]。

Alistipes 另枝菌属参考文献

Allofrancisella 另弗朗西斯菌属 Qu et al., 2016

【词源和翻译】 "*Allofrancisella*"，新拉丁语阴性名词，由"*allos*"和"*francisella*"两个词根组成："*allos*"，希腊语阳性前缀，英文词义为"another"；"*francisella*"，新拉丁语阴性名词，为一已有的细菌属名，即弗朗西斯菌属(*Francisella*)。"*Allofrancisella*"，意指在系统发育上与弗朗西斯菌属亲缘关系相近的菌属，菌名翻译为"另弗朗西斯菌属"。

一、分类学

另弗朗西斯菌属隶属于变形菌门(Proteobacteria)、γ-变形菌纲(Gammaproteobacteria)、硫发菌目(Thiotrichales)、弗朗西斯科(Francisellaceae)，模式菌种为意外另弗朗西斯菌[1]。

二、属的特征

另弗朗西斯菌为革兰氏阴性菌，但染色时菌体着色较淡，菌体呈短杆状或球形，也可出现多形性杆状。菌体无芽孢、无鞭毛、无动力。严格需氧。半胱氨酸(或胱氨酸)可促进其生长，但不是生长所必需。在巧克力平板上生长比血平板上生长更好。脲酶阴性，可与布鲁菌相鉴别。触酶弱阳性。不还原硝酸盐。在系统发育上与弗朗西斯菌属接近，且表型特征亦难以区别，鉴定需要依赖基因测序方法[1-2]。

三、属的临床意义

该菌属与弗朗西斯菌属亲缘关系接近，可能对人和动物有致病性，但目前已报道的菌种和分离株均为集中空调系统的无毒株[1-4]，暂无人类感染的报道。

A

四、抗菌药物敏感性和感染用药

另弗朗西斯菌属在系统发育亲缘关系与弗朗西斯菌属相近，理论上可参考弗朗西斯菌属的药敏试验方法和 CLSI M45 中"潜在生物恐怖菌 MIC 折点解释标准"进行药敏结果判读[5]。从现在的试验资料来看，另弗朗西斯菌属具有与弗朗西斯菌属相类似的耐药表型，如β-内酰胺酶阳性，且对氨基糖苷类、四环素类和氟喹诺酮类等抗菌药物全部敏感[1-2]。

五、属内菌种

***Allofrancisella frigidaquae* 冷却水另弗朗西斯菌**

Qu et al., 2016

【词源和翻译】 "*frigidaquae*"，新拉丁语名词属格，由"*frigidus*"和"*aqua*"两个词根组成："*frigidus*"，拉丁语阳性形容词，英文词义为"cold"；"*aqua*"，拉丁语阴性名词，英文词义为"water"。"*frigidaquae*"，英文词义为"from/of cold water"，意指分离于集中空调冷却水中，菌名翻译为"冷却水另弗朗西斯菌"。

【临床意义】 冷却水另弗朗西斯菌分离于空调系统冷却水中[1-2]，暂无人类感染的报道。

***Allofrancisella guangzhouensis* 广州另弗朗西斯菌**

(Qu et al., 2013) Qu et al., 2016

【分类学评述】 该菌种在2013年被分类为广州弗朗西斯菌(*Francisella guangzhouensis*)，在2016年被分类为现在的广州另弗朗西斯菌。

【词源和翻译】 "*guangzhouensis*"，新拉丁语阴性形容词，源自模式菌株的分离地中国广东省广州市，菌名翻译为"广州另弗朗西斯菌"。

【临床意义】 广州另弗朗西斯菌分离于广州某空调系统中[1]，暂无人类感染的报道。

***Allofrancisella inopinata* 意外另弗朗西斯菌**

Qu et al., 2016

【词源和翻译】 "*inopinata*"，拉丁语阴性形容词，英文词义为"unexpected"，表示"意外的"，意指其在集中空调系统军团菌监测中意外分离，菌名翻译为"意外另弗朗西斯菌"。

【临床意义】 意外另弗朗西斯菌分离于广州某空调系统中[1-2]，暂无人类感染的报道。

***Allofrancisella* 另弗朗西斯菌属参考文献**

Alloiococcus 差异球菌属 Aguirre and Collins, 1992

【词源和翻译】 "*Alloiococcus*"，新拉丁语阳性名词，由"*alloios*"和"*coccus*"两个词根组成："*alloios*"，希腊语形容词，英文词义为"different"；"*coccus*"，新拉丁语阳性名词，英文词义为"coccus"。"*Alloiococcus*"，英文词义为"different coccus"，表示"有差异的球菌"，意指该菌在系统发育上不同于其他革兰氏阳性球菌，如葡萄球菌、肠球菌、链球菌和微球菌等，菌名翻译为"差异球菌属"。

一、分类学

差异球菌属隶属于厚壁菌门(Bacteroidetes)、芽孢杆菌纲(Bacilli)或厚壁菌纲(Firmibacteria)、乳酸杆菌目(Lactobacillales)、肉杆菌科(Carnobacteriaceae),模式菌种为耳炎差异球菌(目前属内唯一菌种)[1-2]。

二、属的特征

差异球菌属细菌呈卵圆形,在不规则平面上分裂,成双或四个成团排列,革兰氏染色阳性,无动力,营养要求高,在6.5% NaCl 培养液中缓慢生长,且在10% NaCl 培养液中不生长,适宜生长温度为10~45 ℃,触酶阳性,氧化酶阴性,不分解葡萄糖和碳水化合物产酸,吡咯烷酮芳基酰胺酶和亮氨酸氨肽酶阳性,对万古霉素敏感。基因组 DNA G+C 含量为44~45 mol%[1-2]。

三、属内菌种

Alloiococcus otitidis 耳炎差异球菌

Aguirre and Collins, 1992

【分类学评述】 该菌种最初的菌名拼写为"*Alloiococcus otitis*",后根据命名法修订为"*Alloiococcus otitidis*"。

【词源和翻译】 "*otitidis*",新拉丁语名词属格,英文词义为"of ear inflammation",表示"与耳炎症有关的",意指该菌可能与耳炎有关,菌名翻译为"耳炎差异球菌"。

【临床意义】 耳炎差异球菌最初从人的中耳炎标本中分离,可能与慢性中耳炎及中耳积液有关,尽管也有从血液标本中分离出的报道,但临床意义还有待于进一步评价。另外需要指出的是,该菌种虽然经常在中耳炎患者中检出,但可能只是中耳腔中的正常菌群之一,或仅是导致多微生物环境中中耳炎的一个因素[1-2]。

【抗菌药物敏感性和感染用药】 有资料显示,耳炎差异球菌β-内酰胺酶阴性,对复方磺胺甲噁唑耐药,且除单一菌株外均对红霉素耐药,对青霉素和氨苄西林敏感或中度耐药(范围为0.06~0.5 mg/mL)[3],供参考。

Alloiococcus 差异球菌属参考文献

Alloprevotella 拟普雷沃菌属 Downes et al., 2013

【词源和翻译】 "*Alloprevotella*",新拉丁语阴性名词,由"*allos*"和"*Prevotella*"两个词根组成:"*allos*",希腊语形容词,英文词义为"different";"*Prevotella*",新拉丁语阴性名词,即普雷沃菌属。"*Alloprevotella*",表示"与普雷沃菌属亲缘关系相近但又存在差异的微生物",菌名翻译为"拟普雷沃菌属"。

一、分类学

拟普雷沃菌属隶属于拟杆菌门(Bacteroidetes)、拟杆菌纲(Bacteroidia)、拟杆菌目(Bacteroidales)、普雷沃菌科(Prevotellaceae),模式菌种为坦纳拟普雷沃菌[1]。

二、属的特征

拟普雷沃菌属为一种严格厌氧革兰氏阴性杆菌,无动力,糖酵解作用较弱,终产物可产生甲酸、琥珀酸。明胶液化阳性,精氨酸、尿素酶阴性,硝酸盐还原试验阴性,20%胆汁可抑制其生长。坦纳拟普雷沃菌可产生硫化氢和色素，灰色拟普雷沃菌不产生硫化氢和色素。细胞脂肪酸组成主要有 $C_{15:0}$、$C_{16:0}$ 和 $C_{17:0}$ 3-OH，基因组 DNA G+C 含量为 45~47 mol%[1]。

三、属的临床意义

拟普雷沃菌分离自人的口腔或龋齿中，可能与口腔和牙周疾病有关[1-2]。

四、抗菌药物敏感性和感染用药

拟普雷沃菌是一种厌氧革兰氏阴性杆菌，从其厌氧特性和与普雷沃菌的亲缘关系来看，碳青霉烯、β-内酰胺/β-内酰胺酶抑制剂复合药、氯霉素和甲硝唑是最有用的抗菌药物，而大多数头孢菌素、克林霉素和大多数喹诺酮的抗菌活性较低，供参考[2]。

五、属内菌种

***Alloprevotella rava* 灰色拟普雷沃菌**

Downes et al., 2013

【词源和翻译】 "*rava*"，拉丁语阴性形容词，英文词义为"grey"，表示"灰色的"，意指其在血平板生长为灰色的，菌名翻译为"灰色拟普雷沃菌"。

【临床意义】 灰色拟普雷沃菌分离于人类和鼠类的口腔标本，与人口腔和牙周感染有关[2]。

***Alloprevotella tannerae* 坦纳拟普雷沃菌**

(Moore et al., 1994) Downes et al., 2013

【分类学评述】 该菌种在 1994 年被描述为坦纳普雷沃菌(*Prevotella tannerae*)，在 2013 年被描述为现在的坦纳拟普雷沃菌。

【词源和翻译】 "*tannerae*"，新拉丁语阴性名词属格，源自美国微生物学家 Tanner 的名字，由"Tanner"拉丁化而来，菌名翻译为"坦纳拟普雷沃菌"。

【临床意义】 坦纳拟普雷沃菌最初分离于人类的口腔标本，目前认为是牙龈缝隙的定植菌，经常能在高度龋损伤组织中检出，目前认为其与人口腔和牙周感染有关[2-3]。

***Alloprevotella* 拟普雷沃菌属参考文献**

Alloscardovia 异斯卡多维菌属 Huys et al., 2007

【词源和翻译】 "*Alloscardovia*"，新拉丁语阴性名词，由词根"*allos*"和菌名"*Scardovia*"组成："*allos*"，希腊语形容词，英文词义为"different"；"*Scardovia*"，新拉丁语阴性名词，即斯卡多维菌属。"*Alloscardovia*"，表示"与斯卡多维菌属亲缘关系相近但又存在差异的微生物"，菌名翻译为"异斯卡多维菌属"。

一、分类学

异斯卡多维菌属隶属于放线菌门(Actinobacteria)、放线菌纲(Actinobacteria)、双歧杆菌目(Bifidobacteriales)、双歧杆菌科(Bifidobacteriaceae)，模式菌种广栖异斯卡多维菌为属内唯一菌种[1]。

二、属的特征

异斯卡多维菌属是一种严格厌氧或微需氧性革兰氏阳性不规则的短杆状放线菌，触酶、氧化酶均呈阴性，无动力，无芽孢。该菌在厌氧和微需氧条件下均可生长。使用改良哥伦比亚血培养，在 37 ℃厌氧条件下培养 24 h，该菌生长良好。相反在有氧环境下生长缓慢，在 mMRS 培养基上经 72 h 培养后才可见针尖样大小菌落。基因组 DNA G+C 含量为 47.3～48.3 mol%[1]。

三、属内菌种

Alloscardovia omnicolens 广栖异斯卡多维菌

Huys et al., 2007

【词源和翻译】 "*omnicolens*"，新拉丁阳性/阴性语形容词，由"*omnis*"和"*colens*"两个词根组成："*omnis*"，拉丁语形容词，英文词义为"every"；"*colens*"，拉丁语形容词，英文词义为"dwelling"。"*omnicolens*"，英文词义为"dwelling everywhere in the human body"，表示"广泛栖于人体的"，意指该菌可分离自人体各部位的特点，菌名翻译为"广栖异斯卡多维菌"。

【种的特征】 严格厌氧性或微需氧性革兰氏阳性不规则的短杆状放线菌，触酶、氧化酶均阴性，无动力，无芽孢。可发酵阿拉伯糖、蔗糖、葡萄糖，不分解甘露醇（CCUG 27412 和 CCUG 31736 除外）、鼠李糖（CCUG 44766 除外）、山梨醇（CCUG 27412 和 CCUG 31736 除外），苯丙氨酸、脯氨酸、丝氨酸等阳性，水解七叶苷、硝酸盐还原、明胶液化和吲哚试验均呈阴性，哥伦比亚血平板上几乎不溶血，偶见 β-溶血菌株[2]。

【临床意义】 广栖异斯卡多维菌可从人体尿液和泌尿生殖系统，特别是口腔，扁桃体、血液等感染部位分离得到，其可能是尿路感染的病原菌，有引起尿路感染和继发血流感染的报道；亦可能与口腔感染有关，但致病性和毒力因子还不明确[3]。

【抗菌药物敏感性和感染用药】 对 31 株异斯卡多维菌试验菌株药敏结果的研究显示，其对β-内酰胺类、糖肽类、利奈唑胺、替加环素和复方磺胺甲噁唑有较低的 MIC 值（可能有较好的抗菌活性）；其中有一株菌可能因为 23S rRNA 存在点突变，而对红霉素和克林霉素的 MIC 值 ≥ 256 μg/mL；而另有一株菌可能因为在 *ParC* 基因有一个独特的突变，而获得喹诺酮类药物的耐药性[4]。

***Alloscardovia* 异斯卡多维菌属参考文献**

Amycolata 无枝酸菌属 Lechevalier et al., 1986

【词源和翻译】 "*Amycolata*"，新拉丁语阴性名词，由"*a-*"、"*mukês-êtos*"和"*-ata*"三个词根组成："*a-*"，希腊语前缀，英文词义为"not"；"*mukês-êtos*"，希腊语名词，英文词义为"mushroom or other fungus"，此处指"分枝菌酸"（mycolates）；"*-ata*"，拉丁语阴性后缀，英文词义为"provided with"。"*Amycolata*"，英文词义为"not having mycolates"，表示"无分枝菌酸酯的"，意指其细菌壁不含分枝杆菌所特有的分枝菌酸，菌名翻译为"无枝酸菌属"。

A

一、分类学

无枝酸菌属隶属于放线菌门(Actinobacteria)、放线菌纲(Actinobacteria)、放线菌目(Actinomycetales)、假诺卡菌科(Pseudonocardiaceae),模式菌种为自养无枝酸菌[1]。需要指出的是,在1994年,该属的模式菌种为"自养无枝酸菌",其被重新分类到"假诺卡菌属"(*Pseudonocardia*)。按照《国际原核生物命名法》无枝菌酸属应与假诺卡菌属进行合并,且原无枝菌酸属的所有菌种全部转移到假诺卡菌属[2]。

二、属的特征

见假诺卡菌属。

三、属内菌种

***Amycolata autotrophica* 自养无枝酸菌**
Lechevalier et al., 1986

【分类学评述】 该菌种已被分类为假诺卡菌属,见"自养假诺卡菌"(*Pseudonocardia autotrophica*)。

***Amycolata* 无枝酸菌属参考文献**

Amycolatopsis 拟无枝酸菌属 Lechevalier et al., 1986

【词源和翻译】 "*Amycolatopsis*",新拉丁语阴性名词,由"*Amycolata*"和"*opsis*"两个词根组成:"*Amycolata*",新拉丁语阴性名词,即"无枝酸菌属";"*opsis*",希腊语阴性名词,英文词义为"aspect, appearance"。"*Amycolatopsis*",表示"与无枝酸菌属相似的微生物",菌名翻译为"拟无枝酸菌属"。

一、分类学

拟无枝酸菌属隶属于放线菌门(Actinobacteria)、放线菌纲(Actinobacteria)、放线菌目(Actinomycetales)、假诺卡菌科(Pseudonocardiaceae),模式菌种为东方拟无枝酸菌[1]。

二、属的特征

拟无枝酸菌属为一种需氧或微需氧革兰氏阳性放线菌,触酶阳性,不含分枝菌酸,改良抗酸染色阴性,无动力。当形成气生菌丝时,可能不产生孢子,或产生链壁光滑的、方形到椭圆形的孢子。菌体有分枝,且分枝可断裂成方形或杆状。在含有机物质和能量的培养基上都能生长,常温或者温度高的环境下生长更好。基因组 DNA G+C 含量为 66~75 mol%[1]。

三、属的临床意义

拟无枝酸菌是一种需氧放线菌,广泛存在于干燥土壤中,也有从其他泥土、马胎盘和植物中分离,可引起马的胎盘炎和流产等,该菌也可以引起人的感染,但报道不多[1-2]。

A

四、抗菌药物敏感性和感染用药

拟无枝酸菌是一种需氧放线菌，理论上可参考 CLSI M24 中“诺卡菌属和其他需氧放线菌 MIC 折点解释标准”进行药敏结果判读[3]。有文献采用肉汤稀释法对 38 株拟无枝菌酸菌进行药敏试验，结果显示该菌属细菌对利奈唑胺、复方磺胺甲噁唑和环丙沙星的 MIC90 值为 4 μg/mL，对头孢曲松、多西环素和四环素的 MIC90 值为 8 μg/mL，阿莫西林/克拉维酸、克林霉素和亚胺培南的 MIC90 值为 16 μg/mL，妥布霉素的 MIC90 值>16 μg/mL，阿米卡星和头孢吡肟的 MIC90 值为 32 μg/mL，头孢西丁的 MIC90 值为128 μg/mL，供参考[4]。尽管缺乏拟无枝酸菌感染用药的权威信息，但从其微生物学特性来，可能需要参考诺卡菌或其他需氧放线菌的抗感染治疗方案和治疗周期。

五、属内菌种

***Amycolatopsis benzoatilytica* 解甲苯酸盐拟无枝酸菌**

Majumdar et al., 2006

【词源和翻译】 “*benzoatilytica*”，新拉丁语阴性形容词，由“*benzoas-atis*”和“*lyticus-a-um*”两个词根组成：*benzoas-atis*”，新拉丁语名词，英文词义为“benzoate”；“*lyticus-a-um*”，新拉丁语形容词，源自希腊语形容词“*lutikos-ê-on*”，英文词义为“able to loosen，able to dissolve”。“*benzoatilytica*”，英文词义为“benzoate-degrading”，表示“分解甲苯酸盐的”，意指该菌可分解甲苯酸盐，菌名翻译为“解甲苯酸盐拟无枝酸菌”。

【临床意义】 解甲苯酸盐拟无枝酸菌有 2 例从下颌下组织中分离的报道，无其他临床分离的报道[1-2]。

***Amycolatopsis orientalis* 东方拟无枝酸菌**

Lechevalier et al., 1986

【词源和翻译】 “*orientalis*”，拉丁语阴性形容词，英文词义为“oriental”，表示“东方的”，菌名翻译为“东方拟无枝酸菌”。

【临床意义】 东方拟无枝酸菌有 1 例从脑脊液中分离的报道，无其他临床分离的报道[1-2]。

***Amycolatopsis palatopharyngis* 腭咽拟无枝酸菌**

Huang et al., 2004

【词源和翻译】 “*palatopharyngis*”，新拉丁语名词属格，英文词义为“of the palatopharynx”，表示“腭咽的”，意指该菌与腭咽有关，菌名翻译为“腭咽拟无枝酸菌”。

【临床意义】 腭咽拟无枝酸菌有 1 例从 70 岁男性感染的腭咽黏膜中分离的报道，无其他临床分离的报道[1-2]。

***Amycolatopsis* 拟无枝酸菌属参考文献**

Anaerobiospirillum 厌氧生活螺菌属 Davis et al., 1976

【词源和翻译】 “*Anaerobiospirillum*”，新拉丁语中性名词，由“*an-*”、“*aeros*”、“*bios*”和“*spirillum*”四个词根组成：“*an-*”，希腊语前缀，英文词义为“not”；“*aeros*”，希腊语名词，英文词义为“air”；“*bios*”，希腊语名词，英文词义为“life”；“*spirillum*”，新拉丁语中性名词，英文词义为“a small spiral”。“*Anaerobiospirillum*”，英文词义为“anaerobic small spiral”，表示“厌氧生活螺旋状生物体”，意指该菌菌体为螺旋形状且有厌氧生活习性的特点，菌名翻译为“厌氧生活螺菌属”。

A

一、分类学

厌氧生活螺菌属隶属于变形菌门(Proteobacteria)、γ-变形菌纲(Gammaproteobacteria)、气单胞菌目(Aeromonadales),琥珀酸杆菌科(Succinivibrionaceae),模式菌种为产琥珀酸厌氧生活螺菌[1]。

二、属的特征

厌氧生活螺菌通常认为是一种厌氧革兰氏阴性螺旋棒状菌,大小为(0.6~0.8) μm×(3~15) μm,有时可长达32 μm,常单个存在。有双极鞭毛,根据鞭毛的排列方式可与弯曲杆菌属和琥珀酸弧菌属进行鉴别。动力阳性,无芽孢。属内目前有产琥珀酸厌氧生活螺菌和托马斯厌氧生活螺菌两个种,前者可呈多形性,尤其在液体培养基中可呈直杆状或球杆状,后者相对少见;此外电子显微镜下观察发现产琥珀酸厌氧生活螺菌细胞内存在沿其纵轴排列的纤维物质,截至目前此现象仅在该菌内被发现。氧化酶阴性,触酶阴性或弱阳性。七叶苷、明胶、马尿酸盐和尿素水解阴性,硝酸盐还原试验阴性,脂肪酶阴性,吲哚试验和蛋白水解试验均呈阴性。发酵碳水化合物,可使葡萄糖酵解产琥珀酸和丁酸,此特点可将其从螺旋或弯曲厌氧杆菌中区分出来。最适生长温度为37~44 ℃,37 ℃血培养基培养2~3 d菌落呈直径大小为0.5~1.0 mm的圆形、凸起、半透明菌落,超出此范围不生长,80 ℃环境下存活不超过10 min。基因组DNA G+C含量为39~44 mol%[1-2]。

三、属的临床意义

厌氧生活螺菌最初分离自猫、犬体内,是一种可引起人类肠道急性腹泻的病原体,肠道外感染主要包括血流感染和败血症。目前,该菌属仅包括两个种,其中产琥珀酸厌氧生活螺菌引起的血流感染和败血症的症状较重,严重时可导致死亡[2];托马斯厌氧生活螺菌最初被认为与血流感染无关,但在2015年,有从一嗜酒患者血培养中检出的报道[3]。

四、抗菌药物敏感性和感染用药

通常认为,厌氧生活螺菌对阿莫西林/克拉维酸、阿奇霉素、头孢西丁、环丙沙星、氯霉素、特罗维沙星敏感,对头孢氨苄、克拉霉素、克林霉素、林可霉素、多黏菌素B、磺胺甲噁唑、万古霉素有抗药性,而对氨苄西林、红霉素、青霉素、甲硝唑的敏感性可变。值得注意的是,据不完全研究显示产琥珀酸厌氧生活螺菌与托马斯厌氧生活螺菌对甲硝唑和格美沙星药物敏感试验存在一定的差异,其中前者可对甲硝唑耐药,对格美沙星敏感性可变,后者对甲硝唑和格美沙星均敏感,此特点在一定程度上可用于二者的鉴别[1-6]。

五、属内菌种

Anaerobiospirillum succiniciproducens 产琥珀酸厌氧生活螺菌

Davis et al., 1976

【词源和翻译】 "*succiniciproducens*",新拉丁语形容词,由"*acidum succinicum*"和"*producens*"两个词根组成:"*acidum succinicum*",新拉丁语名词,英文词义为"succinic acid";"*producens*",拉丁语形容词,英文词义为"producing"。"*succiniciproducens*",英文词义为"producing succinic acid",表示"产琥珀酸的",意指该菌可产生琥珀酸且有厌氧生活习性的特点,菌名翻译为"产琥珀酸厌氧生活螺菌"。

【临床意义】 产琥珀酸厌氧生活螺菌最初分离自猫、犬体内,可引起人的腹泻、血流感染和败血症等,有因猫咬伤引起败血症的罕见报道,严重时可导致死亡[2-3, 5-7]。

Anaerobiospirillum thomasii 托马斯厌氧生活螺菌

Malnick, 1997

【词源和翻译】 "*thomasii*",新拉丁语名词属格,源自"M. E. M. Thomas"的名字,由"Thomas"拉丁化而来,菌名翻译为"托马斯厌氧生活螺菌"。

A

【临床意义】 托马斯厌氧生活螺菌分离自猫、犬体内,是一种可引起人类腹泻的病原菌;之前认为其不引起血流感染,但在2015年,有从一嗜酒患者血培养中检出的报道[2,4]。

***Anaerobiospirillum* 厌氧生活螺菌属参考文献**

Anaerococcus 厌氧球菌属 Ezaki et al., 2001

【词源和翻译】 "*Anaerococcus*",新拉丁语阳性名词,由"*an*-"、"*aeros*"和"*coccus*"三个词根组成:"*an*-",希腊语介词,英文词义为"not";"*aeros*",希腊语名词,英文词义为"air";"*coccus*",新拉丁语阳性名词,源自希腊语阳性名词"*kokko*",英文词义为"berry, coccus"。"*Anaerococcus*",英文词义为"anaerobic coccus",表示"厌氧的球菌",意指该菌厌氧且菌体为球形的特点,菌名翻译为"厌氧球菌属"。

一、分类学

厌氧球菌属隶属于厚壁菌门(Firmicutes)、梭菌纲(Clostridia)、梭菌目(Clostridiales),科的分类暂未定,模式菌种为普雷沃(普氏)厌氧球菌[1]。

二、属的特征

厌氧球菌属通常被认为是一种严格厌氧的革兰氏阳性球菌,菌体可成对、四联或不规则成堆及链状排列,无动力,无芽孢。该菌可分解蛋白胨和氨基酸,终产物多为醋酸和乳酸,此外还可产生少量的丙酸和琥珀酸。属内多数能发酵葡萄糖、果糖和蔗糖等几种碳水化合物,但作用较弱。细胞脂肪酸主要为$C_{18:1}$、$C_{16:1}$、$C_{18:0}$和$C_{16:0}$。基因组DNA G+C含量为30~35 mol%[1-2]。

三、属的临床意义

厌氧球菌可分离于人生殖道和多种脓性分泌物标本中,可引起人体不同部位的感染,包括阑尾炎、胆囊炎、中耳炎、口腔感染、心内膜炎、子宫内膜炎、脑脓肿、心肌坏死、骨髓炎、腹膜炎、脓胸、输卵管炎、脓毒性关节炎、肝脓肿、鼻窦炎、肠道手术或创伤后伤口感染、盆腔炎及菌血症等[1-3]。

四、抗菌药物敏感性和感染用药

琼脂稀释法是厌氧菌药敏试验的金标准方法,但难以常规开展。一般认为,β-内酰胺类、β-内酰胺类/β-内酰胺酶抑制剂复合药、头孢菌素类、碳青霉烯和氯霉素等抗菌药物对厌氧的革兰氏阳性球菌通常敏感,且青霉素、克林霉素和甲硝唑通常为首选用药,供参考。

五、属内菌种

***Anaerococcus hydrogenalis* 产氢厌氧球菌**

(Ezaki et al., 1990) Ezaki et al., 2001

【分类学评述】 该菌种在1990年被分类为产氢消化链球菌(*Peptostreptococcus hydrogenalis*),在2001年被重新分类为现在的产氢厌氧球菌。

【词源和翻译】 "*hydrogenalis*",新拉丁语阳性形容词，由“*hydrogenum*”和“*-alis*”的两个词根组成：“*hydrogenum*”，新拉丁语名词，英文词义为“hydrogen”；“*-alis*”，拉丁语阳性后缀，表附属关系。“*hydrogenalis*”，英文词义为“hydrogen”，表示“产 H_2的”，意指该菌在葡萄糖蛋白胨培养基上可产生大量 H_2，菌名翻译为“产氢厌氧球菌”。

【临床意义】 产氢厌氧球菌分离于阴道分泌物和卵巢脓肿标本中[2]。

Anaerococcus lactolyticus 解乳糖厌氧球菌

(Li et al., 1992) Ezaki et al., 2001

【分类学评述】 该菌种在1992年被分类为解乳糖消化链球菌（*Peptostreptococcus lactolyticus*），在2001年被重新分类为现在的解乳糖厌氧球菌。

【词源和翻译】 “*lactolyticus*”，新拉丁语阳性形容词，由“*lac*”和“*lyticus*”两个词根组成：“*lac*”，拉丁语名词，英文词义为“*lactis*, milk”；“*lyticus*”，新拉丁语阳性形容词，源自希腊语阳性形容词“*lutikos*”，英文词义为“able to loosen, able to dissolve”。“*lactolyticus*”，英文词义为“milk-dissolving”，表示“分解乳糖的”，意指该菌利用乳糖的特点，菌名翻译为“解乳糖厌氧球菌”。

【临床意义】 解乳糖厌氧球菌分离于阴道分泌物和卵巢脓肿标本中[2]。

Anaerococcus murdochii 默多克厌氧球菌

Song et al., 2010

【词源和翻译】 “*murdochii*”，新拉丁语阳性名词属格，源自Murdoch博士的名字，由“Murdoch”拉丁化而来，菌名翻译“默多克厌氧球菌”。

【临床意义】 默多克厌氧球菌分离于混合感染的伤口标本中[4]。

Anaerococcus octavius 第八厌氧球菌

(Murdoch et al., 1997) Ezaki et al., 2001

【分类学评述】 该菌种在1997年被分类为第八消化链球菌（*Peptostreptococcus octavius*），在2001年被重新分类为现在的第八厌氧球菌。

【词源和翻译】 “*octavius*”，拉丁语阳性形容词，英文词义为“eight”，表示“第八”，意指该菌位列Hare群第八位，菌名翻译为“第八厌氧球菌”。

【临床意义】 第八厌氧球菌分离于阴道、口腔和人体皮肤中[5]。

Anaerococcus prevotii 普雷沃（普氏）厌氧球菌

(Foubert and Douglas, 1948) Ezaki et al., 2001

【分类学评述】 该菌种在1948年被描述为“普雷沃微球菌”（*Micrococcus prevotii*），在1957年被描述为普雷沃消化球菌（*Peptococcus prevotii*）并于1980年被收录到《核准的细菌名称目录》，在1985年被分类为普雷沃（普氏）消化链球菌（*Peptostreptococcus prevotii*），在2001年被重新分类为现在的普雷沃（普氏）厌氧球菌。

【词源和翻译】 “*prevotii*”，新拉丁语阳性名词属格，源自法国微生物学家André Romain Prévot的名字，由“Prévot”拉丁化而来，菌名翻译为“普雷沃厌氧球菌”，亦简译为“普氏厌氧球菌”。

【临床意义】 普雷沃（普氏）厌氧球菌可能是人体口腔、上呼吸道、消化道和生殖道等部位的正常菌群，可引起各种临床感染，包括皮肤和软组织感染、腹腔感染、盆腔感染、肺部感染、肝脓肿和血流感染等，且以混合感染多见[2,6]。

Anaerococcus senegalensis 塞内加尔厌氧球菌

Lagier et al., 2014

【词源和翻译】 “*senegalensis*”，拉丁语阳性名词属格，源自地名塞内加尔（Senegal），菌名翻译为“塞内加尔厌氧球菌”。

【临床意义】 塞内加尔厌氧球菌分离于人的粪便标本中[7]。

Anaerococcus tetradius 四联厌氧球菌

(Ezaki et al., 1983) Ezaki et al., 2001

【分类学评述】 该菌种在1983年被分类为四联消化链球菌（*Peptostreptococcus tetradius*），在2001年被重新分类为现在的四联厌氧球菌。

【词源和翻译】 “*tetradius*”，新拉丁语阳性形容词，英文词义为“occurring in groups of four”，表示“以四联排列方式呈现的”，因该菌菌体呈四联排列的特点而得名，菌名翻译为“四联厌氧球菌”。

【临床意义】 四联厌氧球菌可能是人体口腔、上呼吸道、消化道和生殖道等部位的正常菌群，有引起人伤口感染的报道[2]。

Anaerococcus vaginalis 阴道厌氧球菌

(Li et al., 1992) Ezaki et al., 2001

【分类学评述】 该菌种在1992年被分类为阴道消化链球菌（*Peptostreptococcus vaginalis*），在2001年被重新分类为现在的阴道厌氧球菌。

【词源和翻译】 “*vaginalis*”，新拉丁语阳性形容词，由“*vagina*”和“*-alis*”两个词根组成：“*vaginalis*”，拉丁语名词，英文词义为“sheath，vagina”；“*-alis*”，拉丁语阳性后缀，英文词义为“pertaining to”。“*vaginalis*”，英文词义为“pertaining to vagina，of the vagina”，表示“阴道的，与阴道有关的”，因该菌最初分离于女性阴道而得名，菌名翻译为“阴道厌氧球菌”。

【临床意义】 阴道厌氧球菌分离于阴道分泌物和卵巢脓肿标本中[8]。

***Anaerococcus* 厌氧球菌属参考文献**

Anaerostipes 厌氧棒状菌属 Schwiertz et al.，2002

【词源和翻译】 “*Anaerostipes*”，新拉丁语阳性名词，由“*an*”、“*aer*”或“*aeros*”、“*stipes*”三个词根组成：“*an*”，希腊语介词，英文词义为“not”；“*aer*”或“*aeros*”，希腊语名词，英文词义为“air”；“*stipes*”，拉丁语阳性名词，英文词义为“a log，trunk，stick”。“*Anaerostipes*”，英文词义为“a stick not living in air”，表示“不需要空气活着的棒子”，意指该菌厌氧生长的特点，菌名翻译为“厌氧棒状菌属”。

一、分类学

厌氧棒状菌属隶属于厚壁菌门（Firmicutes）、梭菌纲（Clostridia）、梭菌目（Clostridiales）、毛螺菌科（Lachnospiraceae），模式菌种为粪厌氧棒状菌[1]。

二、属的特征

厌氧棒状菌属通常被认为是一种严格厌氧、无动力、无芽孢的棒杆菌。该菌革兰氏染色不定，其在指数期呈革兰氏阳性，延长培养时间至稳定期呈阴性，有时可呈 2～4 个菌体组成的链状排列。触酶、氧化酶均为阴性，利用葡萄糖产生醋酸、乳酸等酸性物质，可产生精氨酸水解酶、磷酰胺酶和 α-半乳糖苷酶。液化明胶、尿素酶和吲哚试验阴性，硝酸盐还原试验阳性。在哥伦比亚血培养基上可形成大小为 1～3 mm 的白色光滑圆形凸起的不溶血性菌落。基因组 DNA G+C 含量为 45.5～46 mol%[1-2]。

三、属的临床意义

厌氧棒状菌分离于人粪便标本中，其中 2016 年有一例粪厌氧棒状菌引起动脉搭桥术后感染和菌血症的报道[3]。

四、抗菌药物敏感性和感染用药

厌氧棒状菌是革兰氏阳性无芽孢的厌氧菌，甲硝唑、青霉素类、β-内酰胺类和包括美罗培南在内的碳青霉烯类抗菌药物通常有很好的抗菌活性，供参考。琼脂稀释法是厌氧菌药敏试验的金标准方法，但难以常规开展。

A

五、属内菌种

***Anaerostipes caccae* 粪厌氧棒状菌**

Schwiertz et al., 2002

【词源和翻译】 "*caccae*",新拉丁语名词属格,英文词义为"of feces",即"粪便的",意指该菌最初分离自粪便标本,菌名翻译为"粪厌氧棒状菌"。

【临床意义】 粪厌氧棒状菌有分离自人粪便标本并引起菌血症的报道[3]。

***Anaerostipes hadrus* 粗大厌氧棒状菌**

(Moore et al., 1976) Allen-Vercoe et al., 2013

【分类学评述】 该菌种在1976年被分类为粗大真杆菌(*Eubacterium hadrum*)并于1980年被收录到《核准的细菌名称目录》,在2013年被重新分类为现在的粗大厌氧棒状菌。

【词源和翻译】 "*hadrus*",新拉丁语阳性形容词,源自希腊语中性形容词"*hadron*",英文词义为"hick, bulky",表示"体积相对较大的细胞",意指该菌菌体相对较为粗大,菌名翻译为"粗大厌氧棒状菌"。

【临床意义】 粗大厌氧棒状菌分离于健康成年人粪便标本中[2],暂无人临床感染的报道。

***Anaerostipes* 厌氧棒状菌属参考文献**

Anaerotruncus 厌氧棍状菌属 Lawson et al., 2004

【词源和翻译】 "*Anaerotruncus*",新拉丁语阳性名词,由"*an-*"、"*aer*"和"*truncus*"三个词根组成:"*an-*"希腊语介词,英文词义为"without";"*aer*",希腊语阳性名词,英文词义为"air";"*truncus*",拉丁语阳性名词,英文词义为"stick"。"*Anaerotruncus*",英文词义为"a stick that lives without air",表示"一个不依赖空气活着的棍子",意指该菌厌氧生活的特点,菌名翻译为"厌氧棍状菌属"。

一、分类学

厌氧棍状菌属隶属于厚壁菌门(Firmicutes)、梭菌纲(Clostridia)、梭菌目(Clostridiales)、疣微菌科(Ruminococcaceae),模式菌种为人结肠厌氧棍状菌,其是目前属内唯一菌种[1-2]。

二、属的特征

厌氧棍状菌属通常认为是一种严格厌氧的革兰氏阳性杆菌,菌体大小为0.5 μm×(2~5) μm,在37 ℃和N_2 : CO_2(80 : 20, *V/V*)的培养条件下,菌落呈扁平灰色透明的不规则菌落。可形成芽孢,触酶阴性,可发酵葡萄糖,明胶液化阴性,尿素酶阴性,硝酸盐分解试验阴性,吲哚阳性,可在含有葡萄糖、果糖、甘露糖或纤维二糖的蛋白胨/酵母提取物中生长并将其分解为醋酸和丁酸,仅蛋白胨或添有除以上四种以外的其他营养物质的酵母提取物中该菌种不生长。最适生长温度为36~40 ℃,最适pH为5.5~11。基因组DNA G+C含量为53~54 mol%[1-2]。

三、属内菌种

***Anaerotruncus colihominis* 人结肠厌氧棍状菌**

Lawson et al., 2004

【词源和翻译】 "*colihominis*",新拉丁语名词属格,由"*colum*"和"*hominis*"两个词根组成:"*colum*",

拉丁语名词，英文词义为“colon”；“*hominis*”，拉丁语名词属格，英文词义为“of man”。“*colihominis*”，英文词义为“of the gut of man”，表示“人结肠的”，意指该菌最初分离自人结肠内容物，菌名翻译为“人结肠厌氧棍状菌”。

【临床意义】 人结肠厌氧棍状菌为人体肠道正常菌群的组成部分，有引起血流感染的报道[2-3]。

【抗菌药物敏感性和感染用药】 琼脂稀释法是厌氧菌药敏试验的金标准方法，但难以常规开展。作为革兰氏阳性厌氧菌，青霉素类和β-内酰胺类抗菌药物通常有很好的抗菌活性，供参考。

***Anaerotruncus* 厌氧棍状菌属参考文献**

Anaplasmataceae 无形体科 Philip, 1957

【词源和翻译】 “Anaplasmataceae”，新拉丁语阴性复数名词，源自模式菌属“无形体属”（*Anaplasma*），科名翻译为“无形体科”。

一、分类学

无形体科隶属于变形菌门（Proteobacteria）、α-变形菌纲（Alphaproteobacteria）、立克次体目（Rickettsiales）。该科目前包括无形体属、埃里希体属（*Ehrlichia*）、新立克次体属（*Neorickettsia*）和沃尔巴克菌属（*Wolbachia*）4个属，以及一个暂定的埃及体属（*Aegyptianella*）[1]。

二、科的特征

无形体科是一种立克次体微生物，对某些哺乳动物，包括人和鸟致病，对某些节肢动物，包括昆虫和蠕虫不致病。哺乳动物的主要宿主细胞是骨髓或造血来源，包括红细胞、单核细胞或巨噬细胞、中性粒细胞和血小板，也可以在蜱虫或其他无脊椎动物中生长。家族成员在16S rDNA和groESL操纵子核苷酸序列上具有高度相似性。生长在细胞质液泡中，但不在细胞核内；它们看起来像松散的包裹体，包含有一至多个生物个体。受感染细胞可能包含不止一个包涵体。包裹体的桑椹样外观使得它们被称为“桑椹”。有两种不同的形态：致密体和网状体。革兰氏阴性。无动力。某些物种在蜱类中存在[1]。

Anaplasmataceae 无形体科参考文献

Anaplasma 无形体属 Theiler, 1910

【词源和翻译】 “*Anaplasma*”，新拉丁语中性名词，由“*an*”和“*plasma*”两个词根组成：“*an*”，希腊语前缀，英文词义为“without”；“*plasma*”，希腊语中性名词，英文词义为“anything formed or molded, image, figure”。“*Anaplasma*”，英文词义为“a thing (a bacterium) without form”，表示“没有(固定)形状的事物(如细菌)”，菌名翻译为“无形体属”。

一、分类学

无形体属隶属于变形菌门(Proteobacteria)、α-变形菌纲(Alphaproteobacteria)、立克次体目(Rickettsiales)、无形体科(Anaplasmataceae)，模式菌种为边缘无形体。

二、属的特征

无形体属菌种形态较小，呈多形性，多为球状或椭圆形，单个菌体直径为0.3~0.4 μm，包涵体直径0.3~2.5 μm，最大可达4.0 μm。革兰氏染色弱阴性，易被罗曼诺夫斯基染色法染色，菌体染成蓝色，宿主细胞核染成紫色。用吉姆萨染色时，嗜吞噬细胞无形体包涵体在胞质内染成紫色，呈桑椹状。无动力，不形成芽孢。基因组DNA G+C含量为43~56 mol%[1]。

三、属的临床意义

无形体属感染的宿主细胞是红细胞、中性粒细胞和血小板，感染对象主要包括牛、羊、犬和人等。蜱虫叮咬是主要的传播途径。在已描述的无形体中，嗜吞噬细胞无形体与人的感染有关，可引起人嗜粒细胞无形体病。感染的潜伏期一般为7~14 d。急性起病，主要症状为发热、全身乏力、头痛、肌肉酸痛，以及腹泻、恶心、呕吐、厌食等。外周血白细胞和血小板降低。严重者可发展为多脏器功能衰竭、弥散性血管内凝血，甚至死亡。老年患者及免疫缺陷患者感染该菌后病情多较危重[2]。

四、抗菌药物敏感性和感染用药

无形体菌属细菌不能进行体外培养，故缺乏常规的抗菌药物敏感性试验方案。研究资料显示，该菌属细菌对四环素类抗菌药物均敏感。一些氟喹诺酮类抗生素，如恩诺沙星和曲伐沙星，通常治疗有效。但对β-内酰胺类抗生素、氨基糖苷类、大环内酯类、氯霉素和含磺胺类药物等，均表现为耐药[3]。

五、属内菌种

Anaplasma bovis 牛无形体

(ex Donatien and Lestoquard, 1936) Dumler et al., 2001

【分类学评述】 该菌种在1936年被描述为“牛立克次体”(*Rickettsia bovis*)，被描述的其他同义名还包括“牛埃里希体”(*Ehrlichia bovis*)和“*Kurlovia* (*Ehrlichia*) *bovis*”。但需要注意的是，该菌种目前仍不能进行体外培养，亦没有保存的模式菌株和已测序的16S rDNA序列。在《伯杰氏系统细菌学手册》中，该菌的代表性16S rDNA序列被选定为U03775，但有待于国际原核生物系统学委员会的确认。

【词源和翻译】 “*bovis*”，拉丁语名词属格，英文词义为“of the ox, cow”，表示“牛的”，意指其主要感染的宿主为牛，菌名翻译为“牛无形体”。

【临床意义】 牛无形体感染单核吞噬细胞，且主要是牛的单核细胞，传播途径主要包括通过蜱叮咬和动物血液等，主要临床症状是波动热，以及淋巴结肿大、腹泻和厌食等，严重时引起死亡[1, 4]。

Anaplasma centrale 中央无形体

(ex Theiler, 1911) Ristic and Kreier, 1984

【分类学评述】 该菌种在1911年被描述为“边缘无形体中央亚种”(*Anaplasma marginale* subsp. *central*)。需要注意的是，该菌种目前仍不能进行体外培养，亦没有保存的模式菌株和已测序的16S rDNA序列。在《伯杰氏系统细菌学手册》中，该菌的代表性16S rDNA序列被选定为

AF309869；并且，由于选定的代表性 16S rDNA 与边缘无形体的相似度高达 99.2%，故其与边缘无形体的关系亦有待于进一步确认。

【词源和翻译】 "*centrale*"，拉丁语中性形容词，英文词义为"in the middle, central"，表示"中央的"，意指其感染红细胞后位于红细胞的中央，菌名翻译为"中央无形体"。

【临床意义】 中央无形体和边缘无形体的临床意义相似，二者区别在其感染后红细胞的位置在中央还是边缘，感染后的临床症状通常比较轻微（牛感染除外）[1]。

Anaplasm marginale 边缘无形体

Theiler, 1910

【分类学评述】 该菌种在 1910 年即被描述为"边缘无形体"，被描述的其他同义名还包括"*Anaplasma argentium*"、"*Anaplasma rossicum*"和"*Anaplasma theileri*"。需要注意的是，该菌种目前仍不能进行体外培养，亦没有保存的模式菌株和已测序的 16S rDNA 序列。在《伯杰氏系统细菌学手册》中，该菌的代表性 16S rDNA 序列被选定为 M60313。

【词源和翻译】 "*marginale*"，新拉丁语中性形容词，由"*margo marginis*"和"*-ale*"两个词根组成："*margo marginis*"，拉丁语名词，英文词义为"border, margin"；"*-ale*"，拉丁语中性后缀，英文词义为"pertaining to"。"*marginale*"，新拉丁语中性形容词，英文词义为"marginal"，表示"边缘的"，意指该菌感染红细胞后位于红细胞的边缘，菌名翻译为"边缘无形体"。

【临床意义】 边缘无形体可引起牛无形体病[1,5]。

Anaplasma ovis 羊无形体

Lestoquard, 1924

【分类学评述】 该菌种目前仍不能进行体外培养，亦没有保存的模式菌株和已测序的 16S rDNA 序列。在《伯杰氏系统细菌学手册》中，该菌的代表性 16S rDNA 序列被选定为 AF309865；并且由于选定的代表性 16S rDNA 序列与边缘无形体的相似度高达 99.6%，故其与边缘无形体的关系有待于进一步确认。

【词源和翻译】 "*ovis*"，拉丁语名词属格，英文词义为"of the sheep"，表示"羊的"，意指其感染的宿主为羊，菌名翻译为"羊无形体"。

【临床意义】 羊无形体可引起无形体病，但宿主通常只限于绵羊和山羊[1,6]。

Anaplasma phagocytophilum 嗜吞噬细胞无形体

corrig. (Foggie, 1949) Dumler et al., 2001

【分类学评述】 该菌种曾被描述为"牛嗜吞噬细胞立克次体"（*Rickettsia phagocytophila ovis*）、"嗜吞噬细胞立克次体"（*Rickettsia phagocytophila*）、"*Cytoecetes phagocytophila*"和"*Cytoecetes bovis*"。在菌名拼写方面，该菌名曾被拼写为"*Anaplasma phagocytophila*"，后根据命名法修订为"*Anaplasma phagocytophilum*"。

【词源和翻译】 "*phagocytophilum*"，新拉丁语中性形容词，由"*phagocytum*"和"*phylum*"两个词根组成："*phagocytum*"，新拉丁语名词，源自希腊语动词"*phagein*"和希腊语名词"*kutos*"，英文词义为"a phagocyte"；"*phylum*"，新拉丁语中性形容词，源自希腊语中性形容词"*philon*"，英文词义为"friend, loving"。"*phagocytophilum*"，英文词义为"phagocytes loving"，表示"喜欢吞噬细胞"，意指其可以对吞噬细胞产生趋化作用，菌名翻译为"嗜吞噬细胞无形体"。

【临床意义】 嗜吞噬细胞无形体是人嗜粒细胞无形体病的病原体。蜱叮咬是最常见的传播途径；也可通过母婴传播和血液传播。临床症状主要有高热、肌痛、头痛和身体不适等，血常规见白细胞和血小板减少，血清天冬氨酸转氨酶活性增加[1,7]。

Anaplasma platys 血小板无形体

Dumler et al., 2001

【分类学评述】 该菌种在 1983 年被描述为"血小板埃里希体"（*Ehrlichia platys*），但截至目前，仍不能进行体外培养，亦没有保存的模式菌株和已测序的 16S rDNA 序列。在《伯杰氏系统细菌学手册》中，该菌的代表性 16S rDNA 序列被选定为 M82801，但有待于国际原核生物系统学委员会的确认。

【词源和翻译】 "*platys*"，拉丁语形容词，英文词义为"broad"，此处指血小板（platelet），因其感染犬的血小板而得名，菌名翻译为"血小板无形体"（编者注：该菌种有错译为"扁平无形体"）。

【临床意义】 血小板无形体是犬感染周期性血小板减少症的病原体，临床表现为越来越严重的发

A

热和血小板减少。该菌种也可造成反刍动物隐性感染，但主要表现是在没有发热和其他临床症状情况下的血小板减少。感染的传播途径是蜱叮咬，包括血红扇头蜱和钝眼蜱属等[1, 8]。

Anaplasma 无形体属参考文献

Aneurinibacillus 解硫胺素芽孢杆菌属 Shida et al., 1996

【词源和翻译】"*Aneurinibacillus*"，新拉丁语阳性名词，由"*aneurinum*"和"*bacillus*"两个词根组成："*aneurinum*"，新拉丁语名词，英文词义为"thiamine"；"*bacillus*"，含小尾缀的拉丁语名词，英文词义为"small rod"。"*Aneurinibacillus*"，英文词义为"thiamine-decomposing small rod"，表示"分解硫胺素的小杆菌"，菌名翻译为"解硫胺素芽孢杆菌属"。

一、分类学

解硫胺素芽孢杆菌属隶属于厚壁菌门(Firmicutes)、芽孢杆菌纲(Bacilli)、芽孢杆菌目(Bacillales)、类芽孢杆菌科(Paenibacillaceae)，模式菌种为解硫胺素解硫胺素芽孢杆菌。

二、属的特征

解硫胺素芽孢杆菌属是革兰氏阳性杆菌，大小为(0.5~1.0) μm×(2.0~6.0) μm，通过周生鞭毛运动，芽孢呈椭圆形，芽孢位置可在细胞的中生、近中生、近端生，也可能充满整个孢子囊。除一个菌种兼性厌氧以外均严格需氧。在常规媒介如营养琼脂、胰酶大豆琼脂中生长。分解硫胺素。触酶阳性、弱阳性或阴性。硝酸盐还原试验可变，可水解酪蛋白、明胶、淀粉和吐温-80。尿素酶阴性，吲哚阴性。生长温度20~65 ℃，pH 5.5~9.0，NaCl 2%~5%，部分菌种可在7% NaCl中微弱生长。很少发酵糖，微产酸，氨基酸和一些有机酸被用作碳源。主要的细胞脂肪酸成分(总的百分比范围在括号中给出)是iso-$C_{15:0}$(41.9~66.8)、iso-$C_{17:0}$(1~23.8)、$C_{16:0}$(1.8~8.5)和iso-$C_{16:0}$(0.5~6.6)；主要的呼吸醌是MK-7；有特定的S层蛋白。基因组DNA G+C含量为42~47 mol%[1]。

三、属的临床意义

解硫胺素芽孢杆菌是一种环境菌，也有从人和动物粪便中分离的报道。从临床无菌体液标本分离时需首先明确分离菌株是污染还是感染，多次血培养阳性则更倾向于真正的感染[2]。另从微生物学特性上推断，该菌属细菌可能在眼内炎感染中具有与芽孢杆菌属(*Bacillus*)具有类似的临床意义，并应进行危急值处理，但具体还有待于流行病学数据的支持。

四、抗菌药物敏感性和感染用药

解硫胺素芽孢杆菌与芽孢杆菌亲缘关系密切，且部分菌种是由芽孢杆菌重新分类而来，理论上可采用芽孢杆菌的感染用药方案，或参照CLSI M45中"芽孢杆菌属细菌(不包括炭疽芽孢杆菌)MIC折点解释标准”进行药敏结果判读[3]。

五、属内菌种

Aneurinibacillus aneurinilyticus 解硫胺素解硫胺素芽孢杆菌

(Shida et al., 1994) Shida et al., 1996

【分类学评述】 该菌种在 1994 年被分类为解硫胺素芽孢杆菌(*Bacillus aneurinolyticus*),在 1996 年被重新分类为现在的解硫胺素解硫胺素芽孢杆菌。

【词源和翻译】 “*aneurinilyticus*”,新拉丁语阳性形容词,由“*aneurinum*”和“*lyticus*”两个词根组成:“*aneurinum*”,新拉丁语名词属格,英文词义为“*thiamine*”;“*lyticus*”,新拉丁语形容词,源自希腊语形容词“*lutikos*”,英文词义为“able to dissolve”。“*aneurinilyticus*”,英文词义为“decomposing thiamine”,表示“分解硫胺素”,菌名翻译为“解硫胺素解硫胺素芽孢杆菌”。

【临床意义】 解硫胺素解硫胺素芽孢杆菌主要存在于土壤中,有从人、鸡、鼠、犬和牛等动物粪便中分离的报道[4]。

Aneurinibacillus migulanus 米古拉(米氏)解硫胺素芽孢杆菌

(Takagi et al., 1993) Shida et al., 1996

【分类学评述】 该菌种在 1993 年被分类为米古拉(米氏)芽孢杆菌(*Bacillus migulanus*),在 1996 年被重新分类为现在的米古拉(米氏)解硫胺素芽孢杆菌。

【词源和翻译】 “*migulanus*”,新拉丁语阳性形容词,由“Migula”拉丁化而来,源自德国微生物学家“W. Migula”的名字,以纪念其对细菌分类学的贡献,菌名翻译为“米古拉解硫胺素芽孢杆菌”,亦简译为“米氏解硫胺素芽孢杆菌”。

【临床意义】 米古拉(米氏)解硫胺素芽孢杆菌分离于泥土中[4],暂无人类标本的分离报道。

***Aneurinibacillus* 解硫胺素芽孢杆菌属参考文献**

Arcanobacterium 隐秘杆菌属 Collins et al., 1983

【词源和翻译】 “*Arcanobacterium*”,新拉丁语中性名词,由“*arcanus*”和“*bacterium*”两个词根组成:“*arcanus*”,拉丁语形容词,英文词义为“secret, hidden, secretive”;“*bacterium*”,拉丁语中性名词,英文词义为“a small rod”。“*Arcanobacterium*”,英文词义为“secretive bacterium”,表示“隐秘的杆菌”,菌名翻译为“隐秘杆菌属”。

一、分类学

隐秘杆菌属隶属于放线菌门(Actinobacteria)、放线菌纲(Actinobacteria)、放线菌目(Actinomycetales)、放线菌科(Actinomycetaceae),模式菌种为溶血隐秘杆菌[1]。

二、属的特征

隐秘杆菌属为兼性厌氧的革兰氏阳性多形性棒杆菌。在培养初期,幼龄菌体细胞为细长、不规则状杆菌,可排列成“V”字形。较老的菌体细胞可变成颗粒状或不规则杆状。革兰氏染色阳性,抗酸阴性,无鞭毛，不形成孢子。兼性厌氧，CO_2气体环境促进生长，在普通培养基中生长缓慢，加入血液或血清成分可促进生长。最适生长温度为 37 ℃。60 ℃加热 15 min 可灭活。化能有机营养，可发酵代谢碳水化合物。发酵终产物包括醋酸和乳酸，部分菌种可产琥珀酸。触酶阴性。硝酸盐还原阴性。基因组 DNA G+C 含量为 50~63.8 mol%[1]。

三、属的临床意义

隐秘杆菌是人和一些家畜的条件致病菌，通常引起共生感染。可以在动物之间、人之间、动物和人之间传染，且不同物种之间毒力和病理特征有很大差异。人的感染主要包括咽部感染、皮肤感染和败血症等[2]。

四、抗菌药物敏感性和感染用药

隐秘杆菌是一种兼性厌氧的革兰氏阳性多形性棒杆菌，可参考 CLSI M45 中“棒杆菌（包括白喉棒杆菌）MIC 折点解释标准”进行药敏结果判读[3]。从现有的资料来看，溶血隐秘杆菌对大多数抗菌药物敏感，包括碳青霉烯类、头孢菌素类、克林霉素、大环内酯类、青霉素类、四环素和万古霉素。已报道对复方磺胺甲基异噁唑、环丙沙星耐药。但除了溶血隐秘杆菌外，其他隐秘杆菌的药物敏感性尚未被报道[4]。

五、属内菌种

Arcanobacterium bernardiae 伯纳德隐秘杆菌

(Funke et al., 1995) Pascual Ramos et al., 1997

【分类学评述】 该菌种曾被分类为放线菌属（*Actinomyces*），现已被重新分类为储珀菌属（*Trueperella*），见伯纳德储珀菌（*Trueperella bernardiae*）。

Arcanobacterium haemolyticum 溶血隐秘杆菌

(ex Mac Lean et al., 1946) Collins et al., 1983

【分类学评述】 该菌种在 1946 年被描述为“溶血棒杆菌”（*Corynebacterium haemolyticum*），1983 年被分类为现在的溶血隐秘杆菌。

【词源和翻译】 “*haemolyticum*”，新拉丁语中性形容词，由“*haîma*”和“*lyticus-a-um*” 两个词根组成：“*haîma*”，希腊语名词，英文词义为“blood”；“*lyticus-a-um*”，新拉丁语形容词，源自希腊语形容词“*lutikos-ê-on*”，英文词义为“able to loosen, able to dissolve”。“*haemolyticum*”，英文词义为“blood-dissolving, haemolytic”，表示“血液溶解，溶血的”，菌名翻译为“溶血隐秘杆菌”。

【临床意义】 溶血隐秘杆菌是一种咽部正常菌群，且人是溶血隐秘杆菌的主要宿主，可引起各种临床感染，包括原发性深部脓肿、暴发性蜂窝织炎、输卵管卵巢软组织感染、眼眶蜂窝织炎、外科伤口感染、足部伤口感染和心内膜炎等，但通常表现为急性咽炎、尿道炎，或皮肤、皮下化脓性疾病。

【抗菌药物敏感性和感染用药】 溶血隐秘杆菌对大多数抗菌药物敏感，包括碳青霉烯类、头孢菌素类、克林霉素、大环内酯类、青霉素类、四环素和万古霉素。已报道其对复方磺胺甲基异噁唑、环丙沙星耐药[4]。

Arcanobacterium pyogenes 化脓隐秘杆菌

(Glage, 1903) Pascual Ramos et al., 1997

【分类学评述】 该菌种已被重新分类为储珀菌属，见化脓储珀菌（*Trueperella pyogenes*）。

***Arcanobacterium* 隐秘杆菌属参考文献**

Arcobacter 弓形杆菌属 Vandamme et al., 1991

【词源和翻译】 "*Arcobacter*",新拉丁语阳性名词,由"*arcus*"和"*bacter*"两个词根组成:"*arcus*",拉丁语名词,英文词义为"bow";"*bacter*",新拉丁语阳性名词,英文词义为"rod"。"*Arcobacter*",英文词义为"a curved rod",表示"弯曲的杆菌",菌名翻译为"弓形杆菌属"。

一、分类学

弓形杆菌属隶属于变形菌门(Proteobacteria)、ε-变形菌纲(Epsilonproteobacteria)、弯曲杆菌目(Campylobacterales)、弯曲杆菌科(Campylobacteraceae),模式菌种为固氮弓形杆菌。

二、属的特征

弓形杆菌属为细长、弯曲杆菌,大小为(0.2~0.9) μm×(0.5~3.0) μm,"S"形或螺旋形,无芽孢。较老的菌体细胞可呈球形、近似球形或松散的螺旋细丝状,长达 20 μm。革兰氏阴性。菌体借助单极无鞘鞭毛在细胞一端或两端以特征性的螺旋形进行运动。基因组 DNA G+C 含量为 27~31 mol%[1]。

三、属的临床意义

弓形杆菌经常从流产的牛胎、猪胎及患肠炎的动物的粪便中分离得到。目前有两个菌种被报道可以导致人类感染,即布策尔(布氏)弓形杆菌和嗜低温弓形杆菌。布策尔(布氏)弓形杆菌可从菌血症、心内膜炎、腹膜炎和腹泻患者标本中分离得到。嗜低温弓形杆菌之前被分为 1A 和 1B 两个 DNA 相关的群,其中 1B 群作为正常菌群存在于健康人粪便中,并在腹泻患者中引起菌血症;1A 群可从动物中分离得到[2-3]。

四、抗菌药物敏感性和感染用药

弓形杆菌的临床感染少见,尚无抗感染治疗的权威方案;从菌种特性和亲缘关系来看,可参考弯曲杆菌感染的治疗方案。

五、属内菌种

Arcobacter anaerophilus 嗜厌氧弓形杆菌

Sasi Jyothsna et al., 2013

【词源和翻译】 "*anaerophilus*",新拉丁语阳性形容词,由"*an*"和"*philus*"两个词根组成:"*an*",希腊语前缀,英文词义为"not";"*philus*",新拉丁语阳性形容词,源自希腊语阳性形容词"*philos*",英文词义为"friend, loving"。"*anaerophilus*",英文词义为"not air-loving",表示"不喜欢氧气的",菌名翻译为"嗜厌氧弓形杆菌"。

【临床意义】 嗜厌氧弓形杆菌分离于泥沙中,尚未发现与人类致病相关。

Arcobacter bivalviorum 双壳贝弓形杆菌

Levican et al., 2012

【词源和翻译】 "*bivalviorum*",新拉丁语中性名词属格,英文词义为"of bivalves of the class Bivalvia",表示"双壳纲的双壳类的",菌名翻译为"双壳贝弓形杆菌"。

【临床意义】 双壳贝弓形杆菌分离于贻贝中,尚未发现与人类致病相关。

Arcobacter butzleri 布策尔(布氏)弓形杆菌

(Kiehlbauch et al., 1991) Vandamme et al., 1992

【分类学评述】 该菌种在 1991 年被分类为布策尔(布氏)弯曲杆菌(*Campylobacter butzleri*),在 1992 年被重新分类为现在的布策尔(布氏)弓形杆菌。

【词源和翻译】 "*butzleri*",新拉丁语阳性名词属

A

格,源自比利时微生物学家 Jean-Paul Butzler 的名字,以纪念其作为第一批强调人类弯曲杆菌感染重要性的科学家的贡献,菌名翻译为“布策尔弓形杆菌”,亦简译为“布氏弓形杆菌”。

【临床意义】 布策尔(布氏)弓形杆菌可分离于人的血液、人和动物的腹泻粪便、流产的牛胎、猪胎、各种食品,以及水库和河水中。可引起肠炎、腹部绞痛、菌血症、阑尾炎、动物肠炎和流产[3-4]。

Arcobacter cibarius 食物弓形杆菌

Houf et al., 2005

【词源和翻译】 “*cibarius*”,拉丁语阳性形容词,英文词义为“pertaining to food”,表示“和食物有关的”,菌名翻译为“食物弓形杆菌”。

【临床意义】 食物弓形杆菌仅从家禽尸体中分离得到,该病原体的医学意义尚不明确。

Arcobacter cloacae 阴沟弓形杆菌

Levican et al., 2013

【词源和翻译】 “*cloacae*”,拉丁语名词属格,英文词义为“of a sewer”,表示“阴沟的”,意指其首次分离于下水道的污水之中,菌名翻译为“阴沟弓形杆菌”。

【临床意义】 阴沟弓形杆菌分离于污水处理厂的污水中,可使贝类动物致病,目前尚未发现与人类致病相关。

Arcobacter cryaerophilus 嗜低温弓形杆菌

(Neill et al., 1985) Vandamme et al., 1991

【分类学评述】 该菌种在 1985 年被分类为嗜低温弯曲杆菌(*Campylobacter cryaerophilus*),在 1992 年被分类为现在的嗜低温弓形杆菌。

【词源和翻译】 “*cryaerophilus*”,新拉丁语阳性形容词,由“*kruos*”、“*aer aeros*”和“*philus*”三个词根组成:“*kruos*”,希腊语名词,英文词义为“icy cold”;“*aer aeros*”,希腊语名词,英文词义为“air”;“*philus*”,新拉丁语阳性形容词,源自希腊语阳性形容词“*philos*”,英文词义为“friend, loving”。“*cryaerophilus*”,英文词义为“friend of cold and air”,表示“喜欢冷空气的”,菌名翻译为“嗜低温弓形杆菌”。

【临床意义】 嗜低温弓形杆菌分为 1A 和 1B 两个 DNA 相关的群,其中 1B 群作为正常菌群存在于健康人粪便中,并在腹泻患者中引起菌血症;而 1A 群仅从动物中分离得到[3-4]。

Arcobacter defluvii 污水弓形杆菌

Collado et al., 2011

【词源和翻译】 “*defluvii*”,拉丁语名词属格,源自拉丁语名词“*defluvium*”,英文词义为“of sewage”,表示“污水的”,菌名翻译为“污水弓形杆菌”。

【临床意义】 污水弓形杆菌分离于人类未处理的污水中,尚未发现与人类致病相关。

Arcobacter ellisii 埃利斯弓形杆菌

Figueras et al., 2011

【词源和翻译】 “*ellisii*”,新拉丁语阳性名词属格,源自 W. A. Ellis 的名字,以纪念其对弓形杆菌的贡献,其在自然流产的牛胎儿中分离了第一个弓形杆菌的成员,并描述为螺旋菌样/弧菌样微生物,菌名翻译为“埃利斯弓形杆菌”。

【临床意义】 埃利斯弓形杆菌分离于贻贝中,尚未发现与人类致病相关。

Arcobacter halophilus 嗜盐弓形杆菌

Donachie et al., 2005

【词源和翻译】 “*halophilus*”,新拉丁语阳性形容词,由“*hals halos*”和“*philus-a-um*”两个词根组成:“*hals halos*”,希腊语名词,英文词义为“salt”;“*philus-a-um*”,新拉丁语形容词,源自希腊语形容词“*philos-ê-on*”,英文词义为“friend, loving”。“*halophilus*”,英文词义为“salt-loving”,表示“喜欢盐的”,菌名翻译为“嗜盐弓形杆菌”。

【临床意义】 嗜盐弓形杆菌分离于海水中,尚未发现与人类致病相关。

Arcobacter marinus 海洋弓形杆菌

Kim et al., 2010

【词源和翻译】 “*marinus*”,拉丁语阳性形容词,英文词义为“marine, of the sea”,表示“海洋的”,指模式菌株分离的地点,菌名翻译为“海洋弓形杆菌”。

【临床意义】 海洋弓形杆菌分离于海水中,尚未发现与人类致病相关。

Arcobacter molluscorum 软体动物弓形杆菌

Figueras et al., 2011

【词源和翻译】 “*molluscorum*”,新拉丁语复数名词属格,英文词义为“of molluscs classified in the phylum Mollusca”,表示“软体动物门的软体动

物”，菌名翻译为“软体动物弓形杆菌”。

【临床意义】 软体动物弓形杆菌分离于贻贝中，尚未发现与人类致病相关。

Arcobacter mytili 贻贝弓形杆菌

Collado et al., 2009

【词源和翻译】 “*mytili*”，拉丁语名词属格，英文词义为“of a mussel”，表示“贻贝的”，意指该菌首次从贻贝属（*Mytilus*）中分离，菌名翻译为“贻贝弓形杆菌”。

【临床意义】 贻贝弓形杆菌分离于甲壳类水生生物，尚无人类标本的分离报道。

Arcobacter nitrofigilis 固氮弓形杆菌

（McClung et al., 1983）Vandamme et al., 1991

【分类学评述】 该菌种在1991年被分类为固氮弯曲杆菌（*Campylobacter nitrofigilis*），在1991年被重新分类现在的固氮弓形杆菌。

【词源和翻译】 “*nitrofigilis*”，新拉丁语阳性形容词，由“*nitrum*”、“*figo*”和“*-ilis*”三个词根组成：“*nitrum*”，拉丁语名词，英文词义为“native soda, natron, nitrate”；“*figo*”，拉丁语动词，英文词义为“to fix, attach”；“*-ilis*”，拉丁语阳性形容词后缀，英文词义为“an active quality, able to”。“*nitrofigilis*”，英文词义为“able to fix (nitrogen as) nitrate”，表示“能固定硝酸盐（氮）的”，菌名翻译为“固氮弓形杆菌”。

【临床意义】 固氮弓形杆菌尚未发现与人类致病相关。

Arcobacter skirrowii 斯基罗（斯氏）弓形杆菌

Vandamme et al., 1992

【词源和翻译】 “*skirrowii*”，新拉丁语阳性名词属格，源自英国微生物学家 Martin B. Skirrow 的名字，以纪念其首次描述了一种简单的能从粪便标本中分离出空肠弯曲杆菌的方法并使得大部分实验室能够常规培养空肠弯曲杆菌，菌名翻译为“斯基罗（斯氏）弓形杆菌”。

【临床意义】 斯基罗（斯氏）弓形杆菌有从公牛的包皮液，流产的牛、绵羊、猪胎和动物的腹泻粪便中分离得到，致病性尚不明确。

Arcobacter suis 猪弓形杆菌

Levican et al., 2013

【词源和翻译】 “*suis*”，拉丁语名词属格，英文词义为“a swine, pig, boar, sow”，表示“猪的”，菌名翻译为“猪弓形杆菌”。

【临床意义】 猪弓形杆菌分离自猪肉和水牛牛奶中，尚未发现与人类致病相关。

Arcobacter thereius 动物弓形杆菌

Houf et al., 2009

【词源和翻译】 “*thereius*”，新拉丁语阳性形容词，源自希腊语形容词“*thêreios*”，英文词义为“pertaining to an animal”，表示“与动物有关的”，意指该菌最初分离于猪和鸭等动物，菌名翻译为“动物弓形杆菌”。

【临床意义】 动物弓形杆菌分离于自然流产猪胎的肝、肾及鸭子泄殖腔中，尚无人类标本的分离报道。

Arcobacter trophiarum 育肥动物弓形杆菌

de Smet et al., 2011

【词源和翻译】 “*trophiarum*”，新拉丁语复数名词属格，英文词义为“of/from fattened animals or animals kept in stables”，表示“喂肥的动物或者圈养的动物”，菌名翻译为“育肥动物弓形杆菌”。

【临床意义】 育肥动物弓形杆菌分离自圈养猪中，尚未发现与人类致病相关。

Arcobacter venerupis 蛤仔弓形杆菌

Levican et al., 2012

【词源和翻译】 “*venerupis*”，新拉丁语名词属格，源自一种蛤仔属（*Venerupis pullastra*）的贝类动物，英文词义为“isolated from the clam species *Venerupis pullastra*”，表示“从蛤类中分离的蛤仔”，菌名翻译为“蛤仔弓形杆菌”。

【临床意义】 蛤仔弓形杆菌分离于蛤类中，尚未发现与人类致病相关。

Arcobacter 弓形杆菌属参考文献

A

Arthrobacter 节杆菌属 Conn and Dimmick, 1947

【词源和翻译】 "*Arthrobacter*",新拉丁语阳性名词,由"*arthron*"和"*bacter*"两个词根组成:"*arthron*",希腊语名词,英文词义为"a joint";"*bacter*",新拉丁语阳性名词,英文词义为"a rod"。"*Arthrobacter*",英文词义为"a jointed rod",表示"有接缝的/有节的杆(菌)",菌名翻译为"节杆菌属"。

一、分类学

节杆菌属隶属于放线菌门(Actinobacteria)、放线菌纲(Actinobacteria)、微球菌目(Micrococcales)、微球菌科(Micrococcaceae),模式菌种为球形节杆菌(*Arthrobacter globiformis*)[1]。

二、属的特征

大多数菌种在复合培养基中形态呈典型的杆-球菌生长周期,幼龄培养物菌体细胞呈不规则杆状,随培养时间延长,菌体缩短成小球状或类球状。稳定期培养物(一般在培养 2~7 d 后)菌体完全或大部分呈直径 0.6~1.0 μm 的球形细胞。有些菌种在整个生长周期中呈球状。主要的细胞脂肪酸成分是 anteiso-$C_{15:0}$、iso-$C_{15:0}$、anteiso-$C_{17:0}$和 iso-$C_{16:0}$。有些菌种含有大量的 $C_{16:0}$。醌系统由八到十类异戊二烯单元链长的完全饱和或单饱和甲基萘醌类组成。细胞壁肽聚糖包含特征性氨基酸赖氨酸内肽肽聚糖 A3α 或 A4α 几个变化。基因组 DNA G+C 含量为 55~72 mol%[1]。

三、属的临床意义

节杆菌属主要存在于环境中,目前属内多个菌种均有分离于临床标本的报道。尽管可能是环境污染菌,但以下情况应视为有临床意义:① 从正常无菌部位标本分离得到;② 从尿液标本中分离得到且其为唯一的细菌,细菌计数>10^5个/mL,或者是优势菌,且细菌总量>10^5个/mL;③ 以正确采集的临床标本中分离得到,为优势菌群,且革兰氏染色直接镜检观察到不规则杆状及白细胞的强反应。

四、抗菌药物敏感性和感染用药

节杆菌是一种不规则的革兰氏阳性棒杆状菌,可采用 CLSI M45 中"棒杆菌(包括白喉棒杆菌)MIC 折点解释标准"进行药敏结果判读[2]。有文献对临床分离的 38 株节杆菌进行药敏试验,结果显示,其对于 β-内酰胺类、利奈唑胺、万古霉素、多西环素和庆大霉素等抗菌药物通常敏感,供参考[3]。

五、属内菌种

Arthrobacter albus 白色节杆菌

Wauters et al., 2000

【分类学评述】 该菌种已被重新分类为假谷氨酸杆菌属(*Pseudoglutamicibacter*),见白色假谷氨酸杆菌(*Pseudoglutamicibacter albus*)。

Arthrobacter aurescens 变金黄节杆菌

Phillips, 1953

【词源和翻译】 "*aurescens*",拉丁语分词形容词,源自拉丁语动词"*auresco*",英文词义为"becoming golden",表示"变为金色的",菌名翻译为"变金黄节杆菌"。

【临床意义】 变金黄节杆菌有从尿液和伤口标本中分离的报道[3]。

Arthrobacter creatinolyticus 解肌氨酸酐节杆菌

Hou et al., 1998

【词源和翻译】 "*creatinolyticus*",拉丁语阳性形容词,由"*creatininum*"和"*lyticus*"两个词根组成:"*creatininum*",新拉丁语名词,英文词义为

"creatinine";"*lyticus*",新拉丁语阳性形容词,英文词义为"able to loosen"。"*creatinolyticus*",英文词义为"creatinine-hydrolyzing",表示"能分解肌氨酸酐的",菌名翻译为"解肌氨酸酐节杆菌"。

【临床意义】 解肌氨酸酐节杆菌有从尿液标本中分离的报道,有文献认为其是尿路感染的一种新的病原菌[4-5]。

Arthrobacter cumminsii 卡明斯（卡氏）节杆菌

Funke et al., 1997

【分类学评述】 该菌种已被重新分类,见卡明斯(卡氏)假谷氨酸杆菌(*Pseudoglutamicibacter cumminsii*)。

Arthrobacter luteolus 微黄节杆菌

Wauters et al., 2000

【词源和翻译】 "*luteolus*",拉丁语阳性形容词,英文词义为"yellowish",因其菌落为微黄色而得名,菌名翻译为"微黄节杆菌"。

【临床意义】 微黄节杆菌的临床分离罕见,目前仅分离于感染的伤口中[6]。

Arthrobacter oryzae 水稻节杆菌

Kageyama et al., 2008

【词源和翻译】 "*oryzae*",拉丁语名词属格,英文词义为"of rice",菌名翻译为"水稻节杆菌"。

【临床意义】 水稻节杆菌分离于水稻中,暂未有从人类标本的分离报道。

Arthrobacter oxydans 氧化节杆菌

Sguros, 1954

【词源和翻译】 "*oxydans*",新拉丁语分词形容词,英文词义为"oxidizing",表示"氧化的",菌名翻译为"氧化节杆菌"。

【临床意义】 氧化节杆菌是条件致病菌,有从人的血液和肺部标本中分离的报道[6]。

Arthrobacter protophormiae 原玻璃蝇节杆菌

(Lysenko, 1959) Stackebrandt et al., 1984

【分类学评述】 该菌种在1959年被分类为原玻璃蝇短小杆菌(*Brevibacterium protophormiae*)并于1980年被收录到《核准的细菌名称目录》,在1984年被分类为现在的原玻璃蝇节杆菌。

【词源和翻译】 "*protophormiae*",新拉丁语名词属格,英文词义为"of protophormia",因分离地一节肢昆虫——原玻璃蝇(*Protophormia*)而得名。

【临床意义】 原玻璃蝇节杆菌分离于节肢昆虫中,暂未有从人类标本中分离的报道。

Arthrobacter sanguinis 血液节杆菌

Mages et al., 2009

【词源和翻译】 "*sanguinis*",拉丁语名词属格,英文词义为"of blood",表示"血液的",因其分离于血培养标本而得名,菌名翻译为"血液节杆菌"。

【临床意义】 血液节杆菌有从血液标本中分离的报道,也有引起透析相关腹膜炎的报道[7]。

Arthrobacter scleromae 硬结节杆菌

Huang et al., 2005

【词源和翻译】 "*scleromae*",拉丁语名词属格,英文词义为"of scleroma",表示"硬节的",其因为分离于硬节病的皮肤标本中而得名,菌名翻译为"硬结节杆菌"。

【临床意义】 硬结节杆菌有从人硬节病的皮肤标本中分离的报道[8],临床意义不明。

Arthrobacter woluwensis 沃路维节杆菌

Funke et al., 1997

【词源和翻译】 "*woluwensis*",新拉丁语阳性/阴性形容词,源自比利时地名——沃路维(Woluwe),由"Woluwe"拉丁化而来,菌名翻译为"沃路维节杆菌"。

【临床意义】 沃路维节杆菌有从血液、尿液和皮肤标本中分离的报道,也有引起感染性心内膜的报道[9]。

Arthrobacter 节杆菌属参考文献

Asaia 浅井菌属 Yamada et al., 2000

【词源和翻译】 “*Asaia*”,新拉丁语阴性名词,源自日本细菌学家 Toshinobu Asai 的名字,以纪念其对醋酸菌分类学的贡献,菌名翻译为“浅井菌属”。

一、分类学

浅井菌属隶属于变形菌门(Proteobacteria)、α-变形菌纲(Alphaproteobacteria)、红螺菌目(Rhodospirillales)、醋酸菌科(Acetobacteraceae),模式菌种为博果尔浅井菌[1]。

二、属的特征

浅井菌属是革兰氏阴性需氧杆菌,有周鞭毛,该菌属为耐酸菌,可在 30 ℃、pH 3.0 的培养基上生长,可氧化醋酸和乳酸成二氧化碳和水,不能分解乙醇为醋酸,0.35%(*V/V*)醋酸抑制生长。在甲醇中不生长,在甘露醇中生长。产 2,5-酮基-*D*-葡萄糖酸但葡萄糖不转化为 2, 5-二酮基-*D*-葡萄糖酸。分解葡萄糖、*D*-葡萄糖、*D*-果糖、山梨糖、甘露醇和山梨醇产酸。基因组 DNA G+C 含量为 59~61 mol%[1]。

三、属的临床意义

浅井菌是一种机会致病菌,分离于菌血症患者中,其感染具有自限性和低毒性的特点[2]。

四、抗菌药物敏感性和感染用药

对于浅井菌,目前尚无抗菌药物敏感性的标准方法和抗感染用药的权威方案,作为一种非苛养的革兰氏阴性杆菌,可参照 CLSI M100 中“其他非肠杆菌目细菌 MIC 折点解释标准”进行药敏结果判读[3]。

五、属内菌种

Asaia bogorensis 博果尔浅井菌

Yamada et al., 2000

【词源和翻译】 “*bogorensis*”,新拉丁语阴性形容词,源自印度尼西亚爪哇岛(Java)西部城市博果尔(Bogor),因为大部分菌株分离自那里,菌名翻译为“博果尔浅井菌”。

【临床意义】 博果尔浅井菌通常是水果味饮料的污染菌,也分离自腹膜透析伴腹膜炎患者和静脉注射毒品的菌血症患者中[1, 4]。

Asaia lannensis 兰纳浅井菌

corrig. Malimas et al., 2008

【分类学评述】 该菌种的种名拼写最初为“*lannaensis*”,根据《国际原核生物命名法》修订为“*lannensis*”。

【词源和翻译】 “*lannensis*”,新拉丁语阴性形容词,源自模式菌株分离地的地名,泰国北部包括清迈在内区域的旧名称——兰纳(Lanna),菌名翻译为“兰纳浅井菌”。

【临床意义】 兰纳浅井菌是一种机会致病菌,分离自菌血症患者中[5-6]。

Asaia siamensis 暹罗浅井菌

Katsura et al., 2001

【词源和翻译】 “*siamensis*”,新拉丁语阴性形容词,源自菌株分离的地名,泰国的古称——暹罗(Siam),菌名翻译为“暹罗浅井菌”。

【临床意义】 暹罗浅井菌有分离于泰国曼谷冠花的花朵的报道,尚未发现其与人类致病相关。

Asaia 浅井菌属参考文献

Asteroleplasma 无甾醇支原体属 Robinson and Freundt, 1987

【词源和翻译】 "*Asteroleplasma*",希腊语中性名词,由"*a-*"、"*sterolum*"和"*plasma*"三个词根组成:"*a-*",希腊语前缀,英文词义为"not";"*sterolum*",新拉丁语名词,英文词义为"sterol";"*plasma*",希腊语中性名词,英文词义为"anything formed or moulded, image, figure, form"。"*Asteroleplasma*",英文词义为"name intended to indicate that sterol is not required for growth",表示"一种不需要甾醇生长支原体样微生物",菌名翻译为"无甾醇支原体属"。

一、分类学

无甾醇支原体属隶属于柔膜菌门(Tenericutes)、柔膜菌纲(Mollicutes)、厌氧原体目(Anaeroplasmatales)、厌氧支原体科(Anaeroplasmataceae),模式菌种为厌氧无甾醇支原体[1-2]。

二、属的特征

无甾醇支原体的菌落形态类似于厌氧支原体属,动力阴性,新属和种由三株菌组成,专性厌氧,能够在无胆固醇或血清成分的情况下生长。最适生长温度为 37 ℃。无溶菌活性。血清学不同于厌氧支原体科家族中的其他成员。基因组 DNA G+C 含量为 40 mol%[1]。

三、临床意义

无甾醇支原体有分离于牛和羊瘤胃的厌氧培养,也有采用宏基因组测序技术从人肠道中检出的报道[3-4],但目前尚未发现与人类致病相关。

四、抗菌药物敏感性和感染用药

目前尚未发现无甾醇支原体与人类致病相关,尚无治疗相关信息。从其细胞壁特性和与支原体的亲缘关系来看,其临床感染可参考支原体的药敏试验方法和感染治疗方案。

五、属内菌种

Asteroleplasma anaerobium 厌氧无甾醇支原体

Robinson and Freundt, 1987

【词源和翻译】 "*anaerobium*",新拉丁语中性形容词,由"*an-*"、"*aer*"和"*bios*"三个词根组成:"*an-*",希腊语前缀,英文词义为"not";"*aer*",希腊语名词,英文词义为"air";"*bios*",希腊语名词,英文词义为"life"。"*anaerobium*",英文词义为"not living in air",表示"空气中无法生存",菌名翻译为"厌氧无甾醇支原体"。

【临床意义】 分离于牛和羊瘤胃的厌氧培养,尚未发现与人类致病相关。

A

***Asteroleplasma* 无甾醇支原体属参考文献**

Atopobium 陌生菌属 Collins and Wallbanks, 1993

【词源和翻译】 "*Atopobium*",新拉丁语中性名词,由"*atopos*"和"*bion*"两个词根组成:"*atopos*",希腊语形容词,英文词义为"strange";"*bion*",希腊语名词分词,英文词义为"living thing"。"*Atopobium*",英文词义为"strange living thing",表示"陌生的生物",菌名翻译为"陌生菌属"。

一、分类学

陌生菌属隶属于放线菌门(Actinobacteria)、红蝽杆菌纲(Coriobacteriia)、红蝽杆菌目(Coriobacteriales)、陌生菌科(Atopotiaceae),模式菌种为微小陌生菌[1]。

二、属的特征

陌生菌属是革兰氏阳性短杆菌,常中间隆起,或呈革兰氏阳性球菌,椭圆形,单个,成对,或呈短链状排列。不能形成孢子,无动力。专性或兼性厌氧,触酶阴性。不还原硝酸盐。发酵葡萄糖的主要产物是乳酸、醋酸和甲酸,可形成微量琥珀酸。吐温-80 促进生长。6.5% (*W/V*) NaCl 生长,不液化明胶,不水解肉类,吲哚阴性。基因组 DNA G+C 含量为 35~46 mol%[1]。

三、属的临床意义

陌生菌属可能是口腔和胃肠道的正常菌群,可分离于人和动物标本中,为条件致病菌,在特定条件下能引起感染,如引起牙髓脓肿和牙周炎等牙齿感染、菌血症等[2],而阴道陌生菌在细菌性阴道病中扮演着重要角色[3-4]。

四、抗菌药物敏感性和感染用药

琼脂稀释法是厌氧菌药敏试验的金标准方法,但难以常规开展。需要注意的是,尽管甲硝唑通常用于许多厌氧菌感染的经验性治疗和目标治疗,但阴道陌生菌对甲硝唑的耐药率很高,故建议使用地喹氯铵(Fluomizin)治疗阴道陌生菌引起的细菌性阴道病[3-4];另外,尽管万古霉素对革兰氏阳性菌普遍敏感,但微小陌生菌的一些菌株已经检测到 *vanB* 基因[5]。

五、属内菌种

Atopobium deltae 德尔塔陌生菌

Cools et al., 2014

【词源和翻译】 "*deltae*",新拉丁语阴性名词属格,英文词义为"of Delta",源自分离该菌株的医院"Delta Hospital",菌名翻译为"德尔塔陌生菌"。

【临床意义】 德尔塔陌生菌是2014年发表的菌种,目前仅有一例从人的血液中分离的报道[6]。

Atopobium fossor 挖掘陌生菌

(Bailey and Love, 1986) Kageyama et al., 1999

【分类学评述】 该菌种在 1986 年被分类为挖掘真

杆菌(*Eubacterium fossor*),1999年被重新分类为现在的挖掘陌生菌。

【词源和翻译】"*fossor*",拉丁语名词,英文词义为"a digger, delver",表示"一台挖掘机,挖掘器",因可以在琼脂平板上凹陷生长并形成小洞而得名,菌名翻译为"挖掘陌生菌"(编者注:该菌种的拉丁文"*fossor*"与化石的英文"fossil"相近,曾错误翻译为"化石陌生菌")。

【临床意义】挖掘陌生菌分离自马的咽部,可引起马牙根脓肿,也在发生肺炎的马的下呼吸道发现该菌,暂未有从人体标本中分离的报道[1]。

Atopobium minutum 微小陌生菌

(Hauduroy et al., 1937) Collins and Wallbanks, 1993

【分类学评述】该菌种在1937年即被描述为"微小拟杆菌"(*Bacteroides minutum*),在1972年被描述为微小乳酸杆菌(*Lactobacillus minutus*)并于1980年被收录到《核准的细菌名称目录》,在1993年被分类为现在的微小陌生菌。

【词源和翻译】"*minutum*",拉丁语中性形容词,英文词义为"little, small",表示"小的",菌名翻译为"微小陌生菌"。

【临床意义】微小陌生菌分离于人和动物的腹部伤口、血液和盆腔脓肿标本中[1,5]。

Atopobium parvulum 极小陌生菌

(Weinberg et al., 1937) Collins and Wallbanks, 1993

【分类学评述】该菌种在1937年被描述为短小消化链球菌(*Peptostreptococcus parvulus*)并于1980年被收录到《核准的细菌名称目录》,在1993年被分类为现在的极小陌生菌。

【词源和翻译】"*parvulum*",含小尾缀的拉丁语中性形容词,英文词义为"very small",表示"极小的",菌名翻译为"极小陌生菌"。

【临床意义】极小陌生菌分离于人类牙龈裂隙中,可引起慢性牙周炎[1,7]。

Atopobium rimae 龈裂陌生菌

(Olsen et al., 1991) Collins and Wallbanks, 1993

【分类学评述】该菌种在1991年被分类为龈沟乳酸杆菌(*Lactobacillus rimae*),在1993年被重新分类为现在的龈裂陌生菌。

【词源和翻译】"*rimae*",拉丁语名词属格,英文词义为"of a fissure",表示"裂开的",因该菌最初从牙龈裂缝中分离而得名,菌名翻译为"龈裂陌生菌"。

【临床意义】龈裂陌生菌分离于人类牙龈裂隙中,可引起慢性牙周炎和菌血症[1,8]。

Atopobium vaginae 阴道陌生菌

Rodriguez Jovita et al., 1999

【词源和翻译】"*vaginae*",拉丁语名词属格,英文词义为"of the vagina",表示"阴道的",因分离于人类阴道而得名,菌名翻译为"阴道陌生菌"。

【临床意义】阴道陌生菌存在于正常健康女性阴道中,但在女性细菌性阴道病中扮演着重要角色。另有资料表明,阴道陌生菌可能与盆腔炎性疾病有关,也可能会增加早产、持续性子宫内膜炎和宫颈上皮内瘤变的风险[1-4]。

Atopobium 陌生菌属参考文献

Aureobacterium 金杆菌属 Collins et al., 1983

【词源和翻译】"*Aureobacterium*",新拉丁语中性名词,由"*aureus*"和"*bacterium*"两个词根组成:"*aureus*",英文词义为"golden";"*bacterium*",英文词义为"a small rod"。"*Aureobacterium*",英

A

文词义为“a golden small rod”，表示“一种（产）金黄色（色素）的杆（菌）”，菌名翻译为“金杆菌属”。

一、分类学

金杆菌属隶属于放线菌门（Actinobacteria）、微球菌目（Micrococcales）、微杆菌科（Microbacteriaceae），模式菌种为液化金杆菌（*Aureobacterium liquefaciens*）。但需要注意的是，目前根据生理生化、化学和遗传学特征，该菌属已经与微杆菌属（*Microbacterium*）合并[1]。

二、属的特征

见微杆菌属。

三、属内菌种

***Aureobacterium resistens* 耐药金杆菌**

Funke et al., 1998

【分类学评述】 该菌种所在的菌属已经与微杆菌属合并，即耐药微杆菌（*Microbacterium resistens*）。

***Aureobacterium* 金杆菌属参考文献**

Auritidibacter 耳炎杆菌属 Yassin et al., 2011

【词源和翻译】 “*Auritidibacter*”，新拉丁语阳性名词，由“*auris-is*”、“*-itis-itidis*”和“*bacter*”三个词根组成：“*auris-is*”，拉丁语名词，英文词义为“the ear”；“*-itis-itidis*”，拉丁语后缀，英文词义为“suffix used for inflammation”；“*bacter*”，新拉丁语阳性名词，英文词义为“a rod”。“*Auritidibacter*”，英文词义为“rod-shaped bacterium causing inflammation of the ear”，表示“引起耳朵发炎的杆（菌）”，菌名翻译为“耳炎杆菌属”。

一、分类学

耳炎杆菌属隶属于放线菌门（Actinobacteria）、放线菌纲（Actinobacteria）、微球菌目（Micrococcales）、微球菌科（Micrococcaceae），模式菌种为怠惰耳炎杆菌[1]。

二、属的特征

耳炎杆菌属细菌为革兰氏阳性菌，有动力，无芽孢，有杆-球菌周期。需氧。触酶阳性。10～37 ℃生长。肽聚糖类型是*L*-赖氨酸-甘氨酸-*L*-谷氨酸，A4α 变化。水解产物没有特征性细胞壁糖。主要的长链脂肪酸是直链饱和异构体和反异构体甲基支链氨基酸的混合物。主要的呼吸醌是 MK-10。极性脂质是心磷脂、磷脂酰甘油、磷脂酰肌醇磷脂和一种新型的磷脂[1-2]。

三、属内菌种

Auritidibacter ignavus **怠惰耳炎杆菌**

Yassin et al., 2011

【词源和翻译】 "*ignavus*",拉丁语阳性形容词,英文词义为"inactive",表示"怠惰的",菌名命名可能与其生化反应不活泼有关,菌名翻译为"怠惰耳炎杆菌"。

【临床意义】 怠惰耳炎杆菌主要分离自急性外耳道炎患者的耳朵拭子,可能是与耳炎相关的病原菌[1-3]。

【抗菌药物敏感性和感染用药】 目前暂无怠惰耳炎杆菌的感染用药资料。从系统发育系上推断,怠惰耳炎杆菌可能具有与微球菌属相似的药敏特性,即通常对β-内酰胺类、大环内酯类、四环素、利奈唑胺、利福平和万古霉素敏感[4],供参考。

Auritidibacter 耳炎杆菌属参考文献

Averyella 艾弗里菌属 Johnson et al., 2005

【词源和翻译】 "*Averyella*",带小尾缀的新拉丁语阴性名词,源自 Oswald T. Avery 教授的名字(以纪念其在细菌分类学上的杰出贡献),由"Avery"拉丁化而来,菌名翻译为"艾弗里菌属"。

一、分类学

艾弗里菌属隶属于变形菌门(Proteobacteria)、γ-变形菌纲(Gammaproteobacteria)、肠杆菌目(Enterobacteriales)、肠杆菌科(Enterobacteriaceae),模式菌种为达尔豪斯艾弗里菌。目前,该模式菌种在临床微生物学中有描述,但未获得国际原核生物系统学委员会的认可[1]。

二、属的特征

艾弗里菌属是一种革兰氏阴性杆菌,反应不活跃,不在商品化系统数据库中,容易和抗坏血酸克吕沃尔菌(*Kluyvera ascorbata*)混淆,也可能被商品化系统误鉴定为沙门菌。β-半乳糖苷酶、丙二酸盐和氰化钾阳性,发酵卫矛醇和水杨苷[1]。

三、属内菌种

Averyella dalhousiensis **达尔豪斯艾弗里菌**

Johnson et al., 2005

【分类学评述】 该菌种在临床微生物学中有描述,最初被描述为美国疾病预防与控制中心(Centers for Disease Control, CDC)肠群 58,但目前未获得国际原核生物系统学委员会的认可。

【词源和翻译】 "*dalhousiensis*",新拉丁语阴性形容词,源自菌株分离地——达尔豪斯(Dalhousie)大学,由"Dalhousie"拉丁化而来,菌名翻译为"达尔豪斯艾弗里菌"。

【临床意义】 达尔豪斯艾弗里菌分离于粪便、人的伤口和血液标本中,有引起败血症的报道[1]。

【抗菌药物敏感性和感染用药】 目前暂无达尔豪斯艾弗里菌感染用药的权威资料,但理论上可参照临床常见肠杆菌目细菌的感染治疗方

A

案。常规药敏试验包括 K-B 法和 MIC 法，具体可采用 CLSI M100 中"肠杆菌目细菌抑菌圈直径及 MIC 折点解释标准"进行药敏结果判读[2]。

Averyella 艾弗里菌属参考文献

Avibacterium 鸟杆菌属 Blackall et al., 2005

【词源和翻译】 "*Avibacterium*"，新拉丁语中性名词，由"*aves*"和"*bacterium*"两个词根组成："*aves*"，拉丁语复数名词，英文词义为"birds"；"*bacterium*"，新拉丁语中性名词，英文词义为"rod"。"*Avibacterium*"，英文词义为"bacterium of birds"，表示"鸟类细菌"，菌名翻译为"鸟杆菌属"。

一、分类学

鸟杆菌属隶属于变形菌门（Proteobacteria）、γ-变形菌纲（Gammaproteobacteria）、巴斯德菌目（Pasteurellales）、巴斯德菌科（Pasteurellaceae），模式菌种为鸡鸟杆菌[1]。

二、属的特征

鸟杆菌属是一种革兰氏阴性杆菌，菌体形态多样，呈杆状或多形，单个、成对或短链状，且不同生长阶段菌体形成也不相同。菌体无动力、无鞭毛、不形成芽孢，兼性厌氧或微需氧。在血平板上形成不溶血、灰色、不透明、边缘半透明、奶油状、有光泽的菌落，色素可变，在麦康凯琼脂平板上不生长。一些菌株表现出共生生长。氧化酶阳性，硝酸盐还原阳性。在氧化-发酵（Hugh-Leifson）斜面，发酵 *D*-葡萄糖产酸不产气。卟啉和丙氨酸氨基肽酶试验阳性。西蒙斯柠檬酸、黏酸盐酸、丙二酸盐、硫化氢/三糖铁、氰化钾生长试验、VP 试验、甲基红试验和尿素酶试验阴性。精氨酸双水解试验、赖氨酸脱羧试验、苯丙氨酸脱氨酶试验、吲哚试验、明胶酶试验、吐温-20 和吐温-80 阴性。基因组 DNA G+C 含量为 44.2～47 mol%[1]。

三、属的临床意义

鸟杆菌主要定植于鸟的呼吸道，可引起鸟类的呼吸道感染（如传染性鼻炎）和菌血症，偶有从人类标本中分离的报道，如引起血流感染和感染性心内膜炎[2-4]。

四、抗菌药物敏感性和感染用药

目前尚无鸟杆菌感染人和相关的抗感染治疗信息，但鉴于该菌的表型和遗传学特征与凝聚杆菌（*Aggregatibacter*）相近，故理论上可参考 CLSI M45 中"HACEK 菌：凝聚杆菌属（之前的嗜沫嗜血杆菌、副嗜沫嗜血杆菌、惰性嗜血杆菌都划入凝聚杆菌属）、伴放线放线杆菌、心杆菌属、侵蚀艾肯菌和金氏菌属的 MIC 折点解释标准"进行药敏结果判读[5]，供参考。

五、属内菌种

***Avibacterium avium* 鸟鸟杆菌**

(Hinz and Kunjara, 1977) Blackall et al., 2005

【分类学评述】 该菌种在 1977 年被描述为鸟嗜血杆菌（*Haemophilus avium*）并于 1980 年被收

录到《核准的细菌名称目录》,在1985年被分类为鸟巴斯德菌(*Pasteurella avium*),在2005年被分类为现在的鸟鸟杆菌。

【词源和翻译】 "*avium*",拉丁语复数名词属格,英文词义为"of birds",表示"鸟类的",菌名翻译为"鸟鸟杆菌"(编者注:*Avibacterium avium* 和 *Avibacterium volantium* 的菌名词源相同)。

【临床意义】 鸟鸟杆菌是鸡的上呼吸道菌群,有分离于鸡的眶下窦和心脏,以及患有肺炎的小牛的肺部组织的报道[1],尚未发现与人类致病相关。

Avibacterium endocarditidis 心内膜炎鸟杆菌

(Hinz and Kunjara, 1977) Blackall et al., 2005

【词源和翻译】 "*endocarditidis*",新拉丁语名词属格,源自新拉丁语名词"*endocarditis*",英文词义为"*of endocarditis*",表示"心内膜炎的",因该菌种可引起鸡的心内膜炎而得名,菌名翻译为"心内膜炎鸟杆菌"。

【临床意义】 心内膜炎鸟杆菌可引起肉鸡的心内膜炎[2],尚未发现与人类致病相关。

Avibacterium gallinarum 鸡鸟杆菌

(Hall et al., 1955) Blackall et al., 2005

【分类学评述】 该菌种在1955年被描述为鸡巴斯德菌(*Pasteurella gallinarum*)并于1980年被收录入《核准的细菌名称目录》,在2005年被重新分类为现在的鸡鸟杆菌。

【词源和翻译】 "*gallinarum*",拉丁语复数名词属格,英文词义为"of hens",表示"母鸡的",菌名翻译为"鸡鸟杆菌"。

【临床意义】 鸡鸟杆菌有分离于鸡的窦道和多种禽类的伤口中,偶有从人类标本中分离及引起血流感染和感染性心内膜炎的报道[3-4, 6]。

Avibacterium paragallinarum 副鸡鸟杆菌

(Biberstein and White, 1969) Blackall et al., 2005

【分类学评述】 该菌种在1969年被描述为副鸡巴斯德菌(*Pasteurella paragallinarum*)并于1980年被收录到《核准的细菌名称目录》,在2005年被重新分类为现在的副鸡鸟杆菌。

【词源和翻译】 "*paragallinarum*",新拉丁语复数名词属格,由"*para*"和"*gallinarum*"两个词根组成:"*para*",希腊语介词,英文词义为"alongside of, resembling";"*gallinarum*",拉丁语复数名词属格,源自鸡鸟杆菌的种名加词"*gallinarum*"。"*paragallinarum*",因与鸡鸟杆菌生物学特性相类似而得名,菌名翻译为"副鸡鸟杆菌"。

【临床意义】 副鸡鸟杆菌存在于鸡的呼吸道,可引起鸡传染性鼻炎[1],尚未发现与人类致病相关。

Avibacterium volantium 鸟类鸟杆菌

(Mutters et al., 1985) Blackall et al., 2005

【分类学评述】 该菌种在1985年被分类为鸟类巴斯德菌(*Pasteurella volantium*),2005年被分类为现在的鸟类鸟杆菌。

【词源和翻译】 "*volantium*",拉丁语复数名词属格,英文词义为"of birds",表示"鸟类的",菌名翻译为"鸟类鸟杆菌"(编者注:*Avibacterium volantium* 和 *Avibacterium avium* 的菌名词源相同)。

【临床意义】 鸟类鸟杆菌有分离于禽类的喉部的红色肉垂和人的舌头中的报道[1],尚未发现与人类致病相关。

***Avibacterium* 鸟杆菌属参考文献**

Azospirillum 固氮螺菌属 Tarrand et al., 1979

【词源和翻译】 "*Azospirillum*",新拉丁语中性名词,由"*azo-*"和"*spirillum*"两个词根组成:"*azo-*",

A

新拉丁语前缀，英文词义为“pertaining to nitrogen”；“*spirillum*”，含小尾缀的新拉丁语中性名词，英文词义为“a small spiral”。“*Azospirillum*”，英文词义为“a small nitrogen spiral”，表示“需要氮源的小螺旋形（菌）”，菌名翻译为“固氮螺菌属”。

一、分类学

固氮螺菌属隶属于变形菌门（Proteobacteria）、α-变形菌纲（Alphaproteobacteria）、红螺菌目（Rhodospirillales）、红螺菌科（Rhodospirillaceae），模式菌种为生脂固氮螺菌[1]。

二、属的特征

固氮螺菌属菌体饱满，稍弯曲或直杆，大小为（0.6～1.7）μm×（2.1～3.8）μm，尾端尖。有聚*β*-羟基丁酸酯成分的细胞内颗粒。在旧的、碱性环境，过量的氧气或其他压力的条件下扩大，可能胀大、以多形性形式存在。革兰氏染色可变。在液体培养基中用一个极性鞭毛运动；在 30 ℃的固体培养基上，也可形成许多短波长的侧鞭毛。固氮细菌，微氧条件下表现为 N_2 依赖性生长。在固定的氮源，如铵盐或谷氨酸盐的存在下，在空气环境中生长良好。在无机氮源存在下，只要在空气中添加固定氮，细菌提前生长就会被阻止，固氮酶也能被消耗。主要呼吸类型是有氧呼吸，有些菌株以硝酸盐或亚硝酸盐作为终末电子受体。可以发酵代谢。在严重缺氧的限制下，有些菌株可能异化硝酸盐、亚硝酸盐或氧化亚氮和 N_2。最佳生长温度为 33～41 ℃，pH 为 5.5～7.5。有些菌株能在马铃薯琼脂上生长，形成明或暗的粉红色菌落，通常是皱的和不粘的。氧化酶阳性。需要化能有机营养。一些菌株是兼性氢自养菌。在有机酸的盐中，如苹果酸、琥珀酸、乳酸盐或丙酮酸等生长良好。*D*-果糖和某些碳水化合物也可以作为碳源。有些物种需要维生素。一些物种在 3%NaCl 中生长。不诱导根瘤[1]。基因组 DNA G+C 含量为 64～71 mol%[1]。

三、属的临床意义

固氮螺菌为环境菌，可在土壤中自由生长，或者与根、茎、叶和种子有关，通常是谷类和禾本科牧草植物根际的固氮菌，也存在于椰子植物、蔬菜、水果、豆类、块茎植物及淡水湖泊中，临床分离罕见[1]。

四、抗菌药物敏感性和感染用药

固氮螺菌属是一种非苛养的革兰氏阴性非发酵菌，理论上可参考 CLSI M100 中“非肠杆菌目细菌 MIC 折点解释标准”进行药敏结果判读。

五、属内菌种

Azospirillum brasilense 巴西固氮螺菌

Tarrand et al., 1979

【分类学评述】 该菌种在 1979 年被描述为巴西固氮螺菌并于 1980 年被收录到《核准的细菌名称目录》。另有研究发现，巴西固氮螺菌与福尔玫瑰单胞菌（*Roseomonas fauriae*）为同一菌种，且巴西固氮螺菌具有命名优先权[2]。

【词源和翻译】 “*brasilense*”，新拉丁语中性形容词，源自地名巴西（Brazil），由“Brazil”拉丁化而来，菌名翻译为“巴西固氮螺菌”。

【临床意义】 巴西固氮螺菌存在于环境中，有从人类伤口、血液和腹膜透析液中分离的报道[2]。

Azospirillum lipoferum 生脂固氮螺菌

（Beijerinck, 1925）Tarrand et al., 1979

【分类学评述】 该菌在 1925 年被描述为“含脂螺菌”（*Spirillum lipoferum*），在 1979 年被分类现在的生脂固氮螺菌。

【词源和翻译】 “*lipoferum*”，新拉丁语中性形容词，由“*lipos*”和“*-ferus-a-um*”两个词根组成：“*lipos*”，希腊语名词，英文词义为“animal fat, lard, tallow";"*-ferus-a-um*",拉丁语后缀,英文词义为"bringing, bearing"。"*lipoferum*",英文词义为"fat bearing",表示"长脂肪的",菌名翻译为"生脂固氮螺菌"。

【临床意义】 生脂固氮螺菌存在于环境中,尚未发现与人类致病相关。

Azospirillum 固氮螺菌属参考文献

B

Bacillaceae 芽孢杆菌科 Logan et al., 2015

B

【词源和翻译】"Bacillaceae",新拉丁语阴性复数名词,源自模式菌属"芽孢杆菌属"(*Bacillus*);科名翻译为"芽孢杆菌科"。

一、分类学

芽孢杆菌科隶属于厚壁菌门(Firmicutes)、芽孢杆菌纲(Bacilli)、芽孢杆菌目(Bacillales)。该科目前共有19个菌属,包括碱性芽孢杆菌属(*Alkalibacillus*)、双芽孢杆菌属(*Amphibacillus*)、厌氧芽孢杆菌属(*Anoxybacillus*)、芽孢杆菌属(*Bacillus*)、樱桃样芽孢杆菌属(*Cerasibacillus*)、线芽孢杆菌属(*Filobacillus*)、地芽孢杆菌属(*Geobacillus*)、薄壁芽孢杆菌属(*Gracilibacillus*)、盐芽孢杆菌属(*Halobacillus*)、嗜盐乳酸杆菌属(*Halolactibacillus*)、慢生芽孢杆菌属(*Lentibacillus*)、海球菌属(*Marinococcus*)、海洋杆菌属(*Oceanobacillus*)、海境芽孢菌属(*Paraliobacillus*)、海芽孢菌属(*Pontibacillus*)、糖球菌属(*Saccharococcus*)、细纤芽孢杆菌属(*Tenuibacillus*)、深海芽孢杆菌属(*Thalassobacillus*)、枝芽孢杆菌属(*Virgibacillus*)[1-2]。

二、科的特征

大多数种属为需氧或兼性厌氧,化能有机营养型,具有革兰氏阳性细胞壁结构的杆菌,形成内生孢子。然而,这些特征都有例外。家族包括严格厌氧、自养菌、球菌和不形成内生孢子的细菌。尽管最常见的是革兰氏阳性菌,但许多物种革兰氏染色不定或者为革兰氏阴性菌[1-2]。

Bacillaceae 芽孢杆菌科参考文献

Bacillus 芽孢杆菌属 Cohn, 1872

【词源和翻译】"*Bacillus*",拉丁语阳性名词,英文词义为"a small staff, a wand, a rod",表示"一种小棒杆菌",菌名翻译为"芽孢杆菌属"。

一、分类学

芽孢杆菌属隶属于厚壁菌门(Firmicutes)、芽孢杆菌纲(Bacilli)、芽孢杆菌目(Bacillales)、芽孢杆菌科(Bacillaceae),模式菌种为枯草芽孢杆菌[1]。

二、属的特征

芽孢杆菌属为革兰氏阳性,杆状,直或稍弯曲,单个和成对出现,有些呈链状,有些为长丝状。产芽孢,对许多不利条件抵抗力很强。借助周生鞭毛或退化的周生鞭毛运动,或不运动。需氧或兼性厌氧,但也有一些物种严格厌氧。终端电子受体是氧，在某些物种中可由替代物替代。大多数物种在常规培养基上生长，如营养琼脂和血琼脂。菌种间形态和大小差异很大。生理特性表现多种多样，从低温到高温，嗜酸到嗜碱；有些菌株耐盐，有些嗜盐。大多数物种产生触酶。氧化酶阳性或阴性。化能有机营养；其中两个种是兼性自养菌，对营养缺陷型的菌需要多种生长因子。大部分菌种是从土壤中分离出来的，也可能是由土壤直接或间接污染的环境中分离出来的，但也在水、食物和临床标本中发现。该菌可产生芽孢，对热、辐射、消毒剂和干燥的抵抗力强，是手术室、外科敷料、药品和食品中的常见污染菌。除炭疽杆菌是炭疽的病原菌外，多数菌种没有致病力或很少有致病力，且很少与人类或其他动物疾病相关；其他一些物种可能引起食物中毒和机会性感染，苏云金芽孢杆菌对无脊椎动物有致病性。基因组 DNA G+C 含量为 32~66 mol%[1]。

三、属的临床意义

芽孢杆菌属主要存在于土壤和环境中，抵抗能力强，可耐受热、干燥、辐射、消毒剂等，并可在其他微生物不能生产的环境下长期存活。除了炭疽芽孢杆菌和蜡样芽孢杆菌以外，大多数芽孢杆菌不具有或极少具有潜在致病性，典型病例一般与伤口污染或手术部位感染相关，也有引起食源性疾病的报道。此外需要特别关注芽孢杆菌引起的眼部感染。目前，芽孢杆菌可引起的临床感染和与临床感染相关的信息包括：① 皮肤炭疽和肺炭疽，主要由炭疽芽孢杆菌引起。② 食物中毒，可由蜡样芽孢杆菌、产细胞毒素芽孢杆菌和短芽孢杆菌引起。③ 眼部感染，多种芽孢杆菌可引起创伤后眼内炎（静脉注射吸毒也是危险因素），其发病急，如处理不当，可以迅速引起失明；另可导致角膜炎、眶周脓肿、结膜炎和泪囊炎。④ 血流感染，需明确分离菌株是污染还是有临床意义的感染，重复培养阳性则更倾向于真正的感染；有研究显示，芽孢杆菌可通过污染的血培养标本、手套、注射器等引起假性血流感染，以及导致静脉注射吸毒者的一过性菌血症（没有临床意义），也可并发混合血流感染，包括手术切口感染或肿瘤坏死继发感染。⑤ 脑膜炎和脑脓肿，比较少见，通常由耳炎、乳突炎、神经外科手术、脑室腹腔分流术并发引起。⑥ 心内膜炎，为静脉注射吸毒人群罕见的并发症[1-4]。

四、抗菌药物敏感性和感染用药

芽孢杆菌是一种环境菌，临床分离需首先明确分离菌株是污染还是有临床意义的感染。除蜡样芽孢杆菌通常对 β-内酰胺类耐药外，多数菌种对青霉素、头孢菌素、氟喹诺酮类和氨基糖苷类抗生素敏感。当分离于正常无菌部位并与临床吻合的情况下，有条件的实验室可参照 CLSI M45 中“芽孢杆菌属细菌（不包括炭疽芽孢杆菌）MIC 折点解释标准”进行药敏结果判读[5]。

在有临床意义的感染中，蜡样芽孢杆菌是最常见的菌种。依据病例报道的体外药敏结果，可使用万古霉素（15 mg/kg，静脉注射，每 12 h 1 次）。该菌通常对 β-内酰胺类抗生素耐药。有报道称克林霉素（600 mg，静脉注射，每 8 h 1 次）的替代治疗有效[3]。蜡样芽孢杆菌食物中毒有自限性，不需要使用抗菌药物，只需要进行支持、补液和止吐治疗。静脉注射吸毒者或创伤后因蜡样芽孢杆菌引起的眼内炎可在 48 h 内造成玻璃体/视网膜快速的大面积毁损，伴环形脓肿形成。推荐早期行玻璃体切除术并在玻璃体内注射抗生素。玻璃体内注射克林霉素 450 μg 和庆大霉素 400 μg。也有些报道主张玻璃体内注射地塞米松，以及玻璃体内注射抗生素联合全身抗感染治疗[3]。

五、属内菌种

***Bacillus aneurinilyticus* 解硫胺素芽孢杆菌**

Shida et al.，1994

【分类学评述】 该菌种已被重新分类为解硫胺素芽孢杆菌（*Aneurinibacillus*），见解硫胺素解硫胺素芽孢杆菌（*Aneurinibacillus aneurinolyticus*）。

***Bacillus alvei* 蜂房芽孢杆菌**

Cheshire and Cheyne，1885（Approved Lists，1980）

【分类学评述】 该菌种已被重新分类为类芽孢杆

菌属（*Paenibacillus*），即蜂房类芽孢杆菌（*Paenibacillus alvei*）。

Bacillus amyloliquefaciens 解淀粉芽孢杆菌

（ex Fukumoto，1943）Priest et al.，1987

【词源和翻译】 “*amyloliquefaciens*”，新拉丁语分词形容词，由“*amylon*”和“*liquefacio*”两个词根组成：“*amylon*”，希腊语名词，英文词义为“starch”；“*liquefacio*”，拉丁语动词，英文词义为“to make liquid，to melt，dissolve，liquefy”。“*amyloliquefaciens*”，英文词义为“starch digesting”，表示“消化淀粉的”，菌名翻译为“解淀粉芽孢杆菌”。

【临床意义】 解淀粉芽孢杆菌广泛存在于环境中，包括工业淀粉酶发酵品、食品和土壤，暂未发现与人类疾病相关的报道。

Bacillus anthracis 炭疽芽孢杆菌

Cohn，1872（Approved Lists，1980）

【分类学评述】 1872年被描述为“蜡样芽孢杆菌炭疽变种”（*Bacillus cereus* var. *anthracis*），被描述的其他同义名还包括“*Bacteridium anthracis*”。

【词源和翻译】 “*anthracis*”，新拉丁语名词属格，英文词义为“of anthrax”，表示“炭疽的”，菌名翻译为“炭疽芽孢杆菌”。

【种的特征】 血平板35 ℃、18~24 h生长良好，不溶血，生长良好的菌落直径2~5 mm，菌落扁平或微凸、圆形、边缘不整齐，常呈“狮子头”外观，菌落也可呈“毛玻璃”样外观，黏稠致密，用接种环处理时像“打破的蛋白样”。革兰氏染色为大而宽的阳性杆菌，具有卵圆形、中央或亚末端芽孢，不引起细胞肿胀。通常呈链状排列，包被有外膜，形似“珍珠项链”[1]。

【临床意义】 炭疽芽孢杆菌一直被认为是人和动物的致病菌，是人和动物炭疽病的病原菌。从感染源可将人类炭疽分为两类：工业类和非工业类。根据感染部位可分为皮肤炭疽、肺炭疽和肠炭疽。致病性炭疽患者在急性症状发作之前的症状没有特异性且较轻微，如疲劳、不适、轻度发热和胃肠道症状。当病原菌自原发损伤部位经淋巴造血系统播散后，病情呈暴发性迅速发展。临床症状包括呼吸困难、发绀、高热、定向力障碍，之后是循环衰竭、休克、昏迷、死亡，整个过程在几小时之内。在患者生命的最后数小时，细菌在宿主血液中迅速增殖，菌量的终末水平在不同宿主可达10^7~10^9CFU/mL。对怀疑炭疽芽孢杆菌感染的所有标本和培养物的处理，检验均应在生物安全柜中进行，避免操作过程中产生气溶胶，操作人员应加强个人防护，用完的衣物应经高压灭菌消毒。除炭疽芽孢杆菌以外的其他芽孢杆菌，操作过程不需要特殊的防护措施，标本用普通的方法进行采集、运输、储存和培养即可。焚烧和高压灭菌是最彻底的方法，对于不能高压灭菌的物品，可选用甲醛烟熏、10%~30%福尔马林（4%~12%甲醛溶液）或10%次氯酸溶液浸泡[1-3]。

Bacillus atrophaeus 深褐芽孢杆菌

Nakamura，1989

【分类学评述】 该菌种是由枯草芽孢杆菌DSM 675重新分类而来。

【词源和翻译】 “*atrophaeus*”，新拉丁语阳性形容词，由“*ater-tra-trum*”和“*phaeos*”两个词根组成：“*ater-tra-trum*”，拉丁语形容词，英文词义为“black”；“*phaeos*”，希腊语形容词，英文词义为“brown”。“*atrophaeus*”，英文词义为“dark brown”，表示“深褐色的”，菌名翻译为“深褐芽孢杆菌”。

【临床意义】 深褐芽孢杆菌存在于环境中，其中DSM 675常用作高压灭菌的生物指示剂[6]。

Bacillus centrosporus 中孢芽孢杆菌

（ex Ford，1916）Nakamura，1993

【分类学评述】 该菌种已被重新分类为短芽孢杆菌（*Brevibacillus*），见中孢短芽孢杆菌（*Brevibacillus centrosporus*）。

Bacillus cereus group 蜡样芽孢杆菌群

【群内菌种】 蜡样芽孢杆菌群主要包括炭疽芽孢杆菌、蜡样芽孢杆菌、蕈状芽孢杆菌、假蕈状芽孢杆菌、紫云金芽孢杆菌、东洋芽孢菌杆菌和唯森芽孢杆菌，各菌种之间的16S rRNA基因和系统发育关系接近，但在毒力和致病性方面存在显著差异。也有证据显示蜡样芽孢杆菌群的部分菌种，如炭疽芽孢杆菌和紫云金芽孢杆菌在基因组角度为同一菌种，故不排除重新分类的可能。

Bacillus cereus 蜡样芽孢杆菌

Frankland and Frankland, 1887

【词源和翻译】 “*cereus*”,拉丁语阳性形容词,英文词义为“waxen, wax-colored”,表示“蜡样的”,菌名翻译为“蜡样芽孢杆菌”。

【种的特征】 蜡样芽孢杆菌,兼性厌氧,革兰氏阳性杆菌,通常有动力,大小为(1.0~1.2) μm×(3.0~5.0) μm,单个、成对或呈长链状。可形成椭圆形的芽孢,有时呈圆柱形,芽孢通常在末端,有时在旁边,孢子在孢子囊中不胀大。孢子可以斜生在孢子囊上。细菌在葡萄糖琼脂平板上生长时产生大量泡沫状的物质。菌落的外观变化很大,尽管如此,还是很容易被认出:它们是典型的大菌落(直径 2~7 mm),形状变化多样,从圆形到不规则状,呈波浪状、圆锯齿状或流苏状的边缘;它们通常没有光泽或呈颗粒状,但光滑潮湿的菌落并不少见。菌落通常呈白色至奶油色,但有些菌株可能会产生粉红色或棕色色素,有些菌株产生黄色扩散色素或黄绿色荧光色素。新鲜的平板培养基通常有一股鼠臭味。生长的最低温度通常是 10~20 ℃,最高温度是 40~45 ℃,最适宜温度大约为 37 ℃。耐寒菌在 6 ℃时也能生长。触酶阳性,氧化酶阴性。能水解酪蛋白、明胶和淀粉。VP 试验阳性。柠檬酸盐可作为唯一碳源。大多数菌株可还原硝酸盐。水解酪氨酸。不水解苯丙氨酸。耐 0.001% 溶菌酶。葡萄糖和有限的其他碳水化合物产生不含气体的酸性物质。大多数菌株分解水杨苷、淀粉产酸,但血清型为 1、3、5 和 8 的菌株(包括食物中毒相关的菌株)不分解这些物质产酸。胞外产物包括溶血素、肠毒素、热稳定的呕吐毒素、细胞毒素、蛋白酶和磷脂酶。耐寒菌可能产生毒素。已根据 H-抗原分为 42 型。内生孢子在土壤、牛奶和其他食品,以及在许多其他环境中普遍存在。在食物中容易繁殖,可能引起腹泻和呕吐食物中毒综合征。在牛奶中生长可能导致“凝脂缺陷”。偶尔会引起人和其他动物的机会性感染。一些在动物的消化道中形成芽孢、毛状体的细菌被称为“*Arthromitus*”,已被鉴定为蜡样芽孢杆菌。基因组 DNA G+C 含量为 31.7~40.1 mol%[1]。

【临床意义】 蜡样芽孢杆菌广泛分布于自然界中,能够在很多生态环境中分离得到,对多种消毒剂都有抗性,可引起手术后或院内获得性感染,包括局部感染(如眼、皮肤、伤口)和系统感染(如菌血症、脓毒症、脑膜炎、腹膜炎、心内膜炎、呼吸道及泌尿道感染等)。临床上,蜡样芽孢杆菌最常与食源性疾病相关,且可分为呕吐型和腹泻型两种明显不同的临床表现。呕吐型通常在进食被污染食物(常为淀粉类食物如炒米饭)后 1~6 h 发病,而腹泻型通常在进食被该菌污染的肉类、牛奶、蔬菜等食物后 10~12 h 发病,表现为水样腹泻和里急后重,可持续 2~10 d。确认蜡样芽孢杆菌感染需要满足以下条件:① 从可疑的食物及患者的粪便或呕吐物中分离出蜡样芽孢杆菌血清型的菌株;② 从可疑食物或者患者的粪便与呕吐物中分离出大量蜡样芽孢杆菌,且菌株的血清学是常见的导致食源性疾病的型别;③ 从可疑食物中分离出蜡样芽孢杆菌,并且通过血清学检查(肠毒素)或生物学检查(呕吐和腹泻)证实了它的肠道毒性作用[1-3]。

B

Bacillus circulans 环状芽孢杆菌

Jordan, 1890

【词源和翻译】 “*circulans*”,拉丁语分词形容词,英文词义为“making circular or round, circling”,表示“环状的”,菌名翻译为“环状芽孢杆菌”。

【临床意义】 环状芽孢杆菌存在于环境中,有引起因白内障手术物品污染的流行性眼内炎、伤口感染、透析患者腹膜炎、血流感染、脑脊液分流术感染和感染性心内膜炎等的报道[1, 7]。

Bacillus clausii 克劳斯芽孢杆菌

Nielsen et al., 1995

【词源和翻译】 “*clausii*”,新拉丁语名词属格,源自德国细菌学家 Dieter Claus 的名字,菌名翻译为“克劳斯芽孢杆菌”。

【临床意义】 克劳斯芽孢杆菌通常被作为肠道益生菌而进行研究,有在肾移植患者引起胆管炎和在免疫力低下人群中引起脓毒血症的罕见报道[8]。

Bacillus coagulans 凝结(凝固)芽孢杆菌

Hammer, 1915

【词源和翻译】 “*coagulans*”,拉丁语分词形容词,英文词义为“curdling, coagulating”,表示“凝结的,凝固的”,菌名翻译为“凝结芽孢杆菌”,亦有译为“凝固芽孢杆菌”。

【临床意义】 凝结(凝固)芽孢杆菌存在于环境中,常作为益生菌以改善肠道菌群,目前有引起人的角膜感染、菌血症及牛流产的报道[1]。

B

Bacillus cytotoxicus 产细胞毒素芽孢杆菌

Guinebretière et al., 2013

【词源和翻译】 "*cytotoxicus*",新拉丁语阳性形容词,由"*kutos*"、"*cyto-*"和"*toxicus-a-um*"三个词根组成:"*kutos*",希腊语名词,英文词义为"hollow, hold of a ship";"*cyto-*",新拉丁语前缀,英文词义为"prefix denoting pertaining to a cell";"*toxicus-a-um*",新拉丁语形容词,源自拉丁语名词"*toxicum*",英文词义为"toxic"。"*cytotoxicus*",英文词义为"cytotoxic",表示"细胞毒素的",意指细胞毒素K,即模式菌株产肠毒素,菌名翻译为"产细胞毒素芽孢杆菌"。

【临床意义】 产细胞毒素芽孢杆菌分离于水和食品中,可引起暴发性的食物中毒[9]。

Bacillus firmus 坚强芽孢杆菌

Bredemann and Werner, 1933

【词源和翻译】 "*firmus*",拉丁语阳性形容词,英文词义为"strong, firm",表示"坚强的",菌名翻译为"坚强芽孢杆菌"。

【临床意义】 坚强芽孢杆菌主要存在于泥土中,暂未发现与人类疾病相关的报道。

Bacillus idriensis 病研所芽孢杆菌

Ko et al., 2006

【词源和翻译】 "*idriensis*",新拉丁语阳性形容词,由该菌种分离的机构——传染病研究所(Infectious Disease Research Institute)的英文缩写"IDRI"拉丁化而来,菌名翻译为"病研所芽孢杆菌"。

【临床意义】 病研所芽孢杆菌有引起新生儿脓毒症的罕见报道[10]。

Bacillus infantis 婴儿芽孢杆菌

Ko et al., 2006

【词源和翻译】 "*infantis*",拉丁语名词属格,英文词义为"of an infant, baby",表示"婴儿的",因该菌种分离于婴儿并引起新生儿脓毒症而得名,菌名翻译为"婴儿芽孢杆菌"。

【临床意义】 婴儿芽孢杆菌有引起新生儿脓毒症的罕见报道[10]。

Bacillus laterosporus 侧孢芽孢杆菌

Laubach, 1916

【词源和翻译】 该菌种已被重新分类为短芽孢杆菌(*Brevibacillus*),见侧孢短芽孢杆菌(*Brevibacillus laterosporus*)。

Bacillus lentus 迟缓芽孢杆菌

Gibson, 1935

【词源和翻译】 "*lentus*",拉丁语阳性形容词,英文词义为"slow",表示"迟缓的",菌名翻译为"迟缓芽孢杆菌"。

【临床意义】 迟缓芽孢杆菌分离于泥土中,暂未有与人类疾病相关的报道。

Bacillus licheniformis 地衣芽孢杆菌

(Weigmann, 1898) Chester, 1901

【分类学评述】 该菌种在1898年被描述为"*Clostridium licheniforme*",在1901年被描述为地衣芽孢杆菌并于1980年被收录到《核准的细菌名称目录》,另在1952年被描述为"*Denitrobacillus licheniformis*"。

【词源和翻译】 "*licheniformis*",新拉丁语阳性形容词,由"*lichen*"和"*-formis*"两个词根组成:"*lichen*",希腊语名词,英文词义为"lichen";"*-formis*",拉丁语后缀,源自拉丁语名词"*forma*",英文词义为"-like, in the shape of"。"*licheniformis*",英文词义为"lichen-shaped",表示"地衣形的",菌名翻译为"地衣芽孢杆菌"。

【临床意义】 地衣芽孢杆菌感染包括人工瓣膜心内膜炎、起搏器导线部位感染、脑膜瘤术后脑室炎、脑脓肿、动脉造影术引起的脓毒症、留置中央静脉插管相关的菌血症,以及持续非卧床腹膜透析患者的腹膜炎等。此外,地衣芽孢杆菌也是食源性腹泻的病原体[1-2]。

Bacillus megaterium 巨兽芽孢杆菌

de Bary, 1884

【词源和翻译】 "*megaterium*",新拉丁语名词,由"*megas*"和"*teras-atis*"两个词根组成:"*megas*",希腊语形容词,英文词义为"large";"*teras-atis*",希腊语名词,英文词义为"monster, beast"。"*megaterium*",英文词义为"big beast",表示"巨大的野兽",菌名翻译为"巨兽芽孢杆菌"。

【临床意义】 巨兽芽孢杆菌存在于土壤、牛粪和食物中,也有从临床标本中分离的报道,但较为罕见[1-2]。

Bacillus migulanus 米古拉（米氏）芽孢杆菌

Takagi et al., 1993

【分类学评述】 该菌种已被重新分类为解硫胺素芽孢杆菌（*Aneurinibacillus*），见米古拉（米氏）解硫胺素芽孢杆菌（*Aneurinibacillus migulanus*）。

Bacillus mycoides 蕈状芽孢杆菌

Flügge, 1886

【分类学评述】 该菌种与蜡样芽孢杆菌亲缘关系接近，隶属于蜡样芽孢杆菌群。

【词源和翻译】 "*mycoides*"，新拉丁语阳性形容词，由"*mukês-êtos*"和"*-oides*"两个词根组成："*mukês-êtos*"，希腊语名词，英文词义为"mushroom or other fungus"；"*-oides*"，拉丁语后缀，源自希腊语后缀"*eides*"和希腊语名词"*eidos*"，英文词义为"ressembling, similar"。"*mycoides*"，英文词义为"fungus-like"，表示"真菌样的"，菌名翻译为"蕈状芽孢杆菌"。

【临床意义】 蕈状芽孢杆菌是一种常见的土壤细菌，位于不同植物的根部，暂未有该菌种的临床感染报道。但鉴于其与蜡样芽孢杆菌亲缘关系接近，且临床鉴定数据库不包含该菌种，不排除其被误鉴定为蜡样芽孢杆菌的可能。

Bacillus oleronius 奥罗黎芽孢杆菌

Kuhnigk et al., 1996

【词源和翻译】 "*oleronius*"，新拉丁语阳性形容词，源自法国 Oléron 岛，因该岛盛行的白蚁后肠是该菌种最初分离的部位，菌名翻译为"奥罗黎芽孢杆菌"。

【临床意义】 奥罗黎芽孢杆菌可能是慢性眼睑炎的病原体，在蠕形螨肠道中也有分离报道[11-12]。

Bacillus polymyxa 多黏芽孢杆菌

(Prazmowski, 1880) Macé, 1889

【分类学评述】 该菌种已被重新分类为类芽孢杆菌属（*Paenibacillus*），即多黏类芽孢杆菌（*Paenibacillus polymyxa*）。

Bacillus pseudomycoides 假蕈状芽孢杆菌

Nakamura, 1998

【分类学评述】 该菌种与蜡样芽孢杆菌亲缘关系接近，隶属于蜡样芽孢杆菌群。

【词源和翻译】 "*pseudomycoides*"，新拉丁语阳性形容词，由"*pseudês*"和"*mycoides*"两个词根组成："*pseudês*"，希腊语形容词，英文词义为"false"；"*mycoides*"，新拉丁语形容词，英文词义为"fungus-like"。"*pseudomycoides*"，英文词义为"false fungus-like"，表示"假真菌样的"，菌名翻译为"假蕈状芽孢杆菌"。

【临床意义】 目前暂未有假蕈状芽孢杆菌的临床感染报道，但鉴于其与蜡样芽孢杆菌亲缘关系接近，且临床鉴定数据库不包含该菌种，不排除其被误鉴定为蜡样芽孢杆菌的可能。

Bacillus parabrevis 副短芽孢杆菌

Takagi et al., 1993

【分类学评述】 该菌种已被重新分类为副短短芽孢杆菌（*Brevibacillus parabrevis*）。

Bacillus pumilus 短芽孢杆菌

Meyer and Gottheil, 1901

【词源和翻译】 "*pumilus*"，拉丁语阳性形容词，英文词义为"little"，表示"小的"，菌名翻译为"短芽孢杆菌"。

【临床意义】 短芽孢杆菌有在受损患者引起皮肤感染、脓疱、直肠瘘感染和菌血症，以及在免疫力正常儿童中引起中央静脉导管感染和新生儿脓毒症的报道。另外，短芽孢杆菌还可以引起米饭相关的食物中毒暴发[1-2, 13]。

Bacillus sphaericus 球形芽孢杆菌

Meyer and Neide, 1904 (Approved Lists, 1980)

【分类学评述】 该菌种已被重新分类为赖氨酸芽孢杆菌属（*Lysinibacillus*），见球形赖氨酸芽孢杆菌（*Lysinibacillus sphaericus*）。

Bacillus stearothermophilus 嗜热嗜脂肪芽孢杆菌

Donk, 1920 (Approved Lists, 1980)

【分类学评述】 该菌种已被重新分类为地芽孢杆菌属（*Geobacillus*），即嗜热嗜脂肪地芽孢杆菌（*Geobacillus stearothermophilus*）。

Bacillus subtilis 枯草芽孢杆菌

(Ehrenberg, 1835) Cohn, 1872

【分类学评述】 该菌种在 1835 年被描述为"*Vibrio subtilis*"。

【词源和翻译】 "*subtilis*"，拉丁语阳性形容词，英文词义为"slender"，表示"纤细的"，从词义上应该译为"纤细芽孢杆菌"，但约定俗成地翻译为"枯草芽孢杆菌"，原因待明确。

B

【临床意义】 枯草芽孢杆菌分离于手术伤口引流部位，乳房假体和房室分流术、滥用药物引起的心内膜炎和头部外伤引起的脑膜炎标本中，可引起免疫力低下患者菌血症和脓毒症等。此外，枯草芽孢杆菌也被认为是食源性疾病的病原体[1-2]。

Bacillus thuringiensis 苏云金芽孢杆菌

Berliner, 1915

【分类学评述】 该菌种隶属于蜡样芽孢杆菌群，在1952年被描述为“蜡样芽孢杆菌苏云金生物型”(*Bacillus cereus* var. *thuringiensis*)。

【词源和翻译】 “*thuringiensis*”，新拉丁语阳性形容词，源自首次分离该菌的地名，即德国城市“图林根”(Thuringia)，菌名翻译为“苏云金芽孢杆菌”。

【临床意义】 苏云金芽孢杆菌是一种昆虫病原体，用于消灭和控制昆虫等，尚未发现与人类致病相关。但鉴于与蜡样芽孢杆菌亲缘关系接近，且临床鉴定数据库不包含该菌种，不排除其被误鉴定为蜡样芽孢杆菌的可能。

Bacillus toyonensis 东洋芽孢杆菌

Jiménez et al., 2014

【分类学评述】 该菌种与蜡样芽孢杆菌亲缘关系接近，隶属于蜡样芽孢杆菌群[14]。

【词源和翻译】 “*toyonensis*”，新拉丁语阳性形容词，源自一家公司名称，表示“东洋 Jozo”(Toyo Jozo)，菌名翻译为“东洋芽孢杆菌”。

【临床意义】 东洋芽孢杆菌目前暂无临床感染报道，但鉴于该菌种与蜡样芽孢杆菌亲缘关系接近，不排除临床数据库误鉴定为蜡样芽孢杆菌的可能。

Bacillus weihenstephanensis 唯森芽孢杆菌

Lechner et al., 1998

【分类学评述】 该菌种与蜡样芽孢杆菌亲缘关系接近，隶属于蜡样芽孢杆菌群[15]。

【词源和翻译】 “*weihenstephanensis*”，新拉丁语阳性形容词，源自分离模式菌株的地名，德国南部“弗赖辛唯森”(Freising-Weihenstephan)，菌名翻译为“唯森芽孢杆菌”。

【临床意义】 唯森芽孢杆菌分离于蛋制品、牛奶和奶牛场中[15]，目前暂未有该菌种临床感染的报道。但鉴于其与蜡样芽孢杆菌亲缘关系接近，不排除临床数据库误鉴定为蜡样芽孢杆菌的可能。

Bacillus 芽孢杆菌属参考文献

Bacteroidaceae 拟杆菌科

【词源和翻译】 “Bacteroidaceae”，新拉丁语阴性复数名词，源自模式菌属“拟杆菌属”(*Bacteroides*)，科名翻译为“拟杆菌科”。

一、分类学

拟杆菌科隶属于拟杆菌门(Bacteroidetes)、拟杆菌纲(Bacteroidia)、拟杆菌目(Bacteroidales)，目前包括拟杆菌属、厌氧杆形菌属(*Anaerorhabdus*)、醋酸丝状菌属(*Acetofilamentum*)、醋微菌属(*Acetomicrobium*)和醋热菌属(*Acetothermus*)等5个菌属。

二、科的特征

拟杆菌科是一种无芽孢的专性厌氧革兰氏阴性杆菌，科的分类主要基于16S rRNA基因序列特征[1]。

Bacteroidaceae 拟杆菌科参考文献

Bacteroides 拟杆菌属 Castellani and Chalmers, 1919

【词源和翻译】 “*Bacteroides*”，新拉丁语阳性名词，由“*bacter*”和“*-oides*”两个词根组成：“*bacter*”，新拉丁语名词，英文词义为“rod”；“*-oides*”，拉丁语后缀，源自希腊语后缀“*-eides*”和希腊语名词“*eido*”，英文词义为“ressembling, similar”。“*Bacteroides*”，英文词义为“rodlike”，表示“像棒状的”，菌名翻译为“拟杆菌属”。

一、分类学

拟杆菌属隶属于拟杆菌门（Bacteroidetes）、拟杆菌纲（Bacteroidia）、拟杆菌目（Bacteroidales）、拟杆菌科（Bacteroidaceae），模式菌种为脆弱拟杆菌[1]。

二、属的特征

拟杆菌属为杆状，末端圆。革兰氏染色阴性。如果从新鲜血琼脂培养基上制备涂片，细菌比较均匀。无动力。厌氧。菌落直径 1~3 mm，光滑，灰白色，血琼脂平板上不溶血。化能有机营养。发酵糖。微弱水解蛋白。大多数物种在 20% 胆汁中生长，但并不总是能刺激生长。通常能水解七叶苷。硝酸盐不能还原为亚硝酸盐。吲哚试验结果是可变的。主要发酵产物有琥珀酸和醋酸。能产生适量的异丁酸和异戊酸。主要的脂肪酸是 anteiso-$C_{15:0}$。基因组 DNA G+C 含量为 39~49 mol%[1]。

三、属的临床意义

拟杆菌属是人体小肠、口腔和阴道正常菌群的成分之一，但也可以引起各种临床感染，尤其在混合感染及脓肿中有重要意义，其中疾病状态下细菌透过肠壁进入血液是感染的最主要原因。目前，脆弱拟杆菌是在人的血液、溃疡、脓肿、支气管分泌物、骨髓、腹腔内感染等临床标本中分离的最常见厌氧菌之一。拟杆菌属细菌涉及的临床感染报道主要包括：① 腹腔感染。内脏破裂或小肠手术（常为脆弱拟杆菌）后继发的脓肿（通常为混合感染）、肝脓肿（特别是解剖异常或结石相关的肝脓肿）和胰腺假性囊肿继发感染。② 中枢神经系统感染。脑脓肿，多合并其他细菌感染，通常继发于慢性鼻窦炎，慢性中耳炎、硬膜下积脓或硬膜外脓肿。③ 口腔、上呼吸道感染。牙脓肿、牙周炎、扁桃体周围脓肿（常合并其他细菌感染）、鼻窦炎（慢性）、腮腺炎（少见）。④ 肺部感染。吸入性肺炎或坏死性肺炎、肺脓肿、脓胸。⑤ 泌尿生殖系统感染。前庭大腺囊肿继发脓肿、盆腔炎、输卵管卵巢脓肿、子宫内膜炎、绒毛膜羊膜炎、产科/妇科手术后切口感染。⑥ 血流感染。可引起血流感染，且对原发病灶有提示意义（腹腔内感染占 1/2~2/3）。⑦ 皮肤/软组织感染。人/动物咬伤后引起的感染、术后感染、坏死性筋膜炎；褥疮和糖尿病皮肤溃疡。⑧ 骨感染。骨髓炎（特别是混合感染的骨髓炎）和褥疮溃疡[2-3]。

四、抗菌药物敏感性和感染用药

拟杆菌属是革兰氏阴性厌氧菌，对青霉素、广谱头孢菌素类（包括 β-内酰胺类抗生素，如头孢西丁）

和克林霉素耐药,而甲硝唑、氯霉素和碳青霉烯类抗菌药物能有效对抗临床99%的拟杆菌属细菌。推荐将感染看作混合感染,且经验性加用覆盖拟杆菌的治疗。琼脂稀释法是推荐的厌氧菌试验方法,试验结果可参照CLSI M100中"厌氧菌MIC折点解释标准"进行药敏结果判读[4],但在普通实验室难以常规开展。目前,已积累了脆弱拟杆菌群等菌种的药敏表型资料(表6),可作为临床用药参考。

B

表6 脆弱拟杆菌群细菌累积药敏报告

厌氧菌	试验菌株数	敏感百分率								
		氨苄西林/舒巴坦	哌拉西林/他唑巴坦	头孢西丁	厄他培南	亚胺培南	美罗培南	克林霉素	莫西沙星	甲硝唑
脆弱拟杆菌	872	89	98	85	96	98	97	64	53	100
多形拟杆菌	342	86	92	32	96	99	99	27	44	100
卵形拟杆菌	67	93	93	37	98	100	100	54	43	100
普通拟杆菌	70	67	100	83	98	98	98	49	43	100
单形拟杆菌	60	87	93	42	97	100	98	35	35	100
埃格拟杆菌	58	95	100	98	100	100	100	29	28	100
迪斯塔索(迪氏)拟杆菌	111	69	91	41	97	100	99	30	54	100
脆弱拟杆菌群(不含脆弱拟杆菌)	708	83	93	40	97	99	99	33	43	100
脆弱拟杆菌群(上述7个种)	1 580	86	95	65	97	98	98	50	49	100

对于拟杆菌的临床感染,《ABX指南》推荐:① 单药治疗建议哌拉西林/他唑巴坦(3 g,静脉注射,每6 h一次);氨苄西林/舒巴坦(1~2 g,静脉注射,每6 h一次);亚胺培南(500 mg,静脉注射,每6 h一次);美罗培南(1 g,静脉注射,每8 h一次)或多尼培南(500 mg,静脉注射,每8 h一次)。② 社区获得性中重度感染建议氨苄西林/舒巴坦(用法同上)、莫西沙星(400 mg,静脉注射/口服,每24 h一次)、替卡西林/克拉维酸(3 g,静脉注射,每6 h一次)。③ 院内获得性或重症感染建议哌拉西林/他唑巴坦或卡巴培南类(3 g,静脉注射,每6 h一次)±氨基糖苷类。④ 替代的联合治疗方案建议甲硝唑(0.75~1.0 g,静脉注射,每12 h一次)+庆大霉素或妥布霉素[5 mg/(kg·d),静脉注射],或头孢噻肟(1.5~2 g,静脉注射,每6 h一次),或头孢曲松(1 g,静脉注射,每12 h一次),或环丙沙星(400 mg,静脉注射,每8 h一次)。⑤ 腹腔内严重感染的抗菌药物选择建议使用抗菌药物脆弱类杆菌和大肠埃希菌,这可以覆盖大多数病例中常见和重要的病原菌。⑥ 辅助治疗包括外科手术或介入放置经皮导管引流脓肿。但对于多数输卵管卵巢脓肿、一部分脑脓肿(多发或直径≤2 cm)及肝脓肿只用抗菌药物即有效[3]。

五、属内菌种

Bacteroides asaccharolyticus 不解糖拟杆菌

Holdeman and Johnson, 1977

【分类学评述】 该菌种已被重新分类为卟啉单胞菌属(*Porphyromonas*),见不解糖卟啉单胞菌(*Porphyromonas asaccharolyticus*)。

Bacteroides bivius 二路拟杆菌

Holdeman and Johnson, 1977

【分类学评述】 该菌种已被重新分类为普雷沃菌属(*Prevotella*),见二路普雷沃菌(*Prevotella bivia*)。

Bacteroides buccae 颊拟杆菌

Holdeman et al., 1982

【分类学评述】 该菌种已被重新分类为普雷沃菌属,见颊普雷沃菌(*Prevotella buccae*)。

Bacteroides buccalis 口腔拟杆菌

Shah and Collins, 1982

【分类学评述】 该菌种已被重新分类为普雷沃菌属,见口腔普雷沃菌(*Prevotella buccalis*)。

Bacteroides caccae 人粪拟杆菌

Johnson et al., 1986

【词源和翻译】 "*caccae*",新拉丁语名词属格,英文词义为"of feces",表示"粪便的",意指该菌来源于粪便,菌名翻译为"人粪拟杆菌"(编者注:拟杆菌属几个种名的词义均为"of feces",本菌种的中文名是根据希腊语名词“kakkê”的英文释义“human ordure”翻译而来)。

【临床意义】 人粪拟杆菌属主要分离于人的粪便,有引起血流感染的报道[5]。

Bacteroides capillosus 多毛拟杆菌

(Tissier, 1908) Kelly, 1957

【分类学评述】 该菌种已被重新分类为假解黄酮菌属(*Pseudoflavonifractor*),见多毛假解黄酮菌(*Pseudoflavonifractor capillosus*)。

Bacteroides corporis 人体拟杆菌

Johnson and Holdeman, 1983

【分类学评述】 该菌种已被重新分类为普雷沃菌属,见人体普雷沃菌(*Prevotella corporis*)。

Bacteroides cellulosilyticus 解纤维素拟杆菌

Robert et al., 2007

【词源和翻译】 “*cellulosilyticus*”,新拉丁语阳性形容词,由“*cellulosum*”、“*lutikos*”和“*lyticus-a-um*”三个词根组成:“*cellulosum*”,新拉丁语阳性名词,英文词义为“cellulose”;“*lutikos*”,希腊语形容词,英文词义为“loosening, dissolving”;“*lyticus-a-um*”,新拉丁语形容词,源自希腊语形容词“*lutikos-ê-on*”,英文词义为“able to dissolve”。“*cellulosilyticus*”,英文词义为“cellulose-dissolving”,表示“溶解纤维素的”,菌名翻译为“解纤维素拟杆菌”。

【临床意义】 解纤维素拟杆菌分离自人体粪便[6],可能是人类肠道的正常菌群,尚未发现与人类致病相关。

Bacteroides clarus 光泽拟杆菌

Watanabe et al., 2010

【词源和翻译】 “*clarus*”,拉丁语阳性形容词,英文词义为“shining”,表示“闪亮的”,意指菌体发光的外表,菌名翻译为“光泽拟杆菌”。

【临床意义】 光泽拟杆菌主要分离于人体粪便[7],可能是人类肠道的正常菌群,尚未发现与人类致病相关。

Bacteroides coprocola 居粪拟杆菌

Kitahara et al., 2005

【词源和翻译】 “*coprocola*”,新拉丁语名词,由“*kopros*”和“*-cola*”两个词根组成:“*kopros*”,希腊语名词,英文词义为“faeces”;“*-cola*”,拉丁语后缀,源自拉丁语名词“*incola*”,英文词义为“inhabitant”。“*coprocola*”,英文词义为“inhabitant of faeces”,表示“定居于粪便”,菌名翻译为“居粪拟杆菌”。

【临床意义】 居粪拟杆菌分离于健康人粪便[8],可能是人类肠道的正常菌群,尚未发现与人类致病相关。

Bacteroides coprophilus 嗜粪拟杆菌

Hayashi et al., 2007

【词源和翻译】 “*coprophilus*”,新拉丁语阳性形容词,由“*kopros*”和“*philus-a-um*”两个词根组成:“*kopros*”,希腊语名词,英文词义为“dung, faeces”;“*philus-a-um*”,新拉丁语形容词,源自希腊语形容词“*philos-ê-on*”,英文词义为“friend, loving”。“*coprophilus*”,英文词义为“loving faeces”,表示“喜欢粪便的”,菌名翻译为“嗜粪拟杆菌”。

【临床意义】 嗜粪拟杆菌主要分离自人类粪便[9],可能是人类肠体的正常菌群,尚未发现与人类致病相关。

Bacteroides distasonis 迪斯塔索(迪氏)拟杆菌

Eggerth and Gagnon, 1933

【分类学评述】 该菌种已被重新分类为副拟杆菌属(*Parabacteroides*),见迪斯塔索(迪氏)副拟杆菌(*Parabacteroides distasonis*)。

Bacteroides dorei 多尔拟杆菌

Bakir et al., 2006

【词源和翻译】 “*dorei*”,新拉丁语阳性名词属格,源自法国微生物学家Joel Doré的名字,以纪念其对肠道微生物学的诸多贡献,菌名翻译为“多尔拟杆菌”。

【临床意义】 多尔拟杆菌主要分离自人类粪便[10],可能是人体肠道的正常菌群,尚未发现与人类致病相关。

Bacteroides endodontalis 牙髓拟杆菌

van Steenbergen et al., 1984

【分类学评述】 该菌种已被重新分类为卟啉单胞菌属,见牙髓卟啉单胞菌(*Porphyromonas endodontalis*)。

Bacteroides eggerthii 埃格拟杆菌

Holdeman and Moore, 1974

【词源和翻译】 “*eggerthii*”，新拉丁语阳性名词属格，源自美国细菌学家 Arnold H. Eggerth 的名字，菌名翻译为“埃格拟杆菌”。

【临床意义】 埃格拟杆菌分离于人类粪便，可能是人体肠道的正常菌群，尚未发现与人类致病相关。

Bacteroides faecis 粪渣拟杆菌

Kim et al., 2010

【词源和翻译】 “*faecis*”，拉丁语名词属格，英文词义为“of dregs, of faeces”，表示“粪便的”，意指该菌来源于粪便，菌名翻译为“粪渣拟杆菌”。

【临床意义】 粪渣拟杆菌分离自健康人粪便，人的感染主要与肠道有关，有从腹膜炎患者的腹透液标本中分离的报道[1-2, 11-12]（编者注：拟杆菌属几个种名的词义均为“of feces”，本菌种的中文名是由英文释义“of dregs, of faeces”翻译而来）。

Bacteroides finegoldii 芬戈尔德拟杆菌

Bakir et al., 2006

【词源和翻译】 “*finegoldii*”，新拉丁语阳性名词属格，源自厌氧细菌学研究员及传染病医生 Dr Sydney M. Finegold 的名字，菌名翻译为“芬戈尔德拟杆菌”。

【临床意义】 芬戈尔德拟杆菌分离自健康人粪便[13]，可能是人体肠道的正常菌群，尚未发现与人类致病相关。

Bacteroides fluxus 易死拟杆菌

Watanabe et al., 2010

【词源和翻译】 “*fluxus*”，拉丁语阳性形容词，英文词义为“transient or perishable”，表示“短暂的，易腐烂的”，意指该菌在培养过程中的短暂性，菌名翻译为“易死拟杆菌”。

【临床意义】 易死拟杆菌分离自人类粪便[7]，可能是人体肠体的正常菌群，尚未发现与人类致病相关。

Bacteroides forsythus 福赛斯拟杆菌

Tanner et al., 1986

【分类学评述】 该菌种已被重新分类为坦纳菌属（*Tannerella*），见福赛斯坦纳菌（*Tannerella forsythia*）。

Bacteroides fragilis group 脆弱拟杆菌群

【分类学评述】 脆弱拟杆菌群包括脆弱拟杆菌、多形拟杆菌、卵形拟杆菌、普通拟杆菌、单形拟杆菌、埃格拟杆菌和迪斯塔索（迪氏）副拟杆菌[4]，目前被认为是化脓性疾病和其他感染性疾病的重要病原体。

Bacteroides fragilis 脆弱拟杆菌

（Veillon and Zuber, 1898）Castellani and Chalmers, 1919

【分类学评述】 该菌种在 1898 年即被描述为“脆弱芽孢杆菌”（*Bacillus fragilis*）。

【词源和翻译】 “*fragilis*”，拉丁语阳性形容词，英文词义为“easily broken, brittle, fragile”，表示“易碎的，脆弱的”，与该菌在一定培养条件下形成脆性菌落有关，菌名翻译为“脆弱拟杆菌”。

【临床意义】 脆弱拟杆菌可引起儿童和成人腹泻、血流感染、心内膜炎、心包炎、脓毒性关节炎、骨髓炎、脑脓肿等，是导致厌氧菌血流感染最常见的病原菌。此外，脆弱拟杆菌是从烧伤感染组织分离到的优势菌，并可能进一步引起脓毒症。另外，糖尿病所致的中~重型足感染也常分离到脆弱拟杆菌[1-3]。

Bacteroides gingivalis 牙龈拟杆菌

Coykendall et al., 1980

【分类学评述】 该菌种已被重新分类为卟啉单胞菌属，见牙龈卟啉单胞菌（*Porphyromonas gingivalis*）。

Bacteroides goldsteinii 戈德斯坦（戈氏）拟杆菌

Song et al., 2006

【分类学评述】 该菌种已被重新分类为副拟杆菌属，见戈德斯坦（戈氏）副拟杆菌（*Parabacteroides goldsteinii*）。

Bacteroides gracilis 纤细拟杆菌

Tanner et al., 1981

【分类学评述】 该菌种已被重新分类为弯曲杆菌属（*Campylobacter*），见纤细弯曲杆菌（*Campylobacter gracilis*）。

Bacteroides heparinolytica 解肝素拟杆菌

Okuda et al., 1985

【分类学评述】 该菌种已经重新分类为普雷沃菌属，见解肝素普雷沃菌（*Prevotella heparinolytica*）。

Bacteroides intestinalis 肠道拟杆菌

Bakir et al., 2006

【词源和翻译】 “*intestinalis*”,新拉丁语阳性形容词,由“*intestinum*”和“*-alis*”两个词根组成:“*intestinum*”,拉丁语名词,英文词义为“gut, intestine”;“*-alis*”,拉丁语后缀,表示与后缀有关。“*intestinalis*”,英文词义为“pertaining to the intestine”,表示“与肠道有关的”,菌名翻译为“肠道拟杆菌”。

【临床意义】 肠道拟杆菌分离自健康人粪便,人的感染主要与肠道有关,有从腹膜炎患者的腹透液标本中分离的报道[1-2, 11-12]。

Bacteroides massiliensis 马西利亚拟杆菌

Fenner et al., 2005

【词源和翻译】 “*massiliensis*”,拉丁语形容词,源自菌株分离地马赛(Marseille)的旧称马西利亚(Massilia),菌名翻译为“马西利亚拟杆菌”。

【临床意义】 马西利亚拟杆菌是2005年发表的菌种,最初分离于人体血培养标本[14],临床分离报道罕见;近年来,基于宏基因组测序的数据表明,该菌种可能是人类肠道的正常菌群[15]。

Bacteroides melaninogenicus 产黑色素拟杆菌

(Oliver et al., 1921) Roy and Kelly, 1939

【分类学评述】 该菌种已被重新分类为普雷沃菌属,见产黑色素普雷沃菌(*Prevotella melaninogenica*)。

Bacteroides merdae 粪拟杆菌

Johnson et al., 1986

【分类学评述】 该菌种已被重新分类为副拟杆菌属,见粪副拟杆菌(*Parabacteroides merdae*)。

Bacteroides nordii 诺德拟杆菌

Song et al., 2005

【词源和翻译】 “*nordii*”,新拉丁语阳性名词属格,源自Carl Erik Nord的名字,以纪念其对一般的肠道厌氧细菌学知识普及的贡献,菌名翻译为“诺德拟杆菌”。

【临床意义】 诺德拟杆菌分离于临床腹水、阑尾组织和腹腔脓肿等标本中[16];近年来,基于宏基因组测序的数据表明,该菌种可能是人类肠体的正常菌群[17]。

Bacteroides oralis 口拟杆菌

Loesche et al., 1964

【分类学评述】 该菌种已被重新分类为普雷沃菌属,见口普雷沃菌(*Prevotella oralis*)。

Bacteroides oris 口腔内拟杆菌

Holdeman et al., 1982

【分类学评述】 该菌种已被重新分类为普雷沃菌属,见口腔内普雷沃菌(*Prevotella oris*)。

Bacteroides ovatus 卵形拟杆菌

Eggerth and Gagnon, 1933

【分类学评述】 该菌种在1933年被描述为“卵形巴斯德菌”(*Pasteurella ovate*),被描述的其他同义名包括“*Pseudobacterium ovatum*”和“脆弱拟杆菌卵形亚种”(*Bacteroides fragilis* subsp. *ovatus*)。

【词源和翻译】 “*ovatus*”,拉丁语阳性形容词,英文词义为“ovate, egg-shaped”,表示“卵形的”,意指该菌菌体似卵形,菌名翻译为“卵形拟杆菌”。

【临床意义】 卵形拟杆菌是人体肠道中最主要的共栖微生物之一,偶有血流感染的报道[1-2, 18]。

Bacteroides plebeius 平常拟杆菌

Kitahara et al., 2005

【词源和翻译】 “*plebeius*”,拉丁语阳性形容词,英文词义为“common, of low class”,表示“普通的”,菌名翻译为“平常拟杆菌”。

【临床意义】 平常拟杆菌分离于健康人粪便中[7],有研究发现其可能与心脏瓣膜钙化相关[19];近年来,基于宏基因组测序的数据表明,该菌种可能是人类肠道的正常菌群[20]。

Bacteroides putredinis 腐败拟杆菌

(Weinberg et al., 1937) Kelly, 1957 (Approved Lists, 1980)

【分类学评述】 该菌种已被重新分类为另枝菌属(*Alistipes*),见腐败另枝菌(*Alistipes putredinis*)。

Bacteroides pneumosintes 侵肺拟杆菌

(Olitsky and Gates, 1921) Holdeman and Moore, 1970

【分类学评述】 该菌种已被重新分类为戴阿李斯特菌属(*Dialister*),见侵肺戴阿李斯特菌(*Dialister pneumosintes*)。

Bacteroides pyogenes 化脓拟杆菌

Benno et al., 1983

【词源和翻译】 “*pyogenes*”,新拉丁语形容词,由“*puon*”和“*-genes*”两个词根组成:“*puon*”,希腊语名词,拉丁语音译为“pyum”,英文词义为“discharge from a sore, pus”;“*-genes*”,新拉丁语后缀,源自希腊语动词“*gennaô*”,英文词义为“producing”。

B

"*pyogenes*",英文词义为"pus-producing",表示"产脓液的",菌名翻译为"化脓拟杆菌"。

【临床意义】 化脓拟杆菌最初分离自猪的粪便并可引起猪的感染性脓肿[21],也可以引起人的血流感染、肝脓肿和关节炎等[22-23],其很可能是猫、犬等动物的口腔定植菌,有猫、犬咬伤后导致人感染并引起菌血症的报道[24-25]。

Bacteroides ruminicola 栖瘤胃拟杆菌

Bryant et al., 1958

【分类学评述】 该菌种已被重新分类为普雷沃菌属,见栖瘤胃普雷沃菌(*Prevotella ruminicola*)。

Bacteroides salyersiae 萨耶斯拟杆菌

corrig. Song et al., 2005

【分类学评述】 该菌名最初的种名拼写为"*salyersae*"[16],后根据《国际原核生物命名法》修正为"*salyersiae*"。

【词源和翻译】 "*salyersiae*",新拉丁语阴性名词属格,源自 Abigail Salyers 的名字,以纪念其对肠道细菌学和厌氧菌细菌学知识普及的重大贡献,菌名翻译为"萨耶斯拟杆菌"。

【临床意义】 萨耶斯拟杆菌分离于临床腹水、阑尾和腹腔脓肿等标本中[16];近年来,基于宏基因组测序的数据表明,该菌种可能是人体肠道的正常菌群[26]。

Bacteroides splanchnicus 内脏拟杆菌

Werner et al., 1975

【分类学评述】 该菌种已被重新分类为臭气杆菌属(*Odoribacter*),即内脏臭气杆菌(*Odoribacter splanchnicus*)。

Bacteroides stercoris 大粪拟杆菌

Johnson et al., 1986

【词源和翻译】 "*stercoris*",拉丁语名词属格,由"*stercus-oris*"和"*stercoris*"两个词根组成:"*stercus-oris*",拉丁语名词,英文词义为"dung, excrements, feces"。"*stercoris*",英文词义为"of feces",表示"粪便的",意指该菌的来源,菌名翻译为"大粪拟杆菌"(编者注:拟杆菌属几个种名的词义均为"of feces",本菌种的中文名是由英文释义"dung"翻译而来)。

【临床意义】 大粪拟杆菌分离于人类粪便[5],可能是人体肠道的正常菌群,有引起腹部脓肿的罕见报道[27]。

Bacteroides tectus 隐蔽拟杆菌

corrig. Love et al., 1986

【分类学评述】 该菌种最初的种名拼写为"*tectum*",后根据《国际原核生物命名法》修订为"*tectus*"。另外,有研究发现该菌种与化脓拟杆菌为同一菌种,且化脓拟杆菌具有命名优先权[28]。

【词源和翻译】 "*tectus*",拉丁语阳性形容词,英文词义为"concealed, hidden",表示"隐蔽的,躲藏的",意指其菌种鉴定困难,菌名翻译为"隐蔽拟杆菌"。

【临床意义】 隐蔽拟杆菌分离于猫皮下伤口脓疡,犬、猫脓胸和正常猫的嘴中[29],暂无人类感染的报道。

Bacteroides thetaiotaomicron 多形拟杆菌

(Distaso, 1912) Castellani and Chalmers, 1919

【词源和翻译】 "*thetaiotaomicron*",新拉丁语名词,由"*theta*"、"*iota*"和"*omicron*"三个词根组成,可能是指该菌空泡的多变形态,菌名翻译为"多形拟杆菌"。

【临床意义】 多形拟杆菌分离于人类粪便中,常见于人体各种临床标本中[1-2]。

Bacteroides uniformis 单形拟杆菌

Eggerth and Gagnon, 1933

【词源和翻译】 "*uniformis*",拉丁语阳性形容词,英文词义为"having only one shape or form, uniform",表示"单一形状的",菌名翻译为"单形拟杆菌"。

【临床意义】 单形拟杆菌分离于人类和猪的粪便,也分离于各种人类临床标本[1-2]。

Bacteroides ureolyticus 解脲拟杆菌

Jackson and Goodman, 1978 (Approved Lists, 1980)

【分类学评述】 该菌种已被重新分类为弯曲杆菌属(*Campylobacter*),见解脲弯曲杆菌(*Campylobacter ureolyticus*)。

Bacteroides vulgatus 普通拟杆菌

Eggerth and Gagnon, 1933

【词源和翻译】 "*vulgatus*",拉丁语阳性形容词,源自拉丁语动词"*vulgo*",英文词义为"common",表示"普通的",意指粪便菌群中常见的细菌,菌名翻译为"普通拟杆菌"。

【临床意义】 普通拟杆菌可分离于人类粪便[30],可能是人类肠道的正常菌群。

Bacteroides xylanisolvens 溶木聚糖拟杆菌

Chassard et al., 2008

【词源和翻译】 “*xylanisolvens*”，新拉丁语分词形容词，由“*xylanum*”和“*solvens*”两个词根组成：“*xylanum*”，拉丁语名词，英文词义为“xylan, a vegetal polymer”；“*solvens*”，拉丁语分词形容词，英文词义为“dissolving”。“*xylanisolvens*”，英文词义为“xylan-dissolving”，表示“溶解木聚糖的”，意指该菌具有溶解木聚糖的能力，菌名翻译为“溶木聚糖拟杆菌”。

【临床意义】 溶木聚糖拟杆菌可分离于人类粪便[31]，可能是人类肠道的正常菌群。

B

Bacteroides 拟杆菌属参考文献

Balneatrix 浴者菌属 Dauga et al., 1993

【词源和翻译】 “*Balneatrix*”，拉丁语阴性名词，英文词义为“bather”，表示“沐浴者”，因该菌属引起法国一温泉水疗中心沐浴者暴发肺炎和脑膜炎而得名，菌名翻译为“浴者菌属”。

一、分类学

浴者菌属隶属于变形菌门（Proteobacteria）、γ-变形菌纲（Gammaproteobacteria）、海洋螺菌目（Oceanospirillales）、海洋螺菌科（Oceanospirillaceae），模式菌种阿尔卑斯浴者菌为目前属内唯一的菌种[1]。

二、属的特征

浴者菌属是革兰氏阴性菌，菌体直或弯曲，大小为(0.5~0.7) μm×(2.8~5) μm，有时会伸长和弯曲，单极鞭毛运动，专性需氧。在固体培养基中形成圆形、凸起、平滑的菌落，生长温度 20~46 ℃，最适生长温度 30 ℃，最适 pH 为 6.5~7.5。在含 1%以上 NaCl 营养琼脂上不生长，不需要生长因子，氧化酶阳性，过氧化物酶弱阳性，吲哚试验阳性，尿素酶阴性，能将硝酸盐还原成亚硝酸盐，能利用碳水化合物产酸。基因组 DNA G+C 含量为 54 mol%[1]。

三、属内菌种

Balneatrix alpica 阿尔卑斯浴者菌

Dauga et al., 1993

【词源和翻译】 “*alpica*”，拉丁语阴性形容词，英文词义为“Alpine, pertaining to the Alps”，表示“阿尔卑斯山的”，因该菌分离自法国阿尔卑斯山脉温泉疗养中心而得名，菌名翻译为“阿尔卑斯浴者菌”，亦有译为“高山浴者菌”。

【临床意义】 阿尔卑斯浴者菌存在于环境水源中，属于机会致病菌，有在温泉水疗者中引起大规模肺炎和脑膜炎感染暴发的报道[2]。

【抗菌药物敏感性和感染用药】 阿尔卑斯浴者菌的临床感染罕见，目前没有其抗感染治疗方案的权威资料。作为一种非苛养的非发酵菌，建议参照 CLSI M100 中“其他非肠杆菌目细菌 MIC 折点解释标准”进行药敏结果判读[3]。

Balneatrix 浴者菌属参考文献

Barnesiella 巴恩斯菌属 Sakamoto et al., 2007

【词源和翻译】"*Barnesiella*",带小尾缀的新拉丁语阴性名词,由"Barnes"拉丁化而来,源自英国微生物学家"Ella M. Barnes"的名字,以纪念其在肠道细菌学和厌氧细菌学方面的贡献,菌名翻译为"巴恩斯菌属"。

一、分类学

巴恩斯菌属隶属于拟杆菌门(Bacteroidetes)、拟杆菌纲(Bacteroidia)、拟杆菌目(Bacteroidales)、卟啉单胞菌科(Porphyromonadaceae),模式菌种为肠居巴恩斯菌[1]。

二、属的特征

巴恩斯菌属是革兰氏阴性杆菌,菌体大小为(0.8~1.6)μm×(1.7~11)μm,无芽孢,无动力,专性厌氧。在埃格特-加尼翁(Eggerth-Gagnon, EG)琼脂上形成圆形,直径1~2 mm,灰色或灰白色,略凸,平滑的菌落。严格糖酵解型,主要酵解产物为醋酸和琥珀酸,在含有20%胆汁的培养基中生长被抑制。吲哚试验阴性。基因组DNA G+C含量为52 mol%[1]。

三、属的临床意义

巴恩斯菌属存在于人或动物的肠道中,目前尚无其临床感染的相关报道[1-3]。

四、抗菌药物敏感性和感染用药

目前尚缺乏巴恩斯菌感染用药的权威信息。琼脂稀释法是推荐的厌氧菌试验方法,试验结果判读可参照CLSI M100中"厌氧菌MIC折点解释标准"进行药敏结果判读,但在普通实验室难以常规开展。从其革兰氏染色、厌氧特性和亲缘关系来看,可参考卟啉单胞菌属(*Porphyromonas*)的抗感染治疗方案,供参考。

五、属内菌种

Barnesiella intestinihominis 人肠道巴恩斯菌

Morotomi et al., 2008

【词源和翻译】"*intestinihominis*",新拉丁语名词属格,由"*intestini*"和"*hominis*"两个词根组成:"*intestini*",拉丁语名词,英文词义为"intestine";"*hominis*",拉丁语名词,英文词义为"human being"。"*intestinihominis*",英文词义为"of human intestine",表示"人肠道的",意指该菌分离于人体肠道,菌名翻译为"人肠道巴恩斯菌"。

【临床意义】人肠道巴恩斯菌分离于人的肠道[2],暂无人致病的相关报道。

Barnesiella viscericola 肠居巴恩斯菌

Sakamoto et al., 2007

【词源和翻译】"*viscericola*",新拉丁语阴性名词,由"*viscus visceris*"和"*-cola*"两个词根组成:"*viscus visceris*",拉丁语名词,英文词义为"intestine";"*-cola*",拉丁语名词后缀,英文词义为"inhabitant"。"*viscericola*",英文词义为

"inhabitant of the intestine",因该菌分离于小鸡的盲肠得名,菌名翻译为"肠居巴恩斯菌"。

【临床意义】 肠居巴恩斯菌分离于小鸡的盲肠[3],暂无人致病的相关报道。

***Barnesiella* 巴恩斯菌属参考文献**

Barrientosiimonas 巴里恩托斯单胞菌属 Lee et al., 2013

【词源和翻译】 "*Barrientosiimonas*",新拉丁语阴性名词,由"*barrientosia*"和"*monas*"两个词根组成:"*barrientosia*",新拉丁语名词,意指南极的巴里恩托斯岛(Barrientos Island);"*monas*",英文词义为"a unit, a monad"。"*Barrientosiimonas*",英文词义为"a bacterium isolated from Barrientos Island",意指一种分离于巴里恩托斯岛的细菌,菌名翻译为"巴里恩托斯单胞菌属"。

一、分类学

巴里恩托斯单胞菌属隶属于放线菌门(Actinobacteria)、放线菌纲(Actinobacteria)、微球菌目(Micrococcales)、皮生球菌科(Dermacoccaceae),模式菌种为土地巴里恩托斯单胞菌。

二、属的特征

需氧,革兰氏阳性杆菌,菌体为不规则球菌和短杆菌(0.25~0.38) μm×(0.25~0.25) μm,可单个、成对、短链或不规则小簇出现。肽聚糖为 A4α 型,具有 *L*-Lys-*L*-Ser-*D*-Asp 肽间桥。细胞壁糖是半乳糖和葡萄糖。细胞壁多糖的酰基类型是 *N*-乙酰基。主要的呼吸醌是 MK-8(H_4)。极性脂质为双磷脂酰甘油、磷脂酰甘油、磷脂酰肌醇、两种糖脂和一种未知磷脂。主要细胞脂肪酸为 anteiso-$C_{17:0}$、anteiso-$C_{17:1}$ ω9c 和 iso-$C_{16:0}$。基因组 DNA G+C 含量为 68.49 mol%[1]。

三、属的临床意义

巴里恩托斯单胞菌属目前仅分离于环境,有从人腹水标本中分离的报道,但可能是无意义的环境污染菌[1-2]。

四、抗菌药物敏感性和感染用药

目前暂无巴里恩托斯单胞菌属细菌抗菌药物敏感性试验和感染用药的相关信息。从系统发育亲缘关系上推测,巴里恩托斯单胞菌属细菌可能具有其他皮生球菌科相类似的药敏表型,如对青霉素、苯唑西林和头孢菌素(非 *mecA* 基因)耐药,而对碳青霉烯类、庆大霉素、环丙沙星、四环素、利福平和万古霉素敏感[2],供参考。

五、属内菌种

***Barrientosiimonas humi* 土地巴里恩托斯单胞菌**
Lee et al., 2013

【词源和翻译】 "*humi*",拉丁语阴性名词属格,英文词义为"of soil, ground",表示"土地的",菌名翻译为“土地巴里恩托斯单胞菌”。

【临床意义】 土地巴里恩托斯单胞菌分离于土壤标本，从人类标本中分离的报道罕见，但可能为无意义的环境污染菌[1-2]。

Barrientosiimonas **巴里恩托斯单胞菌属参考文献**

Bartonella 巴尔通体属 Strong et al., 1915

【词源和翻译】 “*Bartonella*”，带小尾缀的新拉丁语阴性名词，源自“Alberto L. Barton”的名字，以纪念其在1909年研究卡里翁病（Carrion's disease）过程中描述了该病原菌，由“Barton”拉丁化而来，菌名翻译为“巴尔通体属”。

一、分类学

巴尔通体在1913年即有描述，最初被描述为“*Bartonia*”。在分类学上，该菌隶属于变形菌门（Proteobacteria）、α-变形菌纲（Alphaproteobacteria）、根瘤菌目（Rhizobiales）、巴尔通体科（Bartonellaceae），模式菌种为杆状巴尔通体[1]。

二、属的特征

巴尔通体属是革兰氏阴性微弯曲杆菌，形态较小，为（0.5~0.6）μm×1.0 μm，抗酸染色阴性，在染色血片上呈圆形或椭圆形，或细长、直的、弯的与弓形杆状，单个或成群分布，特殊表现为若干节成链，有时一端或两端膨胀，常呈串珠状。在组织中它们位于内皮细胞胞质中，呈独立单体或集成圆形团块。对苯胺染料染色较差，但用罗曼诺夫斯基或吉姆萨染色效果较满意。具有单极鞭毛，需氧，可在无细胞培养基中生长，生长温度为28 ℃和37 ℃[1]。

三、属的临床意义

巴尔通体的自然宿主是人和节肢动物，可由昆虫媒介（如跳蚤、沙蝇、体虱）和潜在的媒介（如扁虱、无翼蝇）传播，也可通过动物的抓挠或啃咬传播，如猫抓病。目前，巴尔通体中多个种和亚种能感染人类，引起多种不同的临床表现，包括皮肤血管炎、心内膜炎、杆菌性血管瘤病（bacillary angiomatosis）、肝紫癜症（peliosis hepatis）、肉芽肿性炎症性疾病和战壕热（trench fever）。

典型的猫抓病常在猫抓或咬伤1~3周后出现临床症状，50%受伤部位有小的皮损，类似于虫咬，但通常在数天到数周可自行恢复；大约3周后，出现淋巴结炎，常累及肱骨内上髁、腋窝和颈部淋巴结等。杆菌性血管瘤是一种皮肤血管增生性疾病，主要是由巴尔通体侵犯血管内皮细胞引起，特点是紫红、粉红或无色丘疹，后发展成结节性皮损，临床上有些像卡波西肉瘤。战壕热或五日热（5-day fever）表现为周期性发热，其特点为3~5次（或更多）发热，持续4~5 d，而这种发热一般在15~25 d（潜伏期）后出现。常见症状除了乏力、食欲下降、腹痛、烦躁和失眠外，还包括严重的头痛和胫骨痛[1-3]。

B

四、抗菌药物敏感性和感染用药

根据疾病症状和表现，推荐的感染用药方案如下。① 猫抓病：不需要抗菌药物；如有广泛淋巴结肿大，阿奇霉素 500 mg，每天 3 次。② 视网膜炎：多西环素 100 mg 每天 2 次+利福平 300 mg 每天 2 次，均为口服，疗程 4~6 周。③ 杆菌性血管瘤病：红霉素 500 mg 口服，每天 4 次或多西环素 100 mg 口服，每天 2 次，疗程>3 个月。④ 肝紫癜症：红霉素 500 mg 口服，每天 4 次或多西环素 100 mg 口服，每天 2 次，疗程>4 个月。⑤ 奥罗亚病：环丙沙星 500 mg 口服，每天 2 次，疗程 10 d。⑥ 心内膜炎：庆大霉素总量 3 mg/(kg · d)，分 3 次使用，静脉滴注，每 8 h 1 次×14 d，联合头孢曲松 2 g/d，静脉滴注×6 周，+/-多西环素 100 mg 口服，每天 2 次×6 周[3]。

五、属内菌种

Bartonella acomydis 刺鼠巴尔通体

Sato et al., 2013

【词源和翻译】 "*acomydis*"，新拉丁语名词属格，英文词义为"of *Acomys*"，表示"刺鼠"，因该菌最初分离于金黄刺毛鼠(*Acomys russatus*)而得名，菌名翻译为"刺鼠巴尔通体"。

【临床意义】 刺鼠巴尔通体可在金黄刺毛鼠和其他野生动物中检测到[4]，暂无人类感染的相关报道。

Bartonella alsatica 阿尔萨斯巴尔通体

Heller et al., 1999

【词源和翻译】 "*alsatica*"，新拉丁语形容词，由"Alsace"拉丁化而来，源自法国地名阿尔萨斯(Alsace)，菌名翻译为"阿尔萨斯巴尔通体"。

【临床意义】 阿尔萨斯巴尔通体有从野兔及其体蚤中检出且作为一种野兔的病原菌的报道，也有引起野兔血流感染和感染性心内膜炎的报道；另外，在 2006 年有一例由阿尔萨斯巴尔通体引起人的感染性心内膜炎的报道[5-7]。

Bartonella bacilliformis 杆状巴尔通体

Strong et al., 1915

【词源和翻译】 "*bacilliformis*"，新拉丁语阴性名词，由"*bacillus*"和"*-formis*"两个词根组成："*bacillus*"，含小尾缀的拉丁语名词，英文词义为"a small staff, rodlet"；"*-formis*"，拉丁语形容词后缀，源自拉丁语名词"*forma*"，英文词义为"-like, in the shape of"。"*bacilliformis*"，英文词义为"rod-shaped"，表示"杆状的"，菌名翻译为"杆状巴尔通体"。

【临床意义】 杆状巴尔通体是卡里翁病(Cariion's disease)的病原体，此病特征性的表现为急性溶血性菌血症，即奥罗亚热(Oroya fever)，或者表现为慢性血管增生性病变，表现为结节性血管性皮肤红斑，即秘鲁疣(verruga peruana)。奥罗亚热是杆状巴尔通体感染的急性期表现，秘鲁疣是杆状巴尔通体感染的慢性表现。奥罗亚热主要见于流行区的外来人群，表现为进行性、严重性的发热性贫血，伴杆状巴尔通体感染相关性的血管内溶血。杆状巴尔通体的慢性感染，即秘鲁疣，主要发生于流行地区的本地人，为急性感染后数周到数月后的疾病第二阶段，由病原体侵犯皮肤上皮细胞引起，特点是出现皮肤结节性血管增生性病变[1-3]。

Bartonella birtlesii 伯特利巴尔通体

Bermond et al., 2000

【词源和翻译】 "*birtlesii*"，新拉丁语阳性名词属格，由"Birtles"拉丁化而来，源自 Richard J. Birtles 的名字，以纪念其在该菌属分类学研究中的贡献，菌名翻译为"伯特利巴尔通体"。

【临床意义】 伯特利巴尔通体最初在姬鼠(*Apodemus*)中检出，有调查显示可通过硬蜱(*Ixodes ricinus*)在哺乳动物中传播[8-9]。

Bartonella bovis 牛巴尔通体

Bermond et al., 2002

【词源和翻译】 "*bovis*"，拉丁语名词属格，英文词义为"of the cow, of the ox"，表示"牛的"，菌名翻译为"牛巴尔通体"。

【临床意义】 牛巴尔通体被认为是一种牛病原菌，可引起牛的菌血症和心内膜炎[10]。有资料发现，一些哺乳动物和硬蜱是牛巴尔通体的天然栖息地[11-12]，目前暂无人类感染的报道。

Bartonella callosciuri 腹松鼠巴尔通体

Sato et al., 2013

B

【词源和翻译】 “*callosciuri*”，新拉丁语名词属格，英文词义为“of *Callosciurus*”，表示“腹松鼠的”，因该菌分离自腹松鼠（*Callosciurus notatus*）而得名，菌名翻译为“腹松鼠巴尔通体”。

【临床意义】 腹松鼠巴尔通体可从腹松鼠和其他野生动物中检测到[4]，暂无人类感染的报道。

Bartonella capreoli 狍巴尔通体

Bermond et al., 2002

【词源和翻译】 “*capreoli*”，拉丁语名词属格，英文词义为“of the roe-deer”，表示“狍的”，菌名翻译为“狍巴尔通体”。

【临床意义】 狍巴尔通体可从腹松鼠和其他野生动物中检测到，狍子（*Capreolus capreolus*）和硬蜱是狍巴尔通体的天然栖息地[12]，目前暂无人类感染的报道。

Bartonella chomelii 邵梅（邵氏）巴尔通体

Maillard et al., 2004

【词源和翻译】 “*chomelii*”，新拉丁语名词属格，由“Chomel”拉丁化而来，源自法国细菌学家 Bruno B. Chomel 的名字，菌名翻译为“邵梅巴尔通体”，亦简译为“邵氏巴尔通体”。

【临床意义】 邵梅（邵氏）巴尔通体可从牛和硬蜱中检出[13]，暂无人类感染的报道。

Bartonella clarridgeiae 克拉里奇巴尔通体

Lawson and Collins, 1996

【词源和翻译】 “*clarridgeiae*”，新拉丁语名词属格，由“Clarridge”拉丁化而来，源自得克萨斯州休斯敦微生物学家 Jill E. Clarridge III 的名字，以纪念其首次分离出该微生物，菌名翻译为“克拉里奇巴尔通体”。

【临床意义】 克拉里奇巴尔通体是一种猫和犬的病原菌，主要在猫、犬及其体蚤中检出，也可以引起人的淋巴结病和感染性心膜炎，且有从无症状献血者的血液中检出的报道[14-16]。

Bartonella coopersplainsensis 库伯平原巴尔通体

Gundi et al., 2009

【词源和翻译】 “*coopersplainsensis*”，新拉丁语阴性形容词，英文词义为“of or belonging to Coopers Plains”，即“库伯平原”，因该菌的模式菌株分离自澳大利亚昆士兰州库伯平原的大鼠而得名，菌名翻译为“库伯平原巴尔通体”。

【临床意义】 库伯平原巴尔通体可从鼠类等啮齿动物、跳蚤和硬蜱中检出[17]，暂无人类感染的报道。

Bartonella doshiae 多斯巴尔通体

Birtles et al., 1995

【词源和翻译】 “*doshiae*”，新拉丁语阴性名词属格，由“Doshi”拉丁化而来，源自“Nivedita Doshi”的名字，以纪念其在伦敦公共卫生试验中心负责军团菌和巴尔通体工作的贡献，菌名翻译为“多斯巴尔通体”。

【临床意义】 多斯巴尔通体有从黑田鼠（*Microtus agrestis*）中检出的报道，亦有人血流感染的报道（初步推断与蜱虫叮咬有关）[1-2]。

Bartonella elizabethae 伊丽莎白巴尔通体

Brenner et al., 1993

【分类学评述】 该菌种在 1993 年被描述为罗卡利马体（*Rochalimaea*），基名即伊丽莎白罗卡利马体（*Rochalimaea elizabethae*）。

【词源和翻译】 “*elizabethae*”，新拉丁语阴性名词属格，由“Elizabeth”拉丁化而来，源自分离出该微生物的马萨诸塞州布莱顿的“St. Elizabeth's Hospital”，菌名翻译为“伊丽莎白巴尔通体”。

【临床意义】 伊丽莎白巴尔通体可从鼠、鼠蚤和人类中检出，可引起人的血流感染和感染性心内膜炎[18]。

Bartonella grahamii 格雷厄姆巴尔通体

Birtles et al., 1995

【词源和翻译】 “*grahamii*”，新拉丁语阳性名词属格，由“Graham”拉丁化而来，英文词义为“of Graham”，源自 G. S. Graham-Smith 的名字，以纪念其在鼹鼠的血液中发现该微生物，菌名翻译为“格雷厄姆巴尔通体”。

【临床意义】 格雷厄姆巴尔通体可从鼠类和其他野生动物、跳蚤、硬蜱和人类标本中检出。目前，格雷厄姆巴尔通体至少有 3 例确诊临床感染的报道，包括 1 例视神经视网膜炎、1 例双侧视网膜动脉分支闭塞、1 例免疫力低下患者的猫抓病[19]。

Bartonella henselae 汉森（汉氏）巴尔通体

（Regnery et al., 1992）Brenner et al., 1993

【分类学评述】 该菌种在 1992 年被分类为罗卡利马体，基名为汉森（汉氏）罗卡利马体（*Rochalimaea henselae*）。

【词源和翻译】 “*henselae*”,新拉丁语阴性名词属格,由“Hensel”拉丁化而来,英文词义为“Hensel”,源自Diane M. Hensel的名字,以纪念其在俄克拉何马州菌血症患者中检测分离出多株菌株,菌名翻译为“汉森巴尔通体”,亦简译为“汉氏巴尔通体”。

【临床意义】 汉森(汉氏)巴尔通体是猫抓病的主要病原体,可在免疫力正常人群引起脑膜脑炎、血管粘连和色素性视网膜炎等,在心脏瓣膜病患者中引起心内膜炎,以及在免疫力低下人群中引起杆菌性血管瘤和紫癜。汉森(汉氏)巴尔通体感染家猫后症状轻微或看不出任何临床症状,故人常常在无意识中被家猫抓挠后引起人感染,而感染的原因可能是家猫的指甲被跳蚤的粪便污染了[1-3]。

Bartonella jaculi 跳鼠巴尔通体

Sato et al., 2013

【词源和翻译】 “*jaculi*”,新拉丁语名词属格,英文词义为“of Jaculus”,表示“跳鼠的”,因该菌分离于跳鼠而得名,菌名翻译为“跳鼠巴尔通体”。

【临床意义】 跳鼠巴尔通体可从鼠类等啮齿动物中检出[4],暂无人类感染的报道。

Bartonella japonica 日本巴尔通体

Inoue et al., 2010

【词源和翻译】 “*japonica*”,新拉丁语形容词属格,英文词义为“of or belonging to Japan”,表示“日本的”,因该菌株从日本广泛分布的一种啮齿动物(日本小田鼠)中分离出来而得名,菌名翻译为“日本巴尔通体”。

【临床意义】 日本巴尔通体可从鼠类等啮齿动物中检出[20],暂无人类感染的报道。

Bartonella koehlerae 科勒巴尔通体

Droz et al., 2000

【词源和翻译】 “*koehlerae*”,新拉丁语阴性名词属格,源自“Jane E. Koehler”的名字,以纪念其首次从杆菌性血管瘤中分离得到巴尔通体、从人类免疫缺陷病毒(human immunodeficiency virus, HIV)患者中分离出汉森(汉氏)巴尔通体和五日热巴尔通体并促进对人类巴尔通体相关疾病认识的贡献,由“Koehler”拉丁化而来,菌名翻译为“科勒巴尔通体”。

【临床意义】 科勒巴尔通体是一种人畜共患病病原菌,从犬、猫、鸟类和人类标本中检出,可引起人的血流感染和感染性心内膜炎[21]。

Bartonella melophagi 蜱蝇巴尔通体

Philip, 1956

【分类学评述】 蜱蝇巴尔通体在临床中检出和描述,但暂未获得国际原核生物系统学委员会的认可。

【词源和翻译】 “*melophagi*”,新拉丁语名词属格,由“*Melophagus*”拉丁化而来,因分离于蜱蝇(*Melophagus*)而得名,菌名翻译为“蜱蝇巴尔通体”。

【临床意义】 蜱蝇巴尔通体可从蜱蝇、牛、羊和人类标本中检出,可引起人的血流感染[22]。

Bartonella pachyuromydis 肥尾沙鼠巴尔通体

Sato et al., 2013

【词源和翻译】 “*pachyuromydis*”,新拉丁语名词属格,英文词义为“of *Pachyuromys*”,表示“肥尾沙鼠属的”,因该菌分离于肥尾沙鼠(*Pachyuromys duprasi*)而得名,菌名翻译为“肥尾沙鼠巴尔通体”。

【临床意义】 肥尾沙鼠巴尔通体可从鼠类等啮齿动物中检出[4],暂无人类感染的报道。

Bartonella peromysci 白足鼠巴尔通体

(Ristic and Kreier, 1984) Birtles et al., 1995

【分类学评述】 该菌在1942年被描述为“格雷厄姆菌”(*Grahamella*),基名为“白足鼠格雷厄姆菌”(*Grahamella peromysci*)。但需要注意的是,该菌种没有保存的模式菌株和已测序的16S rDNA序列。

【词源和翻译】 “*peromysci*”,新拉丁语名词属格,英文词义为“of *Peromyscus*(a genus of mice)”,表示“白足鼠的”,菌名翻译为“白足鼠巴尔通体”。

【临床意义】 白足鼠巴尔通体相关文献资料久远,故临床意义有待于重新评价。

Bartonella queenslandensis 昆士兰巴尔通体

Gundi et al., 2009

【词源和翻译】 “*queenslandensis*”,新拉丁语阴性形容词,源自地名昆士兰(Queensland),因该菌种从澳大利亚昆士兰捕获的大鼠中分离出来而得名,由“Queensland”拉丁化而来,菌名翻译为“昆士兰巴尔通体”。

【临床意义】 昆士兰巴尔通体可从鼠类等啮齿动物中检出[17],暂无人类感染的报道。

Bartonella quintana 五日热巴尔通体

Brenner et al., 1993

【分类学评述】 该菌种在1917年被描述为罗卡利马体并于1980年被收录到《核准的细菌名称名录》，基名为五日热罗卡利马体（*Rochalimaea quintana*）。该菌种被描述的其他名称还包括"五日热立克次体"（*Rickettsia quintana*）、"*Rickettsia pediculi*"、"*Rickettsia wolhynica*"、"*Rickettsia weigli*"、"*Burnetia*（*Rocha-limae*）*wolhynica*"和"*Wolhynia qintanae*"。

【词源和翻译】 "*quintana*"，拉丁语阴性形容词，英文词义为"of or belonging to the fifth"，因可以引起五日热而得名，菌名翻译为"五日热巴尔通体"。

【临床意义】 五日热巴尔通体可在正常宿主中引起战壕热或五日热、菌血症和心内膜炎，在免疫力低下人群中可引起淋巴结病、杆菌性血管瘤和持续发热[1-3]。

Bartonella rattaustraliani 澳大利亚鼠巴尔通体

Gundi et al., 2009

【词源和翻译】 "*rattaustraliani*"，新拉丁语名词属格，由"*Rattus*"和"*australianus*"两个词根组成："*Rattus*"，新拉丁语名词，一种老鼠的属名；"*australianus*"，新拉丁语形容词，英文词义为"Australian"。"*rattaustraliani*"，英文词义为"of an Australian rat"，表示"澳大利亚鼠的"，因该菌株第一次从澳大利亚大鼠中分离而得名，菌名翻译为"澳大利亚鼠巴尔通体"。

【临床意义】 澳大利亚鼠巴尔通体有从鼠类等啮齿动物中检出的报道[17]，暂无人类感染的报道。

Bartonella rattimassiliensis 马西利亚鼠巴尔通体

Gundi et al., 2004

【分类学评述】 马西利亚鼠巴尔通体有在鼠类等啮齿动物中检出，但暂未获得国际原核生物系统学委员会的认可。

【词源和翻译】 "*rattimassiliensis*"，拉丁语复数名词，由"*Rattus*"和"*massiliensis*"两个词根组成："*Rattus*"，新拉丁语名词，一种老鼠的属名；"*massiliensis*"，拉丁语形容词，源自菌株分离地马赛（Marseille）的旧称马西利亚（Massilia）。"*rattimassiliensis*"，英文词义为"of an Massilia rat"，表示"马西利亚鼠的"，因该菌株从马西利亚的一只老鼠中分离而得名，菌名翻译为"马西利亚鼠巴尔通体"。

【临床意义】 马西利亚鼠巴尔通体可从鼠类等啮齿动物中检出[23]，暂无人类感染的报道。

Bartonella rochalimae 罗查利马巴尔通体

Eremeeva et al., 2012

【词源和翻译】 "*rochalimae*"，新拉丁语阳性名词属格，由"Rocha-Lima"拉丁化而来，英文词义为"Rochalima"，源自巴西早期研究立克次体病的研究者Henrique da Rocha-Lima的名字，菌名翻译为"罗查利马巴尔通体"。

【临床意义】 罗查利马巴尔通体是一种人畜共患病病原菌，可从家犬、野狐、郊狼、浣熊等哺乳动物，跳蚤和硬蜱等节肢动物，以及人类标本中检出[24-25]。

Bartonella schoenbuchensis 申贝巴尔通体

Dehio et al., 2001

【词源和翻译】 "*schoenbuchensis*"，新拉丁语阳性/阴性形容词，由"Schönbuch"拉丁化而来，源自德国西南部蒂宾根（Tübingen）附近自然公园——"申贝"（Schönbuch），因导致申贝公园獐鹿感染而得名，菌名翻译为"申贝巴尔通体"。

【临床意义】 申贝巴尔通体可从反刍动物（獐鹿）及吸血的节肢动物（鹿虱蝇）中检出，也有人的血流感染的报道（初步推断与蜱虫叮咬有关）[26]。

Bartonella silvatica 森林巴尔通体

Inoue et al., 2010

【词源和翻译】 "*silvatica*"，拉丁语阴性形容词，英文词义为"of or belonging to the forest"，因该菌种从日本富士山森林中捕获的大型日本野鼠中分离而得名，菌名翻译为"森林巴尔通体"。

【临床意义】 森林巴尔通体可从鼠类等啮齿动物中检出[20]，暂无人类感染的报道。

Bartonella talpae 鼹鼠巴尔通体

Birtles et al., 1995

【分类学评述】 该菌种在1911年被描述为"格雷厄姆菌"（*Grahamella*），基名为"鼹鼠格雷厄姆菌"（*Grahamella talpae*）。但需要注意的是，该菌种没有保存的模式菌株和已测序的16S rDNA序列。

【词源和翻译】 “*talpae*”,拉丁语名词属格,英文词义为“of *Talpa*”,表示“鼹鼠的”,菌名翻译为“鼹鼠巴尔通体”。

【临床意义】 鼹鼠巴尔通体相关文献资料久远,其临床意义有待于重新评价。

Bartonella tamiae 塔米巴尔通体

Kosoy et al., 2008

【词源和翻译】 “*tamiae*”,新拉丁语阴性名词属格,英文词义为“Tami”,源自“Tami”的名字(以纪念其在泰国组织了这种细菌起源的研究),由“Tami”拉丁化而来,菌名翻译为“塔米巴尔通体”。

【临床意义】 塔米巴尔通体可从恙螨、蛛蝇和长蝠硬蜱等节肢动物,以及蝙蝠等野生动物标本中分离得到。塔米巴尔通体所引起人的感染症状较轻,或表现为无症状感染,目前有从无症状人的血凝块标本中检出的报道[2, 27]。

Bartonella taylorii 泰勒巴尔通体

Birtles et al., 1995

【词源和翻译】 “*taylorii*”,新拉丁语阳性名词属格,由“Taylor”拉丁化而来,源自 A. G. Taylor 的名字,以纪念其在伦敦公共卫生中心实验室领导各种微生物研究工作所做出的贡献,菌名翻译为“泰勒巴尔通体”。

【临床意义】 泰勒巴尔通体可从鼠类等啮齿动物和鼠蚤中检出[28],暂无人类感染的报道。

Bartonella tribocorum 特利波契巴尔通体

Heller et al., 1998

【词源和翻译】 “*tribocorum*”,拉丁语复数名词属格,英文词义为“of Triboci”,表示“特利波契(部落)的”,此部落位于法国东部莱茵河附近地区,凯撒大帝(公元前 51 年)在他的 *Commentarii de Bello Gallico* 中有提到,该菌种的命名与其从该部落所在地区的野鼠中分离有关,菌名翻译为“特利波契巴尔通体”,有错译为“部族巴尔通体”。

【临床意义】 特利波契巴尔通体可从鼠类等啮齿动物中检出,也有人的血流感染的报道(初步推断与蜱虫叮咬有关)[1-2]。

Bartonella vinsonii 文森(文氏)巴尔通体

Brenner et al., 1993

【分类学评述】 该菌种在 1982 年被分类为罗卡利马体,基名为文森(文氏)罗卡利马体(*Rochalimaea vinsonii*),目前包括文森巴尔通体阿如波亚种、文森巴尔通体伯克霍夫(伯氏)亚种和文森巴尔通体文森亚种等几个亚种。

【词源和翻译】 “*vinsonii*”,新拉丁语名词属格,由“Vinson”拉丁化而来,英文词义为“of Vinson”,源自 J. William Vinson 的名字,以纪念其与 Henry S. Fuller 首次证明该菌种可以在血琼脂上生长,菌名翻译为“文森巴尔通体”,亦简译为“文氏巴尔通体”。

【临床意义】 文森(文氏)巴尔通体不同亚种的临床意义有差别,具体见各亚种的临床意义。

Bartonella vinsonii subsp. *arupensis* 文森巴尔通体阿如波亚种

Welch et al., 2000

【词源和翻译】 “*arupensis*”,新拉丁语阴性形容词,英文词义为“pertaining to Associated Regional and University Pathologists (ARUP) in Salt Lake City”,即“犹他州盐湖城的 ARUP”,因 ARUP 实验室首次描述该菌特征而得名,菌名翻译为“文森巴尔通体阿如波亚种”。

【临床意义】 文森巴尔通体阿如波亚种主要存在于鼠类等啮齿动物中,可引起人的血流感染(可伴发热、寒战、疲劳和肌痛,部分有高热和神经系统症状)[29]。

Bartonella vinsonii subsp. *berkhoffii* 文森巴尔通体伯克霍夫(伯氏)亚种

Kordick et al., 1996

【词源和翻译】 “*berkhoffii*”,新拉丁语名词属格,由“Berkhoff”拉丁化而来,英文词义为“of Berkhoff”,源自兽医及微生物学家 Herman A. Berkhoff 的名字,以纪念其在家畜感染巴尔通体及其亚种研究中的贡献,菌名翻译为“文森巴尔通体伯克霍夫亚种”,亦简译为“文森巴尔通体伯氏亚种”。

【临床意义】 文森巴尔通体伯克霍夫(伯氏)亚种主要存在于犬、狐狸和臭鼬等动物中,可引起人的血流感染和感染性心内膜炎[30]。

Bartonella vinsonii subsp. *vinsonii* 文森巴尔通体文森亚种

Kordick et al., 1996

【词源和翻译】 见文森(文氏)巴尔通体。
【临床意义】 文森巴尔通体文森亚种分离于加拿大田鼠(Canadian vole),可引起人的血流感染[31]。

B

Bartonella 巴尔通体属参考文献

Bergeyella 伯杰菌属 Vandamme et al., 1994

【词源和翻译】 "*Bergeyella*",带"*-ella*"小尾缀的新拉丁语阴性名词,由"Bergey"拉丁化而来,源自David H. Bergey 的名字,以纪念其在1923年与其同事一起发现了黄杆菌属及对黄杆菌属和相关细菌分类学的贡献,菌名翻译为"伯杰菌属"。

一、分类学

伯杰菌属隶属于拟杆菌门(Bacteroidetes)、黄杆菌纲(Flavobacteriia)、黄杆菌目(Flavobacteriales)、黄杆菌科(Flavobacteriaceae),模式菌种为动物溃疡伯杰菌[1]。

二、属的特征

伯杰菌属为革兰氏阴性杆菌,大小为0.6 μm×(2~3) μm,两端钝圆,胞内无聚β-羟丁酸盐的细胞内颗粒,不形成芽孢,无动力,不滑动也不扩散。需氧,进行严格的呼吸性代谢,生长温度18~42 ℃。在固体培养基上不产生色素,圆形菌落,直径0.5~2 mm,略凸起,光滑而有光泽,边缘整齐。触酶阳性,氧化酶阳性,吲哚试验阳性,不消化琼脂。在42 ℃的麦康凯琼脂或β-羟丁酸琼脂上不生长。支链脂肪酸(iso-$C_{15:0}$、iso-$C_{15:0}$ 2-OH、iso-$C_{17:1}$和iso-$C_{17:0}$ 3-OH)占优势,无鞘磷脂。基因组DNA G+C含量为35~37 mol%[1]。

三、属的临床意义

伯杰菌属是犬和猫的口腔与鼻腔正常菌群,也可分离于家养和野生健康小猪的鼻腔,偶见引起犬咬患者的伤口感染,是人的机会致病菌,偶尔可引起严重感染,可引起脓肿、腱鞘炎、急性败血症、蜂窝织炎和肺炎。一般对动物不致病,但与部分猫呼吸道疾病有关。少部分菌种可分离于食物中[2-3]。

四、抗菌药物敏感性和感染用药

动物溃疡伯杰菌是一种非苛养的非发酵菌,可参照CLSI M100中"其他非肠杆菌目细菌MIC折点解释标准"进行药敏结果判读[4]。

五、属内菌种

Bergeyella cardium 心脏伯杰菌

Sohn et al., 2015

【分类学评述】 该菌种可在临床标本中分离,但暂未获得国际原核生物系统学委员会认可。

【词源和翻译】 "*cardium*",拉丁语阴性名词属格,英文词义为"of heart",表示"心脏的",意指其可引起感染性心内膜炎，菌名翻译为“心脏伯杰菌”。

【临床意义】 心脏伯杰菌有从1例感染性心内膜炎标本中分离的报道[5]，暂无其他报道。

Bergeyella zoohelcum **动物溃疡伯杰菌**

Vandamme et al., 1994

【分类学评述】 该菌种在1987年被分类为威克斯菌（*Weeksella*），基名为动物溃疡威克斯菌（*Weeksella zoohelcum*）。

【词源和翻译】 “*zoohelcum*”，新拉丁语复数名词属格，由“*zoon*”和“*helkos*”两个词根组成：“*zoon*”，希腊语名词，英文词义为“an animal”；“*helkos*”，希腊语中性名词，英文词义为“a wound”。“*zoohelcum*”，英文词义为“of animal wounds”，表示“动物的伤口”，意指该菌株是从被猫、犬咬伤或抓伤的伤口中分离出来的，菌名翻译为“动物溃疡伯杰菌”。

【临床意义】 动物溃疡伯杰菌可存在于犬的上呼吸道，已有人被犬咬伤后引起伤口感染、蜂窝织炎、腱鞘炎、血流感染和感染性心内膜炎的报道[6-7]。

***Bergeyella* 伯杰菌属参考文献**

Bergeriella 伯格菌属 Xie and Yokota, 2005

【词源和翻译】 “*Bergeriella*”，新拉丁语阴性形容词小词，由“Berger”拉丁化而来，源自微生物学家 U. Berger 的名字，以纪念其最先描述了该微生物，菌名翻译为“伯格菌属”。

一、分类学

伯格菌属隶属于变形菌门（Proteobacteria）、β-变形菌纲（Betaproteobacteria）、奈瑟菌目（Neisseriales）、奈瑟菌科（Neisseriaceae），模式菌种反硝化伯格菌为目前属内唯一的菌种[1]。

二、属的特征

伯格菌属是需氧的革兰氏阴性球菌，触酶阴性，不产生色素。与奈瑟菌属不同的是，该菌属可以从甘露中产生酸，而酸是由葡萄糖、果糖和蔗糖产生的，不由麦芽糖产生。硝酸盐还原试验阴性，亚硝酸盐还原试验阳性。产生碳酸酐酶。主要脂肪酸组成为 $C_{16:0}$、$C_{16:1}$ ω7c 和 $C_{12:0}$，羟基脂肪酸的主要组成是 $C_{14:0}$ 3-OH。基因组 DNA G+C 含量为 55.6 mol%[1]。

三、属内菌种

Bergeriella denitrificans **反硝化伯格菌**

(Berger, 1962) Xie and Yokota, 2005

【分类学评述】 该菌种在1962年被描述为反硝化奈瑟菌并于1980年被收录到《核准的细菌名称目录》，在2005年被分类为现在的反硝化伯格菌。

【词源和翻译】 “*denitrificans*”，新拉丁语分词形容词，英文词义为“denitrifying”，表示“反硝化的”，因该菌可将亚硝酸盐还原为 N_2 而得名，菌名翻译为“反硝化伯格菌”。

【临床意义】 反硝化伯格菌可分离于豚鼠的咽喉[1]，暂未发现其与人类疾病的相关性。

【抗菌药物敏感性和感染用药】 目前暂无反硝化

伯格菌的抗菌药物敏感性试验方法和感染用药方案，但从细菌亲缘关系和微生物学特性来看，理论上可参考奈瑟菌属细菌的抗菌药物敏感性试验方法和感染用药方案。

B

Bergeriella 伯格菌属参考文献

Bibersteinia 比贝尔施泰因菌属 Blackall et al., 2007

【词源和翻译】 “*Bibersteinia*”，拉丁语阴性名词，源自微生物学家 Ernst L. Biberstein 的名字，以纪念其在该生物进行了大量的早期表征分类工作，包括血清分型和 DNA-DNA 相关性研究等贡献，菌名翻译为“比贝尔施泰因菌属”。

一、分类学

比贝尔施泰因菌属隶属于变形菌门（Proteobacteria）、γ-变形菌纲（Gammaproteobacteria）、巴斯德菌目（Pasteurellales）、巴斯德菌科（Pasteurellaceae），模式菌种为海藻比贝尔施泰因菌，其是属内唯一菌种。

二、属的特征

比贝尔施泰因菌属为革兰氏阴性菌，呈杆状或多形性，多成对或短链排列，无动力，不形成芽孢。在牛血琼脂上的菌落为圆形的、规则的、灰色的或淡黄色的，周边是半透明的，在 37 ℃下24 h后直径约 2 mm。部分分离株为溶血性并且 CAMP 试验［该试验由克里斯蒂（Christie）、阿特金斯（Atkins）和芒奇·彼得森（Munch-Peterson）发明，以三人名字中的字母 C、A、M、P 命名］阳性。嗜温和兼性厌氧或微需氧。触酶、氧化酶试验结果可变，吲哚试验阴性、脲酶试验阴性、明胶试验阴性，硝酸还原试验阳性且不产生气体，基因组 DNA G+C 含量为 42.6 mol%。

三、属内菌种

Bibersteinia trehalosi 海藻比贝尔施泰因菌

（Sneath and Stevens，1990）Blackall et al.，2007

【分类学评述】 该菌种在 1990 年被分类为巴斯德菌属（*Pasteurella*），基名为海藻巴斯德菌（*Pasteurella trehalosi*）。

【词源和翻译】 “*trehalosi*”，新拉丁语名词属格，源自新拉丁语名词“*trehalosum*”，英文词义为“of trehalose”，表示“海藻糖的”，因该菌株能利用海藻糖而得名，菌名翻译为“海藻比贝尔施泰因菌”。

【临床意义】 海藻比贝尔施泰因菌主要存在于牛、羊等动物口腔和呼吸道，可引起牛、羊等动物的呼吸道感染和败血症等[1]。从该菌的微生物学特性来看，其可能是一种与人类疾病相关的潜在病原菌，但目前暂无该菌的人类感染的报道，也不在临床常用鉴定系统的数据库范围内。

【抗菌药物敏感性和感染用药】 目前暂无海藻比贝尔施泰因菌抗菌药物敏感性和临床感染用药的相关信息。鉴于该菌在表型和遗传学特征上与 HACEK 群相近，其理论上可参考 CLSI M45 中“HACEK 菌：凝聚杆菌属（之前的嗜沫嗜血杆菌、副嗜沫嗜血杆菌、惰性嗜血杆菌都划入凝聚杆菌属）、伴放线放线杆菌、心杆菌属、侵蚀艾肯菌和金氏菌属 MIC 折点解释标准”进行药敏结果判断[2]。

Bibersteinia 比贝尔施泰因菌属参考文献

B

Bifidobacterium 双歧杆菌属 Orla-Jensen, 1924

【词源和翻译】 “*Bifidobacterium*”,新拉丁语中性名词,由“*bifidus*”和“*bacterium*”两个词根组成:“*bifidus*”,拉丁语形容词,英文词义为“cleft, split, divided”;“*bacterium*”,拉丁语中性名词,英文词义为“a small rod”。“*Bifidobacterium*”,英文词义为“a cleft rodlet”,表示“有分叉的小棒(菌)”,菌名翻译为“双歧杆菌属”。

一、分类学

双歧杆菌隶属于放线菌门(Actinobacteria)、放线菌纲(Actinobacteria)、双歧杆菌目(Bifidobacteriales)、双歧杆菌科(Bifidobacteriaceae),模式菌种为双歧双歧杆菌。该菌在1929年被描述为“*Tissieria*”,且在1938年的菌名拼写为“*Bifidibacterium*”并于1980年修订为“*Bifidobacterium*”[1]。

二、属的特征

双歧杆菌属为革兰氏阳性多形性杆菌:有的呈尖端短而规则的细杆状,有的呈球状的、轻度弯曲的、多样分枝的、棒状的和匙状凸起的,也有单个的或许多菌体呈链状或星状聚集,或呈“V”形或“栅栏”状排列。抗酸染色阴性,无芽孢,无动力。菌落光滑、凸起、奶油白色、有光泽、边缘完整、质软。大多数菌种为严格厌氧菌,但有的菌种在只存在CO_2的条件下耐氧。最适生长温度为37~41 ℃,最低生长温度为25~28 ℃,最高生长温度为43~45 ℃。最适pH为6.5~7.0,在pH 4.5~5.0或pH 8.0~8.5时不生长。基因组DNA G+C含量为46~67 mol%[1]。

三、属的临床意义

双歧杆菌主要存在于人、多种动物的肠道中,被认为是人体肠道中的正常菌群,并作为益生菌而用于发酵乳制品中。尽管在很多混合感染中能分离得到,但通常认为是不致病的。双歧杆菌感染最常见的临床疾病是龋齿,偶尔可从其他感染疾病中分离,包括尿路感染和血流感染等,且主要是免疫力低下者[2]。

四、抗菌药物敏感性和感染用药

双歧杆菌是厌氧的无芽孢的革兰氏阳性杆菌,青霉素类、β-内酰胺类、万古霉素,以及包括美罗培南在内的碳青霉烯类等,对该类革兰氏阳性菌有很好的抗菌活性。尽管甲硝唑是公认的治疗厌氧菌感染的药物,但有资料显示,双歧杆菌对甲硝唑具有较高的耐药率[2-3],应予以注意。

五、属内菌种

Bifidobacterium adolescentis 青春双歧杆菌

Reuter, 1963

【词源和翻译】 “*adolescentis*”,拉丁语名词属格,英文词义为“of an adolescent”,表示“一个青少年的”,可能因为最初分离于青少年肠道而得名,菌名翻译为“青春双歧杆菌”。

【临床意义】 青春双歧杆菌可分离于成人和婴儿粪便、阑尾、龋齿和阴道等部位，通常认为是一种肠道益生菌，可参与维生素的合成[1]。

Bifidobacterium bifidum 双歧双歧杆菌

(Tissier, 1900) Orla-Jensen, 1924 (Approved Lists, 1980)

【分类学评述】 该菌种在1900年被描述为"双歧芽孢杆菌"(*Bacillus bifidus*)，1924年被描述为"双歧双歧杆菌"并于1980年被收录到《核准的细菌名称目录》。

【词源和翻译】 "*bifidum*"，拉丁语中性形容词，英文词义为"cleft, split, divided"，即"分裂的，分歧的"，菌名翻译为"双歧双歧杆菌"。

【临床意义】 双歧双歧杆菌主要分离于人类粪便中，通常认为是一种益生菌而用于乳制品，但也有引起新生儿菌血症的罕见报道[1]。

Bifidobacterium breve 短双歧杆菌

Reuter, 1963

【分类学评述】 该菌种在1963年被描述为"*Bifidobacterium parvulorum*"。

【词源和翻译】 "*breve*"，拉丁语中性形容词，英文词义为"short"，表示"短的"，菌名翻译为"短双歧杆菌"。

【临床意义】 短双歧杆菌分离于人类粪便、牛奶和女性阴道环境中，通常认为是一种益生菌而用于肠道炎症疾病的治疗，但也有引起新生儿血流感染的报道[4]。

Bifidobacterium dentium 齿双歧杆菌

Scardovi and Crociani, 1974

【词源和翻译】 "*dentium*"，拉丁语复数名词属格，英文词义为"of teeth"，表示"牙齿"，因该菌种最初分离于牙齿而得名，菌名翻译为"齿双歧杆菌"。

【临床意义】 齿双歧杆菌可分离于人的龋齿、牙菌斑和唾液等口腔标本中[1]。

Bifidobacterium infantis 婴儿双歧杆菌

Reuter, 1963

【分类学评述】 该菌种与长双歧杆菌为同一菌种，且长双歧杆菌具有命名优先权，故已被重新分类为长双歧杆菌的一个亚种，即长双歧杆菌婴儿亚种[5-6]。

Bifidobacterium longum 长双歧杆菌

Reuter, 1963

【分类学评述】 该菌种目前包括3个亚种，即长双歧杆菌婴儿亚种、长双歧杆菌长亚种和长双歧杆菌猪亚种。

【词源和翻译】 "*longum*"，拉丁语中性形容词，英文词义为"long"，即"长的"，菌名翻译为"长双歧杆菌"。

【临床意义】 长双歧杆菌分离于幼儿或成人的粪便，以及大鼠、豚鼠和小牛的肠道[1, 5-6]。

Bifidobacterium longum subsp. *infantis* 长双歧杆菌婴儿亚种

(Reuter, 1963) Mattarelli et al., 2008

【分类学评述】 该亚种在1963年被描述为婴儿双歧杆菌并于1980年被收录到《核准的细菌名称目录》。

【词源和翻译】 "*infantis*"，拉丁语名词属格，英文词义为"of an infant"，即"一个婴儿的"，菌名翻译为"长双歧杆菌婴儿亚种"。

Bifidobacterium longum subsp. *longum* 长双歧杆菌长亚种

(Reuter, 1963) Mattarelli et al., 2008

【词源和翻译】 见长双歧杆菌。

Bifidobacterium longum subsp. *suis* 长双歧杆菌猪亚种

(Matteuzzi et al., 1971) Mattarelli et al., 2008

【分类学评述】 该菌种在1971年被描述为猪双歧杆菌并于1981年被收录到《核准的细菌名称目录》。

【词源和翻译】 "*suis*"，拉丁语名词属格，英文词义为"of a hog"，表示"猪的"，菌名翻译为"长双歧杆菌猪亚种"。

Bifidobacterium scardovii 斯卡鲁道维（斯氏）双歧杆菌

Hoyles et al., 2002

【词源和翻译】 "*scardovii*"，新拉丁语名词属格，由"Scardovi"拉丁化而来，源自"Vittorio Scardovi"的名字，以表彰其对双歧杆菌研究的贡献，菌名翻译为"斯卡鲁道维双歧杆菌"，亦简译为"斯氏双歧杆菌"[2]。

【临床意义】 斯卡鲁道维（斯氏）双歧杆菌有尿液感染和血流感染的报道[7-9]。

Bifidobacterium suis 猪双歧杆菌

Matteuzzi et al., 1971

【分类学评述】 该菌种与长双歧杆菌为同一菌种，且长双歧杆菌具有命名优先权，故已被重新分类为长双歧杆菌的一个亚种，即长双歧杆菌猪亚种[5-6]。

【词源和翻译】 见长双歧杆菌猪亚种。

B

***Bifidobacterium* 双歧杆菌属参考文献**

Bilophila 嗜胆菌属 Baron et al., 1990

【词源和翻译】 "*Bilophila*"，新拉丁语阴性名词，由"*bilis*"和"*philus-a-um*"两个词根组成："*bilis*"，拉丁语名词，英文词义为"bile"；"*philus-a-um*"，新拉丁语形容词，来源于希腊语形容词"*philos-ê-on*"，英文词义为"friend, loving"。"*Bilophila*"，英文词义为"bile-loving organism"，即"嗜胆汁微生物"，因胆汁可促进其生长而得名，菌名翻译为"嗜胆菌属"。

一、分类学

嗜胆菌属隶属于变形菌门(Proteobacteria)、δ-变形菌纲(Deltaproteobacteria)、脱硫弧菌目(Desulfovibrionales)、脱硫弧菌科(Desulfovibrionaceae)，模式菌种为沃兹沃思嗜胆菌，其为属内唯一菌种[1]。

二、属的特征

嗜胆菌属为一种专性厌氧的革兰氏阴性杆菌，无鞭毛动力。菌体形态因培养基的不同而存在差异。布鲁血琼脂平板菌体呈多形性，端极肿大，有空泡状苍白区和不同的着色性，大小为(0.7~1.1) μm×(1.0~10) μm；在类杆菌-胆汁-七叶苷琼脂上菌体则较小而规则。在布鲁血琼脂培养4 d，形成凸起、不整齐、圆形或略不规则、灰白色、半透明、边缘轻度扩散、直径0.6~0.8 mm的菌落，与解脲拟杆菌(*Bacteriodes ureolyticus*)的某些菌株相类似。胆汁和丙酮酸盐成分可促进其生长。触酶阳性，氧化酶阴性，可还原硝酸盐为亚硝酸盐，产硫化氢，不液化明胶，不水解淀粉和七叶苷，不产生卵磷脂酶。基因组DNA G+C含量为59.2 mol%[1]。

三、属内菌种

Bilophila wadsworthia 沃兹沃思嗜胆菌

Baron et al., 1990

【词源和翻译】 "*wadsworthia*"，新拉丁语阴性形容词，由"Wadsworth"拉丁化而来，英文词义为"belonging to Wadsworth"，因该菌来源于沃兹沃思退伍军人管理局医疗中心的沃兹沃思厌氧菌实验室而得名，菌名翻译为"沃兹沃思嗜胆菌"。

【临床意义】 沃兹沃思嗜胆菌是有临床意义的病原菌，可分离于人类和其他哺乳动物(犬)的胃肠道、生殖器和口腔(牙周)等部位，近年来在严重腹腔感染尤其是阑尾炎中的分离率越来越高，且有引起血流感染、肝脓肿和败血症的报道[2-4]。

【抗菌药物敏感性和感染用药】 该菌种为一种革兰氏阴性厌氧菌，一般来说，碳青霉烯、β-内酰胺类/β-内酰胺酶抑制剂复合药、氯霉素和甲硝唑是有用的抗菌药物，而对头孢菌素、克林霉素和大多数喹诺酮的敏感性较差[3]。

Bilophila 嗜胆菌属参考文献

B

Blautia 布劳特菌属 Liu et al., 2008

【词源和翻译】 “*Blautia*”，新拉丁语阴性形容词，由“Blaut”拉丁化而来，源自德国微生物学家Michael Blaut的名字，以记录其在胃肠道微生物研究中的贡献，菌名翻译为“布劳特菌属”。

一、分类学

布劳特菌隶属于厚壁菌门（Firmicutes）、梭菌纲（Clostridia）、梭菌目（Clostridiales）、毛螺菌科（Lachnospiraceae），模式菌种为类球布劳特菌[1]。

二、属的特征

布劳特菌属是一种球菌样或椭圆形样的革兰氏阳性菌，无动力，常呈两极染色。无芽孢，但某些菌株可产生芽孢。具有发酵型分解代谢的有机营养和专性厌氧菌。有些菌种是以H_2、CO_2为主要能源物质。能代谢葡萄糖，最终代谢产物主要是醋酸盐、乙醇、H_2、乳酸、琥珀酸。基因组DNA G+C含量为37~47 mol%[1]。

三、属的临床意义

布劳特菌属可从动物和人类粪便中分离，通常认为是一种肠道正常菌群，暂无人类感染的报道[1-3]。

四、抗菌药物敏感性和感染用药

布劳特菌属是一种厌氧的革兰氏阳性菌，甲硝唑、青霉素类、β-内酰胺类和包括美罗培南在内的碳青霉烯类抗菌药物通常有很好的抗菌活性。在系统发育和亲缘关系上，该菌属隶属于梭菌目，且部分菌种是由梭菌属（*Clostridium*）重新分类而来，如有临床感染，理论上可参考梭菌属的抗感染治疗方案。

五、属内菌种

Blautia coccoides 类球布劳特菌

Liu et al., 2008

【分类学评述】 该菌种在1976年被分类为类球梭菌（*Clostridium coccoides*）且在1980年被收录到《核准的细菌名录目录》，基名即类球梭菌。

【词源和翻译】 “*coccoides*”，新拉丁语阴性形容词，由“*coccus*”和“*-oides*”两个词根组成：“*coccus*”，新拉丁语阳性名词，源自希腊语阳性名词“*kokkos*”，英文词义为“grain”、“seed”；“*-oides*”，拉丁语后缀，源自希腊语名词“*eidos*”的后缀“*-eides*”，英文词义为“ressembling”、“similar”。“*coccoides*”，英文词义为“similar to a berry, berry-shaped”，即类似浆果状，菌名翻译为“类球布劳特菌”。

【临床意义】 类球布劳特菌存在于动物和人类粪便中[1]，暂无人类感染的报道。

Blautia faecis 粪便布劳特菌

Park et al., 2012

【词源和翻译】 “*faecis*”，拉丁语名词属格，英文词义为“faeces”，表示“粪便”，菌名翻译为“粪便布劳特菌”。

【临床意义】 粪便布劳特菌分离于人类粪便中[2]，

暂无人类感染的报道。

Blautia hominis 人型布劳特菌

Shin et al., 2018

【词源和翻译】 “*hominis*”,拉丁语名词属格,英文词义为“of a human being”,表示“人类的”,因该菌种分离于人类粪便而得名,菌名翻译为“人型布劳特菌”。

【临床意义】 人型布劳特菌存在于动物和人类粪便[3],暂无人类感染的报道。

Blautia producta 延长布劳特菌

Liu et al., 2008

【分类学评述】 该菌种在1941年被描述为“*Streptococcus productus*”,在1957年被描述为延长消化链球菌(*Peptostreptococcus productus*)并在1980年被收录到《核准的细菌名录目录》,在1994年被分类为延长瘤胃球菌(*Ruminococcus productus*),在2008年被重新分类为现在的延长布劳特菌。

【词源和翻译】 “*producta*”,拉丁语阴性形容词,英文词义为“lengthened, extended”,表示“延长的”,菌名翻译为“延长布劳特菌”。

【临床意义】 延长布劳特菌存在于动物和人类粪便中[1],暂无人类临床感染的报道。

Blautia wexlerae 韦克斯勒(韦氏)布劳特菌

Liu et al., 2008

【词源和翻译】 “*wexlerae*”,新拉丁语阴性名词属格,英文词义为“Wexler”,源自美国微生物学家“Hannah M. Wexler”的名字(以纪念其对厌氧菌特别是关于细菌药敏试验和抗生素耐药机制的研究所做出的贡献),由“Wexler”拉丁化而来,菌名翻译为“韦克斯勒布劳特菌”,亦简译为“韦氏布劳特菌”。

【临床意义】 韦克斯勒(韦氏)布劳特菌存在于动物和人类粪便中[1],暂无人类临床感染的报道。

***Blautia* 布劳特菌属参考文献**

Bordetella 鲍特菌属 Moreno-López, 1952

【词源和翻译】 “*Bordetella*”,带“*-ella*”小尾缀的新拉丁语阴性名词,由“Bordet”拉丁化而来,源自Jules Bordet的名字,以纪念其与O. Gengou首次分离出引起百日咳病原体的贡献,菌名翻译为“鲍特菌属”。

一、分类学

鲍特菌属隶属于变形菌门(Proteobacteria)、β-变形菌纲(Betaproteobacteria)、伯克霍尔德菌目(Burkholderiales)、产碱菌科(Alcaligenaceae),模式菌种为百日咳鲍特菌[1]。

二、属的特征

鲍特菌属是革兰氏阴性微小的球杆菌,大小为(0.2~0.5) μm×(0.5~2.0) μm,常呈两极染色,单个或成对,偶有呈链状排列。严格需氧,最适生长温度为35~37 ℃。在鲍金氏培养基(Bordet-Gengou medium)上菌落光滑,凸起,有珍珠光泽,接近半透明,周边围绕着无明确边界的溶血环。有氧代谢,不发酵。生长需要烟酰胺、有机硫(如半胱氨酸)和有机氮(氨基酸)。氧化性利用谷氨酸、脯氨酸、丙氨酸、天冬氨酸和丝氨酸,产生氨和二氧化碳,使石蕊牛乳碱化。该菌属是哺乳类动物和禽类动物寄生菌与病原体,大多数在呼吸道上皮细胞纤毛之间定居和繁殖。基因组 DNA G+C 含量为 66~70 mol%[1]。

B

三、属的临床意义

鲍特菌目前主要引起人类呼吸道疾病,部分菌种可引起伤口感染、耳炎和脓毒症等。百日咳鲍特菌是百日咳的病原菌,主要侵犯婴幼儿呼吸道,通过飞沫传播。副百日咳鲍特菌也可以引起人类百日咳及急性呼吸道感染,但症状较轻。属内菌种的临床意义见表 7[2]。

表 7　鲍特菌属各菌种的临床意义

菌　　种	宿主或来源	传播途径	疾　　病
亚洲监网鲍特菌(*B. ansorpii*)	人类	未知	表皮囊肿和全身性感染(免疫功能低下患者)
鸟鲍特菌(*B. avium*)	家禽	飞沫	呼吸系统疾病
	人类	未知	呼吸系统疾病
支气管鲍特菌(*B. bronchialis*)	人类	未知	囊性纤维化
支气管脓毒鲍特菌(*B. bronchiseptica*)	动物	飞沫(?)	呼吸系统疾病
	人类	飞沫(?)	呼吸系统疾病,全身性感染(免疫功能低下的宿主)
欣氏鲍特菌(*B. hinzii*)	家禽	飞沫	呼吸系统疾病
	人类	未知	胆管炎、关节炎
霍姆鲍特菌(*B. holmesii*)	人类	飞沫	呼吸系统疾病
	人类	未知	全身性感染(免疫功能低下的宿主)
副百日咳鲍特菌(*B. parapertussis*)	人类	飞沫	副百日咳(百日咳样疾病)
	绵羊	未知	呼吸系统疾病
百日咳鲍特菌(*B. pertussis*)	人类	飞沫	百日咳
派替鲍特菌(*B. petrii*)	环境		
	人类	未知	骨髓炎、乳突炎
伤口鲍特菌(*B. trematum*)	人类	未知	伤口感染、耳炎
呼吸鲍特菌(*B. flabilis*)	人类	未知	囊性纤维化
生痰鲍特菌(*B. sputigena*)	人类	未知	囊性纤维化

注:(?)表示很可能是通过飞沫传播,但缺乏完整的证据;空格表示与传播途径无关。

四、抗菌药物敏感性和感染用药

百日咳鲍特菌和副百日咳鲍特菌体外对多种抗生素敏感,包括青霉素类、大环内酯类、酮内酯类、喹诺酮类、四环素类、氯霉素和复方磺胺甲噁唑,而对大部分口服头孢菌素类药物耐药。目前这两种细菌的药敏试验尚无标准化方法。支气管脓毒鲍特菌可以产 β-内酰胺酶,对多种青霉素类和头孢菌素类及复方磺胺甲噁唑耐药。如有需要,鲍特菌属细菌药敏试验可以参照非苛养革兰氏阴性非发酵的药敏标准,但体外耐药并不等于体内治疗无效。

百日咳鲍特菌和副百日咳鲍特菌感染患者的治疗方案:① 对高度疑诊的患者推荐经验性抗生素治疗,需考虑进行感染控制/隔离患者,以及治疗接触过患者的易感者。② 起病 1 周后再给予抗生素治疗并不能缩短病程,但可以缩短传染期而减少疾病的传播。③ 体外药敏试验表明多数分离株对大环内酯类和氟喹诺酮类药物敏感,但对 β-内酰胺类耐药。罕见能分离出对红霉素耐药的百日咳鲍特菌的菌株。尽管氟喹诺酮类对百日咳鲍特菌体外敏感性很好,但临床用药经验有限。④ 大环内酯类是治疗的一线用药。临床上多使用红霉素,但研究表明阿奇霉素和克林霉素同样有效且患者耐受性更好。⑤ 首选治疗方案(成人/青少年):阿奇霉素首剂口服 500 mg,之后 250 mg,每天 1 次,2~5 d,或克林霉素500 mg,每天 2 次×7 d。⑥ 替代方案(成人/青少年):对大环内酯类药物不耐受患者的二线治疗为复方磺胺甲噁唑 2 片口服,每天 2 次×14 d。红霉素 250 mg 口服,每天 4 次×14 d,与阿奇霉素及克林霉素相比,这个方案副作用大且疗程长，现已相对少用。⑦ 6 个月以下的婴儿可能并发低氧血症、呼吸暂停和喂养困难，需要住院治疗。对于<1 个月的婴儿：推荐用阿奇霉素，10 mg/(kg · d)×5 d(不推荐使用红霉素、克林霉素和复方磺胺甲噁唑)。⑧ 对于 1~5 个月的婴儿：推荐用阿奇霉素，10 mg/(kg · d)×5 d；或克林霉素 15 mg/kg，每天 2 次×7 d；或红霉素 10 mg/kg 口服，每天 4 次×14 d；禁忌使用复方磺胺甲噁唑。⑨ >6 个月的婴儿或儿童：推荐用阿奇霉素，10 mg/(kg · d)(最大量 500 mg/d)×5 d；或克林霉素 15 mg/kg(最大量 1 g/d)，每天 2 次×7 d；或红霉素 10 mg/kg(最大量 2 g/d)，每天 4 次×14 d；复方磺胺甲噁唑 4 mg/kg，每天 2 次×14 d。⑩ 复方磺胺甲噁唑适用年龄>2 个月，且患者对大环内酯类过敏或不耐受，或感染的菌株对大环内酯类耐药[3]。

B

五、属内菌种

Bordetella ansorpii 亚洲监网鲍特菌

Ko et al., 2005

【分类学评述】 该菌种有从临床分离的报道，暂未获得国际原核生物系统学委员会的权威认可。

【词源和翻译】 “*ansorpii*”，新拉丁语名词属格，由亚洲耐药病原体检测网络(Asian Network for Surveillance of Resistant Pathogens)的英文缩写“ANSORP”拉丁化而来，菌名翻译为“亚洲监网鲍特菌”。

【种的特征】 革兰氏阴性杆菌，能在血琼脂和麦康凯琼脂上生长良好。吲哚、氧化酶、脲酶、精氨酸双水解酶、芥子碱酶、明胶酶、β-半乳糖苷酶、硝酸还原酶，以及葡萄糖、甘露糖和甘露醇同化试验均为阴性。

【临床意义】 亚洲监网鲍特菌可引起人类感染，主要在免疫功能低下患者中出现感染症状，可出现表皮囊肿和全身性感染[4]。

Bordetella avium 鸟鲍特菌

Kersters et al., 1984

【词源和翻译】 “*avium*”，拉丁语复数名词属格，英文词义为“of birds”，表示“鸟的”，菌名翻译为“鸟鲍特菌”。

【种的特征】 革兰氏阴性小杆菌，平均直径 0.4~0.5 μm，平均长度 1~2 μm，有动力，有鞭毛，无芽孢，呈单独或成对排列；在麦康凯琼脂培养基、SS 琼脂和营养琼脂上生长，边缘完整，表面光亮；能产生色素。严格需氧，在 37 ℃时生长最佳。所有菌株氧化酶阳性和柠檬酸西蒙斯试验阳性。不产生吲哚、脲酶或苯丙氨酸脱氨酶。所有菌株不水解七叶苷或液化明胶。在含葡萄糖的氧化发酵培养基中，不还原硝酸盐，不产酸或碱。

【临床意义】 鸟鲍特菌来源于家禽或者人类，可引起呼吸系统疾病[5]。

Bordetella bronchialis 支气管鲍特菌

Vandamme et al., 2015

【词源和翻译】 “*bronchialis*”，新拉丁语阴性形容词，由“*bronchia*”和“*-alis*”两个词根组成：“*bronchia*”，拉丁语复数名词，英文词义为“the bronchial tubes”；“*-alis*”，拉丁语阴性后缀，英文词义为“pertaining to”。“*bronchialis*”，英文词义为“pertaining to the bronchi, coming from the bronchi”，表示“支气管的，来源于支气管的”，因该菌分离于人的支气管而得名，菌名翻译为“支气管鲍特菌”。

【种的特征】 革兰氏染色阴性小杆菌，菌体末端圆形，单个或成对出现。28 ℃在胰蛋白酶解酪蛋白大豆琼脂上孵育 72 h 后，菌落略微凸起，半透明且无色，边缘光滑，直径为 0.5~1 mm。脂肪酸成分主要含量的总和呈低至中等水平。极性脂类主要有磷脂酰乙醇胺、磷脂酰甘油、双磷脂酰甘油、两种未知氨基脂和一种氨基磷脂。主要的呼吸醌是 Q-8。基因组 DNA G+C 含量为 67.5 mol%。

【临床意义】 支气管鲍特菌可分离于人感染的呼吸道，与囊性纤维化疾病相关[6]。

Bordetella bronchiseptica 支气管脓毒鲍特菌

Moreno-López, 1952

【分类学评述】 该菌种在 1911 年被描述为“*Bacillus bronchicanis*”，被描述的其他同义名还包括“*Bacillus bronchisepticus*”、“*Bacterium bronchisepticus*”、“支气管脓毒产碱杆菌”(*Alcaligenes bronchisepticus*)、“支气管脓毒布鲁菌”(*Brucella bronchispetica*)、“*Alcaligenes bronchicanis*”和“支气管脓毒嗜血杆菌”(*Haemophilus bronchisepticus*)等。

B

【词源和翻译】 "*bronchiseptica*",新拉丁语阴性名词,由"*bronchia*"和"*septicus-a-um*"两个词根组成:"*bronchia*",拉丁语复数名词,英文词义为"the bronchial tubes";"*septicus-a-um*",拉丁语形容词,英文词义为"producing a putrefaction, putrefying, septic"。"*bronchiseptica*",英文词义为"with an infected bronchus",表示"有支气管感染",因该菌分离于支气管分泌物而得名,菌名翻译为"支气管脓毒鲍特菌"。

【种的特征】 革兰氏阴性小球杆菌,触酶阳性,氧化氨基酸,不发酵糖类,需氧条件下可以在普通人工培养基上生长。

【临床意义】 支气管脓毒鲍特菌可引起多种动物的呼吸道感染,偶尔也会感染人类,可引起呼吸系统疾病和全身性感染[1-2]。

Bordetella flabilis 呼吸鲍特菌

Vandamme et al., 2015

【词源和翻译】 "*flabilis*",拉丁语阴性形容词,英文词义为"airy, breath-like",表示"空气的、呼吸的",因该菌分离于呼吸道而得名,菌名翻译为"呼吸鲍特菌"。

【种的特征】 革兰氏染色阴性,有活力、小杆菌(宽约 0.2 μm,长约 1.2 μm),菌体末端为圆形,单个或成对出现。28 ℃时在胰蛋白酶解酪蛋白大豆琼脂上孵育 72 h 后,菌落略微凸起,半透明且无色,边缘光滑,直径为 0.5~1 mm。生物化学特征包括以上列出的所有共同特征,并且该菌在马血琼脂培养基上不溶血,在假单胞菌选择琼脂或3.0% NaCl 浓度下不生长。脂肪酸成分主要含量的总和呈低至中等水平。极性脂类主要有磷脂酰乙醇胺、磷脂酰甘油、双磷脂酰甘油、1 种未知磷脂和 3 种未知氨基脂。主要的呼吸醌是 Q-8。

【临床意义】 呼吸鲍特菌分离于人的呼吸道,与囊性纤维化疾病相关[6]。

Bordetella hinzii 欣茨(欣氏)鲍特菌

Vandamme et al., 1995

【词源和翻译】 "*hinzii*",新拉丁语阳性名词属格,由"Hinz"拉丁化而来,英文词义为"of Hinz",源自 K. H. Hinz 的名字,菌名翻译为"欣茨鲍特菌",亦简译为"欣氏鲍特菌"。

【种的特征】 革兰氏染色如菌属特征所描述。在 37 ℃、含 5% CO_2气体下孵育 48 h 后可以出现两种不同的菌落形态,一些菌株产生直径约 2 mm、圆形凸起、闪亮的灰色菌落;其他菌株产生直径达 5 mm、扁平干燥且皱褶的菌落。

【临床意义】 欣茨(欣氏)鲍特菌主要引起家禽感染,人的感染少见且主要有在免疫力低下患者中引起胆管炎和关节炎[1-2]。

Bordetella holmesii 霍姆鲍特菌

Weyant et al., 1995

【词源和翻译】 "*holmesii*",新拉丁语阳性名词属格,由"Holmes"拉丁化而来,英文词义为"of Holmes",源自 B. Holmes 的名字,菌名的翻译为"霍姆鲍特菌"。

【临床意义】 霍姆鲍特菌分离自人上呼吸道标本和血培养标本,最近确认为其是大部分免疫抑制和免疫缺陷患者的相关病原体,可能会引起一系列多器官系统的全身性疾病[1-2]。

Bordetella parapertussis 副百日咳鲍特菌

Moreno-López, 1952

【词源和翻译】 "*parapertussis*",新拉丁语名词属格,由"*para*"和"*pertussis*"两个词根组成:"*para*",希腊语介词,英文词义为"beside, along side of, near, like";"*pertussis*",新拉丁语名词属格,源自"百日咳鲍特菌"的菌种名加词"*pertussis*"。"*parapertussis*",英文词义为"resembling *Bordetella pertussis*",表示"类似百日咳鲍特菌",菌名翻译为"副百日咳鲍特菌"。

【种的特征】 革兰氏染色和菌落特点都与百日咳鲍特菌类似,但生长速度快于百日咳鲍特菌。因其具有酪氨酸酶,在蛋白胨琼脂上生长作用于酪氨酸会引起培养基变成棕色。在液体培养基表面呈薄膜状生长。

【临床意义】 副百日咳鲍特菌可引起与百日咳鲍特菌类似的百日咳,但症状较轻[1-2]。

Bordetella pertussis 百日咳鲍特菌

Moreno-López, 1952

【分类学评述】 该菌种在 1923 年被描述为"百日咳嗜血杆菌"(*Hemophilus pertussis*)。

【词源和翻译】 "*pertussis*",新拉丁语名词属格,由"*per*"和"*tussis-is*"两个词根组成:"*per*",拉丁语前缀,英文词义为"per, very, exceedingly, extremely";"*tussis-is*",拉丁语名词,英文词义为

"cough"。"*pertussis*",英文词义为"of a severe cough, of whooping cough",表示"严重咳嗽的,百日咳的",菌名翻译为"百日咳鲍特菌"。

【临床意义】 百日咳鲍特菌是百日咳的病原菌,目前只在人类呼吸道中分离得到。细菌感染人体后,附着于气管和支气管纤毛上皮细胞,生长繁殖并产生多种毒素,如百日咳毒素(pertussis toxin, PT)、丝状血凝素(filamentous hemagglutinin, FHA)、气管细胞毒素(tracheal cytotoxin)等,引起局部炎症和细胞坏死,故纤毛运动受抑制,致使黏稠的分泌物增多而不能排出,从而导致剧烈咳嗽。病程分为卡他期、痉咳期和恢复期,因病程较长,可达数周至数月,故称为百日咳。需要注意的是,卡他期症状较轻,但传染性最强,细菌分离阳性率最高。患病后可获得持久免疫力,很少再次感染。流行病学资料显示,该菌在易感者间的传播率接近 90%,感染剂量仅约 100 CFU。经过 7~10 d 潜伏期(范围 4~28 d)之后,百日咳最先出现的感染症状是流涕、打喷嚏和非特异性咳嗽(卡他期)。典型临床症状见于未接种疫苗的儿童的原发感染,临床表现为气道痉挛、咳嗽、哮喘和呕吐(发作期)。新生儿和未预防接种的婴儿往往仅以窒息为唯一症状。成人百日咳往往表现为久治不愈、周期性持续咳嗽,每次咳嗽时间约为 6 周,常伴有呼吸暂停、呕吐和哮喘[1-3]。

Bordetella petrii 派替鲍特菌

von Wintzingerode et al., 2001

【词源和翻译】 "*petrii*",新拉丁语阳性名词属格,由"Petri"拉丁化而来,英文词义为"of Petri",源自德国微生物学家 R. J. Petri 的名字,以纪念其在 1887 年发明了 Petri 培养皿,菌名翻译为"派替鲍特菌"。

【临床意义】 派替鲍特菌很少引起人的感染,且主要在免疫力低下患者中出现感染症状,如引起骨髓炎和乳突炎[7]。

Bordetella sputigena 生痰鲍特菌

Vandamme et al., 2015

【词源和翻译】 "*sputigena*",新拉丁语阴性形容词,由"*sputum*"和"*gennaô*"两个词根组成:"*sputum*",拉丁语名词,英文词义为"spit, sputum";"*gennaô*",希腊语动词,英文词义为"produce, engender"。"*sputigena*",英文词义为"sputum-producing",即"痰液产生的",因该菌分离自痰液而得名,菌名翻译为"生痰鲍特菌"。

【种的特征】 革兰氏染色阴性,有活力、小杆菌(宽约 0.2 μm,长约 1.2 μm),菌体末端为圆形,单个或成对出现。28 ℃时在胰蛋白酶解酪蛋白大豆琼脂上孵育 72 h 后,菌落略微凸起,半透明且无色,边缘光滑,直径为 0.5~1 mm。脂肪酸成分主要含量的总和呈低至中等水平。极性脂类主要有磷脂酰乙醇胺、磷脂酰甘油、双磷脂酰甘油、两种未知氨基脂和一种氨基磷脂。主要的呼吸醌是 Q-8。

【临床意义】 生痰鲍特菌可分离于人的呼吸道,与囊性纤维化疾病相关[6]。

Bordetella trematum 伤口鲍特菌

Vandamme et al., 1996

【词源和翻译】 "*trematum*",新拉丁语复数名词属格,英文词义为"pertaining to penetrated or open things",即"穿透或开放物",因该菌分离于人体伤口和其他暴露在外的部位而得名,菌名翻译为"伤口鲍特菌"。

【临床意义】 伤口鲍特菌很少引起人类感染,且主要报道于免疫力低下患者中的伤口感染和耳炎等[7]。

Bordetella 鲍特菌属参考文献

Borrelia 疏螺旋体属 Swellengrebel, 1907

【词源和翻译】"*Borrelia*",新拉丁语阴性名词,由"Borrel"拉丁化而来,源自法国细菌学家 A. Borrel 的名字,以纪念他在该菌属细菌研究中的贡献。目前,通常根据该菌菌体螺旋稀疏的特点,菌名翻译为"疏螺旋体属"。

一、分类学

疏螺旋体属隶属于螺旋体门(Spirochaetes)、螺旋体纲(Spirochaetia)、螺旋体目(Spirochaetales)、螺旋体科(Spirochaetaceae),模式菌种为鹅疏螺旋体。目前,该菌属已经重新划分为两个菌属,即疏螺旋体属和博雷螺旋体(*Borreliella*),其中与回归热(relapsing fever)相关的病原体仍属于本属,而与莱姆病相关的病原体被划分为博雷螺旋体属[1-2]。

二、属的特征

疏螺旋体的菌体为革兰氏阴性螺旋状,大小为(0.2~3) μm×(3~18) μm,有 3~10 个疏松线圈,无钩状末端。有鞭毛,运动活跃。体外生长营养要求复杂,在微需氧及厌氧环境下培养生长缓慢。肽聚糖的主要成分为 *L*-精氨酸。化能有机营养型微生物,需要利用碳水化合物或氨基酸作为碳和能源。基因组 DNA G+C 含量为 27~32 mol%[1-2]。

三、属的临床意义

疏螺旋体属主要寄生于啮齿类动物,并通过硬蜱、软蜱等传播引起人类疾病,主要引起回归热。流行性回归热是疏螺旋体导致的通过体虱(人虱)在人与人之间传播的疾病(类似斑疹伤寒)。该病在世界范围内流行(南太平洋地区除外),病原体为疏螺旋体,螺旋长 5~40 μm,共 3~10 个螺旋。散发的地方性回归热是蜱(钝缘蜱、软蜱)传播的,储存宿主包括啮齿类和小型动物。回归热螺旋体仅导致流行性虱传回归热(louse-borne relapsing fever, LBRF),但有 15 种以上的疏螺旋体可导致地方性蜱传回归热(tick-borne relapsing fever, TBRF)。在北美,几乎所有病例均和两种蜱有关:*Ornithodoros hermsii*、*Ornithodoros turicatae*。显微镜下检查无法区分疏螺旋体的生物种。可通过单克隆抗体来鉴别 *B. hermsii*,也可使用种特异性的基因标志物通过聚合酶链反应(polymerase chain reaction, PCR)的方法来鉴定大多数疏螺旋体菌种,但这两者方法在多数商业实验室中并不常规开展。达顿疏螺旋体,通过携带病原体的毛白钝缘蜱传播,是坦桑尼亚和其他一些非洲地区蜱传回归热的病原体。它导致的感染比一般的蜱传回归热严重。

回归热可导致寒战、高热、头痛、肌痛和恶心等症状,每周或每 10 d 反复发作,长达数月。复发时的发作症状较前减轻。流行性虱传回归热常发生于社会经济不发达地区,以及战争或饥荒时。虱传回归热在中部/东部非洲地区、秘鲁和玻利维亚呈现地方性流行。蜱传回归热多发生于气候温暖的地区,海拔 609.6~2 133.6 m,最适合钝缘蜱、软蜱的生长。在美国多发生在大瀑布、内华达山脉和落基山脉及得克萨斯州的石灰岩溶洞。在美国,许多蜱传回归热的患者曾到爱达荷州的科达伦湖、帕克湖、大熊湖、太浩湖(加利福尼亚州和内华达州)等地旅游。在华盛顿州的斯波坎县、科罗拉多州的埃斯特公园及大峡谷的北部地区曾暴发流行。

未治疗的虱传回归热比蜱传回归热死亡率高。即使在治疗后,虱传回归热的死亡率仍为 5%,相比之下,蜱传回归热引起的死亡病例则罕见。虱传回归热和蜱传回归热临床表现相似,然而前者的病情更重。虱传回归热可引起肝脏/中枢神经系统出血的并发症,且广泛的紫癜等严重并发症更多见。

临床表现：① 发热——初次发热持续 3~6 d,可并发休克(特别是虱传回归热)。间歇 7~10 d 后再次发热,通常症状较前减轻。虱传回归热复发次数多为 1 次,蜱传回归热复发次数较多。发热伴头痛、肌痛/关节痛。复发时发作时间缩短,为 2~3 d。② 弥散性血管内凝血、血小板减少。③ 腹痛、恶心/呕吐、腹泻、黄疸(10%)、肝脾大(虱传回归热比蜱传回归热常见)、脾破裂(罕见)。④ 皮疹(25%),可转为紫癜。蜱叮咬的部位有焦痂。⑤ 神志改变/畏光(常见),颅神经麻痹,其他神经系统局灶受损的表现或脑膜炎(罕见)。⑥ 干咳、急性呼吸窘迫综合征(近期太浩湖地区的蜱传回归热病例中,16%有低氧血症,5%并发急性呼吸窘迫综合征)、心肌炎、眼部葡萄膜炎[3-4]。

四、抗菌药物敏感性和感染用药

蜱传回归热：① 大多数蜱传回归热为自限性,不需要使用抗生素。② 首选多西环素 100 mg 口服,每天 2 次×(5~10) d。③ 替代治疗为红霉素 500 mg 口服,每天 4 次×(5~10) d。如并发脑膜炎/脑炎,头孢曲松 2 g 静脉注射,每 12 h 1 次×14 d。④ 蜱传回归热不治疗的死亡率约 5%。⑤ 赫氏反应(严重的寒战、高热和低血压)可在抗生素治疗后出现,在虱传回归热中更常见。⑥ 赫氏反应严重时可危及生命,初次使用抗生素后应严密观察 2 h[1-3]。

虱传回归热：① 首选四环素 500 mg 顿服。② 替代治疗为红霉素 500 mg 口服×1 次。③ 单次口服药物治疗有效,少数病例可复发。④ 虱传回归热不治疗的死亡率约为 40%。⑤ 抗生素治疗后可出现赫氏反应(严重的寒战、高热和低血压)。⑥ 赫氏反应严重时可危及生命,初次使用抗生素后应严密观察 2 h[3-4]。

五、属内菌种

Borrelia afzelii 阿夫塞柳(阿氏)疏螺旋体

Canica et al., 1994

【分类学评述】 该菌种已被重新分类为博雷螺旋体(*Borreliella*),见阿夫塞柳(阿氏)博雷螺旋体(*Borreliella afzelii*)。

Borrelia americana 美国疏螺旋体

Rudenko et al., 2010

【分类学评述】 该菌种已被重新分类为博雷螺旋体,见美国博雷螺旋体(*Borreliella americana*)。

Borrelia andersonii 安德森疏螺旋体

Marconi et al., 1995

【分类学评述】 该菌种作为一种莱姆病病原体,最初被描述为伯氏疏螺旋体的一个抗原变种,但暂未获得国际原核生物系统学委员会的认可。

【词源和翻译】 "*andersonii*",由"Anderson"拉丁化而来,源自 John F. Anderson 的名字,以纪念其在疏螺旋体研究方面的贡献,菌名翻译为"安德森疏螺旋体"。

【临床意义】 安德森疏螺旋体可以齿状硬蜱为载体(该蜱通常只存在于鸟类和兔子中),引起人的莱姆病[5-6]。

Borrelia anserina 鹅疏螺旋体

Bergey et al., 1925

【词源和翻译】 "*anserina*",拉丁语阴性形容词,英文词义为"of or pertaining to geese",即"与鹅有关的",菌名翻译为"鹅疏螺旋体"。

【临床意义】 鹅疏螺旋体可引起鹅、鸭、鸡、鸽和金丝雀等鸟类禽螺旋体病,但不感染老鼠、兔、犬、羊和蜥蜴等动物[7]。

Borrelia bavariensis 巴伐利亚疏螺旋体

Margos et al., 2013

【分类学评述】 该菌种已被重新分类为博雷螺旋体,见巴伐利亚博雷螺旋体(*Borreliella bavariensis*)。

Borrelia bissettiae 比氏疏螺旋体

Margos et al., 2016

【词源和翻译】 "*bissettiae*",新拉丁语名词属格,由"Bissett"拉丁化而来,英文词义为"of Bissett",源自 Marjorie L. Bissett 的名字,以纪念其和同事 Warren Hill 一起分离并描述了该菌种,菌名翻译为"比氏疏螺旋体"。

【临床意义】 比氏疏螺旋体可以硬蜱为传播载体,以鼠类等啮齿动物为宿主进行疾病传播,也是引起人类莱姆病的病原体之一(极少数病例),目

B

前在欧洲和美国地区有检出。

Borrelia burgdorferi 伯格多费（伯氏）疏螺旋体

Johnson et al., 1984

【分类学评述】 该菌种已被重新分类为博雷螺旋体，见伯格多费（伯氏）博雷螺旋体（*Borreliella burgdorferi*）。

Borrelia californiensis 加利福尼亚疏螺旋体

Margos et al., 2016

【词源和翻译】 "*californiensis*"，新拉丁语阴性形容词，英文词义为"belonging to California"，即"加利福尼亚的"，因该菌株在美国加利福尼亚州检出而得名，菌名翻译为"加利福尼亚疏螺旋体"。

【临床意义】 加利福尼亚疏螺旋体可以硬蜱为传播载体，以袋鼠、骡鹿为宿主进行疾病传播，目前在美国地区有检出[8]，暂无人类感染的报道。

Borrelia carolinensis 卡罗来纳疏螺旋体

Rudenko et al., 2011

【分类学评述】 该菌种已被重新分类为博雷螺旋体，见卡罗来纳博雷螺旋体（*Borreliella carolinensis*）。

Borrelia caucasica 高加索疏螺旋体

Davis, 1957

【分类学评述】 该菌种没有保存的模式菌株和已测序的16S rDNA序列。

【词源和翻译】 "*caucasica*"，新拉丁语阴性形容词，英文词义为"pertaining to the Caucasus"，即"高加索地区的"，菌名翻译为"高加索疏螺旋体"。

【临床意义】 1957年报道于高加索地区，但具体来源不明，且没有保存的模式菌株和已测序的16S rDNA序列，故临床意义有待于进一步评估。

Borrelia coriaceae 革质疏螺旋体

Johnson et al., 1987

【词源和翻译】 "*coriaceae*"，新拉丁语阴性名词属格，由种名"*coriaceus*"拉丁化而来，因该菌种的传播载体为皮革钝缘蜱（*Ornithodoros coriaceus*）而得名，菌名翻译为"革质疏螺旋体"。

【临床意义】 革质疏螺旋体可在软蜱中检出，可能与牛的兽疫性流产有关[1, 3]。

Borrelia crocidurae 麝疏螺旋体

(Leger, 1917) Davis, 1957

【分类学评述】 该菌种在1917年被描述为"*Spirochaeta crocidurae*"，但没有保存的模式菌株。

【词源和翻译】 "*crocidurae*"，新拉丁语名词属格，英文词义为"of crocidura"，表示"麝的"，菌名翻译为"麝疏螺旋体"。

【临床意义】 麝疏螺旋体可在软蜱中检出，在麝类动物中可引起蜱传回归热[1, 3]。

Borrelia duttonii 达顿疏螺旋体

(Novy and Knapp, 1906) Bergey et al., 1925

【分类学评述】 该菌种在1906年被描述为"*Spirillum duttoni*"和"*Spirochaeta duttoni*"，但没有保存的模式菌株。

【词源和翻译】 "*duttonii*"，新拉丁语阳性名词属格，由"Dutton"拉丁化而来，英文词义为"of Dutton"，源自J. E. Dutton的名字，菌名翻译为"达顿疏螺旋体"。

【临床意义】 达顿疏螺旋体有引起人的蜱传回归热的报道，但没有保存的模式菌株。

Borrelia garinii 加林疏螺旋体

Baranton et al., 1992

【分类学评述】 该菌种已被重新分类为博雷螺旋体，见加林博雷螺旋体（*Borreliella garinii*）。

Borrelia hermsii 赫姆斯（赫氏）疏螺旋体

(Davis, 1942) Steinhaus, 1946

【分类学评述】 该菌种在1942年被描述为"*Spirochaeta hermsi*"，但没有保存的模式菌株。

【词源和翻译】 "*hermsii*"，新拉丁语名词属格，英文词义为"of *hermsi*"，因该菌种传播载体为赫姆斯（赫氏）钝缘蜱（*Ornithodoros hermsi*）而得名，菌名翻译为"赫姆斯（赫氏）疏螺旋体"。

【临床意义】 赫姆斯（赫氏）疏螺旋体可以软蜱为传播载体，在鼠类宿主中引起蜱传回归热[1, 3]。

Borrelia hispanica 西班牙疏螺旋体

(de Buen, 1926) Steinhaus, 1946

【分类学评述】 该菌种在1926年被描述为"*Spirochaeta hispanica*"，但没有保存的模式菌株。

【词源和翻译】 "*hispanica*"，拉丁语阴性形容词，英文词义为"Spanish, from Spain"，表示"西班牙的"，菌名翻译为"西班牙疏螺旋体"。

【临床意义】 西班牙疏螺旋体可以软蜱为传播载体，在鼠类宿主中引起蜱传回归热[1, 3, 9]。

Borrelia japonica 日本螺旋体

Kawabata et al., 1994

【分类学评述】 该菌种已被重新分类为博雷螺旋体,见日本博雷螺旋体(*Borreliella japonica*)。

Borrelia lonestari 孤星蜱疏螺旋体

James et al., 2001

【分类学评述】 该菌种在临床微生物学中有描述,但未获得国际原核生物系统学委员会的权威认可。

【词源和翻译】 因该菌分离于孤星蜱,菌名翻译为"孤星蜱疏螺旋体"。

【临床意义】 孤星蜱疏螺旋体可以孤星蜱为传播载体在动物中传播,目前有从白尾鹿和人体中检出的报道,可在人类中引起一种莱姆病样疾病,即南方蜱咬皮疹病(southern tick-associated rash illness, STARI)[3, 10]。

Borrelia lusitaniae 葡萄牙疏螺旋体

le Fleche et al., 1997

【词源和翻译】 "*lusitaniae*",拉丁语名词属格,由"Lusitania"拉丁化而来,英文词义为"of Lusitania",因该菌分离于葡萄牙而得名,菌名翻译为"葡萄牙疏螺旋体"。

【临床意义】 葡萄牙疏螺旋体可以硬蜱为载体在动物中传播,目前有从欧洲和北非中的蜥蜴、小型啮齿动物和人的伤口与脑脊液标本中检出的报道[1, 3, 11]。

Borrelia mayonii 梅奥疏螺旋体

Pritt et al., 2016

【词源和翻译】 "*mayonii*",新拉丁语名词属格,英文词义为"of Mayo",源自 William James Mayo 和 Charles Horace Mayo 的名字,以纪念二者创立了梅奥诊所(Mayo Clinic),菌名翻译为"梅奥疏螺旋体"。

【临床意义】 梅奥疏螺旋体可以硬蜱为载体,引起人的莱姆病[12]。

Borrelia mazzottii 马佐蒂(马氏)疏螺旋体

Davis, 1956

【分类学评述】 该菌种目前没有保存的模式菌株。

【词源和翻译】 "*mazzottii*",新拉丁语阳性名词属格,由"Mazzotti"拉丁化而来,英文词义为"of Mazzotti",源自 L. Mazzotti 的名字,菌名翻译为"马佐蒂疏螺旋体",亦简译为"马氏疏螺旋体"。

【临床意义】 马佐蒂(马氏)疏螺旋体可以钝缘蜱为载体,引起人的蜱传回归热[1, 3]。

Borrelia miyamotoi 宫本疏螺旋体

Fukunaga et al., 1995

【词源和翻译】 "*miyamotoi*",新拉丁语阳性名词属格,由"Miyamoto"拉丁化而来,英文词义为"of Miyamoto",源自日本昆虫学家 Kenji Miyamoto 的名字,以纪念其首次从日本的蜱螨中分离出这种微生物,菌名翻译为"宫本疏螺旋体"。

【临床意义】 宫本疏螺旋体可以硬蜱为载体,在啮齿动物和人类中传播,可引起人的莱姆病,目前在日本及欧洲等北半球均有报道[13]。

Borrelia parkeri 帕克疏螺旋体

Steinhaus, 1946

【分类学评述】 该菌种在 1942 年被描述为"*Spirochaeta parkeri*",但目前没有保存的模式菌种。

【词源和翻译】 "*parkeri*",新拉丁语名词属格,英文词义为"of *Ornithodoros parkeri*",因该菌可以帕克钝缘蜱(*Ornithodoros parkeri*)为传播载体而得名,菌名翻译为"帕克疏螺旋体"。

【临床意义】 帕克疏螺旋体可以帕克钝缘蜱为载体,在啮齿动物和人类中传播,可引起人的蜱传回归热[1, 3]。

Borrelia persica 波斯疏螺旋体

Steinhaus, 1946

【分类学评述】 该菌种在 1942 年被描述为"*Spirochaeta persica*",但目前没有保存的模式菌株。

【词源和翻译】 "*persica*",拉丁语阴性形容词,英文词义为"Persian, of Persia",表示"波斯的",菌名翻译为"波斯疏螺旋体"。

【临床意义】 波斯疏螺旋体可以钝缘蜱为载体,引起猫、犬和人的蜱传回归热,目前有在印度、巴基斯坦、伊朗、以色列和埃及等地区检出的报道[1, 3]。

Borrelia recurrentis 回归热疏螺旋体

Bergey et al., 1925

【分类学评述】 该菌种在 1874 年被描述为"*Spirochaete recurrentis*",被描述的其他同义名还包括"*Spirochaete obermeieri*"和"*Spiroschaudinnia recurrentis*"。

【词源和翻译】 "*recurrentis*",新拉丁语名词属格,英文词义为"of a recurrent fever",表示"反复性发热的",菌名翻译为"回归热疏螺旋体"。

【临床意义】 回归热疏螺旋体是引起人类流行性回归热的病原体。回归热是一种伴有临床症状和体征急性发作的感染性疾病,临床表现包括高热、寒战、剧烈头痛、恶心、肌肉疼痛及严重不适。最初查体常是结膜渗出、瘀斑、弥漫性腹部压痛。发热持续 3~7 d,随后有数天到数周的不发热间隔期,反复发作与缓解交替出现[14-15]。

Borrelia sinica 中国疏螺旋体

Masuzawa et al., 2001

【分类学评述】 该菌种已被重新分类为博雷螺旋体,见中国博雷螺旋体(*Borreliella sinica*)。

Borrelia spielmanii 斯皮尔曼疏螺旋体

Richter et al., 2006

【分类学评述】 该菌种已被重新分类为博雷螺旋体,见斯皮尔曼博雷螺旋体(*Borreliella spielmanii*)。

Borrelia tanukii 竹节蜱疏螺旋体

Fukunaga et al., 1997

【词源和翻译】 "*tanukii*",新拉丁语名词属格,英文词义为"of/from tanuki",因该菌株从竹节蜱(*Ixodes tanuki*)中分离出来而得名,菌名翻译为"竹节蜱疏螺旋体"。

【临床意义】 竹节蜱疏螺旋体可以硬蜱为载体在动物中传播,可能的宿主有犬和猫,目前有在日本检出的报道[1,3],暂无人类感染的报道。

Borrelia theileri 泰勒疏螺旋体

Bergey et al., 1925

【分类学评述】 该菌种目前没有保存的模式菌株。

【词源和翻译】 "*theileri*",新拉丁语阳性名词属格,由"Theiler"拉丁化而来,英文词义为"of Theiler",源自 A. Theiler 的名字,菌名翻译为"泰勒疏螺旋体"。

【临床意义】 泰勒疏螺旋体可以扇头蜱为载体在动物中传播,宿主主要为牛和马[1,3],暂无人类感染的报道。

Borrelia turdi 硬蜱疏螺旋体

corrig. Fukunaga et al., 1997

【词源和翻译】 "*turdi*",新拉丁语名词属格,英文词义为"of/from turdus",表示"硬蜱的",因该菌以硬蜱为传播载体而得名,菌名翻译为"硬蜱疏螺旋体"。

【临床意义】 硬蜱疏螺旋体可以硬蜱为载体在动物中传播,宿主主要为鸟类,目前有在日本检出的报道[1,3],暂无人类感染的报道。

Borrelia turicatae 特里蜱疏螺旋体

Steinhaus, 1946

【分类学评述】 该菌种在 1933 年被描述为"*Spirochaeta turicatae*",但目前没有保存的模式菌株。

【词源和翻译】 "*turicatae*",新拉丁语名词属格,英文词义为"of *turicata*",表示"特里蜱的",因该菌以特里蜱(*Ornithodoros turicata*)为传播载体而得名,菌名翻译为"特里蜱疏螺旋体"。

【临床意义】 特里蜱疏螺旋体可以特里蜱为传播载体,宿主主要为啮齿动物,引起人的蜱传回归热,目前有在美国和墨西哥地区检出的报道[1,3]。

Borrelia valaisiana 瓦莱疏螺旋体

Wang et al., 1997

【分类学评述】 该菌种已被重新分类为博雷螺旋体,见瓦莱博雷螺旋体(*Borreliella valaisiana*)。

Borrelia venezuelensis 委内瑞拉疏螺旋体

Brumpt, 1922

【分类学评述】 该菌种目前没有保存的模式菌株。

【词源和翻译】 "*venezuelensis*",新拉丁语阳性/阴性形容词,因该菌可以委内瑞拉钝蜱(*Ornithodoros venezuelensis*)为传播载体进行疾病传播而得名,菌名翻译为"委内瑞拉疏螺旋体"。

【临床意义】 委内瑞拉疏螺旋体可以委内瑞拉钝蜱为传播载体,宿主主要为啮齿动物,引起人的蜱传回归热,目前有在中美和南美地区检出的报道[1,3]。

Borrelia yangtzensis 扬子疏螺旋体

Margos et al., 2015

【词源和翻译】 "*yangtzensis*",新拉丁语阴性形容词,由"Yangtze"拉丁化而来,因该菌种分离于中国长江源头扬子江地区的硬蜱和血蜱(*Haemaphysalis*)而得名,菌名翻译为"扬子疏螺旋体"。

【临床意义】 扬子疏螺旋体可以硬蜱和血蜱为传播载体，宿主主要为啮齿动物，目前有在中国西南地区检出的报道[16]，暂无人类感染的报道。

Borrelia 疏螺旋体属参考文献

Borreliella 博雷螺旋体属 Adeolu and Gupta, 2015

【词源和翻译】 “*Borreliella*”，新拉丁语阴性名词，由“Borrel”拉丁化而来，源自法国细菌学家 A. Borrel 的名字，以纪念他在该菌属细菌研究中的贡献，菌名翻译为“博雷螺旋体属”。

一、分类学

博雷螺旋体属隶属于螺旋体门(Spirochaetes)、螺旋体纲(Spirochaetia)、螺旋体目(Spirochaetales)、螺旋体科(Spirochaetaceae)。该菌属是由疏螺旋体属重新分类而来，用于描述原疏螺旋体属中与莱姆病相关的病原体[1-2]。

二、属的特征

博雷螺旋体属的菌体为革兰氏阴性螺旋状，大小为(0.2～0.5) μm×(3～30) μm，有 3～10 个疏松线圈。有 15～20 根周鞭毛(也称为轴丝、胞外质丝或内生鞭毛)位于外膜下方，插入一端固定于原生质柱的近末端，原生质柱由肽聚糖层和包绕了细胞内部结构的内膜组成。运动极为活跃，可通过螺旋和摆动的方式在黏稠介质如结缔组织中运动。吉姆萨染色良好。体外生长营养要求复杂，在微需氧及厌氧环境下培养生长缓慢。生长需 *N*-乙酰氨基葡萄糖、长链饱和及不饱和脂肪酸，可发酵葡萄糖。基因组 DNA G+C 含量为 27～32 mol%[1-2]。

三、属的临床意义

博雷螺旋体属主要寄生于啮齿类动物，并通过硬蜱、软蜱等传播，引起人类疾病，主要引起莱姆病。莱姆病是美国北部最流行的虫媒病，在欧洲也有流行，由硬蜱叮咬引起，表现为慢性移动性红斑，最早于 1975 年，在美国康涅狄格州莱姆镇流行。莱姆病可定义为早期局限、早期传播、晚期阶段，其临床表现与梅毒的 3 个分期相似。未经治疗感染的自然病程变化大，大多数病例感染为自限性，但某些病例可播散到其他皮肤、神经系统、关节、心脏和其他器官，可出现慢性移动性红斑、疲劳、头痛、发热、乏力、关节痛和肌肉痛的症状，美国多出现多发性红斑，但欧洲少见。莱姆病的早期表现最常见于春季、夏季和秋季，与蜱活动期一致，晚期没有明显的季节性规律[1-3]。

四、抗菌药物敏感性和感染用药

莱姆病可定义为早期局限、早期传播和晚期阶段，而抗菌药物对莱姆病的各种病变均有效。抗感染治疗方案包括：① 四环素，250 mg/次，每天 4 次，疗程 10～20 d；② 阿莫西林，500 mg/次，每天 3 次，疗程 14～

21 d;③ 青霉素,静脉滴注,2 000 万 U/次,每天 2 次,疗程 14~21 d;④ 多西环素、第三代头孢菌素等可选用。

五、属内菌种

Borreliella afzelii 阿夫塞柳(阿氏)博雷螺旋体

(Canica et al., 1994) Adeolu and Gupta, 2015

【分类学评述】 该菌种在 1994 年被分类为疏螺旋体(*Borrelia*),基名即阿夫塞柳(阿氏)疏螺旋体(*Borrelia afzelii*)。

【词源和翻译】 "*afzelii*",新拉丁语阳性名词属格,由"Afzelius"拉丁化而来,英文词义为"of Afzelius",源自瑞典医生 Arvid Afzelius 的名字,以纪念其于 1909 年首次报告疏螺旋体病的皮损特征,菌名翻译为"阿夫塞柳博雷螺旋体",亦简译为"阿氏博雷螺旋体"。

【临床意义】 阿夫塞柳(阿氏)博雷螺旋体可以硬蜱为载体在动物中传播,宿主为啮齿动物,目前在亚洲和欧洲均有检出,可引起人的莱姆病[1,3]。

Borreliella americana 美国博雷螺旋体

(Rudenko et al., 2010) Adeolu and Gupta, 2015

【分类学评述】 该菌种在 2009 年被描述为疏螺旋体,基名即美国疏螺旋体(*Borrelia americana*)。

【词源和翻译】 "*americana*",新拉丁语阴性形容词,英文词义为"American",表示"美国的",因该菌种模式菌株分离于美国而得名,菌名翻译为"美国博雷螺旋体"。

【临床意义】 美国博雷螺旋体可以太平洋硬蜱、小硬蜱为载体进行传播,宿主为鸟类,目前在美国有检出,暂无人类感染的报道[4]。

Borreliella bavariensis 巴伐利亚博雷螺旋体

(Margos et al., 2013) Adeolu and Gupta, 2015

【分类学评述】 该菌种在 2013 年被分类为疏螺旋体,基名即巴伐利亚疏螺旋体(*Borrelia bavariensis*)。

【词源和翻译】 "*bavariensis*",新拉丁语阴性形容词,英文词义为"of or belonging to Bavaria",即"巴伐利亚的",因该菌属模式菌株分离自巴伐利亚而得名,菌名翻译为"巴伐利亚博雷螺旋体"。

【临床意义】 巴伐利亚博雷螺旋体可以硬蜱为载体进行传播,宿主为啮齿动物,目前在亚洲和欧洲均有检出,可引起人的莱姆病[5]。

Borreliella burgdorferi 伯格多费(伯氏)博雷螺旋体

(Johnson et al., 1984) Adeolu and Gupta, 2015

【分类学评述】 该菌种在 1984 年被分类为疏螺旋体,基名即伯格多费(伯氏)疏螺旋体(*Borrelia burgdorferi*)。

【词源和翻译】 "*burgdorferi*",新拉丁语阳性名词属格,由"Burgdorfer"拉丁化而来,英文词义为"of Burgdorfer",源自 Willy Burgdorfer 的名字,菌名翻译为"伯格多费博雷螺旋体",亦简译为"伯氏博雷螺旋体"。

【临床意义】 伯格多费(伯氏)博雷螺旋体生活于未吸血蜱的肠内,在蜱吸血过程中,螺旋体侵入动物宿主的皮肤,从而引起人的莱姆病[1,3,6]。

Borreliella carolinensis 卡罗来纳博雷螺旋体

(Rudenko et al., 2011) Adeolu and Gupta, 2015

【分类学评述】 该菌种在 2011 年被分类为疏螺旋体,基名即卡罗来纳疏螺旋体(*Borrelia carolinensis*)。

【词源和翻译】 "*carolinensis*",新拉丁语阳性/阴性形容词,英文词义为"of or belonging to Carolina",即"卡罗来纳的",因该菌首次分离于美国南卡罗来纳州而得名,菌名翻译为"卡罗来纳博雷螺旋体"。

【临床意义】 卡罗来纳博雷螺旋体可以硬蜱为载体进行传播,宿主为啮齿动物和鸟类,目前在美国有检出,暂无人类感染的报道[7]。

Borreliella garinii 加林博雷螺旋体

(Baranton et al., 1992) Adeolu and Gupta, 2015

【分类学评述】 该菌种在 1992 年被分类为疏螺旋体,基名即加林疏螺旋体(*Borrelia garinii*)。

【词源和翻译】 "*garinii*",新拉丁语阳性名词属格,由"Garin"拉丁化而来,英文词义为"of Garin",源自法国医生 Charles Garin 的名字,菌名翻译为"加林博雷螺旋体"。

【临床意义】 加林博雷螺旋体可以硬蜱为载体进行传播,宿主为啮齿动物、蜥蜴和鸟类,目前在亚洲和欧洲均有检出,可引起人的莱姆病[1,3]。

Borreliella japonica 日本博雷螺旋体

(Kawabata et al., 1994) Adeolu and Gupta, 2015

【分类学评述】 该菌种在 1994 年被分类为疏螺旋体,基名即日本疏螺旋体(*Borrelia japonica*)。

【词源和翻译】 "*japonica*",新拉丁语阴性形容词,英文词义为"pertaining to Japan",即"属于日本的",菌名翻译为"日本博雷螺旋体"。

【临床意义】 日本博雷螺旋体可以硬蜱为载体进行传播,宿主为啮齿动物,目前在日本有检出[1,3],暂无人类感染的报道。

Borreliella sinica 中国博雷螺旋体

(Masuzawa et al., 2001) Adeolu and Gupta, 2015

【分类学评述】 该菌种在2001年被分类为疏螺旋体属,基名即中国疏螺旋体(*Borrelia sinica*)。

【词源和翻译】 "*sinica*",现代拉丁语阴性形容词,英文词义为"of or belonging to China",即"中国的",因该菌株分离于中国而得名,菌名翻译为"中国博雷螺旋体"。

【临床意义】 中国博雷螺旋体可以硬蜱为载体进行传播,宿主为啮齿动物,目前在中国有检出[1,3],暂无人类感染的报道。

Borreliella spielmanii 斯皮尔曼博雷螺旋体

(Richter et al., 2006) Adeolu and Gupta, 2015

【分类学评述】 该菌种在2006年被分类为疏螺旋体属,基名即斯皮尔曼疏螺旋体(*Borrelia spielmanii*)。

【词源和翻译】 "*spielmanii*",新拉丁语阳性名词属格,由"Spielman"拉丁化而来,英文词义为"of Spielman",源自Andrew Spielman的名字,以纪念其首次描述伯格多费(伯氏)疏螺旋体的生命周期和生物学关系,菌名翻译为"斯皮尔曼博雷螺旋体"。

【临床意义】 斯皮尔曼博雷螺旋体可以硬蜱为载体进行传播,宿主为啮齿动物,目前在欧洲有检出,可引起人的莱姆病[1,3]。

Borreliella valaisiana 瓦莱博雷螺旋体

(Wang et al., 1997) Adeolu and Gupta, 2015

【分类学评述】 该菌种在1997年被描述为疏螺旋体,基名即瓦莱疏螺旋体(*Borrelia valaisiana*)。

【词源和翻译】 "*valaisiana*",新拉丁语阴性形容词,英文词义为"of or belonging to Valais",即"瓦莱的",因该菌株首次分离自瑞士瓦莱而得名,菌名翻译为"瓦莱博雷螺旋体"。

【临床意义】 瓦莱博雷螺旋体可以硬蜱为载体进行传播,宿主为鸟和蜥蜴,目前在亚洲和欧洲均有检出,可引起人的莱姆病[1,3]。

Borreliella 博雷螺旋体属参考文献

Brachybacterium 小短杆菌属 Collins et al., 1988

【词源和翻译】 "*Brachybacterium*",新拉丁语中性名词,由"*brachys*"和"*bacterium*"两个词根组成:"*brachys*",希腊语形容词,英文词义为"short";"*bacterium*",拉丁语中性名词,英文词义为"a rod"。"*Brachybacterium*",英文词义为"a small rod",即"一个小杆(菌)",菌名翻译为"小短杆菌属"。

一、分类学

小短杆菌属隶属于放线菌门(Actinobacteria)、放线菌纲(Actinobacteria)、微球菌目(Micrococcales)、皮杆菌科(Dermabacteraceae),模式菌种为粪便小短杆菌(*Brachybacterium faecium*)[1]。

二、属的特征

小短杆菌属为革兰氏阳性菌,在固体培养基中呈现不同形态,在指数生长期时呈棒状,主要成对或聚集分布。无动力,无芽孢。菌落小,白色到黄色,圆形凸起,光滑,不溶血。需氧菌,但可能在微需氧条件下也可以生长。生长温度为 4~42 ℃,最佳生长温度为 25~35 ℃。可以在 pH 6.0~9.0 和最高 15% NaCl的条件下生长。触酶阳性,氧化酶阴性。发酵葡萄糖、半乳糖和阿拉伯糖产酸,水解七叶苷,不水解酪氨酸、几丁质、纤维素,VP 试验阴性。基因组 DNA G+C 含量为 68~73 mol%[1]。

三、属的临床意义

小短杆菌属主要存在于环境中,也存在于奶酪等食品中,可能是无害的腐生菌,但目前也有从人体粪便、痰液和血液标本中分离的报道[1-5],具体的临床意义还有待于进一步评估。

四、抗菌药物敏感性和感染用药

小短杆菌的临床感染少见,目前没有其抗感染治疗方案的权威资料。从小短杆菌的微生物学特性来看,其作为不规则的革兰氏阳性棒杆菌,理论上可采用 CLSI M45 中"棒杆菌属细菌(包括白喉棒杆菌)的 MIC 折点解释标准"进行药敏结果判读。

五、属内菌种

Brachybacterium faecium 粪便小短杆菌

Collins et al., 1988

【词源和翻译】 "*faecium*",拉丁语复数名词属格,英文词义为"of feces",因该菌分离于粪便而得名,菌名翻译为"粪便小短杆菌"。

【临床意义】 粪便小短杆菌可分离于动物的粪便标本中,暂无人类感染的报道[1-2]。

Brachybacterium massiliense 马西利亚小短杆菌

Mekhalif et al., 2019

【分类学评述】 该菌种可分离于临床标本中,但暂未获得国际原核生物系统学委员会的正式认可。

【词源和翻译】 "*massiliense*",拉丁语中性形容词,源自菌株分离地马赛(Marseille)的旧称马西利亚(Massilia),菌名翻译为"马西利亚小短杆菌"。

【临床意义】 马西利亚小短杆菌可分离于人的粪便标本中,暂无人类感染的报道[1-2]。

Brachybacterium timonense 蒂莫小短杆菌

Mekhalif et al., 2019

【分类学评述】 该菌种可分离于临床标本中,但暂未获得国际原核生物系统学委员会的正式认可。

【词源和翻译】 "*timonense*",新拉丁语中性形容词,由词根"*timon*"和后缀"*ense*"组成,英文词义为"of or pertaining to Hôpital de la Timone, the hospital in Marseille, France",源自首次该菌分离的地点,法国马赛市蒂莫(Timone)医院,菌名翻译为"蒂莫小短杆菌"。

【临床意义】 蒂莫小短杆菌可分离于人的痰液标本中[4],但具体的临床意义还有待于进一步评估。

Brachybacterium nesterenkovii 涅斯特伦柯(涅氏)小短杆菌

Gvozdyak et al., 1992

【词源和翻译】 "*nesterenkovii*",拉丁语复数名词属格,源自乌克兰微生物学家 O. A. Nesterenko 的名字,以纪念其在不规则棒杆菌和诺卡菌系统分类的贡献,由"Nesterenko"拉丁化而来,菌名翻译为"涅斯特伦柯小短杆菌",亦简译为"涅氏小短杆菌"。

【临床意义】 涅斯特伦柯(涅氏)小短杆菌可分离于人的血液标本中[5],但具体的临床意义还有待于进一步评估。

Brachybacterium 小短杆菌属参考文献

Brachyspira 短螺菌属 Hovind-Hougen et al., 1983

【词源和翻译】 "*Brachyspira*",新拉丁语阴性名词,由"*brachys*"和"*spira*"两个词根组成:"*brachys*",希腊语形容词,英文词义为"short";"*spira*",希腊语名词,英文词义为"a coil, spiral"。"*Brachyspira*",英文词义为"a short spiral",即"一种短的螺旋形生物",菌名翻译为"短螺菌属"。

一、分类学

短螺菌属隶属于螺旋体门(Spirochaetes)、螺旋体纲(Spirochaetia)、螺旋体目(Brachyspirales)、短螺旋体科(Brachyspiraceae),模式菌种为阿尔堡短螺菌[1]。

二、属的特征

短螺菌是一类革兰氏染色阴性的专性厌氧菌,具有规律绕线形状的螺旋形细菌。菌体长 2~11 μm,宽 0.2~0.4 μm。培养菌落涂片可见菌体单个或成对存在,偶见三个或以上菌体形成链状。在生长环境不佳的情况下,可形成球形体或圆形体。菌体末端可呈钝状或尖状。菌体可含有 8~30 根鞭毛不等(鞭毛数量常与菌体大小有关,菌体越小,鞭毛数量越少)。在 22 ℃的条件下,运动特性呈弯曲蠕动,在 37~42 ℃条件下的液体培养基中呈平移运动。添加脱纤维血或动物血清(小牛血清)的含碳源基质培养基,如胰酶肉汤或脑心浸液肉汤(brain heart infusion broth)的厌氧和营养复合肉汤培养基,可用于培养短螺菌。培养温度为 36~42 ℃(最适 37~39 ℃)。该菌通常可耐氧,可在氧气含量为 1%~5%的密闭液体培养管中生长,但在氧化型培养基中无法生长。含有烟酰胺腺嘌呤二核苷酸氧化酶,能还原分子氧,并能够利用多种碳源。分解葡萄糖的主要终产物包括醋酸盐、丁酸盐、H_2 和 CO_2,不能利用纤维素、果胶和糖原。除猪痢疾短螺旋体为 β-溶血外,该菌属其他细菌显示轻度溶血。在 16S rRNA 基因序列上,短螺菌属区别于其他的螺旋菌属。短螺菌属细菌的 16S rDNA 具有高度的种间相似性。基因组 DNA G+C 含量为 24.5~27.1 mol%[1]。

三、属的临床意义

短螺菌存在于动物和人的肠道中,可在发展中国家或免疫力低下人群引起肠道螺旋体病(intestinal spirochetosis),其典型表现是在螺旋体形细菌的一端黏附于结肠直肠上皮细胞并导致肠道紊乱[1-2]。

四、抗菌药物敏感性和感染用药

目前,对于短螺菌,还缺乏标准的抗菌药物敏感性试验方法和解释标准。有采用非标准化药敏试验方法的一些研究结果显示,短螺菌大多对常规抑制肠杆菌科细菌浓度的利福平、大观霉素、多黏菌素 B 及黏菌素不敏感;并且,短螺菌的 23S rDNA 序列的单核苷酸突变常导致短螺菌对大环内酯类和林可酰胺类耐药;但作为厌氧菌,甲硝唑是目前治疗多毛短螺菌感染的首选药物,且尚无耐药报道[3-4]。

五、属内菌种

Brachyspira aalborgi 阿尔堡短螺菌

Hovind-Hougen et al., 1983

【词源和翻译】 "*aalborgi*",新拉丁语名词属格,由"Aalborg"拉丁化而来,英文词义为"of Aalborg",源自首次分离该菌的地名,即丹麦小镇阿尔堡(Aalborg),菌名翻译为"阿尔堡短螺菌"。

【临床意义】 阿尔堡短螺菌分离于人肠道螺旋体病患者的直肠活检标本,至今尚未在其他非人灵长类动物以外的动物中发现或分离,目前没有证据表明其对于人和动物具有致病性[1]。

B

Brachyspira hyodysenteriae **猪痢疾短螺菌**

(Harris et al., 1972) Ochiai et al., 1998

【分类学评述】 该菌种在1972年被分类为密螺旋体属(*Treponema*)并于1980年被收录到《核准的细菌名称目录》,基名为猪痢疾密螺旋体(*Treponema hyodysenteriae*);被描述的其他同义名还包括"*Serpula hyodysenteriae*"和"猪痢疾小蛇菌"(*Serpulina hyodysenteriae*)。

【词源和翻译】 "*hyodysenteriae*",新拉丁语名词属格,由"*hyos*"和"*dysenteria*"两个词根组成:"*hyos*",拉丁语名词,英文词义为"pig";"*dysenteria*",拉丁语名词,英文词义为"dysentery"。"*hyodysenteriae*",英文词义为"hyodysenteriae, of hog dysentery",表示"猪痢疾的",菌名翻译为"猪痢疾短螺菌"。

【临床意义】 猪痢疾短螺菌可分离于接触含有该菌的猪、美洲鸵和其他哺乳动物(犬)的肠道内容物或粪便中,对猪和美洲鸵来说,该菌常为一种肠道病原体,可致大量生猪感染,导致粥样腹泻、营养不良、食物摄入减少和生长速度下降,从而导致重大的经济损失。目前没有证据表明其对人类有致病性[1]。

Brachyspira pilosicoli **多毛短螺菌**

(Trottet al., 1996) Ochiai et al., 1998

【分类学评述】 该菌种在1996年被分类为多毛小蛇菌属(*Serpulina pilosicoli*),在1998年被重新分类现在的多毛短螺菌。

【词源和翻译】 "*pilosicoli*",新拉丁语名词属格,由"*pilosus-a-um*"和"*coli*(*um*)"两个词根组成:"*pilosus-a-um*",拉丁语形容词,英文词义为"hairy, shaggy";"*coli* (*um*)",拉丁语名词,英文词义为"colon or colum"。"*pilosicoli*",英文词义为"of a hairy colon",即"多毛的结肠",意指该肠道螺旋体感染会导致结肠表面假膜样组织学表现,菌名翻译为"多毛短螺菌"。

【临床意义】 多毛短螺菌定植于人和多种动物的大肠中,是引起肠螺旋体病的病原体,可导致猪、鸟,以及人的轻至重度腹泻[1]。

***Brachyspira* 短螺菌属参考文献**

Branchiibius 鱼鳃菌属 Sugimoto et al., 2011

【词源和翻译】 "*Branchiaebius*",新拉丁语阳性名词,由"*branchiae*"和"*bius*"两个词根组成:"*branchiae*",拉丁语名词,英文词义为"the gills of fish";"*bius*",新拉丁语阳性名词,源自拉丁语阳性名词"*bios*",英文词义为"life"。"*Branchiibius*",英文词义为"a life existing in gills of fish",表示"一种存在于鱼鳃中的生物",菌名翻译为"鱼鳃菌属"。

一、分类学

鱼鳃菌属隶属于放线菌门(Actinobacteria)、酸微菌纲(Acidimicrobiia)、微球菌目(Micrococcales)、皮生球菌科(Dermacoccaceae),模式菌种为骏和湾鱼鳃菌[1]。

二、属的特征

该菌属为革兰氏染色阳性的需氧或微需氧球菌,菌体直径0.7~0.9 μm,无动力,无芽孢。国际链霉菌计划(international streptomyces project, ISP)平板28 ℃培养14 d可见光滑圆形凸出的浅黄色菌落,菌落直径约 1 mm。可在 15~37 ℃的环境中生长，最适生长温度为 25~30 ℃。可在含 2%~7% NaCl 的 ISP 平板上生长，最理想的培养基为不含 NaCl 的 ISP 平板。16S rRNA 基因序列与云微所菌属（*Yimella*）具有高度的序列相似性（95.1%），模式菌种的基因组 DNA G+C 含量为 68 mol%[1]。

三、属的临床意义

鱼鳃菌属有从海水、人的皮肤标本和 1 例结核分枝杆菌阳性瓶中检出的报道，临床意义不明确[1-3]。

四、抗菌药物敏感性和感染用药

目前暂无鱼鳃菌属细菌抗菌药物敏感性试验和感染用药的相关信息。从系统发育亲缘关系上推测，鱼鳃菌属细菌可能具有其他皮生球菌科相类似的药敏表型，如对青霉素、苯唑西林和头孢菌素（非 *mecA* 基因）耐药，而对碳青霉烯类、庆大霉素、环丙沙星、四环素、利福平和万古霉素敏感[4]，供参考。

五、属内菌种

Branchiibius cervicis 颈项鱼鳃菌

Tomida et al., 2013

【词源和翻译】 “*cervicis*”，拉丁语名词属格，英文词义为“of the neck”，表示“颈部的”，菌名翻译为“颈项鱼鳃菌”。

【临床意义】 颈项鱼鳃菌在 2013 年从日本埼玉县的三名年轻的特应性皮炎患者的颈部皮肤表面中分离，致病性不明[1]。

Branchiibius hedensis 骏和湾鱼鳃菌

Sugimoto et al., 2011

【词源和翻译】 “*hedensis*”，新拉丁语形容词属格，英文词义为“of or belonging to Heda”，Heda 是日本静冈县一个小镇，因该菌模式菌株分离自该区域所产的鳕鱼而得名，菌名翻译为“骏和湾鱼鳃菌”。

【临床意义】 骏和湾鱼鳃菌分离自骏和湾海水中鳕鱼鱼鳃[2]，尚无人类感染的报道。

***Branchiibius* 鱼鳃菌属参考文献**

Brevibacillus 短芽孢杆菌属 Shida et al., 1996

【词源和翻译】 “*Brevisbacillus*”，新拉丁语阳性名词，由“*brevis*”和“*bacillus*”两个词根组成：“*brevis*”，拉丁语形容词，英文词义为“short”；“*bacillus*”，拉丁语小尾缀名词，英文词义为“small rod”。“*Brevibacillus*”，英文词义为“short, small rod”，即“短小的杆（菌）”，菌名翻译为“短芽孢杆菌属”。

一、分类学

短芽孢杆菌属隶属于厚壁菌门（Firmicutes）、芽孢杆菌纲（Bacilli）、芽孢杆菌目（Bacillales）、类芽孢杆菌科（Paenibacillaceae），模式菌种为短短芽孢杆菌。

二、属的特征

短芽孢杆菌属于革兰氏阳性细菌范畴，但实际着色阴阳不定，在临床上，短芽孢杆菌可能因为菌体革兰氏染色阴性而被错误鉴定。大小为(0.7~1.0) μm×(3.0~6.0) μm,菌体有周鞭毛,可膨胀形成芽孢。该菌属细菌大多为严格需氧菌,但存在微需氧及兼性厌氧的菌体。不同菌种之间的最适生长温度差异明显,但对于营养要求不高,可在常规培养基(如营养琼脂和胰蛋白胨大豆琼脂)上生长。血平板上菌落扁平,直径多为1~3 mm,最大可至8 mm,菌落颜色可呈浅黄、奶油灰或灰白色,喜热红色短芽孢杆菌可产生迁延的菌落和红色不扩散的色素。触酶多阳性,氧化酶反应因菌种而异。VP试验阴性,硝酸盐还原试验与酪蛋白水解、明胶水解和淀粉水解试验结果因菌种而定。5% NaCl的环境可抑制生长。最适生长pH为7.0。可以同化碳水化合物,但大多数菌种不产酸。可利用氨基酸和有机酸作为碳源与能量来源,产生少量碱。基因组DNA G+C含量为40.2~57.4 mol%[1]。

三、属的临床意义

短芽孢杆菌可从伤口、外科创面及污染的医疗器械中分离得到,大多不具有致病性;偶有从临床无菌体液标本中分离的报道[2-5],但需首先明确分离菌株是污染还是感染,重复培养的血培养阳性则更倾向于真正的感染。目前有引起眼内炎的罕见报道[6],且可能在细菌眼内炎中具有与芽孢杆菌属类似的临床意义,并应作为危急值进行处理。

四、抗菌药物敏感性和感染用药

短芽孢杆菌与芽孢杆菌(*Bacillus*)亲缘关系密切,且部分菌种是由芽孢杆菌重新分类而来,理论上可采用芽孢杆菌的感染用药方案,或参考CLSI M45中"芽孢杆菌属细菌(不包括炭疽芽孢杆菌)MIC折点解释标准"进行药敏结果判读[7]。

五、属内菌种

Brevibacillus agri 土壤短芽孢杆菌

(Nakamura, 1993) Shida et al., 1996

【分类学评述】 该菌种在1916年被描述为"土壤芽孢杆菌"(*Bacillus agri*)并于1980年被收录到《核准的细菌名称目录》,在1996年被重新分类为现在的土壤短芽孢杆菌。

【词源和翻译】 "*agri*",拉丁语名词属格,英文词义为"of a field",即"土壤的",菌名翻译为"土壤短芽孢杆菌"。

【临床意义】 土壤短芽孢杆菌可从土壤、水、灭菌牛奶,以及人的临床标本中分离,但临床意义尚不明确(可能为污染菌)[1-2]。

Brevibacillus brevis 短短芽孢杆菌

(Migula, 1900) Shida et al., 1996

【分类学评述】 该菌种在1900年被描述为"短芽孢杆菌"(*Bacillus brevis*)并于1980年被收录到《核准的细菌名称目录》,在1996年被重新分类为现在的短短芽孢杆菌。

【词源和翻译】 "*brevis*",拉丁语阳性形容词,英文词义为"short",即"短的",菌名翻译为"短短芽孢杆菌"。

【种的特征】 该菌严格需氧,革兰氏染色阳性或不定,有动力,菌体呈杆状,长3.0~5.0 μm,宽0.7~0.9 μm,单个或成对存在。在靠近末端处形成椭圆形芽孢,并膨胀形成孢子囊。普通培养基如营养琼脂和胰蛋白酶解酪蛋白琼脂上培养24~36 h可形成光滑的、奶油状、米色菌落,直径1~3 mm。30 ℃时培养初始生长速度慢,24 h后生长速度加快。触酶阳性,氧化酶阳性。大部分菌株硝酸盐还原试验阳性。酪蛋白、DNA、果胶和吐温-60水解阳性,不水解淀粉和尿素,吐温-80水解作用不定;不产硫化氢和吲哚。大部分菌株在20 ℃及以下和50 ℃以上不生长。pH为5.5时不生长,该菌种的大部分菌株在pH为9时也无法生长。可消化吸收*D*-果糖、*D*-葡萄糖、甘油、麦芽糖、甘露醇、核糖、海藻糖及其他几种糖类。大多数菌株的产酸能力弱。可利用氨基酸和一些有机酸作为碳源和能量来源。

【临床意义】 短短芽孢杆菌可分离于土壤、空气浮尘、牛奶、植物根系及纸制品中,有引起腹膜炎、菌血症和脑膜炎的罕见报道[3]。

Brevibacillus centrosporus 中孢短芽孢杆菌

(Nakamura, 1993) Shida et al., 1996

【分类学评述】 该菌种在 1916 年被描述为"中孢芽孢杆菌"(*Bacillus centrosporus*)并于 1980 年被收录到《核准的细菌名称目录》,在 1996 年被重新分类为现在的中孢短芽孢杆菌。

【词源和翻译】 "*centrosporus*",新拉丁语阳性形容词,由"*centrum*"和"*spora*"两个词根组成:"*centrum*",拉丁语名词,英文词义为"the center";"*spora*",新拉丁语名词,源自希腊语名词"*spora*",英文词义为"a seed and in biology a spore"。"*centrosporus*",英文词义为"with a central spore",表示"芽孢位于菌体中央的",菌名翻译为"中孢短芽孢杆菌"。

【种的特征】 该菌种严格需氧,革兰氏染色阳性,有动力,菌体呈杆状,长 2.0~6.0 μm,宽 0.5~1.0 μm。椭圆形芽孢膨胀形成孢子囊。尽管该菌种名字为中孢短芽孢杆菌,但芽孢并不位于孢子囊的中间位置。普通培养基如营养琼脂和胰蛋白酶解酪蛋白琼脂上生长可形成无色、半透明、稀薄、光滑、圆形的直径 2~3 mm 的菌落。触酶阳性,氧化酶阴性。一些菌株可将硝酸盐还原为亚硝酸盐。不水解酪蛋白、明胶、淀粉和尿素。可在 10~40 ℃条件下生长,生长最适温度为 28 ℃。pH 为 5.6 时不生长,3% NaCl 的环境下不生长。可分解 *D*-葡萄糖、*D*-甘露醇及其他几种碳水化合物,大多数菌株产酸能力弱。不分解*D*-果糖和海藻糖,可利用一些氨基酸和有机酸作为碳源和能量来源。

【临床意义】 中孢短芽孢杆菌可分离于菠菜或水草根部、儿童粪便,以及肺泡灌洗液和血液标本,但临床意义尚不明确(多为污染菌)[1-3]。

Brevibacillus laterosporus 侧孢短芽孢杆菌

(Laubach, 1916) Shida et al., 1996

【分类学评述】 该菌种在 1916 年被描述为"侧孢芽孢杆菌"(*Bacillus laterosporus*)并于 1980 年被收录到《核准的细菌名称目录》,在 1996 年被重新分类为现在的侧孢短芽孢杆菌。

【词源和翻译】 "*laterosporus*",新拉丁语阳性形容词,由"*latus*"和"*spora*"两个词根组成:"*latus*",拉丁语名词,英文词义为"the side";"*spora*",新拉丁语名词,源自希腊语名词"*spora*",英文词义为"a seed and in biology a spore"。"*laterosporus*",英文词义为"with lateral spores",表示"芽孢位于侧边的",菌名翻译为"侧孢短芽孢杆菌"。

【种的特征】 菌落形态与该菌属的其他芽孢杆菌类似。菌体呈杆状,单个或成对存在,有时也会出现串联成丝状。杆两端略显膨大,孢子形成不在中间且可见菌体膨大。

【临床意义】 侧孢短芽孢杆菌多分离于蜜蜂等昆虫体内,有从人的血液中分离和引起眼内炎的报道[6]。

Brevibacillus parabrevis 副短短芽孢杆菌

(Takagi et al., 1993) Shida et al., 1996

【分类学评述】 该菌种在 1993 年被分类为"副短芽孢杆菌"(*Bacillus parabrevis*),在 1996 年被重新分类为现在的副短短芽孢杆菌。

【词源和翻译】 "*parabrevis*",新拉丁语阳性形容词,由"*para*"和"*brevis*"两个词根组成:"*para*",希腊语介词,英文词义为"alongside of, like";"*brevis*",拉丁语形容词,英文词义为"short, and also a bacterial specific epithet"。"*parabrevis*",英文词义为"brevis like",即"类似短的",菌名翻译为"副短短芽孢杆菌"。

【临床意义】 副短短芽孢杆菌有从乳腺脓肿和血液中分离的报道,但临床意义尚不明确(可能为污染菌)[1-2]。

Brevibacillus 短芽孢杆菌属参考文献

Brevibacterium 短杆菌属 Breed, 1953

B

【词源和翻译】 "*Brevibacterium*",新拉丁语中性名词,由"*brevis*"和"*bacterium*"两个词根组成:"*brevis*",拉丁语形容词,英文词义为"short";"*bacterium*",拉丁语中性名词,英文词义为"a rod"。"*Brevibacterium*",英文词义为"a short rod",即"一个短棒(菌)",菌名翻译为"短杆菌属"。

一、分类学

短杆菌属隶属于放线菌门(Actinobacteria)、放线菌纲(Actinobacteria)、微球菌目(Micrococcales)、短杆菌科(Brevibacteriaceae),模式菌种为扩展短杆菌(*Brevibacterium linens*)[1]。

二、属的特征

短杆菌属是需氧的革兰氏阳性杆菌,陈旧培养物易呈革兰氏阴性球状或球杆状。抗酸染色阴性。菌体直径0.6~1.0 μm。当转种到适合的新鲜培养基上时,在对数生长期,菌体形态呈现为不规则的细长杆状,很多菌体排成一个角度,呈现出"V"形,并可形成一级分支。但一级分支并不是真正的菌丝,依靠呼吸链代谢。短杆菌在复合培养基上生长时呈现出杆-球细胞周期(a rod-coccus cell cycle)。多数菌种无动力。短杆菌属细菌在常规培养平板中生长良好,如血平板、营养琼脂、大豆胰蛋白胨琼脂、酵母麦芽提取物和酵母蛋白胨提取物琼脂等。除少数几种外,短杆菌属细菌一般在中性pH和30 ℃条件下生长良好,合适的生长温度为20~37 ℃,依种类和菌株不同而生长温度有所不同。血平板上生长24 h后可形成不透明、灰白色、边缘光滑、凸出的菌落,4~7 d后菌落变大(直径2~4 mm),颜色转变成淡绿色或淡黄色。在中性的蛋白胨酵母提取物琼脂上生长良好。EYGC培养基可较好地观察菌落的形态和染色情况。触酶阳性,为不产孢子的化能有机营养的氧化型细菌。大多可水解酪蛋白、明胶和牛奶,在蛋白胨培养基上不产酸或者仅少量产酸。可产生蛋白酶。基因组DNA G+C含量为55~70 mol%[1]。

三、属的临床意义

短杆菌属细菌可从临床标本、日常用品、牛奶、家禽,以及海洋和陆地等各种生物栖息地中分离,少数菌种可导致脚臭病、异物感染、角膜溃疡、耳朵感染、心内膜炎、骨髓炎、腹膜炎、菌血症,以及获得性免疫缺陷综合征患者的败血症,还可与毛孢子菌合并感染[2]。

四、抗菌药物敏感性和感染用药

短杆菌属是一种革兰氏阳性的多形性棒杆状菌,可参考CLSI M45中"棒杆菌属细菌(包括白喉棒杆菌)MIC折点解释标准"进行药敏结果判读[3]。从现有的资料来看,该菌通常对β-内酰胺类抗生素、环丙沙星、克林霉素、红霉素不敏感,对庆大霉素、利福平、四环素敏感[4]。

五、属内菌种

Brevibacterium casei 乳酪短杆菌

Collins et al., 1983

【分类学评述】 该菌种曾被描述为CDC棒杆菌B-1和B-3群。

【词源和翻译】 "*casei*",拉丁语名词属格,英文词义为"cheese, of cheese",表示"乳酪,乳酪的",菌名翻译为"乳酪短杆菌"。

【临床意义】 乳酪短杆菌是短杆菌属中最常见的感染病原菌,可引起导管相关性血流感染、透析相关的腹膜炎、心包液感染、脑脓肿、获得性免疫缺陷综合征患者的败血症等[1, 5-7]。

Brevibacterium epidermidis **表皮短杆菌**

Collins et al., 1983

【词源和翻译】 “*epidermidis*”,新拉丁语名词属格,英文词义为“of the epidermis”,表示“表皮的”,意指分离于人体皮肤,菌名翻译为“表皮短杆菌”。

【临床意义】 表皮短杆菌有分离于人的皮肤、引起免疫力低下患者原发性主动脉瓣心内膜炎的报道[1, 8]。

Brevibacterium luteolum **藤黄短杆菌**

Wauters et al., 2003

【分类学评述】 种名加词“*lutescens*”的英文词义为“becoming muddy”。但在 Wauters 的原始论文中,作者误将“*lutescens*”的词义解释为“yellowish”,故在经过作者同意后,将种名加词修改为“yellowish”的拉丁语“*luteolum*”。

【词源和翻译】 “*luteolum*”,拉丁语中性形容词,英文词义为“yellowish”,表示“微黄色的”,菌名翻译为“藤黄短杆菌”。

【临床意义】 藤黄短杆菌可造成马、牛等动物的蹄蜕皮,以及马的慢性扁桃体炎等[1],但暂未发现人类感染的报道。

Brevibacterium mcbrellneri **麦伯埃尔短杆菌**

McBride et al., 1994

【词源和翻译】 “*mcbrellneri*”,新拉丁语中性名词属格,由两位作者 McBride 和 Ellner 名字的合体“McBrEllner”拉丁化而来,以纪念他们对该菌的分离和菌落特征描述,菌名翻译为“麦伯埃尔短杆菌”。

【临床意义】 麦伯埃尔短杆菌与阴毛白毛结节病有关[9]。

Brevibacterium otitidis **耳炎短杆菌**

Pascual et al., 1996

【词源和翻译】 “*otitidis*”,新拉丁语名词属格,由“*ous otos*”和“*-itis-idis*”两个词根组成:“*ous otos*”,希腊语名词,英文词义为“ear”;“*-itis-idis*”,拉丁语尾缀,表示“inflammations”。“*otitidis*”,英文词义为“of inflammation of the ear”,意指与耳炎有关的,菌名翻译为“耳炎短杆菌”。

【临床意义】 耳炎短杆菌可分离于人的耳朵分泌物,可能与耳炎有关[10-11]。

Brevibacterium sanguinis **血液短杆菌**

Wauters et al., 2004

【词源和翻译】 “*sanguinis*”,拉丁语名词属格,英文词义为“of blood”,表示“血液的”,因该菌分离于血液而得名,菌名翻译为“血液短杆菌”。

【临床意义】 血液短杆菌有引起人透析相关的腹膜炎和血流感染的报道[12]。

Brevibacterium stationis **停滞短杆菌**

(ZoBell and Upham, 1944) Breed, 1953

【分类学评述】 该菌种已被重新分类为棒杆菌属(*Corynebacterium*),见停滞棒杆菌(*Corynebacterium stationis*)。

***Brevibacterium* 短杆菌属参考文献**

Brevundimonas 短波单胞菌属 Segers et al., 1994

【词源和翻译】 “*Brevundimonas*”,新拉丁语阴性名词,由“*brevis*”、“*unda*”和“*monas*”三个词根组成:“*brevis*”,拉丁语形容词,英文词义为“short”;“*unda*”,拉丁语阴性名词,英文词义为“a wave”;“*monas*”,拉丁语阴性名词,英文词义为“a unit,monad”。“*Brevundimonas*”,英文词义为

"bacteria with short wavelength flagella",即"带短波样鞭毛的细菌",菌名翻译为"短波单胞菌属"。

B

一、分类学

短波单胞菌属隶属于变形菌门(Proteobacteria)、α-变形菌纲(Alphaproteobacteria)、柄杆菌目(Caulobacterales)、柄杆菌科(Caulobacteraceae),模式菌种为缺陷短波单胞菌[1]。

二、属的特征

短波单胞菌属是需氧革兰氏阴性非发酵杆菌,菌体呈弧菌或似弧菌样,大小为(0.4~0.5) μm×(1~4) μm。通过一根短的极端处鞭毛运动,不形成芽孢。该菌属细菌的特征为某些菌种不对称细胞分裂可产生一个带柄的菌体(无动力)和一个有鞭毛的菌体(有动力)。在 pH 6.0~8.0 条件下生长良好。大多数短波单胞菌最适生长温度为 28~30 ℃,在 37 ℃左右生长速度最快。营养要求变化大,一般需要生长因子如生物素、泛酸、维生素 B_{12}或胱氨酸。无 NaCl 可生长,但最适生长条件为 0.5%~2%(*W/V*) NaCl。菌落为圆形,凸起,边缘光滑发亮,培养数日后菌落直径可达 3~5 mm。菌落颜色常呈苍白色,或者含有粉红色、黄色、暗红类胡萝卜样色素。

带柄的短波单胞菌可在添加盐的蛋白胨酵母提取培养基上生长。尽管需要少量有机生长因子,但其仍能够在营养丰富的培养基上如胰蛋白酶大豆琼脂上生长。在肉汤培养基中,能在培养基表面形成菌膜,且带柄的菌体能与培养皿边缘牢固黏附;而不带菌柄的短波单胞菌,如缺陷短波单胞菌和泡囊短波单胞菌可在血平板、肉浸液琼脂、大豆琼脂、营养琼脂和米勒-欣顿(Mueller-Hinton, MH)琼脂上生长,但无法在 SS 平板上生长。

该菌属触酶和氧化酶均呈阳性,以 O_2作为最终的电子受体,绝大多数不能将硝酸盐还原为亚硝酸盐。可利用丙酮酸,该菌属大多数细菌可利用醋酸盐、丁酸盐、延胡索酸盐、琥珀酸盐等有机酸,可利用谷氨酸盐和脯氨酸,能够降解芳香类化合物和有机磷酸酯。除模式菌种缺陷短波单胞菌外,该菌属其他细菌可利用葡萄糖、半乳糖、麦芽糖和淀粉,不产酸或极少产酸,不分解伯醇。基因组 DNA G+C 含量为 65~68 mol%[1]。

三、属的临床意义

短波单胞菌可从多种环境条件中分离,包括土壤、深海底沉积物、自然界的水生环境、昆虫和鱼类等的肠道、食物和饮水,甚至俄罗斯太空实验室的冷凝水等。短波单胞菌的毒力相对较弱,但由于其具有通过滤菌器的能力,故可能会导致潜在的有害感染和死亡。目前认为,短波单胞菌是一种机会性病原体,可在肿瘤、自身免疫病和婴儿等免疫力低下的人群引起多部位的感染和菌血症[1-4]。

四、抗菌药物敏感性和感染用药

临床中常分离的缺陷短波单胞菌和泡囊短波单胞菌均为非苛养的革兰氏阴性非发酵菌,理论上可参照 CLSI M100 中"其他非肠杆菌目细菌 MIC 折点解释标准"进行药敏结果判读[5]。有研究显示,该菌属细菌通常对头孢菌素、青霉素或氨基糖苷类抗生素敏感,但可检出罕见的产酶株[6]。此外,有检测出短波单胞菌喹诺酮抗性决定区突变的报道,故认为该菌属细菌对氟喹诺酮耐药[7]。

五、属内菌种

Brevundimonas diminuta **缺陷短波单胞菌**

(Leifson and Hugh, 1954) Segers et al., 1994

【分类学评述】 该菌种在 1954 年被描述为缺陷假单胞菌(*Pseudomonas diminuta*)并于 1980 年被收

录到《核准的细菌名称目录》。在1994年,该菌种被重新分类为现在的缺陷短波单胞菌。

【词源和翻译】 "*diminuta*",新拉丁语阴性形容词,英文词义为"defective, minute",表示"缺陷的",菌名翻译为"缺陷短波单胞菌"。

【临床意义】 缺陷短波单胞菌已有报道从临床标本中分离,包括血液和尿液,以及来自囊性纤维化患者的痰标本,但通常认为毒性较低,且不会造成特别严重的后果[1-4]。

Brevundimonas vancanneytii 范坎尼（范氏）短波单胞菌

Estrela and Abraham, 2010

【词源和翻译】 "*vancanneytii*",新拉丁语中性名词属格,由"Vancanneyt"拉丁化而来,英文词义为"of Vancanneyt",源自比利时微生物学家Marc Vancanneyt的名字,以纪念其在细菌分类学上的贡献,菌名翻译为"范坎尼短波单胞菌",亦简译为"范氏短波单胞菌"。

【临床意义】 范坎尼(范氏)短波单胞菌仅有1例从感染性心内膜炎患者的血液标本中分离的报道[8]。

Brevundimonas vesicularis 泡囊短波单胞菌

(Büsing et al., 1953) Segers et al., 1994

【分类学评述】 该菌种在1953年被描述为泡囊假单胞菌(*Pseudomonas vesicularis*)并于1980年被收录到《核准的细菌名称目录》。在1994年,该菌种被重新分类为现在的泡囊短波单胞菌。

【词源和翻译】 "*vesicularis*",新拉丁语阴性形容词,由"*vesicular*"和"*-aris*"两个词根组成:"*vesicular*",拉丁语名词,英文词义为"a little blister";"*-aris*",拉丁语阴性后缀,英文词义为"pertaining to"。"*vesicularis*",英文词义为"pertaining to a vesicle",即"与泡囊有关的",菌名翻译为"泡囊短波单胞菌"。

【临床意义】 泡囊短波单胞菌有从免疫低下患者的眼睛、尿液、伤口、中枢神经系统、子宫颈标本和胸腔积液中分离的报道[1-4, 9-10]。

Brevundimonas 短波单胞菌属参考文献

Brucella 布鲁菌属 Meyer and Shaw, 1920

【词源和翻译】 "*Brucella*",带小尾缀的新拉丁语阴性名词,由"Bruce"拉丁化而来,英文词义为"of Bruce",源自David Bruce爵士的名字,以纪念其首次证实此微生物可导致波状热的贡献,菌名翻译为"布鲁菌属"。

一、分类学

布鲁菌属隶属于变形菌门(Proteobacteria)、α-变形菌纲(Alphaproteobacteria)、根瘤菌目(Rhizobiales)、布鲁氏菌科(Brucellaceae),模式菌种为马耳他布鲁菌。目前,有基于全基因组测序的数据显示,布鲁菌属实际只包含马耳他布鲁菌一个菌种,而属内的其他菌种应划分为马耳他布鲁菌不同宿主来源的变种[1-2]。

从遗传学的角度上看,布鲁菌属与苍白杆菌属(*Ochrobactrum*)亲缘关系密切[3],一些生理生化特征亦相似,如脲酶阳性、柯氏染色阳性等,且采用商品化鉴定系统也可能将布鲁菌种误鉴定为苍白杆菌。需要指出的是,在2020年,苍白杆菌属已合并到布鲁菌属,但鉴于布鲁菌引起布鲁菌病,在临床意义上与苍白杆菌属有显著的差异,本书仍参照旧的分类进行描述。

二、属的特征

布鲁菌是兼性胞内寄生的革兰氏阴性菌,无动力,球形,球杆状或短杆状需氧细菌。单个存在,长0.6~ 1.5 μm,宽0.5~0.7 μm。极少情况下成对、短链或小堆存在。可产生类芽孢结构,但不常显示真正芽孢的双极染色。菌落在血清葡萄糖琼脂或其他无色琼脂上呈现透明、浮凸的菌落,边界光滑,折光性强。在透射光下呈现苍白的蜂蜜色。大多数布鲁菌生长缓慢,48 h 内菌落细小或不生长,最适培养温度为37 ℃,20~40 ℃均可生长。生长的最适 pH 为6.6~7.4。大多数布鲁菌生长需要复合培养基,包括多种氨基酸、维生素 B_1、烟酰胺、铁离子和镁离子,也可在以氨基盐作为唯一氮源的培养基上生长。血清或全血可促进生长,但 X 因子和烟酰胺并不是必需的因子,在血平板上生长良好。在最初分离培养的时候,需要 CO_2促进生长。触酶阳性,氧化酶阳性,偶见阴性,可还原硝酸盐。传统培养基上不产酸和吲哚,不液化明胶,凝固酶阴性,不溶血,VP 试验阴性,甲基红试验阴性。光滑型菌落产生过硫氨酸合成酶(perosamine synthetase)和特殊类型的脂多糖。光滑型菌落可转变为粗糙型。粗糙型布鲁菌有其特殊的宿主。基因组 DNA G+C 含量为57.9~59 mol%[3]。

三、属的临床意义

布鲁菌属细菌为胞内寄生菌,可感染多种动物和人,导致人畜共患病的动物源性疾病。但需要指出的是,布鲁菌感染具有宿主特异性,部分菌种可在动物中感染并传播给人类,而另一部分种或生物型则仅仅引起某些动物的感染而不传播给人类(表8)[4]。很多家养牲畜对布鲁菌易感,皮肤黏膜或伤口接触病畜及其分泌物或被污染的畜产品,食用未消毒的污染食物(如生羊奶、生牛奶)或水源,加工畜产品吸入了含布鲁菌的空气气溶胶等,均可引起人类的布鲁菌感染。此外,布鲁菌也是实验室获得性感染的重要病原菌,而实验室培养是导致实验室工作人员感染的常见原因,主要是通过吸入气溶胶感染。因此,如果疑诊布鲁菌病需要提醒实验室人员注意,且纯菌操作需要在生物安全柜中进行。

表8 不同布鲁菌种的主要宿主和宿主间的传播

菌名	主要宿主	传播
流产(牛)布鲁菌(*B. abortus*)	牛、山羊、河马、骆驼	可通过牛和骆驼传播给人类
犬布鲁菌(*B. canis*)	犬	可通过犬传播给人类
鲸鱼布鲁菌(*B. ceti*)	鲸鱼、鼠海豚、海豚、人	传统认为人不是其感染的宿主范围,但目前发现可通过鲸鱼传播给人类
意外布鲁菌(*B. inopinata*)	青蛙、人	未知
马耳他布鲁菌(*B. melitensis*)	牛、山羊、骆驼、河马	可通过牛、山羊和骆驼传播给人类
田鼠布鲁菌(*B. microti*)	啮齿动物	传统认为人不是其感染的宿主范围,但目前已有引起人布鲁菌病的罕见报道
沙林鼠布鲁菌(*B. neotomae*)	啮齿动物	传统认为人不是其感染的宿主范围,但已有人布鲁菌病的罕见报道
绵羊布鲁菌(*B. ovis*)	绵羊	目前认为不感染人类
狒狒布鲁菌(*B. papionis*)	狒狒、人	目前有1例人类感染报道
嗜脚布鲁菌(*B. pinnipedialis*)	海豹	目前认为不感染人类
猪布鲁菌(*B. suis*)	猪、驯鹿和啮齿动物	可通过猪、驯鹿和啮齿动物感染人类

布鲁菌侵入机体后,即被吞噬细胞吞噬,因其荚膜能抵抗吞噬细胞的裂解而成为胞内寄生菌,并经淋巴管到达局部淋巴结,生长繁殖形成感染灶。当布鲁菌在淋巴结中繁殖到一定数量后,突破淋巴结屏障侵入血流,出现发热等菌血症症状。此后,布鲁菌随血流侵入肝、脾、淋巴结及骨髓等处,形成新的感染灶。血液中的布鲁菌逐渐消失,体温也逐渐正常。细菌在新感染灶内繁殖到一定数量时,再度入血,又出现菌血症而致体温升高。如此反复使患者呈现不规则的波浪状热型,临床上称为波浪

热。妊娠期感染可导致胎盘和胎儿感染从而导致流产。布鲁菌感染后的临床表现多种多样，主要包括：① 急性的热病是全身的，没有局灶表现；② 复发/“波状”（马耳他热）关节炎，肝病；③ 慢性期症状[4-5]。

布鲁菌不同部位感染表现包括：全身性感染表现为发热、全身肌痛、关节痛、寒战、盗汗、厌食、无精打采；骨/关节感染表现为关节炎，通常很严重且伴活动障碍，累及后背、腹部和脊椎炎；泌尿生殖系统感染常为附睾-睾丸炎；肾脏感染常为肾盂肾炎、肾小球肾炎；神经系统感染表现为脑（视盘水肿、颅神经炎、脑膜脑炎、脑脓肿）、脊髓（脊髓灰质炎、脊髓压迫症脓肿、马尾神经综合征、脊髓病、横贯性脊髓炎）、周围神经病变；肌肉骨骼系统感染表现为骶髂关节炎，临床表现类似急性化脓性脊柱炎；精神系统感染表现为抑郁、慢性疲劳，特别是在慢性布鲁菌病和布鲁菌病恢复期时多见[6-7]。

布鲁菌主要的流行区域包括地中海（西班牙、葡萄牙、意大利、希腊）、中东、拉丁美洲（秘鲁、墨西哥、阿根廷）和亚洲等不发达国家，尤其是畜牧业养殖发达地区。布鲁菌病在发达国家罕见，可发生在进食生羊奶/奶酪的贫民和屠宰场工人中，在美国黄石和其他一些地方也有可能发生源自野牛的感染[8]。鉴于布鲁菌是一种高致病性潜在感染的病原体，可以导致多种疾病，具有多种复杂的表现，故对于可能的布鲁菌感染，推荐进行 6 周不间断的血液标本和临床症状监测，时间分别为 0 周、2 周、4 周、6 周、24 周。目前，血培养是布鲁菌诊断的“金标准”，但阳性率较低，为 15%～30%。血清学诊断的凝集抗体滴度>1∶160 有诊断意义，且复发的凝集抗体滴度升高。2-巯基乙醇处理血清可以破坏 IgM 抗体，故如果凝集抗体的滴度在 2-巯基乙醇处理后降低，则可排除急性感染。对于血培养和血清学检查阴性的疑似患者，建议进行骨髓培养。实验室检查的其他异常指标还包括血红蛋白下降或正常，20%患者的白细胞<4 000 个/μL，50%患者淋巴细胞增高，丙氨酸转氨酶、天冬氨酸转氨酶及碱性磷酸酶升高很常见[7]。

四、抗菌药物敏感性和感染用药

布鲁菌属细菌抗生素敏感性体外试验可见对多种抗生素敏感，但体内抗菌活性和效果与体外抗生素敏感性相关性有限。该菌对 β-内酰胺类抗生素敏感性不定。大多对甲氧西林、青霉素、哌拉西林、替卡西林耐药。除三代头孢外，对其他头孢菌素类抗生素的敏感性也有限。大环内酯类抗生素多不敏感，但林可霉素和阿奇霉素可敏感。对利福平和四环素类抗生素敏感。合适的抗生素治疗可以降低布鲁菌感染患者的发病率，预防并发症并减少复发。可用于布鲁菌感染治疗的抗生素有多种，包括多西环素、利福平、复方磺胺甲噁唑、链霉素-庆大霉素、一些喹诺酮类药物及头孢菌素类抗生素，但最有效的抗生素治疗策略及治疗时间目前仍未有确切数据。尚无确切证据表明多种抗生素联用的治疗效果优于单用某种抗生素。对于单纯的成人布鲁菌感染，世界卫生组织推荐多西环素和利福平联用治疗 6～8 周。但多西环素和链霉素或庆大霉素联用显示出更高的治愈率。8 岁以上的儿童推荐使用多西环素（45 d 或 8 周）联用庆大霉素（5～7 d），或联用链霉素（14 d），多西环素加利福平或多西环素加复方磺胺甲噁唑（6 周）。8 岁以下的儿童，推荐使用庆大霉素（5～7 d）加复方磺胺甲噁唑（6 周）或复方磺胺甲噁唑加利福平（6 周）。对于心内膜炎患者或神经型布鲁菌病，推荐使用三联治疗，包括多西环素联、利福平、氨基糖苷类或头孢曲松，治疗 2～3 个月。也有使用氟喹诺酮类联用广谱的头孢菌素类药物治疗的报道，但相对于标准治疗方案，复发率较高。

目前推荐的治疗方案如下。一线联合治疗方案：多西环素 100 mg 口服/静脉注射，每天 2 次×45 d，起始阶段联合链霉素 1 g 肌内注射，每天 1 次×14 d 或庆大霉素 1 g 肌内注射，每天 1 次×7 d，总疗程 6 周以上。二线联合治疗方案：多西环素 100 mg 口服/静脉注射，每天 2 次×45 d+利福平 600～900 mg/d×6 周。环丙沙星 500 mg，每天 2 次+利福平 5 600 mg/d×30 d。一项纳入 40 例患者的随机开放的临床研究发现，环丙沙星+多西环素（疗程 30 d）的方案和多西环素+利福平（疗程 45 d）的方案疗效相当。三线联合治疗方案：复方磺胺甲噁唑 160/800 mg，每天 3 次；起始阶段联合庆大霉素（240 mg/d 肌内注射或体重<50 kg 时 5 mg/kg 肌内注射,每天 1 次)×5 d。儿童布氏菌病的治疗: 7 岁以上的儿童同成人,6 岁及 6 岁以下: 利福平10 mg/(kg·d)×4 周+链霉素 30 mg/(kg·d)(最大量 1 g)肌内注射×14 d 或庆大霉素 2.5 mg/(kg·d)×7 d,或复方磺胺甲噁唑(按甲氧苄啶剂量给药: 5 mg/kg)×4 周。孕妇布氏菌病的治疗: 利福平 900 mg,每天 1 次+链霉素或庆大霉素(剂量和疗程同上)[7]。

五、属内菌种

Brucella abortus 流产(牛)布鲁菌

(Schmidt, 1901) Meyer and Shaw, 1920

【分类学评述】 该菌种在 1897 年被描述为"*Bacillus of abortion*", 1901 年被描述为"*Bacterium abortus*",1920 年被描述为当前的流产布鲁菌并于 1980 年被收录到《核准的细菌名称目录》。

【词源和翻译】 "*abortus*",拉丁语名词属格,英文词义为"of abortion, miscarriage",表示"流产的",菌名翻译为"流产布鲁菌",因宿主为牛,亦译为"牛布鲁菌"。

【临床意义】 流产(牛)布鲁菌的常见自然宿主是牛和其他牛科动物,如马、绵羊、鹿、犬等,人和其他动物也可被感染,但主要引起妊娠动物(如牛)的胎盘炎和流产[6]。

Brucella canis 犬布鲁菌

Carmichaeland Bruner, 1968

【词源和翻译】 "*canis*",拉丁语名词属格,英文词义为"of the dog",表示"犬的",菌名翻译为"犬布鲁菌"。

【临床意义】 犬布鲁菌常引起犬的慢性菌血症及局限性肉芽肿。人类感染后,常引起男性患者睾丸附睾炎和前列腺炎,妊娠期妇女子宫炎、胎盘炎和流产,且感染可在人与人之间传播[6]。

Brucella cetaceae

Cloeckaert et al., 2001

【分类学评述】 该菌种在 2007 年已被正式分类,见鲸鱼(鲸种)布鲁菌(*Brucella ceti*)。

Brucella ceti 鲸鱼(鲸种)布鲁菌

Foster et al., 2007

【分类学评述】 该菌种在 2001 年被描述为 *Brucella cetaceae*[9]。

【词源和翻译】 "*ceti*",拉丁语名词属格,源自拉丁语阳性名词"*cetus*",意指其宿主为鲸鱼等大型海洋生物,菌名翻译为"鲸鱼布鲁菌",亦译为"鲸种布鲁菌"。

【临床意义】 鲸鱼(鲸种)布鲁菌是从海洋动物分离的布鲁菌中的一个变种,主要宿主包括海洋鲸类、海豚和鼠海豚,可导致鲸鱼一系列疾病,其典型菌株 NCTC12891^{T}是从鲸类的皮肤病变中分离的,尽管有认为不通过海豚和鼠海豚传播给人类,但有发现可通过鲸类引起人的轻微感染症状[10-12]。

Brucella inopinata 意外布鲁菌

Scholz et al., 2010

【词源和翻译】 "*inopinata*",拉丁语阴性形容词,英文词义为"unexpected",表示"意外的",菌名翻译为"意外布鲁菌"。

【临床意义】 意外布鲁菌目前仅有 2 例临床分离的报道: 1 例从 71 岁女性患者的乳房植入物伤口中分离,并导致该患者出现布鲁菌病的临床症状;1 例从慢性破坏性肺炎患者的肺活检组织中分离,另有从多种蛙类中检出的报道[13-16]。

Brucella maris 海洋布鲁菌

Jahans et al., 1997

【分类学评述】 该菌种未获得国际原核生物系统学委员会的正式认可,且分离株 2/94 已正式分类,见鳍脚布鲁菌。

【词源和翻译】 "*maris*",拉丁语中性名词属格,英文词义为"of the sea",意指其来源于海洋,菌名翻译为"海洋布鲁菌"。

【临床意义】 见鳍脚布鲁菌。

Brucella melitensis 马耳他布鲁菌

(Hughes, 1893) Meyer and Shaw, 1920

【分类学评述】 该菌种在 1893 年即被描述为马耳他链球菌(*Streptococcus melitensis*)。

【词源和翻译】 "*melitensis*",拉丁语阴性形容词,由"Melita"拉丁化而来,英文词义为"of or pertaining to the island of Malta (Melita)",源自分离到该菌的岛名马耳他(Malta),菌名翻译为"马耳他布鲁菌"。

【临床意义】 马耳他布鲁菌是布鲁菌中最常见和致病性最强的菌种,宿主为绵羊和山羊,但也可

B

以引起牛、猪及人类的感染[6]。

Brucella microti 田鼠布鲁菌

Scholz et al., 2008

【词源和翻译】 "*microti*",拉丁语名词属格,英文词义为"of *Microtus*",表示"田鼠的",因首次分离该菌的宿主为田鼠而得名,菌名翻译为"田鼠布鲁菌"。

【临床意义】 田鼠布鲁菌主要宿主为哺乳动物,在鼠类高度致病,有从野猪、狐狸和青蛙等动物分离的报道,亦有从土壤中分离的报道[17-21],目前认为人类不是其感染的宿主范围。

Brucella neotomae 沙林鼠布鲁菌

Stoenner and Lackman, 1957

【词源和翻译】 "*neotomae*",新拉丁语名词属格,英文词义为"of the desert wood rat",表示"沙林鼠的",因该菌首次分离于沙林鼠(desert wood rat)而得名,菌名翻译为"沙林鼠布鲁菌"。

【临床意义】 沙林鼠布鲁菌主要宿主为沙林鼠,传统认为人不是其感染的宿主范围,但目前已有引起人布鲁菌病的罕见报道,故认为其是一种潜在的人畜共患性病原体[22-23]。

Brucella ovis 绵羊布鲁菌

Buddle, 1956

【词源和翻译】 "*ovis*",拉丁语名词属格,英文词义为"of the sheep",表示"绵羊的",菌名翻译为"绵羊布鲁菌"。

【临床意义】 绵羊布鲁菌常引起绵羊和山羊等反刍动物的感染,目前认为人类不是其感染的宿主范围[6]。

Brucella papionis 狒狒布鲁菌

Whatmore et al., 2014

【词源和翻译】 "*papionis*",新拉丁语名词属格,英文词义为"papionis of the baboon",即"狒狒的",因其首次分离于狒狒而得名,菌名翻译为"狒狒布鲁菌"。

【临床意义】 狒狒布鲁菌首次分离于两只狒狒的死胎中,目前在2019年有1例罕见的人类感染的报道[24-25]。

Brucella pinnipediae

Cloeckaert et al., 2001

【分类学评述】 该菌名在2007年已正式修订,见鳍脚布鲁菌。

Brucella pinnipedialis 鳍脚布鲁菌

Foster et al., 2007

【分类学评述】 该菌种在1997曾被描述为"海洋布鲁菌"[26],在2001年被描述为"*Brucella pinnipediae*"[9],2007年被正式修订为鳍脚布鲁菌。

【词源和翻译】 "*pinnipedialis*",新拉丁语阴性形容词,英文词义为"pertaining to pinnipeds",表示"与鳍足类动物有关的",菌名翻译为"鳍脚布鲁菌"。

【临床意义】 鳍脚布鲁菌是从海洋动物中分离的,主要宿主为海洋哺乳动物[10],目前认为人类不是其感染的宿主范围[6]。

Brucella suis 猪布鲁菌

Huddleson, 1929

【分类学评述】 该菌种在1914年被描述为"流产布鲁菌样微生物"。

【词源和翻译】 "*suis*",拉丁语名词属格,英文词义为"of the pig",表示"猪的",菌名翻译为"猪布鲁菌"。

【临床意义】 猪布鲁菌的宿主包括猪、野兔、驯鹿,也可感染犬、马、多种啮齿类动物及人类等。对于上述自然宿主,猪布鲁菌常产生全身感染,但病灶常局限在某些器官,特别是外生殖器;在雄性感染者中病灶常局限在睾丸、附睾和精囊;对于妊娠雌性,常造成子宫炎、胎盘炎和流产等[6]。

Brucella vulpis 狐布鲁菌

Scholz et al., 2016

【词源和翻译】 "*vulpis*",拉丁语名词属格,英文词义为"of a fox",表示"狐狸的",菌名翻译为"狐布鲁菌"。

【临床意义】 该菌是2016年发表的菌种,分离自红狐的下颌淋巴结[27],目前尚无人类感染的报道。

Brucella 布鲁菌属参考文献

B

Bryantella 布莱恩菌属 Wolin et al., 2004

【词源和翻译】 “*Bryantella*”,带小尾缀的新拉丁语阴性名词,由“Bryant”拉丁化而来,源自美国微生物学家的名字“Marvin P. Bryant”,以纪念其在厌氧菌微生态系统中的突出贡献,菌名翻译为“布莱恩菌属”。

一、分类学

该菌名为不合法命名,目前已经重新提议为马文布莱恩菌属(*Marvinbryantia*),见马文布莱恩菌属[1]。

二、属的特征

见马文布莱恩菌属。

三、属内菌种

Bryantella formatexigens 外来布莱恩菌

Wolin et al., 2004

【分类学评述】 见外来马文布莱恩菌(*Marvinbryantia formatexigens*)。

***Bryantella* 布莱恩菌属参考文献**

Budvicia 布戴维采菌属 Bouvet et al., 1985

【词源和翻译】 “*Budivicia*”,新拉丁语阴性名词,源自其首次分离的城市捷克(České Budějovice)的拉丁名(Budivicia),菌名翻译为“布戴维采菌属”。

一、分类学

布戴维采菌属隶属于变形菌门(Proteobacteria)、γ-变形菌纲(Gammaproteobacteria)、肠杆菌目(Enterobacteriales)、布戴维采科(Budviciaceae),模式菌种为水生布戴维采菌[1]。

二、属的特征

布戴维采菌属是革兰氏阴性、笔直小杆状细菌。无芽孢,无包膜,符合肠杆菌科细菌的一般特征,含有肠杆菌科的常见抗原。在22 ℃的培养条件下,有动力,可产生周鞭毛,36 ℃培养条件下动力减弱。可在4 ℃、10 ℃、22 ℃、32 ℃和37 ℃条件中生长,42 ℃不生长。生长需要复合生长因子如维生素和氨基酸等,烟酸是菌落生长的必需品。营养琼脂上生长缓慢,36 ℃培养24 h可形成直径约0.1 mm的菌落,30 ℃培养24 h可形成直径约0.5 mm的菌落。在麦康凯琼脂上可生长。25 ℃条件下生化反应比36 ℃条件下活泼。氧化酶阴性,硝酸盐还原试验阳性,产硫化氢,水解尿素,可发酵葡萄糖、阿拉伯糖、鼠李糖、木糖和半乳糖。吲哚试验阴性,VP 试验阴性,柠檬酸盐利用试验阴性,苯丙氨酸脱氨酶阴性,赖氨酸脱羧酶阴性,精氨酸双水解酶阴性,鸟氨酸脱羧酶阴性。氰化物存在条件下不生长(氰化钾试验阴性),丙二酸盐利用试验阴性,七叶苷水解阴性,脂肪酶阴性(不水解玉米油),DNA 酶阴性,不发酵蔗糖、半乳糖醇、水杨苷、核糖醇、肌醇、*D*-山梨糖醇、棉子糖、麦芽糖、海藻糖、纤维二糖、甲基-*D*-葡萄糖苷、赤藓糖醇、蜜二糖、甘油和 *D*-甘露糖,22 ℃条件下明胶水解试验阴性[1]。

三、属内菌种

Budvicia aquatic 水生布戴维采菌

Bouvet et al., 1985

【词源和翻译】 "*aquatic*",拉丁语阴性形容词,英文词义为"living in water",即"生活在水中的",因该菌的野生株几乎均从水中分离而得名,菌名翻译为"水生布戴维采菌"。

【临床意义】 水生布戴维采菌是一种水生微生物,可分离于井水、溪水、河水、游泳池水等多种环境中,临床分离罕见,目前有 1 例引起年老患者血流感染的报道[2]。

【抗菌药物敏感性和感染用药】 目前暂无水生布戴维采菌感染用药的权威资料,但在理论上可参照临床常见肠杆菌目细菌的感染治疗方案。常规药敏试验包括 K-B 法和 MIC 法,具体可采用 CLSI M100 中"肠杆菌目细菌抑菌圈直径及 MIC 折点解释标准"进行药敏结果判读[3]。

***Budvicia* 布戴维采菌属参考文献**

Bulleidia 布雷德菌属 Downes et al., 2000

【词源和翻译】 "*Bulleidia*",新拉丁语阴性名词,由"Bulleid"拉丁化而来,源自著名的英国口腔微生物学家 Arthur Bulleid 的名字(以纪念他的贡献),菌名翻译为"布雷德菌属"。

一、分类学

布雷德菌属隶属于厚壁菌门(Firmicutes)、丹毒丝菌纲(Erysipelotrichia)、丹毒丝菌目(Erysipelotrichales)、丹毒丝菌科(Erysipelotrichaceae),模式菌种为缓慢布雷德菌[1]。

二、属的特征

布雷德菌属为革兰氏阳性菌,染色可变,笔直或轻度弯曲的短杆状,单个或成对出现。无芽孢,无动力,专性厌氧。菌体长 0.8~2.5 μm,宽约 0.5 μm。最适生长温度为 30~37 ℃。普通肉汤培养基上生长欠佳,但加入 0.5%吐温-80 可刺激其生长。能够在适合厌氧培养的复合培养基上分离培养,包括血平板、脑心浸出液琼脂和苛养厌氧琼脂等。菌落呈圆形,边缘完整,轻度凸起,直径 0.7~0.9 mm。菌落呈灰白色,血平板上培养 7 d 后,菌落仍光滑。触酶阴性,硝酸盐还原试验阴性,不产生吲哚和硫化氢,不分解尿素,不液化明胶,在 20%的胆汁中不生长,精氨酸水解试验阳性。可分解糖,发酵葡萄糖的主要终产物为醋酸和乳酸,也可产生极少量的琥珀酸。基因组 DNA G+C 含量为 38 mol%[1]。

B

三、属内菌种

***Bulleidia extructa* 缓慢布雷德菌**

Downes et al., 2000

【词源和翻译】 "*extructa*",拉丁语阴性形容词,英文词义为"slow",表示"缓慢的",因该菌生长缓慢而得名,菌名翻译为"缓慢布雷德菌"。

【临床意义】 缓慢布雷德菌可导致免疫力低下患者的肺、牙周、骨或关节感染并形成空腔,也有引起脑脓肿的报道[2-4]。

【抗菌药物敏感性和感染用药】 目前暂无缓慢布雷德菌的药敏试验方法和感染用药资料。从系统发育关系来看,缓慢布雷德菌隶属于丹毒丝菌科,且与猪红斑丹毒丝菌(*Erysipelothrix rhusiopathiae*)具有较近的亲缘关系,故对于布雷德菌属的临床感染,理论上可参考猪红斑丹毒丝菌的感染用药和药敏试验方案,以及 CLSI M45 中"猪红斑丹毒丝菌的 MIC 折点解释标准"的药敏判读方法。但有资料显示缓慢布雷德菌对万古霉素敏感[2],与猪红斑丹毒丝菌的万古霉素天然耐药存在差异,供参考。

***Bulleidia* 布雷德菌属参考文献**

Burkholderiaceae 伯克霍尔德菌科 Garrity et al., 2006

【词源和翻译】 "Burkholderiaceae",新拉丁语阴性复数名词,源自模式菌属"伯克霍尔德菌属"(*Burkholderia*),科名翻译为"伯克霍尔德菌科"。

一、分类学

伯克霍尔德菌科隶属于变形菌门(Proteobacteria)、β-变形菌纲(Betaproteobacteria)、伯克霍尔德菌目(Burkholderiales)。目前,已报道该科的伯克霍尔德菌属、贪铜菌属(*Cupriavidus*)、潘多拉菌属(*Pandoraea*)和罗尔斯顿菌属(*Ralstonia*)与人的感染相关。

二、科的特征

该科细菌形态、代谢和生态方面的差异都很大,可以是严格或兼性厌氧,严格和兼性自养[1]。

Burkholderiaceae 伯克霍尔德菌科参考文献

Burkholderia 伯克霍尔德菌属 Yabuuchi et al., 1993

【词源和翻译】 "*Burkholderia*",新拉丁语阴性名词,由"Burkholde"拉丁化而来,英文词义为"of

Burkholde",源自美国细菌学家 W. H. Burkholder 的名字,以纪念其发现导致洋葱腐烂病原体的贡献,菌名翻译为"伯克霍尔德菌属"。

B

一、分类学

伯克霍尔德菌属隶属于变形菌门(Proteobacteria)、β-变形菌纲(Betaproteobacteria)、伯克霍尔德菌目(Burkholderiales)、伯克霍尔德菌科(Burkholderiaceae),模式菌种为洋葱伯克霍尔德菌[1]。

二、属的特征

伯克霍尔德菌属细菌为革兰氏阴性杆菌,笔直或微弯曲,末端较圆。单个或成对存在,大小为(1.5~4) μm×(0.5~1) μm。除鼻疽伯克霍尔德菌外,该菌属细菌多通过一根或多根极生鞭毛产生动力。无鞘和菌柄(prosthecae)。在常规实验室培养基如 5%羊血和巧克力琼脂平板上生长良好,麦康凯琼脂上也可生长。菌落多光滑,但某些人类致病菌如假鼻疽伯克霍尔德菌可具有粗糙的菌落外观。某些种类可有吩嗪类水溶性色素沉积。使用可抑制铜绿假单胞菌生长的特定选择性培养基,能更好地分离出洋葱伯克霍尔德复合群和假鼻疽伯克霍尔德菌。阿什当(Ashdown)培养基能有效分离假鼻疽伯克霍尔德菌,选择性成分为结晶紫和庆大霉素,适用于从含有混合菌群的临床标本中分离假鼻疽伯克霍尔德菌。氧化酶多呈阳性,触酶阳性,有的可产黄色色素,不溶血。鼻疽伯克霍尔德菌生长缓慢,在含甘油的培养基上生长最好。多可分解麦芽糖、木糖、乳糖产酸,也可分解蔗糖、核糖醇产酸。硝酸盐还原试验、赖氨酸脱羧酶试验、鸟氨酸脱羧酶试验、七叶苷水解酶试验、明胶酶试验结果不定,4-硝基苯-*β*-*D*-吡喃葡萄糖苷试验(PNPG 试验)多呈阳性。具有完整的呼吸链,并以 O_2 作为最终的电子受体。化能异养菌,可利用多种有机化合物作为碳源和能量来源。该菌属大多数细菌能利用多聚 *β*-羟丁酸作为储备碳源。有些可利用硝酸盐进行厌氧呼吸。某些菌株还可以固定 N_2。基因组 DNA G+C 含量为 59~69.6 mol%[1]。

三、属的临床意义

该菌属大部分细菌与人类疾病无关,小部分可对植物、动物和人致病。通常认为洋葱伯克霍尔德菌复合群、唐菖蒲伯克霍德菌、鼻疽伯克霍尔德菌和假鼻疽伯克霍尔德菌等是人类或动物致病菌。唐菖蒲伯克霍德菌的临床感染罕见。洋葱伯克霍尔德菌复合群是机会性致病菌,可引起各种临床感染,也是囊性纤维化患者发病率和死亡率升高的显著独立危险因素[2-4]。鼻疽伯克霍尔德菌和假鼻疽伯克霍尔德菌是人畜共患病病原菌,可引起鼻疽病和类鼻病[5-6]。

四、抗菌药物敏感性和感染用药

大多数伯克霍德菌种对青霉素、氨基糖苷类及大环内酯类抗菌药物天然耐药[7],且临床分离株仅对少数几种抗菌药物敏感,主要包括复方磺胺甲噁唑、头孢他啶、氯霉素、米诺环素、亚胺培南、美罗培南及一些喹诺酮类药物。目前对于鼻疽伯克霍尔德菌和假鼻疽伯克霍尔德菌,已有相应的感染用药方案[2-3]。但对其他伯克霍德菌种,建议参考常规药敏试验结果进行治疗。

五、属内菌种

Burkholderia ambifaria 双向伯克霍尔德菌

Coenye et al., 2001

【分类学评述】 该菌种隶属于洋葱伯克霍尔德菌复合群。

【词源和翻译】 "*ambifaria*",拉丁语阴性形容词,英文词义为"that has two sides, of double meaning, ambiguous",即"双向的,双重的",意指该菌既能够用于生物防治,也会导致人类疾病,菌名翻译为"双向伯克霍尔德菌"。

【临床意义】 双向伯克霍尔德菌于 2001 年首次分

离自环境和囊性纤维化患者,目前认为其是一种条件致病菌,可导致菌血症或者其他感染[8]。

【抗菌药物敏感性和感染用药】 见洋葱伯克霍尔德菌复合群。

Burkholderia arboris 树木伯克霍尔德菌

Vanlaere et al., 2008

【分类学评述】 该菌种隶属于洋葱伯克霍尔德菌复合群。

【词源和翻译】 "*arboris*",拉丁语名词属格,英文词义为"of a tree",源自其分离地美国费城莫里斯植物园的名字"Arboretum",由"Arboretum"拉丁化而来,菌名翻译为"树木伯克霍尔德菌"。

【临床意义】 树木伯克霍尔德菌目前有1例血流感染的报道[9],鉴于传统生化反应会误鉴定为洋葱伯克霍尔德菌,故实际感染率可能被低估。

【抗菌药物敏感性和感染用药】 见洋葱伯克霍尔德菌复合群。

Burkholderia cenocepacia 新洋葱伯克霍尔德菌

Vandamme et al., 2003

【分类学评述】 该菌种是由洋葱伯克霍尔德菌生物变种3命名而来,目前隶属于洋葱伯克霍尔德菌复合群。

【词源和翻译】 "*cenocepacia*",新拉丁语阴性形容词,由"*kainos*"和"*cepacia*"两个词根组成:"*kainos*",希腊语形容词,英文词义为"new, recent";"*cepacia*",新拉丁语阴性形容词,英文词义为"specificepithet"。"*cenocepacia*",英文词义为"new (*Burkholderia*) *cepacia*",即"新的洋葱(伯克霍尔德)",菌名翻译为"新洋葱伯克霍尔德菌"。

【临床意义】 新洋葱伯克霍尔德菌可见于各种临床标本中,且对于慢性肉芽肿性疾病和囊性纤维化患者尤其易感,是囊性纤维化患者发病率和死亡率升高的独立危险因素。目前有多个调查资料显示,该菌种的临床感染在洋葱伯克霍尔德菌复合群感染中的分布率最高,甚至超过洋葱伯克霍尔德菌[9-11]。

【抗菌药物敏感性和感染用药】 见洋葱伯克霍尔德菌复合群。

Burkholderia cepacia complex 洋葱伯克霍尔德菌复合群

【分类学评述】 洋葱伯克霍尔德菌复合群不是正式的分类名称,目前包括20个种:双向伯克霍尔德菌、花园伯克霍尔德菌(*Burkholderia anthina*)、树木伯克霍尔德菌、新洋葱伯克霍尔德菌、洋葱伯克霍尔德菌、污染伯克霍尔德菌、广布伯克霍尔德菌、欺瞒伯克霍尔德菌、广泛伯克霍尔德菌、隐蔽伯克霍尔德菌、金属伯克霍尔德菌(*Burkholderia metallica*)、多食(多噬)伯克霍尔德菌、假多食(假多噬)伯克霍尔德菌、吡咯菌素伯克霍尔德菌、种子伯克霍尔德菌、稳定伯克霍尔德菌、礁湖伯克霍尔德菌(*Burkholderia stagnalis*)、居土伯克霍尔德菌(*Burkholderia terricola*)、乌汶伯克霍尔德菌及越南伯克霍尔德菌。这些菌种的表型和基因型特征相近。

【临床意义】 洋葱伯克霍尔德菌复合群可引起各种临床感染,也是囊性纤维化患者发病率和死亡率升高的显著独立危险因素,且感染率随患者年龄的增加而上升,菌株对广谱抗菌药物耐药,因此其导致的肺部感染常难以治疗。由于传统鉴定方法的局限,洋葱伯克霍尔德菌复合群的临床感染均鉴定为洋葱伯克霍尔德菌。近年来,通过MALIDI-TOF质谱和基因测序的鉴定结果显示,新洋葱伯克霍尔德菌、多食(多噬)伯克霍尔德菌和洋葱伯克霍尔德菌通常是洋葱伯克霍尔德菌复合群感染中分布率较高的菌种,并且新洋葱伯克霍尔德菌的临床感染分布率甚至超过洋葱伯克霍尔德菌[9-11]。

【抗菌药物敏感性和感染用药】 洋葱伯克霍尔德菌复合群是临床最常见的耐药谱较广的细菌之一,其对氨基糖苷类和多黏菌素天然耐药,并且通常由于其诱导产生β-内酰胺酶和青霉素结合蛋白发生改变,从而对β-内酰胺类抗生素耐药。临床分离株可能仅对少数抗生素敏感,包括复方磺胺甲噁唑、头孢他啶、氯霉素、米诺环素、亚胺培南、美罗培南及一些喹诺酮类药物。CLSI推荐的K-B法、药敏试验解释标准仅适用于头孢他啶、美罗培南、米诺环素和复方磺胺甲噁唑[7]。抗菌活性最好的药物是米诺环素、多尼培南、美罗培南和头孢他啶等。首选(如果体外药敏显示敏感)用药方案如下:头孢他啶2 g静脉注射,每8 h 1次;亚胺培南1 g静脉注射,每6 h 1次;美罗培南1~2 g静脉注射,每8 h 1次;或米诺环素100 mg静脉注射/口服,每天2次[3]。

Burkholderia cepacia 洋葱伯克霍尔德菌

(Palleroni and Holmes, 1981) Yabuuchi et al., 1993

【分类学评述】 该菌种在1950年被描述为"洋葱假单胞菌"(*Pseudomonas cepacia*)并于1980年被收录到《核准的细菌名称目录》,1993年被分类为现在的洋葱伯克霍尔德菌。

【词源和翻译】 "*cepacian*",新拉丁语阴性形容词,英文词义为"of or like an onion",表示"洋葱的或似洋葱的",菌名翻译为"洋葱伯克霍尔德菌"。

【临床意义】 洋葱伯克霍尔德菌是公认的人类条件致病菌,能在有基础疾病患者中引起各种感染,包括菌血症、泌尿系统感染、脓毒症、关节炎、腹膜炎和肺炎等,而医疗物品污染是导致暴发流行的常见原因。该菌种对于慢性肉芽肿性疾病和囊性纤维化患者尤其易感,且是囊性纤维化患者发病率和死亡率升高的独立危险因素[2-4]。

【抗菌药物敏感性和感染用药】 见洋葱伯克霍尔德菌复合群。

Burkholderia cocovenenans 椰毒伯克霍尔德菌

(van Damme et al., 1960) Gillis et al., 1995

【分类学评述】 该菌种在1960年被描述为"椰毒假单胞菌"(*Pseudomonas cocovenenans*)并于1980年被收录到《核准的细菌名称目录》,1995年被分类为现在的椰毒伯克霍尔德菌。

【词源和翻译】 "*cocovenenans*",新拉丁语分词形容词,由"*cocos*"、"*veneno*"和"*-ans*"三个词根组成:"*cocos*",新拉丁语名词,英文词义为"genusofcoconut";"*veneno*",拉丁语动词,英文词义为"topoison";"*-ans*"拉丁语尾缀;"*cocovenenans*",英文词义为"coconut poisoning",即"使椰子中毒的",菌名翻译为"椰毒伯克霍尔德菌"。

【临床意义】 椰毒伯克霍尔德菌最初被描述为一种植物病原菌,目前认为其是一种条件致病菌,有时会在人体中引起感染[12]。该菌种在食物中发酵可产生致命毒素,可导致人类中毒(如米酵菌酸中毒),致死率高[13]。

Burkholderia concitans 干扰伯克霍尔德菌

Peeters et al., 2016

【词源和翻译】 "*concitans*",拉丁语分词形容词,英文词义为"disturbing, upsetting",表示"干扰的,不安的",意指该菌从人体体液包括血液的分离进一步干扰了原本认定伯克霍尔德菌属为良性菌的判断,菌名翻译为"干扰伯克霍尔德菌"。

【临床意义】 干扰伯克霍尔德菌是2016年发表的菌种,目前有2例分离的报道,分别来自人的肺部和血液标本[14]。

Burkholderia contaminans 污染伯克霍尔德菌

Vanlaere et al., 2009

【分类学评述】 该菌种隶属于洋葱伯克霍尔德菌复合群。

【词源和翻译】 "*contaminans*",拉丁语分词形容词,英文词义为"contaminating, polluting",表示"污染的",因该菌的宏基因组从西印度群岛东北部的马尾藻海获得,却被证明该菌的样本很可能是被污染的而得名,菌名翻译为"污染伯克霍尔德菌"。

【临床意义】 污染伯克霍尔德菌在自然环境中广泛存在,且作为囊性纤维化患者的病原体,能导致肺功能的快速减退,与囊性纤维化患者预后不良和预期寿命降低相关[15-16]。

【抗菌药物敏感性和感染用药】 见洋葱伯克霍尔德菌复合群。

Burkholderia diffusa 广布伯克霍尔德菌

Vanlaere et al., 2008

【分类学评述】 该菌种隶属于洋葱伯克霍尔德菌复合群。

【词源和翻译】 "*diffusa*",拉丁语阴性形容词,英文词义为"widespread",即"广泛分布的",菌名翻译为"广布伯克霍尔德菌"。

【临床意义】 广布伯克霍尔德菌分离自土壤[17],可能引起洋葱伯克霍尔德菌类似的临床感染。

【抗菌药物敏感性和感染用药】 见洋葱伯克霍尔德菌复合群。

Burkholderia dolosa 欺瞒伯克霍尔德菌

Vermis et al., 2004

【分类学评述】 该菌种隶属于洋葱伯克霍尔德菌复合群。

【词源和翻译】 "*dolosa*",拉丁语阴性形容词,英文词义为"deceitful",即"欺骗的",意指其在洋葱伯克霍尔德菌选择培养基上无法生长,菌名翻译为"欺瞒伯克霍尔德菌"。

【临床意义】 欺瞒伯克霍尔德菌多可定植于囊性

纤维化患者的呼吸道,与囊性纤维化患者的慢性感染和肺功能的加速丧失有关[18]。

【抗菌药物敏感性和感染用药】 见洋葱伯克霍尔德菌复合群。

Burkholderia endofungorum 真菌内生伯克霍尔德菌

Partida-Martinez et al., 2007

【词源和翻译】 “*endofungorum*”,新拉丁语复数名词属格,由“*endo-*”和“*fungorum*”两个词根组成:“*endo-*”,新拉丁语前缀,源自希腊语“*endon*”,英文词义为“within”;“*fungorum*”,拉丁语复数名词属格,英文词义为“of fungi”。“*endofungorum*”,表示“真菌内生的”,因该菌种可以内生于真菌而得名,菌名翻译为“真菌内生伯克霍尔德菌”。

【临床意义】 真菌内生伯克霍尔德菌被认为是根霉内的共生细菌,同时也被认为是一种腐生真菌。已有报道显示,根霉、真菌内生伯克霍尔德菌菌株与人类临床标本相关,已有该菌分离自血液和伤口组织的记录。研究显示,该菌可产生毒素“rhizonin”,具有致命的肝毒性[19-20]。

Burkholderia fungorum 真菌伯克霍尔德菌

Coenye et al., 2001

【词源和翻译】 “*fungorum*”,拉丁语复数名词属格,英文词义为“of fungi”,即“真菌的”,菌名翻译为“真菌伯克霍尔德菌”。

【临床意义】 真菌伯克霍尔德菌多分离于环境,且具有降解芳香烃化合物的作用。目前有从人的滑膜组织、阴道分泌物和脑脊液中分离得到与引起败血症的临床报道[21]。目前认为该菌是与组织损伤有关的条件致病菌,且暴发潜伏期长,有报道从一名患者的肉芽肿标本中检测到真菌伯克霍尔德菌,怀疑是通过玫瑰的刺传染给患者,且在刺伤后3年才出现肿胀,并且患者无疼痛和发热[22]。

Burkholderia gladioli 唐菖蒲伯克霍尔德菌

Yabuuchi et al., 1993

【分类学评述】 该菌种在1913年有被描述为“唐菖蒲假单胞菌”(*Pseudomonas gladioli*)且于1980年被收录到《核准的细菌名称目录》,基名即唐菖蒲假单胞菌。在1993年,该菌种被重新分类为现在的唐菖蒲伯克霍尔德菌。

【词源和翻译】 “*gladioli*”,拉丁语名词属格,英文词义为“of lily,of Gladiolus”,表示“唐菖蒲的”,菌名翻译为“唐菖蒲伯克霍尔德菌”。

【临床意义】 唐菖蒲伯克霍尔德菌对植物和人类宿主都具有致病作用,主要与人类肺部感染相关,如儿童慢性肉芽肿疾病、囊性纤维化,甚至造成新生儿血流感染[23]。

Burkholderia glumae 荚壳伯克霍尔德菌

Urakami et al., 1994

【分类学评述】 该菌种在1967年被描述为“荚壳假单胞菌”(*Pseudomonas glumae*)且于1980年被收录到《核准的细菌名称目录》,基名即荚壳假单胞菌。在1994年,该菌种被重新分类为现在的荚壳伯克霍尔德菌。

【词源和翻译】 “*glumae*”,拉丁语名词属格,英文词义为“of a husk”,表示“外壳的,荚壳的”,菌名翻译为“荚壳伯克霍尔德菌”。

【临床意义】 荚壳伯克霍尔德菌被认为是水稻的病原菌,可造成水稻的细菌性腐烂,目前有1例引起婴儿慢性肉芽肿疾病的报道[24]。

Burkholderia humptydooensis 汉普蒂杜伯克霍尔德菌

Tuanyok et al., 2017

【分类学评述】 该菌种隶属于假鼻疽伯克霍尔德菌复合群。

【词源和翻译】 “*humptydooensis*”,拉丁语名词形容词,英文词义为“pertaining to Humpty Doo”,表示“汉普蒂杜的”,因该菌种首次分离于澳大利亚北部边境小镇汉普蒂杜(Humpty Doo)而得名,菌名翻译为“汉普蒂杜伯克霍尔德菌”。

【临床意义】 汉普蒂杜伯克霍尔德菌是2017年发表的菌种,分离于澳大利亚北领地钻井水样品中[25],可能是非致病性的土壤腐生菌,暂未有分离于人类的相关报道。

Burkholderia lata 广泛伯克霍尔德菌

Vanlaere et al., 2009

【分类学评述】 该菌种隶属于洋葱伯克霍尔德菌复合群。

【词源和翻译】 “*lata*”,拉丁语阴性形容词,英文词义为“broad,wide”,即“广泛的”,意指该菌是一种分布广泛的常见的伯克霍尔德菌,菌名翻译为“广泛伯克霍尔德菌”。

【临床意义】 广泛伯克霍尔德菌广泛分布于自然界中，目前有污染氯己定漱口水而导致重症监护室患者血流感染的报道[26]。

Burkholderia latens 隐蔽伯克霍尔德菌

Vanlaere et al., 2008

【分类学评述】 该菌种隶属于洋葱伯克霍尔德菌复合群。

【词源和翻译】 "*latens*"，拉丁语分词形容词，英文词义为"concealed, hidden"，即"隐藏的，隐蔽的"，意指该种菌的分类学地位在很长时间内未明确，菌名翻译为"隐蔽伯克霍尔德菌"。

【临床意义】 隐蔽伯克霍尔德菌可降解抗菌防腐剂对羟基苯甲酸酯，可污染以对羟基苯甲酸酯作为防腐剂保存的眼科制剂，目前有1例囊性纤维化患者临床感染的报道[27]。

Burkholderia mallei 鼻疽伯克霍尔德菌

Yabuuchi et al., 1993

【分类学评述】 该菌种隶属于假鼻疽伯克霍尔德菌复合群，其在1885年被描述为"*Bacillus mallei*"，在1966年被描述为"鼻疽假单胞菌"(*Pseudomonas mallei*)并于1980年被收录到《核准的细菌名称目录》，在1993年被分类为当前的鼻疽伯克霍尔德菌。

【词源和翻译】 "*mallei*"，拉丁语名词属格，英文词义为"of glanders"，即"鼻疽病的"，菌名翻译为"鼻疽伯克霍尔德菌"。

【种的特征】 无动力，无鞭毛。氧化酶阳性或阴性，麦康凯琼脂上可生长，42 ℃不生长。硝酸盐还原试验阳性，硝酸产气试验阴性，精氨酸双水解酶试验阳性，赖氨酸脱羧酶试验阴性，鸟氨酸脱羧酶试验阴性。尿素水解试验阳性或阴性，柠檬酸盐水解阴性，明胶水解试验阴性，七叶苷溶解试验阴性。可分解葡萄糖、木糖、乳糖产酸，不分解蔗糖、麦芽糖甘露醇。鼻疽伯克霍尔德菌可能与假鼻疽伯克霍尔德菌和泰国伯克霍尔德菌相混淆。可利用鼻疽伯克霍尔德菌无动力和对庆大霉素敏感的特点，将鼻疽伯克霍尔德菌与假鼻疽伯克霍尔德菌和泰国伯克霍尔德菌相鉴别开来。后两种有动力且对庆大霉素耐药。

【临床意义】 鼻疽伯克霍尔德菌是一种专性哺乳动物病原体，可造成牲畜尤其是马、骡、驴的鼻疽病，且具有高度传染性，可在动物宿主之间快速传播。与病畜密切接触，可导致人的鼻疽伯克霍尔德菌感染，感染可通过眼睛、鼻子、嘴巴或伤口等方式。目前，大部分的人类感染发生在东南亚，且主要由动物传播给人类，而人与人之间的传播并不常见。人鼻疽病分为急性或慢性，急性感染通常在发病7~10 d内致命，而慢性鼻疽则可能导致患者在几个月内死亡(幸存者仍然是疾病的携带者)，但具体的临床表现和病程取决于感染方式、细菌感染数量和宿主危险因素。人鼻疽病的首要症状通常是发热，其次是肺炎、脓疱和脓肿。肺部感染是由于呼吸道吸入病原菌引起，可表现为肺炎、肺脓肿和胸腔积液，但也可能进一步散播到内部器官并引起脓毒血症。皮肤结节及区域性淋巴结炎则是因为病原体侵入皮肤而致，在未经治疗的病例中往往呈化脓性肿大，并常伴有淋巴结肿大。眼部感染则可能与手指沾有病原体并擦拭眼睛有关。急性血流感染可迅速致命，慢性鼻疽病常表现为肝、脾或肢体的多发脓肿。诊断通常依靠血液、脓液、感染组织或呼吸道分泌物的培养。如果疑诊，需要向实验室示警，以防实验室人员的吸入性感染，而且使用常规的微生物学鉴定方法，鼻疽伯克霍尔德菌可被误鉴定为假单胞菌属[2-3, 5-6]。

【抗菌药物敏感性和感染用药】 推荐的抗生素治疗包括：复方磺胺甲噁唑5 mg/kg(按甲氧苄啶剂量计算)静脉注射/口服，每8 h 1次或亚胺培南0.5~1 g静脉注射(最大量4 g/d)，每4~6 h 1次。其他可供选择的药物有庆大霉素、多西环素、环丙沙星、头孢他啶、哌拉西林。有条件的情况下可根据体外药敏试验来选择合适的抗生素。鼻疽伯克霍尔德菌可通过气溶胶传播，因此患者应被隔离。暴露后的预防性用药，可考虑使用多西环素或环丙沙星[3]。

Burkholderia metalliresistens 耐金属伯克霍尔德菌

Guo et al., 2015

【词源和翻译】 "*metalliresistens*"，新拉丁语分词形容词，由"*metallum*"和"*resistens*"两个词根组成："*metallum*"，拉丁语名词，英文词义为"metal"；"*resistens*"，拉丁语分词形容词，英文词义为"resisting"。"*metalliresistens*"，英文词义为"metal resisting"，意指其对高浓度的重金属条件耐受，菌名翻译为"耐金属伯克霍尔德菌"。

B

【临床意义】 耐金属伯克霍尔德菌是2015年发表的菌种，分离自中国东南地区重金属污染的矿区土壤中，具有重金属抗性和增加磷酸盐溶解的作用，可促进植物生长[28]，暂无人类感染的报道。

Burkholderia multivorans 多食（多噬）伯克霍尔德菌

Vandamme et al., 1997

【分类学评述】 该菌种隶属于洋葱伯克霍尔德菌复合群。

【词源和翻译】 “*multivorans*”，新拉丁语分词形容词，由“*multus*”和“*vorans*”两个词根组成：“*multus*”，拉丁语形容词，英文词义为“much”；“*vorans*”，拉丁语分词形容词，英文词义为“eating”。“*multivorans*”，英文词义为“devouring many compounds”，即“吞噬许多化合物的”，菌名翻译为“多食伯克霍尔德菌”，亦翻译为“多噬伯克霍尔德菌”。

【临床意义】 多食（多噬）伯克霍尔德菌通常与囊性纤维化、慢性肉芽肿疾病和免疫抑制患者的感染有关，有引起细菌性脑膜炎和败血症的报道[29-31]。

【抗菌药物敏感性和感染用药】 见洋葱伯克霍尔德菌复合群。

Burkholderia oklahomensis 俄克拉何马伯克霍尔德菌

Glass et al., 2006

【分类学评述】 该菌种隶属于假鼻疽伯克霍尔德菌复合群。

【词源和翻译】 “*oklahomensis*”，新拉丁语阳性/阴性形容词，英文词义为“pertaining to Oklahoma, of Oklahoma”，源自首次发现该菌的地名俄克拉何马州（Oklahoma），菌名翻译为“俄克拉何马伯克霍尔德菌”。

【临床意义】 该菌种首次分离自一名俄克拉何马州患者的伤口中。动物模型显示，与假鼻疽伯克霍尔德菌相比，该菌种的毒性较低[32-33]。

Burkholderia pickettii 皮克特（皮氏）伯克霍尔德菌

Yabuuchi et al., 1993

【分类学评述】 该菌种已被重新分类为罗尔斯顿菌属（*Ralstonia*），见皮克特（皮氏）罗尔斯顿菌（*Ralstonia pickettii*）。

Burkholderia pseudomallei complex 假鼻疽伯克霍尔德菌复合群

【分类学评述】 假鼻疽伯克霍尔德菌复合群不是正式的分类学名称，目前包括鼻疽伯克霍尔德菌、假鼻疽伯克霍尔德菌、泰国伯克霍尔德菌、俄克拉何马伯克霍尔德菌及汉普蒂杜伯克霍尔德菌等菌种。

Burkholderia pseudomallei 假鼻疽伯克霍尔德菌

(Whitmore, 1913) Yabuuchi et al., 1993

【分类学评述】 该菌种在1913年被描述为“*Bacillus pseudomallei*”，在1966年被描述为“假鼻疽假单胞菌”（*Pseudomonas pseudomallei*）并于1980年被收录到《核准的细菌名称目录》，在1993年被重新分类为现在的假鼻疽伯克霍尔德菌。

【词源和翻译】 “*pseudomallei*”，新拉丁语名词属格，由“*pseudes*”和“*malleus*”两个词根组成：“*pseudes*”，希腊语形容词，英文词义为“false”；“*malleus*”，拉丁语名词，英文词义为“a hammer, maul, the disease of glanders, and also a specific epithet”。“*pseudomallei*”，英文词义为“of false glanders, the false (*Burkholderia*) mallei”，即“假鼻疽病的”，菌名翻译为“假鼻疽伯克霍尔德菌”。

【种的特征】 假鼻疽伯克霍尔德菌在血平板上生长48 h后，菌落通常较小、光滑，呈奶油状。继续孵育，菌落变干、变皱。在Ashdown琼脂平板上生长18 h后菌落呈针尖状，48 h后呈紫色、扁平、干燥、皱缩、“向日葵头”样。在麦康凯琼脂上生长良好，42 ℃条件下可生长。该菌具有多根鞭毛，动力阳性，吲哚试验阴性，氧化酶试验阳性，硝酸盐还原试验阳性，硝酸产气试验阳性，精氨酸双水解酶试验阳性，赖氨酸脱羧酶试验阴性，鸟氨酸脱羧酶试验阴性，可分解乳糖、葡萄糖、木糖、麦芽糖和甘露醇产酸，阿拉伯糖同化试验阴性，并且对多黏菌素和庆大霉素耐药。这些特点，有助于此类细菌的鉴定，假鼻疽伯克霍尔德菌可产生特征性的霉味或泥土味。

【临床意义】 假鼻疽伯克霍尔德菌是一种人畜共患病病原体，可引起人和动物的类鼻疽病（melioidosis）。目前，类鼻疽病主要流行于北纬20°至南纬20°之间的热带地区，东南亚的老挝、泰国、新加坡及南半球的澳大利亚等是主要的流行区[34]，而在中国类鼻疽病主要流行于海南、广东雷州半岛和台湾等台风肆虐的地区。但随着我国经济水平的提高，我国公民出国旅游尤其是到类鼻疽病疫区旅游的机会增多，我国的部分高纬度地区，如青海省西宁市出现了类鼻疽伯克霍尔德菌输入性的报道[35]。假鼻疽伯克霍尔德菌主要分布于热带和亚热带地区的土壤和地表水中，在疾病流行地域，类鼻疽病的发生呈季节性，且大多数病例发生在季风雨季期间。人和动物的感染可通过受损的皮肤黏膜接触疫水，吸入含病原菌的水汽、气溶胶或灰尘，以及饮用污染的水源等多种方式。人类也可能密切接触受感染的动物而引起感染，且没有临床症状的动物仍然对人类具有传染性。该病具有潜伏期，且潜伏期时间不定。在临床上，类鼻疽病的临床表现多样，可表现为从急性或慢性局部感染到败血症。其素有“似百样病”之称[36]。急性类鼻疽病的症状包括但不限于发热、咳嗽、胸膜炎、关节痛、肌痛、头痛、厌食和盗汗。感染类型包括肝脏、肾脏、脾脏、前列腺、腮腺和鼻窦等多个部位的鼻疽病性脓肿，伴或不伴菌血症的泌尿生殖道感染、化脓性关节炎、骨髓炎、感染性动脉瘤、心包和纵隔炎症，以及无全身表现的轻度皮肤溃疡、脓肿、睾丸炎和肌炎等。病变可能是完全化脓性的，也可能包括微脓肿、肉芽肿。疾病发生的危险因素包括糖尿病、乙醇滥用、慢性肾病、慢性肺病、恶性肿瘤和免疫抑制治疗等。细菌培养是类鼻疽病诊断的金标准方法，但需要注意的是，采用常规生化鉴定，假鼻疽伯克霍尔德菌易被误鉴定为洋葱伯克霍尔德菌[37]。

【抗菌药物敏感性和感染用药】 推荐头孢他啶或亚胺培南 10~14 d 的强化抗感染治疗，以及 3~6 个月的口服复方磺胺甲噁唑的根除疗程[36]。暴露后的预防性用药可采用多西环素、阿莫西林/克拉维酸和复方磺胺甲噁唑等抗菌药物[38]。

Burkholderia pseudomultivorans 假多食（假多噬）伯克霍尔德菌

Peeters et al., 2013

【分类学评述】 该菌种隶属于洋葱伯克霍尔德菌复合群。

【词源和翻译】 “*pseudomultivorans*”，新拉丁语分词形容词，由“*pseudes*”和“*multivorans*”两个词根组成：“*pseudes*”，希腊语形容词，英文词义为“false”；“*multivorans*”，新拉丁语分词形容词，英文词义为“a bacterial specific epithet”。“*pseudomultivorans*”，英文词义为“the false (*Burkholderia*) multivorans”，即“假的多食伯克霍尔德菌”，菌名翻译为“假多食伯克霍尔德菌”，亦翻译为“假多噬伯克霍尔德菌”。

【临床意义】 假多食（假多噬）伯克霍尔德菌分离自土壤和人的呼吸道标本，目前有 1 例血流感染的报道[9]，鉴于传统生化反应会误鉴定为洋葱伯克霍尔德菌，故实际感染率可能被低估。

【抗菌药物敏感性和感染用药】 见洋葱伯克霍尔德菌复合群。

Burkholderia pyrrocinia 吡咯菌素伯克霍尔德菌

Vandamme et al., 1997

【分类学评述】 该菌种隶属于洋葱伯克霍尔德菌复合群，在 1965 年被描述为“吡咯菌素假单胞菌”（*Pseudomonas pyrrocinia*）并于 1980 年被收录到《核准的细菌名称目录》，在 1997 年被分类为现在的吡咯菌素伯克霍尔德菌。

【词源和翻译】 “*pyrrocinia*”，词源学类型不明，可能是新拉丁语形容词，英文词义为“the antibiotic properties of pyrrolnitrin”，即“吡咯菌素成分的”，因该菌具有产生吡咯菌素的能力而得名，菌名翻译为“吡咯菌素伯克霍尔德菌”。

【临床意义】 吡咯菌素伯克霍尔德菌可感染囊性纤维化患者，并造成败血症和死亡，具有致死风险[39]。

【抗菌药物敏感性和感染用药】 见洋葱伯克霍尔德菌复合群。

Burkholderia rhizoxinica 根瘤菌素伯克霍尔德菌

Partida-Martinez et al., 2007

【词源和翻译】 “*rhizoxinica*”，新拉丁语阴性形容词，由“*rhizoxinum*”和“*-ica*”两个词根组成：“*rhizoxinum*”，新拉丁语名词，英文词义为“rhizoxin”；“*-ica*”，拉丁语阴性后缀，英文词义为“with various meanings”。“*rhizoxinica*”，英文词义为“of rhizoxin”，表示“该菌具有产生根瘤菌素的能力”，菌名翻译为“根瘤菌素伯克霍尔德菌”。

【临床意义】 根瘤菌素伯克霍尔德菌存在于真菌细胞内，可产生根瘤菌素并导致水稻幼苗枯萎，目前有从人的伤口和血液标本中分离的报道[19-20]。

Burkholderia seminalis 种子伯克霍尔德菌

Vanlaere et al., 2008

【分类学评述】 该菌种隶属于洋葱伯克霍尔德菌复合群。

【词源和翻译】 "*seminalis*",拉丁语阴性形容词,英文词义为"pertaining to the seed",即"与种子有关的",因该菌种多分离自水稻种子表面而得名,菌名翻译为"种子伯克霍尔德菌"。

【临床意义】 种子伯克霍尔德菌可用于生物防治由尖孢镰刀菌引起的植物病害,目前有从囊性纤维化患者中分离和引起血流感染的报道[9, 40-41]。

【抗菌药物敏感性和感染用药】 见洋葱伯克霍尔德菌复合群。

Burkholderia stabilis 稳定伯克霍尔德菌

Vandamme et al., 2000

【分类学评述】 该菌种隶属于洋葱伯克霍尔德菌复合群。

【词源和翻译】 "*stabilis*",拉丁语阴性形容词,英文词义为"stable, permanent",即"稳定的,不变的",因该菌基因组具有相对稳定性而得名,菌名翻译为"稳定伯克霍尔德菌"。

【临床意义】 稳定伯克霍尔德菌可污染医疗设备和医用消毒剂,并造成临床定植和医院感染的暴发,目前已有多起稳定伯克霍尔德菌院感暴发的报道[42-45]。

【抗菌药物敏感性和感染用药】 见洋葱伯克霍尔德菌复合群。

Burkholderia thailandensis 泰国伯克霍尔德菌

Brett et al., 1998

【分类学评述】 该菌种隶属于假鼻疽伯克霍尔德菌复合群。

【词源和翻译】 "*thailandensis*",新拉丁语阳性/阴性形容词,英文词义为"pertaining to Thailand",即"与泰国有关的",因该菌最初分离于泰国而得名,菌名翻译为"泰国伯克霍尔德菌"。

【临床意义】 泰国伯克霍尔德菌是一种机会致病菌,有引起软组织感染、呼吸道感染和败血症的报道[46-50]。

Burkholderia tropica 热带伯克霍尔德菌

Reis et al., 2004

【词源和翻译】 "*tropica*",拉丁语阴性形容词,英文词义为"tropical",即"热带的",菌名翻译为"热带伯克霍尔德菌"。

【临床意义】 热带伯克霍尔德菌是一种存在于土壤中,具有重氮营养作用和抗真菌作用的一种潜在生物防治剂,目前有唯一一例从早产新生儿患者血液中分离的报道[51]。

Burkholderia turbans 不安伯克霍尔德菌

Peeters et al., 2016

【词源和翻译】 "*turbans*",拉丁语阴性现在分词,英文词义为"distrubing, agitating",因为该菌首次分离自人类胸腔积液中,破坏了以前认为其是良性细菌的印象,菌名翻译为"不安伯克霍尔德菌"。

【临床意义】 不安伯克霍尔德菌为2016年发表的菌种,目前有自患者胸腔积液中分离的报道[14],其与疾病的相关性还有待进一步明确。

Burkholderia ubonensis 乌汶伯克霍尔德菌

Yabuuchi et al., 2000

【分类学评述】 该菌种隶属于洋葱伯克霍尔德菌复合群。

【词源和翻译】 "*ubonensis*",新拉丁语阳性/阴性形容词,英文词义为"pertaining to Ubon Ratchathani, Thailand",即"与乌汶府有关的",因该菌首次分离于泰国乌汶府而得名,菌名翻译为"乌汶伯克霍尔德菌"。

【临床意义】 乌汶伯克霍尔德菌通常分离自携带假鼻疽伯克霍尔德菌的环境标本中,通常认为该菌无致病性。但由于该菌对多种抗生素具有耐药性且常与假鼻疽伯克霍尔德菌同时存在,因此具有将耐药表型传递给假鼻疽伯克霍尔德菌的潜在风险[52]。

【抗菌药物敏感性和感染用药】 见洋葱伯克霍尔德菌复合群。

Burkholderia vietnamiensis 越南伯克霍尔德菌

Gillis et al., 1995

【分类学评述】 该菌种隶属于洋葱伯克霍尔德菌复合群。

【词源和翻译】 "*vietnamiensis*",新拉丁语阳性/阴性形容词,英文词义为"pertaining to Vietnam",即"与越南有关的",因该菌首次分离于越南稻米而得名,菌名翻译为"越南伯克霍尔德菌"。

【临床意义】 越南伯克霍尔德菌是一种机会致病

菌，有从囊性纤维化患者中分离和可导致菌血症感染的报道[9, 41, 53]。

【抗菌药物敏感性和感染用药】 见洋葱伯克霍尔德菌复合群。

***Burkholderia* 伯克霍尔德菌属参考文献**

Buttiauxella 布丘菌属 Ferragut et al., 1982

【词源和翻译】 "*Buttiauxella*"，带小尾缀的新拉丁语阴性名词，源自法国微生物学家 René Buttiaux 的名字，以纪念其在肠杆菌科细菌分类学中的巨大贡献，菌名翻译为"布丘菌属"。

一、分类学

布丘菌属隶属于变形菌门（Proteobacteria），γ-变形菌纲（Gammaproteobacteria），肠杆菌目（Enterobacteriales），肠杆菌科（Enterobacteriaceae），模式菌种为乡间布丘菌[1]。

二、属的特征

布丘菌属细菌为革兰氏阴性菌，呈笔直的杆状，大小为（2～3）μm×（0.5～0.7）μm，符合肠杆菌科细菌的一般特征，单个或成对存在。兼性厌氧，36 ℃条件下可产生周鞭毛，有动力。可在多种普通培养基上生长，无特殊营养要求。化能有机营养菌。最适生长温度为25～35 ℃，耐冷，在4 ℃条件下缓慢生长，41 ℃条件下不生长。在培养肠杆菌科细菌的培养基上生长良好，目前尚无选择性培养基用于布丘菌属细菌的分离。触酶试验阳性，氧化酶试验阴性，发酵*D*-葡萄糖产酸产气，硝酸盐还原试验阳性。大部分菌株甲基红试验阳性。吲哚试验多呈阴性。可利用多种碳源，包括糖、有机酸及氨基酸。分解多种糖产酸，包括*D*-阿拉伯糖、纤维二糖、麦芽糖、*D*-甘露糖、*L*-山梨糖、*D*-木糖和水杨酸。可产生β-半乳糖苷酶，即β-半乳糖苷酶试验阳性，但分解乳糖并不一定产酸。β-葡糖醛酸糖苷酶试验阴性。不产生硫化氢，VP试验阴性，尿素酶试验阴性，DNA酶阴性。部分种类可还原NO为N_2。基因组DNA G+C含量为47～51 mol%[1]。

三、属的临床意义

布丘菌属细菌广泛分布于大自然（如食物、淡水、土壤）中，但多从蜗牛和蛞蝓的粪便和肠道中分离。偶尔可从人体分离。目前尚无证据证明布丘菌属细菌对人类和动物有致病性，且仅有几例分离自人类临床标本的报道，主要包括伤口和尿液标本[1-3]。

四、抗菌药物敏感性和感染用药

布丘菌属隶属于肠杆菌目，理论上可参照临床常见肠杆菌目细菌的感染治疗方案。常规药敏试验包括K-B法和MIC法，具体可采用CLSI M100中"肠杆菌科目细菌抑菌圈直径及MIC折点解释标准"进行药敏结果判读[4]。

B

五、属内菌种

Buttiauxella agrestis 乡间布丘菌

Ferragut et al., 1982

【词源和翻译】 “*agrestis*”,新拉丁语阳性/阴性形容词,英文词义为“pertaining to land, fields”,表示“属于田野和土地的”,意指其最初分离于没有工业污染的泥土和水中,菌名翻译为“乡间布丘菌”。

【临床意义】 乡间布丘菌可从软体动物、水、土壤和人类标本中分离,目前仅有一例从剖宫产术后伤口中分离的报道[1, 3]。

Buttiauxella gaviniae 加文布丘菌

Müller et al., 1996

【词源和翻译】 “*gaviniae*”,新拉丁语阴性名词属格,由“Gavini”拉丁化而来成,英文词义为“of Gavini”,即“加文的”,源自法国微生物学家Gavini的名字,以纪念她对布丘菌属细菌的研究,菌名翻译为“加文布丘菌”。

【临床意义】 加文布丘菌有从软体动物,以及一例从膀胱尿道病变患者的尿液中分离的报道[2]。

Buttiauxella noackiae 诺亚克布丘菌

Müller et al., 1996

【词源和翻译】 “*noackiae*”,新拉丁语阴性名词属格,由“Noack”拉丁化而成,英文词义为“of Noack”,即“诺亚克的”,源自生物学家Katrin Noack的名字,以纪念其对布丘菌属细菌表型特征的研究,菌名翻译为“诺亚克布丘菌”。

【临床意义】 诺亚克布丘菌常分离自软体动物,暂未有人类感染的报道。

Buttiauxella 布丘菌属参考文献

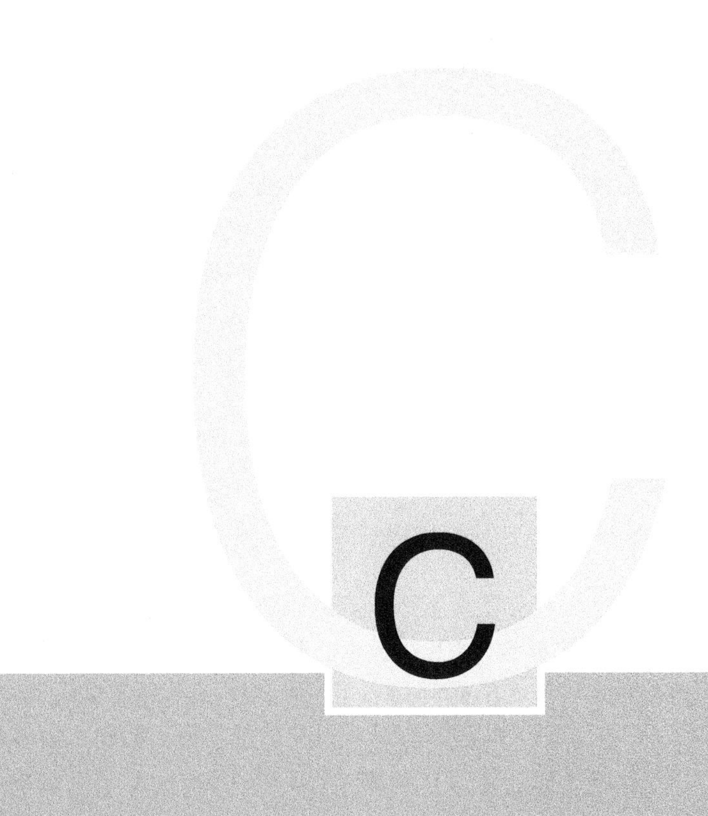
C

Calidifontibacter 温泉杆菌属 Ruckmani et al., 2011

【词源和翻译】 "*Calidifontibacter*"，新拉丁语阳性名词，由"*calidus*"、"*fontis*，*fons*"和"*bacter*"三个词根组成："*calidus*"拉丁语形容词，英文词义为"hot"；"*fontis*，*fons*"，拉丁语名词，英文词义为"spring，fountain"；"*bacter*"，新拉丁语阳性名词，英文词义为"a rod"。"*Calidifontibacter*"，英文词义为"a rod isolated from hot spring"，即"一种从温泉中分离的杆菌"，菌名翻译为"温泉杆菌属"。

C

一、分类学

温泉杆菌属隶属于放线菌门（Actinobacteria），放线菌纲（Actinobacteria），微球菌目（Micrococcales），皮生球菌科（Dermacoccaceae），模式菌种为印度温泉杆菌[1]。

二、属的特征

温泉杆菌属细菌为革兰氏染色阳性、短杆状。菌体内不形成芽孢。无动力。菌落呈奶油黄色、淡黄色或白色。可在大豆琼脂上 30 ℃条件下培养 3 d 长出菌落。10 ℃条件下不生长，可生长的 pH 为 5~10。氧化酶阴性或阳性，可水解酪蛋白。柠檬酸盐利用多呈阴性。明胶水解常呈阴性。尿素酶多呈阴性。硝酸盐还原试验结果不定。甲基红试验常见阴性。VP 试验多呈阴性。淀粉水解多呈阴性。耐盐，发酵糖类产酸如果糖、乳糖、甘露糖、棉子糖。不产 DNA 酶。基因组 DNA G+C 含量为 66~77 mol%[1]。

三、属的临床意义

温泉杆菌属的分布多与生活环境有关，存在于土壤、水或海底中，目前认为其是一种环境菌[1-2]。

四、抗菌药物敏感性和感染用药

目前暂无温泉杆菌属细菌抗菌药物敏感性试验和感染用药的相关信息。从系统发育亲缘关系上推测，温泉杆菌属细菌可能具有其他皮生球菌科相类似的药敏表型，如对青霉素、苯唑西林和头孢菌素（非 *mecA* 基因）耐药，而对碳青霉烯类、庆大霉素、环丙沙星、四环素、利福平和万古霉素敏感，供参考。

五、属内菌种

Calidifontibacter indicus 印度温泉杆菌

Ruckmani et al., 2011

【词源和翻译】 "*indicus*"，拉丁语阳性形容词，英文词义为"Indian"，即"印度的"，因该菌模式菌株分离自印度而得名，菌名翻译为"印度温泉杆菌"。

【临床意义】 印度温泉杆菌分离于印度西部的温泉，目前认为其是一种环境菌，与人的致病不相关[1]。

Calidifontibacter terrae 土壤温泉杆菌

Dahal et al., 2017

【词源和翻译】 "*terrae*"，拉丁语名词属格，英文词义为"of soil"，即"土壤"，因该菌分离于土壤中而得名，菌名翻译为"土壤温泉杆菌"。

【临床意义】 土壤温泉杆菌分离于韩国化城的土壤[2]，目前认为其是一种环境菌，与人的致病不相关。

***Calidifontibacter* 温泉杆菌属参考文献**

Campylobacteraceae 弯曲杆菌科 Vandamme and de Ley, 1991

【词源和翻译】“Campylobacteraceae”,新拉丁语阴性复数名词,源自模式菌属“弯曲杆菌属”(*Campylobacter*),科名翻译为“弯曲杆菌科”。

一、分类学

弯曲杆菌科隶属于变形菌门(Proteobacteria)、ε-变形菌纲(Epsilonproteobacteria)、弯曲杆菌目(Campylobacterales)。该科共有 3 个菌属:弓形杆菌属(*Arcobacter*)、弯曲杆菌属、硫化螺旋菌属(*Sulfurospirillum*),模式菌属为弯曲杆菌属[1]。

二、科的特征

弯曲杆菌科是弯曲、“S”形或螺旋状杆菌,大小为(0.2~0.8) μm×(0.5~5) μm,革兰氏阴性,无芽孢,在陈旧培养基中形成球形或椭圆形菌落,大部分的动力呈特征性的螺丝样运动,在一端或两端有单鞭毛。微需氧生长,可在厌氧和需氧条件生长,最佳生长温度是 30~37 ℃。菌落通常为无色,血液和血清可促进其生长。大部分氧化酶试验阳性,甲基红和 VP 试验阴性,不产生吲哚。大部分的菌株来源于人和动物的肠道、口腔和生殖道。部分菌种被认为是引起腹泻的有意义病原菌,有些被认为与牙周疾病有关。基因组 DNA G+C 含量为 27~47 mol%[1]。

Campylobacteraceae 弯曲杆菌科参考文献

Campylobacter 弯曲杆菌属 Sebald and Véron, 1963

【词源和翻译】“*Campylobacter*”,新拉丁语阳性名词,由“*kampylo*”和“*bacter*”两个词根组成:“*kampylo*”,希腊语形容词,英文词义为“bent,curved”;“*bacter*”,新拉丁语阳性名词,英文词义为“bacter,rod”。“*Campylobacter*”,英文词义为“a curved rod”,表示“弯曲的杆(菌)”,菌名翻译为“弯曲杆菌属”。

一、分类学

弯曲杆菌属隶属于变形菌门(Proteobacteria)、ε-变形菌纲(Epsilonproteobacteria)、弯曲杆菌目(Campylobacterales)、弯曲杆菌科(Campylobacteraceae),与螺杆菌属(如幽门螺杆菌,之前也称为幽门弯曲杆菌)关系密切,模式菌种为胎儿弯曲杆菌[1]。

二、属的特征

弯曲杆菌属是革兰氏阴性菌,菌体细长,无芽孢,大小为(0.2~0.8) μm×(0.5~5) μm,多呈“S”形、螺旋状或海鸥展翅样；且大部分菌种可以形成一个或者多个螺旋，使得菌体长达 8 μm。需要注意的是，直线弯曲杆菌、纤细弯曲杆菌、解脲弯曲杆菌、人弯曲杆菌和昭和弯曲杆菌的菌体为直杆形，并且在陈旧培养基中或长时间暴露于空气中时，可形成类球形或球形的菌体。菌体大多有一端或两端的单极无鞘鞭毛，鞭毛长度是菌体长度的 2~3 倍，运动活泼。另外，有一部分菌株不能运动，如纤细弯曲杆菌；或有多个鞭毛，如昭和弯曲杆菌；或在同一培养基中菌株也可偶尔表现出不同的鞭毛数量，如豕肠弯曲杆菌。大多为微需氧，呼吸型代谢，有些菌在需氧或厌氧条件下可生长，所需要的氧浓度在 3%~15%以内，CO_2 浓度在 35%以内，有些微需氧的菌种培养时需要增加 H_2 的浓度至 5%~7%。部分菌种在厌氧环境中的生长优于微需氧环境，如解脲弯曲杆菌、纤细弯曲杆菌和科克弯曲杆菌。最适生长温度为 35~37 ℃，4 ℃条件下不生长，部分菌种能在 42 ℃条件下生长。菌落无色素产生，但黏膜弯曲杆菌和豕肠弯曲杆菌产生浊黄色色素。粪便标本的培养应选用活性炭-头孢哌酮-去氧胆酸钠-琼脂（charcoal cefoperazone deoxycholate agar, CCDA）、碳基质选择培养基、Skirrow 或 Campy-CVA 等选择性培养基。根据所使用的培养基，弯曲杆菌可形成不同的菌落形态。一般情况下，弯曲杆菌产生灰色、扁平、不规则、扩展性菌落，尤其是在新配制的培养基上常沿接种线扩散生长。氧化酶试验阳性、触酶试验阳性、尿素酶试验阴性（胎儿弯曲杆菌性病亚种不定）。除空肠弯曲杆菌德莱亚种外，均可还原硝酸盐。生化反应不活跃，既不氧化，也不发酵糖类。不液化明胶，甲基红试验、VP 试验、吲哚试验均为阴性。基因组 DNA G+C 含量为 29~47 mol%[1]。

三、属的临床意义

弯曲杆菌属可引起世界范围内流行的动物源性疾病，主要导致牛和羊的流产，也可引起人类疾病如肠炎和全身性感染（主要侵犯免疫缺陷宿主）。在自然界中，弯曲杆菌大多存在于温血动物（如家禽、野鸟）肠道内，是主要的动物疫源性病原菌。在发达国家中，弯曲杆菌感染通常是通过食用未煮熟或烹饪不当的家禽获得，典型的感染途径为生肉或被污染食物的案板导致蔬菜水果的交叉污染。在发展中国家，采用鸡粪等作为肥料，或采用污染的水源灌溉农作物，可导致弯曲杆菌污染新鲜农产品；生食污染的果蔬，可引起弯曲杆菌感染。大范围暴发流行常由未经巴氏法消毒的牛奶或污染的水源传播所引起，污染的水源也可以引起奶牛的生殖道感染和乳腺炎等，而病牛的奶源制作成新鲜乳制品后，可引起弯曲杆菌感染的暴发。此外，弯曲杆菌也可以出现在家养宠物体内，从而引起密切接触感染。空肠弯曲杆菌常导致人的食物源性腹泻，夏季比冬季发病多[2-6]。

粪口传播是弯曲杆菌感染人类的最主要途径，摄取足够剂量的细菌即可能引起感染，但临床表现可分为胃肠炎和肠外感染两种，但具体的感染类型和严重程度取决于所涉及菌种或菌株的种类。除粪口传播途径外，弯曲杆菌亦可能通过呼吸道、皮肤、软组织、泌尿生殖道等肠外途径引起全身性感染和系统性的器官感染。弯曲杆菌在人与人之间的传播罕见，但也有母婴传播与男同性恋肛交行为导致感染的报道[7-8]。

空肠弯曲杆菌胃肠感染的典型表现为腹泻、腹部绞痛和发热，暴露后 2~5 d 出现症状，约 8%合并肉眼可见的便血、约 52%便潜血阳性，约 59%病例伴有发热及 45%病例伴有腹部压痛。不典型弯曲杆菌（非空肠弯曲杆菌）导致的腹泻，通常症状较轻且病程自限。弯曲杆菌肠外感染包括血流感染（可表现为迁延性感染，伴反复发热，感染来源不明确）、血管内感染（血栓性静脉炎、感染性动脉瘤和感染性心内膜炎等）和罕见脑膜脑炎（见于新生儿）。总之，弯曲杆菌感染的临床表现包括脑脓肿性脑膜炎、米-费综合征、吉兰-巴雷综合征、菌血症、败血症、心内膜炎、心肌炎、肝炎、胃肠炎（急性和持续性腹泻痢疾）、反应性关节炎、骨感染、软组织感染。此外，弯曲杆菌还可能与巴雷特食管炎、胃食管反流、胃炎、炎性肠病、肠易激综合征和结肠直肠癌等疾病有关，但需要进一步的研究证据[3-6]。

诊断弯曲杆菌感染的大便培养通常采用含头孢菌素的 CCDA 培养基，以及 42 ℃的微需氧培养条件。血培养分离菌株可能需要 4~14 d 的生长时间。如果想要做胎儿弯曲杆菌或其他菌种的大便培养（成功率很低)，需告知细菌室将培养温度调整至 37 ℃并且使用不含头孢菌素的培养基[2]。

四、抗菌药物敏感性和感染用药

弯曲杆菌的胃肠道感染在健康人群中的病程常呈自限性(非空肠弯曲杆菌感染)，通常只需要支持治疗如补液治疗(口服或静脉)，如重症或症状持续>7 d 不缓解，通常可按空肠弯曲杆菌感染的治疗方案进行抗感染治疗。鉴于空肠弯曲杆菌一般对红霉素敏感(菌株耐药率低于 10%)，可采用红霉素和阿奇霉素治疗空肠弯曲杆菌胃肠道感染，另外对于敏感菌株也可选用环丙沙星或诺氟沙星。红霉素或环丙沙星用于弯曲杆菌感染的早期治疗，可消除粪便中的病原体并缩短病程。但需要指出的是，空肠弯曲杆菌和大肠弯曲杆菌对不同抗菌药物的敏感性差异较大，大肠弯曲杆菌对红霉素的耐药率一般高于空肠弯曲杆菌，为 25%~50%。尽管空肠弯曲杆菌和大肠弯曲杆菌对 β-内酰胺类抗生素、青霉素和窄谱头孢菌素耐药，但亚胺培南有很好的抗弯曲杆菌活性[2]。目前，弯曲杆菌胃肠道感染治疗的推荐方案如下：① 红霉素 250 mg 口服，每天 4 次×7 d，或克拉霉素 500 mg 口服，每天 2 次，或阿奇霉素 500 mg 口服，每天 1 次(由于耐药性的问题，不用于重症或全身性感染)；② 环丙沙星 500 mg 口服，每天 2 次，作为替代方案，且由于其他非空肠弯曲杆菌对大环内酯类的耐药性增强，可考虑作为首选治疗方案[9]。

弯曲杆菌的肠道外感染主要由胎儿弯曲杆菌引起，症状一般较轻，但对于肝硬化、糖尿病或严重免疫缺陷的患者可致死亡，且重症患者的存活率取决于合理使用抗生素治疗的时机。目前，推荐的肠道外感染抗菌药物包括氨苄西林、氨基糖苷类、亚胺培南和氯霉素等，但其用药需根据感染的类型而定。氨苄西林或三代头孢菌素对胎儿弯曲杆菌感染有效，而氨基糖苷类、氨苄西林和氯霉素对中枢神经系统的感染或其他严重感染的治疗效果很好[2]。目前，弯曲杆菌肠道外感染的推荐方案如下：① 应尽可能进行分离培养和药敏试验，并根据药敏试验结果进行抗感染用药。② 弯曲杆菌属和螺杆菌属细菌通常对青霉素和头孢菌素耐药，但阿莫西林、氨苄西林和替卡西林/克拉维酸(不包括舒巴坦或他唑巴坦)例外，可作为经验性抗感染治疗的依据。③ 弯曲杆菌属全身性感染需要静脉注射抗生素，严重感染采用庆大霉素 5 mg/(kg・d)静脉注射；或亚胺培南 1 g 静脉注射，每 6 h 1 次，或头孢曲松 2 g 静脉注射，每 12 h 1 次。④ 血管内感染和中枢神经系统感染疗程宜长(如 2~4 周)，血管内感染首选氨基糖苷类(4~6 周)，可联合使用卡巴培南类药物，而中枢神经系统感染首选头孢曲松或氯霉素(2~3 周)。⑤ 在发展中国家不典型弯曲杆菌或同性恋螺杆菌感染通常对红霉素和四环素耐药[9]。

五、属内菌种

Campylobacter armoricus 阿莫里凯弯曲杆菌

Boukerb et al., 2019

【词源和翻译】 “*armoricus*”，新拉丁语阳性形容词，源自法国地名布列塔尼(Brittany)的古称阿莫里凯(Armorica)，菌名翻译为“阿莫里凯弯曲杆菌”。

【种的特征】 革兰氏阴性杆菌，菌体呈弯曲状，陈旧培养基上可呈球状杆。菌株嗜微需氧，且在厌氧条件也能生长，在需氧条件不生长。生长不需要 H_2。嗜热，37 ℃和 42 ℃条件下生长，25 ℃不生长。血平板和巧克力平板上生长，不溶血。能耐受 1%胆盐和 1%甘氨酸，但不能耐受 2% NaCl。氧化酶、触酶和脲酶阳性。马尿酸水解试验阴性，不还原硝酸盐[10]。

【临床意义】 阿莫里凯弯曲杆菌是 2019 年命名的菌种，目前有分离于环境水和肠道感染的粪便标本中的报道[10]。

Campylobacter avium 鸟弯曲杆菌

Rossi et al., 2009

【词源和翻译】 “*avium*”，拉丁语复数名词属格，英文词义为“of birds”，即“鸟的”，因该菌最初分离于肉雏鸡和土鸡盲肠中而得名，菌名翻译为“鸟弯曲杆菌”(编者注：*Campylobacter avium* 与 *Campylobacter volucris* 的菌名词源相似，前者译为“鸟弯曲杆菌”，后者译为“鸟类弯曲杆菌”)。

【种的特征】 革兰氏阴性杆菌，菌体呈螺旋样弯曲。严格微需氧。在需氧和厌氧条件均不生长。37 ℃和 42 ℃条件下生长，25 ℃不生长。在布鲁菌平板上微需氧 37 ℃条件下培养 48 h，形成不溶血、扁平、灰色、不规则颗粒样菌落，可沿平板划线处生长。能耐受 1%胆盐，但不能耐受 1%甘氨酸和 2% NaCl。触酶弱阳性，马尿酸水解试验阳性。对萘啶酸敏感，对头孢菌素耐药，在 CCDA 平板上培养 4~5 d 始出现菌落，在营养琼脂平板和麦康凯平板上不生长[11]。

【临床意义】 鸟弯曲杆菌分离于肉雏鸡和土鸡盲肠中，暂未有人类感染的报道。

Campylobacter butzleri 巴策尔（布氏）弯曲杆菌

Kiehlbauch et al., 1991

【分类学评述】 该菌种已被重新分类为弓形杆菌属（*Arcobacter*），见巴策尔（布氏）弓形杆菌（*Arcobacter butzleri*）。

Campylobacter canadensis 加拿大弯曲杆菌

Inglis et al., 2007

【词源和翻译】 “*canadensis*”，新拉丁语阳性/阴性形容词，由“Canada”拉丁化而来，英文词义为“pertaining to Canada”，即“与加拿大有关的”，菌名翻译为“加拿大弯曲杆菌”。

【种的特征】 革兰氏阴性杆菌，菌体呈多形性，可呈“S”形的长杆状到球杆状，有单极鞭毛。菌株微需氧，且在厌氧条件也能生长，但在需氧条件不生长。生长不需要 H_2。嗜热，37 ℃和 42 ℃条件下生长，25 ℃不生长。能在 CCDA 平板、血平板、胰胨大豆平板和麦康凯平板上生长，营养琼脂上不生长。氧化酶阳性，马尿酸水解试验阴性[12]。

【临床意义】 加拿大弯曲杆菌分离于鸣鹤（whooping crane）的泄殖腔中，暂未有人类感染的报道。

Campylobacter cinaedi 同性恋弯曲杆菌

Totten et al., 1988

【分类学评述】 该菌种已被重新分类为螺杆菌属（*Helicobacter*），即同性恋螺杆菌（*Helicobacter cinaedi*）。

Campylobacter coli 大肠弯曲杆菌

Véron and Chatelain, 1973

【分类学评述】 该菌种在 1948 年被描述为“大肠弧菌”（*Vibrio coli*），被描述的同义名还包括猪肠弯曲杆菌。该菌种在表型特征和基因特征上，均与空肠弯曲杆菌十分接近，在未来可能会与空肠弯曲杆菌定义为同一菌种。

【词源和翻译】 “*coli*”，拉丁语名词属格，源自拉丁语名词“*colon*”或“*colum*”，英文词义为“of the colon”，表示“大肠的”，菌名翻译为“大肠弯曲杆菌”。

【种的特征】 革兰氏阴性杆菌，菌体呈“S”形或弧形弯曲，老龄菌体可呈球状。菌落呈圆形、凸起，光滑、有光泽，直径 1~2 mm。在潮湿的培养基中，菌落为扁平、浅灰色，可沿平板划线的方向扩散。血液成分可促进其生长，但不是其生长所必需。能耐受 1.0%~1.5%牛胆盐、0.02%沙黄和0.04%氯化三苯基四氮唑。对头孢菌素不敏感。嗜热，42 ℃条件下生长，25 ℃不生长。除马尿酸水解试验为阴性外，其他生物学特征难以与空肠弯曲杆菌相鉴别，但需要注意的是，部分空肠弯曲杆菌空肠亚种的马尿酸水解试验也为阴性。

【临床意义】 大肠弯曲杆菌是一种人畜共患病病原体，可引起猪和猴的腹泻、啮齿动物的流产，以及某些鸟类的肝炎。该菌种也是与人类腹泻相关的最常见弯曲杆菌之一，也可以引起肠外感染，包括菌血症、败血症，偶尔可引起人的流产[1-2]。

Campylobacter concisus 简明弯曲杆菌

Doyle, 1948

【词源和翻译】 “*concisus*”，拉丁语阳性形容词，英文词义为“short, concise”，即“简短的，简洁的”，菌名翻译为“简明弯曲杆菌”。

【种的特征】 革兰氏阴性杆菌，菌体弯曲，也有直杆状和螺旋状弯曲形态。菌体末端有一个膜状的极帽。快速投镖样运动，单极鞭毛。在普通大气环境、富含 CO_2 的大气环境，或 O_2 ∶ CO_2 ∶ N_2 为 5∶10∶85 的大气环境中不生长。普通血培养需添加 H_2，否则在微需氧环境中亦不生长。菌落呈凸起、透明、针尖样（直径 1 mm），边缘整齐。在含甲酸盐和延胡索酸盐培养基的厌氧培养条件下生长。硝酸盐、甲酸盐和延胡索酸盐可促进其生长。血平板上形成半透明菌落，可分为针尖样小菌落（直径 1 mm）和扁平扩展型菌落（直径可达5 mm）两种不同菌落表型。不能在麦康凯平板上生长。表型特征多样，常规方法鉴定困难。

【临床意义】 简明弯曲杆菌是一种口腔微生物，人是唯一公认的宿主，其可分离于人类牙龈炎、牙周炎和其他牙周病的牙龈裂隙中，也见于腹泻患者的粪便、胃、食管及血液标本中，目前认为其是引起胃食管反流、巴雷特食管炎和炎性肠病的主要病因[2, 13-15]。

Campylobacter corcagiensis 科克弯曲杆菌

Koziel et al., 2014

【词源和翻译】 “*corcagiensis*”，新拉丁语阳性/阴性形容词，由“Corcagia”拉丁化而来，英文词义为“of Corcagia”，因该菌分离于爱尔兰南部城市科克而得名，科克的中世纪拉丁名为“Corcagia”，菌名翻译为“科克弯曲杆菌”。

【种的特征】 革兰氏阴性菌，菌体为直杆状，不弯曲。在厌氧环境中生长优于微需氧环境。碱性磷酸酶、脲酶阳性。在厌氧环境中，25 ℃、37 ℃和 42 ℃条件下均可生长，15 ℃不生长。血平板培养 3 d，可出现光滑、中央凸起、边缘整齐的半透明菌落，且至少包括针尖样小菌落（直径 1 mm）和扁平扩展型菌落（直径 1～3 mm）两种不同菌落表型。在三糖铁和嗜血杆菌试验培养基中可产生硫化氢[16]。

【临床意义】 科克弯曲杆菌分离于狮尾狒猴的粪便中，暂未有人类感染的报道。

Campylobacter cryaerophilus 嗜低温弯曲杆菌

Neill et al., 1985

【分类学评述】 该菌种已被重新分类为弓形杆菌属（*Arcobacter*），见嗜低温弓形杆菌（*Arcobacter cryaerophilus*）。

Campylobacter cuniculorum 兔弯曲杆菌

Zanoni et al., 2009

【词源和翻译】 “*cuniculorum*”，拉丁语复数名词属格，英文词义为“of rabbit”，即“兔子的”，因该菌分离自兔的盲肠中而得名，菌名翻译为“兔弯曲杆菌”。

【种的特征】 革兰氏阴性弯曲杆菌，双极单鞭毛。严格微需氧，且在需氧和厌氧环境中均不生长。在血平板上培养 3～4 d 可见光滑、扁平、灰绿色、α-溶血、边缘粗糙、轻度黏液样、直径 1～2 mm的菌落。37 ℃条件下生长，多数菌株能在 42 ℃条件下生长，25 ℃不生长。部分菌株能够在普通营养平板上生长，麦康凯平板上不生长[17]。

【临床意义】 兔弯曲杆菌分离于兔的盲肠中，暂未有人类感染的报道。

Campylobacter curvus 屈曲弯曲杆菌

(Tanner et al., 1984) Vandamme et al., 1991

【分类学评述】 该菌种在 1984 年被分类为屈曲沃林菌（*Wolinella curva*），在 1991 年被重新分类为现在的屈曲弯曲杆菌。

【词源和翻译】 “*curvus*”，拉丁语阳性形容词，英文词义为“curvus, curved, bent”，即“弯曲的”，菌名翻译为“屈曲弯曲杆菌”。

【种的特征】 革兰氏阴性小弯曲杆菌，亦可见直形和螺旋状菌体。菌体末端有一个膜状的极帽。快速投镖样运动，单极或双极鞭毛。在普通大气环境、富含 CO_2的大气环境，或 O_2 : CO_2 : N_2为 5 : 10 : 85 的大气环境中不生长。普通血平板培养时需添加 H_2，否则在微需氧环境中亦不生长。在含甲酸盐和延胡索酸盐培养基的厌氧培养条件下生长，可利用氢和甲酸盐作为能源。可以延胡索酸盐、硝酸盐、天冬氨酸、天冬酰胺和苹果酸作为电子受体。当培养基中存在甲酸和延胡索酸盐时，能在厌氧环境中生长。血平板上形成半透明菌落，可分为针尖样小菌落（直径 1 mm）和扁平扩展型菌落（直径可达 5 mm）两种不同菌落表型。

【临床意义】 屈曲弯曲杆菌是一种口腔微生物，人是唯一公认的宿主，可从人类口腔伤口、粪便、腹水、脓胸和血培养标本中分离，也有学者认为其是一种肠道病原菌，与出血性肠炎和慢性腹泻密切相关[2, 13, 18]。

Campylobacter fennelliae 芬内尔弯曲杆菌

Totten et al., 1988

【分类学评述】 该菌种已被重新分类为螺杆菌属（*Helicobacter*），见芬内尔螺杆菌（*Helicobacter fennelliae*）。

Campylobacter fetus 胎儿弯曲杆菌

(Smith and Taylor, 1919) Sebald and Véron, 1963

【分类学评述】 该菌在 1919 年被描述为“胎儿弧菌”（*Vibrio fetus*），在 1927 年被描述为“*Spirillum fetus*”，在 1963 年被描述为现在的胎儿弯曲杆菌并于 1980 年被收录到《核准的细菌名称目录》。

【词源和翻译】 “*fetus*”，拉丁语名词属格，源自拉丁语名词“*fetus-us*”，英文词义为“of a fetus”，表示“胎儿的”，菌名翻译为“胎儿弯曲杆菌”。

【种的特征】 革兰氏阴性杆菌，菌体呈逗点样、海鸥展翅样和螺旋样弯曲。在血平板上，通常形成直径约 1 mm、圆形、光滑、凸起、浅灰色、不溶血的光滑型菌落，亦可形成粗糙型、雕花玻璃型和黏液型菌落。30 ℃条件下生长，42 ℃不生长，能耐受1.0%~1.5%牛胆盐，但不能在含0.04%氯化三苯基四氮唑的培养基中生长。大部分细菌可耐受0.032%甲基橙和0.1%脱氧胆酸钠。马尿酸水解试验阴性。对头孢菌素敏感。

【临床意义】 胎儿弯曲杆菌包括胎儿亚种、维纳斯(性病)亚种和龟亚种等3个亚种，动物宿主包括哺乳动物(牛、羊和羊驼)和爬行动物(乌龟、蛇和蜥蜴)，其中胎儿亚种和龟亚种可引起肠炎和肠道外感染，而维纳斯(性病)亚种与人类感染无关[7-8, 19-21]。

***Campylobacter fetus* subsp. *fetus* 胎儿弯曲杆菌胎儿亚种**

(Smith and Taylor, 1919) Véron and Chatelain, 1973

【词源和翻译】 见胎儿弯曲杆菌。

【亚种的特征】 基本特征见胎儿弯曲杆菌。能耐受1%甘氨酸，可与维纳斯(性病)亚种相鉴别。但与龟亚种的生物学特征非常相近，除非采用分子生物学方法，否则难以与龟亚种进行有效区分。

【临床意义】 胎儿弯曲杆菌胎儿亚种可引起羊和牛的流产，也可以在妊娠期和免疫力低下人群中引起菌血症和肠外感染，包括深部组织感染性疾病、脓毒性流产、脓毒性关节炎、脓肿、心内膜炎、血栓性静脉炎和输卵管炎等。该亚种也可引起胃肠炎，但由于其在42 ℃条件下生长不佳，且通常对头孢菌素和一些常规用于分离培养粪便标本的选择性培养基的抗微生物药物敏感，故常规的肠道弯曲杆菌分离培养方法不能分离到该菌，可能导致对其发病率的估计过低[2]。胎儿弯曲杆菌胎儿亚种可在人与人之间传播，目前有母婴传播，以及男同性恋肛交行为导致感染的报道[7-8]。

***Campylobacter fetus* subsp. *testudinum* 胎儿弯曲杆菌龟亚种**

Fitzgerald et al., 2014

【词源和翻译】 “*testudinum*”，新拉丁语复数名词属格，源自龟类动物中“龟鳖目”的拉丁学名“Testudines”，英文词义为“of Testudines”，表示“龟鳖的”，意指其临床感染可能与密切接触乌龟有关，菌名翻译为“胎儿弯曲杆菌龟亚种”。

【亚种的特征】 基本特征见胎儿弯曲杆菌。能耐受1%甘氨酸，可与维纳斯(性病)亚种相鉴别。但与胎儿亚种的生物学特征非常相近，除非采用分子生物学方法，否则难以与胎儿亚种进行有效区分。

【临床意义】 胎儿弯曲杆菌龟亚种是2014年提出的新亚种，命名菌株主要来源于中国香港，可引起的临床感染包括血流感染、腹泻、腹膜炎、宫内感染、早产、流产等，因某一例感染患者接触过家养的乌龟引起了腹泻，故而命名[20]。目前的流行病学调查发现，该亚种存在于乌龟、蜥蜴和蛇等爬行动物肠道内，临床感染主要报道于中国和美国，可能与饲养乌龟、鳖和蛇等爬行动物有关[21]，但具体感染途径不详。

***Campylobacter fetus* subsp. *venerealis* 胎儿弯曲杆菌维纳斯（性病）亚种**

(Florent, 1959) Véron and Chatelain, 1973

【分类学评述】 该菌在1959年被描述为“胎儿弧菌维纳斯亚种”(*Vibrio fetus* subsp. *venerealis*)。

【词源和翻译】 “*venerealis*”，新拉丁语阳性形容词，由“*venereus*”和“*-alis*”两个词根组成；“*venereus*”，拉丁语形容词，英文词义为“of Venus goddess of love”；“*-alis*”，拉丁语阳性后缀，英文词义为“pertaining to”。“*venerealis*”，英文词义为“of Venus, venereal”，表示“维纳斯(希腊神话中的爱神)的，性病的”，因该菌可引起牛的性传播疾病而得名，菌名翻译为“胎儿弯曲杆菌维纳斯亚种”，亦翻译为“胎儿弯曲杆菌性病亚种”。

【亚种的特征】 基本特征见胎儿弯曲杆菌。不能耐受1%甘氨酸，可与胎儿亚种和龟亚种相鉴别。

【临床意义】 胎儿弯曲杆菌维纳斯(性病)亚种可引起牛的不孕不育和流产，且其作为一种性传播疾病，可分离于母牛的阴道黏膜、胎盘，流产的胎儿组织，以及公牛的精液中，通常认为不引起人的感染[1-2]。

Campylobacter gracilis 纤细弯曲杆菌

Vandamme et al., 1995

【分类学评述】 该菌种在1981年被描述为纤细拟杆菌(*Bacteroides gracilis*)。

【词源和翻译】 "*gracilis*",拉丁语阳性形容词,英文词义为"slim, slender, thin",即"纤细的,细长的",菌名翻译为"纤细弯曲杆菌"。

【种的特征】 革兰氏阴性菌,菌体为直杆状,不弯曲,末端为圆形或锥形。无鞭毛,无动力。在厌氧环境中生长更好,且在厌氧培养条件的血平板上不会使琼脂凹陷。在普通大气环境、富含CO_2的大气环境,或O_2：CO_2：N_2为5：10：85的大气环境中不生长。普通血平板培养时需添加H_2,否则在微需氧环境中亦不生长。在含甲酸盐和延胡索酸盐培养基的厌氧培养条件下生长,可利用氢和甲酸盐作为能源。以延胡索酸盐、硝酸盐、亚硝酸盐、中性红、苄基紫精、天冬氨酸、天冬酰胺和苹果酸作为电子受体。血平板上形成半透明菌落,可分为针尖样小菌落(直径1 mm)和扁平扩展型菌落(直径可达5 mm)两种不同菌落表型。氧化酶阴性,可与其他大多数弯曲杆菌相区分。

【临床意义】 纤细弯曲杆菌是一种口腔微生物,人是唯一公认的宿主,有分离于人口腔牙龈沟、头部和颈部感染、软组织脓肿、肺炎、脓胸、人类坐骨伤口和罕见致死性败血症感染的报道[2, 13, 22-23]。

Campylobacter helveticus 瑞士弯曲杆菌

Stanley et al., 1993

【词源和翻译】 "*helveticus*",拉丁语阳性形容词,英文词义为"of or belonging to the Helvetians(referring to Swiss)",即"瑞士的",源自其首次分离地地名瑞士(Swiss),由瑞士的拉丁名"Helvetia"拉丁化而来,菌名翻译为"瑞士弯曲杆菌"。

【种的特征】 革兰氏阴性小弯曲杆菌,亦可见直形和螺旋状菌体,末端为圆形。快速投镖样运动,单极或双极鞭毛。血平板上形成半透明、扁平、直径0.5 mm的针尖样大小菌落,在潮湿的培养基表面呈扩散生长。可在不含H_2的微需氧条件下生长,但不可以在普通大气环境和富含CO_2的大气环境中生长。与乌普萨拉弯曲杆菌相比较,表型、基因型和系统发育亲缘关系均十分接近[1]。

【临床意义】 瑞士弯曲杆菌分离于有腹泻症状和无腹泻症状的家猫粪便,以及犬的粪便,可引起动物的弯曲杆菌病,但对人的致病性未知且暂未有人类感染的报道[1]。

Campylobacter hominis 人弯曲杆菌

Lawson et al., 2001

【词源和翻译】 "*hominis*",拉丁语名词属格,英文词义为"of man",即"人的",意指其最初分离于人体,菌名翻译为"人弯曲杆菌"。

【种的特征】 革兰氏阴性杆菌,菌体为直杆状,不弯曲,末端齐平。无鞭毛,无动力。在厌氧环境中生长更好,37 ℃条件下生长而42 ℃不生长,且菌落在血平板上不会使琼脂凹陷。在普通大气环境、富含CO_2的大气环境,或O_2：CO_2：N_2为5：10：85的大气环境中不生长。在含2% H_2的微需氧环境微弱生长。可耐受0.1% NaF,但不能耐受0.04%氯化三苯基四氮唑。

【临床意义】 人弯曲杆菌最早分离于健康人的胃肠道标本和粪便标本,有引起胃肠道感染和腹泻,以及致死性败血症的罕见报道[24-25]。

Campylobacter hyoilei 猪肠弯曲杆菌

Alderton et al., 1995

【分类学评述】 该菌种与大肠弯曲杆菌是同一菌种,且大肠弯曲杆菌具有命名优先权。

【词源和翻译】 "*hyoilei*",新拉丁语名词属格,由"*hus huos*"和"*ileum*"两个词根组成:"*hus huos*",希腊语名词,英文词义为"a hog, pig";"*ileum*",拉丁语名词,英文词义为"entrails of animals"。"*hyoilei*",英文词义为"of/from the intestines of pigs",即"与猪肠有关的",菌名翻译为"猪肠弯曲杆菌"。

【种的特征】 见大肠弯曲杆菌。

【临床意义】 目前有学者认为,猪肠弯曲杆菌代表了大肠弯曲杆菌的一个特殊变种,其已经高度适应了猪的肠道,并引起胃肠道感染[1]。

Campylobacter hyointestinalis 豕肠弯曲杆菌

Gebhart et al., 1985

【分类学评述】 该菌种目前已经分类为2个亚种,即豕肠弯曲杆菌豕肠亚种和豕肠弯曲杆菌劳森亚种。

【词源和翻译】 "*hyointestinalis*",新拉丁语名词属格,由"*hus huos*"、"*intestinum*"和"*-alis*"三个词根

组成："*hus huos*"，希腊语名词，英文词义为"a hog, pig"；"*intestinum*"，拉丁语名词，英文词义为"intestine"；"*-alis*"，拉丁语阳性后缀，英文词义为"pertaining to"。"*hyointestinalis*"，英文词义为"of a hog's intestine"，即"与豕的肠有关的"，菌名翻译为"豕肠弯曲杆菌"。

【种的特征】 革兰氏阴性杆菌，菌体呈弯曲状或松散的螺旋样弯曲。快速投镖样运动，单极鞭毛。培养 48 h 后菌落直径为 1.5~2.0 mm，呈圆形、凸起、黄色、略带黏液，菌落不会在潮湿的培养基上扩散。普通血琼脂培养时，只有一些菌株在没有 H_2 的微需氧环境生长，而所有菌株在含 H_2 微需氧环境生长。很多菌株具有弱 α-溶血性，菌落周围呈绿色。能耐受 1.0%牛胆盐和0.032% 甲基橙，且大多数菌株（≥85%）对头孢噻吩敏感。

【临床意义】 豕肠弯曲杆菌是一种人畜共患病病原体，可引起人和动物的胃肠炎与腹泻[21-22]，人的感染与农村地区的职业（屠夫）、环境或动物肉食的污染有关，但不同亚种的动物宿主存在差异，豕肠亚种的动物宿主为羊、牛和鹿，而劳森（劳氏）亚种的动物宿主为猪[26-28]。

Campylobacter hyointestinalis subsp. *hyointestinalis* 豕肠弯曲杆菌豕肠亚种

(Gebhart et al., 1985) On et al., 1995

【词源和翻译】 见豕肠弯曲杆菌。

【亚种的特征】 基本特征见豕肠弯曲杆菌。所有菌株能耐受 0.01%詹纳斯绿（Janus green），大多数菌株能耐受 1.5%牛胆盐。碱性磷酸酶阴性。

【临床意义】 见豕肠弯曲杆菌。

Campylobacter hyointestinalis subsp. *lawsonii* 豕肠弯曲杆菌劳森（劳氏）亚种

On et al., 1995

【词源和翻译】 "*lawsonii*"，新拉丁语阳性名词属格，由"Lawson"拉丁化而来，英文词义为"of Lawson"，即"劳森的"，源自爱丁堡大学的细菌学家 Gordon H. K. Lawson 的名字，以纪念其在猪肠道疾病研究中的贡献，菌名翻译为"豕肠弯曲杆菌劳森亚种"，亦简译为"豕肠弯曲杆菌劳氏亚种"。

【亚种的特征】 基本特征见豕肠弯曲杆菌。44%菌株能耐受 0.01%詹纳斯绿，少数菌株（11%）能耐受 1.5%牛胆盐，22%亚种碱性磷酸酶阳性。

【临床意义】 见豕肠弯曲杆菌。

Campylobacter insulaenigrae 黑岛弯曲杆菌

Foster et al., 2004

【词源和翻译】 "*insulaenigrae*"，新拉丁语名词属格，由"*insula*"和"*niger-gra-grum*"两个词根组成："*insula*"，拉丁语名词，英文词义为"isle, island"；"*niger-gra-grum*"，拉丁语形容词，英文词义为"black"。"*insulaenigrae*"，英文词义为"of the Black Isle"，即"黑岛的"，源自苏格兰北部区黑岛（Black Isle），菌名翻译为"黑岛弯曲杆菌"。

【种的特征】 革兰氏阴性杆菌，呈逗点样弯曲。有鞭毛，有动力，无芽孢。37 ℃条件下生长，25 ℃或 42 ℃不生长。需氧和厌氧条件下均不生长。严格微需氧，培养 48 h 形成直径为0.75~1.0 mm、圆形、边缘整齐、微微凸起、光滑、有光泽、灰色、半透明、乳脂状且易于乳化的菌落。能耐受 1%甘氨酸，但不能耐受 3.5% NaCl。氧化酶和触酶阳性，脲酶阴性。还原硝酸盐，但不还原亚硝酸盐。三糖铁琼脂中产生硫化氢，但马尿酸盐水解试验和吲哚醋酸水解试验阴性。

【临床意义】 黑岛弯曲杆菌主要分离于海洋动物，有引起人的肠炎和败血症的罕见报道[29]。

Campylobacter jejuni 空肠弯曲杆菌

(Jones et al., 1931) Véron and Chatelain, 1973

【分类学评述】 该菌种在 1931 年被描述为"空肠弧菌"（*Vibrio jejuni*），在 1973 年被描述为现在的空肠弯曲杆菌并于 1980 年被收录到《核准的细菌名称目录》。

【词源和翻译】 "*jejuni*"，新拉丁语中性名词属格，英文词义为"of the jejunum"，即"空肠的"，菌名翻译为"空肠弯曲杆菌"。

【种的特征】 革兰氏阴性杆菌，菌体呈"S"形或弧形弯曲，老龄菌体可呈球状。单极鞭毛，有动力。血平板上形成两种不同形态菌落：第一种是扁平、灰色、边缘不规则、有细颗粒的半透明菌落，可沿平板划线的方向扩散和聚集；第二种是直径 1~2 mm 大小、圆形、凸起、光滑、有光泽、边缘整齐的菌落，菌落边缘半透明，但菌落中心较暗、不透明。大多数菌株在血琼脂上具有弱溶血性，但这一特性可能受所用基础培养基的组成、pH、气体组成及培养时间和温度等多种因素的影响。

能耐受1%牛胆盐。大多数菌株马尿酸水解试验为阳性。

【临床意义】 空肠弯曲杆菌寄生于鸟类体内(无症状携带),也是引起人腹泻的重要病原体(在美国,空肠弯曲杆菌和沙门菌交替作为腹泻的第一位和第二位病原菌)。但在弯曲杆菌属中,空肠弯曲杆菌导致的腹泻,又占据了绝大多数。人的感染为食源性,故夏季比冬季发病多,且典型表现为腹泻、腹部绞痛和发热,通常暴露后2~5 d出现症状。大范围食源性感染暴发流行,常因为饮用未经巴氏法消毒的牛奶或污染的水源所引起。除肠道感染外,也可以引起血流感染(主要侵犯免疫缺陷宿主)、脑膜炎和感染性心内膜炎等。此外,某些空肠弯曲杆菌慢性反复的感染,可以并发以周围神经和神经根的脱髓鞘病变及小血管炎性细胞浸润为病理特点的自身免疫性周围神经病(临床表现为肢体瘫痪),即吉兰-巴雷综合征[30]。目前,空肠弯曲杆菌可分为两个亚种,但在鸟类中的分布比例、感染的宿主对象和临床表现方面存在差异[31]。

Campylobacter jejuni subsp. *doylei* 空肠弯曲杆菌德莱亚种

Steele and Owen, 1988

【词源和翻译】 "*doylei*",新拉丁语阳性名词属格,由"Doyle"拉丁化而来,英文词义为"of Doyle",源自美国兽医L. P. Doyle的名字,以纪念其对空肠弯曲杆菌的研究,菌名翻译为"空肠弯曲杆菌德莱亚种"。

【亚种的特征】 基本特征见空肠弯曲杆菌。最适生长温度为35~37 ℃;在25 ℃和42 ℃条件下的生长较差。40%的菌株能耐受和还原0.04%氯化三苯基四氮唑。不耐受0.02%沙黄。该亚种对头孢菌素敏感,不能还原硝酸盐,不产生γ-谷氨酰转移酶和*L*-精氨酸芳酰胺酶,可与空肠弯曲杆菌空肠亚种相鉴别[31]。

【临床意义】 空肠弯曲杆菌德莱亚种可寄生于鸟类体内(无症状携带),有从人胃溃疡组织、腹泻标本和血培养标本(尤其是婴儿)分离,可引起儿童胃肠炎和血流感染的报道,并且与空肠弯曲杆菌空肠亚种相比较,该亚种更容易引起血流感染[31]。

Campylobacter jejuni subsp. *jejuni* 空肠弯曲杆菌空肠亚种

(Jones et al., 1931) Steele and Owen, 1988

【词源和翻译】 见空肠弯曲杆菌。

【亚种的特征】 基本特征见空肠弯曲杆菌。对头孢菌素不敏感。嗜热,42 ℃条件下生长,25 ℃不生长。能耐受1.0%~1.5%牛胆盐和0.02%沙黄。90%的菌株能耐受并还原0.04%氯化三苯基四氮唑。大多数(90%~95%)菌株对头孢噻吩不敏感,能还原硝酸盐,γ-谷氨酰转移酶和*L*-精氨酸芳酰胺酶阳性,可与空肠弯曲杆菌德莱亚种相鉴别[31]。

【临床意义】 空肠弯曲杆菌空肠亚种可寄生于鸟类体内(无症状携带),在家禽和其他鸟类、牛、羊、猪、山羊、犬、兔子和猴子的正常肠道菌群中也有发现。作为一种人畜共患病病原菌,空肠弯曲杆菌空肠亚种可导致绵羊流产(另有牛和山羊流产的报道)和动物腹泻,并与某些鸟类的肝炎有关。在全世界范围内,空肠弯曲杆菌空肠亚种通常被认为是引起胃肠炎的最常见细菌。除肠道感染外,空肠弯曲杆菌空肠亚种也会引起菌血症、败血症、流产、脑膜炎和感染性心内膜炎等,同时也是吉兰-巴雷综合征和米勒-费希尔综合征的易感因素[1-2]。

Campylobacter lanienae 屠宰场弯曲杆菌

Logan et al., 2000

【词源和翻译】 "*lanienae*",拉丁语名词属格,英文词义为"of or from a butcher's stall",表示"来自屠宰场的",因该菌最初分离于屠宰场工作人员的粪便标本而得名,菌名翻译为"屠宰场弯曲杆菌"。

【种的特征】 革兰氏阴性杆菌,菌体呈细长、螺旋状,末端呈圆形。快速投镖样运动,单极鞭毛。在37 ℃孵育3 d后,血琼脂培养基上可见针尖样大小、光滑、边缘整齐、半透明、草绿色溶血菌落。42 ℃条件下生长,25 ℃不生长。微需氧条件下生长最佳,而厌氧条件下生长较弱。触酶阳性,可还原硝酸盐和亚硝酸盐。不水解吲哚醋酸[1]。

【临床意义】 屠宰场弯曲杆菌自然宿主包括猪和牛等牲畜,最初分离于屠宰场工作人员的粪便标本,目前有分离于腹泻患者和引起肠炎的相关报道[32-33]。

C

Campylobacter lari 海鸥弯曲杆菌

Benjamin et al., 1984

【词源和翻译】 "*lari*",拉丁语名词属格,英文词义为"of a gull",即"海鸥的",菌名翻译为"海鸥弯曲杆菌"。

【种的特征】 革兰氏阴性杆菌,菌体弯曲呈"S"形或螺旋状(但在大气环境中可快速转变为球杆状),末端呈圆形。快速投镖样运动,单极鞭毛。37 ℃和42 ℃条件下生长,但在25 ℃条件下不生长。可在不含 H_2 的微需氧条件下生长,在盐酸三甲胺存在时可观察到厌氧生长,但在普通大气环境和富含 CO_2 环境中不生长。血琼脂培养基上培养48 h后可见直径1~1.5 mm、半透明、凸起的菌落[34]。

【临床意义】 海鸥弯曲杆菌最早检出于野生鸟类的粪便中,已有从环境水样和贝类,野鸟、鸡、犬和马的粪便中检出,以及引起人的胃肠炎、泌尿系统感染和菌血症等临床感染的报道。目前包括两个亚种,且宿主来源存在一定差异性[34]。

Campylobacter lari subsp. *concheus* 海鸥弯曲杆菌贝类亚种

Debruyne et al., 2009

【词源和翻译】 "*concheus*",拉丁语阳性形容词,英文词义为"of or pertaining to shellfish",即"贝类的或与贝类有关的",菌名翻译为"海鸥弯曲杆菌贝类亚种"。

【亚种的特征】 基本特征见海鸥弯曲杆菌的相关描述。不耐受0.05%沙黄,可与海鸥弯曲杆菌海鸥亚种相鉴别[34]。

【临床意义】 海鸥弯曲杆菌贝类亚种最初分离于贝类和健康人的粪便,也分离于农场犬、冻生肉和企鹅中[34-36],暂无人类致病的相关报道。

Campylobacter lari subsp. *lari* 海鸥弯曲杆菌海鸥亚种

(Benjamin et al., 1984) Debruyne et al., 2009

【词源和翻译】 见海鸥弯曲杆菌。

【亚种的特征】 基本特征见海鸥弯曲杆菌的相关描述。能耐受0.05%沙黄,可与海鸥弯曲杆菌贝类亚种相鉴别[34]。

【临床意义】 海鸥弯曲杆菌海鸥亚种可从野鸟、企鹅、鸡、马、犬和人的粪便中分离得到,有引起人类腹泻和血流感染的报道[1, 35-36]。

Campylobacter mucosalis 黏膜弯曲杆菌

(Lawson et al., 1981) Roop et al., 1985

【分类学评述】 该菌种在1981年被分类为痰液弯曲杆菌的一亚种,在1985年被分类为现在的黏膜弯曲杆菌。

【词源和翻译】 "*mucosalis*",新拉丁语阳性形容词,由"*mucosa*"和"*-alis*"两个词根组成:"*mucosa*",新拉丁语名词,英文词义为"tunica, mucous membrane";"*-alis*",拉丁语阳性后缀,英文词义为"pertaining to"。"*mucosalis*",英文词义为"pertaining to the mucous membrane (tunica mucosa)",即"与黏膜有关的",菌名翻译为"黏膜弯曲杆菌"。

【种的特征】 革兰氏阴性杆菌,菌体为短的不规则弯曲,陈旧培养基上呈球杆状和长的丝状。单极鞭毛运动。形成圆形、扁平、脏黄色的菌落,直径为1.5 mm大小。在潮湿的培养基上,菌落可沿划线处扩散生长。普通血平板培养时需添加 H_2,否则在微需氧环境中亦不生长。在含氢和延胡索酸盐的厌氧培养条件下生长。能耐受1.0%牛胆盐和0.032%甲基橙。

【临床意义】 黏膜弯曲杆菌有从猪肠道腺泡变性、坏死性肠炎、局部回肠炎和增生性出血性肠炎的猪肠黏膜中分离,并可导致猪的死亡,另有从猪的口腔中分离的报道,人类标本的分离罕见,仅在1993年有从2名儿童肠炎中分离此菌的报道,但并未进行抗菌治疗就自然康复,故临床意义还不太明确[1, 37]。

Campylobacter mustelae 鼬属弯曲杆菌

(Fox et al., 1988) Fox et al., 1989

【分类学评述】 该菌种已被重新分类为螺杆菌属(*Helicobacter*),见鼬属螺杆菌(*Helicobacter mustelae*)。

Campylobacter nitrofigilis 固氮弯曲杆菌

McClung et al., 1983

【分类学评述】 该菌种已被重新分类为弓形杆菌属(*Arcobacter*),见固氮弓形杆菌(*Arcobacter nitrofigilis*)。

Campylobacter peloridis 巨蚌弯曲杆菌

Debruyne et al., 2009

【词源和翻译】 “*peloridis*”，拉丁语名词属格，英文词义为“of a large shellfish，of the gaint mussel”，即“巨大贝类的”，菌名翻译为“巨蚌弯曲杆菌”。

【种的特征】 革兰氏阴性杆菌，菌体微弯。微需氧条件下5%血琼脂上培养72 h，形成直径1～1.5 mm、无色、圆形、凸起、边缘整齐的菌落。氧化酶和触酶阳性。能耐受1.0%甘氨酸。不耐受0.05%沙黄。

【临床意义】 巨蚌弯曲杆菌可分离于贝类、人的粪便和透析液中，致病性未知[34]。

Campylobacter pyloridis 幽门弯曲杆菌

Marshall et al.，1985

【分类学评述】 该菌种已被重新分类为螺杆菌属，见幽门螺杆菌（*Helicobacter pylori*）。

Campylobacter rectus 直线弯曲杆菌

（Tanner et al.，1981）Vandamme et al.，1991

【分类学评述】 该菌种在1981年被分类为直线沃林菌（*Wolinella recta*），在1991年被重新分类为现在的直线弯曲杆菌。

【词源和翻译】 “*rectus*”，拉丁语阳性形容词，英文词义为“straight”，即“直线的”，菌名翻译为“直线弯曲杆菌”（编者注：该菌种曾错译为直肠弯曲杆菌）。

【种的特征】 革兰氏阴性菌，菌体为直杆状，不弯曲，末端呈圆形。快速投镖样运动，单极鞭毛。血平板上形成半透明菌落，可分为针尖样小菌落（直径1 mm）和扁平扩展型菌落（直径可达5 mm）两种不同菌落表型。琼脂凹陷生长现象因培养条件不同而存在差异。在厌氧环境中生长更好。在普通大气环境、富含CO_2的大气环境，或O_2：CO_2：N_2为5：10：85的大气环境中不生长。普通血平板培养时需添加H_2，否则在微需氧环境中亦不生长。可在含甲酸盐和延胡索酸盐培养基的厌氧培养条件下生长，可利用氢和甲酸盐作为能源。以延胡索酸盐、硝酸盐、亚硝酸盐、中性红、苄基紫精、天冬氨酸、天冬酰胺和苹果酸作为电子受体。不能耐受0.04%氯化三苯基四氮唑和0.01%詹纳斯绿。碱性磷酸酶试验阴性[1]。

【临床意义】 直线弯曲杆菌是一种口腔微生物，人是唯一公认的宿主，可从人类口腔中分离，与口腔炎症和口腔外感染等有相关性[1]。

Campylobacter showae 昭和弯曲杆菌

Etoh et al.，1993

【词源和翻译】 “*showae*”，新拉丁语名词属格，英文词义为“of Showa”，即“昭和的”，因该菌种多株菌都分离自日本昭和大学而得名，菌名翻译为“昭和弯曲杆菌”。

【种的特征】 革兰氏阴性菌，菌体呈小的直杆状，不弯曲，末端呈圆形。快速投镖样运动，2～5根极束鞭毛。血平板上形成半透明菌落。在厌氧环境中生长更好。在普通大气环境、富含CO_2的大气环境，或O_2：CO_2：N_2为5：10：85的大气环境中不生长。普通血平板培养时需添加H_2，否则在微需氧环境中亦不生长。在含甲酸盐和延胡索酸盐培养基的厌氧培养条件下生长，可利用氢和甲酸盐作为能源。以延胡索酸盐、硝酸盐和亚硝酸盐作为电子受体。能耐受0.05% NaF，但不耐受0.04%氯化三苯基四氮唑，碱性磷酸酶试验阴性[1]。

【临床意义】 昭和弯曲杆菌是一种口腔微生物，人是唯一公认的宿主，目前有从人的牙菌斑和感染的根管中分离，致病性未知[1-2]。

Campylobacter sputorum 痰液（唾液）弯曲杆菌

（Prévot，1940）Véron and Chatelain，1973

【分类学评述】 该菌种在1940年被描述为“痰液弧菌”（*Vibrio sputorum*），在1973年被描述痰液弯曲杆菌并于1980年被收录到《核准的细菌名称目录》。

【词源和翻译】 “*sputorum*”，拉丁语复数名词属格，英文词义为“of sputa”，即“痰液的”，菌名翻译为“痰液弯曲杆菌”，亦翻译为“唾液弯曲杆菌”。

【种的特征】 革兰氏阴性菌，细长弯曲或螺旋弯曲，也可见“S”形或海鸥展翅样弯曲、逗点样弯曲和异常长（8 μm）弯曲杆菌体，末端通常呈圆形。飞镖和螺旋状运动，单极鞭毛。血平板培养基上培养3 d，形成直径为1～2 mm、伴有草绿色弱溶血活性的、圆形、低凸、光滑、有光泽的菌落。菌株可在微需氧或厌氧气体条件下培养。厌氧生长发生在仅含延胡索酸盐的培养基上，以及同时含有甲酸盐和延胡索酸盐中或在含H_2环境的延胡索酸盐培养基的培养条件中。碱性磷酸酶试验阴性。能耐受0.032%甲基橙，不耐受也不还原氯化三苯基四氮唑[1]。

【临床意义】 痰液（唾液）弯曲杆菌可分离于猪、牛

C

和羊的粪便和生殖道，人类的口腔，以及正常和腹泻患者的粪便等，但与人类疾病的相关性还有待于进一步明确。目前可分为3个生物变种，且生物变种宿主来源存在一定差异性[1]。

Campylobacter sputorum bv. *faecalis* 痰液弯曲杆菌粪生物变种

On et al., 1998

【词源和翻译】 "*faecalis*"，新拉丁语阳性形容词，由"*faecis*"和"*-alis*"两个词根组成："*faecis*"，拉丁语名词，英文词义为"dregs"；"*-alis*"，拉丁语阳性后缀，英文词义为"pertaining to"。"*faecalis*"，英文词义为"pertaining or relating to feces"，即"与粪便有关的"，菌名翻译为"痰液弯曲杆菌粪生物变种"[1-2]。

【临床意义】 痰液弯曲杆菌粪生物变种可从羊和牛的粪便中分离出来，对人的致病性未知[1]。

Campylobacter sputorum bv. *paraureolyticus* 痰液弯曲杆菌类解脲生物变种

On et al., 1998

【词源和翻译】 "*paraureolyticus*"，新拉丁语阳性形容词，由"*para-*"、"*urea*"和"*lyticus*"三个词根组成："*para-*"，希腊语介词，英文词义为"beside, alongside of, near, like"；"*urea*"，新拉丁语阴性名词，英文词义为"urea"；"*lyticus*"，新拉丁语阳性形容词（源自希腊语阳性形容词 *lutikos*），英文词义为"able to loosen, able to dissolve"。"*paraureolyticus*"，英文词义为"like (*Campylobacter*) *ureolyticus*"，即"类解脲弯曲杆菌的"，菌名翻译为"痰液弯曲杆菌类解脲生物变种"。

【临床意义】 痰液弯曲杆菌类解脲生物变种可从牛粪便和腹泻患者的粪便中分离出来，但与人类疾病的相关性还有待于进一步明确[1-2]。

Campylobacter sputorum bv. *sputorum* 痰液弯曲杆菌痰液生物变种

【词源和翻译】 见痰液（唾液）弯曲杆菌。

【临床意义】 痰液弯曲杆菌痰液生物变种在猪、羊等动物的粪便和生殖道中可分离得到。在人类的口腔、正常和腹泻患者的粪便，以及患者的脓肿和其他皮肤损伤病灶中都有分离，但与人类疾病的相关性还有待于进一步明确[1-2]。

Campylobacter subantarcticus 亚南极弯曲杆菌

Debruyne et al., 2010

【词源和翻译】 "*subantarcticus*"，新拉丁语阳性形容词，英文词义为"the sub-Antarctic region"，即"亚南极的"，源自其首次分离的地名亚南极（sub-Antarctic），由"sub-Antarctic"拉丁化而来，菌名翻译为"亚南极弯曲杆菌"。

【种的特征】 革兰氏阴性杆菌，菌体微弯。在微需氧条件下，在5%血琼脂上培养72 h后，形成直径为1～1.5 mm、草绿色溶血、无色、圆形、凸起、边缘整齐的菌落。单极鞭毛。氧化酶和触酶阳性。不水解马尿酸或吲哚醋酸酯，不在三糖铁琼脂上产生硫化氢。不还原亚硒酸盐。37 ℃和42 ℃条件下生长，但在室温（18～22 ℃）或25 ℃条件下不生长。需氧条件下不生长。在37 ℃的厌氧条件下与未补充和补充有0.1%三甲胺*N*-氧化物的血琼脂上均观察到生长。能耐受1.0%～2.0%脱水牛胆盐、2.0% NaCl和0.05% NaF。大多数菌株能耐受1%甘氨酸。大多数菌株不能在MacConkey琼脂上生长。不耐受0.02%或0.05%沙黄、0.1%高锰酸钾、0.005%结晶紫和3.5%～4.0% NaCl[38]。

【临床意义】 亚南极弯曲杆菌有从亚南极地区野生鸟类样本中分离的报道[38]，暂未发现与人类疾病的相关性[2]。

Campylobacter upsaliensis 乌普萨拉弯曲杆菌

Sandstedt and Ursing, 1991

【词源和翻译】 "*upsaliensis*"，新拉丁语阳性/阴性形容词，英文词义为"pertaining to Uppsala, a Swedish city"，即"瑞典城市乌普萨拉的"，由"Uppsala"拉丁化而来，菌名翻译为"乌普萨拉弯曲杆菌"。

【种的特征】 革兰氏阴性小杆菌，菌体弯曲，呈"S"状或螺旋状（在暴露于空气中的培养基中可转化为球杆状），末端呈圆形。快速投镖样运动，单极或双极鞭毛。血平板培养48 h后，形成直径1～2 mm、半透明、凸起的菌落。在非常潮湿的琼脂表面可能会聚集生长。普通血平板培养时需添加H_2，否则在微需氧环境中亦不生长。在普通大气环境和富含CO_2的大气环境中不生长。约有20%菌株在42 ℃条件下不生长。不能在MacConkey琼脂上生长。能耐受1.0%～1.5%牛胆盐，少数菌株（11%）对头孢噻吩耐药。

【临床意义】 乌普萨拉弯曲杆菌是对人类肠道具有致病作用的病原体，可从患胃肠疾病者的粪便和血液中、无症状人粪便中、犬和猫的粪便中分离，且某些菌株与人流产和乳房脓肿有关[1-2]。

Campylobacter ureolyticus 解脲弯曲杆菌

(Jackson and Goodman, 1978) Vandamme et al., 2010

【分类学评述】 该菌种在1978年被描述为解脲拟杆菌(*Bacteroides ureolyticus*)并于1980年被收录到《核准的细菌名称目录》,在2010年被重新分类为现在的解脲弯曲杆菌。

【词源和翻译】 "*ureolyticus*",新拉丁语阳性形容词,由"*urea(o)*"和"*lyticus*"两个词根组成:"*urea(o)*",新拉丁语阴性名词,英文词义为"urea";"*lyticus*",新拉丁语阳性形容词,源自希腊语阳性形容词 *lutikos*,英文词义为"able to loosen, able to dissolve"。"*ureolyticus*",英文词义为"urea dissolving",即"能分解尿素的",菌名翻译为"解脲弯曲杆菌"。

【种的特征】 革兰氏阴性细长杆菌,可长达20 μm。无动力。血平板上形成半透明菌落,可分为针尖样小菌落(直径1 mm)和扁平扩展型菌落(直径可达5 mm)两种不同菌落表型。琼脂凹陷生长现象因培养条件不同而存在差异。但大多数菌株(90%)在5%血琼脂上厌氧培养3 d后表现出这种凹陷生长特性。在普通大气环境、富含CO_2的大气环境,或O_2∶CO_2∶N_2为5∶10∶85的大气环境中不生长。普通血平板培养时需添加H_2,否则在微需氧环境中亦不生长。在含甲酸盐和延胡索酸盐培养基的厌氧培养条件下生长,可利用氢和甲酸盐作为能源。以延胡索酸盐、硝酸盐和亚硝酸盐作为电子受体。厌氧生长发生在甲酸盐和富马酸盐的培养基中。富马酸盐被还原成琥珀酸盐;富马酸盐、硝酸盐和亚硝酸盐作为电子受体。能耐受3.5%~4.0% NaCl 和0.032%甲基橙[1]。

【临床意义】 解脲弯曲杆菌有从人牙周病、人和动物的生殖器感染标本,以及胃肠炎感染的标本中分离的报道,流行病学调查证据显示其在腹泻和炎性肠病患者中检出率高,是胃肠道感染的潜在病原体[39-42]。

Campylobacter volucris 鸟类弯曲杆菌

Debruyne et al., 2010

【词源和翻译】 "*volucris*",拉丁语名词属格,英文词义为"of a bird",即"鸟的",菌名翻译为"鸟类弯曲杆菌"(编者注:*Campylobacter avium* 与 *Campylobacter volucris* 的菌名词源相似,前者译为"鸟弯曲杆菌",后者译为"鸟类弯曲杆菌")。

【种的特征】 革兰氏阴性杆菌,菌体弯曲。单极鞭毛。氧化酶和触酶阳性,能还硝酸盐和亚硝酸盐。不水解吲哚醋酸、马尿酸。三糖铁琼脂中不产生硫化氢。碱性磷酸酶试验阴性。在微需氧血琼脂37 ℃条件下孵育3 d可见细菌生长,在厌氧条件下生长稀疏,但在大气条件下不生长。在42 ℃条件下生长,25 ℃或室温(18~22 ℃)条件下不生长。在 MacConkey 培养基和马铃薯淀粉琼脂培养基上微弱生长。在含有0.1% NaF、0.1%脱氧胆酸钠、1.0%牛胆盐和0.032%甲基橙的培养基上微弱生长。在0.04%氯化三苯基四氮唑培养基上不生长。在含有2.0% NaCl、1.0%甘氨酸、0.02%藏红、0.001%亚砷酸钠、0.1%高锰酸钾、0.005%碱性品红、0.0005%结晶紫、0.1%詹纳斯绿、0.02%派洛宁或64 mg/mL 头孢哌酮的培养基上未观察到生长[42]。

【临床意义】 鸟类弯曲杆菌可从黑头鸥和淡水中分离,目前有1例免疫受损患者临床感染并引起菌血症的报道[43]。

***Campylobacter* 弯曲杆菌属参考文献**

Capnocytophaga 二氧化碳噬纤维菌属 Leadbetter et al., 1982

【词源和翻译】 "*Capnocytophaga*",新拉丁语阴性名词,由"*kapnos*"和"*Cytophaga*"两个词根组

成："*kapnos*"，希腊语名词，英文词义为"smoke"；"*Cytophaga*"，Winogradsky 在 1929 年命名的一个菌属，现翻译为"噬纤维菌"。"*Capnocytophaga*"，英文词义为"bacteria requiring carbon dioxide and related to the cytophagas"，表示与噬纤维菌属亲缘关系密切且需要二氧化碳的细菌，菌名翻译为"二氧化碳噬纤维菌属"。

C

一、分类学

二氧化碳噬纤维菌属隶属于拟杆菌门（Bacteroidetes）、黄杆菌纲（Flavobacteriia）、黄杆菌目（Flavobacteriales）、黄杆菌科（Flavobacteriaceae），模式菌种为黄褐二氧化碳噬纤维菌。

二、属的特征

二氧化碳噬纤维菌属是革兰氏阴性菌，主要形态为镰刀形、杆状和梭形，并带有锥形端或梭形端，具有多形性。直径 0.42～0.6 μm，长度 2.5～5.7 μm，无荚膜，无外鞘，无鞭毛，在固体培养基上靠"滑行"（表面移位）进行运动。尚未发现该菌属的静息状态。兼性厌氧，生长需 5%～10% CO_2，据报道，有些菌株在无 CO_2 的有氧环境下可生长，如 *Capnocytophaga gingivalis*，但原代分离菌和原代培养均需要 CO_2。血平板的基础成分影响细菌生长。为了在混合培养基中检测此细菌，应使用含有杆菌肽、多黏菌素 B、万古霉素和甲氧苄啶的选择性培养基，如马丁-路易斯琼脂。最适生长温度为 35～37 ℃。化能有机营养，发酵型细菌，碳水化合物可作为发酵底物和能量来源，葡萄糖主要发酵产物为醋酸和琥珀酸，伴有少量的异戊酸酯。可发酵复杂多糖如右旋糖酐、糖原、菊糖、淀粉等。但牙龈二氧化碳噬纤维菌可兼有呼吸型代谢，不液化琼脂，触酶阴性，不产生硫化氢和吲哚。触酶和氧化酶在不同的菌种中反应不同。β-半乳糖苷酶试验和联苯胺反应阳性。主要呼吸醌是 MK-6，细胞主要脂肪酸为 iso-$C_{15:0}$ 和 $C_{18:0}$。基因组 DNA G+C 含量为 34～44 mol%[1]。

三、属的临床意义

该菌属细菌在人类宿主和动物中均可发现，犬源性二氧化碳嗜纤维菌和狗咬二氧化碳嗜纤维菌是犬和猫口腔正常菌落的成分之一，其他二氧化碳嗜纤维菌属细菌可能是人体口腔正常菌群或牙菌斑的成分之一。许多患者有犬/猫咬伤或抓伤的病史，在犬/猫咬伤后（犬咬更多见），该菌可导致暴发性全身性感染，尤其是在无脾综合征、酗酒和免疫缺陷的人群中，感染轻重不一，重症包括休克、弥散性血管内凝血、肢端坏疽、散播性紫癜、肾衰竭、脑膜炎和肺部浸润[2]。

四、抗菌药物敏感性和感染用药

该菌属细菌通常对广谱头孢菌素类、碳青霉烯类、克林霉素、大环内酯类、四环素类和氟喹诺酮类抗菌药物敏感，但是对氨基糖苷类抗菌药物耐药。人类口腔中的二氧化碳噬纤维菌属细菌对大环内酯类耐药很常见，有时可出现多重耐药株。根据《ABX 指南》，对于严重的蜂窝织炎/全身性感染或心内膜炎，首选β-内酰胺/β-内酰胺酶抑制剂（如氨苄西林/舒巴坦 3 g 静脉注射，每 6 h 1 次），青霉素 200～400 mU 静脉注射，每 4 h 1 次（如果分离株不产β-内酰胺酶）；替代方案可采用头孢曲松 1～2 g 静脉注射，每 24 h 1 次或美罗培南 1 g 静脉注射，每 8 h 1 次；除上述药物外，可联合使用克林霉素 600 mg 静脉注射，每 8 h 1 次，特别是复杂性感染或免疫缺陷宿主的感染。对心内膜炎而言，还没有制订出很好的青霉素的替代方案。对于非心内膜炎的感染，疗程尚不明确，但多数专家推荐至少 14 d 的疗程。对于轻度蜂窝织炎/犬或猫咬伤，首选阿莫西林/克拉维酸 500 mg 口服，每天 3 次或 875 mg 口服，每天 2 次，或阿莫西林 500 mg 口服，每天 3 次。因为咬伤的病原体通常并不明确，常经验性使用阿莫西林/克拉维酸；替代方案为克林霉素 300 mg 口服，每天 4 次，或多西环素 100 mg 口服，每天 1 次；对于脑膜炎或脑脓肿，头孢曲松 2 g 静脉注射，每 12 h 1 次+氨苄西林 2 g 静脉注射，每 4 h 1 次，一些医生推荐在重症感染时联合使用抗生素，但在脑膜炎临床症状改善后可考虑简化为单药治疗(根据体外药敏试验的结果选用)，如亚胺培南/西司他丁 1 000 mg，每 6~8 h 1 次+克林霉素 600 mg 静脉注射，每 8 h 1 次(适用于产β-内酰胺酶的菌株感染或复数菌导致的脑脓肿)[2-3]。

五、属内菌种

Capnocytophaga canimorsus 狗咬二氧化碳噬纤维菌

Brenner et al., 1990

【词源和翻译】 "*canimorsus*"，新拉丁语名词属格，由"*canis-is*"和"*morsus-us*"两个词根组成："*canis-is*"，拉丁语名词，英文词义为"a dog"；"*morsus-us*"，拉丁语名词，英文词义为"bite, biting"。"*canimorsus*"，英文词义为"of a dog bite"，表示"犬咬的"，意指该菌在犬的口腔及引起犬咬后人的败血症，菌名翻译为"狗咬二氧化碳噬纤维菌"(编者注：*Capnocytophaga canimorsus* 与 *Capnocytophaga cynodegmi* 种名词义相同，均表示"of a dog bite"，但二者的临床意义存在差别，请注意区分)。

【临床意义】 狗咬二氧化碳噬纤维菌是犬和猫等动物的口腔定植微生物，人的感染主要与犬和猫接触或被犬和猫咬伤相关，感染后的主要表现为严重的败血症(易发于脾切除或酗酒者)，继发弥漫性血管内凝血、急性肾衰竭、呼吸窘迫综合征和休克等并发症，另外溶血性尿毒症综合征和血栓性血小板减少性紫癜也是可能的后遗症，同时还可引起脑膜炎、角膜炎和心内膜炎感染[4-5]。

Capnocytophaga canis 犬二氧化碳噬纤维菌

Renzi et al., 2016

【词源和翻译】 "*canis*"，新拉丁语名词属格，英文词义为"from dog"，表示来源于犬的，菌名翻译为"犬二氧化碳噬纤维菌"。

【临床意义】 犬二氧化碳噬纤维菌可能是犬和猫等动物的口腔定植微生物，尽管是 2016 年始发表现的新菌种，但已经有多例因犬咬、猫咬和猫抓伤引起败血症和休克的报道，故其可能是一种危险的人体病原体，应予以注意[6-9]。

Capnocytophaga cynodegmi 犬咬二氧化碳噬纤维菌

Brenner et al., 1990

【词源和翻译】 "*cynodegmi*"，新拉丁语名词属格，由"*kuôn kynos*"和"*dêgmos*"两个词根组成："*kuôn kynos*"，希腊语名词，英文词义为"dog"；"*dêgmos*"，希腊语名词，英文词义为"a bite"。"*cynodegmi*"，新拉丁语名词属格，英文词义为"of a dog bite"，表示"犬咬的"，意指该菌可分离于犬咬后人的伤口处，菌名翻译为"犬咬二氧化碳噬纤维菌"(编者注：狗咬二氧化碳噬纤维菌与犬咬二氧化碳噬纤维菌的种名词义相同，均表示"of a dog bite"，但二者的临床意义存在差别，请注意区分)。

【临床意义】 犬咬二氧化碳噬纤维菌是犬和猫等动物的口腔定植微生物，人的感染主要与犬和猫接触或被犬和猫咬伤相关，且主要分离于猫、犬咬伤后的局部伤口，而通常不引起全身感染[1-2]。

Capnocytophaga gingivalis 牙龈二氧化碳噬纤维菌

Leadbetter et al., 1982

【词源和翻译】 "*gingivalis*"，新拉丁语阴性形容词，由"*gingiva*"和"*-alis*"两个词根组成："*gingiva*"，拉丁语名词，英文词义为"gum"；"*-alis*"，拉丁语阴性后缀，英文词义为"pertaining to"。"*gingivalis*"，英文词义为"pertaining to the gums, gingiva"，即"与牙龈或齿龈有关的"，菌名翻译为"牙龈二氧化碳噬纤维菌"。

【临床意义】 牙龈二氧化碳噬纤维菌是人体口腔的正常菌群，但与牙周炎的关系尚不清楚，目前已报道可引起免疫功能正常或低下患者(尤指中性粒细胞缺乏患者)的败血症及心内膜炎、子宫内膜炎、骨髓炎、软组织感染、腹膜炎、眼部疾病和坏疽性口炎等内源性感染[2]。

Capnocytophaga granulosa 颗粒二氧化碳噬纤维菌

Yamamoto et al., 1994

【词源和翻译】 "*granulosa*"，新拉丁语阴性形容词，由"*granulum*"和"*-osa*"两个词根组成："*granulum*"，拉丁语名词，英文词义为"a small grain"；"*-osa*"，拉丁语阴性后缀，英文词义为"full of"。"*granulosa*"，

英文词义为"granular",即"颗粒的",菌名翻译为"颗粒二氧化碳噬纤维菌"。

【临床意义】 见牙龈二氧化碳噬纤维菌。

Capnocytophaga haemolytica 溶血二氧化碳噬纤维菌

Yamamoto et al., 1994

【词源和翻译】 "*haemolytica*",新拉丁语阴性形容词,由"*haema*"和"*lyticus-a-um*"两个词根组成:"*haema*",拉丁语名词,即希腊语名词"*haîma*",英文词义为"blood";"*lyticus-a-um*",新拉丁语形容词,源自希腊语形容词"*lutikos-ê-on*",英文词义为"able to loosen, able to dissolve"。"*haemolytica*",英文词义为"blood dissolving",即"溶血的",菌名翻译为"溶血二氧化碳噬纤维菌"。

【临床意义】 见牙龈二氧化碳噬纤维菌。

Capnocytophaga leadbetteri 利德比二氧化碳噬纤维菌

Frandsen et al., 2008

【词源和翻译】 "*leadbetteri*",新拉丁语阳性名词属格,源自美国微生物学家 E. R. Leadbetter 的名字(以纪念其作为第一作者描述和提出二氧化碳噬纤维菌属),由"Leadbetter"拉丁化而来,菌名翻译为"利德比二氧化碳噬纤维菌"。

【临床意义】 利德比二氧化碳噬纤维菌可能是人体口腔正常菌群,分离于儿童口腔中[10-11],暂无人类感染的报道。

Capnocytophaga ochracea 黄褐二氧化碳噬纤维菌

(Prévot et al., 1956) Leadbetter et al., 1982

【分类学评述】 该菌种在1956年被描述为"具核梭菌黄褐变种"(*Fusiformis nucleatus* var. *ochraceus*),在1972年被描述为"黄褐拟杆菌"(*Bacteroides ochraceus*)并于1980年被收录到《核准的细菌名称目录》,在1982年被重新分类为现在的黄褐二氧化碳噬纤维菌。

【词源和翻译】 "*ochracea*",新拉丁语阴性形容词,英文词义为"of the color of ochre",表示"赭色的",意指其在琼脂平板上生长的菌落色素为赭色,菌名翻译为"黄褐二氧化碳噬纤维菌"。

【临床意义】 见牙龈二氧化碳噬纤维菌。

Capnocytophaga sputigena 生痰二氧化碳噬纤维菌

Leadbetter et al., 1982

【词源和翻译】 "*sputigena*",新拉丁语阴性形容词,由"*sputum*"和"*-genus-a-um*"两个词根组成:"*sputum*",拉丁语名词,英文词义为"spit, sputum";"*-genus-a-um*",拉丁语后缀,源自拉丁语动词"*gigno*",英文词义为"born from"。"*sputigena*",英文词义为"sputum-produced",即"由痰液产生的",菌名翻译为"生痰二氧化碳噬纤维菌"。

【临床意义】 见牙龈二氧化碳噬纤维菌。

***Capnocytophaga* 二氧化碳噬纤维菌属参考文献**

Cardiobacterium 心杆菌属 Slotnick and Dougherty, 1964

【词源和翻译】 "*Cardiobacterium*",新拉丁语中性名词,由"*kardia*"和"*bacterium*"两个词根组:"*kardia*",希腊语名词,英文词义为"heart";"*bacterium*",拉丁语中性名词,英文词义为"small rod"。"*Cardiobacterium*",新拉丁语中性名词,英文词义为"bacterium of the heart",即"心脏(感染有关)的杆菌",菌名翻译为"心杆菌属"。

C

一、分类学

心杆菌属隶属于变形菌门(Proteobacteria)、γ-变形菌纲(Gammaproteobacteria)、心杆菌目(Cardiobacteriales)、心杆菌科(Cardiobacteriaceae),模式菌种为人心杆菌。

二、属的特征

心杆菌属是革兰氏阴性菌,但在菌体的膨大端或中心部位可保留结晶紫,直棒状伴有圆形末端,大小为(0.5~0.75) μm×(1.0~3.0) μm,偶有7.0~35.0 μm的长丝。具有多形性,菌体排列可呈单个、成对、短链和花环状。无动力,兼性厌氧,一些菌株的分离需要CO_2,除非提高湿度,需氧生长较差,生长于烛缸或厌氧条件下则不受湿度影响。最适生长温度为30~37 ℃。血平板上菌落光滑、凸起而不透明。化能有机营养,具有严格的发酵型代谢,在葡萄糖、果糖、山梨醇、甘露糖和蔗糖中产酸不产气。葡萄糖发酵的主要产物是乳酸,伴少量的丙酮酸盐、甲酸盐和丙酸盐。氧化酶阳性,触酶阴性,形成少量吲哚,不还原硝酸,在麦康凯琼脂上不生长,脲酶阴性,鸟氨酸脱羧酶阴性。该菌是人鼻腔的正常菌群,也可从细菌性心内膜炎患者的血液中分离得到。基因组DNA G+C含量为59~60 mol%[1]。

三、属的临床意义

心杆菌属细菌常寄居在人类口腔、鼻咽部,也可寄居在胃肠道和泌尿生殖道,可引起内源性感染,如感染性心内膜炎[1]。

四、抗菌药物敏感性和感染用药

心杆菌属属于HACEK细菌群,可采用CLSI M45中"HACEK菌:凝聚杆菌属(之前的嗜沫嗜血杆菌、副嗜沫嗜血杆菌、惰性嗜血杆菌都划入凝聚杆菌属)、伴放线放线杆菌、心杆菌属、侵蚀艾肯菌和金氏菌属MIC折点解释标准"进行药敏结果判读[2]。但由于该菌属细菌对营养要求苛刻,药敏试验难以在普通实验室开展。从现有的药敏试验数据来看,人心杆菌和瓣膜心杆菌对包括青霉素在内的多种抗生素敏感,极少产生β-内酰胺酶[3]。

五、属内菌种

Cardiobacterium hominis 人心杆菌

Slotnick and Dougherty, 1964

【词源和翻译】 "*hominis*",拉丁语名词属格,英文词义为"of a human being, of a man",即"人的",菌名翻译为"人心杆菌"。

【临床意义】 人心杆菌是正常人体鼻腔部菌群,有引起急性泪囊炎和泪囊脓肿及感染性心内膜炎的报道[4-5]。

Cardiobacterium valvarum 瓣膜心杆菌

Han et al., 2004

【词源和翻译】 "*valvarum*",拉丁语复数名词属格,词根为"*valva*":"*valva*",拉丁语阴性名词,英文词义为"a folding-door, referring to the heart valve"。"*valvarum*",英文词义为"of heart valves",即"心瓣膜的",菌名翻译为"瓣膜心杆菌"。

【临床意义】 瓣膜心杆菌是人体正常口腔菌群,与牙周病相关,且主要引起牙源性的感染性心内膜炎[6]。

***Cardiobacterium* 心杆菌属参考文献**

Catabacter 触酶杆菌属 Lau et al., 2014

【词源和翻译】 "*Catabacter*",新拉丁语阳性名词,由"*cata-*"和"*bacter*"两个词根组成:"*cata-*",新拉丁语,即"*catalase-positive*"的缩写,源自希腊语"*kata*",英文词义为"down";"*bacter*",新拉丁语阳性名词,英文词义为"rod"。"*Catabacter*",英文词义为"catalase-positive rod",即"触酶阳性的杆(菌)",菌名翻译为"触酶杆菌属"。

C

一、分类学

触酶杆菌属隶属于厚壁菌门(Firmicutes)、梭菌纲(Clostridia)、梭菌目(Clostridiales)、触酶杆菌科(Catabacteriaceae),模式菌种香港触酶杆菌为目前属内唯一菌种[1]。

二、属的特征

触酶杆菌属是革兰氏阳性球杆菌或直杆菌,触酶阳性、有鞭毛、有动力、专性厌氧,可在绵羊血平板上生长,不溶血,不产生吲哚,不还原硝酸盐。基因组 DNA G+C 含量为 40.2 mol%[1]。

三、属内菌种

Catabacter hongkongensis 香港触酶杆菌

Lau et al., 2014

【词源和翻译】 "*hongkongensis*",新拉丁语阳性/阴性形容词,源自首次分离该菌的地名"香港"(Hong Kong),由"Hong Kong"拉丁化而来,菌名翻译为"香港触酶杆菌"。

【临床意义】 香港触酶杆菌是环境微生物,可从污染严重的水源中分离得到,可出现在人类肠道菌群中,也可以引起菌血症和败血症等,病死率高,大多数患者有基础疾病,多数是胃肠道疾病,如阑尾穿孔和肠穿孔继发的菌血症、结肠癌感染等[1-5]。

【抗菌药物敏感性和感染用药】 有资料显示香港触酶杆菌对青霉素和头孢噻肟耐药,对阿莫西林、阿莫西林/克拉维酸、哌拉西林/他唑巴坦、美罗培南、克林霉素、万古霉素、氯霉素、甲硝唑均敏感[2],供参考。

Catabacter 触酶杆菌属参考文献

Catenibacterium 链形杆菌属 Kageyama and Benno, 2000

【词源和翻译】 "*Catenibacterium*",新拉丁语中性名词,由"*catena*"和"*bacterium*"两个词根组成:"*catena*",拉丁语名词,英文词义为"chain";"*bacterium*",拉丁语中性名词,英文词义为"a small rod"。"*Catenibacterium*",英文词义为"chain rodlet",表示"呈链状排列的杆菌",菌名翻译为"链形杆菌属"[编者注:本菌与链杆菌属(*Streptobacillus*)的词源相近,请注意区别]。

C

一、分类学

链形杆菌属隶属于梭杆菌门(Fusobacteria)、丹毒丝菌纲(Erysipelotrichia)、丹毒丝菌目(Erysipelotrichales)、丹毒丝菌科(Erysipelotrichaceae),模式菌种为三冈链形杆菌[1]。

二、属的特征

链形杆菌属是革兰氏阳性专性厌氧菌,呈链状排列,无芽孢。葡萄糖的酵解产物是醋酸、乳酸、丁酸和异丁酸。细胞壁含有(*L*-丙氨酸)-*D*-谷氨酸-内消旋-二氨基庚二酸肽亚基的 A1c 型肽聚糖。该菌属是革兰氏阳性菌中梭状芽孢杆菌的一种,与链状乳酸杆菌(*Lactobacillus catenaformis*)和小牛乳酸杆菌(*Lactobacillus vitulinus*)有密切的系统关系。基因组 DNA G+C 含量为 36~39 mol%[1-2]。

三、属内菌种

***Catenibacterium mitsuokai* 三冈链形杆菌**

Kageyama and Benno, 2000

【词源和翻译】 "*mitsuokai*",新拉丁语阳性名词属格,源自日本微生物学家 K. Mitsuoka 的名字,由"Mitsuoka"拉丁化而来,菌名翻译为"三冈链形杆菌"。

【临床意义】 三冈链形杆菌可能是人体肠道的正常菌群,可分离于人类粪便标本中,暂未有临床分离的报道[1-2]。

【抗菌药物敏感性和感染用药】 目前暂无三冈链形杆菌的药敏试验方法和感染用药资料。从系统发育关系来看,三冈链形杆菌隶属于丹毒丝菌科且与猪红斑丹毒丝菌(*Erysipelothrix rhusiopathiae*)具有较近的亲缘关系,故对于链形杆菌属的临床感染,理论上可参考猪红斑丹毒丝菌的感染用药和药敏试验方案,以及 CLSI M45 中"猪红斑丹毒丝菌的 MIC 折点解释标准"的药敏判读方法。尽管暂无三冈链形杆菌对万古霉素的药敏资料,但在丹毒丝菌科,有猪红斑丹毒丝菌、线形霍尔德曼菌(*Holdemania filiformis*)和乳酸杆菌属(*Lactobacillus*)菌株对万古霉素耐药的报道[1],故存在万古霉素耐药的可能,供参考。

***Catenibacterium* 链形杆菌属参考文献**

Cedecea 西地西菌属 Grimont et al., 1981

【词源和翻译】 "*Cedecea*",新拉丁语阴性名词,源自美国疾病与预防控制中心(Centers for Disease Control)的缩写 CDC,菌名翻译为"西地西菌属"。

一、分类学

西地西菌属隶属于变形菌门(Proteobacteria)、γ-变形菌纲(Gammaproteobacteria)、肠杆菌目(Enterobacteriales)、肠杆菌科(Enterobacteriaceae),模式菌种为戴维斯(戴氏)西地西菌[1-2]。

二、属的特征

西地西菌属是革兰氏阴性杆菌,大小为(0.6~0.7) μm×(1.3~1.9) μm,符合肠杆菌科的一般定义。

有动力,有5~9根大鞭毛,15 ℃、20 ℃、37 ℃条件下均可生长。兼性厌氧,发酵葡萄糖产酸,通常也产气,触酶阳性,反应强而快,氧化酶阴性,可还原硝酸盐为亚硝酸盐,大多数菌株脂酶阳性,DNA酶和明胶酶阴性,不产色素。基因组DNA G+C含量为48~52 mol%[1-2]。

三、属的临床意义

西地西菌属在临床标本中常呈寄生或与其他细菌的共生状态,多为条件致病菌,主要引起免疫功能不全患者感染。急性感染包括肺炎和菌血症,慢性感染包括口腔溃疡、皮肤溃疡、眼眶蜂窝织炎和腹膜炎等[1-2]。

四、抗菌药物敏感性和感染用药

西地西菌隶属于肠杆菌目,理论上可参照临床常见肠杆菌目细菌的感染治疗方案。常规药敏试验包括K-B法和MIC法,具体可采用CLSI M100中"肠杆菌科目细菌抑菌圈直径及MIC折点解释标准"进行药敏结果判读[3]。但需要注意的是,西地西菌临床分离株对氨苄西林、头孢噻吩、头孢西丁、头孢唑林和头孢他啶等抗菌药物表现出高频率的耐药,甚至有产金属酶和对四代头孢及碳青霉烯类等抗菌药物耐药的多重耐药菌株的临床分离报道[1-2]。

五、属内菌种

Cedecea davisae 戴维斯(戴氏)西地西菌

Grimont et al., 1981

【词源和翻译】 "*davisae*",新拉丁语阴性名词属格,源自美国细菌学家Betty Davis的名字(以纪念其在肠杆菌科和弧菌科细菌的生化与血清学鉴定方面的杰出贡献),由"Davis"拉丁化而来,菌名翻译为"戴维斯西地西菌",亦简译为"戴氏西地西菌"。

【临床意义】 戴维斯(戴氏)西地西菌是一种罕见病原菌,可从患者的痰液、血液、阴囊肿瘤和皮肤溃疡等标本中分离得到,常见于心脏病、糖尿病、乙醇中毒及肾衰竭等患者[4-5]。

Cedecea lapagei 拉帕西地西菌

Grimont et al., 1981

【词源和翻译】 "*lapagei*",新拉丁语阳性名词属格,源自英国细菌学家Stephen Lapage的名字(以纪念其在肠杆菌科、细菌系统分类学,特别是编写《国际原核生物命名法》做出的贡献),菌名翻译为"拉帕西地西菌"。

【临床意义】 拉帕西地西菌是一种少见病原菌,有引起细菌性腹膜炎、伤口感染、肺炎和败血症的报道[6-7]。

Cedecea neteri 耐特西地西菌

Farmeret al., 1983

【词源和翻译】 "*neteri*",新拉丁语阳性名词属格,由"Neter"拉丁化而来,英文词义为"of Neter",源自美国微生物学家Erwin Neter的名字(以纪念其在肠杆菌科特别是在人类疾病中所起作用方面的突出贡献),菌名翻译为"耐特西地西菌"。

【临床意义】 耐特西地西菌可能是一种罕见病原菌,目前有1例尿路感染和1例血流感染的报道[8-9]。

Cedecea 西地西菌属参考文献

Cellulomonadaceae 纤维单胞菌科 Stackebrandt and Prauser, 1991

【词源和翻译】 "Cellulomonadaceae",新拉丁语阴性名词属格,源自模式菌属"纤维单胞菌属"(*Cellulomonas*),由属名"*Cellulomonas*"和科名尾缀"-aceae"组成,科名翻译为"纤维单胞菌科"。

一、分类学

纤维单胞菌科隶属于放线菌门(Actinobacteria)、放线菌纲(Actinobacteria)、微球菌目(Micrococcales),模式菌属为纤维单胞菌属。该科包括纤维单胞菌属、厄氏菌属(*Oerskovia*)和养障体属(*Tropheryma*),以及 2 个暂定属(*Actinotalea* 和 *Demequina*)[1]。

二、科的特征

纤维单胞菌科是革兰氏阳性菌,但很多陈旧菌株革兰氏染色为阴性。形态多样,在对数生长后期,可出现长度不等的细长不规则杆状,可出现营养菌丝体,菌丝体最老的部分可破裂成大小不同的片段。不形成气生菌丝。通过一根或几根极鞭毛,或次极鞭毛与周鞭毛运动,有些菌种无动力。兼性厌氧,可利用各种碳水化合物产酸。有些菌株生成乳酸和(或)醋酸作为葡萄糖异生的主要酸性中间产物。葡萄糖可通过糖酵解途径和磷酸己糖支路进行降解。细胞壁不存在分枝菌酸和诊断性全细胞糖。肽聚糖的交联为 A 型。诊断氨基酸是鸟氨酸或赖氨酸。肽间桥包含天冬氨酸或谷氨酸。主要的脂肪酸是 12-甲基十四烷酸。主要的类异戊二烯醌是 MK-9(H_4)。细胞壁不存在磷壁酸。有些菌种耐寒、耐盐、耐碱。基因组 DNA G+C 含量为 68~76 mol%[2]。

Cellulomonadaceae 纤维单胞菌科参考文献

Cellulomonas 纤维单胞菌属 Bergey et al., 1923

【词源和翻译】 "*Cellulomonas*",新拉丁语阴性名词,由"*cellulosum*"和"*monas*"两个词根组成:"*cellulosum*",新拉丁语名词,英文词义为"cellulose";"*monas*",拉丁语阴性名词,英文词义为"a unit,monad"。"*Cellulomonas*",英文词义为"cellulose monad",即"纤维单胞菌",菌名翻译为"纤维单胞菌属"。

一、分类学

纤维单胞菌属隶属于放线菌门(Actinobacteria)、放线菌纲(Actinobacteria)、微球菌目(Micrococcales)、纤维单胞菌科(Cellulomonadaceae),模式菌种为产黄纤维单胞菌(*Cellulomonas flavigena*)。

二、属的特征

纤维单胞菌属是革兰氏阳性菌,但菌体易脱色,幼稚培养为纤细不规则的杆状,大小为(0.3~0.7) μm×(1.0~4.0) μm 或更大,直的、成角的或微弯曲,有的杆菌互相排列成“V”形,偶尔呈初级分枝,菌丝体是由一个种产生的。1 周或以上的陈旧培养菌主要为短杆状,但一小部分可呈球状。无芽孢,不抗酸,由一根极鞭毛或次极鞭毛与少数侧鞭毛运动,或不运动。细胞壁肽聚糖含鸟氨酸;肽聚糖中二羧酸是谷氨酸或天冬氨酸,主要异戊二烯醌是含有 9 个异戊二烯单位的四氢化醌[MK-9(H_4)]。细胞壁多糖中不以半乳糖为主要成分。需氧,但多数菌株在厌氧环境也可生长,最适生长温度为 30 ℃。在中性 pH 的胨-酵母浸膏培养基上可适度生长,形成白色或黄色的凸起菌落。化能有机营养,代谢主要为呼吸型,也有发酵型,多数菌株可需氧性或厌氧性地利用葡萄糖产酸。触酶阳性,分解纤维素,水解淀粉和明胶(弱),还原硝酸盐为亚硝酸盐,产生 DNA 酶。生长需要生物素(biotin)和硫胺素(thiamin)。在基因分类上属于微球菌属的成员。基因组 DNA G+C 含量为 68.5~76 mol%[1]。

三、属的临床意义

纤维单胞菌属可分离于各种环境标本,包括土壤、肥料、腐烂的植物、啤酒厂污水和氢氧化铝凝胶标本,有认为纤维单胞菌是一种可引起人急性感染的罕见病原菌,可引起人的菌血症、伤口感染和胆囊炎等,也有观点认为,由于厄氏菌属(*Oerskovia*)、纤维单胞菌属和纤维微菌属(*Cellulosimicrobium*)等通过表型特征难以区分,其属内菌种的临床意义还有待于进一步评估[1-3]。

四、抗菌药物敏感性和感染用药

纤维单胞菌是一种革兰氏阳性不规则的棒杆菌,可按 CLSI M45 中“棒杆菌(包括白喉棒杆菌)MIC 折点解释标准”进行药敏结果判读。从现有的资料来看,纤维单胞菌对利福平、四环素和万古霉素敏感,供参考[1-4]。

五、属内菌种

Cellulomonas cellulans 纤维素纤维单胞菌

(Metcalf and Brown, 1957) Stackebrandt and Keddie, 1988

【分类学评述】 该菌种已被重新分类为纤维微菌属,见纤维化纤维微菌(*Cellulosimicrobium cellulans*)。

Cellulomonas denverensis 丹佛纤维单胞菌

Brown et al., 2005

【词源和翻译】 “*denverensis*”,新拉丁语阳性/阴性形容词,源自首次分离该菌的地名“丹佛”(Denver),由“Denver”拉丁化而来,菌名翻译为“丹佛纤维单胞菌”。

【临床意义】 丹佛纤维单胞菌可能是一种低毒性的机会致病菌,有引起血流感染的报道[5]。

Cellulomonas fermentans 发酵纤维单胞菌

Bagnara et al., 1985

【分类学评述】 该菌种已被重新分类为放线纤丝菌属(*Actinotalea*),见发酵放线纤丝菌(*Actinotalea fermentans*)。

Cellulomonas hominis 人型纤维单胞菌

Funke et al., 1996

【词源和翻译】 “*hominis*”,拉丁语名词属格,英文词义为“of man”,指 1996 年 Funke 等描述的菌株是来源于人类而不是来源于环境,菌名翻译为“人型纤维单胞菌”。

【临床意义】 人型纤维单胞菌可能是一种低毒性的机会致病菌,有从环境和脑脊液中分离的报道[6-7]。

Cellulomonas humilata 土生纤维单胞菌

(Gledhill and Casida, 1969) Collins and Pascual, 2000

【分类学评述】 该菌种在 1969 年被描述为“土生放线菌”(*Actinomyces humiferus*),并于 1980 年被收录到《核准的细菌名称目录》,基名即土生放线菌。在2000年,该菌种被重新分类并命名为现在的土生纤维单胞菌,并且在菌名拼写方面,种名加词由"*humiferus*"变为现在的"*humilata*"。

【词源和翻译】 "*humilata*",新拉丁语阴性形容词,由"*humus*"和"*latus-a-um*"两个词根组成:"*humus*",拉丁语名词,英文词义为"soil";"*latus-a-um*",拉丁语分词形容词,英文词义为"borne"。"*humilata*",英文词义为"soil-borne",即"土生的",菌名翻译为"土生纤维单胞菌"。

【临床意义】 土生纤维单胞菌可能是一种环境菌,不引起人的感染[1-2]。

Cellulomonas massiliensis 马西利亚纤维单胞菌

Lagier et al., 2015

【分类学评述】 该菌种在2012年即被描述,2015年正式被国际原核生物系统学委员会批准。

【词源和翻译】 "*massiliensis*",新拉丁语阳性/阴性形容词,源自菌株分离地马赛(Marseille)的旧称马西利亚(Massilia),菌名翻译为"马西利亚纤维单胞菌"。

【临床意义】 马西利亚纤维单胞菌分离于人的粪便,可能与人的感染无关[8]。

Cellulomonas turbata 骚动纤维单胞菌

(Erikson, 1954) Stackebrandt et al., 1983

【分类学评述】 该菌种已被重新分类为厄氏菌属(*Oerskovia*),见骚动厄氏菌(*Oerskovia turbata*)。

***Cellulomonas* 纤维单胞菌属参考文献**

Cellulosimicrobium 纤维微菌属 Schumann et al., 2001

【词源和翻译】 "*Cellulosimicrobium*",新拉丁语中性名词,由"*cellulosum*"和"*microbium*"两个词根组成:"*cellulosum*",新拉丁语名词,英文词义为"cellulose";"*microbium*",新拉丁语名词,英文词义为"microbe"。"*Cellulosimicrobium*",英文词义为"cellulose microbe",表示"纤维糖菌",菌名翻译为"纤维微菌属"。

一、分类学

纤维微菌属隶属于放线菌门(Actinobacteria)、放线菌纲(Actinobacteria)、微球菌目(Micrococcales)、原小单孢菌科(Promicromonosporaceae),模式菌种为纤维化纤维微菌[1]。

二、属的特征

纤维微菌属是革兰氏阳性菌,但菌体极易脱色,在幼稚培养中可产生基体菌丝,而后形成不规则弯曲的和棒状的杆状体,可呈"V"形。培养基消耗完后,棒状体变短,甚至变成球状菌体。无芽孢,不抗酸,动力阳性或阴性。化能有机营养,代谢主要类型为呼吸型,兼性厌氧,可利用碳水化合物产酸,触酶阳性,硝酸盐还原阳性或阴性。分解纤维素。肽聚糖含赖氨酸,多肽桥含有*D*-Ser-*D*-Asp或*L*-Thr-*D*-Asp,肽聚糖交联为A4α型。主要脂肪酸是anteiso-$C_{15:0}$、iso-$C_{15:0}$、iso-$C_{16:0}$和anteiso-$C_{17:0}$。菌体均含有半乳糖、鼠李糖、葡萄糖、海藻糖、甘露糖、半乳糖和核糖,有一种菌株仅含半乳糖。基因分类上属于原小单孢菌科的成员。基因组DNA G+C含量为72.9~76.5 mol%[1-2]。

三、属的临床意义

纤维微菌属可分离于土壤、海洋海绵、温泉、雪水和动物肠道内，也可以引起人的感染，包括菌血症、导管相关性血流感染和心内膜炎等异物相关性感染，但临床分离报道较为少见。也有观点认为，由于厄氏菌属（*Oerskovia*）、纤维单胞菌属（*Cellulomonas*）和纤维微菌属等通过表型特征难以区分，故属内菌种的临床意义还有待于进一步评估[1-4]。

四、抗菌药物敏感性和感染用药

纤维微菌属临床分离少见，目前尚无其抗感染治疗方案的权威资料。作为一种革兰氏阳性不规则的棒形菌（coryneform），该菌属的部分菌种是由纤维单胞菌和厄氏菌分类而来，故理论上可参考 CLSI M45 中“棒杆菌属细菌（包括白喉棒杆菌）MIC 折点解释标准”进行药敏结果判读[5]。现有的资料显示，纤维化纤维微菌模式菌株对阿米卡星和环丙沙星耐药，对复方磺胺甲噁唑敏感；而芬克纤维微菌临床分离株对亚胺培南敏感，对复方磺胺甲噁唑耐药，供参考[2-4]。

五、属内菌种

***Cellulosimicrobium cellulans* 纤维化纤维微菌**

（Metcalf and Brown，1957）Schumann et al.，2001

【分类学评述】 该菌种在 1957 年被描述为“纤维化诺卡菌”（*Nocardia cellulans*）并于 1980 年被收录到《核准的细菌名称目录》，在 1988 年被描述为纤维素纤维单胞菌（*Cellulomonas cellulans*），在 1972 年被描述为“解黄嘌呤厄氏菌”（*Oerskovia xanthineolytica*）（后发现其与纤维素纤维单胞菌为同一菌种），在 2001 年被分类为现在的纤维化纤维微菌。

【词源和翻译】 “*cellulans*”，新拉丁语分词形容词，英文词义为“cell-making”，菌名翻译为“纤维化纤维微菌”。

【临床意义】 纤维化纤维微菌为放线菌噬菌体 O_5 和 O_{13} 的宿主，可从流产、早产和怀孕中期马的胎儿组织或胎盘中分离得到，被认为是免疫缺陷患者慢性舌溃疡的病原体[1-2]。

***Cellulosimicrobium funkei* 芬克纤维微菌**

Brown et al.，2006

【词源和翻译】 “*funkei*”，新拉丁语阳性名词属格，源自微生物学家 Guido Funke 的名字（以纪念其在黄色棒杆菌多相分类研究中的贡献），由“Funke”拉丁化而来，菌名翻译为“芬克纤维微菌”。

【临床意义】 芬克纤维微菌可从临床标本中分离得到，尽管分离部位提示该菌可能引起侵袭性感染，但由于病史不明，故临床意义并不明确。另有通过分子生物学方法发现，一些通过表型方法鉴定的骚动厄氏菌（*Oerskovia turbata*）实际为芬克纤维微菌[3]。

***Cellulosimicrobium* 纤维微菌属参考文献**

Chlamydiaceae 衣原体科 Rake，1957

【词源和翻译】 “Chlamydiaceae”，新拉丁语阴性复数名词属格，源自模式菌属“衣原体属”（*Chlamydia*），由属名“*Chlamydia*”和科名尾缀“-aceae”组成，科名翻译为“衣原体科”。

一、分类学

衣原体科隶属于衣原体门(Chlamydiae)、衣原体纲(Chlamydiia)、衣原体目(Chlamydiales)、衣原体科(Chlamydiaceae),模式菌属为衣原体属,其也是科内唯一菌属。在1999年,Everett等曾建议将衣原体科分为衣原体属和嗜衣原体属两个属,其中嗜衣原体属包括流产嗜衣原体(*Chlamydophila abortus*)、豚鼠嗜衣原体(*Chlamydophila caviae*)、猫嗜衣原体(*Chlamydophila felis*)、畜群嗜衣原体(*Chlamydophila felis*)、肺炎嗜衣原体(*Chlamydophila pneumoniae*)和鹦鹉热嗜衣原体(*Chlamydophila psittaci*)五个种,但由于该新属未得到国际原核生物系统学委员会的认可,2006年已取消该属名[1]。

C

二、科的特征

见衣原体属。

Chlamydiaceae 衣原体科参考文献

Chlamydia 衣原体属 Jones et al., 1945

【词源和翻译】 “*Chlamydia*”,新拉丁语阴性名词,英文词义为“a cloak”,表示“外衣”,菌名翻译为“衣原体属”。

一、分类学

衣原体属隶属于衣原体门(Chlamydiae)、衣原体纲(Chlamydiia)、衣原体目(Chlamydiales)、衣原体科(Chlamydiaceae),模式菌种为沙眼衣原体[1-2]。

二、属的特征

衣原体属是革兰氏阴性菌,球形,无动力,直径0.2~1.5 μm,严格胞内寄生菌。在宿主细胞胞质中连膜的空泡(包涵体)内以二分裂方式繁殖,有独特的发育周期。具有原体和网状体两种不同形态。原体在宿主细胞外较稳定,但代谢不活跃;而网状体作为宿主细胞内的繁殖型,代谢活跃,但不能在细胞外存活。原体通过吞饮作用进入易感细胞后,由宿主细胞膜包绕形成空泡,进一步在空泡内发育形成网状体,并以二分裂方式增殖,继而形成子代原体。子代原体成熟后从细胞中释出,并开始新的发育周期。原体直径0.2~0.4 μm,含有电子致密的核质和少数核蛋白体,由坚硬的三层壁围绕,具有感染性。网状体直径0.6~1.5 μm,不如原体致密,具有纤维状的核质和较多的核蛋白体,有较薄和较柔软的三层壁,网状体对细胞的感染性尚未证明。细胞壁在构造和成分上与其他革兰氏阴性菌的细胞壁类似,但胞壁酸缺乏或极少,有属特异性,含有2-酮-3-脱氧辛酸样物质的脂多糖抗原。原体和网状体壁的内表面上有规则排列的六角形亚单位,而在外表面上则布满六角形的半球状凸出。衣原体依靠宿主化合物和低分子量的中间代谢物合成自身的DNA、RNA和蛋白质及特异的小分子物质。基因组在所有原核细胞中最小。基因组 DNA G+C 含量为 39~45 mol%[1-2]。

三、属的临床意义

衣原体属是一种严格胞内寄生菌，可引起人、其他哺乳动物和鸟类的各种疾病。沙眼衣原体、肺炎衣原体和鹦鹉热衣原体是该菌属中最具有临床意义的种。沙眼衣原体可导致沙眼、性病淋巴肉芽肿(lymphogranuloma venereum，LGV)，以及子宫颈炎、尿道炎、盆腔炎和附睾炎等。肺炎衣原体可引起上呼吸道的咽炎、鼻窦炎、喉炎、支气管炎和肺炎等，以及中枢神经系统的吉兰-巴雷综合征、皮肤结节红斑、哮喘病情恶化(儿童和成人)、中耳炎和心内膜炎(罕见)。鹦鹉热衣原体是流行性鸟类衣原体病和哺乳动物流行病的病原体，可引起肺部感染、心包炎、心肌炎和感染性心内膜炎等[3]。

四、抗菌药物敏感性和感染用药

由于缺乏标准化的微生物药敏试验方法，且体外抗微生物药物敏感性有时并不能准确预测临床疗效，因而治疗衣原体感染的微生物药物耐药性和临床治疗失败的风险评估受到了限制。因此，衣原体的微生物药敏试验目前仅用于某些科研实验室，极少应用于临床。通常，四环素类、大环内酯类、氟喹诺酮类和利福平是治疗衣原体的常用药物[3-4]，而对于沙眼衣原体、肺炎衣原体和鹦鹉热衣原体感染，其具体的感染用药方案见相关菌种的描述。

五、属内菌种

Chlamydia abortus 流产衣原体

(Everett et al., 1999) Sachse et al., 2015

【分类学评述】 该菌种的菌株曾被作为鹦鹉热衣原体而被描述。

【词源和翻译】 "*abortus*"，拉丁语名词属格，即"流产"，因该菌感染牛、羊等动物后可引起流产而得名，菌名翻译为"流产衣原体"。

【临床意义】 流产衣原体主要宿主是反刍动物，是绵羊或山羊晚期流产和胎儿死亡的常见原因，也可以导致马或猪等其他哺乳动物的流产，与公牛的精囊炎和不育有关，但在流产牛中比较少见。人的感染，多与接触被流产衣原体感染的动物有关，感染症状包括局限性的呼吸道症状和全身症状等，如果感染的对象是孕妇，则可能在全身症状后继发流产[2, 5-6]。产科医生如在全面了解孕妇病史基础上考虑诊断流产衣原体感染，则应该尽早使用抗生素治疗并采取剖宫产的分娩方式[3]。

【抗菌药物敏感性和感染用药】 理论上可参考鹦鹉热衣原体的感染用药方案。

Chlamydia caviae 豚鼠衣原体

(Everett et al., 1999) Sachse et al., 2015

【分类学评述】 该菌种菌株曾被作为鹦鹉热衣原体而被描述，在 1999 年被分类为"猫嗜衣原体"(*Chlamydophila felis*)，而在 2015 年被分类为现在的豚鼠衣原体。

【词源和翻译】 "*caviae*"，新拉丁语名词属格，即"豚鼠的"，因该菌株分离自豚鼠而得名，菌名翻译为"豚鼠衣原体"。

【临床意义】 豚鼠衣原体主要分离于豚鼠结膜，可引起豚鼠的滤泡性结膜炎和间质性角膜炎，有引起人的社区获得性肺炎的报道，且传播途径不明[2, 7-8]。

【抗菌药物敏感性和感染用药】 理论上可参考鹦鹉热衣原体的感染用药方案。

Chlamydia felis 猫衣原体

(Everett et al., 1999) Sachse et al., 2015

【分类学评述】 该菌种菌株曾被作为鹦鹉热衣原体而被描述，在 1999 年被分类为"猫嗜衣原体"，而在 2015 年被分类为现在的猫衣原体。

【词源和翻译】 "*felis*"，拉丁语名词属格，英文词义为"of the cat"，因该菌种的主要宿主为家猫而得名，菌名翻译为"猫衣原体"。

【临床意义】 猫衣原体引起猫的结膜炎，也有接触感染的宠物而引起人结膜炎的报道[9-10]。

【抗菌药物敏感性和感染用药】 理论上可参考鹦鹉热衣原体的感染用药方案。

Chlamydia muridarum 鼠类衣原体

(Everett et al., 1999) Sachse et al., 2015

【分类学评述】 该菌种菌株曾被作为鹦鹉热衣原体而被描述，在 1999 年被分类为"鼠类嗜衣原体"，而在 2015 年被分类为现在的鼠类衣原体。

【词源和翻译】 "*muridarum*"，新拉丁语复数名词属格，英文词义为"of the Muridae"，即"鼠科的"，因该菌的主要宿主为鼠科动物（如老鼠、仓鼠等）而得名，菌名翻译为"鼠类衣原体"。

【临床意义】 鼠类衣原体可引起鼠类的肺炎，也有研究认为其与鼠类的胃肠道和生殖道感染有关[11]，目前尚未有人致病性相关的报道[2]。

【抗菌药物敏感性和感染用药】 理论上可参考鹦鹉热衣原体的感染用药方案。

Chlamydia pecorum 畜群衣原体

Fukushi and Hirai, 1992

【分类学评述】 该菌种在 1999 年被分类为"畜群嗜衣原体"（*Chlamydophila pecorum*），而在 2015 年又被重新分类为现在的畜群衣原体。

【词源和翻译】 "*pecorum*"，拉丁语复数名词属格，英文词义为"of flocks of sheep or herds of cattle"，即"牛群或羊群的"，意指该菌的主要宿主为羊群或牛群，菌名翻译为"畜群衣原体"。

【临床意义】 畜群衣原体可从反刍动物、猪和考拉中分离得到，在健康宿主动物的黏膜上也可分离得到，可引起反刍动物的乙型脑炎、多发性关节炎、肺炎、肠炎和生殖器感染，同时还可引起考拉的泌尿生殖道感染和不育症等，目前尚未有人致病性相关的报道[2]。

【抗菌药物敏感性和感染用药】 理论上可参考鹦鹉热衣原体的感染用药方案。

Chlamydia pneumoniae 肺炎衣原体

Grayston et al., 1989

【分类学评述】 该菌种在 1999 年被分类为"肺炎嗜衣原体"（*Chlamydophila pneumoniae*），而在 2015 年又被重新分类为现在的肺炎衣原体。

【词源和翻译】 "*pneumoniae*"，新拉丁语名词属格，词根为"*pneumonia*"："*pnevmonia*"，希腊语名词，英文词义为"disease of the lungs, pneumonia (inflammation of the lungs)"。"*pneumoniae*"，英文词义为"of pneumonia"，菌名翻译为"肺炎衣原体"。

【临床意义】 肺炎衣原体是呼吸道感染的重要病原，可引起咽炎（1%）、鼻窦炎（5%）、支气管炎（5%~10%）和社区获得性肺炎（5%~15%）。需要指出的是，由肺炎衣原体引起的社区获得性肺炎，其症状常不典型，表现为上呼吸道感染的症状（鼻炎和喉炎）、咳嗽和斑片状渗出影，起病缓慢且症状迁延，咳嗽持续常超过 2 周；再感染时症状较轻，也有无症状咽部携带者报道（少见）。除呼吸道感染外，肺炎衣原体还可以引起哮喘病情恶化（儿童和成人）、中耳炎、皮肤结节红斑、中枢神经系统感染和心内膜炎（罕见）等。另有研究认为肺炎衣原体与心血管疾病相关，但在心血管病发病机制中的作用仍不明确[2-4]。

【抗菌药物敏感性和感染用药】 由肺炎衣原体引起的咽炎和支气管炎，不需要使用抗生素，而通常只在肺炎衣原体肺炎时，才具有抗生素的使用指征。其他情况，如鼻窦炎，症状持续超过 7~10 d 时需要治疗。临床资料显示，所有 β-内酰胺类药物、复方磺胺甲噁唑或其他磺胺类药物等，对于肺炎衣原体肺炎的治疗均无效。对于肺炎衣原体肺炎，一般使用大环内酯类药物，推荐的用药方案包括：红霉素 250~500 mg 口服，每天 4 次×（10~14 d）。克拉霉素 500 mg 口服，每天 2 次×（10~14 d）或阿奇霉素（希舒美，Zithromax）250~500 mg 口服，每天 1 次×10 d；多西环素 100 mg 口服，每天 2 次×（10~14 d）。氟喹诺酮类：左氧氟沙星（Levaquin）750 mg 口服/静脉注射，每 24 h 1 次；莫西沙星（Avelox）400 mg 口服/静脉注射，每 24 h 1 次×（10~14 d）。其他体外药敏试验证实有抗菌活性的药物还有四环素和多西环素[4]。

Chlamydia psittaci 鹦鹉热衣原体

(Lillie, 1930) Page, 1968

【分类学评述】 该菌种在 1930 年被描述为"鹦鹉热立克次体"（*Rickettsia psittaci*），在 1945 年被描述为"鹦鹉热埃里希体"（*Ehrlichia psittaci*），在 1968 年被描述为"鹦鹉热衣原体"并于 1980 年被收录到《核准的细菌名称目录》，在 1999 年被分类为"鹦鹉热嗜衣原体"（*Chlamydophila psittaci*），而在 2015 年又被重新分类为现在的鹦鹉热衣原体。

【词源和翻译】 "*psittaci*"，拉丁语名词属格，词根为"*psittacus*"："*psittacus*"，拉丁语名词，英文词义为"a parrot"。"*psittaci*"，英文词义为"of a parrot"，即"鹦鹉的"，菌名翻译为"鹦鹉热衣原体"。

【临床意义】 鹦鹉热衣原体是流行性鸟类衣原体病和动物衣原体病的病原体。鹦鹉和许多鸟类是鹦鹉热衣原体的自然宿主,此外,许多哺乳动物也可作为鹦鹉热衣原体的自然宿主。人的感染,主要通过接触鸟类而引起,传染源包括有或无症状病禽的眼睛分泌物、喙内分泌物、肠道排泄物和脱落物等。宠物鸟类(如多种鹦鹉)及家禽(火鸡和鸭)是鹦鹉热衣原体传播的最重要媒介。接触可以是非常密切的,如接吻学舌;也可以是间接性的,如吸入其呼吸道分泌物、粪便和羽毛灰尘等气溶胶。家禽饲养员、禽类食品加工者及宠物鸟喂养者,是鹦鹉热衣原体感染的最主要对象。人感染后临床表现包括非特异性的发热和不适、伤寒样发热、脾大和不典型肺炎。头痛是很常见的突出症状,但影像学无特征性表现。胸部X线可有结节影、间质改变、肺段和肺叶的实变及胸腔积液等。鹦鹉热衣原体在人体各个感染部位的表现:① 肺部,气短、咳嗽、无痰,听诊可闻及啰音,但胸部X线结果通常比体格检查表现得更重;② 全身性,发热、不适、肌痛、寒战(可为突出症状)、严重的头痛,如再加上不典型的肺炎,提示可能是鹦鹉热衣原体感染;③ 心脏,发热时相对心动过缓、心包炎、心肌炎、扩张性心肌病、培养阴性心内膜炎;④ 肝脏,肝炎,包括黄疸;⑤ 血液系统,库姆斯(Coombs)试验阳性的溶血、噬血综合征伴全血细胞减少、冷凝集现象、弥散性血管内凝血;⑥ 中枢神经系统,心内膜炎并发栓塞导致的脑卒中、颅神经病变包括第Ⅷ对颅神经相关的听力丧失、共济失调、横贯性脊髓炎、脑膜炎和脑炎等;⑦ 皮肤,粉红色烫伤样斑丘疹(Horder's spots)罕见。

【抗菌药物敏感性和感染用药】 鹦鹉热治疗可使用多西环素100 mg(首选),每天2次(先静脉注射直到可以耐受口服)×(10~21 d);四环素500 mg口服,每天4次×(10~21 d);阿奇霉素250~500 mg口服,每天1次×7 d;红霉素500 mg静脉注射或口服,每6 h 1次,但疗效不如多西环素,在动物模型中疗效也不如阿奇霉素。

Chlamydia suis 猪衣原体

(Everett et al., 1999) Sachse et al., 2015

【分类学评述】 该菌种在1999年被分类为"猪嗜衣原体"(*Chlamydophila suis*),而在2015年又被重新分类为现在的猪衣原体。

【词源和翻译】 "*suis*",拉丁语名词属格,词根为"*sus suis*":"*sus suis*",拉丁语名词,英文词义为"a swine, hog, pig, boar, sow"。"*suis*",英文词义为"of a pig",即"猪的",菌名翻译为"猪衣原体"。

【临床意义】 猪衣原体可引起猪的结膜炎、肺炎和肠炎,也有通过PCR方法从人类标本中检出的报道,但目前认为不引起人的感染[12]。

Chlamydia trachomatis 沙眼衣原体

(Busacca, 1935) Rake, 1957

【分类学评述】 该菌种在1935年被描述为"*Rickettsia trachomae*",在1937年菌名拼写修订为"*Rickettsia trachomatis*",在1957年被描述为"沙眼衣原体"并于1980年被收录到《核准的细菌名称目录》。目前根据组织嗜性、人类试验和动物试验得出的发病机制,以及其在细胞培养基中的生物学特性的不同,可分为三个变种:沙眼生物变种、生殖器生物变种和性病淋巴肉芽肿生物变种。

【词源和翻译】 "*trachomatis*",新拉丁语名词属格,词根为"*trachoma-atis*":"*trachoma-atis*",新拉丁语名词,英文词义为"the disease trachoma"。"*trachomatis*",新拉丁语名词属格,英文词义为"of trachoma",即"沙眼的",菌名翻译为"沙眼衣原体"。

【种的特征】 所有沙眼衣原体分离株均来自人类。沙眼生物变种菌株寄生于结膜的黏膜,而生殖器生物变种菌株寄生于泌尿生殖器黏膜的鳞状上皮和柱状上皮,性病淋巴肉芽肿生物变种具有淋巴器官的趋向性,并且比其他两种生物变种更具有侵袭性。生殖器生物变种和性病淋巴肉芽肿生物变种具有利用外源吲哚合成色氨酸的能力,而沙眼生物变种不具有该功能。三个生物变种的基因与血清学密切相关,在微免疫荧光试验中,采用物种特异性单克隆抗体在血清学上与其他生物变种相区分:沙眼生物变种为A~C血清型(含A、B、Ba和C型),生殖器生物变种为D~K血清型,性病淋巴肉芽肿生物变种为L血清型。基因组DNA G+C含量为43~44.2 mol%[2]。

【临床意义】 三个生物变种的临床意义有显著差异,沙眼生物变种(A~C血清型)可导致沙眼;生殖器生物变种(D~K血清型)可导致子宫颈炎、尿道炎、盆腔炎和附睾炎等泌尿生殖道感染,是世界范围内流行的性传播疾病,另可以引起包涵体包膜炎;性病淋巴肉芽肿生物变种(L 血清型)可引起性病淋巴肉芽肿。三个生物变种导致的疾病和临床表现如下:① 沙眼:由沙眼生物变种(A~C 血清型)引起。主要经直接或间接接触传播,即眼-眼或眼-手途经传播。该病发病缓慢,早期出现眼睑结膜急性或亚急性炎症,表现为流泪、有黏液脓性分泌物、结膜充血等症状与体征。后期移行为慢性,出现结膜瘢痕、眼睑内翻、倒睫、角膜血管翳引起的角膜损害,以致影响视力,最后导致失明。② 包涵体包膜炎:由生殖器生物变种(D~K 血清型)引起,包括婴儿及成人两种。前者系婴儿经产道感染,引起急性化脓性结膜炎(包涵体脓漏眼),不侵犯角膜,能自愈。后者可因两性接触,经手至眼的途径或者来自污染的游泳池水,引起滤泡性结膜炎。病变类似沙眼,但不出现角膜血管翳,亦无结膜瘢痕形成,一般经数周或数月痊愈,无后遗症。③ 泌尿生殖道感染:由生殖器生物变种(D~K 血清型)引起,经性接触传播。男性多表现为尿道炎,不经治疗可缓解,但多数转变成慢性,周期性加重,并可合并附睾炎、直肠炎等。女性能引起尿道炎、子宫颈炎等,输卵管炎是较严重的并发症。该血清型有时也能引起沙眼衣原体性肺炎。④ 性病淋巴肉芽肿:由性病淋巴肉芽肿生物变种(L 血清型)引起。性病淋巴肉芽肿生物变种通过两性接触传播,是一种性病。肉芽肿型侵犯淋巴结,男性以腹股沟为常见,女性以肛门直肠淋巴结多见,淋巴结可肿大、化脓、穿孔,形成瘘管[2-4]。

【抗菌药物敏感性和感染用药】 沙眼衣原体感染治疗的推荐方案如下:① 沙眼衣原体子宫颈炎/尿道炎(D~K 血清型):阿奇霉素 1 g 口服×1 次(如果患者依从性有问题时为首选方案)或多西环素 100 mg 口服,每天 2 次×7 d。如果淋病在沙眼衣原体感染者中高度流行则患者很容易同时感染淋病,建议同时治疗淋球菌感染。② 孕妇沙眼衣原体子宫颈炎(D~K 血清型):阿奇霉素 1 g 口服×1 次或阿莫西林 500 mg 口服,每天 3 次×7 d(在疗程结束 3 周后采用核酸扩增试验判断患者是否治愈)。③ 附睾炎:头孢曲松 250 mg 肌内注射×1 次+多西环素 100 mg 口服,每天 2 次×10 d。④ 盆腔炎:推荐口服用药。左氧氟沙星 500 mg 口服,每天 1 次×14 d 或左氧氟沙星 400 mg 口服,每天 2 次×14 d+/-甲硝唑 500 mg 口服,每天 2 次×14 d。⑤ 直肠炎/结直肠炎(D~K 血清型):头孢曲松 125 mg 肌内注射×1 次+多西环素 100 mg 口服,每天 2 次×7 d。⑥ 性病淋巴肉芽肿:多西环素 100 mg 口服,每天 2 次×21 d[4]。

Chlamydia 衣原体属参考文献

Chlamydophila 嗜衣原体属 Everett et al., 1999

【词源和翻译】 “*Chlamydophila*”,新拉丁语阴性名词,由“*chlamus-udos*”和“*philus*”两个词根组成:“*chlamus-udos*”,希腊语名词,英文词义为“a cloak, short mantle”;“*philus*”,新拉丁语形容词,英文词义为“friend, loving”。“*Chlamydophila*”,英文词义为“dear to the cloak”,菌名翻译为“嗜衣原体属”。

一、分类学

嗜衣原体属隶属于衣原体门(Chlamydiae)、衣原体纲(Chlamydiia)、衣原体目(Chlamydiales)、衣原体科(Chlamydiaceae),模式菌种为鹦鹉热嗜衣原体。需要指出的是,尽管该菌属是1999年由衣原体属一分为二划分出来的菌属,但是多位分类学专家反对对衣原体进行拆分[1]。

二、属的特征

见衣原体属。

C

三、属内菌种

Chlamydophila abortus 流产嗜衣原体

Everett et al., 1999

【分类学评述】 见流产衣原体(*Chlamydia abortus*)。

Chlamydophila caviae 豚鼠嗜衣原体

Everett et al., 1999

【分类学评述】 见豚鼠嗜衣原体(*Chlamydia caviae*)。

Chlamydophila felis 猫嗜衣原体

Everett et al., 1999

【分类学评述】 见猫嗜衣原体(*Chlamydia felis*)。

Chlamydophila pecorum 畜群嗜衣原体

(Fukushi and Hirai, 1992) Everett et al., 1999

【分类学评述】 见畜群嗜衣原体(*Chlamydia pecorum*)。

Chlamydophila pneumoniae 肺炎嗜衣原体

Everett et al., 1999

【分类学评述】 见肺炎嗜衣原体(*Chlamydia pneumoniae*)。

Chlamydophila psittaci 鹦鹉热嗜衣原体

Everett et al., 1999

【分类学评述】 见鹦鹉热嗜衣原体(*Chlamydia psittaci*)。

Chlamydophila 嗜衣原体属参考文献

Christensenella 克里斯滕森菌属 Morotomi et al., 2012

【词源和翻译】 "*Christensenella*",带小尾缀的新拉丁语阴性名词,源自 Henrik Christensen 教授的名字(以纪念其在细菌分类学上的杰出贡献),由"Christensen"拉丁化而来,菌名翻译为"克里斯滕森菌属"。

一、分类学

克里斯滕森菌属隶属于厚壁菌门(Firmicutes)、梭菌纲(Clostridia)、梭菌目(Clostridiales)、克里斯滕森菌科(Christensenellaceae),模式菌种微小克里斯滕森菌为目前属内唯一菌种[1]。

二、属的特征

克里斯滕森菌属是革兰氏阴性菌,短杆状并带有锥形端,专性厌氧,无动力,无芽孢,菌株 YIT 12065^T 分离自人类粪便。菌株 YIT 12065^T 可分解糖类,触酶、氧化酶、脲酶阴性,可水解七叶苷和明胶,硝酸还原试验阳性,吲哚试验阳性。葡萄糖发酵的终产物是醋酸和少量的丁酸。主要脂肪酸是 iso-$C_{15:0}$、$C_{16:0}$和 $C_{14:0}$,未检测到呼吸醌,细胞壁含有谷氨酸、丝氨酸、丙氨酸和 *LL*-二氨基庚二酸,全细胞单糖是核糖、鼠李糖、半乳糖和葡萄糖。基因组 DNA G+C 含量为 51.3 mol%[1]。

三、属内菌种

Christensenella minuta 微小克里斯滕森菌

Morotomi et al., 2012

【词源和翻译】 "*minuta*",拉丁语阴性形容词,英文词义为"little, small, minute",指细胞和克隆大小,菌名翻译为"微小克里斯滕森菌"。

【临床意义】 微小克里斯滕森菌可从人类粪便中分离得到,可能是人体肠道的正常菌群,目前有1例急性阑尾炎感染入血的报道[1-2]。

【抗菌药物敏感性和感染用药】 目前没有该菌种的药敏试验数据和权威的感染用药方案。从其革兰氏染色和厌氧特性来看,甲硝唑、青霉素类、*β*-内酰胺类抗菌药物可能有抗菌活性[3]。

Christensenella 克里斯滕森菌属参考文献

Chromobacterium 色杆菌属 Bergonzini, 1880

【词源和翻译】 "*Chromobacterium*",新拉丁语中性名词,由"*chroma*"和"*bacterium*"两个词根组成:"*chroma*",希腊语名词,英文词义为"color";"*bacterium*",拉丁语中性名词,英文词义为"a small rod"。"*Chromobacterium*",英文词义为"a small, colored rod",即"小、有颜色的杆(菌)",菌名翻译为"色杆菌属"。

一、分类学

色杆菌属隶属于变形菌门(Proteobacteria)、β-变形菌纲(Betaproteobacteria)、奈瑟菌目(Neisseriales)、奈瑟菌科(Neisseriaceae),模式菌种为紫色色杆菌[1]。

二、属的特征

色杆菌属是革兰氏阴性菌,直杆状,两端钝圆,经常有条状或双极染色的脂质内含物。大小为(0.6~0.9) μm×(1.5~3.5) μm,单个存在,有时成对或呈短链状。未见明显荚膜,无芽孢,未见静息状态菌。80%菌株含有聚-*β*-羟基-丁酸酯结晶,但基本上不含异染颗粒。可以单极鞭毛或1~4根次极鞭毛,或侧鞭毛运动,兼性厌氧,最低、最适合、最高生长温度分别为10~15 ℃、30~35 ℃、40 ℃。最适 pH 为7~8,pH 在5以下不生长。在普通蛋白胨培养基上可生长,可利用柠檬酸盐和氨作为主要的碳源和氮源,但生长缓慢,无特殊生长因子要求。菌落光滑,但也可出现粗糙菌落,菌落富含丁酸,易在水中乳化。多数菌株可形成紫色菌落,有时可有未着色菌落,色素菌株传代常可出现部分或完全的未着色菌。在营养肉汤中培养,可在肉汤表面形成易碎薄膜,同时在液体表面与试管壁间的界面形成紫色环。化能有机营养,80%菌株可以发酵方式分解碳水化合物,20%氧化葡萄糖产酸不产气。乳酸盐可氧化成 CO_2。氧化酶阳性。在6%或以上 NaCl 培养基中不生长。触酶阳性,但对过氧化氢非常敏感。吲哚试验阴性,VP试验阴性,可还原硝酸盐为亚硝酸盐。可利用蛋白胨产氨,水解精氨酸,产硫化氢,磷酸酶阳性,芳基硫酸脂酶阴性。基因组 DNA G+C 含量为65~68 mol%[1]。

三、属的临床意义

色杆菌主要存在于热带和亚热带地区的水和土壤中，部分菌种对植物害虫（如节肢动物）有毒性作用，偶尔会引起人类和其他哺乳动物的各种感染。人的典型感染为皮肤感染，与破损皮肤接触水有关，可引起皮肤脓肿和蜂窝织炎等，部分病例进展迅速，可导致肝、肺和脾等多器官的脓肿，以及全身性感染和脓毒血症，若引起儿童菌血症则死亡率高。目前，仅有紫色色杆菌和溶血色杆菌临床感染的报道，但由于当前临床微生物的表型鉴定系统仅能鉴定紫色色杆菌，故该菌属各菌种的临床意义还有待于进一步评估[2-5]。

四、抗菌药物敏感性和感染用药

色杆菌对于营养要求不高，且作为一种非苛养的革兰氏阴性杆菌，可参照 CLSI M100 中“其他非肠杆菌目细菌的 MIC 折点解释标准”进行药敏结果判读[6]。有资料显示，紫色色杆菌对多种抗菌药物（β-内酰胺类和黏菌素类）耐药，但也有认为早期感染用四环素、环丙沙星、诺氟沙星、氧氟沙星、庆大霉素、亚胺培南和复方磺胺甲噁唑可治愈[2]。

五、属内菌种

Chromobacterium alkanivorans 食烷烃色杆菌

Bajaj et al., 2016

【词源和翻译】 “*alkanivorans*”，新拉丁语中性形容词，由“*alkanum*”和“*vorans*”两个词根组成：“*alkanum*”，新拉丁语中性名词，英文词义为“alkane”；“*vorans*”，新拉丁语分词形容词，英文词义为“devouring”。“*alkanivorans*”，英文词义为“alkane-degrading”，表示“降解烷烃的”，菌名翻译为“食烷烃色杆菌”。

【临床意义】 食烷烃色杆菌分离于杀虫剂污染的土壤，暂无人类感染的相关报道。

Chromobacterium amazonense 亚马孙色杆菌

Menezes et al., 2015

【词源和翻译】 “*amazonense*”，新拉丁语中性形容词，英文词义为“of or belonging to Amazon”，因该菌分离于亚马孙河（Amazon River）而得名，菌名翻译为“亚马孙色杆菌”。

【临床意义】 亚马孙色杆菌分离于亚马孙热带雨林的水样，目前中国国内有从临床标本中分离到该菌，但具体信息不详。

Chromobacterium aquaticum 水生色杆菌

Young et al., 2008

【词源和翻译】 “*aquaticum*”，新拉丁语中性形容词，英文词义为“living, growing, or found in or by water”，因该菌分离于水中而得名，菌名翻译为“水生色杆菌”。

【临床意义】 水生色杆菌分离于亚马孙热带雨林的水样，目前有 1 例疑似水生色杆菌血流感染的报道[5]。

Chromobacterium haemolyticum 溶血色杆菌

Han et al., 2008

【词源和翻译】 “*haemolyticum*”，新拉丁语中性形容词，由“*haema*”和“*lyticus-a-um*”两个词根组成：“*haema*”，拉丁语名词，即希腊语名词“*haîma*”，英文词义为“blood”；“*lyticus-a-um*”，新拉丁语形容词，源自希腊语形容词“*lutikos-ê-on*”，英文词义为“able to loosen, able to dissolve”。“*haemolyticum*”，英文词义为“dissolving blood”，即“溶血的”，菌名翻译为“溶血色杆菌”。

【临床意义】 溶血色杆菌有引起人血流感染的报道，且不溶血菌株可能会被误鉴定为紫色色杆菌[4-5]。

Chromobacterium piscinae 池塘色杆菌

Kämpfer et al., 2009

【词源和翻译】 “*piscinae*”，拉丁语名词属格，英文词义为“of a pond”，因该菌分离于池塘水中而得名，菌名翻译为“池塘色杆菌”。

【临床意义】 2009 年有报道池塘色杆菌分离于池塘水中，暂无人类感染的相关报道。

Chromobacterium pseudoviolaceum 假紫色色杆菌

Kämpfer et al., 2009

【分类学评述】 有研究发现，该菌种与紫色色杆菌为同一菌种，且紫色色杆菌具有命名优先权。

【词源和翻译】 "*pseudoviolaceum*"，新拉丁语中性形容词，由"*pseudês*"和"*violaceum*"两个词根组成："*pseudês*"，新拉丁语中性名词，英文词义为"false"；"*violaceum*"，新拉丁语分词形容词，英文词义为"violet-coloured"，同时也指紫色色杆菌的种名。"*pseudoviolaceum*"，英文词义为"not the true *Chromobacterium violaceum*"，表示"非真正的（假的）紫色色杆菌"，菌名翻译为"假紫色色杆菌"。

【临床意义】 见紫色色杆菌。

Chromobacterium rhizoryzae 稻根色杆菌

Zhou et al., 2016

【词源和翻译】 "*rhizoryzae*"，新拉丁语中性名词属格，由"*rhiza*"和"*oryzae*"两个词根组成："*rhiza*"，希腊语名词，英文词义为"root"；"*oryzae*"，新拉丁语分词形容词，英文词义为"violet-coloured"，同时也指紫色色杆菌的种名。"*rhizoryzae*"，英文词义为"of rice roots"，表示"水稻根的"，菌名翻译为"稻根色杆菌"。

【临床意义】 稻根色杆菌分离于水稻根泥土中，暂无人类感染的相关报道。

Chromobacterium sphagni 泥炭藓色杆菌

Blackburn et al., 2017

【词源和翻译】 "*sphagni*"，新拉丁语中性名词属格，英文词义为"of *Sphagnum*"，因该菌的分离与泥炭藓（*Sphagnum*）有关而得名，菌名翻译为"泥炭藓色杆菌"。

【临床意义】 泥炭藓色杆菌分离于泥炭藓，暂无人类感染的相关报道。

Chromobacterium subtsugae 杉下色杆菌

Martin et al., 2007

【词源和翻译】 "*subtsugae*"，新拉丁语中性名词属格，由"*sub*"和"*Tsuga*"两个词根组成："*sub*"，拉丁语介词，英文词义为"under"；"*Tsuga*"，新拉丁语名词，表示一种铁杉（hemlocks）的学名。"*subtsugae*"，英文词义为"under *Tsuga*"，表示"铁杉树下的"，因该菌分离于铁杉树下的泥土而得名，菌名翻译为"杉下色杆菌"。

【临床意义】 杉下色杆菌分离于铁杉树下的泥土中，有分离于人工养殖和野生的小红莓（cranberry）中，目前暂无人类感染的相关报道。

Chromobacterium vaccinii 越橘色杆菌

Soby et al., 2013

【词源和翻译】 "*vaccinii*"，新拉丁语中性名词属格，英文词义为"of *Vaccinium*"，因该菌分离于越橘属（*Vaccinium*）而得名，菌名翻译为"越橘色杆菌"。

【临床意义】 越橘色杆菌分离于越橘属，暂无人类感染的相关报道。

Chromobacterium violaceum 紫色色杆菌

Bergonzini, 1880

【词源和翻译】 "*violaceum*"，拉丁语中性形容词，英文词义为"violet colored"，即"紫色的"，菌名翻译为"紫色色杆菌"。

【临床意义】 紫色色杆菌出现在土壤和水源中，为热带地区常见菌。偶尔会导致严重的化脓性感染和包括人类在内的哺乳动物的败血症。局部感染通常由伤口污染引起，可继发伴有多器官脓肿的败血症。有研究发现，这些感染与中性粒细胞功能障碍（葡萄糖-6-磷酸脱氢酶缺乏症、慢性肉芽肿）显著相关。感染儿童及菌血症儿童表现出高死亡率。该菌除内毒素外，其他多种毒力因子（如黏附素、侵袭素和溶细胞蛋白）已有报道[1-2, 7]。

Chromobacterium 色杆菌属参考文献

Chryseobacterium 金黄杆菌属 Vandamme et al., 1994

【词源和翻译】 "*Chryseobacterium*"，新拉丁语中性名词，由"*chruseos*"和"*bacterium*"两个词根组成："*chruseos*"，希腊语形容词，英文词义为"golden"；"*bacterium*"，拉丁语中性名词，英文词义为"a small rod"。"*Chryseobacterium*"，英文词义为"a yellow rod"，即"金黄杆（菌）"，菌名翻译为"金黄杆菌属"。

C

一、分类学

金黄杆菌属隶属于拟杆菌门（Bacteroidetes）、黄杆菌纲（Flavobacteriia）、黄杆菌目（Flavobacteriales）、黄杆菌科（Flavobacteriaceae），模式菌种为黏金黄杆菌[1]。

二、属的特征

金黄杆菌属是革兰氏阴性菌，直杆状，两端钝圆，大小为 0.5 μm×（1～3）μm，可出现丝状菌和多形菌。无内生芽孢，陈旧液体培养基不会出现球形菌。由于产生非扩散型、非荧光的黄色素，菌落呈淡黄色，半透明（有时不透明），圆形、凸起或低凸、光滑、边缘完整、有光泽，有强烈的芳香气味。无动力，无鞭毛，无滑翔运动，无群游现象。专性需氧，具有严格的呼吸代谢型，以氧为末端电子受体。无反硝化反应，大部分菌种不还原硝酸盐或亚硝酸盐。化能有机营养，环境分离菌可在 5 ℃生长，少部分 37 ℃可生长，所有菌株均可在 15～30 ℃生长，而临床分离株在 5 ℃条件下不生长，但在 15～37 ℃条件下可生长，部分可在 42 ℃条件下生长。在通用的商用培养基上生长良好，不需要生长因子。大部分菌株可在含 3%～5% NaCl 培养基上生长。在溴棕三甲铵琼脂上不生长或微弱生长，但一些可在麦康凯平板上生长。触酶、氧化酶和磷酸酶阳性，包括甘油和蕈糖等一些碳水化合物可被氧化，蛋白分解活性强，水解七叶苷，不水解琼脂。大多数菌株对广谱抗菌药物耐药。MK-6 是唯一的呼吸醌，主要脂肪酸是 iso-$C_{15:0}$，iso-$C_{17:0}$ ω9c，iso-$C_{17:0}$ 3-OH 和第 4 种（iso-$C_{15:0}$ 2-OH 或 $C_{16:1}$ ω7t），鞘磷脂缺乏。基因组 DNA G+C 含量为 29～39 mol%[1]。

三、属的临床意义

金黄杆菌在医院环境及自然界中广泛存在，通常认为是一种条件致病菌，主要通过外源性途径引起感染。感染的风险因素主要包括：基础性疾病、机体免疫功能低下、不合理使用抗菌药物治疗、侵入性的临床治疗等。在该菌属中，已从人类分离的菌种主要包括：人金黄杆菌、黏金黄杆菌、人型金黄杆菌、产吲哚金黄杆菌和特雷维斯金黄杆菌。目前认为，产吲哚金黄杆菌是该菌属中最常见的临床分离株，但有文献报道，常规生化鉴定不能将产吲哚金黄杆菌和其他金黄杆菌区分开，一些表型鉴定的产吲哚金黄杆菌，经基因测序鉴定，实际为其他金黄杆菌菌种，甚至是未分类的新菌种，故金黄杆菌临床分离的真实情况还有待于进一步评估[2-3]。

四、抗菌药物敏感性和感染用药

金黄杆菌的临床感染少见，目前没有其抗感染治疗方案的权威资料。该菌对于营养要求不高，故作为一种非苛养的革兰氏阴性杆菌，可参照 CLSI M100 中"其他非肠杆菌目细菌的 MIC 折点解释标准"进行药敏结果判读[4]。现有的研究资料显示，金黄杆菌与脑膜脓毒伊丽莎白金菌（*Elizabethkingia meningoseptica*）相类似，对多黏菌素类、氨基糖苷类抗菌药物（庆大霉素、链霉素、卡那霉素）、氯霉素、β-内酰胺类（青霉素类、头孢菌素类、碳青霉烯类抗生素）天然耐药[5]。对磺胺甲噁唑的敏感性则因为菌株的不同而存在差异。与其他革兰氏阴性杆菌不同的是，某些菌株对林可霉素和万古霉素敏感[6]。但通常认为，利福平和新喹诺酮类（加替沙星、左氧氟沙星、司帕沙星）是当前最有效的抗菌药物[7]。

五、属内菌种

Chryseobacterium anthropi 人金黄杆菌

Kämpfer et al., 2009

【词源和翻译】 "*anthropi*"，新拉丁语名词属格，英文词义为"of a human being"，即"人类的"，因迄今复苏的菌株均来自临床患者标本而得名，菌名翻译为"人金黄杆菌"（*Chryseobacterium anthropi* 和 *Chryseobacterium hominis* 的种名词义相同）。

【临床意义】 人金黄杆菌分离自人类标本，但具体的临床意义尚不明确[8]。

Chryseobacterium gleum 黏金黄杆菌

(Holmes et al., 1984) Vandamme et al., 1994

【分类学评述】 该菌种在 1984 年被分类为黏黄杆菌（*Flavobacterium gleum*），在 1994 年被分类为现在的黏金黄杆菌。

【词源和翻译】 "*gleum*"，新拉丁语中性形容词，词根为"*gloion*"："*gloion*"，中性希腊语形容词，英文词义为"slippery，sticky"。"*gleum*"，英文词义为"sticky"，即"黏的"，菌名翻译为"黏金黄杆菌"。

【临床意义】 黏金黄杆菌不易与其他 CDC Ⅱb 群的金黄杆菌相区分，在临床工作中容易错误鉴定为产吲哚金黄杆菌，可能是一种机会致病菌，有引起肺部感染、尿路感染与血流感染等的报道[9]。

Chryseobacterium hominis 人型金黄杆菌

Vaneechoutte et al., 2007

【词源和翻译】 "*hominis*"，拉丁语名词属格，英文词义为"of a man, of a human being"，即"人类的"，指大部分被描述的已知的分离株都来源于人类，与其他金黄杆菌菌株相鉴别，菌名翻译为"人型金黄杆菌"（编者注：*Chryseobacterium anthropi* 和 *Chryseobacterium hominis* 的种名词义相同）。

【临床意义】 人型金黄杆菌可能是一种机会致病菌，其大部分菌株分离于血液标本，也有部分菌株分离于透析液、脓液、眼睛、眶下引流管和主动脉瓣[10]。

Chryseobacterium indologenes 产吲哚金黄杆菌

(Yabuuchi et al., 1983) Vandamme et al., 1994

【分类学评述】 该菌种在 1983 年被分类为产吲哚黄杆菌（*Flavobacterium indologenes*），在 1994 年被分类为现在的产吲哚金黄杆菌。

【词源和翻译】 "*indologenes*"，新拉丁语中性形容词，由"*indolum*"和"*-genes*"两个词根组成："*indolum*"，新拉丁语名词，英文词义为"indole"；"*-genes*"，新拉丁语后缀，源自希腊语动词"*gennaô*"，英文词义为"producing"。"*indologenes*"，英文词义为"indole producing"，即"产吲哚的"，菌名翻译为"产吲哚金黄杆菌"。

【临床意义】 产吲哚金黄杆菌在医院环境及自然界中广泛存在，作为条件致病菌，即可通过外源性途径引起感染，也可引起内源性感染。基础性疾病、机体免疫功能低下、不合理使用抗菌药物治疗、侵入性的临床治疗是该菌感染的首要危险因素。绝大多数感染该菌的患者都患有一种或多种基础疾病，且多种抗菌药物联合长期使用可造成菌群失调[11]。

Chryseobacterium treverense 特雷维斯金黄杆菌

Yassin et al., 2010

【词源和翻译】 "*treverense*"，新拉丁语中性形容词，源自菌株分离城市特里尔（Trier）的别名特雷维斯（Treves），菌名翻译为"特雷维斯金黄杆菌"。

【临床意义】 特雷维斯金黄杆菌有分离于人类血液标本的报道，临床意义尚不明确[12]。

***Chryseobacterium* 金黄杆菌属参考文献**

Citrobacter 柠檬酸杆菌属 Werkman and Gillen, 1932

【词源和翻译】 "*Citrobacter*",新拉丁语阳性名词,由"*citrus*"和"*bacter*"两个词根组成:"*citrus*",拉丁语名词,英文词义为"lemon";"*bacter*",新拉丁语阳性名词,英文词义为"a rod"。"*Citrobacter*",英文词义为"a citrate-utilizing rod",即"利用柠檬酸盐的杆菌",菌名翻译为"柠檬酸杆菌属"。

C

一、分类学

柠檬酸杆菌属隶属于变形菌门(Proteobacteria)、γ-变形菌纲(Gammaproteobacteria)、肠杆菌目(Enterobacteriales)、肠杆菌科(Enterobacteriaceae),模式菌种为弗劳地柠檬酸杆菌[1]。

二、属的特征

柠檬酸杆菌属是革兰氏阴性菌,直杆状,大小为1.0 μm×(2.0~6.0) μm,单个或成对,符合肠杆菌科一般定义,通常无荚膜,以周鞭毛运动。兼性厌氧,可为呼吸或发酵型代谢。普通培养基上生长良好,营养琼脂上的菌落直径为2~4 mm,光滑、略凸起、湿润、半透明或不透明、灰白、表面光泽、边缘整齐,有时呈黏液型或粗糙型。氧化酶阴性,触酶阳性,化能有机营养,多数菌株可利用柠檬酸盐为主要碳源,还原硝酸盐为亚硝酸盐,赖氨酸脱羧酶、苯丙氨酸脱氨酶、明胶酶、脂酶和脱氧核糖核酸酶阴性,不水解藻酸盐和果胶酸盐,可发酵葡萄糖产酸产气,甲基红试验阳性,VP试验阴性。基因组DNA G+C含量为50~52 mol%[1]。

三、属的临床意义

柠檬酸杆菌属存在于人和其他动物的粪便中,可能是正常的肠道寄生菌,有时作为条件致病菌从临床标本中分离,也存在于土壤、水、污水和食物中,临床分离的和与感染相关的菌种中最常见的是弗劳地柠檬酸杆菌、无丙二酸柠檬酸杆菌和克瑟(克氏)柠檬酸杆菌。该菌属细菌多为医院感染致病菌,可侵犯免疫受损宿主、年龄>60岁的老人和新生儿,可引起尿路感染、肺炎和导管相关感染、中枢神经系统的脑膜炎、脑脓肿、院内获得性肺炎、血流感染、浅表和深部软组织感染、术后手术切口感染、腹腔内感染(通常是复数菌感染的一部分)[2-5]。

四、抗菌药物敏感性和感染用药

柠檬酸杆菌隶属于肠杆菌目,常规药敏试验包括K-B法和MIC法,具体可采用CLSI M100中"肠杆菌目细菌抑菌圈直径及MIC折点解释标准"进行药敏结果判读[6]。已有研究发现该菌属对磺胺类、甲氧苄啶、氨基糖苷类、氯霉素、四环素、萘啶酸、氟喹诺酮类、呋喃妥因、多黏菌素和磷霉素敏感。对氟喹诺酮类非常敏感。但像其他肠道细菌一样,它们对红霉素和其他大环内酯类、林可酰胺类、夫西地酸和万古霉素类抗菌药物耐药。柠檬酸杆菌临床分离株常产β-内酰胺酶,且可发展为对多种抗菌药物耐药的多重耐药菌株。有研究发现,弗劳地柠檬酸杆菌和克瑟(克氏)柠檬酸杆菌产生的β-内酰胺酶类型不同,弗劳地柠檬酸杆菌的β-内酰胺酶对头孢菌素耐药,对羧基青霉素敏感,而克瑟(克氏)柠檬酸杆菌则刚好相反[2-5]。

根据《ABX指南》,尿路感染可采用单药治疗,推荐用一种口服的氟喹诺酮类药物或复方磺胺甲噁唑;如果临床怀疑是柠檬酸杆菌所导致的更为严重的感染,经验性抗菌药物的初始用药至少是头孢吡肟或卡巴培南类;氨基糖苷类通常对该菌有抗菌活性,在联合用药时可选用,尤其是疑诊产β-内酰胺酶菌株感染时,以及同时使用基于头孢菌素的β-内酰胺类药物时;脑膜炎的病例(本指南只提出了针对成人病例的建议)需使用第三代/第四代头孢菌素或美罗培南[5]。

五、属内菌种

Citrobacter amalonaticus 无丙二酸柠檬酸杆菌

(Young et al., 1971) Brenner and Farmer, 1982

【分类学评述】 该菌种在1971年被描述为"丙二酸莱文菌"(*Levinea amalonatica*)并于1980年被收录到《核准的细菌名称目录》,在1982年被分类为现在的无丙二酸柠檬酸杆菌。

【词源和翻译】 "*amalonaticus*",新拉丁语阳性形容词,由"*a-*"、"*malonas-atis*"和"*-icus*"三个词根组成:"*a-*",希腊语前缀,英文词义为"not";"*malonas-atis*",新拉丁语名词,英文词义为"malonate";"*-icus*",拉丁语阳性后缀,英文词义为"used with the sense of pertaining to"。"*amalonaticus*",英文词义为"not pertaining to malonate",即"不能利用丙二酸盐的",菌名翻译为"无丙二酸柠檬酸杆菌"。

【临床意义】 无丙二酸柠檬酸杆菌正常存在于人和动物的粪便、水、泥土和淤泥中,目前认为其是一种条件致病菌,分离于各种人体标本,可引起伤口感染、尿路感染、呼吸道感染和血流感染等,也是柠檬酸杆菌属中最常分离的三个临床菌种之一[1, 2, 7]。

Citrobacter braakii 布拉克(布氏)柠檬酸杆菌

Brenner et al., 1993

【分类学评述】 该菌种隶属于弗劳地柠檬酸杆菌复合群。

【词源和翻译】 "*braakii*",新拉丁语名词属格,由"Braak"拉丁化而来,英文词义为"of Braak",源自荷兰微生物学家 Hendrik R. Braak 的名字,菌名翻译为"布拉克柠檬酸杆菌",亦简译为"布氏柠檬酸杆菌"。

【临床意义】 布拉克(布氏)柠檬酸杆菌存在于动物和人的粪便中,目前认为其是一种罕见的病原菌,可引起伤口感染、尿路感染、血流感染和败血症等[1, 2, 8]。

【抗菌药物敏感性和感染用药】 理论上可参考弗劳地柠檬酸杆菌的感染用药方案。

Citrobacter europaeus 欧洲柠檬酸杆菌

Ribeiro et al., 2017

【词源和翻译】 "*europaeus*",拉丁语阳性形容词,表示"欧洲的",源自分离该菌的六家实验室的所在地"欧洲"的拉丁文,菌名翻译为"欧洲柠檬酸杆菌"。

【临床意义】 欧洲柠檬酸杆菌分离于环境水和腹泻患者的粪便中[9],但在人体腹泻中的作用还有待于研究。

Citrobacter farmeri 法摩柠檬酸杆菌

Brenner et al., 1993

【词源和翻译】 "*farmeri*",新拉丁语名词属格,由"Farmer"拉丁化而来,英文词义为"of Farmer",源自美国细菌学家 J. J. Farmer Ⅲ的名字,菌名翻译为"法摩柠檬酸杆菌"。

【临床意义】 法摩柠檬酸杆菌可分离于人的粪便、伤口、尿道和呼吸道标本中,目前认为其是一种罕见的病原菌,有引起血流感染和脑膜炎的报道[1, 2, 10-11]。

Citrobacter freundii complex 弗劳地柠檬酸杆菌复合群

【分类学评述】 弗劳地柠檬酸杆菌复合群不是正式的分类学名称,包括布拉克(布氏)柠檬酸杆菌、弗劳地柠檬酸杆菌、吉伦柠檬酸杆菌、莫林柠檬酸杆菌、啮齿柠檬酸杆菌、塞德拉克(塞氏)柠檬酸杆菌、乌克曼柠檬酸杆菌和杨氏柠檬酸杆菌等菌种,其生化反应和临床意义都非常相似,且多个鉴定系统均无法区分[2]。

Citrobacter freundii 弗劳地柠檬酸杆菌

(Braak, 1928) Werkman and Gillen, 1932

【分类学评述】 该菌种隶属于弗劳地柠檬酸杆菌复合群。

【词源和翻译】 "*freundii*",新拉丁语阳性名词属格,由"Freund"拉丁化而来,英文词义为"of Freund",源自细菌学家 A. Freund 的名字(以纪念其第一个发现丙二醇是发酵产物),菌名翻译为"弗劳地柠檬酸杆菌"。

【临床意义】 弗劳地柠檬酸杆菌存在于水、土壤、鱼类、动物和食物中,可分离于人体中的各个部位(在人体粪便中最常见),目前认为其是一种条件致病菌,可引起伤口感染、尿路感染、呼吸道感染和血流感染等,也是柠檬酸杆菌属中最常分离的三个临床菌种之一[1-2, 5]。

【抗菌药物敏感性和感染用药】 弗劳地柠檬酸杆菌治疗首选美罗培南1~2 g静脉注射,每8 h 1次,亚胺培南1 g静脉注射,每6 h 1次,多尼培南

500 mg静脉注射,每8 h 1次,头孢吡肟1~2 g静脉注射,每8 h 1次,环丙沙星400 mg静脉注射,每12 h 1次(或500 mg口服,每12 h 1次用来治疗尿路感染)或氨基糖苷类[如庆大霉素5 mg/(kg·d)]。

Citrobacter gillenii 吉伦柠檬酸杆菌

Brenner et al., 2000

【分类学评述】 该菌种隶属于弗劳地柠檬酸杆菌复合群。

【词源和翻译】 "*gillenii*",新拉丁语阳性名词属格,由"Gillen"拉丁化而来,英文词义为"of Gillen",源自美国微生物学家George Francis Gillen的名字,菌名翻译为"吉伦柠檬酸杆菌"。

【临床意义】 吉伦柠檬酸杆菌与弗劳地柠檬酸杆菌相类似,存在于自然界的水和土壤中,有分离于人的粪便、尿液和血液标本的报道[1-2]。

【抗菌药物敏感性和感染用药】 理论上可参考弗劳地柠檬酸杆菌的感染用药方案。

Citrobacter koseri 克瑟(克氏)柠檬酸杆菌

Frederiksen, 1970

【词源和翻译】 "*koseri*",新拉丁语阳性名词属格,由"Koser"拉丁化而来,英文词义为"of Koser",源自美国细菌学家Stewart A. Koser的名字,菌名翻译为"克瑟柠檬酸杆菌",亦简译为"克氏柠檬酸杆菌"。

【临床意义】 克瑟柠檬酸杆菌分离自各个部位,引起医院感染,也是柠檬酸杆菌属中最常分离的3个临床菌种之一[1-2, 5]。脑膜炎主要发生在<2个月的婴儿,在平均年龄7 d的新生儿中感染力最高,且感染的婴儿中75%发生脑脓肿,幸存的患儿常见各种神经功能损伤的后遗症[12]。

【抗菌药物敏感性和感染用药】 克瑟(克氏)柠檬酸杆菌治疗首选头孢曲松1~2 g静脉注射,每12~24 h 1次,头孢吡肟1~2 g静脉注射,每6 h 1次或头孢吡肟1~2 g静脉注射,每8 h 1次[5]。

Citrobacter murliniae 莫林柠檬酸杆菌

Brenner et al., 2000

【分类学评述】 该菌种隶属于弗劳地柠檬酸杆菌复合群。

【词源和翻译】 "*murliniae*",新拉丁语阴性名词属格,由"Murlin"拉丁化而来,英文词义为"of Murlin",源自美国微生物学家Alma C. McWhorter-Murlin的名字,菌名翻译为"莫林柠檬酸杆菌"。

【临床意义】 莫林柠檬酸杆菌和弗劳地柠檬酸杆菌相类似,存在于自然界的水、土壤、动物和人的食物中,分离于人的粪便、血液、伤口、尿道标本中[1-2]。

【抗菌药物敏感性和感染用药】 理论上可参考弗劳地柠檬酸杆菌的感染用药方案。

Citrobacter rodentium 啮齿柠檬酸杆菌

Schauer et al., 1996

【分类学评述】 该菌种隶属于弗劳地柠檬酸杆菌复合群。

【词源和翻译】 "*rodentium*",新拉丁语复数名词属格,英文词义为"of rodents (gnawing animals)",即"啮齿类的",因最初分离于鼠类动物而得名,菌名翻译为"啮齿柠檬酸杆菌"。

【临床意义】 啮齿类柠檬酸杆菌可导致鼠类结肠增生,在成年老鼠中是自限性疾病,但能显著增加幼鼠的发病率和死亡率,暂未发现与人的致病性相关。

Citrobacter sedlakii 塞德拉克(塞氏)柠檬酸杆菌

Brenner et al., 1993

【分类学评述】 该菌种隶属于弗劳地柠檬酸杆菌复合群。

【词源和翻译】 "*sedlakii*",新拉丁语阳性名词属格,由"Sedlak"拉丁化而来,英文词义为"of Sedlak",源自捷克斯洛伐克细菌学家Jiri Sedlak的名字,菌名翻译为"塞德拉克柠檬酸杆菌",亦简译为"塞氏柠檬酸杆菌"。

【临床意义】 塞德拉克(塞氏)柠檬酸杆菌和弗劳地柠檬酸杆菌相类似,存在于自然界的水、土壤、动物和人的食物中,分离于人的粪便、血液、伤口和尿液标本中[1-2],可能是一种罕见的病原菌,有引起脑膜炎和脑脓肿的报道[13]。

【抗菌药物敏感性和感染用药】 理论上可参考弗劳地柠檬酸杆菌的感染用药方案。

Citrobacter werkmanii 乌克曼柠檬酸杆菌

Brenner et al., 1993

【分类学评述】 该菌种隶属于弗劳地柠檬酸杆菌复合群。

【词源和翻译】 "*werkmanii*",新拉丁语阳性名词属格,由"Werkman"拉丁化而来,英文词义为"of Werkman",源自美国细菌学家Chester H. Werkman的名字,菌名翻译为"乌克曼柠檬酸杆菌"。

【临床意义】 乌克曼柠檬酸杆菌和弗劳地柠檬酸杆菌相类似,存在于自然界的水、土壤、动物和人的食物中,有分离于人的粪便、血液、伤口中的报道[1-2]。

【抗菌药物敏感性和感染用药】 理论上可参考弗劳地柠檬酸杆菌的感染用药方案。

Citrobacter youngae 杨氏柠檬酸杆菌

Brenner et al., 1993

【分类学评述】 该菌种隶属于弗劳地柠檬酸杆菌复合群。

【词源和翻译】 "*youngae*",新拉丁语阴性名词属格,由"Young"拉丁化而来,英文词义为"of Young",源自美国细菌学家 Viola M. Young 的名字,菌名翻译为"杨氏柠檬酸杆菌"。

【临床意义】 杨氏柠檬酸杆菌和弗劳地柠檬酸杆菌相类似,存在于自然界的水、土壤、动物和人的食物中,分离于人的粪便、血液、伤口、尿液标本中[1-2]。

【抗菌药物敏感性和感染用药】 理论上可参考弗劳地柠檬酸杆菌的感染用药方案。

Citrobacter 柠檬酸杆菌属参考文献

C

Clostridiaceae 梭菌科 Pribram, 1933

【词源和翻译】 "Clostridiaceae",新拉丁语阴性复数名词属格,源自模式菌属"梭菌属"(*Clostridium*),由属名"*Clostridium*"和科名尾缀"-aceae"组成,科名翻译为"梭菌科"。

一、分类学

梭菌科隶属于厚壁菌门(Firmicutes)、梭菌纲(Clostridia)、梭菌目(Clostridiales)。模式菌属为梭菌属。科内菌属包括嗜碱菌属(*Alkaliphilus*)、厌氧杆菌属(*Anaerobacter*)、无氧碱菌属(*Anoxynatronum*)、喜热菌属(*Caloramator*)、喜热厌氧菌属(*Caloranaerobacter*)、热水口孢菌属(*Caminicella*)、梭菌属、本地碱菌属(*Natronincola*)、产醋杆菌属(*Oxobacter*)、八叠球菌属(*Sarcina*)、热分枝菌属(*Thermobrachium*)、热嗜盐杆菌属(*Thermohalobacter*)、丁达尔菌属(*Tindallia*)[1]。

二、科的特征

梭菌科为专性厌氧,大部分为革兰氏阳性,嗜热菌种为革兰氏阴性。多数为杆状,部分为球形或多形性。可形成内生孢子或含有孢子基因。典型的细胞壁含内消旋-二氨基庚二酸,为 A1γ 肽聚糖类型。丁酸盐为主要的发酵产物,为依赖底物磷酸化生成 ATP 的异养菌,为糖酵解、糖分解、蛋白水解(包括利用氨基酸)和(或)化学自养菌。发酵产物包括各种有机酸和醇类。大多数菌种嗜中性粒细胞。基因组 DNA G+C 含量为 22~35 mol%[1]。

Clostridiaceae 梭菌科参考文献

Clostridium 梭菌属 Prazmowski, 1880

【词源和翻译】 "*Clostridium*",带小尾缀的新拉丁语中性名词,英文词义为"a spindle"。"*Clostridium*",英文词义为"a small spindle",表示"小纺锤(菌)",菌名翻译为"梭菌属"。

C

一、分类学

梭菌属隶属于厚壁菌门(Firmicutes)、梭菌纲(Clostridia)、梭菌目(Clostridiales)、梭菌科(Clostridiaceae)。目前,梭菌属的分类已发生变化,如艰难梭菌已被重新分类为艰难拟梭菌(*Clostridioides difficile*),而严格意义的梭菌属仅包括模式菌种丁酸梭菌及其亲缘关系相近的菌种[1-2]。

二、属的特征

梭菌属是杆菌,一般为革兰氏阳性菌,至少在生长的最早期为阳性,有些菌种为阴性。有或无动力,有动力的菌株常有周鞭毛,形成卵圆或圆形芽孢,使菌体膨大。一般为化能有机营养,有的菌种为化能自养菌。可分解碳水化合物或胨产生有机酸和醇混合物,还可分解醇类、氨基酸、嘌呤、类固醇或其他有机化合物,可以是糖分解菌、蛋白分解菌,两者都不分解菌或两者都分解菌。有的菌种可同化空气中的氮。不对硫酸盐进行异化还原。触酶阴性,而有些菌株有微量触酶。细胞壁通常含有内消旋-二氨基庚二酸。多数专性厌氧,对氧的耐受力差别很大,有的菌种可在空气中生长但不产芽孢。多数菌种在温度 30~37 ℃、pH 6.5~7.0 条件下生长良好,最适生长温度为 15~69 ℃。基因组 DNA G+C 含量为 22~53 mol%[1-2]。

三、属的临床意义

梭菌属为厌氧芽孢梭状菌,常见于土壤、粪便、污水及海洋沉积物,因可以产生耐久性芽孢,故在自然界存活能力强且广泛存在;此外,还可在人和动物肠道、女性生殖道及口腔黏膜的正常菌群中大量存在。破伤风梭菌、产气荚膜梭菌和肉毒梭菌是当前梭菌属中最具临床意义的菌种。破伤风梭菌可引起破伤风,产气荚膜梭菌可引起感染性腹泻和气性坏疽,而肉毒梭菌可引起食物中毒。此外,存在口腔黏膜和人体肠道中的梭菌,也可联合其他不产芽孢厌氧菌及兼性或需氧菌,导致糖尿病患者和肠道或呼吸道黏膜完整性受损患者的严重感染,包括头部感染、脑脓肿、鼻窦炎、耳炎、吸入性肺炎、肺脓肿、胸腔积脓症、胆囊炎、腹腔内感染、妇产科感染、软组织感染、肌坏死、化脓性关节炎和化脓性感染等[3-4]。

四、抗菌药物敏感性和感染用药

琼脂稀释法是厌氧菌药敏试验的金标准方法,试验结果判读可参照 CLSI M100 中"厌氧菌 MIC 折点解释标准"进行药敏结果判读,但难以常规开展。有资料显示,梭菌属对多种抗菌药物,如头孢菌素类、四环素、氨基糖苷类药物等,均有不同程度耐药(表 9)。

表 9 梭菌属主要菌种的药物敏感性

	敏感	中介	耐药
鲍尔特梭菌	卡那霉素	杆菌肽、头孢西丁、克林霉素、亚胺培南、甲硝唑、雷莫拉宁、复方磺胺甲噁唑和万古霉素	氨苄西林、哌拉西林和替卡西林
肉毒梭菌	青霉素、克林霉素、红霉素和氯霉素,大部分菌株对甲硝唑、利福平和部分头孢菌素敏感		对萘啶酸、庆大霉素

(续 表)

	敏 感	中 介	耐 药
尸毒梭菌	青霉素		
肖韦梭菌	氯霉素、克林霉素、红霉素、青霉素、四环素		
梭形梭菌	对抗菌药物的敏感性不一。据报道,检测的42株菌株中,28株对氯霉素敏感,31株对克林霉素敏感,19株对红霉素敏感,23对青霉素敏感,27株对四环素敏感		
耳蜗形梭菌	对氯霉素、红霉素、青霉素和四环素		克林霉素
谲诈梭菌	氯霉素、克林霉素、红霉素、青霉素、四环素		
诺维梭菌	对氯霉素、克林霉素、红霉素、青霉素		
多枝梭菌			克林霉素、多种头孢菌素
螺状梭菌	氯霉素、克林霉素、红霉素、青霉素、四环素		
第三梭菌			甲硝唑、克林霉素、头孢菌素

目前,对于梭菌属的临床感染,《ABX指南》推荐的治疗方案主要如下。① 气性坏疽:积极手术并给予青霉素2 000 mU/d静脉注射,以及克林霉素600 mg静脉注射,每8 h 1次或甲硝唑500 mg静脉注射,每6 h 1次,可辅以高压氧疗,但疗效有争议,且没有即刻手术重要。② 捻发音蜂窝织炎/坏死性筋膜炎:清创并给予青霉素2 000 mU/d静脉注射,以及克林霉素600 mg静脉注射,每8 h 1次,或甲硝唑500 mg静脉注射或口服,每6 h 1次,或亚胺培南1 g静脉注射,每6 h 1次。③ 粒细胞减少性小肠结肠炎:克林霉素、甲硝唑或亚胺培南。④ 产气荚膜梭菌毒素A导致的食物中毒:支持治疗,腹泻通常在24 h之内缓解。⑤ 肉毒中毒:三价抗毒素(A/B和E)。⑥ 气肿性胆囊炎:急诊行胆囊切除术,使用替卡西林/克拉维酸、哌拉西林/他唑巴坦或亚胺培南。⑦ 血流感染:一般情况下为污染菌,除非患者同时伴有气性坏疽或坏死性小肠结肠炎。⑧ 混合感染:使用亚胺培南、β-内酰胺类/β-内酰胺酶抑制剂或甲硝唑/克林霉素联合一种头孢菌素来覆盖包括厌氧菌在内的混合感染[3-4]。

五、属内菌种

Clostridium aldenense 阿尔登梭菌

Warren et al., 2007

【词源和翻译】 "*aldenense*",新拉丁语中性形容词,意指R. M. Alden研究室,由"Alden"拉丁化而来,菌名翻译为"阿尔登梭菌"。

【临床意义】 阿尔登梭菌有从人的临床标本中分离和引起血流感染的报道[1,3]。

Clostridium argentinense 阿根廷梭菌

Suen et al., 1988

【词源和翻译】 "*argentinense*",新拉丁语中性形容词,指阿根廷,由"Argentina"拉丁化而来,菌名翻译为"阿根廷梭菌"。

【临床意义】 阿根廷梭菌可分离于土壤、羊水、尸检标本、血液和伤口标本[1,3]。

Clostridium baratii 巴拉(巴氏)梭菌

corrig. (Prévot, 1938) Holdeman and Moore, 1970 (Approved Lists, 1980)

【分类学评述】 该菌种在1938年被描述为"*Inflabilis barati*",1970年被描述为"巴拉(巴氏)梭菌"并于1980年被收录到《核准的细菌名称目录》。

【词源和翻译】 "*baratii*",新拉丁语阳性名词属格,源自法国细菌学家Barat的名字,由"Barat"拉丁化而来,菌名翻译为"巴拉梭菌",亦翻译为"巴氏梭菌"。

【临床意义】 巴拉梭菌可分离于泥土、健康人和大鼠粪便,也可分离于人的战争伤口、腹膜液、眼睛、耳朵和前列腺感染标本[1,3]。

Clostridium bifermentans 双酶梭菌

(Weinberg and Séguin, 1918) Bergey et al., 1923 (Approved Lists, 1980)

【分类学评述】 该菌种已被重新分类为副梭菌属(*Paraclostridium*),见双酶副梭菌(*Paraclostridium bifermentans*)。

C

Clostridium bolteae 鲍尔特梭菌

Song et al., 2003

【词源和翻译】 “*bolteae*”,新拉丁语阴性名词属格,源自美国 Ellen Bolte 的名字(以纪念其首次提出细菌在晚发性自闭症中扮演的角色并促进了该领域的发展),由“Bolte”拉丁化而来,菌名翻译为“鲍尔特梭菌”。

【临床意义】 鲍尔特梭菌来源于人类的肠道、粪便、血液和腹腔内脓肿,可从人类多种感染标本中分离得到[1, 3]。

Clostridium botulinum 肉毒梭菌

(van Ermengem, 1896) Bergey et al., 1923 (Approved Lists, 1980)

【分类学评述】 该菌种在 1896 年被描述为“肉毒芽孢杆菌”(*Bacillus botulinus*),1922 年被描述为“*Ermengemillus botulinus*”,1909 年被描述为“*Botulobacillus botulinus*”,1923 年被描述为“肉毒梭菌”并于 1980 年被收录到《核准的细菌名称目录》。

【词源和翻译】 “*botulinum*”,新拉丁语中性形容词,由“*botulus*”和“*-inum*”两个词根组成:“*botulus*”,拉丁语名词,英文词义为“sausage”;“*-inum*”,拉丁语中性后缀,英文词义为“used with the sense of belonging to”。“*botulinum*”,新拉丁语中性形容词,英文词义为“pertaining to sausage”,即“与腊肠有关的”,菌名翻译为“肉毒梭菌”。

【种的特征】 革兰氏阳性粗短杆菌,有鞭毛、无荚膜、产芽孢。芽孢呈椭圆形,比菌体宽,位于次极端,典型的肉毒梭菌形态似“网球拍状”。在普通固体培养基上,形成类圆形菌落,表面呈半透明、颗粒状、边缘不整齐、向外扩散、绒毛网状,且常常扩散成菌苔。在血平板上,出现与菌落几乎等大或者较大的溶血环。在卵黄琼脂培养基上,可产生脂酶,在菌落表面入周围形成彩虹薄层。在有氧环境中、低于 4 ℃或 pH<4.5 条件下不生长。只有在厌氧、低盐、偏酸的特殊条件下,才可生长繁殖并产生肉毒毒素。其中,具有蛋白分解功能的肉毒梭菌最适培养温度为 37 ℃,不具有蛋白分解功能的菌株最适培养温度为 30 ℃。肉毒梭菌有两种生物分型方法:根据所产毒素的抗原性差异,分为 A、B、C、D、E、F、G 七个亚型;根据生理学特征,可分为蛋白分解菌株和非蛋白分解菌株。前者包括 A 型及某些 B、F 型肉毒梭菌;后者包括 B 型及部分 E、F 型肉毒梭菌。

【临床意义】 肉毒梭菌在自然界分布广泛,土壤中常可检出,偶存在于动物粪便中,其致病性主要是由于菌株产生的肉毒毒素。肉毒梭菌产生的肉毒毒素是一种神经毒素,能通过身体各部分的黏膜。在所有型别肉毒毒素中,A 型肉毒毒素是目前已知天然毒素和化学毒剂中毒性最强的毒性物质。人类感染肉毒梭菌引起肉毒毒素中毒,分为四类:① 婴儿中毒,由定植在婴儿肠道中的肉毒梭菌在体内合成的毒素引起;② 伤口肉毒毒素中毒,由侵入伤口的肉毒梭菌产生的毒素引起;③ 食物中毒,由进食被污染的食物中的肉毒毒素引起;④ 由于肉毒梭菌在儿童和成人肠道中定植引起。临床表现:① 4-D 征,即复视、构音障碍、烦躁、吞咽困难;② 不发热;③ 神志清楚;④ 下行性弛缓性麻痹;⑤ 脑脊液化验和头颅 MRI 正常,脑电图示肌束纤颤。另外,伤口肉毒毒素中毒可导致局部(肢体)麻痹[4-7]。

Clostridium butyricum 丁酸梭菌

Prazmowski, 1880 (Approved Lists, 1980)

【词源和翻译】 “*butyricum*”,新拉丁语中性形容词,由“*butyrum*”和“*-icum*”两个词根组成:“*butyrum*”,拉丁语名词,即希腊语名词“bouturon”,英文词义为“butter”;“*-icum*”,拉丁语中性后缀,英文词义为“belonging to”。“*butyricum*”,英文词义为“related to butter, butyric”,即“与奶油有关的”,菌名翻译为“丁酸梭菌”。

【临床意义】 丁酸梭菌可分离自土壤、淡水和海洋沉积物、奶酪、健康牛犊的瘤胃、动物和人的粪便(包括健康婴儿的粪便)、蛇毒,以及各种各样的人和动物临床标本,包括血液、尿液、下呼吸道、胸膜腔、腹部、伤口和脓肿标本[1, 3, 8]。

Clostridium cadaveris 尸毒梭菌

(Klein, 1899) McClung and McCoy, 1957 (Approved Lists, 1980)

【分类学评述】 该菌种在 1904 年被描述为“*Bacillus cadaveris*”,1957 年被描述为现在的尸毒梭菌并于 1980 年被收录到《核准的细菌名称目录》。

【词源和翻译】 “*cadaveris*”,拉丁语名词属格,词根为"*cadaver*":"*cadaver*",拉丁语名词,英文词义为"dead body"。"*cadaveris*",英文词义为"of a corpse",即"尸体的",菌名翻译为"尸毒梭菌"。

【临床意义】 尸毒梭菌可分离于土壤、海洋沉积物、动物,以及人粪、脓肿、伤口和血液标本[1,3]。

Clostridium carnis 肉梭菌

(Klein, 1904) Spray, 1939 (Approved Lists, 1980)

【分类学评述】 该菌种在1904年被描述为"*Bacillus carnis*",1938年被描述为"*Plectridium carnis*"。在1939年,该菌种被描述为"肉梭菌"并于1980年被收录到《核准的细菌名称目录》。

【词源和翻译】 "*carnis*",拉丁语名词属格,英文词义为"of flesh",即"肉的",菌名翻译为"肉梭菌"。

【临床意义】 肉梭菌来源于土壤、腐肉、感染的软组织和人类的血液、粪便及动物标本中[1,3]。

Clostridium celerecrescens 速生梭菌

Palop et al., 1989

【词源和翻译】 "*celerecrescens*",新拉丁语分词形容词,由"*celer-eris-ere*"和"*crescere*"两个词根组成:"*celer-eris-ere*",拉丁语形容词,英文词义为"fast";"*crescere*",拉丁语动词,英文词义为"to grow"。"*celerecrescens*",英文词义为"fast-growing",即"快速生长的",菌名翻译为"速生梭菌"。

【临床意义】 速生梭菌分离自接种于牛粪的产甲烷纤维素分解培养物,有引起人的腿部脓肿的报道[9]。

Clostridium chauvoei 肖韦梭菌

(Arloing et al., 1887) Scott, 1928 (Approved Lists, 1980)

【分类学评述】 该菌种在1887年被描述为"*Bacillus chauvoei*",1928年被描述为现在的肖韦梭菌并于1980年被收录到《核准的细菌名称目录》。

【词源和翻译】 "*chauvoei*",新拉丁语阳性名词属格,由"Chauveau"拉丁化而来,英文词义为"of Chauveau",源自法国细菌学家J. A. B. Chauveau的名字,菌名翻译为"肖韦梭菌"。

【临床意义】 肖韦梭菌分离自牛、羊和其他感染的动物,以及牛和犬的肠内容物。牛、绵羊、山羊、猪、鹿、水貂、淡水鱼、鲸鱼和青蛙易感,而人类、鸟类、猫、犬和兔子都耐受。该菌为牛羊黑腿病的主要致病原因。该菌寄生地可能是土壤,疾病的暴发往往是因在动物放牧地区进行土壤挖掘所致,有报道可引起人气性坏疽[10]。

Clostridium clostridiiforme 梭形梭菌

corrig. (Burri and Ankersmit, 1906) Kaneuchi et al., 1976 (Approved Lists, 1980)

【分类学评述】 该菌种在1906年被描述为"*Bacterium clostridiiforme*",在1938年被描述为"*Ristella clostridiiformis*",在1970年被描述为"*Bacteroides clostridiiformis*",在1976年被描述为"梭形梭菌"并于1980年被收录到《核准的细菌名称目录》。

【词源和翻译】 "*clostridioforme*",新拉丁语中性形容词,由"*klôstêr*"、"*-idion*"和"*-formis-is-e*"三个词根组成:"*klôstêr*",希腊语名词,英文词义为"a spindle";"*-idion*",带小尾缀的希腊语后缀;"*-formis-is-e*",拉丁语后缀,源自拉丁语名词"*forma*",英文词义为"-like, in the shape of"。"*clostridioforme*",英文词义为"in the form of a small spindle, spindle-shaped",即"梭形的",菌名翻译为"梭形梭菌"。

【临床意义】 梭形梭菌可分离于鸟类、人类和其他动物的肠内容物,小牛瘤胃内容物,火鸡病变的肝脏、腹部、子宫颈、阴囊、胸膜等感染部位,可引起人的败血病、腹膜炎和阑尾炎。该菌种是引起人类感染中最常见的梭菌之一,常可引起菌血症[11]。

Clostridium coccoides 类球梭菌

Kaneuchi et al., 1976 (Approved Lists, 1980)

【分类学评述】 该菌种已被重新分类为布劳特菌属(*Blautia*),见类球布劳特菌(*Blautia coccoides*)。

Clostridium cocleatum 耳蜗形梭菌

Kaneuchi et al., 1979 (Approved Lists, 1980)

【词源和翻译】 "*cocleatum*",拉丁语中性形容词,词根为"*coclea*":"*coclea*",拉丁语名词,英文词义为"a snail shell or whirlpool"。"*cocleatum*",英文词义为"in the shape of a snail shell or whirlpool",即"耳蜗形的",菌名翻译为"耳蜗形梭菌"。

【临床意义】 耳蜗形梭菌可分离于健康人的粪便,小鼠、大鼠和鸡的盲肠内容物中[1]。

Clostridium difficile 艰难梭菌

(Hall and O'Toole, 1935) Prévot, 1938 (Approved Lists, 1980)

C

【分类学评述】 该菌种在2016年已被重新分类为拟梭菌属(*Clostridioides*),见艰难拟梭菌(*Clostridioides difficile*)。

Clostridium disporicum 双孢梭菌

Horn, 1987

【词源和翻译】 "*disporicum*",新拉丁语中性形容词,由"*di*"、"*sporos*"和"*-icum*"三个词根组成:"*di*",希腊语前缀,英文词义为"two";"*sporos*",希腊语名词,英文词义为"seed";"*-icum*",拉丁语中性后缀,英文词义为"pertaining to"。"*disporicum*",英文词义为"pertaining to two spores",即"双孢的",菌名翻译为"双孢梭菌"。

【临床意义】 双孢梭菌可分离于大鼠盲肠内容物的浆液,对人致病性不明确[1]。

Clostridium fallax 谲诈梭菌

(Weinberg and Séguin, 1915) Bergey et al., 1923 (Approved Lists, 1980)

【分类学评述】 该菌种在1915年被描述为"*Bacillus fallax*",1922年被描述为"*Vallorillus fallax*",1923年被描述为"谲诈梭菌"并于1980年被收录到《核准的细菌名称目录》。

【词源和翻译】 "*fallax*",拉丁语中性形容词,英文词义为"deceptive",即"欺诈的",菌名翻译为"谲诈梭菌"。

【临床意义】 谲诈梭菌可分离于土壤、海洋沉积物、动物伤口、人类软组织感染和粪便标本中[1,3]。

Clostridium ghonii 戈恩(戈氏)梭菌

corrig. Prévot, 1938 (Approved Lists, 1980)

【分类学评述】 该菌种已被重新分类为类梭菌属(*Paeniclostridium*),见戈恩(戈氏)类梭菌(*Paeniclostridium ghonii*)。

Clostridium glycolicum 乙二醇梭菌

Gaston and Stadtman, 1963 (Approved Lists, 1980)

【分类学评述】 该菌种已被重新分类为土孢杆菌属(*Terrisporobacter*),见乙二醇土孢杆菌(*Terrisporobacter glycolicus*)。

Clostridium hastiforme 矛形梭菌

MacLennan, 1939 (Approved Lists, 1980)

【分类学评述】 该菌种已被重新分类为蒂西耶菌属(*Tissierella*),见尖锐蒂西耶菌(*Tissierella praeacuta*)。

Clostridium hathewayi 哈撒韦梭菌

Steer et al., 2002

【分类学评述】 该菌种已被重新分类为亨盖特属(*Hungatella*),见哈撒韦亨盖特菌(*Hungatella hathewayi*)。

Clostridium histolyticum 溶组织梭菌

(Weinberg and Séguin, 1916) Bergey et al., 1923

【分类学评述】 该菌种已被重新分类为哈思韦属(*Hathewaya*),见溶组织哈撒韦菌(*Hathewaya histolytica*)。

Clostridium indolis 吲哚梭菌

McClung and McCoy, 1957 (Approved Lists, 1980)

【词源和翻译】 "*indolis*",新拉丁语名词属格,词根为"*indol*":"*indol*",新拉丁语名词,英文词义为"indole"。"*indolis*",英文词义为"of indole",即"产吲哚的",菌名翻译为"吲哚梭菌"。

【临床意义】 吲哚梭菌可分离于土壤、人类粪便,以及胃肠道感染患者的临床标本中[1,3]。

Clostridium innocuum 无害梭菌

Smith and King, 1962 (Approved Lists, 1980)

【词源和翻译】 "*innocuum*",拉丁语中性形容词,英文词义为"harmless",表示"无害的",菌名翻译为"无害梭菌"。

【临床意义】 无害梭菌来源于胃肠道感染的患者标本、脓胸液,也是人类婴儿和成人的正常肠道菌群。该菌能在免疫功能低下的宿主体内引发菌血症,且通常对多种治疗厌氧菌感染的药物耐药[1,3,12]。

Clostridium intestinale 肠梭菌

corrig. Lee et al., 1989

【词源和翻译】 "*intestinale*",新拉丁语中性形容词,由"*intestinum*"和"*-ale*"两个词根组成:"*intestinum*",拉丁语名词,英文词义为"intestine";"*-ale*",新拉丁语中性后缀,英文词义为"pertaining to"。"*intestinale*",英文词义为"pertaining to the intestine",即"肠的",菌名翻译为"肠梭菌"。

【临床意义】 肠梭菌可分离于羊和猪的粪便,有引起健康青年女性菌血症的报道[13]。

Clostridium leptum 柔嫩梭菌

Moore et al., 1976 (Approved Lists, 1980)

【词源和翻译】 “*leptum*”，新拉丁语中性形容词，词根为“*leptos-ê-on*”：“*leptos-ê-on*”，希腊语形容词，英文词义为“thin，delicate”。“*leptum*”，英文词义为“thin，delicate”，即“柔和的”，指菌落形态，菌名翻译为“柔嫩梭菌”。

【临床意义】 柔嫩梭菌可分离于人类粪便和结肠内容物标本中，可能是人体肠道正常菌群，目前暂无人类感染的报道[1]。

Clostridium limosum 泥渣梭菌

André，1948（Approved Lists，1980）

【分类学评述】 该菌种已被重新分类为哈撒韦菌属，见泥渣哈撒韦菌（*Hathewaya limosa*）。

Clostridium moniliforme 念珠状梭菌

（Repaci，1910）Lawson and Rainey，2016

【分类学评述】 该菌种在1910年即被描述为“*Bacillus moniliforme*”，在1970年被描述为念珠状真杆菌（*Eubacterium moniliforme*）并于1980年被收录到《核准的细菌名称目录》，在2016年被重新分类为现在的念珠状梭菌。

【词源和翻译】 “*moniliforme*”，新拉丁语中性形容词，由“*monile*”和“*forma*”两个词根组成：“*monile*”，拉丁语名词，英文词义为“a necklace”；“*forma*”，拉丁语名词，英文词义为“shape”。“*moniliforme*”，英文词义为“necklace-shaped”，表示“项链形状的”，菌名翻译为“念珠状梭菌”。

【临床意义】 念珠状梭菌分离于人类粪便和结肠内容物，可能是人体肠道的正常菌群，目前暂无人类感染的报道。

Clostridium neonatale 新生儿梭菌

Bouvet et al.，2018

【词源和翻译】 “*neonatale*”，拉丁语中性形容词，由“*neo*”和“*natale*”两个词根组成：“*neo*”，希腊语形容词，英文词义为“new”；“*natale*”，拉丁语名词，英文词义为“of or relating to birth”。“*neonatale*”，英文词义为“pertaining to newborns”，菌名翻译为“新生儿梭菌”。

【临床意义】 新生儿梭菌来源于新生儿和早产新生儿的粪便，可引起新生儿坏死性小肠结肠炎[14]。

Clostridium novyi 诺维梭菌

（Migula，1900）Bergey et al.，1923（Approved Lists，1980）

【分类学评述】 该菌种在1900年被描述为“*Bacillus novyi*”，1923年被描述为现在的诺维梭菌，于1980年被收录到《核准的细菌名称目录》。

【词源和翻译】 “*novyi*”，新拉丁语阳性名词属格，源自美国细菌学家F. G. Novy的名字，由“novy”拉丁化而来，菌名翻译为“诺维梭菌”。

【临床意义】 诺维梭菌可分离于土壤、海洋沉积物、动物伤口，以及包括气性坏疽在内的人类创伤标本中[1]。

Clostridium paraputrificum 副腐败梭菌

（Bienstock，1906）Snyder，1936（Approved Lists，1980）

【分类学评述】 该菌种在1906年被描述为“*Bacillus paraputrificus*”，1936年被描述为现在的副腐败梭菌并于1980年被收录到《核准的细菌名称目录》。

【词源和翻译】 “*paraputrificum*”，新拉丁语中性形容词，由“*para*”和“*putrificum*”两个词根组成：“*para*”，希腊语介词，英文词义为“beside”；“*putrificum*”，新拉丁语中性形容词，英文词义为“a specific epithet”。“*paraputrificum*”，英文词义为“resembling（*Clostridium*）putrificum”，即“像腐败梭菌的”，菌名翻译为“副腐败梭菌”。

【临床意义】 副腐败梭菌存在于泥土，海洋沉积物，禽类、猪、牛和人类粪便中，已有分离自人体临床标本（包括血液、腹膜液、伤口和阑尾炎标本）的报道[1, 3]。

Clostridium perfringens 产气荚膜梭菌

（Veillon and Zuber，1898）Hauduroy et al.，1937（Approved Lists，1980）

【分类学评述】 该菌种在1898年被描述为“*Bacillus perfringens*”，在1937年被描述为现在的产气荚膜梭菌并于1980年被收录到《核准的细菌名称目录》。

【词源和翻译】 “*perfringens*”，拉丁语分词形容词，英文词义为“breaking throug，breaking in pieces”，即“破碎的，裂成碎片的”，因该菌在培养时产生大量的气体导致培养基碎裂而得名，菌名翻译为“产气荚膜梭菌”。

【种的特征】 革兰氏阳性粗短大杆菌，大小为（0.6～2.4）μm×（1.3～19.0）μm。两端钝圆，单个或成双排列，偶见链状。芽孢为膨大椭圆形，

C

位于菌体中央或次极端,但芽孢直径不大于菌体。在一般培养基中不形成芽孢,在无糖培养基中芽孢明显。临床标本中菌体可见荚膜,无鞭毛、无动力。在普通培养基上能生长,若加葡萄糖和血液生长更佳。生长适宜温度为 37~47 ℃,在适宜条件下传代时间仅为 8 min,可利用高温快速培养法,对该菌进行选择分离,如在 45 ℃条件下,每培养 3~4 h 转种 1 次,即可获得纯培养菌种。在深层葡萄糖琼脂中大量产气,致使琼脂破碎。在疱肉培养基中培养数小时即可见到生长,产生大量气体,肉渣或肉块变为略带粉色,但不被消化。在普通琼脂平板上培养 15 h 左右可见到菌落,培养 24 h 菌落直径 2~4 mm,圆形、凸起、光滑、半透明、边缘整齐,无迁徙生长现象。在血平板上,多数菌株有双层溶血环,内环完全溶血,是由于 θ 毒素的作用;外环不完全溶血则是由 α 毒素所致。在牛奶培养基中能分解乳糖产酸,使酪蛋白凝固,同时产生大量气体,将凝固的酪蛋白冲成蜂窝状,并将液面上的凡士林层向上推挤,甚至冲开管口棉塞,气势凶猛,称为“汹涌发酵”(stormy fermentation),是该菌的一大特征。

【临床意义】 产气荚膜梭菌广泛存在于土壤、人和动物的肠道,以及动物和人类的粪便中,会散发臭味。常因深部创伤而感染,该菌引起的气性坏疽是人类革兰氏阳性菌感染中最为严重的暴发性疾病之一。该菌与中毒性休克综合征及流产有关,是造成菌血症最常见的梭菌,检出率约为 79%。可引起食物中毒、肠炎性坏死、坏死性肠炎和坏死性小肠结肠类(与产气荚膜梭菌 A 型相关的胃肠疾病)[4-5]。

Clostridium putrificum 腐败梭菌

(Trevisan, 1889) Reddish and Rettger, 1922 (Approved Lists, 1980)

【分类学评述】 该菌种在 1889 年被描述为“*Pacinia putrifica*”, 1899 年被描述为“*Bacillus putrificus*”,1922 年被描述为“腐败梭菌”并于 1980 年被收录到《核准的细菌名称目录》。

【词源和翻译】 “*putrificum*”,新拉丁语中性形容词,英文词义为“making rotten”,即“使腐烂的”,菌名翻译为“腐败梭菌”。

【临床意义】 腐败梭菌存在于泥土、海底沉积物、禽类,以及人、猪、牛、羊的粪便中,已有分离自人体血液、腹膜液、伤口和阑尾炎标本的报道[1, 3]。

Clostridium ramosum 多枝梭菌

(Veillon and Zuber, 1898) Holdeman et al., 1971 (Approved Lists, 1980)

【分类学评述】 该菌种在 1898 年被描述为“*Bacillus ramosus*”, 1931 年被描述为“*Nocardia ramosa*”, 1938 年被描述为“*Ramibacterium ramosum*”。在 1971 年,该菌种被描述为“多枝梭菌”并于 1980 年被收录到《核准的细菌名称目录》。

【词源和翻译】 “*ramosum*”,新拉丁语中性形容词,英文词义为“much-branched”,即“多枝的”,菌名翻译为“多枝梭菌”。

【临床意义】 多枝梭菌可分离于婴幼儿和成人粪便,正常人的子宫颈,人体腹腔、生殖道、肺、胆道和血培养标本,是儿童脓肿、腹膜炎、菌血症和慢性中耳炎等患者临床标本中第二常见的梭菌属菌种,也是成人菌血症中第三常见的梭菌属菌种[15]。

Clostridium septicum 败血梭菌

(Macé, 1889) Ford, 1927 (Approved Lists, 1980)

【分类学评述】 该菌种在 1877 年被描述为“*Vibrion septique*”, 1889 年被描述为“*Bacillus septicus*”, 1926 年被描述为“*Vibrio septicus*”,1927 年被描述为“败血梭菌”并于 1980 年被收录到《核准的细菌名称目录》。

【词源和翻译】 “*septicum*”,拉丁语中性形容词,英文词义为“putrefactive”,即“腐败的”,菌名翻译为“败血梭菌”。

【临床意义】 败血梭菌在健康人群的粪便中很少检出,但能在正常人阑尾中检出。超过 50%的败血梭菌血培养阳性的患者有肠道异常,如肠憩室症或结肠癌等潜在恶性肿瘤。另一个临床上的重要联系是败血梭菌菌血症与不同原因的中性粒细胞减少症,尤其与累及末端回肠或盲肠的粒细胞减少性小肠结肠炎的联系更具特异性。糖尿病、严重心血管动脉粥样硬化厌氧性肌坏死(气性坏疽)患者也可能发生败血梭菌菌血症。及时确诊败血梭菌菌血症并给予适当治疗的临床重要性无论如何强调都不为过。败血梭菌菌血症患者通常危在旦夕,并且有向远端解剖部位转移扩散的可能,可导致自发性肌坏死,病死率很高。有菌血症的肝硬化患者体内也能分离到败毒梭菌、产气荚膜梭菌、双酶梭菌和其他梭菌。该菌还可引起自发性非创伤性气性坏疽[16-17]。

Clostridium sordellii 索德里梭菌

(Hall and Scott, 1927) Prévot, 1938 (Approved Lists, 1980)

【分类学评述】 该菌种已被重新分类为类梭菌属,见索德里(索氏)类梭菌(*Paeniclostridium sordellii*)。

Clostridium sphenoides 楔形梭菌

(Douglas et al., 1919) Bergey et al., 1923 (Approved Lists, 1980)

【分类学评述】 该菌种在1919年被描述为"*Bacillus sphenoides*",1922年被描述为"*Douglasillus sphenoides*",1938年被描述为"*Plectridium sphenoides*",其中1923年被描述为"楔形梭菌"并于1980年被收录到《核准的细菌名称目录》。

【词源和翻译】 "*sphenoides*",新拉丁语中性形容词,由"*sphên sphênos*"和"*-oides*"两个词根组成:"*sphên sphênos*",希腊语名词,英文词义为"wedge";"*-oides*",拉丁语后缀,源于希腊语后缀"*eides*"和希腊语名词"*eidos*",英文词义为"ressembling, similar"。"*sphenoides*",英文词义为"wedge-shaped",即"楔形的",菌名翻译为"楔形梭菌"。

【临床意义】 楔形梭菌可分离于土壤、海洋沉积物,犬和人的粪便,动物的感染标本,以及人的血液、骨头和软组织感染、腹腔感染、战争伤口、内脏气体坏疽与肾脓肿标本中[1, 3]。

Clostridium spiroforme 螺状梭菌

Kaneuchi et al., 1979 (Approved Lists, 1980)

【词源和翻译】 "*spiroforme*",新拉丁语中性形容词,由"*spira*"和"*-forme*"两个词根组成:"*spira*",拉丁语名词,英文词义为"a coil";"*-forme*",拉丁语中性后缀,英文词义为"of the shape of"。"*spiroforme*",英文词义为"in the shape of a coil",即"螺形的",菌名翻译为"螺状梭菌"。

【临床意义】 螺状梭菌可分离于健康人类的粪便、健康的鸡和兔子的盲肠[1]。

Clostridium sporogenes 产孢梭菌

(Metchnikoff, 1908) Bergey et al., 1923 (Approved Lists, 1980)

【分类学评述】 该菌种在1908年被描述为"*Bacillus sporogenes* var. A",1922年被描述为"*Metchnikovillus sporogenes*",1923年被描述为"产孢梭菌"并于1980年被收录到《核准的细菌名称目录》。

【词源和翻译】 "*sporogenes*",新拉丁语中性形容词,由"*sporos*"和"*gennaô*"两个词根组成:"*sporos*",希腊语名词,英文词义为"seed";"*gennaô*",希腊语动词,英文词义为"produce, engender"。"*sporogenes*",英文词义为"spore-producing",即"产生孢子的",菌名翻译为"产孢梭菌"。

【临床意义】 产孢梭菌可分离于土壤、海洋和淡水湖泊沉积物,腌制肉类和乳制品,蛇、羊和狗的粪便,人类婴幼儿和成人粪便,家畜感染标本中,可引起的人类感染,包括菌血症、感染性心内膜炎、中枢神经系统感染、胸膜肺部感染、阴茎病变、脓肿、战争伤口和其他化脓性感染[18]。

Clostridium subterminale 近端梭菌

(Hall and Whitehead, 1927) Spray, 1948 (Approved Lists, 1980)

【分类学评述】 该菌种在1927年被描述为"*Bacillus subterminalis*",1948年被描述为"近端梭菌"并于1980年被收录到《核准的细菌名称目录》。

【词源和翻译】 "*subterminale*",新拉丁语中性形容词,由"*sub-*"和"*terminalis-is-e*"两个词根组成:"*sub-*",拉丁语前缀,英文词义为"under";"*terminalis-is-e*",拉丁语形容词,英文词义为"terminal"。"*subterminale*",英文词义为"near the end, subterminal",即"接近端点的",菌名翻译为"近端梭菌"。

【临床意义】 近端梭菌可分离于海洋沉积物和土壤、成年人的小肠内容物、健康和抗生素相关腹泻的人类粪便、牛的粪便、感染的动物标本中,也有引起人的血流感染、胆道感染、脓胸液及人类的软组织或骨骼感染的报道[1, 3]。

Clostridium symbiosum 共生梭菌

(Stevens, 1956) Kaneuchi et al., 1976 (Approved Lists, 1980)

【分类学评述】 该菌种在1956年被描述为"*Bacteroides symbiosus*",1976年被描述为"共生梭菌"并于1980年被收录到《核准的细菌名称目录》。

C

【词源和翻译】 “*symbiosum*”,新拉丁语中性形容词,英文词义为“living together with, symbiotic”,即“共生的”,指其是阿米巴痢疾培养的共生体,菌名翻译为“共生梭菌”。

【临床意义】 共生梭菌可分离于健康人的粪便、人类的肝脓肿和血流感染标本中,有在人类肠道疾病患者中引起菌血症的报道[1,3]。

Clostridium tertium 第三梭菌

(Henry, 1917) Bergey et al., 1923 (Approved Lists, 1980)

【分类学评述】 该菌种在1917年被描述为“*Bacillus tertius*”,1922年被描述为“*Henrillus tertius*”,1923年被描述为“第三梭菌”并于1980年被收录到《核准的细菌名称目录》。

【词源和翻译】 “*tertium*”,拉丁语中性形容词,英文词义为“third”,即“第三的”,指该菌是在开放的战争伤口中分离得到的第三常见的厌氧菌,菌名翻译为“第三梭菌”。

【临床意义】 第三梭菌可以在患严重基础疾病(如恶性肿瘤、急性胰腺炎等)患者中引起各种感染,是与产气荚膜梭菌一起造成菌血症最常见的梭菌属菌种。

Clostridium tetani 破伤风梭菌

(Flügge, 1886) Bergey et al., 1923 (Approved Lists, 1980)

【分类学评述】 该菌种在1886年被描述为“*Bacillus tetani*”,1923年被描述为“破伤风梭菌”并于1980年被收录到《核准的细菌名称目录》。

【词源和翻译】 “*tetani*”,新拉丁语名词属格,英文词义为“of tetanus”,即“破伤风的”,菌名翻译为“破伤风梭菌”。

【种的特征】 革兰氏阳性杆菌,但培养24 h后容易变成革兰氏阴性杆菌,菌体大小为(0.5~1.7) μm×(2.1~18.1) μm,单个或成对存在。芽孢通常为膨大圆形,位于菌体极端,形似“鼓槌状”。破伤风梭菌为严格的厌氧菌但营养要求不高,在厌氧环境下、普通琼脂培养24~48 h后,可形成直径1 mm以上不规则的菌落,中心紧密,周边疏松,似羽毛状,易在培养基表面迁徙扩散。在血平板上有明显溶血环。在疱肉培养基中培养,肉汤浑浊,肉渣部分被消化,微变黑,产生气体,生成甲基硫醇(有腐败臭味)及硫化氢。一般不发酵糖类,能液化明胶,产生硫化氢,产生吲哚,不能还原硝酸盐为亚硝酸盐。对蛋白质有微弱消化作用。

【临床意义】 破伤风梭菌引起的破伤风通常与无感染表现的刺穿伤有关。破伤风梭菌及其芽孢广泛分布于土壤和多种动物的肠道内容物中,于自然界中可由伤口侵入人体而致病。由于破伤风梭菌是厌氧菌,在一般伤口中不能生长,因此伤口的厌氧环境是破伤风梭菌感染的重要条件。窄而深的伤口(如刺伤),泥土或异物污染,大面积创伤、烧伤、组织坏死,局部组织缺血或同时有需氧菌或兼性厌氧菌混合感染,均易造成厌氧环境,局部氧化还原电势降低,有利于破伤风梭菌生长。破伤风梭菌能产生强烈的破伤风毒素,又名破伤风痉挛毒素,是一种强效神经毒素,能在伤口中产生并迅速与神经组织结合,引起典型的麻痹与强直性痉挛。破伤风疫苗免疫能够预防破伤风。破伤风与肉毒毒素中毒类似,不同之处在于破伤风梭菌仅通过伤口感染并产生破伤风痉挛毒素而致病[4]。

Clostridium 梭菌属参考文献

Clostridioides 拟梭菌属 Lawson et al., 2016

【词源和翻译】 “*Clostridioides*”,新拉丁语中性名词,由“*Clostridium*”和“*-oides*”两个词根组成:

"*Clostridium*",带小尾缀的新拉丁语中性名词,英文词义为"*Clostridium*, a bacterial genus";"*-oides*",拉丁语后缀,源自希腊语后缀"*-eides*"和希腊语名词"*eido*",英文词义为"ressembling, similar"。"*Clostridioides*",英文词义为"organism similar to *Clostridium*",表示"类似梭菌属的微生物",菌名翻译为"拟梭菌属"。

一、分类学

拟梭菌属隶属于厚壁菌门(Firmicutes)、梭菌纲(Clostridia)、真细菌目(Eubacteriales)、消化链球菌科(Peptostreptococcaceae),模式菌种为艰难拟梭菌[1]。

二、属的特征

拟梭菌属一般为革兰氏阳性杆菌,专性厌氧。产芽孢,动力试验阳性。在蛋白胨酵母膏葡萄糖(peptone-yeast extract-glucose, PYG)肉汤中能发酵产生大量气体,产生一系列饱和与不饱和的直链和支链脂肪酸,同时能产生醋酸、异丁酸、丁酸、异戊酸、戊酸、异己酸、甲酸和乳酸。内消旋-二氨基庚二酸是肽聚糖诊断氨基酸。

三、属的临床意义

拟梭菌是由梭菌属重新分类而来,理论上可参考梭菌属的临床意义。

四、抗菌药物敏感性和感染用药

拟梭菌属是一种专性厌氧菌,药敏试验推荐琼脂稀释法,且理论上可参考 CLSI M11-A7 中"厌氧菌的 MIC 折点解释标准"来进行药敏判读,但难以常规开展。目前,对于艰难拟梭菌的临床感染,治疗首要原则是尽可能停止正在使用的抗菌药物,并口服有效治疗药物,如用注射用万古霉素或去甲万古霉素溶入生理盐水或葡萄糖溶液,口服或胃管滴入。

五、属内菌种

Clostridioides difficile 艰难拟梭菌

(Hall and O'Toole, 1935) Lawson et al., 2016

【分类学评述】 该菌种在 1935 年被描述为"*Bacillus difficilis*",在 1938 年被描述为"艰难梭菌"(*Clostridium difficile*)并于 1980 年被收录到《核准的细菌名称目录》,在 2016 年被重新分类为"艰难拟梭菌"。

【词源和翻译】 "*difficile*",拉丁语中性形容词,英文词义为"difficult" (referring to "the unusual difficulty that was encountered in its isolation and study"),即"艰难的",菌名翻译为"艰难拟梭菌"。

【临床意义】 艰难拟梭菌是抗生素相关假膜性结肠炎的主要病因,也是院感腹泻最常见的确诊病因。可引起结肠炎/假膜性结肠炎、中毒性巨结肠、小肠炎、结肠外感染、反应性关节炎[2-3]。

【抗菌药物敏感性和感染用药】 治疗艰难拟梭菌感染的原则:毒素检测阳性,停用相关的抗生素,避免使用阿片类制剂,感染控制(接触隔离)和甲硝唑或万古霉素(口服)。有资料显示,艰难拟梭菌对多种抗菌药物,如氨苄西林、头孢西丁、克林霉素、亚胺培南等,均有不同程度的耐药。《ABX 指南》推荐的治疗方案主要包括:① 甲硝唑 250 mg 口服,每天 4 次或 500 mg 口服,每天 3 次×10 d;② 万古霉素 125 mg 口服,每天 4 次×10 d,适用于中重度感染的患者。特别注意事项:如果需要使用全身性抗生素治疗现症感染(除艰难拟梭菌之外),应尽可能使用不容易继发艰难拟梭菌感染的抗生素,如静脉用万古霉素、大环内酯类、磺胺类、多西环素类、氨基糖苷类或窄谱β-内酰胺类抗生素。避免使用抑制肠蠕动的止泻药。

Clostridioides mangenotii 曼格诺特（曼氏）拟梭菌

(Prévot and Zimmès-Chaverou, 1947) Lawson et al., 2016

【分类学评述】 该菌种在1947年被描述为"*Inflabilis mangenoti*"，在1957年被描述为"曼氏梭菌"(*Clostridium mangenotii*)并于1980年被收录到《核准的细菌名称目录》，在2016年被重新分类为现在的曼格诺特(曼氏)拟梭菌。

【词源和翻译】 "*mangenotii*"，新拉丁语名词属格，源自意大利细菌学家Professor G. Mangenot的名字，菌名翻译为"曼格诺特拟梭菌"，亦简译为"曼氏拟梭菌"。

【临床意义】 曼格诺特(曼氏)拟梭菌可分离于土壤、海洋沉积物和人类粪便标本中。

Clostridioides 拟梭菌属参考文献

C

Cohnella 科恩菌属 Kämpfer et al., 2006

【词源和翻译】 "*Cohnella*"，带小尾缀的新拉丁语阴性名词，英文词义为"named after Ferdinand Cohn"，源自德国微生物学家"Ferdinand Cohn"的名字，以纪念他在1872年首次发现芽孢杆菌，菌名翻译为"科恩菌属"。

一、分类学

科恩菌属隶属于厚壁菌门(Firmicutes)、芽孢杆菌纲(Bacilli)、芽孢杆菌目(Bacillales)、类芽孢杆菌科(Paenibacillaceae)，模式菌种为耐热科恩菌[1]。

二、属的特征

科恩菌属为革兰氏阳性，需氧的芽孢杆菌，无动力。耐热，在55 ℃生长良好。在25～30 ℃环境中，在复杂培养基[如胰胨大豆(trypticase soy, TS)培养基]和普通营养琼脂培养基培养24 h，均生长良好。主要呼吸醌是MK-7。主要的极性脂类是二磷脂酰甘油、磷脂酰甘油、磷脂酰乙醇胺和赖氨酰磷脂酰甘油；此外，还有两种未知的磷脂和四种未知的氨基磷脂。主要的脂肪酸是iso-$C_{16:0}$、anteiso-$C_{15:0}$和$C_{16:0}$。基因组DNA G+C含量为57～59 mol%[1]。

三、属的临床意义

科恩菌属主要存在于环境中，对人具有潜在致病性，有多例分离于人类血流感染的报道[2]。

四、抗菌药物敏感性和感染用药

科恩菌属引起临床感染罕见，尚无用药相关信息，但从系统发育亲缘关系推测，其临床感染可参考芽孢杆菌的感染用药方案，供参考。

五、属内菌种

Cohnella hongkongensis 香港科恩菌

Kämpfer et al., 2006

【词源和翻译】 "*hongkongensis*",新拉丁语阴性形容词,源自菌株最初分离的地名"香港"(Hong Kong),由"Hong Kong"拉丁化而来,菌名翻译为"香港科恩菌"。

【临床意义】 香港科恩菌最初分离自一例中性粒细胞减少发热男童的假性血流感染中,人的感染报道罕见[3]。

Cohnella thermotolerans 耐热科恩菌

Kämpfer et al., 2006

【词源和翻译】 "*thermotolerans*",新拉丁语分词形容词,由"*thermê*"和"*tolerans*"两个词根组成:"*thermê*",希腊语名词,英文词义为"heat";"*tolerans*",拉丁语分词形容词,英文词义为"tolerating"。"*thermotolerans*",英文词义为"able to tolerate high temperatures",即"具有耐高温能力的",菌名翻译为"耐热科恩菌"。

【临床意义】 耐热科恩菌是2006年发表的新菌种,分离于瑞典一家生产工业淀粉的淀粉样本中,尚无人类感染的报道[4]。

Cohnella massiliensis 马西利亚科恩菌

Abou Abdallah et al., 2019

【分类学评述】 马西利亚科恩菌从临床血培养标本中分离并被描述,但未获得国际原核生物系统学委员会的权威认可。

【词源和翻译】 "*massiliensis*",拉丁语形容词,源自菌株分离地马赛(Marseille)的旧称马西利亚(Massilia),菌名翻译为"马西利亚科恩菌"。

【临床意义】 马西利亚科恩菌可分离于人的血培养标本[2],但临床意义不明确(可能为污染菌)。

Cohnella 科恩菌属参考文献

Collinsella 柯林斯菌属 Kageyama et al., 1999

【词源和翻译】 "*Collinsella*",带小尾缀的新拉丁语阴性名词,由"Collins"拉丁化而来,英文词义为"of Collins",源自英国微生物学家 Matthew D. Collins 的名字,以纪念他在微生物分类学和系统学中做出的突出贡献,菌名翻译为"柯林斯菌属"。

一、分类学

柯林斯菌属隶属于放线菌门(Actinobacteria)、红蝽菌纲(Coriobacteriia)、红蝽菌目(Coriobacteriales)、红蝽菌科(Coriobacteriaceae),模式菌种为产气柯林斯菌[1]。

二、属的特征

柯林斯菌为革兰氏阳性、专性厌氧的链杆状细菌,无芽孢,无鞭毛。葡萄糖发酵产物包括 H_2、乙醇、甲酸和乳酸。细胞壁含有一种 A4 型肽聚糖。在系统发育上,与红蝽菌属(*Coriobacterium*)亲缘关系最近。基因组 DNA G+C 含量为 60~65 mol%[1-2]。

三、属的临床意义

柯林斯菌属主要存在于肠道和粪便中,偶见从人的伤口标本中分离[1-3]。

四、抗菌药物敏感性和感染用药

临床实验室标准化协会将琼脂稀释法作为厌氧菌药敏试验的金标准,但难以常规开展[2]。目前,针对该菌属细菌的药物敏感性研究的数据不多。有资料显示,柯林斯菌属细菌对红霉素和四环素敏感,对头孢菌素或头孢替坦(MIC 12.5~25 g/mL)、氨曲南不敏感,供参考。

C

五、属内菌种

Collinsella aerofaciens 产气柯林斯菌

(Eggerth, 1935) Kageyama et al., 1999

【分类学评述】 该菌种在1935年被描述为"产气拟杆菌"(*Bacteroides aerofaciens*),在1938年被描述为"产气真杆菌"(*Eubacterium aerofaciens*)并于1980年被收录到《核准的细菌名称目录》,在1999年被重新分类命名为现在的产气柯林斯菌。

【词源和翻译】 "*aerofaciens*",新拉丁语分词形容词,由"*aer aero*"和"*faciens*"两个词根组成:"*aer aeros*",希腊语名词,英文词义为"air"或"gas";"*faciens*",拉丁语分词形容词,英文词义为"making"或"producing"。"*aerofaciens*",英文词义为"gas-producing",即"产生气体的",菌名翻译为"产气柯林斯菌"。

【临床意义】 产气柯林斯菌是人类肠道中最丰富的细菌之一(可发现于90%的人体肠道中),偶见从人的伤口标本中分离[1]。

Collinsella intestinalis 肠柯林斯菌

Kageyama and Benno, 2000

【词源和翻译】 "*intestinalis*",新拉丁语阴性形容词,由词根"*intestinum*"和后缀"*-alis*"组成:"*intestinum*",拉丁语名词,英文词义为"gut"或"intestinum";"*-alis*",拉丁语后缀,"pertaining to"。"*intestinalis*",英文词义为"the intestine",表示"肠的",意指其最初分离于人的肠道,菌名翻译为"肠柯林斯菌"。

【临床意义】 肠柯林斯菌存在于人的肠道,偶见于人的伤口标本中[3]。

Collinsella stercoris 粪柯林斯菌

Kageyama and Benno, 2000

【词源和翻译】 "*stercoris*",带小尾缀的拉丁语名词,源自拉丁语名词"*stercus-oris*",英文词义为"of faeces",表示"粪便的",意指其最初分离于人的粪便,菌名翻译为"粪柯林斯菌"。

【临床意义】 粪柯林斯菌有分离于人的粪便,暂无人致病的相关报道[3-4]。

Collinsella 柯林斯菌属参考文献

Comamonas 从毛单胞菌属 (ex Davis and Park, 1962) de Vos et al., 1985

【词源和翻译】 "*Comamonas*",新拉丁语阴性名词,由"*coma*"和"*monas*"两个词根组成:"*coma*",拉丁语名词,英文词义为"hair";"*monas*",拉丁语阴性名词,英文词义为"monad"。"*Comamonas*",英文词义为"cell with a polar tuft of flagella",即"有单极丛鞭毛的单细胞",菌

名翻译为"丛毛单胞菌属"。

一、分类学

丛毛单胞菌属隶属于变形菌门(Proteobacteria)、β-变形菌纲(Betaproteobacteria)、伯克霍尔德菌目(Burkholderiales)、丛毛单胞菌科(Comamonadaceae),模式菌种为土生丛毛单胞菌。该菌属最初由假单胞菌属(*Pseudomonas*)分类而来,模式菌种"土生丛毛单胞菌"的最初名称为"土生假单胞菌"(*Pseudomonas terrigena*)。除土生丛毛单胞菌外,从假单胞菌属中转属到丛毛单胞菌属的菌种还有"食酸假单胞菌"(*Pseudomonas acidovorans*),然而,该菌种已被重新分类为"食酸代尔夫特菌"(*Delftia acidovorans*)[1-2]。

二、属的特征

丛毛单胞菌属是革兰氏阴性,菌体直或微弯的杆状,单个或成对排列,严格需氧的非发酵菌。除韩国丛毛单胞菌(*Comamonas koreensis*)动力阴性外,其他菌种均有单极或双极的丛生鞭毛。化能有机营养,在含有有机酸、氨基酸和蛋白胨的培养基上生长良好。触酶和氧化酶均阳性。不产生荧光色素,很少分解碳水化合物。有从土壤、水、工业环境中分离的报道,也有从临床标本中分离的报道。所有临床分离株的丛毛单胞菌属菌种能够将硝酸盐分解为亚硝酸盐。主要的脂肪酸是 $C_{16:0}$、$C_{16:1}$、$C_{18:1}$、$C_{10:0}$ 3-OH。主要的呼吸醌是 Q-8。基因组 DNA G+C 含量为 64~66 mol%[3]。

三、属的临床意义

丛毛单胞菌属主要存在于环境中,部分菌种可以引起感染,具有潜在致病性[4]。

四、抗菌药物敏感性和感染用药

丛毛单胞菌是一种非苛养的革兰氏阴性杆菌,微量肉汤稀释法或 E 试验(E-test)是首选方法,可参照 CLSI M100 中"其他非肠杆菌目细菌的 MIC 折点解释标准"进行药敏结果判读[5]。从现有的资料来看,睾丸酮丛毛单胞菌对广谱抗生素敏感,如头孢菌素、碳青霉烯类、喹诺酮类及复方磺胺甲噁唑[6]。

五、属内菌种

Comamonas acidovorans 食酸丛毛单胞菌

(den Dooren de Jong, 1926) Tamaoka et al., 1987

【分类学评述】 该菌种已被重新分类为代尔夫特菌属(*Delftia*),见食酸代尔夫特菌(*Delftia acidovorans*)。

Comamonas aquatica 水生丛毛单胞菌

(Hylemon et al., 1973) Wauters et al., 2003

【分类学评述】 该菌种先前被分类为土生丛毛单胞菌 DNA 2 群,但 2003 年发现其与 1973 年命名的水生水螺菌(*Aquaspirillum aquaticum*)为同一菌种,故将两者合并为当前的"水生丛毛单胞菌"。

【词源和翻译】 "*aquatica*",拉丁语阴性形容词,英文词义为"living, growing, or found in or by the water, aquatic",即"生活、生长在水里或水边,水栖",菌名翻译为"水生丛毛单胞菌"。

【种的特征】 需氧革兰氏阴性杆菌,具双极丛生鞭毛。30~35 ℃有氧条件下,可在胰蛋白酶大豆琼脂和肉汤中生长;40 ℃条件下,在肉汤中呈现中度延迟生长;42 ℃条件下不生长。在血平板上,30 ℃培养 24 h,菌落直径为 1~1.5 mm。触酶和氧化酶试验均呈阳性。不能酸化和同化碳水化合物。菌株对去铁胺和黏菌素敏感。主要脂肪酸是 $C_{16:1}$、$C_{16:0}$、$C_{18:1}$ ω9c、$C_{10:0}$ 3-OH、$C_{12:0}$和 $C_{14:0}$。基因组 DNA G+C 含量为 62~66.7 mol%。

【临床意义】 水生丛毛单胞菌分离自水中,临床意

C

义尚不明确。

Comamonas kerstersii 凯斯特丛毛单胞菌

Wauters et al., 2003

【分类学评述】 该菌先前被认为是土生丛毛单胞菌 DNA 3 群。

【词源和翻译】 "*kerstersii*",新拉丁语阳性名词属格,源自比利时微生物学家"Kersters"的名字(以纪念其在细菌分类学上的贡献),菌名翻译为"凯斯特丛毛单胞菌"。

【种的特征】 需氧的革兰氏阴性杆菌,具双极丛生鞭毛。30 ℃、35 ℃、42 ℃和44 ℃有氧条件下,可在胰蛋白酶大豆琼脂和肉汤中生长;最适生长温度为35~40 ℃。在血平板上,30 ℃培养24 h后菌落直径为1.5 mm,40 ℃ 条件下直径>2 mm。触酶和氧化酶试验均呈阳性。不能酸化和同化碳水化合物。菌株对去铁胺和黏菌素敏感。主要的细胞脂肪酸是 $C_{16:1}$、$C_{16:0}$、$C_{18:1}$ ω9c、$C_{10:0}$ 3-OH、$C_{12:0}$和 $C_{14:0}$。基因组 DNA G+C 含量为59.7~63.3 mol%。

【临床意义】 凯斯特丛毛单胞菌以前被描述为土生丛毛单胞菌 DNA 3 群,临床意义参见土生丛毛单胞菌。

Comamonas terrigena 土生丛毛单胞菌

(ex Hugh, 1962) de Vos et al., 1985

【分类学评述】 土生丛毛单胞菌最初被分为3个DNA群。2003年,一些学者将这3个群提议为单独的种,其中DNA 2群命名为水生丛毛单胞菌,DNA 3群命名为凯斯特丛毛单胞菌[7]。

【词源和翻译】 "*terrigena*",拉丁语名词,英文词义为"earth-born",表示"土里生出的",菌名翻译为"土生丛毛单胞菌"。

【种的特征】 该菌为需氧的革兰氏阴性杆菌,具有双极丛生鞭毛。30~35 ℃有氧条件下,可在胰蛋白酶大豆琼脂和肉汤中生长,40 ℃条件下不生长。在血平板上,30 ℃培养24 h,菌落直径为1 mm。触酶和氧化酶试验均呈阳性。不能酸化和同化碳水化合物。菌株对去铁胺和黏菌素敏感。主要脂肪酸是 $C_{16:1}$、$C_{16:0}$、$C_{18:1}$ ω9c、$C_{10:0}$ 3-OH、$C_{12:0}$ 和 $C_{14:0}$。基因组 DNA G+C 含量为64~66.6 mol%。

【临床意义】 土生丛毛单胞菌可分离于甘草输注滤液,尚无人类感染的报道。

Comamonas testosteroni 睾丸酮丛毛单胞菌

(Marcus and Talalay, 1956) Tamaoka et al., 1987

【分类学评述】 该菌种在1956年被描述为"睾丸酮假单胞菌"(*Pseudomonas testosteroni*)并于1980年被收录到《核准的细菌名称目录》,在1987年被分类为现在的睾丸酮丛毛单胞菌。

【词源和翻译】 "*testosteroni*",新拉丁语名词属格,英文词义为"of testosterone, a chemical compound",表示"睾丸酮的",菌名翻译为"睾丸酮丛毛单胞菌"。

【种的特征】 需氧的革兰氏阴性杆菌,具有双极丛生鞭毛。30 ℃和35 ℃有氧条件下,可在胰蛋白酶大豆琼脂和肉汤中生长,40 ℃条件下不生长。在血平板上,30 ℃培养24 h,菌落直径为1 mm。触酶和氧化酶试验均呈阳性。不能酸化和同化碳水化合物。菌株对去铁胺和黏菌素敏感。主要脂肪酸是 $C_{16:1}$、$C_{16:0}$、$C_{18:1}$ ω9c、$C_{10:0}$ 3-OH、$C_{12:0}$和 $C_{14:0}$。基因组 DNA G+C 含量为64~66.6 mol%。

【临床意义】 睾丸酮丛毛单胞菌是丛毛单胞菌属中与人类感染密切相关的菌种,能导致心内膜炎、脑膜炎和导管相关性菌血症。另有从人囊性纤维化患者的痰标本中分离的报道,但在囊性纤维化患者肺部疾病中所起的作用尚未明确[7-8]。

Comamonas 丛毛单胞菌属参考文献

Coprobacter 粪杆菌属 Shkoporov et al., 2013

【词源和翻译】 “*Coprobacter*”，新拉丁语阳性名词，由“*copro*”和“*bacter*”两个词根组成：“*copro*”，拉丁语名词，源自希腊语名词“*kopros*”，英文词义为“excrement”；“*bacter*”，新拉丁语阳性名词，英文词义为“rod”。“*Coprobacter*”，英文词义为“a rod isolated from excrement”，即“分离自粪便的杆（菌）”，菌名翻译为“粪杆菌属”。

一、分类学

粪杆菌属隶属于拟杆菌门（Bacteroidetes）、拟杆菌纲（Bacteroidia）、拟杆菌目（Bacteroidales）、紫单胞菌科（Porphyromonadaceae），模式菌种为苛求粪杆菌[1]。

二、属的特征

粪杆菌属是专性厌氧革兰氏阴性杆菌，无动力，不形成芽孢，大小为（0.2～0.3）μm×（0.5～2.0）μm，单个或聚集存在，嗜中温，分解糖，耐受2%牛胆盐，主要代谢产物是丙醋酸，主要脂肪酸是 iso-$C_{15:0}$、anteiso-$C_{15:0}$（1∶1）。主要甲基萘醌成分是 MK-11[1]。

三、属的临床意义

粪杆菌属存在于人体肠道中，临床感染少见[2]。

四、抗菌药物敏感性和感染用药

粪杆菌是一种专性厌氧菌，药敏试验推荐琼脂稀释法，且理论上可参考 CLSI M11-A7 中“厌氧菌的 MIC 折点解释标准”来进行药敏结果判读，但难以常规开展。目前暂无粪杆菌属抗感染治疗方案的权威资料，但从系统发育关系来看，该菌属细菌与紫单胞菌属（*Porphyromonas*）亲缘关系密切，可能具有与紫单胞菌属细菌相类似的抗菌药敏谱。从该菌的革兰氏染色和厌氧特性推测，其可能对β-内酰胺类/β-内酰胺酶抑制剂复合药、氯霉素和甲硝唑的敏感性较好，而对头孢菌素、克林霉素和喹诺酮类抗菌药物的敏感性较低，供参考。

五、属内菌种

Coprobacter fastidiosus 苛求粪杆菌

Shkoporov et al., 2013

【词源和翻译】 “*fastidiosus*”，拉丁语阳性形容词，英文词义为“fastidious”，表示“苛求的”，意指其生长需要复杂的营养条件，菌名翻译为“苛求粪杆菌”。

【种的特征】 EG 血平板培养3 d，菌落直径为0.5～2 mm，浅棕色，圆形，完整，微凸平滑。不水解七叶树素。吲哚和脲酶试验阴性。触酶试验阳性。明胶试验阳性。分解 *D*-葡萄糖、乳糖、麦芽糖、甘露糖和棉子糖产酸，但分解 *D*-甘露醇、蔗糖、盐碱、*D*-木糖、*L*-阿拉伯糖、甘油、纤维二糖、松三糖、山梨醇、*L*-鼠李糖和海藻糖不产酸。

【临床意义】 苛求粪杆菌最初分离于婴儿的大便中，暂无与人类疾病相关性的报道[1]。

Coprobacter secundus 第二粪杆菌

Shkoporov et al., 2015

【词源和翻译】 “*secundus*”，拉丁语阳性形容词，英文词义为“second”或“next”，表示“第二”，因该菌种是粪杆菌属内第二个被发现的菌种而得名，菌名翻译为“第二粪杆菌”。

【种的特征】 在 EG 血平板上，37 ℃培养72 h，菌落直径为0.48～0.65 mm，浅棕色，圆形，微凸平滑菌落。水解七叶树素。触酶阳性。可液化明胶。分解纤维二糖、D-葡萄糖、乳糖、麦芽糖、甘露糖、棉子糖、鼠李糖、蔗糖和海藻糖产酸,分解水杨苷产酸较少,而分解 L-阿拉伯糖、甘油、D-甘露醇、松三糖、D-山梨醇或 D-木糖不产酸。

【临床意义】 第二粪杆菌可分离于人的粪便中,暂无与人类疾病相关性的报道[3]。

Coprobacter 粪杆菌属参考文献

C

Corynebacterium 棒杆菌属 Lehmann and Neumann, 1896

【词源和翻译】 "*Corynebacterium*",新拉丁语中性名词,由"*coryne*"和"*bacterium*"两个词根组成:"*coryne*",源自希腊语名词"*korune*",英文词义为"a club";"*bacterium*",拉丁语中性名词,英文词义为"a rod",源于最早发现的细菌形状是棒状的。"*Corynebacterium*",英文词义为"a club bacterium",表示"棒杆状的细菌",菌名翻译为"棒杆菌属"。

一、分类学

棒杆菌属隶属于放线菌门(Actinobacteria)、放线菌纲(Actinobacteria)、棒杆菌目(Corynebacteriales)、棒杆菌科(Corynebacteriaceae),模式菌种为白喉棒杆菌。

二、属的特征

棒杆菌属是革兰氏阳性菌,有的菌体染色不均匀,形成异染颗粒,菌体为直的或略弯曲的杆菌,可呈棒状,有时呈椭圆、卵圆或偶有鞭杆形的,可特殊分裂产生角度或栅状排列,抗酸染色阴性。不形成芽孢,无动力,兼性厌氧,有的则需氧。触酶阳性。菌属包括发酵和非发酵群。化能有机营养,大多数菌种在含蛋白胨培养基中可分解葡萄糖和一些糖产酸。细胞壁含有作为氨基酸的内消旋-二氨基庚二酸和22~36个碳原子的短链真菌酸。软脂酸、油酸和硬脂酸是主要的细胞脂肪酸。甲基萘醌是主要的呼吸醌。基因组 DNA G+C 含量为 46~74 mol%[1]。

三、属的临床意义

对临床标本中分离的棒杆菌属细菌进行临床意义的评估往往给临床微生物学家造成很大的困惑。棒杆菌属细菌是人体皮肤(尤其是面部等油脂性皮肤)的常见定植菌,也可附着在导管等医疗器械表面,一旦标本采集不当,就会被分离培养出来。目前建议参考文献中与疾病相关的棒杆菌属细菌最低微生物要求准则进行评估。

以下情况棒杆菌属细菌应该鉴定到菌种水平:① 从正常无菌部位标本分离到棒杆菌,如血液标本(除非多份标本中只有一份阳性)。② 从正确采集的临床标本中分离到棒杆菌,且其为优势菌群。③ 从尿液标本中分离到棒杆菌,且其为唯一的细菌,细菌计数>10^5 CFU/mL;或者棒杆菌是优势菌,且细菌总量>10^5 CFU/mL。

如下情况，棒杆菌属细菌的检出具有临床意义：① 多份标本中检出同种棒杆菌；② 革兰氏染色直接镜检观察到棒杆菌和白细胞的强反应；③ 从同一标本中分离到已证实有低致病性的菌株[2]。

四、抗菌药物敏感性和感染用药

目前，CLSI 已发布了关于微量肉汤稀释法的试验条件和解释标准，可参考 CLSI M45 中"棒杆菌属细菌（包括白喉棒杆菌）的 MIC 折点解释标准"进行药敏结果判读[3]。另外，欧洲抗菌药敏试验委员会（European Committee on Antimicrobial Susceptibility Testing, EUCAST）建立了 K-B 法的药敏折点。从积累的抗菌药物敏感性试验资料来看，部分或大多数的无枝菌酸棒杆菌、杰克（杰氏）棒杆菌、解脲棒杆菌和纹带棒杆菌具有多重耐药性，对 4 种或更多种抗菌药物表现为耐药。拥挤棒杆菌是对广谱抗菌药物敏感的菌株。非发酵棒杆菌非发酵亚种通常对 β-内酰胺类抗生素敏感，但对红霉素、克拉霉素、阿奇霉素和克林霉素耐药。少数白喉棒杆菌对红霉素或利福平耐药。假白喉棒杆菌对 β-内酰胺类抗生素敏感，但有报道其对大环内酯类和林可酰胺类耐药。鉴于棒杆菌属细菌在每个感染病例中对抗菌药物的敏感性具有不确定性，故应该对具有临床意义的菌株进行药物敏感性试验[2]。

五、属内菌种

Corynebacterium accolens 拥挤棒杆菌

Neubauer et al., 1991

【词源和翻译】 "*accolens*"，拉丁语分词形容词，词根为"*accolo*"："*accolo*"，拉丁语动词，英文词义为"*to dwell by or near, be a neighbor to*"。"*accolens*"，英文词义为"*dwelling by or near*"，即"挨着住，住附近"，菌名翻译为"拥挤棒杆菌"。

【临床意义】 拥挤棒杆菌分离于人的眼部、耳朵、鼻子和口咽等部位，可引起主动脉和二尖瓣的心内膜炎[4]。

Corynebacterium afermentans 非发酵棒杆菌

Riegel et al., 1993

【词源和翻译】 "*afermentans*"，新拉丁语分词形容词，由前缀"a"和词根"*fermetans*"组成："a"，希腊语前缀，英文词义为"not"；"*fermetans*"，拉丁语分词形容词，英文词义为"leavening"。"*afermentans*"，英文词义为"not-leavening, nonfermenting"，即"非发酵的"，菌名翻译为"非发酵棒杆菌"。

【临床意义】 非发酵棒杆菌以前被称为 CDC ANF-1棒杆菌，可分离于人体的多种临床标本类型，有引起人血流感染和脓毒血症的报道[5-6]。

Corynebacterium afermentans subsp. *afermentans* 非发酵棒杆菌非发酵亚种

Riegel et al., 1993

【词源和翻译】 见非发酵棒杆菌。

【临床意义】 非发酵棒杆菌非发酵亚种属于人类皮肤微生物菌群的一部分，目前主要分离自血培养标本。

Corynebacterium afermentans subsp. *lipophilum* 非发酵棒杆菌嗜脂亚种

Riegel et al., 1993

【词源和翻译】 "*lipophilum*"，新拉丁语中性形容词，由"*lipo*"和"*philum*"两个词根组成："*lipos*"，希腊语名词，英文词义为"animal fat, lard, tallow"；"*philum*"，新拉丁语中性形容词，源自希腊语中性形容词"*philon*"，英文词义为"friend, loving"。"*lipophilum*"，英文词义为"fat-loving"，即"喜爱脂肪的"，菌名翻译为"非发酵棒杆菌嗜脂亚种"。

【临床意义】 非发酵棒杆菌嗜脂亚种可分离于人的血液和表皮伤口标本中。

Corynebacterium ammoniagenes 产氨棒杆菌

(Cooke and Keith, 1927) Collins, 1987

【词源和翻译】 "*ammoniagenes*"，新拉丁语分词形容词，由"*ammonia*"和"*genes*"两个词根组成："*ammonia*"，新拉丁语名词，英文词义为"ammonia"；"*genes*"，新拉丁语后缀，源自希腊语动词"*gennaô*"，英文词义为"producing"。"*ammoniagenes*"，英文词义为"ammonia-producing"，即"产氨的"，菌名翻译为"产氨棒杆菌"。

【临床意义】 产氨棒杆菌可分离于婴儿和猪的粪便标本中，暂无人致病相关的报道。

C

Corynebacterium amycolatum 无枝菌酸棒杆菌

Collins et al., 1988

【词源和翻译】 "*amycolatum*",新拉丁语中性形容词,英文词义为"wanting in mycolates",即"无枝菌酸",菌名翻译为"无枝菌酸棒杆菌"。

【临床意义】 无枝菌酸棒杆菌是人类皮肤正常菌群之一(但通常不存在于健康人群的咽拭子中),可分离于各种临床标本,尤其是耳道和生殖道等皮肤黏膜标本中,有引起眼部移植物感染和导管相关性血流感染的报道[7-9]。

Corynebacterium appendicis 阑尾炎棒杆菌

Yassin et al., 2002

【词源和翻译】 "*appendicis*",新拉丁语名词属格,英文词义为"of an appendage",表示"阑尾炎的",因该菌分离于阑尾炎患者而得名,菌名翻译为"阑尾炎棒杆菌"。

【临床意义】 阑尾炎棒杆菌有分离于一位伴脓肿的阑尾炎患者标本中的报道,但其致病性还不明确[10]。

Corynebacterium aquatimens 畏水棒杆菌

Aravena-Román et al., 2012

【词源和翻译】 "*aquatimens*",新拉丁语分词形容词,由"*aqua*"和"*timens*"两个词根组成:"*aqua*",拉丁语名词,英文词义为"water";"*timens*",拉丁语分词形容词,英文词义为"being afraid"。"*aquatimens*",英文词义为"being afraid of water",即"怕水的",意指该菌具有高疏水性,菌名翻译为"畏水棒杆菌"。

【临床意义】 畏水棒杆菌有分离于人的血培养标本中的报道,其致病性还不明确[11]。

Corynebacterium argentoratense 银堡棒杆菌

Riegel et al., 1995

【词源和翻译】 "*argentoratense*",拉丁语中性形容词,英文词义为"of or pertaining to Argentoratus, Latin name of the city of Strasbourg",源自首次分离该菌的地名斯特拉斯堡(Strasbourg)的拉丁语名称"Argentoratus",菌名翻译为"银堡棒杆菌"。

【临床意义】 银堡棒杆菌可分离于人类咽喉和血培养标本中,其致病性还不明确[1-2]。

Corynebacterium atypicum 非典型棒杆菌

Hall et al., 2003

【词源和翻译】 "*atypicum*",新拉丁语中性形容词,英文词义为"not typical",表示"非典型的",因该菌细胞壁缺乏棒杆菌属细菌特征性的棒枝菌酸(corynomycolic acids)而得名,菌名翻译为"非典型棒杆菌"。

【临床意义】 非典型棒杆菌可分离于临床标本中,其致病性还不明确[12]。

Corynebacterium aurimucosum 金色黏液棒杆菌

Yassin et al., 2002

【词源和翻译】 "*aurimucosum*",新拉丁语中性形容词,由"*aurum*"和"*mucosum*"两个词根组成:"*aurum*",拉丁语名词,英文词义为"gold";"*mucosum*",拉丁语中性形容词,英文词义为"slimy"。"*aurimucosum*",英文词义为"slimy and gold-colored",即"有黏液的和金色的",因该菌菌落外观呈金色黏液型而得名,菌名翻译为"金色黏液棒杆菌"。

【临床意义】 金色黏液棒杆菌有分离于女性泌尿生殖道,也有分离于伤口感染和尿路感染标本的报道[13]。

Corynebacterium auris 耳棒杆菌

Funke et al., 1995

【词源和翻译】 "*auris*",拉丁语名词属格,源自拉丁语名词"*aur-is*",英文词义为"of the ear",即"耳朵的",菌名翻译为"耳棒杆菌"。

【临床意义】 耳棒杆菌几乎只分离自人的耳部,其致病性还不明确[14]。

Corynebacterium bovis 牛棒杆菌

Bergey et al., 1923

【词源和翻译】 "*bovis*",拉丁语名词属格,英文词义为"of a cow",即"牛的(意指该菌首次分离于母牛的乳房)",菌名翻译为"牛棒杆菌"。

【临床意义】 牛棒杆菌可分离于人工关节感染的关节液中,其致病性还不明确[1-2]。

Corynebacterium canis 犬棒杆菌

Funke et al., 2010

【词源和翻译】 "*canis*",拉丁语名词属格,英文词义为"of a dog",即"犬的",因该菌首次分离自犬咬伤的伤口而得名,菌名翻译为"犬棒杆菌"。

【临床意义】 犬棒杆菌可分离于被犬咬伤患者的伤口分泌物中,其致病性还不明确[1-2, 15]。

Corynebacterium confusum 混淆棒杆菌

Funke et al., 1998

【词源和翻译】 “*confusum*”,拉丁语中性分词形容词,英文词义为“confused”,即“混淆的”,因该菌可能与棒杆菌属内其他菌种的表型易混淆而得名,菌名翻译为“混淆棒杆菌”。

【临床意义】 混淆棒杆菌可分离于人的足部感染、血培养和乳腺脓肿标本中[1-2]。

Corynebacterium coyleae 科伊尔棒杆菌

Funke et al., 1997

【词源和翻译】 “*coyleae*”,新拉丁语阴性名词属格,英文词义为“of Coyle”,源自美国微生物学家 Marie B. Coyle 的名字,以纪念其在临床微生物的棒杆菌学方面做出的贡献,菌名翻译为“科伊尔棒杆菌”。

【临床意义】 科伊尔棒杆菌有分离于血培养和其他正常无菌体液培养标本的报道[16]。

Corynebacterium diphtheriae 白喉棒杆菌

(Kruse, 1886) Lehmann and Neumann, 1896

【词源和翻译】 “*diphtheriae*”,新拉丁语名词属格,英文词义为“of diphtheria”,即“白喉的”,菌名翻译为“白喉棒杆菌”。

【种的特征】 革兰氏阳性,直的或微弯曲杆菌,菌体一端或两端常膨大,大小为(0.3~0.8) μm×(1.0~8.0) μm。无荚膜,无鞭毛,无芽孢。由于异染颗粒的存在常出现染色不均的现象,在陈旧培养基中革兰氏染色易呈阴性。在含有0.033% 亚碲酸钾血清培养基上生长繁殖能吸收碲盐,并还原为碲,使菌落呈黑色,此为棒杆菌共同特点。因亚碲酸钾能抑制标本中其他细菌的生长,故亚碲酸钾血琼脂平板可作为棒杆菌选择培养基。根据其培养特点和生物表型,白喉棒杆菌一般被分为重型、中间型、轻型和 belfanti 型。重型、中间型、轻型是根据最初分离菌所引起临床症状的严重程度来进行区分。在血平板上,这三种型别菌落的大小和外观各不相同,但一般培养 24 h 菌落直径为 1~3 mm(除了中间体),可能有狭窄的溶血带,但不产生可溶性溶血素。临床分离株经常出现生物变种,并可以通过生化表型加以鉴别。重型生物变种可以还原硝酸盐并利用糖原和淀粉;中间型生物变种具有亲脂性,在血琼脂上生长 24~48 h 后菌落直径为 0.5~1 mm,还原硝酸盐,并且可利用糖原[API 棒杆菌鉴定试剂盒(API Coryne)通常是阴性但试管中糖原试验阳性]和淀粉;轻型生物变种可还原硝酸盐,但不利用糖原也很少利用淀粉;belfanti 型生物变种既不还原硝酸盐也不利用糖原和淀粉,CAMP 试验和 CAMP 抑制试验均为阴性[2]。

【临床意义】 白喉棒杆菌存在于假膜及鼻咽腔或鼻分泌物内,经飞沫、污染物品或饮食传播,主要引起急性呼吸道传染病白喉。该菌一旦侵入易感者上呼吸道,可在咽部黏膜生长繁殖,并分泌外毒素及多种侵袭性物质,引起局部炎症和全身中毒症状。局部黏膜上皮细胞发生坏死、血管扩张、粒细胞浸润及纤维渗出,形成灰白色膜状物,俗称假膜。若病损进一步扩展至喉部或气管内,可引起呼吸道阻塞,甚至窒息。白喉棒杆菌一般不入血,但外毒素可被吸收入血,迅速与易感组织细胞结合,使心肌、肝、肾和肾上腺等发生退行性病变,并可侵犯腭肌和咽肌的周围神经细胞,临床上出现心肌炎和软腭麻痹、声嘶、肾上腺功能障碍,血压下降等症状。该菌偶会侵害眼结膜、外耳道、阴道和皮肤伤口等处,也可形成假膜[2]。

Corynebacterium durum 坚硬棒杆菌

Riegel et al., 1997

【词源和翻译】 “*durum*”,拉丁语中性形容词,英文词义为“hard”,即“硬的”,菌名翻译为“坚硬棒杆菌”。

【临床意义】 坚硬棒杆菌可分离于人的呼吸道标本、牙龈、血和脓肿中[17]。

Corynebacterium falsenii 斐尔森(斐氏)棒杆菌

Sjödén et al., 1998

【词源和翻译】 “*falsenii*”,新拉丁语阳性名词属格,源自瑞典微生物学家和分类学家 E. Falsen 的名字,以纪念其毕生在细菌分类及在原核生物收集和形态描述上做出的贡献,菌名翻译为“斐尔森棒杆菌”,亦简译为“斐氏棒杆菌”。

【临床意义】 斐尔森(斐氏)棒杆菌可分离于人的无菌体液标本中[18]。

Corynebacterium freiburgense 弗赖堡棒杆菌

Funke et al., 2009

【词源和翻译】 “*freiburgense*”，新拉丁语中性形容词，由词根“*freiburg*”和后缀“*ense*”组成，英文词义为“of or pertaining to Freiburg/Breisgau, Germany”，源自分离该菌的地名德国城市“弗赖堡”(Freiburg im Breisgau)，菌名翻译为“弗赖堡棒杆菌”。

【临床意义】 弗赖堡棒杆菌可能通过犬咬伤引起人类感染[19]。

C

Corynebacterium freneyi 弗雷尼棒杆菌

Renaud et al., 2001

【词源和翻译】 “*freneyi*”，新拉丁语阳性名词属格，由词根“*freney*”和后缀“*i*”组成，英文词义为“of Freney”，源自法国微生物学家 J. Freney 的名字，菌名翻译为“弗雷尼棒杆菌”。

【临床意义】 弗雷尼棒杆菌可分离于人的泌尿道分泌物和菌血症标本[2]。

Corynebacterium glucuronolyticum 解谷氨酸棒杆菌

Funke et al., 1995

【词源和翻译】 “*glucuronolyticum*”，新拉丁语中性形容词，由“*glucurono*”和“*lyticum*”两个词根组成：“*glucurono*”，新拉丁语名词，英文词义为“glucuronic acid”；“*lyticum*”，新拉丁语中性形容词，源自希腊语中性形容词“*lutikon*”，英文词义为“able to dissolve”。“*glucuronolyticum*”，英文词义为“cleaving β-glucuronic acid”，即“分解 β-谷氨酸”，菌名翻译为“解谷氨酸棒杆菌”。

【临床意义】 解谷氨酸棒杆菌可能是男性泌尿道微生物群中的一部分，是否会出现在女性尿道中还不确定。目前已有在人的血液标本中分离的报道[20]。

Corynebacterium hansenii 汉森棒杆菌

Renaud et al., 2007

【词源和翻译】 “*hansenii*”，新拉丁语阳性名词属格，英文词义为“of Hansen”，源自 2002 年去世的比利时微生物学家 W. Hansen 的名字，菌名翻译为“汉森棒杆菌”。

【临床意义】 汉森棒杆菌有分离于脂肪肉瘤脓液标本中的报道，但致病性还不明确[2]。

Corynebacterium imitans 模拟棒杆菌

Funke et al., 1997

【词源和翻译】 “*imitans*”，拉丁语分词形容词，英文词义为“imitating”，即“模仿的”，因该菌感染所致的临床症状与白喉棒杆菌相似，且生物学性状与棒杆菌属其他种相似而得名，菌名翻译为“模拟棒杆菌”。

【临床意义】 模拟棒杆菌最初分离自疑为白喉儿童的咽喉标本及三个成年人的隐形眼镜中，也有分离于人的血培养标本中的报道[21]。

Corynebacterium jeikeium 杰克（杰氏）棒杆菌

Jackman et al., 1988

【词源和翻译】 “*jeikeium*”，新拉丁语中性形容词，源自 W. D. Johnson 和 D. Kaye 医生的姓氏首字母的组合，以纪念两位在 1970 年所描述的病原体和对该菌属分类研究的贡献，菌名翻译为“杰克棒杆菌”，亦简译为“杰氏棒杆菌”。

【临床意义】 杰克(杰氏)棒杆菌是临床常见的棒杆菌属细菌之一，在医院感染中也有报道[22]。

Corynebacterium kroppenstedtii 克罗彭斯泰（克氏）棒杆菌

Collins et al., 1998

【词源和翻译】 “*kroppenstedtii*”，新拉丁语阳性名词属格，英文词义为“of Kroppenstedt”，源自德国微生物学家 R. M. Kroppenstedt 的名字，以纪念其在放线菌学中做出的诸多贡献，菌名翻译为“克罗彭斯泰棒杆菌”，亦简译为“克氏棒杆菌”。

【临床意义】 克罗彭斯泰(克氏)棒杆菌有分离于人的肺活检、痰、皮肤等多种类型标本中，目前发现是皮肤银屑病菌群的主要组成部分，并且是引起乳腺脓肿、肉芽肿最常见的细菌，但在诱导疾病的发生、发展及在整个疾病中所扮演的角色，尚不明确[23]。

Corynebacterium lipophiloflavum 喜脂黄色棒杆菌

Funke et al., 1997

【词源和翻译】 “*lipophiloflavum*”，新拉丁语中性形容词，由“*lipos*”、“*philum*”和“*flavus-a-um*”三个词根组成：“*lipos*”，希腊语名词，英文词义为“fat”；“*philum*”，新拉丁语中性形容词，源于希腊语中性形容词“*philon*”，英文词义为“loving”；“*flavus-a-um*”，拉丁语形容词，英文词义为“yellow”。“*lipophiloflavum*”，英文词义为“fat loving and yellow”，即“喜欢脂肪的，黄色的”，因该菌具有轻微亲脂性且菌落呈黄色而得名，菌名翻译为“喜脂黄色棒杆菌”。

【临床意义】 喜脂黄色棒杆菌有分离于人的细菌性阴道病分泌物及血培养标本的报道。

Corynebacterium macginleyi 麦金利（麦氏）棒杆菌

Riegel et al., 1995

【词源和翻译】 "*macginleyi*",新拉丁语阳性名词属格,英文词义为"of McGinley",源自K. J. McGinley的名字,以纪念其在需脂类白喉棒杆菌研究上做的重大贡献,菌名翻译为"麦金利棒杆菌",亦简译为"麦氏棒杆菌"。

【临床意义】 麦金利(麦氏)棒杆菌几乎都来源于眼部标本,有分离自病变或健康结膜的报道,偶尔有眼外感染的报道[24]。

Corynebacterium massiliense 马西利亚棒杆菌

Merhej et al., 2009

【词源和翻译】 "*massiliense*",拉丁语中性形容词,源自菌株分离地马赛(Marseille)的旧称马西利亚(Massilia),菌名翻译为"马西利亚棒杆菌"。

【临床意义】 马西利亚棒杆菌可分离于人的关节液标本[2]。

Corynebacterium mastitidis 乳腺炎棒杆菌

Fernandez-Garayzabal et al., 1997

【词源和翻译】 "*mastitidis*",新拉丁语名词属格,英文词义为"of an inflammation of the mammary gland",即"乳腺炎的",菌名翻译为"乳腺炎棒杆菌"。

【临床意义】 乳腺炎棒杆菌可分离于眼科患者标本(白内障、糖尿病视网膜病变或眼睛干涩患者)和乳腺炎标本,其致病性还不明确[1-2]。

Corynebacterium matruchotii 马特吕绍（马氏）棒杆菌

(Mendel, 1919) Collins, 1983

【分类学评述】 该菌种在1919年被描述为"*Cladothrix matruchoti*",在1983年被分类命名为现在的马特吕绍(马氏)棒杆菌。

【词源和翻译】 "*matruchotii*",新拉丁语阳性名词属格,由词根"*matruchot*"和后缀"*ii*"组成,英文词义为"of Matruchot",源自法国真菌学家Matruchot教授的名字,菌名翻译为"马特吕绍棒杆菌",亦简译为"马氏棒杆菌"。

【临床意义】 马特吕绍(马氏)棒杆菌被认为是人体口腔的正常菌群,与口腔生物膜和牙菌斑形成有关,暂无人致病的相关报道[25]。

Corynebacterium minutissimum 极小棒杆菌

(ex Sarkany et al., 1962) Collins and Jones, 1983

【分类学评述】 该菌种在1983年被描述为现在的极小棒杆菌并被收录到《核准的细菌名称目录》。

【词源和翻译】 "*minutissimum*",拉丁语中性形容词,英文词义为"very small",即"非常小的",菌名翻译为"极小棒杆菌"。

【临床意义】 极小棒杆菌是一种少见的条件致病菌,可引起皮肤感染性红疹和足部感染[26-27]。

Corynebacterium mucifaciens 产黏棒杆菌

Funke et al., 1997

【词源和翻译】 "*mucifaciens*",新拉丁语分词形容词,由"*mucus*"和"*faciens*"两个词根组成:"*mucus*",拉丁语名词,英文词义为"slime";"*faciens*",拉丁语分词形容词,英文词义为"producing"。"*mucifaciens*",英文词义为"slime producing",即"产黏液的",菌名翻译为"产黏棒杆菌"。

【临床意义】 产黏棒杆菌主要分离自人的血培养和其他无菌体液标本,也来自脓肿、软组织和透析液标本[28]。

Corynebacterium nigricans 黑色棒杆菌

Shukla et al., 2004

【词源和翻译】 "*nigricans*",拉丁语中性形容词,英文词义为"blackish",即"黑色的",菌名翻译为"黑色棒杆菌"。

【临床意义】 黑色棒杆菌可分离于女性生殖道,有引起自然流产的报道[29]。

Corynebacterium pilbarense 皮尔巴拉棒杆菌

Aravena-Roman et al., 2010

【词源和翻译】 "*pilbarense*",新拉丁语中性形容词,由词根"*pilbar*"和后缀"*ense*"组成,英文词义为"of or pertaining to Pilbara, West Australia",源自该菌首次分离地澳大利亚西部城市"皮尔巴拉"(Pilbara),菌名翻译为"皮尔巴拉棒杆菌"。

【临床意义】 皮尔巴拉棒杆菌可分离于痛风男性患者的脚踝[30]。

Corynebacterium propinquum 类同棒杆菌

Riegel et al., 1994

【词源和翻译】 “*propinquum*”，拉丁语中性形容词，英文词义为“near”，即“类似的，类同的”，菌名翻译为“类同棒杆菌”。

【临床意义】 类同棒杆菌主要分离自呼吸道，也可分离自人体其他部位，其临床意义还不明确[1-2]。

Corynebacterium pseudodiphtheriticum 假白喉棒杆菌

Lehmann and Neumann, 1896 (Approved Lists, 1980)

【分类学评述】 该菌种在1896年被描述为“*Bacillus pseudodiphtheriticus*”，在1900年被描述为“*Bacterium pseudodiphtheriticum*”，在1901年被描述为“*Mycobacterium pseudodiphthericum*”，在1925年被描述为“假白喉棒杆菌”并于1980年被收录到《核准的细菌名称目录》。

【词源和翻译】 “*pseudodiphtheriticum*”，新拉丁语中性形容词，由“*pseudês*”、“*diphtheritia*”两个词根和后缀“*um*”组成：“*pseudês*”，希腊语形容词，英文词义为“false”；“*diphtheria*”，新拉丁语阴性名词，英文词义为“diphtheria”。“*pseudodiphtheriticum*”，英文词义为“relating to false diphtheria”，即“与假白喉有关的”，菌名翻译为“假白喉棒杆菌”。

【临床意义】 假白喉棒杆菌属于口咽微生物的一部分，有报道称该菌可引起肺炎，并在不同的患者群中传染，包括引起囊性纤维化的暴发流行[31-32]。

Corynebacterium pseudotuberculosis 假结核棒杆菌

(Buchanan, 1911) Eberson, 1918 (Approved Lists, 1980)

【分类学评述】 该菌种在1896年被描述为“*Bacillus pseudotuberculosis-ovis*”，在1911年被描述为“*Bacillus pseudotuberculosis*”，在1923年被描述为“*Corynebacterium ovis*”，在1937年被描述为“*Corynebacterium pseudotuberculosis-ovis*”和“*Corynebacterium preisz-nocardi*”，在1941年被描述为“*Mycobacterium tuberculosis-ovis*”，其中1918年描述的“假结核棒杆菌”在1980年被收录到《核准的细菌名称目录》。

【词源和翻译】 “*pseudotuberculosis*”，新拉丁语名词属格，由“*pseudês*”和“*tuberculosis*”两个词根组成：“*pseudês*”，希腊语形容词，英文词义为“false”；“*tuberculosis*”，新拉丁语名词，英文词义为“tuberculosis”。“*pseudotuberculosis*”，英文词义为“of false tuberculosis”，即“假结核的”，菌名翻译为“假结核棒杆菌”。

【临床意义】 假结核棒杆菌偶尔引起人类疾病，主要有淋巴结炎、肺炎等，人的感染主要由受感染的动物传播导致[33]。

Corynebacterium pyruviciproducens 产丙酮酸棒杆菌

Tong et al., 2010

【词源和翻译】 “*pyruviciproducens*”，新拉丁语分词形容词，由“*pyruvicum*”和“*producens*”两个词根组成：“*pyruvicum*”，新拉丁语名词，英文词义为“pyruvic acid”；“*producens*”，拉丁语分词形容词，英文词义为“producing”。“*pyruviciproducens*”，英文词义为“pyruvic acid-producing”，即“产丙酮酸的”，菌名翻译为“产丙酮酸棒杆菌”。

【临床意义】 产丙酮酸棒杆菌可分离于腹股沟脓肿、尿道拭子、尿液、骨活检、滑膜液及血培养标本[34]。

Corynebacterium resistens 耐药棒杆菌

Otsuka et al., 2005

【词源和翻译】 “*resistens*”，拉丁语分词形容词，英文词义为“enduring, resistant (multidrug-resistant)”，即“耐受，耐药(多重耐药)的”，菌名翻译为“耐药棒杆菌”。

【临床意义】 耐药棒杆菌可分离自白血病患者的血培养，也可分离自淋巴癌、蛛网膜下腔出血、蜂窝织炎患者的呼吸道标本[2, 35]。

Corynebacterium riegelii 里格尔棒杆菌

Funke et al., 1998

【词源和翻译】 “*riegelii*”，新拉丁语阳性名词属格，英文词义为“of Riegel”，源自同时期法国微生物学家P. Riegel的名字，以纪念其在棒杆菌分类学和临床微生物棒杆菌研究上做出的贡献，菌名翻译为“里格尔棒杆菌”。

【临床意义】 里格尔棒杆菌最初分离于女性尿路感染，有从血培养(包括脐带血)中分离的报道，目前认为其是一种与人尿路感染密切相关的罕见病原菌，可因尿路感染继发血流感染和败血症，严重时危及生命[36-37]。

Corynebacterium seminale 精液棒杆菌

Riegel et al., 1996

【分类学评述】 有文献认为，精液棒杆菌和解谷氨酸棒杆菌是同一菌种，且解谷氨酸棒杆菌具有命名优先权[38]。

【词源和翻译】 “*seminale*”，拉丁语中性形容词，英文词义为“seminal”，即“精液的”，菌名翻译为“精液棒杆菌”。

【临床意义】 精液棒杆菌有最初分离于人的精液标本中，可能是男性泌尿道微生物群中的一部分，暂无人致病相关报道[39]。

Corynebacterium simulans 模仿棒杆菌

Wattiau et al., 2000

【词源和翻译】 “*simulans*”，拉丁语分词形容词，英文词义为“imitating”，即“模仿的”，因该菌与纹带棒杆菌相似而得名，菌名翻译为“模仿棒杆菌”。

【临床意义】 模仿棒杆菌可分离于皮肤相关的标本（足脓肿、淋巴结活检和疖标本）[40]。

Corynebacterium singulare 独特棒杆菌

Riegel et al., 1997

【词源和翻译】 “*singulare*”，拉丁语中性形容词，英文词义为“single, unique, remarkable”，即“独特的，唯一的”，因该菌在酶学特征和碳源利用上都不同于其最初划定的极小棒杆菌而得名，菌名翻译为“独特棒杆菌”。

【临床意义】 独特棒杆菌可分离于人类精液标本，暂无人致病的相关报道[1-2]。

Corynebacterium sputi 痰棒杆菌

Yassin and Siering, 2008

【词源和翻译】 “*sputi*”，拉丁语名词属格，英文词义为“of sputum”，即“痰的”，菌名翻译为“痰棒杆菌”。

【临床意义】 痰棒杆菌可分离于肺炎患者的痰标本中[41]。

Corynebacterium stationis 停滞棒杆菌

(ZoBell and Upham, 1944) Bernard et al., 2010

【分类学评述】 该菌种在1953年被描述为停滞短杆菌（*Brevibacterium stationis*）并于1980年被收录到《核准的细菌名称目录》，在2010年被分类为现在的停滞棒杆菌。

【词源和翻译】 “*stationis*”，拉丁语名词属格，英文词义为“of a fixed position”，即“在一个固定位置上的”，菌名约定俗成地翻译为“停滞棒杆菌”。

【临床意义】 停滞棒杆菌有分离于海水和人的血培养中[1-2]。

Corynebacterium striatum 纹带棒杆菌

(Chester, 1901) Eberson, 1918 (Approved Lists, 1980)

【分类学评述】 该菌种在1918年被描述为现在的纹带棒杆菌并于1980年被收录到《核准的细菌名称目录》，被描述的其他同义名还包括“*Bacterium striatum*”。

【词源和翻译】 “*striatum*”，拉丁语中性形容词，英文词义为“grooved, striated”，即“有条纹的”，菌名翻译为“纹带棒杆菌”。

【临床意义】 纹带棒杆菌是人体微生物的一部分，该菌已有引起院内慢性阻塞性肺疾病患者传播或暴发和多耐药菌感染的报道[42]。

Corynebacterium sundsvallense 松兹瓦尔棒杆菌

Collins et al., 1999

【词源和翻译】 “*sundsvallense*”，新拉丁语中性形容词，英文词义为“of or belonging to Sundsvall, Sweden”，源自首次分离该菌的地名瑞典城市松兹瓦尔（Sundsvall），菌名翻译为“松兹瓦尔棒杆菌”。

【临床意义】 松兹瓦尔棒杆菌可分离于血培养、阴道拭子和腹股沟感染的窦道引流物标本[1-2]。

Corynebacterium thomssenii 梢氏棒杆菌

Zimmermann et al., 1998

【词源和翻译】 “*thomssenii*”，新拉丁语阳性名词属格，英文词义为“of Thomssen”，源自著名的德国病毒学家和医学微生物学家 R. Thomssen 的名字，以此纪念他的贡献，菌名翻译为“梢氏棒杆菌”。

【临床意义】 梢氏棒杆菌为临床非常少见的菌种，可分离于胸腔积液标本中[1-2]。

Corynebacterium timonense 蒂莫棒杆菌

Merhej et al., 2009

【词源和翻译】 “*timonense*”，新拉丁语中性形容词，由词根“*timon*”和后缀“*ense*”组成，英文词义为“of or pertaining to Hôpital de la Timone, the hospital in Marseille, France”，源自首次该菌分离的地点，法国马赛市蒂莫（Timone）医院，菌名翻译为“蒂莫棒杆菌”。

C

【临床意义】 蒂莫棒杆菌可分离于心内膜炎患者的血培养标本[43]。

Corynebacterium tuberculostearicum 结核硬脂酸棒杆菌

Feurer et al., 2004

【词源和翻译】 "*tuberculostearicum*",新拉丁语中性形容词,英文词义为"pertaining to tuberculostearic acid",即"与结核硬脂酸有关的(存在于细胞中)",菌名翻译为"结核硬脂酸棒杆菌"。

【临床意义】 结核硬脂酸棒杆菌可分离于麻风瘤型患者的皮肤标本中,也可分离于人的其他部位[44]。

Corynebacterium tuscaniense 图斯卡尼亚棒杆菌

corrig. Riegel et al., 2006

【词源和翻译】 "*tuscaniense*",拉丁语中性形容词,英文词义为"pertaining to Tuscania, Latin name of the Italian region, Tuscany",源自首次分离该菌的地名意大利图斯卡尼亚(Tuscany),菌名翻译为"图斯卡尼亚棒杆菌"。

【临床意义】 图斯卡尼亚棒杆菌可分离于心内膜炎患者的血培养标本[45]。

Corynebacterium ulcerans 溃疡棒杆菌

(ex Gilbert and Stewart, 1927) Riegel et al., 1995

【词源和翻译】 "*ulcerans*",拉丁语分词形容词,英文词义为"making sore, causing to ulcerate",即"形成溃疡的",菌名翻译为"溃疡棒杆菌"。

【临床意义】 溃疡棒杆菌引起的咽炎较为罕见,但若标本取自假膜物质,必须等同白喉病例处理。最近已有从宠物传播至人类的报告[46]。

Corynebacterium urealyticum 解脲棒杆菌

Pitcher et al., 1992

【词源和翻译】 "*urealyticum*",新拉丁语中性形容词,由"*urea*"和"*lyticum*"两个词根组成:"*urea*",新拉丁语阴性名词,英文词义为"urea";"*lyticum*",新拉丁语中性形容词,源自希腊语中性形容词"*lutikon*",英文词义为"able to dissolve"。"*urealyticum*",英文词义为"urea dissolving",即"分解尿素的",菌名翻译为"解脲棒杆菌"。

【临床意义】 解脲棒杆菌与人的尿路感染密切相关,目前认为其是一种尿道病原菌,可分解尿素而使人的尿液呈碱性[47]。

Corynebacterium ureicelerivorans 快速食脲棒杆菌

Yassin, 2007

【词源和翻译】 "*ureicelerivorans*",新拉丁语分词形容词,由"*urea*"、"*celer-eris*"和"*vorans*"三个词根组成:"*urea*",新拉丁语阴性名词,英文词义为"urea";"*celer-eris*",拉丁语形容词,英文词义为"fast";"*vorans*",拉丁语分词形容词,英文词义为"devouring"。"*ureicelerivorans*",英文词义为"fast urea-devouring (referring to the rapid utilization of urea)",即"快速吞食尿素(意指快速利用尿素)的",菌名翻译为"快速食脲棒杆菌"。

【临床意义】 快速食脲棒杆菌可分离于人的血培养标本,也可分离自免疫缺陷患者或消化功能紊乱患者的腹水中[48]。

Corynebacterium xerosis 干燥棒杆菌

(Lehmann and Neumann, 1896) Lehmann and Neumann, 1899

【词源和翻译】 "*xerosis*",新拉丁语名词属格,英文词义为"of xerosis",即"干燥的",菌名翻译为"干燥棒杆菌"。

【临床意义】 干燥棒杆菌通常认为不使人致病,在临床标本中也极少分离。目前有分离于人的结膜囊,猜测该菌可能栖息在人的皮肤和黏膜上[1-2]。

Corynebacterium 棒杆菌属参考文献

Cosenzaea 科森扎菌属 Giammanco et al., 2011

【词源和翻译】 “*Cosenzaea*”，新拉丁语阴性名词，由“Cosenza”拉丁化而来，源自微生物学家“Benjamin J. Cosenza”的名字，菌名翻译为“科森扎菌属”。

C

一、分类学

科森扎菌属隶属于变形菌门（Proteobacteria）、γ-变形菌纲（Gammaproteobacteria）、肠杆菌目（Enterobacteriales）、摩根菌科（Morganellaceae），模式菌种产黏科森扎菌为目前属内唯一菌种[1]。

二、属的特征

科森扎菌属是革兰氏阴性直杆菌，大小为（0.4～0.8）μm ×（1.0～3.0）μm，具有周鞭毛，有动力，多数菌株以周期性移动循环的迁徙产生同心环带，或散布为均一的菌膜。兼性厌氧。能在含氰化钾的培养基上生长。在血平板上产生β-溶血，最适生长温度为37 ℃。25 ℃胰胨大豆肉汤可产生黏液。氧化酶阴性、触酶阳性、脲酶阳性、VP 试验阳性、柠檬酸盐阳性，不产生吲哚，不利用丙二酸盐，不分解赖氨酸、鸟氨酸和精氨酸。分解 *D*-葡萄糖、麦芽糖、甘油和 α-甲基糖苷产酸。22 ℃时明胶液化试验阳性。基因组 DNA G+C 含量为36.5 mol%[1]。

三、属内菌种

Cosenzaea myxofaciens 产黏科森扎菌

(Cosenza and Podgwaite, 1966) Giammanco et al., 2011

【分类学评述】 该菌种在1966年被描述为“产黏变形菌”（*Proteus myxofaciens*）并于1980年被收录到《核准的细菌名称目录》，在2011年被重新分类为现在的产黏科森扎菌。

【词源和翻译】 “*mycofaciens*”，新拉丁语分词形容词，由“*myxa*”和“*faciens*”两个词根组成：“*myxa*”，希腊语名词，英文词义为“mucus slime”；“*faciens*”，拉丁语分词形容词，英文词义为“producing”。“*mycofaciens*”，英文词义为“slime-producing（bacteria）”，即“产黏液的细菌”，菌名翻译为“产黏科森扎菌”。

【临床意义】 产黏科森扎菌可分离于舞毒蛾，暂无人类感染的报道。

【抗菌药物敏感性和感染用药】 产黏科森扎菌与变形菌特性相类似，且是从变形菌属重新分类而来，故理论上可采用变形菌的抗菌药物敏感性试验方法和感染用药方案。常规药敏试验包括K-B法和MIC法，具体可采用CLSI M100中“肠杆菌目细菌抑菌圈直径及MIC折点解释标准”进行药敏结果判读[2]。

Cosenzaea 科森扎菌属参考文献

Cronobacter 克洛诺杆菌属 Iversen et al., 2008

【词源和翻译】 “*Cronobacter*”，新拉丁语阳性名词，由“*cronos*”和“*bacter*”两个词根组成：

"*cronos*",希腊语名词,源自希腊神话泰坦巨神(Titans)之一克洛诺斯(Cronos)的名字(他的子女一出生后,就被他吞进肚里);"*bacter*",新拉丁语阳性名词,英文词义为"a rod"。"*Cronobacter*",英文词义为"a rod that can cause infection in neonates",即"可引发新生儿感染的杆(菌)",菌名翻译为"克洛诺杆菌属"。

C

一、分类学

克洛诺杆菌属隶属于变形菌门(Proteobacteria)、γ-变形菌纲(Gammaproteobacteria)、肠杆菌目(Enterobacteriales)、肠杆菌科(Enterobacteriaceae)。属内部分菌种由肠杆菌属(*Enterobacter*)重新分类而来,模式菌种阪崎克洛诺杆菌最初被描述为阪崎肠杆菌(*Enterobacter sakazakii*)[1-2]。

二、属的特征

克洛诺杆菌属是革兰氏阴性杆菌,大小约为 3 μm×1 μm,兼性厌氧菌,具有周鞭毛,一般运动型,氧化酶阴性,触酶阳性,甲基红试验阴性,硝酸盐还原试验阳性,可以利用柠檬酸盐、水解七叶苷和精氨酸。阪崎克洛诺杆菌是该菌属中唯一能利用唾液酸的菌种,*L*-鸟氨酸脱羧试验呈阳性,分解 *D*-葡萄糖、蔗糖、棉子糖、蜜二糖、纤维二糖、*D*-甘露醇、*D*-甘露糖、*L*-鼠李糖、*L*-阿拉伯糖、*D*-木糖、海藻糖、半乳糖和麦芽糖产酸。通常 VP 试验阳性,甲基红试验阴性。6~45 ℃条件下,可在脑心浸液肉汤中生长。当 pH 为 5~10 时可生长,pH<4.5 时不可生长。可在 NaCl 浓度高达 7%(*W/V*)的溶液中生长,10%以下不可生长。基因组 DNA G+C 含量为 56.7~57 mol%[3]。

三、属的临床意义

克洛诺杆菌属是一种重要的食源性的机会致病菌,可引起新生儿的坏死性小肠结肠炎、菌血症、败血症和脑膜炎等,主要发生在小于 4 周周龄的新生儿中,在临床标本中以阪崎克洛诺杆菌和丙二酸克洛诺杆菌最为常见[4-7]。

四、抗菌药物敏感性和感染用药

克洛诺杆菌可引起新生儿感染,如败血症和脑膜炎等,需结合标准支持措施予以治疗。由于克洛诺杆菌之前隶属于肠杆菌属,故与克罗诺杆菌的抗生素敏感性和耐药性有关的数据是在肠杆菌属基础上建立的(最初被描述为黄色素的阴沟肠杆菌)。对于克洛诺杆菌临床感染,经验用药可采用三代头孢和美罗培南等,但一般建议进行细菌培养和抗菌药物敏感性试验,并根据药敏结果进行抗感染治疗。克洛诺杆菌药敏试验可采用 CLSI M100 中"肠杆菌目细菌抑菌圈直径及 MIC 折点解释标准"进行药敏结果判读[8]。

五、属内菌种

Cronobacter condimenti 香料克洛诺杆菌

Joseph et al., 2012

【分类学评述】 该菌种采用生化鉴定易误鉴定为阪崎克洛诺杆菌,故被描述为阪崎克洛诺杆菌群成员[9-11]。

【词源和翻译】 "*condimenti*",拉丁语名词属格,英文词义为"of spice, seasoning",即"香料的",菌名翻译为"香料克洛诺杆菌"。

【临床意义】 香料克洛诺杆菌可分离于斯洛伐克购买的五香牛肉,暂无人类感染的报道[4],但仍应警惕其作为潜在食源性致病菌引起新生儿感染的可能。

Cronobacter dublinensis 都柏林克洛诺杆菌

Iversen et al., 2008

【分类学评述】 该菌种最初描述为阪崎肠杆菌的生物群 6、10 和 12;目前该 3 个生物群重新分类为都柏林克洛诺杆菌的 3 个亚种，即都柏林亚种、奶粉亚种和洛桑亚种，但传统生化表型将鉴定为阪崎肠杆菌[1, 9-11]。

【词源和翻译】 “*dublinensis*”，新拉丁语阳性/阴性形容词，由词根“*dublin*”和后缀“*ensis*”组成，源自首次该菌分离地名爱尔兰都柏林市(Dublin)，菌名翻译为“都柏林克洛诺杆菌”。

【临床意义】 都柏林克洛诺杆菌主要存在于环境中，可分离于配方奶粉工厂，以及人的伤口、眼睛和血液标本中[1]；作为原阪崎克洛诺菌重新分类的菌种，其可能与具有与阪崎克洛诺菌相类似的临床意义，如引起新生儿的坏死性小肠结肠炎、菌血症、败血症和脑膜炎等。

Cronobacter dublinensis subsp. *dublinensis* 都柏林克洛诺杆菌都柏林亚种

Iversen et al., 2008

【分类学评述】 该亚种最初描述为阪崎肠杆菌的生物群 12[1, 10]。

【词源和翻译】 见都柏林克洛诺杆菌。

【临床意义】 见都柏林克洛诺杆菌。

Cronobacter dublinensis subsp. *lactaridi* 都柏林克洛诺杆菌奶粉亚种

Iversen et al., 2008

【分类学评述】 该亚种最初描述为阪崎肠杆菌的生物群 6[1, 10]。

【词源和翻译】 “*lactaridi*”，新拉丁语名词属格，由词根“*lactis*”和“*aridus*”组成：“*lactis*”，拉丁语名词，英文词义为“milk”；“*aridus*”，拉丁语形容词，英文词义为“dried”。“*lactaridi*”，英文词义为“of dried milk”，即“奶粉的”，菌名翻译为“都柏林克洛诺杆菌奶粉亚种”。

【临床意义】 见都柏林克洛诺杆菌。

Cronobacter dublinensis subsp. *lausannensis* 都柏林克洛诺杆菌洛桑亚种

Iversen et al., 2008

【分类学评述】 该亚种最初描述为阪崎肠杆菌的生物群 10[1, 10]。

【词源和翻译】 “*lausannensis*”，拉丁语阳性/阴性形容词，英文词义为“pertaining to Lausanne, Switzerland”，源自该亚种的模式菌株分离地瑞士城市洛桑，菌名翻译为“都柏林克洛诺杆菌洛桑亚种”。

【临床意义】 见都柏林克洛诺杆菌。

Cronobacter helveticus 瑞士克洛诺杆菌

(Stephan et al., 2007) Stephan et al., 2014

【分类学评述】 该菌种已被重新分类为弗朗科杆菌属(*Franconibacter*)，见瑞士弗朗科杆菌(*Franconibacter helveticus*)。

Cronobacter malonaticus 丙二酸克洛诺杆菌

Iversen et al., 2008

【分类学评述】 该菌种最初被描述为阪崎肠杆菌的生物群 5、9 和 14[1, 10]。

【词源和翻译】 “*malonaticus*”，新拉丁语阳性形容词，由词根“*malonas-atis*”和后缀“*icus*”组成：“*malonas-atis*”，新拉丁语名词，英文词义为“malonate”；“*icus*”，拉丁语后缀，英文词义为“belonging to”。“*malonaticus*”，英文词义为“the utilization of malonate”，即“利用丙二酸的”，菌名翻译为“丙二酸克洛诺杆菌”。

【临床意义】 丙二酸克洛诺杆菌广泛存在于自然界及婴幼儿配方奶粉中，有从人的脑脊液、血液、伤口、呼吸道和耳朵等标本分离的报道，目前认为其是一种罕见的病原菌[10]；其作为原阪崎克洛诺菌重新分类的菌种，可能具有与阪崎克洛诺菌相类似的临床意义，如引起新生儿坏死性小肠结肠炎、菌血症、败血症和脑膜炎等。

Cronobacter muytjensii 莫金斯（莫氏）克洛诺杆菌

Iversen et al., 2008

【分类学评述】 该菌种最初被描述为阪崎肠杆菌的生物群 15[1, 10]。

【词源和翻译】 “*muytjensii*”，新拉丁语阳性名词属格，源自荷兰微生物学家 H. Muytjens 的名字，以纪念其早期在阪崎肠杆菌上做的贡献，菌名翻译为“莫金斯克洛诺杆菌”，亦简译为“莫氏克洛诺杆菌”。

【临床意义】 莫金斯(莫氏)克洛诺杆菌广泛存在于自然界及婴幼儿配方奶粉中，也有从人的骨髓和血液标本中分离；其作为原阪崎克洛诺菌重新分类的菌种，可能具有与阪崎克洛诺菌相类似的临床意义，如引起新生儿坏死性小肠结肠炎、菌血症、败血症和脑膜炎等。

C

Cronobacter pulveris 粉末克洛诺杆菌

(Stephan et al., 2008) Stephan et al., 2014

【分类学评述】 该菌种采用生化鉴定将误鉴定为阪崎克洛诺杆菌,故被描述为阪崎克洛诺杆菌群成员,目前已被重新分类为弗朗科杆菌属(*Franconibacter*),见粉末弗朗科杆菌(*Franconibacter pulveris*)。

Cronobacter sakazakii group 阪崎克洛诺杆菌群

【分类学评述】 阪崎克洛诺杆菌群不是正式的分类学单元,其包括:香料克洛诺杆菌、都柏林克洛诺杆菌、丙二酸克洛诺杆菌、莫金斯(莫氏)克洛诺杆菌、阪崎克洛诺杆菌、图列茨克洛诺杆菌、普遍克洛诺杆菌、粉末弗朗科杆菌和瑞士弗朗科杆菌。

Cronobacter sakazakii 阪崎克洛诺杆菌

(Farmeret al., 1980) Iversen et al., 2008

【分类学评述】 该菌种在 1980 年被分类为阪崎肠杆菌且包括 16 个生物群,目前的阪崎克洛诺杆菌仅包括阪崎肠杆菌生物群 1~4、7、8、11 和 13,其他生物群均已被重新分类。

【词源和翻译】 "*sakazakii*",新拉丁语阳性名词属格,源自日本微生物学家 R. Sakazaki 的名字,菌名翻译为"阪崎克洛诺杆菌"。

【临床意义】 阪崎克洛诺杆菌广泛存在于自然界中及婴幼儿配方奶粉,目前认为其是一种重要的病原菌,主要引起新生儿感染如败血症、脑膜炎和坏死性小肠结肠炎等,具有较高的死亡率[5, 7]。

Cronobacter turicensis 图列茨克洛诺杆菌

Iversen et al., 2008

【分类学评述】 该菌种最初被描述为阪崎肠杆菌的生物群 16 [1, 10],采用生化鉴定将误鉴定为阪崎克洛诺杆菌,故被描述为阪崎克洛诺杆菌群成员。

【词源和翻译】 "*turicensis*",拉丁语阳性/阴性形容词,源自该菌首次分离的地点苏黎世(Zurich)的拉丁语名称"图列茨"(Turicum),菌名翻译是"图列茨克洛诺杆菌"。

【临床意义】 图列茨克洛诺杆菌广泛存在于自然界及婴幼儿配方奶粉中,也有分离于血液标本的报道[1-4];其作为原阪崎克洛诺菌重新分类的菌种,可能具有与阪崎克洛诺菌相类似的临床意义,如引起新生儿坏死性小肠结肠炎、菌血症、败血症和脑膜炎等。

Cronobacter universalis 普遍克洛诺杆菌

Joseph et al., 2012

【分类学评述】 该菌种采用生化鉴定易被误鉴定为阪崎克洛诺杆菌,故被描述为阪崎克洛诺杆菌群成员。

【词源和翻译】 "*universalis*",拉丁语阳性形容词,英文词义为"belonging to all, universal",即"普遍的",菌名翻译为"普遍克洛诺杆菌属"。

【临床意义】 普遍克洛诺杆菌属广泛存在于自然界及婴幼儿配方奶粉中,也可分离自人的伤口标本[1-4],可能具有与阪崎克洛诺菌相类似的临床意义,如引起新生儿坏死性小肠结肠炎、菌血症、败血症和脑膜炎等。

Cronobacter zurichensis 苏黎世克洛诺杆菌

Stephan et al., 2007

【分类学评述】 该菌种在 2007 年被分类为图列茨肠杆菌(*Enterobacter turicensis*),在 2013 年被分类为现在的苏黎世克洛诺杆菌(编者注:种名加词由"*turicensis*"修改为"*zurichensis*",以避免与图列茨克洛诺杆菌的种名加词重复)。目前,该菌种已再次分类为干燥杆菌属(*Siccibacter*),即图列茨干燥杆菌(*Siccibacter turicensis*)。

Cronobacter 克洛诺杆菌属参考文献

Cryptobacterium 隐杆菌属 Nakazawa et al., 1999

【词源和翻译】 “*Cryptobacterium*”，新拉丁语中性名词，由“*kruptos*”和“*bacteriurn*”两个词根组成：“*kruptos*”，希腊语形容词，英文词义为“hidden”；“*bacterium*”，拉丁语中性名词，英文词义为“a rod”。“*Cryptobacterium*”，英文词义为“a hidden rod-shaped bacterium”，表示“一种隐藏杆状的细菌”，菌名翻译为“隐杆菌属”。

C

一、分类学

隐杆菌属隶属于放线菌门(Actinobacteria)、红蝽菌纲(Coriobacteriia)、红蝽菌目(Coriobacteriales)、红蝽菌科(Coriobacteriaceae)，模式菌种为短隐杆菌，其是目前属内唯一菌种[1]。

二、属的特征

隐杆菌属是革兰氏阳性短杆菌，在稳定期有时革兰氏染色不定。专性厌氧无动力，无芽孢，触酶阴性。在 PYG 培养基中不酵解糖，且不产生挥发性终产物，可水解精氨酸，硝酸盐还原试验阴性，大多数传统的生化反应不活泼。不管有没有碳水化合物，在肉汤中均生长很差，在脑心浸液血平板上，隐杆菌呈圆形、凸状和半透明的小菌落，直径为 0.3~0.5 mm，不溶血，即使经长时间培养，菌落直径也不会超过 1 mm。基因组 DNA G+C 含量为 50~51 mol%[1]。

三、属内菌种

Cryptobacterium curtum 短隐杆菌

Nakazawa et al., 1999

【词源和翻译】 “*curtum*”，拉丁语中性形容词，英文词义为“shortened”，表示“短的”，菌名翻译为“短隐杆菌”。

【临床意义】 短隐杆菌可分离自牙周病患者的牙周袋和坏的牙髓标本[2]。

【抗菌药物敏感性和感染用药】 隐杆菌属细菌的临床感染少见，目前没有其抗感染治疗方案的权威资料。从该菌的厌氧特性和与放线菌(*Actinomyces*)的亲缘关系推测，其可能对 β-内酰胺酶类抗菌药物敏感，而对复方磺胺甲噁唑和氟喹诺酮类抗菌药物耐药，供参考。

***Cryptobacterium* 隐杆菌属参考文献**

Cupriavidus 贪铜菌属 Makkar and Casida, 1987

【词源和翻译】 “*Cupriavidus*”，新拉丁语阳性名词，由“*cuprum*”和“*avidus*”两个词根组成：“*cuprum*”，拉丁语名词，英文词义为“copper”；“*avidus*”，拉丁语形容词，英文词义为“eager for, loving”。“*Cupriavidus*”，英文词义为“lover of copper”，即“铜的爱好者”，菌名翻译为“贪铜菌属”。

一、分类学

贪铜菌属隶属于变形菌门(Proteobacteria)、β-变形菌纲(Betaproteobacteria)、伯克霍尔德菌目(Burkholderiales)、伯克霍尔德菌科(Burkholderiaceae),模式菌种为杀手贪铜菌。另根据《国际原核生物命名法》,贪铜菌属较沃特菌属(*Wautersia*)享有命名优先权,因此原命名为沃特菌属的细菌均应重新分类为贪铜菌属[1]。

C

二、属的特征

贪铜菌属是革兰氏阴性杆菌,需氧、无芽孢、具有周鞭毛。化能有机营养或无功能营养的氧化代谢,几种氨基酸是其唯一的碳源和氮源。触酶和氧化酶试验阳性,耐受各种金属。主要呼吸醌是Q-8。基因组DNA G+C含量为63~69 mol%[1]。

三、属的临床意义

贪铜菌属菌株可分离自土壤,也可以分离自临床患者,特别是免疫力低下的患者[2]。

四、抗菌药物敏感性和感染用药

贪铜菌属细菌是一种非苛养的革兰氏阴性杆菌,MIC微量肉汤稀释法或E-test是首选方法,常规药敏试验可参照CLSI M100中"其他非肠杆菌目细菌的MIC折点解释标准"进行药敏结果判读[3]。

五、属内菌种

Cupriavidus basilensis 巴塞尔贪铜菌

(Steinle et al., 1999) Vandamme and Coenye, 2004

【分类学评述】 巴塞尔贪铜菌在1999年被分类为巴塞尔罗尔斯顿菌(*Ralstonia basilensis*),在2004年被分类为现在的巴塞尔贪铜菌,该菌种被描述的其他同义名还包括"巴塞尔沃特菌"(*Wautersia basilensis*)[4]。

【词源和翻译】 "*basilensis*",新拉丁语阳性/阴性形容词,英文词义为"pertaining to Basilea",源自首次分离该菌的地点瑞士城市巴塞尔的罗马名"Basel",菌名翻译为"巴塞尔贪铜菌"。

【临床意义】 巴塞尔贪铜菌已在囊性纤维化患者痰培养中分离得到[4],但对于人的临床意义尚未明确[1-2]。

Cupriavidus gilardii 吉拉迪贪铜菌

(Coenye et al., 1999) Vandamme and Coenye, 2004

【分类学评述】 吉拉迪贪铜菌在1999年被描述为吉拉迪罗尔斯顿菌(*Ralstonia gilardii*),在2004年被重新分类为现在的吉拉迪贪铜菌,被描述的其他同义名还包括"吉拉迪沃特菌"(*Wautersia gilardii*)[4]。

【词源和翻译】 "*gilardii*",新拉丁语阳性名词属格,由词根"*gilard*"和后缀"*ii*"组成,源自美国微生物学家G. L. Gilardi的名字,菌名翻译为"吉拉迪贪铜菌"。

【临床意义】 吉拉迪贪铜菌有从环境和人的脑脊液标本中分离的报道[5-6]。

Cupriavidus metallidurans 耐金属贪铜菌

(Goris et al., 2001) Vandamme and Coenye, 2004

【分类学评述】 耐金属贪铜菌在2001年被分类为耐金属罗尔斯顿菌(*Ralstonia metallidurans*),在2004年被重新分类为现在的耐金属贪铜菌,被描述的其他同义名还包括"耐金属沃特菌"(*Wautersia metallidurans*)。

【词源和翻译】 "*metallidurans*",新拉丁语分词形容词,由"*metallum*"和"*durans*"两个词根组成:"*metallum*",拉丁语名词,英文词义为"metal";"*durans*",拉丁语分词形容词,英文词义为"enduring"。"*metallidurans*",英文词义为"enduring metal",即"可耐受金属",因该菌可在重金属的环境中生存而得名,菌名翻译为"耐金属贪铜菌"。

【临床意义】 耐金属贪铜菌已在囊性纤维化患者痰培养中分离得到,但对于人的临床意义尚未明确[1-2]。

Cupriavidus necator 杀手贪铜菌

Makkar and Casida, 1987

【词源和翻译】 "*necator*",拉丁语名词,英文词义为"murderer,slayer",即"杀手",菌名翻译为"杀手贪铜菌"。

【临床意义】 杀手贪铜菌分离自土壤,暂无人致病的相关报道[7]。

Cupriavidus pauculus 少见贪铜菌

(Vandamme et al., 1999) Vandamme and Coenye, 2004

【分类学评述】 少见贪铜菌在1999年被分类为少见罗尔斯顿菌(*Ralstonia paucula*),在2004年被重新分类为现在的少见贪铜菌,被描述的其他同义名还包括"少见沃特菌"(*Wautersia paucula*)[4]。

【词源和翻译】 "*pauculus*",拉丁语阳性形容词,英文词义为"rare, very few",即"少见的,很少",意指该菌只是偶尔引起人类感染,菌名翻译为"少见贪铜菌"。

【临床意义】 少见贪铜菌可引起人的菌血症、腹膜炎和腱鞘炎等[1-2]。

Cupriavidus respiraculi 呼吸道贪铜菌

(Coenye et al., 2003) Vandamme and Coenye, 2004

【分类学评述】 呼吸道贪铜菌在2003年被分类为呼吸道罗尔斯顿菌(*Ralstonia respiraculi*),在2004年被重新分类为现在的呼吸道贪铜菌,被描述的其他同义名还包括"呼吸道沃特菌"(*Wautersia respiraculi*)[4]。

【词源和翻译】 "*respiraculi*",拉丁语名词属格,英文词义为"of the respiratory system",即"呼吸系统的",菌名翻译为"呼吸道贪铜菌"。

【临床意义】 呼吸道贪铜菌可分离自囊性纤维化的患者标本,但对于人的临床意义尚未明确[1-2]。

Cupriavidus taiwanensis 台湾贪铜菌

(Chen et al., 2001) Vandamme and Coenye, 2004

【分类学评述】 台湾贪铜菌在2001年被分类为台湾罗尔斯顿菌(*Ralstonia taiwanensis*),在2004年被重新分类为现在的台湾贪铜菌,被描述的其他同义名还有"台湾道沃特菌"(*Wautersia taiwanensis*)[4]。

【词源和翻译】 "*taiwanensis*",新拉丁语阳性/阴性形容词,由词根"*taiwan*"和后缀"*ensis*"组成,源自首次分离该根瘤菌的地点中国台湾(Taiwan),菌名翻译为"台湾贪铜菌"。

【临床意义】 台湾贪铜菌有分离自含羞草的根瘤和囊性纤维化患者痰液标本的报道,但对于人的临床意义尚未明确[1-2]。

Cupriavidus 贪铜菌属参考文献

Curtobacterium 短小杆菌属 Yamada and Komagata, 1972

【词源和翻译】 "*Curtobacterium*",新拉丁语中性名词,由"*curtus*"和"*bacterium*"两个词根组成:"*curtus*",拉丁语形容词,英文词义为"shortened";"*bacterium*",拉丁语中性名词,英文词义为"a rod"。"*Curtobacterium*",英文词义为"a short rod",即"一个短的杆(菌)",菌名翻译为"短小杆菌属"。

一、分类学

短小杆菌属隶属于放线菌门(Actinobacteria)、放线菌纲(Actinobacteria)、微球菌目(Micrococcales)、微

杆菌科(Microbacteriaceae),模式菌种为柠檬色短小杆菌(*Curtobacterium citreum*)。目前发现,柠檬色短小杆菌和柠檬色短杆菌(*Brevibacterium citreum*)的模式菌株相同,且短杆菌属(*Brevibacterium*)的命名时间更早,在临床微生物中使用更多,故该菌属可能会根据《国际原核生物命名法》进行废除[1]。

二、属的特征

短小杆菌属通常被认为是一类革兰氏阳性菌,但在陈旧培养基常呈革兰氏阴性,菌体为小而不规则的杆菌,多形性不明显,在陈旧培养基上菌体较短,呈球形,未见分枝,不形成芽孢,通常有动力,有动力者形成侧鞭毛。抗酸阴性,无异染颗粒。专性需氧,触酶阳性。化能有机营养,在营养琼脂上生长良好,从葡萄糖、果糖和其他碳水化合物中缓慢微弱产酸,除丙酮酸外也同化其他几种有机酸,不产生脲酶,通常液化明胶和产生 DNA 酶。胞壁肽聚糖有 *D*-鸟氨酸。极性脂由双磷脂酰甘油、磷脂酰甘油和几种糖基二酰基甘油组成。呼吸醌以 MK-9 为主。基因组 DNA G+C 含量为 68.3~75.2 mol%[2]。

三、抗菌药物敏感性和感染用药

见短杆菌属。

Curtobacterium 短小杆菌属参考文献

Cutibacterium 皮肤杆菌属 Scholz and Kilian, 2016

【词源和翻译】 “*Cutibacterium*”,新拉丁语中性名词,由“*cutis*”和“*bacterium*”两个词根组成:“*cutis*”,新拉丁语名词,英文词义为“skin”;“*bacterium*”,拉丁语中性名词,英文词义为“a small rod”。“*Cutibacterium*”,英文词义为“a skin bacterium”,表示“一种皮肤杆菌”,因该菌存在于人体皮肤而得名,菌名翻译为“皮肤杆菌属”。

一、分类学

皮肤杆菌属隶属于放线菌门(Actinobacteria)、放线菌纲(Actinobacteria)、放线菌目(Actinomycetales)、丙酸杆菌科(Propionibacteriaceae),模式菌种为痤疮皮肤杆菌[1]。

二、属的特征

皮肤杆菌属是一种多形性革兰氏阳性杆菌,大小为(0.5~0.8) μm ×(1~5) μm,常呈类白喉杆菌状或棒状,一端圆一端渐细或呈尖状,也可为球状、叉状或分枝状,单个、成对或短链,以“V”、“Y”形或像汉字笔画成团排列。无动力,无芽孢。化能有机营养,发酵产物包括大量丙酸和醋酸及通常少量的异戊酸、甲酸、琥珀酸或乳酸和二氧化碳。厌氧或耐氧,通常触酶阳性,30~37 ℃条件下生长迅速,菌落可为白、灰、粉、红、黄或橙色。基因组 DNA G+C 含量为 59~64 mol%[1]。

三、属的临床意义

皮肤杆菌菌株是人体皮肤表面的常见定植菌，也可能是粪便标本中的益生菌，其中痤疮皮肤杆菌是临床上最常分离的菌种。大多数情况下，皮肤杆菌菌株被认为是一种污染菌，尤其是在血培养标本中分离时。当存在异物、手术、外伤、糖尿病或免疫抑制等诱发因素时，皮肤杆菌的致病力不可低估。目前，皮肤杆菌可见于多种系统性或播散性的机会感染标本，如心内膜炎、中枢神经系统感染、骨髓炎、骨炎、关节炎等，且有可能是前列腺癌和类肉瘤样病的潜在致病菌[2]。

C

四、抗菌药物敏感性和感染用药

系统性感染：痤疮皮肤杆菌（痤疮丙酸杆菌）常对青霉素、四环素、氯霉素、红霉素和万古霉素（包括替考拉宁）敏感。首选青霉素，次选克林霉素和万古霉素。一般疗程为2~4周，有些情况（软组织感染）可改为口服治疗。甲硝唑或替硝唑对皮肤杆菌属（丙酸杆菌）无活性。

寻常痤疮：轻度（粉刺），可局部使用类维生素A（可以使用壬二酸或水杨酸）；中度（混合的丘疹/脓疱），可局部使用类维生素A + 局部抗菌药物 + 过氧化苯甲酰；中到重度（结节性），可局部使用类维生素A + 局部抗菌药物 + 过氧化苯甲酰；重度（结节/球状），可口服异维A酸（或大剂量口服抗菌药物 + 局部使用类维生素A + 过氧化苯甲酰）。维持：局部使用类维生素A + 过氧化苯甲酰，治疗过程中每4~6周评估1次。抗菌药物一般选用四环素、多西环素、米诺环素、红霉素、复方磺胺甲噁唑及阿奇霉素等[3]。

五、属内菌种

Cutibacterium acnes 痤疮皮肤杆菌

Scholz and Kilian, 2016

【分类学评述】 该菌种在1900年被描述为“*Bacillus acnes*”，在1918年被描述为“痤疮棒杆菌”（*Corynebacterium acnes*），在1946年被描述为“痤疮丙酸杆菌”（*Propionibacterium acnes*）并于1980年被收录到《核准的细菌名称目录》，在2016年被重新分类为现在的痤疮皮肤杆菌[4]。

【词源和翻译】 “*acnes*”，新拉丁语名词属格，源自希腊语名词“*acme*”，英文词义为“of acne”，表示“痤疮的”，意指该菌可引起皮肤痤疮，菌名翻译为“痤疮皮肤杆菌”。

【种的特征】 该菌可耐受氧，触酶、吲哚、硝酸盐还原试验阳性，七叶苷水解试验阴性。

【临床意义】 痤疮皮肤杆菌是人体皮肤正常菌群，因此常被作为污染菌而被忽视或被视为无临床意义，尤其是血培养标本中分离到此类细菌时。然而，当存在异物、手术、外伤、糖尿病或免疫抑制等诱发因素时，痤疮皮肤杆菌的致病力不可低估。并且，越来越多的证据显示痤疮皮肤杆菌不仅是寻常痤疮的重要病原菌，而且是心内膜炎、人工关节感染的重要致病菌，还可能是前列腺癌和类肉瘤样病的潜在致病菌。

Cutibacterium avidum 贪婪皮肤杆菌

Scholz and Kilian, 2016

【分类学评述】 该菌种在1935年被描述为“贪婪拟杆菌”（*Bacteroides avidus*），在1938年被描述为“贪婪棒杆菌”（*Corynebacterium avidum*），在1949年被描述为“贪婪分枝杆菌（*Mycobacterium avidum*）”，在1969年被描述为“贪婪丙酸杆菌（*Propionibacterium avidum*）”并于1980年被收录到《核准的细菌名称目录》，在2016年被重新分类现在的贪婪皮肤杆菌。

【词源和翻译】 “*avidum*”，拉丁语中性形容词，英文词义为“greedy, voracious”，表示“贪婪的”，菌名翻译为“贪婪皮肤杆菌”。

【种的特征】 贪婪皮肤杆菌可耐受氧，触酶阳性，吲哚试验、硝酸盐还原试验阴性，七叶苷水解试验阳性。

【临床意义】 贪婪皮肤杆菌存在于人体皮肤表面，有引起皮肤感染和乳腺炎等的报道[5]。

Cutibacterium granulosum 颗粒皮肤杆菌

Scholz and Kilian, 2016

【分类学评述】 该菌种在1909年被描述为“*Bacille*

C

granuleux”，在 1938 年被描述为“颗粒棒杆菌”（*Corynebacterium granulosum*），在 1970 年被描述为“颗粒丙酸杆菌”（*Propionibacterium granulosum*）并于 1980 年被收录到《核准的细菌名称目录》，在 2016 年被重新分类为现在的颗粒皮肤杆菌。

【词源和翻译】 “*granulosum*”，新拉丁语中性形容词，由“*granulum*”和“*-osum*”两个词根组成：“*granulum*”，拉丁语名词，英文词义为“a small grain”；“*-osum*”，拉丁语中性后缀，英文词义为“full of”。“*granulosum*”，英文词义为“full of granules”，即“充满颗粒”，菌名翻译为“颗粒丙酸杆菌”。

【种的特征】 该菌可耐受氧，触酶阳性，吲哚试验、硝酸盐还原试验、七叶苷水解试验均为阴性。

【临床意义】 颗粒皮肤杆菌正常存在于人类的皮肤，但其数量只有痤疮皮肤杆菌的十分之一；也被认为是人类肠道的其中一个益生菌，但有引起人的感染性心内膜炎与金属支架感染的报道[6-7]。

Cutibacterium 皮肤杆菌属参考文献

Cysteiniphilum 嗜半胱氨酸菌属 Liu et al., 2017

【词源和翻译】 “*Cysteiniphilum*”，新拉丁语中性名词，由“*cysteinum*”和“*philum*”两个词根组成：“*cysteinum*”，新拉丁语中性名词，英文词义为“cysteine”；“*philum*”，新拉丁语阳性名词，英文词义为“friend, loving”。“*Cysteiniphilum*”，英文词义为“cysteine loving”，表示“喜好半胱氨酸的”，与该菌在含 *L*-半胱氨酸的培养基上生长更好的特性有关，菌名翻译为“嗜半胱氨菌属”。

一、分类学

嗜半胱氨菌属隶属于变形菌门（Proteobacteria）、γ-变形菌纲（Gammaproteobacteria）、硫发菌目（Thiotrichales）、弗朗西斯科（Francisellaceae），模式菌种为海岸嗜半胱氨酸菌。

二、属的特征

嗜半胱氨酸菌属是革兰氏阴性菌，菌体为多形性短杆状或球杆形。严格需氧菌，菌体无鞭毛、不形成芽孢，革兰氏染色时着色较淡。能在血平板、巧克力平板、军团菌含缓冲液的活性炭-酵母浸出液（buffered charcoal yeast extract agar, BCYE）平板、含 *L*-半胱氨酸脑心浸液平板上生长良好，且在巧克力平板和含 *L*-半胱氨酸脑心浸液平板的生长状况明显优于血平板。不能在普通琼脂平板、MH 平板和麦康凯平板上生长。*L*-半胱氨酸不是生长所必需，但可以促进生长。触酶弱阳性，脲酶阴性，不还原硝酸盐。主要呼吸醌为 Q-8。主要脂肪酸成分是 anteiso-$C_{15:0}$、$C_{18:0}$和 anteiso-$C_{17:0}$。基因组 DNA G+C 含量为 38.1 mol%[1]。

三、属内菌种

***Cysteiniphilum litorale* 海岸嗜半胱氨酸菌**

Liu et al., 2017

【词源和翻译】 “*litorale*”，拉丁语中性形容词，英文词义为“coastal”，表示“海岸的”，因该菌分离于珠江口外伶仃岛海岸的海水标本而得名，菌名翻译为“海岸嗜半胱氨酸菌”。

【临床意义】 海岸嗜半胱氨酸菌分离于珠江口外伶仃岛海岸的海水标本中[1]，目前在中国国内有因为基围虾刺伤手指而导致经久不愈伤口感染的报道[2]。

【抗菌药物敏感性和感染用药】 海岸嗜半胱氨酸菌与弗朗西斯菌（*Francisella*）有较近的亲缘关系，且分离株的药敏表型也与弗朗西斯菌一致，对头孢菌素耐药，而对氯霉素、环丙沙星、多西环素、庆大霉素、左氧氟沙星和四环素敏感，故理论上可采用土拉弗朗西斯菌的抗菌药物敏感性试验方法和感染用药方案。

Cysteiniphilum halobium 盐生嗜半胱氨酸菌

Xiao et al., 2019

【词源和翻译】 “*halobium*”，新拉丁语中性形容词，由“*hals*”和“*bium*”两个词根组成：“*hals*”，希腊语阳性名词，英文词义为“salt”；“*bium*”，希腊语阳性名词，英文词义为“life”。“*halobium*”，英文词义为“living on salt”，即“生活在盐水中”，菌名翻译为“盐生嗜半胱氨酸菌”。

【临床意义】 盐生嗜半胱氨酸菌是2019年发表的新菌种，分离于从广东惠州双月湾近海海水标本中[3]，暂无人类感染的报道。

【抗菌药物敏感性和感染用药】 盐生嗜半胱氨酸菌与弗朗西斯菌有较近的亲缘关系，且分离株的药敏表型也与弗朗西斯菌一致，对头孢菌素耐药，而对氯霉素、环丙沙星、多西环素、庆大霉素、左氧氟沙星和四环素敏感，故理论上可采用土拉弗朗西斯菌的抗菌药物敏感性试验方法和感染用药方案。

Cysteiniphilum 嗜半胱氨酸菌属参考文献

C

D

Delftia 代尔夫特菌属 Wen et al., 1999

【词源和翻译】"*Delftia*",新拉丁语阴性名词,源自首次分离该菌的代夫特市(Delft),为纪念代尔夫特研究组在细菌学发展上的贡献,菌名翻译为"代尔夫特菌属"。

一、分类学

代尔夫特菌隶属于变形菌门(Proteobacteria)、β-变形菌纲(Betaproteobacteria)、伯克霍尔德菌目(Burkholderiales)、丛毛单胞菌科(Comamonadaceae),模式菌种为食酸代尔夫特菌。

二、属的特征

代尔夫特菌属是一类革兰氏阴性、直或微弯曲的杆菌,单个或成对,单极或双极鞭毛。氧化酶和触酶阳性,无芽孢。严格需氧的非发酵菌。能在含有有机酸、氨基酸、蛋白胨和碳水化合物(非葡萄糖)的培养基上进行生长。主要的呼吸醌是 Q-8。主要脂肪酸是 $C_{16:0}$、$C_{16:1}$和 $C_{18:1}$。主要的多胺成分是腐胺和 2-羟腐胺。基因组 DNA G+C 含量为 67~69 mol%[1]。

三、属的临床意义

代尔夫特菌极少引起人类感染,可在菌血症、心内膜炎、眼部感染和化脓性中耳炎等患者的标本中检出[2]。此外,也有在囊性纤维化患者的痰标本检出,但在囊性纤维化患者肺部疾病中所起的作用尚未明确[3]。

四、抗菌药物敏感性和感染用药

代尔夫特菌是一种非苛养的革兰氏阴性杆菌,微量肉汤稀释法或 E-test 是该菌药敏试验的首选方法,可参照 CLSI M100 中"其他非肠杆菌目细菌的 MIC 折点解释标准"进行结果解读。从现有的抗菌药物敏感性试验资料来看,食酸代尔夫特菌通常对氨基糖苷类药物耐药。

五、属内菌种

Delftia acidovorans 食酸代尔夫特菌

(den Dooren de Jong, 1926) Wen et al., 1999

【分类学评述】 该菌种在 1926 年被描述为食酸假单胞菌(*Pseudomonas acidovorans*)并于 1980 年被收录到《核准的细菌名称目录》,在 1999 年被分类为现在的食酸代尔夫特菌[4]。

【词源和翻译】 "*acidovorans*",新拉丁语分词形容词,由词根"*acidum*"、"*ovor*"和后缀"*ans*"组成:"*acidum*",新拉丁语中性名词,源自拉丁语形容词"*acidus*"(英文词义为"sour"),英文词义为"an acid";"*voro*",拉丁语动词,英文词义为"to eat, to devour"。"*acidovorans*",英文词义为"acid devouring",即"食酸",菌名翻译为"食酸代尔夫特菌"。

【临床意义】 食酸代尔夫特菌可分离于土壤、沉积物、活性污泥、原油、油卤水、水和各种临床标本,有引起导管相关性肺部感染、尿路感染的报道[5-6]。

Delftia 代尔夫特菌属参考文献

Dermabacteraceae 皮杆菌科 Stackebrandt et al., 1997

【词源和翻译】 "Dermabacteraceae",新拉丁语阴性复数名词,源自模式菌属"皮杆菌属"(*Dermabacter*),科名翻译为"皮杆菌科"。

一、分类学

皮杆菌科隶属于放线菌门(Actinobacteria)、放线菌纲(Actinobacteria)、微球菌目(Micrococcales)。该科共有 2 个菌属:小短杆菌属(*Brachybacterium*)、皮杆菌属[1]。

二、科的特征

皮杆菌科细菌是革兰阳性,抗酸染色阴性,无动力,无芽孢的放线菌。细胞壁二氨基酸为内消旋-二氨基庚二酸。含有直链饱和的、异构的和反异构侧链脂肪酸,不含分枝菌酸。主要的呼吸醌是含 7~9 个异戊二烯单元的不饱和甲基萘醌。皮杆菌科细菌广泛存在于自然环境和临床标本中。基因组 DNA G+C 含量为 62~72 mol%。

Dermabacteraceae 皮杆菌科参考文献

Dermabacter 皮杆菌属 Jones and Collins, 1989

【词源和翻译】 "*Dermabacter*",新拉丁语阳性名词,由"*derma*"和"*bacter*"两个词根组成:"*derma*",希腊语名词,英文词义为"skin";"*bacter*",新拉丁语阳性名词,英文词义为"a rod"。"*Dermabacter*",英文词义为"a rod living on skin",即"生长在皮肤上的杆菌",菌名翻译为"皮杆菌属"。

一、分类学

皮杆菌属隶属于放线菌门(Actinobacteria)、放线菌纲(Actinobacteria)、微球菌目(Micrococcales)、皮杆菌科(Dermabacteraceae),模式菌种为人皮杆菌[1]。

二、属的特征

皮杆菌属是革兰阳性,无芽孢,无动力,呈短杆棒状,抗酸染色阴性的兼性厌氧菌。氧化酶阴性,触酶阳性。可发酵葡萄糖和其他糖产酸。细胞壁二氨基酸为内消旋-二氨基庚二酸。主要的呼吸醌是含 9 个异戊二烯单元的不饱和甲基萘醌。主要长链脂肪酸是异构的和反异构侧链脂肪酸。主要极性脂是二磷脂酰甘油、磷脂酰甘油和一种含有磷脂的二糖基二酯酰基甘油。基因组 DNA G+C 含量为 60~62 mol%。

三、属的临床意义

该菌属最早分离于人的皮肤，随后在多种临床标本中分离得到，如血培养、皮肤脓液、腹水、脑部活检、慢性骨髓炎标本，通常被认为是条件致病菌，有引起致命的菌血症的报道[2]。

四、抗菌药物敏感性和感染用药

皮杆菌是一种不规则的革兰氏阳性杆菌，需采用微量肉汤稀释法进行药物敏感性试验，且可采用CLSI M45 中“棒杆菌属细菌(包括白喉棒杆菌)的 MIC 折点解释标准”进行药敏结果判读[3]。从现在的药敏资料来看，人皮杆菌可能对氨基糖苷类药物耐药[4-5]。

五、属内菌种

Dermabacter hominis 人皮杆菌

Jones and Collins, 1989

【词源和翻译】 “*hominis*”，拉丁语名词属格，英文词义为“of man”，即“人的”，菌名翻译为“人皮杆菌”。

【种的特征】 人皮杆菌是少数木糖发酵不明确的棒杆菌。触酶阳性，能分解赖氨酸和鸟氨酸。

【临床意义】 人皮杆菌分离自人的皮肤，与人类伤口感染和菌血症相关[6]。

Dermabacter jinjuensis 晋州皮杆菌

Dermabacter Park et al., 2016

【词源和翻译】 “*jinjuensis*”，新拉丁语阳性/阴性形容词，英文词义为“of Jinju”，即“晋州的(韩国)”，因该菌首次分离于韩国晋州市而得名，菌名翻译为“晋州皮杆菌”。

【种的特征】 革兰氏染色棒杆菌或球杆菌。厌氧，生长最适温度为 30 ℃、最适 pH 为 7.0。菌落呈灰白色，圆形，血平板上直径 0.5 mm。触酶阳性，最高可耐受 6%(*W/V*) NaCl。

【临床意义】 晋州皮杆菌分离自一名手指坏死患者的闭合脓肿液中[7]。

Dermabacter vaginalis 阴道皮杆菌

Chang et al., 2016

【词源和翻译】 “*vaginalis*”，新拉丁语阳性/阴性形容词，由“*vagina*”和“*-alis*”两个词根组成：“*vagina*”，英文词义为“sheath, vagina”；“*-alis*”，拉丁语阳性后缀，英文词义为“denoting pertaining to”。“*vaginalis*”，英文词义为“pertaining to vagina, of the vagin”，即“阴道的”，菌名翻译为“阴道皮杆菌”。

【临床意义】 阴道皮杆菌分离于女性阴道分泌液中，暂无引起人致病的相关报道[8]。

***Dermabacter* 皮杆菌属参考文献**

Dermacoccaceae 皮生球菌科 Schumann and Stackebrandt, 2000

【词源和翻译】 “Dermacoccaceae”，新拉丁语阴性复数名词，源自模式菌属“皮生球菌属”(*Dermacoccus*)，科名翻译为“皮生球菌科”。

一、分类学

皮生球菌科隶属于放线菌门(Actinobacteria)、放线菌纲(Actinobacteria)、微球菌目(Micrococcales)[1]。该科与人体相关的菌属主要包括鱼鳃菌属(*Branchiibius*)、皮生球菌属和皮肤球菌属(*Kytococcus*)等。

二、科的特征

皮生球菌科细菌是一类革兰氏阳性,球形或短杆状菌。无动力,无荚膜,无芽孢,抗酸染色阴性,化能有机营养。需氧或微需氧,可利用碳水化合物产酸。触酶阳性,嗜温菌,不嗜盐。肽聚糖是 *L*-赖氨酸-*L*-丝氨酸$_{1\text{-}2}$-*D*-谷氨酸或 *L*-赖氨酸-*L*-丝氨酸$_{1\text{-}2}$-*L*-丙氨酸-*D*-谷氨酸,A4α 位有变异。细胞壁酸有乙酰化的,不含分枝菌酸和磷壁酸。呼吸醌是加氢或完全不饱和的甲基萘醌。主要的脂肪酸是异构或反式的支链脂肪酸,也有饱和与不饱和的直链脂肪酸。极性脂包括双磷脂酰甘油、磷脂酰甘油和磷脂酰肌醇。基因组 DNA G+C 含量为 66~71 mol%[1]。

Dermacoccaceae 皮生球菌科参考文献

D

Dermacoccus 皮生球菌属 Stackebrandt et al., 1995

【词源和翻译】 "*Dermacoccus*",新拉丁语阳性名词,由"*derma*"和"*coccus*"两个词根组成:"*derma*",希腊语名词,英文词义为"skin";"*coccus*",新拉丁语阳性名词,英文词义为"coccus"。"*Dermacoccus*",英文词义为"coccus living on skin",即"生长在皮肤上的球菌",菌名翻译为"皮生球菌属"(编者注:*Dermacoccus* 和 *Kytococcus* 的菌名词源相近)。

一、分类学

皮生球菌属隶属于放线菌门(Actinobacteria)、放线菌纲(Actinobacteria)、微球菌目(Micrococcales)、皮生球菌科(Dermacoccaceae),模式菌种为西宫皮生球菌[1]。

二、属的特征

皮生球菌属细菌是一类革兰氏阳性菌,无动力,无荚膜,无芽孢,抗酸染色阴性,化能有机营养。需氧或微需氧,可利用碳水化合物产酸。触酶阳性,嗜温菌,不嗜盐。肽聚糖是 *L*-赖氨酸-*L*-丝氨酸$_{1\text{-}2}$-*D*-谷氨酸或 *L*-赖氨酸-*L*-丝氨酸$_{1\text{-}2}$-*L*-丙氨酸-*D*-谷氨酸,A4α 位有变异。细胞壁酸有乙酰化的,不含分枝菌酸和磷壁酸。主要的呼吸醌是 MK-8 (H_2)。主要的脂肪酸是 iso-$C_{15:0}$、iso-$C_{17:0}$、anteiso-$C_{17:0}$和 iso-$C_{17:1}$。极性脂包括双磷脂酰甘油、磷脂酰甘油和磷脂酰肌醇。基因组 DNA G+C 含量为 65.2~71.1 mol%[1]。

三、属的临床意义

皮生球菌可分离于海水和人体皮肤,一般认为是无害的腐生菌,但目前也有引起导管相关性血流感染的罕见报道[1-6]。

四、抗菌药物敏感性和感染用药

目前暂无皮生球菌属细菌抗菌药物敏感性试验和感染用药的权威资料。从系统发育亲缘关系上推测，皮生球菌属细菌可能具有其他皮生球菌科相类似的药敏表型，如对青霉素、苯唑西林和头孢菌素（非 *mecA* 基因）耐药，而对碳青霉烯类、庆大霉素、环丙沙星、四环素、利福平和万古霉素敏感[6]，供参考。

五、属内菌种

Dermacoccus abyssi 深渊皮生球菌

Pathom-aree et al., 2006

【词源和翻译】 “*abyssi*”，新拉丁语阳性/阴性名词属格，英文词义为“of an abyss”，意指菌株最初分离于马里亚纳海沟（Mariana Trench）的深海中，菌名翻译为“深渊皮生球菌”。

【临床意义】 深渊皮生球菌最初分离于深海海水中，暂无人类感染的报道。

Dermacoccus barathri 深坑皮生球菌

Pathom-aree et al., 2006

【词源和翻译】 “*barathri*”，新拉丁语中性名词属格，英文词义为“of a deep pit, of an abyss”，意指菌株最初分离于马里亚纳海沟的深海中，菌名翻译为“深坑皮生球菌”。

【临床意义】 深坑皮生球菌最初分离于深海海水中，目前有一例导管相关性血流感染的报道[3]。

Dermacoccus nishinomiyaensis 西宫皮生球菌

(Oda, 1935) Stackebrandt et al., 1995

【分类学评述】 该菌种在 1935 年被描述为“西宫微球菌”（*Micrococcus nishinomiyaensis*）并于 1980 年被收录到《核准的细菌名称目录》，在 1995 年被分类为现在西宫皮生球菌。

【词源和翻译】 “*nishinomiyaensis*”，新拉丁语阳性/阴性形容词，源自日本城市名西宫（Nishinomiya），菌名翻译为“西宫皮生球菌”。

【临床意义】 西宫皮生球菌存在于哺乳动物的皮肤和水中，对于人类来说是机会致病菌，当机体免疫力低下时，可造成机会性感染，如中枢神经系统的感染和导管相关性血流感染等[4-6]。

Dermacoccus profundi 深海皮生球菌

Pathom-aree et al., 2006

【词源和翻译】 “*profundi*”，新拉丁语中性名词属格，英文词义为“of an abyss”，意指菌株最初分离于马里亚纳海沟的深海中，菌名翻译为“深海皮生球菌”。

【临床意义】 深海皮生球菌最初分离于深海海水中，暂无人类感染的报道。

Dermacoccus 皮生球菌属参考文献

Dermatophilus 嗜皮菌属 (van Saceghem, 1915) Gordon, 1964

【词源和翻译】 “*Dermatophilus*”，新拉丁语阳性名词，由“*dermato*”和“*philus*”两个词根组成：“*dermato*”，希腊语名词，英文词义为“skin”；“*philus*”，希腊语阳性形容词，源自希腊语阳性形容词“*philos*”，英文词义为“friend, loving”。“*Dermatophilus*”，英文词义为“skin loving”，即“喜欢皮肤”，菌名翻译为“嗜皮菌属”。

一、分类学

嗜皮菌属隶属于放线菌门(Actinobacteria)、放线菌纲(Actinobacteria)、微球菌目(Micrococcales)、嗜皮菌科(Dermatophilaceae),模式菌种为刚果嗜皮菌[1]。

二、属的特征

嗜皮菌属细菌是一类革兰氏阳性、不抗酸、触酶阳性的需氧和兼性厌氧的放线菌。在有 CO_2存在时可形成气生菌丝。非发酵型菌,化能有机营养,生长适宜温度为 37 ℃,可利用某些碳水化合物产酸。据报道仅生长在复杂的培养基中,最低营养要求未知。肽聚糖含内消旋-二氨基庚二酸,全细胞水解产物含马杜拉糖。极性脂主要为磷脂酰甘油、双磷脂酰甘油和磷脂酰肌醇。主要的脂肪酸为不饱和直链脂肪酸 $C_{16:0}$、$C_{15:0}$、$C_{14:0}$。主要的呼吸醌为 MK-8(H_4)。基因组 DNA G+C 含量为 57~59 mol%[1]。

三、属内菌种

Dermatophilus congolensis 刚果嗜皮菌

(van Saceghem, 1915) Gordon, 1964

【分类学评述】 该菌种在 1915 年被描述为"*Dermatophylus congolense*",在 1929 年被描述为"*Atinomyces dermatonomus*",在 1934 年被描述为"*Tetragenus congolensis*",在 1937 年被描述为"*Actinomyces congolensis*",在 1952 年被描述为"*Nocardia dermatonomus*",在 1955 年被描述为"*Streptothrix bovis*",在 1958 年被描述为"*Dermatophilus dermatonomus*"和"*Dermatophilus pedis*",在 1964 年被描述为"刚果嗜皮菌"并于 1980 年被收录到《核准的细菌名称目录》。

【词源和翻译】 "*congolensis*",新拉丁语阳性/阴性形容词,源自比利时刚果市的名字,菌名翻译为"刚果嗜皮菌"。

【临床意义】 刚果嗜皮菌可引起各种动物皮炎,包括牛、马、山羊、绵羊,极少引起人类感染。人一般因皮损处与感染动物接触而感染,表现为各种皮肤症状,如鳞屑、渗出性皮损、脓疱等,一般具有自限性,严重时可危及生命[2]。

【抗菌药物敏感性和感染用药】 刚果嗜皮菌感染具有自限性,无明确的治疗方案,有资料显示,其对青霉素、链霉素、氯霉素、红霉素、四环素敏感,供参考[1-2]。

Dermatophilus 嗜皮菌属参考文献

Desulfomicrobiaceae 脱硫微菌科 Kuever et al., 2006

【词源和翻译】 "Desulfomicrobiaceae",新拉丁语阴性复数名词,源自模式菌属"脱硫微菌属"(*Desulfomicrobium*),科名翻译为"脱硫微菌科"。

一、分类学

脱硫微菌科隶属于放线菌门(Actinobacteria)、δ-变形菌纲(Deltaproteobacteria)、脱硫弧菌目(Desulfovibrionales),模式菌属为脱硫微菌属。该科目前共有两个属:脱硫微菌属和 *Desulfoplanes*[1]。

二、科的特征

脱硫微菌科细菌为嗜中温或高温的硫酸盐还原菌，革兰氏阴性杆菌、厌氧。可将有机质不完全氧化为醋酸[1]。

Desulfomicrobiaceae 脱硫微菌科参考文献

D

Desulfomicrobium 脱硫微菌属 Rozanova et al., 1994

【词源和翻译】 "*Desulfomicrobium*"，新拉丁语中性名词，由前缀"*desulfo*"和"词根 *microbium*"组成："*desulfo*"，新拉丁语前缀，英文词义为"desulfuricating"；"*microbium*"，新拉丁语中性名词，英文词义为"a microbe"。"*Desulfomicrobium*"，英文词义为"sulfate-reducing, small life"，即"脱硫的微小生物"，菌名翻译为"脱硫微菌属"。

一、分类学

脱硫微菌属隶属于变形菌门（proteobacteria）、δ-变形菌纲（Deltaproteobacteria）、脱硫弧菌目（Desulfovibrionales）、脱硫微菌科（Desulfomicrobiaceae），模式菌种为杆状脱硫微菌[1]。

二、属的特征

脱硫微菌属细菌是革兰氏阴性直杆菌，呈椭圆形，大小为（0.5～0.9）μm×（1.3～2.9）μm，可单个或成双排列，动力阴性，有单极鞭毛，无芽孢，厌氧生长，产硫化氢，不发酵糖类，不还原硝酸盐，生长不需要 NaCl，最佳生长温度为 25～30 ℃，可分离于淡水、海水和海底沉积物。基因组 DNA G+C 含量为 52.5～59.6 mol%[1]。

三、属的临床意义

脱硫微菌主要存在于环境中，目前只有口腔脱硫微菌分离于人的临床标本，具有潜在致病性[1]。

四、抗菌药物敏感性和感染用药

该菌属引起人类感染的报道较少，缺乏明确的用药依据。一般来说，碳青霉烯类、某些 *β*-内酰胺类/*β*-内酰胺酶抑制药复合制剂、氯霉素和甲硝唑可能是有效的抗菌药物。

五、属内菌种

***Desulfomicrobium baculatum* 杆状脱硫微菌**

corrig. (Rozanova and Nazina, 1984) Rozanova et al., 1994

【分类学评述】 该菌种在 1984 年被描述为"杆状脱硫弧菌"（*Desulfovibrio baculatus*），在 1994 年，该菌种被重新分类为现在的杆状脱硫微菌，且种名拼写由"*baculatus*"修改为"*baculatum*"[2]。

【词源和翻译】 "*baculatum*",新拉丁语中性形容词,由词根"*baculum*"和后缀"*-atum*"组成:"*baculum*",拉丁语名词,英文词义为"a stick, staff";"*-atum*",拉丁语中性后缀,英文词义为"provided with"。"*baculatum*",英文词义为"shaped like a rod",即"杆状的",菌名翻译为"杆状脱硫微菌"。

【临床意义】 杆状脱硫微菌分离于环境标本中,暂无人致病的相关报道。

Desulfomicrobium orale 口腔脱硫微菌

Langendijk et al., 2001

【词源和翻译】 "*orale*",新拉丁语中性形容词,由词根"*or*"和后缀"*ale*"组成:"*or*",拉丁语名词,英文词义为"mouth";"*ale*",拉丁语中性后缀,英文词义为"pertaining to"。"*orale*",英文词义为"pertaining to the mouth",即"口腔",菌名翻译为"口腔脱硫微菌"。

【临床意义】 口腔脱硫微菌与人的牙周疾病相关,也有引起犬类牙周炎的报道[3-4]。

***Desulfomicrobium* 脱硫微菌属参考文献**

D

Desulfovibrio 脱硫弧菌属 Kluyver and van Niel, 1936

【词源和翻译】 "*Desulfovibrio*",新拉丁语阳性名词,由"*de-*"、"*sulfur*"和"*vibrio*"三个词根组成:"*de-*",拉丁语前缀,英文词义为"from";"*sulfur*",拉丁语名词,英文词义为"sulfur";"*vibrio*",新拉丁语阳性名词,源于拉丁语动词"*vibro*",其有两层含义,其一为"that which vibrates",其二为"弧菌属"(*Vibrio*)。"*Desulfovibrio*",英文词义为"a vibrio that reduces sulfur compounds",表示"还原含硫化合物的弧菌",菌名翻译为"脱硫弧菌属"。

一、分类学

脱硫弧菌属隶属于变形菌门(Proteobacteria)、δ-变形菌纲(Deltaproteobacteria)、脱硫弧菌目(Desulfovibrionales)、脱硫弧菌科(Desulfovibrionaceae),模式菌种为脱硫脱硫弧菌。该菌属在1936年即有描述,后发现与1976年Moore命名的脱硫单胞菌属(*Desulfomonas*)为同一菌属,且脱硫弧菌属具有命名优先权[1-2]。

二、属的特征

脱硫弧菌属为革兰氏阴性弯曲杆菌,大小为(0.5~1.5) μm×(2.5~10.0) μm,形态受菌龄和环境影响。无芽孢,有单极鞭毛,有快速、进行性动力(除无动力的懒惰脱硫弧菌外)。懒惰脱硫弧菌呈典型双极染色。强硫黄味是脱硫弧菌的典型特征。专性厌氧,可利用硫化物(而非硫酸盐)作为电子的末端受体,短链脂肪酸和氢作为电子供体而被还原,并将硫化物还原成硫化氢,从而获得能量,亦可通过发酵获能。最适生长温度为25~35 ℃,最高44 ℃可生长。大多菌种不能完全氧化有机物,如只能氧化乳酸盐为醋酸盐;少数可利用碳水化合物。高度耐碱,中度耐盐,不水解糖,能还原硫酸盐,对黏菌素和20%胆汁耐药(除对胆汁敏感的脱硫脱硫弧菌外),脱硫绿氨霉素试验阳性。可通过触酶、吲哚、硝酸盐和脲酶试验将4种从人临床标本分离的脱硫弧菌属菌种区分开。基因组DNA G+C含量为46.1~61.2 mol%[1]。

三、属的临床意义

脱硫弧菌存在于环境中，也有定植于人体口腔和肠道中，当人体免疫力下降时可以引起组织或皮肤感染、伤口感染等[1-11]。

四、抗菌药物敏感性和感染用药

脱硫弧菌是一类革兰氏阴性厌氧菌，β-内酰胺/内酰胺抑制剂复合药、氯霉素和甲硝唑，通常被认为是有用的抗菌药物，而头孢菌素、克林霉素和大多数喹诺酮则对于该类细菌的抗菌活性较弱。

D

五、属内菌种

Desulfovibrio desulfuricans 脱硫脱硫弧菌

(Beijerinck, 1895) Kluyver and van Niel, 1936 (Approved Lists, 1980)

【分类学评述】 该菌种在1895年被描述为"*Spirillum desulfuricans*"，被描述的其他同义名还包括"*Bacillus desulfuricans*"、"*Microspira desulfurican*"和"*Vibrio cholinicus*"等。在1936年，该菌种被描述为现在的脱硫脱硫弧菌并于1980年被收录到《核准的细菌名称目录》。

【词源和翻译】 "*desulfuricans*"，拉丁语分词形容词，源自拉丁语动词"*desulfurico*"，由"*de-*"和"*sulfur*"两个词根组成："*de-*"，拉丁语前缀，英文词义为"from"；"*sulfur*"，拉丁语名词，英文词义为"sulfur"。"*desulfuricans*"，英文词义为"reducing sulfur compounds"，表示"还原含硫化合物的"，菌名翻译为"脱硫脱硫弧菌"。

【种的特征】 菌体大小为(3~5) μm×(0.5~1) μm，可呈"S"状弯曲，单极鞭毛，快速、进行性动力，可使用亚硫酸盐或硫代硫酸盐作为电子的末端受体。硝酸盐还原试验阳性，触酶试验阴性，吲哚试验阴性，脲酶试验阳性。

【临床意义】 脱硫脱硫弧菌发现于淡水中，特别见于发黑的及沉积物含有硫化物成分的污水中，也发现于含有丰富的有机物质的无氧或有水土壤、海洋或半咸水中，可分离于人的血培养中，可能与免疫低下患者的感染有关[3]。

Desulfovibrio fairfieldensis 费菲脱硫弧菌

Pimentel, 2007

【分类学评述】 该菌种为2007年从临床分离和命名的菌种，暂未获得国际原核生物系统学委员会的认可。

【词源和翻译】 "*fairfieldensis*"，新拉丁语阳性/阴性形容词，源于首次分离该菌的城市地名"费菲"(Fairfield)，由"Fairfield"拉丁化而来，菌名翻译为"费菲脱硫弧菌"。

【种的特征】 专性厌氧菌，不形成芽孢，硝酸盐还原试验阳性，触酶试验阳性，吲哚试验阴性，脲酶试验阴性，不水解糖类。

【临床意义】 费菲脱硫弧菌可分离于腹膜炎患者的血标本、尿路感染的尿标本、人牙周袋、肠道及口腔菌群中，并有报道与胆结石、急性乙状结肠炎相关，可引起菌血症[4-9]。

Desulfovibrio intestinalis 肠道脱硫弧菌

Fröhlich et al., 1999

【词源和翻译】 "*intestinalis*"，新拉丁语阳性/阴性形容词，由"*intestinum*"和"*-alis*"两个词根组成："*intestinum*"，拉丁语名词，英文词义为"gut, intestine"；"*-alis*"，拉丁语后缀，英文词义为"pertaining to"。"*intestinalis*"，英文词义为"pertaining to the intestine"，表示"与肠道有关的"，意指其最初分离于白蚁的尾肠，菌名翻译为"肠道脱硫弧菌"。

【种的特征】 菌体呈弧状，大小为(0.4~0.5) μm×(1~1.4) μm，有动力，最适生长温度为37 ℃。可利用H_2、甲酸盐、乙醇、乳酸盐、丙酮酸盐、琥珀酸等作为电子供体，可利用硫酸盐、亚硫酸盐等作为电子受体，但不能利用硝酸盐作为电子受体。

【临床意义】 肠道脱硫弧菌最初分离于白蚁的尾肠，有分离自人阴道标本中的报道[10]。

Desulfovibrio piger 懒惰脱硫弧菌

(Moore et al., 1976) Loubinoux et al., 2002

【分类学评述】 该菌种在1976年被描述为懒惰脱硫单胞菌(*Desulfomonas pigra*)并于1980年被收

录到《核准的细菌名称目录》,在2002年被分类为现在的懒惰脱硫弧菌[2]。

【词源和翻译】 “*piger*”,拉丁语阳性形容词,由“*piger-gra-grum*”词根组成:“*piger-gra-grum*”,拉丁语形容词,英文词义为“lazy, indolent, sluggish, inactive”。“*piger*”,英文词义为“lazy”,表示“懒惰的”,意指该菌种只能利用分解少数底物,菌名翻译为“懒惰脱硫弧菌”。

【种的特征】 专性厌氧菌,不形成芽孢,无鞭毛,直杆状,两头钝圆,菌体大小为(0.8~1.0) μm×(2.5~10) μm。可利用硫酸盐作为电子受体。以乳酸、丙酮酸、乙醇和氢作为电子供体进行硫酸盐还原,但不能利用醋酸盐。生长最适温度为37 ℃,生长不受20%胆汁的影响。在厌氧血平板上菌落呈半透明,直径为1~2 mm,圆形,不溶血。硝酸盐还原试验阴性,触酶试验阴性,吲哚试验阴性,脲酶试验阴性。

【临床意义】 懒惰脱硫弧菌可分离自人类标本,包括粪便、腹膜和腹水标本,近年来有分离于人口腔、阴道及肠道菌群的报道[11]。

Desulfovibrio vulgaris 普通脱硫弧菌

Postgate and Campbell, 1966

【词源和翻译】 “*vulgaris*”,拉丁语阳性形容词,英文词义为“usual, common”,表示“普通的”,菌名翻译为“普通脱硫弧菌”。

【种的特征】 碳源仅限于乳酸盐、丙酸盐、甲酸盐和一些简单的初级醇类,包括甲醇、乙醇、丙醇和丁醇。硝酸盐还原试验阴性,触酶试验阴性,吲哚试验阳性,脲酶试验阴性。

【临床意义】 普通脱硫弧菌可见于淡水中,特别是在发黑的及沉积物含有硫化物成分的污水中常见,也发现于含有丰富的有机物质的无氧或有水土壤、海洋或半咸水中,还可分离自人口腔及肠道菌群中[1]。

Desulfovibrio 脱硫弧菌属参考文献

Dialister 戴阿李斯特菌属 (ex Bergey et al., 1923) Moore and Moore, 1994

【词源和翻译】 不详。

一、分类学

戴阿李斯特菌属隶属于厚壁菌门(Firmicutes)、梭菌纲(Clostridia)、梭菌目(Clostridiales)、韦荣球菌科(Veillonellaceae),模式菌种为侵肺戴阿李斯特菌[1]。

二、属的特征

戴阿李斯特菌属是专性厌氧或微需氧菌,无动力,无芽孢,革兰氏阴性的小球杆菌,易与革兰氏阴性球菌混淆。大小为(0.2~0.4) μm×(0.3~0.7) μm。在固体培养基中生长缓慢,菌落小(直径<0.5 mm),在液体培养基中生长不良,在含5%马血或羊血的血平板上可生长,在肉汤中生长不良,厌氧培养7 d后菌落成针尖大小、透明,因此多种细菌同时生长的时候中很容易被忽略,20%胆汁中不生长。不水解七叶苷和尿素,不产生吲哚和触酶,可产生多种代谢终产物如醋酸盐、乳酸盐、丙酸盐等,分解糖,对大多生物化学试验不反应,由于缺乏传统生化反应,鉴定困难。基因组DNA G+C含量为35~46 mol%[1]。

三、属的临床意义

戴阿李斯特菌属为口腔定植菌，可从健康个体及口腔感染个体中分离，还可从感染性的血液、脑脓肿、囊性纤维化患者的支气管肺泡灌洗液、外伤伤口等标本中分离[1-5]。

四、抗菌药物敏感性和感染用药

戴阿李斯特菌属为厌氧革兰氏阴性球菌，药敏试验推荐琼脂稀释法，且理论上可参考 CLSI M11-A7 中"厌氧菌的 MIC 折点解释标准"来进行药敏判读，但难以常规开展。从革兰氏染色和厌氧特性来看，甲硝唑、青霉素类、β-内酰胺类抗菌药物可能有抗菌活性。需要注意的是，许多从各临床标本分离的戴阿李斯特菌属菌株表现为对甲硝唑敏感度降低。

五、属内菌种

Dialister invisus 浑浊戴阿李斯特菌

Downes et al., 2003

【词源和翻译】 "*invisus*"，拉丁语阳性形容词，英文词义为"unseen"，表示"看不见的"，意指该菌在肉汤培养基中生长时未出现浑浊现象，菌名翻译为"浑浊戴阿李斯特菌"。

【种的特征】 专性厌氧，无动力，小或卵圆形球菌，菌体大小为(0.3～0.4) μm×(0.3～0.6) μm。单个出现，或成对、短链、形成小团。在苛养厌氧琼脂(fastidious anaerobe agar, FAA)平板孵育 7 d 后，菌落直径为 0.5～0.7 mm，圆形，边缘整齐，透明凸起或透明微凸起，边缘半透明。在肉汤培养基上生长只见轻微的浑浊，增加了 1%碳水化合物后无明显变化。不发酵糖类，在 PYG 肉汤中只能检测到微量的醋酸酯和丙酸盐，其为代谢终产物。不水解七叶苷、精氨酸、尿素，吲哚和触酶阴性，20%胆汁中不生长。

【临床意义】 浑浊戴阿李斯特菌可在牙髓和牙周感染患者的口腔中分离[2]。

Dialister micraerophilus 微嗜氧戴阿李斯特菌

Jumas-Bilak et al., 2005

【词源和翻译】 "*micraerophilus*"，新拉丁语阳性形容词，由"*mikros*"、"*aer*"和"*philus-a-um*"组成："*mikros*"，希腊语形容词，英文词义为"small"；"*aer*"，希腊语名词，英文词义为"air"；"*philus-a-um*"，新拉丁语形容词，源于希腊语形容词"*philos-ê-on*"，英文词义为"friend, loving"。"*micraerophilus*"，英文词义为"slightly air-loving"，表示"微嗜氧的"，意指该菌可在微需氧条件下生长，菌名翻译为"微嗜氧戴阿李斯特菌"。

【种的特征】 革兰氏阴性球菌样或球杆菌样，大小为(0.2～0.4) μm×(0.3～0.6) μm，单个、成对或成簇排列。无动力，无芽孢。在哥伦比亚血琼脂延长培养时间可形成直径小于 0.5 mm，圆形、凸起、半透明菌落。厌氧和微需氧的条件下均可生长。在大多数常规检测中无反应，并且无大量代谢终产物产生。

【临床意义】 微嗜氧戴阿李斯特菌可从人类临床样本中分离出来，包括羊水、毛囊肿、肛门脓肿、前庭球腺、骨骼、伤口、乳腺脓肿、血培养、肾周脓肿、腹股沟蜂窝织炎等[3]。

Dialister pneumosintes 侵肺戴阿李斯特菌

(Olitsky and Gates, 1921) Moore and Moore, 1994

【分类学评述】 该菌种在 1921 年被描述为"*Bacterium pneumosintes*"，1970 年被描述为侵肺拟杆菌(*Bacteroides pneumosintes*)并于 1980 年被收录到《核准的细菌名称目录》，在 1994 年被分类为现在的侵肺戴阿李斯特菌。

【词源和翻译】 "*pneumosintes*"，新拉丁语阳性形容词，由"*pneuma*"和"*sintes*"两个词根组成："*pneuma*"，希腊语名词，英文词义为"wind, breathed air"；"*sintes*"，希腊语名词，英文词义为"a spoiler, thief"。"*pneumosintes*"，英文词义为"pneumosintes, breath destroying"，表示"侵犯肺部的，破坏呼吸的"，菌名翻译为"侵肺戴阿李斯特菌"。

【种的特征】 革兰氏阴性杆菌，大小为(0.2～0.4) μm×(0.3～0.6) μm，单独、成对或短链排列。深琼脂的菌落是白色点状、粒状，无气体产生。血琼脂表面的菌落呈点状、圆形凸起，边缘完整，光滑透明。肉汤生长时只是轻微混浊。30 ℃ 和 37 ℃ 条件下均能生长，25 ℃ 或 45 ℃ 条件下不生长。

【临床意义】 侵肺戴阿李斯特菌可从鼻咽部和口腔中分离得到，包括牙周炎、牙髓内感染、血液、呼吸道和脑脓肿。对家兔进行注射时可致病[4]。

Dialister propionicifaciens 产丙酸戴阿李斯特菌

Jumas-Bilak et al., 2005

【词源和翻译】 "*propionicifaciens*"，新拉丁语分词形容词，由"*acidum propionicum*"和"*faciens*"两个词根组成："*acidum propionicum*"，新拉丁语名词，英文词义为"propionic acid"；"*faciens*"，拉丁语分词形容词，源于拉丁语动词"*facio*"，英文词义为"producing"。"*propionicifaciens*"，英文词义为"propionic acid-producing"，表示"产丙酸的"，菌名翻译为"产丙酸戴阿李斯特菌"。

【种的特征】 革兰氏阴性球菌或球杆菌，大小为 (0.2~0.4) μm×(0.3~0.6) μm，单个、成对或成簇排列。无动力，无芽孢。在哥伦比亚血琼脂延长培养时间，菌落直径小于 0.5 mm，呈圆形、凸起、半透明。厌氧和微需氧的条件下均可生长。在大多数常规检测中无反应。少量的醋酸、丙酸和乳酸是代谢终产物。在生长培养基中添加琥珀酸钠时产生丙酸盐。

【临床意义】 产丙酸戴阿李斯特菌可从人类临床样本中分离得到，包括褥疮、精液、肾周脓肿和伤口[3]。

Dialister succinatiphilus 喜琥珀酸戴阿李斯特菌

Morotomi et al., 2008

【词源和翻译】 "*succinatiphilus*"，新拉丁语阳性形容词，由"*succinas-atis*"和"*philus-a-um*"两个词根组成："*succinas-atis*"，新拉丁语名词，英文词义为"succinate"；"*philus-a-um*"，新拉丁语形容词，英文词义为"friend, loving"。"*succinatiphilus*"，英文词义为"succinate-loving"，表示"喜琥珀酸的"，菌名翻译为"喜琥珀酸戴阿李斯特菌"。

【种的特征】 革兰氏阴性球菌或球杆菌，大小为 (0.4~0.9) μm×(0.8~2.0) μm。无动力，无芽孢。在美国菌种保藏中心（American Type Culture Collection, ATCC）培养基 1257［富养胰胨大豆琼脂（enriched trypticase soy agar, ETSA）］上厌氧培养 3 d 后，菌落呈半透明、完整圆形、针尖样凸起。氧化酶和触酶阴性。不水解七叶皂苷和明胶，不分解硝酸盐。不产生吲哚。不发酵糖类。

【临床意义】 喜琥珀酸戴阿李斯特菌可分离于人的粪便，暂无人致病的相关报道[5]。

Dialister 戴阿李斯特菌属参考文献

Dietzia 迪茨菌属 Rainey et al., 1995

【词源和翻译】 "*Dietzia*"，新拉丁语阴性名词，源自美国微生物学家 Alma Dietz 的名字，由"Dietz"拉丁化而来，菌名翻译为"迪茨菌属"。

一、分类学

迪茨菌属隶属于放线菌门（Actinobacteria）、放线菌纲（Actinobacteria）、放线菌目（Actinomycetales）、迪茨菌科（Dietziaceae），模式菌种为海洋迪茨菌[1]。

二、属的特征

迪茨菌属是革兰氏阳性球菌,可因出芽形成短杆状、球杆状,甚至杆状,无芽孢,无动力。菌落黄色、光滑。其分离株极罕见有分枝,分枝可呈球状或杆状。触酶阳性。肽聚糖中的内消旋二氨基庚二酸是该菌属具有特征性诊断意义的氨基酸。细胞壁含有短链的分枝菌酸。属于需氧菌和化能有机营养菌。嗜常温,嗜中性/碱性生长。即使采用基因测序方法,区分菌种可能也极其困难。生化试验不推荐用于最终鉴定。基因组 DNA G+C 含量为 65.5~73 mol%[1]。

三、属的临床意义

迪茨菌属可分离于空气、泥土、湖泊沉积物、深海泥、山海沉积物、植物组织,也可分离于人肛周拭子、骨髓活体组织和皮肤等临床标本。

四、抗菌药物敏感性和感染用药

迪茨菌属目前已报道的感染病例较少,相关用药信息较少。迪茨菌属于放线菌目细菌,药敏试验推荐采用肉汤稀释法,可以参照 CLSI M24 中"诺卡菌属和其他需氧放线菌的 MIC 折点解释标准"进行药敏结果判读,但难以常规开展。目前有推荐使用万古霉素和利福平[2]。

五、属内菌种

Dietzia aurantiaca 橙色迪茨菌

Kämpfer et al., 2012

【词源和翻译】 "*aurantiaca*",新拉丁语阴性形容词,英文词义为"orange-coloured",即"橙色的",因该菌在血平板上产生橙色色素而得名,菌名翻译为"橙色迪茨菌"。

【种的特征】 革兰氏阳性球菌,直径为 1.0~1.5 μm。在 R2A 琼脂、营养琼脂和大豆酪蛋白琼脂平板、10~37 ℃条件下孵育 3 d 后生长良好,在大豆酪蛋白琼脂平板上菌落为圆形凸起、产橙色色素。生长温度为 4~37 ℃,最适温度为 30 ℃,低于 4 ℃和高于 50 ℃不生长。生长 pH 为 5.5~12.5,最适 pH 为 7.0~8.0,值得注意的是,当 pH 为 12.5 时由于细菌生长释放出 CO_2 会导致 pH 迅速下降。氧化酶和触酶阳性。醌系统主要是 MK-8(H_2)。

【临床意义】 橙色迪茨菌有分离自一位女性患者的脑脊液标本的报道[3]。

Dietzia cinnamea 肉桂迪茨菌

Yassin et al., 2006

【词源和翻译】 "*cinnamea*",拉丁语阴性形容词,英文词义为"of or from cinnamon",即"肉桂(色)的",因该菌菌落呈肉桂色而得名,菌名翻译为"肉桂迪茨菌"。

【种的特征】 革兰氏阳性杆状球菌,"V"形排列。在平板上菌落为光滑、肉桂色或黄色。需氧,22~45 ℃均可生长。氧化酶阴性,触酶阳性。具有典型迪茨菌属化学分类特点。

【临床意义】 肉桂迪茨菌分离自一位骨髓移植患者的肛周拭子标本[4]。

Dietzia maris 海洋迪茨菌

(Nesterenko et al., 1982) Rainey et al., 1995

【分类学评述】 该菌种在 1929 年被描述为"海洋黄杆菌"(*Flavobacterium maris*),1953 年被描述为"海洋短杆菌"(*Brevibacterium maris*),在 1982 年被正式分类为海洋红球菌(*Rhodococcus maris*),在 1995 年被重新分类为现在的海洋迪茨菌[5]。

【词源和翻译】 "*maris*",拉丁语名词属格,英文词义为"of the sea",表示"海洋的",菌名翻译为"海洋迪茨菌"。

【种的特征】 革兰氏染色为阳性,"V"形、球菌状至杆状。无动力,无孢子,抗酸染色为阴性。需氧,在营养琼脂上菌落呈圆形凸起,奶油状、反光,边缘完整,产生橙色色素。触酶阳性。10~45 ℃均可生长,最佳生长温度为 28 ℃。在 15% NaCl 条件下可生长。分解硝酸盐。甲基红阴性。不产生硫化氢和吲哚。分解明胶,吐温-20、40、60、

80，但不分解酪蛋白、纤维素、鸟嘌呤、低黄嘌呤、*L*-酪氨酸或黄嘌呤。水解尿素。醋酸盐、丁酸盐、柠檬酸盐（部分菌株）、*D*-果糖、*D*-葡萄糖、甘油（结果可变）、麦芽糖、*D*-麦芽糖（结果可变）、*D*-甘露糖（部分菌株）、丙酮酸盐、蔗糖（部分菌株）、琥珀酸盐等均可作为唯一的碳源。

【临床意义】 海洋迪茨菌分离于泥土、皮肤及鲤鱼的肠道组织，也有从血液和静脉导管、人工髋关节感染、主动脉夹层和免疫功能低下患者中分离的报道[5-6]。

***Dietzia schimae* 木荷迪茨菌**

Li et al., 2008

【词源和翻译】 "*schimae*"，新拉丁语名词属格，英文词义为"of the plant genus *Schima*"，表示"植物属木荷属的"，意指该菌从木荷茎部分离所得，菌名翻译为"木荷迪茨菌"。

【种的特征】 需氧、革兰氏染色为阳性，无动力，无芽孢，非抗酸，短棒状，"V"形。在大豆酪蛋白琼脂的平板上菌落呈圆形，光滑，不透明，产生深粉红色素。触酶阳性，氧化酶阴性。10～37 ℃及 pH 6～9 均可生长，最佳生长温度为 28 ℃，最佳 pH 为 7。在 15%（*W/V*）NaCl 中可生长。分解硝酸盐。VP 试验和甲基红试验阴性。不产生硫化氢和吲哚。不分解明胶、淀粉和尿素。水解吐温-20、40、60、80。七叶苷、纤维二糖、*D*-果糖、*D*-葡萄糖、甘油、*D*-乳糖（结果可变）、*D*-甘露糖、蔗糖盐等均可作为唯一的碳源。

【临床意义】 木荷迪茨菌首次分离于中国西南云南省木荷种表面，暂无从人类标本分离的报道。

***Dietzia* 迪茨菌属参考文献**

Dorea 多雷菌属 Taras et al., 2002

【词源和翻译】 "*Dorea*"，新拉丁语阴性名词，源自法国微生物学家 Joel Doré的名字（纪念其对肠道微生物的贡献），由"Doré"拉丁化而来，菌名翻译为"多雷菌属"。

一、分类学

多雷菌属隶属于厚壁菌门（Firmicutes）、梭菌纲（Clostridia）、梭菌目（Clostridiales）、毛螺菌科（Lachnospiraceae），模式菌种为甲酸多雷菌[1]。

二、属的特性

多雷菌属是革兰氏阳性杆菌，陈旧菌落易脱色呈革兰氏阴性。菌体大小差异大，为（0.5～0.8）μm×（1.0～4.5）μm，成对或呈链状排列。无芽孢，无动力。严格厌氧，化能有机营养菌。糖酵解的主要终产物是甲醇、甲酸盐、醋酸盐、H_2和 CO_2。不产生丁酸盐。触酶和氧化酶阴性，可发酵葡萄糖、果糖、半乳糖、乳糖、麦芽糖等。不水解淀粉、纤维素和明胶。不生产硝酸盐，在 37 ℃和 pH 为 7 时生长迅速。基因组 DNA G+C 含量为 40～45.6 mol%[1]。

三、属的临床意义

多雷菌属可分离于人类排泄物中，可能是人胃肠道的定植菌，暂无人致病的相关报道[1-2]。

D

四、抗菌药物敏感性和感染用药

多雷菌属是一种专性厌氧菌，药敏试验推荐琼脂稀释法，且理论上可参考 CLSI M11-A7 中“厌氧菌的 MIC 折点解释标准”进行药敏判读，但难以常规开展。作为一种肠道定植菌，多雷菌属暂无人类感染的报道，故缺乏感染用药的相关信息。

五、属内菌种

Dorea formicigenerans 甲酸多雷菌

(Holdeman and Moore, 1974) Taras et al., 2002

【词源和翻译】 “*formicigenerans*”，新拉丁语分词形容词，由“*acidum formicum*”和“*generans*”两个词根组成：“*acidum formicum*”，英文词义为“formic acid”；“*generans*”，英文词义为“producing”。“*formicigenerans*”，英文词义为“formic acid-producing”，即“产生甲酸的”，因该菌发酵碳水化合物时产生大量甲酸而得名，菌名翻译为“甲酸多雷菌”。

【临床意义】 甲酸多雷菌分离于人类粪便，暂无人致病的相关报道[2]。

Dorea longicatena 长链多雷菌

Taras et al., 2002

【词源和翻译】 “*longicatena*”，新拉丁语阴性名词，由“*longus*”和“*catena*”两个词根组成：“*longus*”，英文词义为“long”；“*catena*”，英文词义为“chain”。“*longicatena*”，英文词义为“a long chain”，即“长链”，意指该菌在培养基中易形成长链状，菌名翻译为“长链多雷菌”。

【临床意义】 长链多雷菌分离于人类粪便，暂无人致病的相关报道[2]。

***Dorea* 多雷菌属参考文献**

Dysgonomonas 微生长单胞菌属 Hofstad et al., 2000

【词源和翻译】 “*Dysgonomonas*”，新拉丁语阴性名词，由“*dys-*”、“*gonos*”和“*monas*”三个词根组成：“*dys-*”，德语介词，英文词义为“with notion of hard, bad, unlucky”；“*gonos*”，希腊语名词，英文词义为“that which is begotten, reproduction”；“*monas*”，希腊语阴性名词，英文词义为“a monad, unit”。“*Dysgonomonas*”，英文词义为“intended to mean a weakly growing monad”，即“微弱生长的单细胞生物”，菌名翻译为“微生长单胞菌属”。

一、分类学

微生长单胞菌属隶属于拟杆菌门(Bacteroidetes)、拟杆菌纲(Bacteroidia)、拟杆菌目(Bacteroidales)、紫单胞菌科(Porphyromonadaceae)，模式菌种为嘉德微生长单胞菌[1]。

二、属的特性

微生长单胞菌属是革兰氏阴性菌，球杆状至短杆状，无动力。兼性厌氧，菌落直径为 1~2 mm，菌落不粘连，不扩散和黏附，形态完整，灰白色，光滑，不溶血，有轻微的草莓芳香气味。生长需丰富的 CO_2，在血平板上生长缓慢。麦康凯平板不生长，需要 X 因子。在青霉素药敏纸片附近生长的菌落呈长杆状。菌种间生化反应差异较小。触酶阳性或阴性；氧化酶阴性，发酵葡萄糖产酸不产气。产生碱性磷酸酶但不产生精氨酸水解酶，不产生硝酸盐、硫化氢、羟基丁酮。不水解明胶和尿素；可能产生吲哚。基因组 DNA G+C 含量为 38 mol%[1]。

三、属的临床意义

微生长单胞菌属可分离于粪便及人的临床标本，主要分离自免疫功能低下患者，也有从其他临床标本中分离的报道，如血液、伤口、尿液、腹水和胆囊等[1-2]。

四、抗菌药物敏感性和感染用药

微生长单胞菌属对青霉素、氨苄西林、氨苄西林/舒巴坦、氨曲南、氨基糖苷类、头孢菌素、红霉素、环丙沙星、万古霉素敏感；常对甲氧氨苄嘧啶和氯霉素敏感；对克林霉素、哌拉西林、四环素和亚胺培南的敏感性不定。

五、属内菌种

Dysgonomonas capnocytophagoides 类二氧化碳噬纤维菌微生长单胞菌

Hofstad et al., 2000

【词源和翻译】 “*capnocytophagoides*”，新拉丁语形容词，由“*Capnocytophaga*”和“*-oides*”两个词根组成：“*Capnocytophaga*”，新拉丁语名词，英文词义为“a genus of CO_2-requiring bacteria”；“*-oides*”，拉丁语后缀，英文词义为“ressembling, similar”。“*capnocytophagoides*”，英文词义为“like *Capnocytophaga*”，表示“类似嗜二氧化碳噬细胞菌”，意指该菌与二氧化碳噬纤维菌(*Capnocytophaga*)有共同的微生物特性，菌名翻译为“类二氧化碳噬纤维菌微生长单胞菌”。

【种的特征】 无动力，革兰氏阴性，球杆状至短杆状。在 35 ℃、CO_2环境下孵育 48 h 后，血平板的菌落直径为 1~2 mm，不粘连，灰白色，光滑，不溶血，有轻微的芳香气味。在麦康凯琼脂上不生长。兼性厌氧。触酶和氧化酶阴性。不产生硫化氢或羟基丁酮。可能水解七叶苷，但不水解明胶和尿素。可能产生吲哚。对牛胆盐抵抗，不分解硝酸盐。发酵葡萄糖的主要产物是丙酸、乳酸和琥珀酸，不产生气体。分解 *L*-阿拉伯糖、乳糖、麦芽糖、*D*-甘露糖、蔗糖和 *D*-木糖产酸。

【临床意义】 类二氧化碳噬纤维菌微生长单胞菌大多数分离自免疫功能不全患者的粪便标本，少数分离自其他类型标本，可引起人的腹泻和菌血症[3]。

Dysgonomonas gadei 嘉德微生长单胞菌

Hofstad et al., 2000

【词源和翻译】 “*gadei*”，新拉丁语阳性名词属格，因菌株最初分离于挪威卑尔根嘉德学会(Gade Insititute)，菌名翻译为“嘉德微生长单胞菌”。

【种的特征】 无动力，革兰氏阴性球菌，在血琼脂上生长相对缓慢。在 35 ℃、CO_2环境下孵育 48 h 后，菌落直径为 1~2 mm，不粘连，灰白色，光滑，不溶血，有轻微的芳香气味。经长时间培养，菌落聚结、呈奶油状并溶血。25 ℃条件下可生长，43 ℃不生长。微需氧或厌氧条件下生长。在麦康凯琼脂上不生长，可在添加 X 因子和 X+V 因子的营养琼脂上生长，表明对血红素的生长依赖。触酶阳性，氧化酶阴性。不分解硝酸盐或产生硫化氢。水解七叶苷，但不水解明胶和尿素。吲哚阳性。对牛胆盐抵抗。发酵葡萄糖产酸不产气。可分解 *L*-阿拉伯糖、纤维二糖、果糖、乳糖、*D*-甘露糖、*D*-核糖(弱反应)、水杨酸、淀粉、蔗糖、海藻糖和木糖产酸。

【临床意义】 嘉德微生长单胞菌有从人的胆汁和血液标本中分离的报道[3]。

Dysgonomonas hofstadii 霍夫斯塔德微生长单胞菌

Lawson et al., 2010

【词源和翻译】 “*hofstadii*”，新拉丁语阳性名词属格，由“Hofstad”拉丁化而来，英文词义为“of Hofstad”，源自挪威微生物学家 Tor Hofstad 的名字，以纪念其在厌氧菌研究领域做出贡献，菌名翻译为“霍夫斯塔德微生长单胞菌”。

【种的特征】 革兰氏阴性，球杆状至短杆状，无动力。在血琼脂平板 37 ℃厌氧条件下培养 48 h 后，菌落直径为 1~2 mm 完整，灰白色，光滑，无溶血，并产生轻微的芳香气味。37 ℃孵育时，5% CO_2 环境及需氧环境均可在巧克力平板和血琼脂平板上生长，但血琼脂平板生长不太良好。在麦康凯平板或脑心浸液培养基中不生长。该菌在营养琼脂上围绕 X 因子及 X+V 因子生长，提示对血红素的生长依赖。触酶和氧化酶阴性。不能还原硝酸盐为亚硝酸盐。可产生吲哚但不产生乙偶姻。可水解七叶苷但不水解明胶和尿素。发酵葡萄糖产酸不产气。可利用纤维二糖、*D*-半乳糖、乳糖、麦芽糖、*D*-甘露醇、水杨苷、蜜二糖、*D*-核糖、蔗糖、海藻糖产酸。

【临床意义】 霍夫斯塔德微生长单胞菌有从人的腹部创口标本分离的报道[4]。

Dysgonomonas mossii 莫斯（莫氏）微生长单胞菌

Lawson et al., 2002

【词源和翻译】 “*mossii*”，新拉丁语阳性名词属格，英文词义为“of Moss”，由“Moss”拉丁化而来，源自美国微生物学家 Claude Wayne Moss 的名字，以纪念其在微生物分类学领域做出的巨大贡献，菌名翻译为“莫斯微生长单胞菌”，亦简译为“莫氏微生长单胞菌”。

【种的特征】 无动力，革兰氏阴性，球杆状至短杆状。在血平板上 37 ℃条件下孵育 48 h 后，菌落直径为 1~2 mm，不粘连，灰白色，光滑，不溶血，有轻微的芳香气味。25 ℃条件下可生长，42 ℃条件下不生长。在麦康凯琼脂上不生长。在营养琼脂中加入 X 因子和 X+V 因子可生长，表明对血红素的生长依赖。触酶和氧化酶阴性。产生吲哚但不产生羟基丁酮。对牛胆盐抵抗，水解七叶苷和淀粉，但不水解明胶和尿素。不分解硝酸盐。发酵葡萄糖产酸不产气，也可分解 *L*-阿拉伯糖、纤维二糖、果糖、乳糖、纤维醇（弱反应）、乳糖、甘露醇（弱反应）、麦芽糖、水杨苷、蔗糖、海藻糖和木糖产酸。

【临床意义】 莫斯（莫氏）微生长单胞菌可分离于多种临床标本，有分离于胰腺癌患者的肠液和引起人菌血症的报道[5-6]。

Dysgonomonas 微生长单胞菌属参考文献

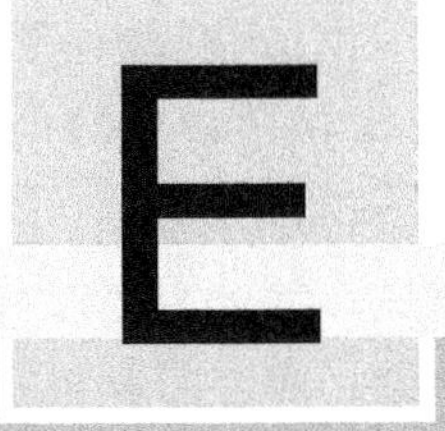

Edwardsiella 爱德华菌属 Ewing and McWhorter, 1965

【词源和翻译】 "*Edwardsiella*",新拉丁语阴性名词,由"Edwards"拉丁化而来,源自美国细菌学家 P. R. Edwards (1901~1966)的名字,菌名翻译为"爱德华菌属"。

一、分类学

爱德华菌属隶属于变形菌门(*Proteobacteria*)、γ-变形菌纲(*Gammaproteobacteria*)、肠杆菌目(*Enterobacteriales*)、肠杆菌科(*Enterobacteriaceae*),模式菌种为迟钝爱德华菌[1]。

二、属的特征

爱德华菌属是革兰氏阴性杆菌,大小为 1.0 μm×(2.0~3.0) μm。具有周鞭毛,有动力,氧化酶阴性,兼性厌氧。可在普通培养基中生长,培养 24 h 菌落较小(直径 0.5~1.0 mm)。最适生长温度为 37 ℃(除鲶鱼爱德华菌嗜较低温度)。生长时需烟酰胺和氨基酸。可将硝酸盐分解为亚硝酸盐,可利用糖进行酵解,可发酵 *D*-葡萄糖产酸产气。硫化氢阳性,尿素分解阴性,吲哚试验阳性,甲基红试验(37 ℃)阳性,柠檬酸盐阴性,利用葡萄糖,不利用乳糖和蔗糖。通常耐黏菌素,但对青霉素等大多抗生素敏感。基因组 DNA G+C 含量为 53~59 mol%[1]。

三、属的临床意义

爱德华菌属主要是鱼类的病原菌,其中迟钝爱德华菌是人类的条件致病菌,主要引起肠胃炎和伤口感染,其次为败血症、脑膜炎和肝脓肿。目前大部分与迟钝爱德华菌相关的人类感染都有接触鱼类和乌龟史[2]。

四、抗菌药物敏感性和感染用药

爱德华菌属的体外药敏试验可以采用 K-B 法和肉汤稀释法,具体可采用 CLSI M100 中"肠杆菌目细菌的抑菌圈直径及 MIC 折点解释标准"进行结果判读[3]。据报道来自临床标本分离的迟钝爱德华菌对头孢菌素、氨基糖苷类、亚胺培南、环丙沙星、氨曲南敏感[4]。分离自鱼类或鱼塘环境的菌株往往具有较强的耐药性,可能与鱼类养殖过程中预防性使用抗生素有关[5]。其中还有报道称在环境分离的鲶鱼爱德华菌中发现多重耐药基因的接合质粒(pM07-1),该质粒携带的部分耐药基因与临床菌株中检出的耐药基因具有高度同源性[6]。

五、属内菌种

Edwardsiella hoshinae 保科氏爱德华菌

Grimont et al., 1981

【词源和翻译】 "*hoshinae*",新拉丁语名词属格,由"Hoshina"拉丁化而来,英文词义为"of Hoshina",源自日本细菌学家 Toshikazu Hoshina 的名字,以纪念其首次将生物体描述为爱德华菌属,菌名翻译为"保科氏爱德华菌"。

【种的特征】 有动力,可利用丙二酸盐,可发酵 *L*-树胶醛糖、蔗糖、海藻糖和甘露醇,在克氏双糖铁琼脂中可产少量硫化氢,但在三糖铁琼脂中为阴性。

【临床意义】 保科氏爱德华菌大多分离于动物标本,如斑点叉尾鮰、山齿鹑,暂无人致病的相关报道[7]。

Edwardsiella ictaluri 鲶鱼爱德华菌

Hawke et al., 1981

【词源和翻译】 "*ictaluri*",新拉丁语名词属格,词根为"*Ictalurus*":"*Ictalurus*",新拉丁语名词,鲶鱼的属名。"*ictaluri*",英文词义为"of *Ictalurus*, of catfish",即"鲶鱼的",菌名翻译为"鲶鱼爱德华菌"。

【种的特征】 无动力，吲哚阴性，硫化氢阴性，不利用丙二酸盐，不发酵 *L*-树胶醛糖、蔗糖、海藻糖和甘露醇。该菌是三个爱德华菌中营养要求最苛刻的菌种。在平板上生长非常缓慢，其生长更倾向于较低的温度，虽然其典型的生物化学反应在 36 ℃时很明显。同样，该菌也是爱德华菌中生化反应最不活泼的三个菌种之一。

【临床意义】 鲶鱼爱德华菌是鲶鱼的致病菌之一，暂无人致病的相关报道。

Edwardsiella tarda 迟钝爱德华菌

Ewing and McWhorter, 1965

【词源和翻译】 “*tarda*”，拉丁语阴性形容词，英文词义为“slow”，表示“慢的、不活跃的”，意指该菌属与其他肠杆菌科相比只能利用少数糖类进行发酵的特性，菌名翻译为“迟钝爱德华菌”，亦翻译为“迟缓爱德华菌”（编者注：从菌名词源来看，迟缓爱德华菌为错误翻译）。

【种的特征】 有动力，吲哚阳性，硫化氢阳性或弱阳性，不利用丙二酸盐，大多菌株不发酵 *L*-树胶醛糖、蔗糖、海藻糖和甘露醇，部分菌株发酵 *L*-树胶醛糖、蔗糖。

【临床意义】 迟钝爱德华菌出现于动物标本，少见于健康人的粪便。该菌为人类的机会致病菌，可能引起伤口感染及腹泻，有文献报道其可能是引起高铁血症、镰型红细胞血症的潜在因素[2]。

E

Edwardsiella 爱德华菌属参考文献

Eggerthella 埃格特菌属 Wade et al., 1999

【词源和翻译】 “*Eggerthella*”，新拉丁语阴性名词，由“Eggerth”拉丁化而来，源自 Arnold Eggerth 的名字，以纪念他首次发现缓慢真杆菌（现已分类为缓慢埃格特菌），菌名翻译为“埃格特菌属”（编者注：*Eggerthella* 与 *Eggerthia* 的菌名词源相同，均来自人名 Arnold Eggerth）。

一、分类学

埃格特菌属隶属于放线菌门（Actinobacteria）、红椿杆菌纲（Coriobacteriia）、埃格特菌目（Eggerthellales）、埃格特菌科（Eggerthellaceae），模式菌种为缓慢埃格特菌[1]。

二、属的特征

埃格特菌属是革兰氏阳性杆菌，严格厌氧，无动力，无芽孢。精氨酸可刺激生长。不发酵糖产酸。细胞壁含有 A4γ 型肽聚糖，具有（*L*-丙氨酸）-*D*-谷氨酸-内消旋-二氨基庚二酸-*D*-谷氨酸肽亚单位以及仅由 *D*-谷氨酸组成的肽间桥。基因组 DNA G+C 含量为 61～65 mol%[1]。

三、属的临床意义

埃格特菌属主要分离于人和动物的肠道，还可广泛分离于各种人类感染临床标本，包括血培养、术后伤口、各种部位的脓肿（脑部、直肠、阴囊和骨盆），引起血流感染时往往症状较重，死亡率较高[2]。

四、抗菌药物敏感性和感染用药

埃格特菌属是一种专性厌氧菌,药敏试验推荐琼脂稀释法,且理论上可参考 CLSI M11-A7 中"厌氧菌的 MIC 折点解释标准"进行药敏判读[3],但难以常规开展。有报道称大部分临床分离的缓慢埃格特菌对甲硝唑、头孢西丁、亚胺培南、美罗培南、哌拉西林/他唑巴坦敏感,但对青霉素敏感率较低[4-5]。

五、属内菌种

Eggerthella hongkongensis 香港埃格特菌

Lau et al., 2006

【词源和翻译】 "*hongkongensis*",新拉丁语阳性/阴性形容词,英文词义为"pertaining to Hong Kong",由"Hong Kong"拉丁化而来,源自菌株最初分离的地名"香港"(Hong Kong),菌名翻译为"香港埃格特菌"。该菌 2009 年被归为副埃格特菌属的唯一菌种——香港副埃格特菌[*Paraeggerthella hongkongensis* (Lau et al., 2006) Würdemann et al., 2009]。

【种的特征】 革兰氏阳性球杆菌,呈链状排列。无芽孢,无动力。专性厌氧,在血琼脂 37 ℃孵育 48 h 后,菌体直径约 0.5 mm,灰白色。产生触酶、精氨酸水解酶和 β-葡萄糖苷酶。不产生碱性磷酸酶、吲哚、尿素精氨酸,不分解硝酸盐。分解糖类不产酸。

【临床意义】 香港埃格特菌可分离于人的血液标本,这些患者本身患有肛周脓肿、直肠癌合并感染、肝脓肿或急性阑尾炎[6]。

Eggerthella lenta 缓慢埃格特菌

(Eggerth, 1935) Wade et al., 1999

【分类学评述】 该菌种在 1938 年被描述为"*Eubacterium lentum*"并于 1980 年被收录到《核准的细菌名称目录》,在 1999 年被重新分类为现在的缓慢埃格特菌[7]。

【词源和翻译】 "*lenta*",拉丁语阴性形容词,英文词义为"slow",即"缓慢的",菌名翻译为"缓慢埃格特菌"。

【种的特征】 PYG 肉汤培养基中菌体大小为(0.2~0.4) μm×(0.2~2.0) μm,单个、成对或呈短链排列。在马血琼脂上的菌落直径为 0.5~2.0 mm,圆形,表面凹凸不平,透明至半透明,无光泽,光滑,有时带有杂色。大多数菌株在 30 ℃和 45 ℃条件下生长。精氨酸会促进其生长。在 PYG 琼脂培养基中不产气。在精氨酸中产氨。在三糖铁斜面厌氧培养时产硫化氢,但在 SIM 培养基中阴性。触酶阳性。

【临床意义】 缓慢埃格特菌是人体肠道主要的菌群之一,也可能引起阑尾炎、腹膜感染、腹内和腭脓肿、肠道肿瘤感染,还有分离自女性生殖道、牙周及鼻窦炎标本。作为一种内源性细菌,老年患者和患有基础性疾病的患者是该菌感染的高危因素。总的说来,缓慢埃格特菌致病力较低,加上分离鉴定较为困难,目前关于该菌流行病学和致病性的报道较少[2]。

Eggerthella sinensis 中华埃格特菌

Lau et al., 2006

【词源和翻译】 "*sinensis*",新拉丁语阳性/阴性形容词,英文词义为"pertaining to China",源自菌株最初分离的地名"中国",菌名翻译为"中华埃格特菌"。

【种的特征】 专性厌氧,无芽孢,无动力。革兰氏阳性球杆菌,呈链状排列。在血琼脂 37 ℃孵育 48 h 后,菌体直径约 0.5 mm,灰白色。产生触酶、精氨酸水解酶和 β-葡萄糖苷酶。不产生碱性磷酸酶、吲哚、尿素精氨酸,不分解硝酸盐。分解糖类不产酸。

【临床意义】 中华埃格特菌分离自直肠炎患者的血流感染标本[8]。

Eggerthella 埃格特菌属参考文献

Eggerthia 埃格斯菌属 Salvetti et al., 2011

【词源和翻译】 "*Eggerthia*",新拉丁语阴性名词,由"Eggerth"拉丁化而来,源自 Arnold Eggerth 的名字,以纪念他首次发现该菌属的模式菌种,菌名翻译为"埃格斯菌属"(编者注:*Eggerthia* 与 *Eggerthella* 的菌名词源相同,均来自人名 Arnold Eggerth)。

一、分类学

埃格斯菌属隶属于厚壁菌门(Firmicutes)、丹毒丝菌纲(Erysipelotrichia)、丹毒丝菌目(Erysipelotrichales)、丹毒丝菌科(Erysipelotrichaceae),模式菌种和属内唯一菌种均为链状埃格斯菌。

二、属的特征

埃格斯菌属是革兰氏阳性、无芽孢的厌氧杆菌,常呈短链状,可分解葡萄糖为乳酸。基因组 DNA G+C 含量为 31~33 mol%。

三、属内菌种

Eggerthia catenaformis 链状埃格斯菌

(Eggerth, 1935) Salvetti et al., 2011

【分类学评述】 该菌种在 1935 年被描述为"链状拟杆菌"(*Bacteroides catenaformis*),在 1970 年被描述为链状乳酸杆菌(*Lactobacillus catenaformis*)并于 1980 年被收录到《核准的细菌名称目录》,在 2011 年被重新分类为现在的链状埃格斯菌[1]。

【词源和翻译】 "*catenaformis*",新拉丁语阴性形容词,由"*catena*"和"*-formis*"两个词根组成:"*catena*",拉丁语名词,英文词义为"chain";"*-formis*",拉丁语后缀,源自拉丁语名词"*forma*",英文词义为"-like, in the shape of"。"*catenaformis*",英文词义为"chain shaped",即"链状的",英文词义为"链状埃格斯菌"。

【种的特征】 菌体较小,稍不规则的杆状,经常以链状的形式出现,无动力,触酶阴性,在 37~45 ℃ 条件下生长良好,精氨酸水解试验阴性,可利用半乳糖、葡萄糖、果糖、甘露糖、纤维二糖、乳糖、蔗糖、淀粉、扁桃苷、七叶苷素和水杨苷,利用葡萄糖不产气。

【临床意义】 链状埃格斯菌可分离于人的粪便、肠道和胸腔积液、牙脓肿,有报道可引起肺部感染所致的脓毒血症[2]。

【抗菌药物敏感性和感染用药】 链状埃格斯是一种专性厌氧菌,药敏试验推荐琼脂稀释法,且理论上可参考 CLSI M11-A7 中"厌氧菌的 MIC 折点解释标准"进行药敏判读[3]。有资料显示链状埃格斯菌对莫西沙星、克林霉素、头孢噻肟、亚胺培南、阿莫西林/克拉维酸钾、头孢曲松和甲硝唑敏感,对青霉素和氨苄西林耐药率较高。同时有多重耐药菌株对氨苄西林、青霉素、阿莫西林/克拉维酸钠、氨苄西林/舒巴坦钠、头孢曲松、四环素、甲硝唑耐药[4]。

Eggerthia 埃格斯菌属参考文献

E

Ehrlichia 埃里希体属 Moshkovski, 1945

【词源和翻译】 "*Ehrlichia*",新拉丁语阴性名词,源自德国细菌学家 Paul Ehrlich 的名字,以纪念其在微生物学和免疫学方面做出的杰出贡献,由"Ehrlich"拉丁化而来,菌名翻译为"埃里希体属"。

一、分类学

埃里希体属隶属于变形菌门(Proteobacteria)、α-变形菌纲(Alphaproteobacteria)、立克次体目(Rickettsiales)、无形体科(Anaplasmataceae),模式菌种为犬埃里希体[1]。

二、属的特征

埃里希体属是革兰氏阴性菌,呈球形或椭圆形。专性胞内菌,存在于内皮细胞和骨髓来源细胞(包括巨噬细胞、单核细胞、中性粒细胞)或肝脏、脾、淋巴结等。在皱缩的胞质中常以网状或"致密的核心形式"存在。无动力。某些菌种可在培养的扁虱细胞或哺乳动物的单核细胞、巨噬细胞、内皮细胞中生长。基因组 DNA G+C 含量为 30~56 mol%[1]。

三、属的临床意义

埃里希体属为动物疫源性病原体,可在反刍动物、犬科动物、啮齿动物和人类中引起疾病,如牛、山羊、绵羊、鹿、犬、小鼠和人类。扁虱是主要的载体和宿主。大多菌种在体内感染可引起非特异的发热性疾病,伴随白细胞减少、贫血、血小板减少和肝损伤。免疫损伤宿主的载菌量和感染会更严重,如脾切除、HIV 感染、移植个体等[2]。

四、抗菌药物敏感性和感染用药

该菌属对利福平和四环素类抗生素敏感,这些药物可强烈抑制该菌属的体外增殖。其他抗生素如氨基糖苷类、大环内酯类、氟喹诺酮类、氯霉素和 β-内酰胺类等也能有效抑制其增殖。

五、属内菌种

Ehrlichia canis 犬埃里希体

(Donatien and Lestoquard, 1935) Moshkovski, 1945

【分类学评述】 该菌种在 1935 年被描述为"*Rickettsia canis*",1937 年被描述为"*Ehrlichia* (*Rickettsia*) *canis*",1947 年被描述为"*Nicollea canis*",1953 年被描述为"*Kurlovia* (*Ehrlichia*) *canis*",其中 1945 年被描述为"犬埃里希体",1980 年被收录到《核准的细菌名称目录》[3]。

【词源和翻译】 "*canis*",拉丁语名词属格,英文词义为"of the dog",表示"犬的",菌名翻译为"犬埃里希体"。

【种的特征】 宿主细胞是家犬的单核巨噬细胞,常出现在外周血中,可在脾细胞及巨噬细胞中进行体外培养。该菌产生的抗体可与尤因埃里希体、鼠埃里希体、恰非埃里希体产生很强的交叉反应,与反刍埃里希体有较强的交叉反应。四环素可以有效地阻断体外感染,但在体内可能有一定的局限性,包括咪多卡二丙酸盐在内的其他抗生素无效。感染该菌会刺激产生抗体,引发强烈反应。在原发感染的数月或数年后,可因低水平持续感染或自然免疫力不完整导致复发。偶尔可能会产生阻断持续感染的免疫力。

【临床意义】 犬埃里希体是犬单核细胞埃立克体病的病原体,与蜱叮咬后犬严重发热和全血细胞减少有关。这种疾病在全世界都有分布。有临床症状的感染可发生在犬科动物,包括犬、狼、狐狸等。该菌还未被证明可感染啮齿类动物或其他小型哺乳动物。持续性感染导致的载体"蓄积”的状态可能影响犬科动物的发育。该菌在全世界的主要载体是血红扇头蜱、棕色犬蜱。感染人类的情况非常少见[4-5]。

Ehrlichia ewingii 尤因埃里希体

Anderson et al., 1992

【词源和翻译】 “*ewingii*”,新拉丁语阳性名词属格,英文词义为“of Ewing”,源自 Sidney A. Ewing 的名字(以纪念其在该领域中的创举),由“Ewing”拉丁化而来,菌名翻译为“尤因埃里希体”。

【种的特征】 该菌的宿主细胞主要是人或犬的中性粒细胞,不能进行体外培养。该菌产生的抗体可与犬埃里希体、恰菲埃里希体产生很强的交叉反应,与反刍埃里希体有较强的交叉反应。

【临床意义】 尤因埃里希体是人类和犬粒细胞埃里希体病的病原体。蜱叮咬后可导致轻度到中度发热,全血细胞减少及其他临床表现。患犬表现关节炎比犬感染犬埃里希体更常见。试验条件下该菌可由美洲钝眼蜱传播[6-7]。

Ehrlichia muris 鼠埃里希体

Wen et al., 1995

【词源和翻译】 “*muris*”,拉丁语名词属格,英文词义为“of the mouse”,即“鼠的”,因该菌最初分离于鼠而得名,菌名翻译为“鼠埃里希体”。

【种的特征】 该菌的宿主细胞主要是鼠的巨噬细胞,可在巨噬细胞中进行体外培养。该菌产生的抗体可与犬埃里希体、恰菲埃里希体及反刍埃里希体产生很强的交叉反应,与腺热新立克次体有弱交叉反应。四环素类抗生素可预防小鼠感染,但青霉素、氨基糖苷类和磺胺类药物无该作用。该菌可在添加了10%胎牛血清和2 mmol/L 的 *L*-谷氨酰胺的基本培养基培养的犬组织细胞系 DH82 中生长;可在富含5% CO_2的环境下,37 ℃的空气中生长。鸡胚卵黄囊中无生长。

【临床意义】 鼠埃里希体在日本和亚洲其他地区的野生小鼠中引起轻微到严重的临床症状,包括脾肿大和淋巴结肿大。在感染小鼠的脾脏和腹膜巨噬细胞中可检测到该菌。自然条件下,褐黄血蜱可传播该菌[8]。

Ehrlichia ruminantium 反刍埃里希体

(Cowdry, 1925) Dumler et al., 2001

【分类学评述】 该菌种在1925年被描述为“*Rickettsia ruminantium*”,1947年被描述为“*Cowdria ruminantium*”,并于1980年被收录到《核准的细菌名称目录》。在2001年该菌种被重新分类为反刍埃里希体。

【词源和翻译】 “*ruminantium*”,新拉丁语复数名词属格,英文词义为“of ruminants”,表示“反刍动物的”,菌名翻译为“反刍埃里希体”。

【种的特征】 该菌的宿主细胞是内皮细胞和中性粒细胞,可感染牛、绵羊、山羊及其他反刍动物。可在内皮细胞、巨噬细胞及脾细胞中进行体外培养。该菌产生的抗体可与犬埃里希体、尤因埃里希体及恰菲埃里希体产生较强的交叉反应。在原发感染的数月或数年后,可因低水平持续感染或自然免疫力不完整导致复发。可能由于该菌抗原的多样性,不同菌株间不能诱导同源或异源的交叉保护。可通过将受感染动物的血液接种到培养内皮细胞的单层细胞来进行菌株分离。被感染的细胞在-80 ℃中可储存数月或数年,在液氮中可储存数年。分离的细菌可以通过抗体反应或 PCR 扩增来鉴定。四环素抗生素可有效消除体内感染。

【临床意义】 反刍埃里希体可引起心水病(heartwate)或考德里氏体病(cowdriosis),即一种由蜱虫叮咬引起的严重发热性感染性疾病。心水病目前仅限于撒哈拉以南非洲和加勒比地区;临床表现除发热外,还包括器官功能障碍和严重的神经症状。该菌的感染对象是反刍动物,但部分菌株对小鼠也有致病作用,主要传播载体是蜱,其主要通过脊椎动物进行水平传播[9]。

Ehrlichia chaffeensis 查菲埃里希体

(Cowdry, 1925) Dumler et al., 2001

【词源和翻译】 “*chaffeensis*”,新拉丁语阳性/阴性形容词,英文词义为“Fort Chaffee”,位于美国阿肯色州西部,因该菌最初分离于此而得名,菌名翻译为“查菲埃里希体”。

【种的特征】 查菲埃里希体为专性胞内寄生菌,菌体平均长度为0.5~1.5 μm。在宿主吞噬细胞的胞质空泡内以二分裂方式生长繁殖,多个菌体聚集在一起可形成桑椹样内含体。该菌可在犬巨噬细胞系 DH82 和人单核细胞系 Thp1 中生长,不能在人工培养基和鸡胚卵黄囊中生长。

【临床意义】 查菲埃里希体是人单核细胞埃立克体病的主要病原体,为单核细胞趋向性的埃里希体,白尾鹿可作为其自然储存宿主且维持菌血症数周,并通过美洲钝眼蜱传播。人单核细胞埃立克

E

体病以发热、肌肉痛、皮疹、淋巴结肿大、脾大、白细胞及血小板减少为特征。免疫功能低下患者更容易出现暴发性感染。多数病例在美国中南部和东南部，拉丁美洲、非洲、亚洲也有相关报道[2]。

***Ehrlichia* 埃里希体属参考文献**

Eikenella 艾肯菌属 Jackson and Goodman, 1972

【词源和翻译】 “*Eikenella*”，新拉丁语阴性名词，由“Eiken”拉丁化而来，源自 M. Eiken 的名字，以纪念其首次命名该菌属的模式菌种，菌名翻译为“艾肯菌属”。

一、分类学

艾肯菌属隶属于变形菌门（Proteobacteria）、β-变形菌纲（Betaproteobacteria）、奈瑟菌目（Neisseriales）、奈瑟菌科（Neisseriaceae），模式菌种为侵蚀艾肯菌，其为目前属内唯一菌种[1]。

二、属的特性

艾肯菌属是革兰氏阴性直杆菌，大小为（0.3～0.4）μm×（1.5～4.0）μm，菌体细长、笔直、无支链，末端圆形，形状规则。兼性厌氧、无芽孢、无鞭毛、无动力，但可表现为“滑动”或“蹭动”（twitching motility）。最适生长温度为 35～37 ℃，需要在含有添加剂的培养基中生长，通常生长缓慢，不能在肠道培养基上生长，需要 5%～10% CO_2 和血红蛋白，传代培养后 CO_2 气体可促进其生长，培养 48 h 后形成直径为 1～2 mm 的菌落，菌落中心清晰，周围呈扩散生长，引起琼脂表面凹陷，培养几天后菌落可呈浅黄色。在血培养基中的菌落周围可呈浅绿色，在液体培养基中呈颗粒状生长，在三糖铁和 Kliger's 培养基上生长不佳或者根本不能生长。触酶阴性，脲酶阴性，精氨酸水解酶阴性，吲哚阴性，氧化酶阳性，典型的分离株在无添加剂的培养基中不分解糖类产酸，且鸟氨酸脱羧酶和硝酸盐还原试验阳性，赖氨酸脱羧酶阳性，需氧培养时需氯高铁血红素。基因组 DNA G+C 含量为 56～58 mol%[1]。

三、属内菌种

***Eikenella corrodens* 侵蚀艾肯菌**

(Eiken, 1958) Jackson and Goodman, 1972

【分类学评述】 该菌种在 1972 年被描述为现在的侵蚀艾肯菌并于 1980 年被收录到《核准的细菌名称目录》，被描述的其他同义名还包括“*Bacteroides corrodens*”和“*Ristella corrodens*”。

【词源和翻译】 “*corrodens*”，拉丁语分词形容词，英文词义为“gnawing”，表示“侵蚀的”，因该菌生长时菌落会侵蚀琼脂表面向琼脂内生长而得名，菌名翻译为“侵蚀艾肯菌”。

【临床意义】 该菌属是人口腔及上呼吸道的正常定植菌，是 HACEK 心内膜炎相关细菌的一种。侵蚀艾肯菌可引发疾病，包括牙周炎、口腔感染、上下呼吸道感染、鼻窦炎等，有引起脑部脓肿、心内膜炎、肺炎、骨髓炎和化脓性关节炎的报道[2-3]。

【抗菌药物敏感性和感染用药】 抗菌药物敏感性试验推荐采用肉汤稀释法，可采用“HACEK 菌：凝聚杆菌属（之前的嗜沫嗜血杆菌、副嗜沫嗜血杆菌、惰性嗜血杆菌都划入凝聚杆菌属）、伴放线放线杆菌、心杆菌属、侵蚀艾肯菌和金氏菌属

MIC 折点解释标准"进行药敏结果判读[4]，但由于营养要求苛养，难以在普通实验室开展。有资料显示，侵蚀艾肯菌通常对青霉素类、头孢菌素类、碳青霉烯类、多西环素类、阿奇霉素类和氟喹诺酮类药物敏感，但对窄谱头孢菌素类、氨基糖苷类、大环内酯类和克林霉素类耐药。部分菌株检出β-内酰胺酶，可被酶抑制剂抑制[2]。软组织感染推荐使用氨苄西林/舒巴坦、第三代头孢菌素或口服阿莫西林/克拉维酸。感染性心内膜炎首选第三代头孢菌素[5]。

Eikenella 艾肯菌属参考文献

E

Elizabethkingia 伊丽莎白金菌属 Kim et al., 2005

【词源和翻译】 "*Elizabethkingia*"，新拉丁语阴性名词，由"Elizabeth King"拉丁化而来，源自美国微生物学家 Elizabeth O. King 的名字（纪念其在 1959 年首次发现和描述与婴幼儿脑膜炎相关的细菌，特别是脑膜脓毒伊丽莎白金菌），菌名翻译为"伊丽莎白金菌属"。

一、分类学

伊丽莎白金菌属隶属于拟杆菌门（Bacteroidetes）、黄杆菌纲（Flavobacteriia）、黄杆菌目（Flavobacteriales）、黄杆菌科（Flavobacteriaceae），模式菌种为脑膜脓毒伊丽莎白金菌[1]。

二、属的特征

伊丽莎白金菌属为革兰氏阴性、无动力、无荚膜、无芽孢的杆菌，无周鞭毛运动和滑行现象。大小为 0.5 μm×（1.0~3.0）μm，严格需氧，生长代谢时有严格的呼吸模式，即必须以氧气作为最终电子受体。普通商品化的培养基上生长良好，如血培养、脑心浸液培养基、营养琼脂等，不需要生长因子，菌落呈黄白色，无色素或浅黄色色素，凸起，半透明，圆形，有光泽，边缘整齐，产生强烈的芳香气味；营养琼脂上生长24 h 可见直径为 1.0~1.5 mm 的菌落，海水培养基中可生长，在麦康凯上生长缓慢。受环境影响会生成菌毛，如在肉汤培养基、陈旧培养基或脑脊液标本中生长。在陈旧液体培养基培养时不产生球形的退行性形态。液体培养时会形成浊度。所有菌株可在 22~37 ℃的空气中生长，18~20 ℃时生长受限，但在 5 ℃或 42 ℃时不生长，所有菌株耐盐。触酶阳性，氧化酶阳性，吲哚试验阳性，磷酸酶和β-半乳糖苷酶活性阳性。不分解硝酸盐，化能有机营养，不产生硫化氢。低蛋白胨浓度培养时可利用许多碳水化合物产酸，但不产生气体。可水解酪蛋白、七叶苷和明胶，但不分解琼脂。柠檬酸盐和丙二酸盐不能作为唯一碳源，有时柠檬酸盐发酵迟缓。不分解硫酸盐，分解 *D*-果糖、*D*-葡萄糖、乳糖、*D*-麦芽糖、*D*-甘露醇和海藻糖，但不分解 *L*-阿拉伯糖、*D*-纤维二糖、棉子糖、蔗糖、水杨苷或 *D*-木糖。MK-6 是主要的呼吸醌。基因组 DNA G+C 含量为 35~38.2 mol%[1]。

三、属的临床意义

伊丽莎白金菌属主要存在于环境中，对人致病主要见于脑膜脓毒伊丽莎白金菌，可引起新生儿脑膜炎，导致医院感染暴发，也可导致其他类型感染，如成人肺炎、脓毒症及透析感染等。

四、抗菌药物敏感性和感染用药

伊丽莎白金菌属主要存在于环境中，主要病例报道见于脑膜炎感染，目前没有其抗感染治疗方案的权威资料。该菌对于营养要求不高，故作为一种非苛养的革兰氏阴性杆菌，可参照 CLSI M100 中“其他非肠杆菌目细菌的 MIC 折点解释标准”进行药敏结果判读[2]。有资料显示，脑膜脓毒伊丽莎白金菌对大多数β-内酰胺类、β-内酰胺/β-内酰胺酶抑制剂类、碳青霉烯类和氨基糖苷类抗生素耐药，对哌拉西林、哌拉西林/他唑巴坦、氟喹诺酮类和复方磺胺甲噁唑类药物表现出体外敏感性[3]。有报道称经验性治疗脑膜脓毒伊丽莎白金菌引起的脑膜炎可使用万古霉素、利福平、米诺环素和替加环素，也可根据药敏结果选择含酶抑制剂的抗生素，如哌拉西林/他唑巴坦[4]。

五、属内菌种

Elizabethkingia anophelis 按蚊伊丽莎白金菌

Kämpfer et al., 2011

【词源和翻译】 “*anophelis*”，新拉丁语阴性名词，来源于“按蚊”（*Anopheles*），该菌属菌株最早分离自中非冈比亚按蚊肠道，菌名翻译为“按蚊伊丽莎白金菌”。

【种的特征】 杆状，无动力，无芽孢。直径约 1 μm，长度约 2 μm。氧化酶、触酶阳性。在营养琼脂培养基、R2A、大豆酪蛋白琼脂培养上生长良好，麦康凯琼脂上不生长，血琼脂平板上无溶血。生长温度为 11~36 ℃，最佳生长温度为 30~31 ℃。在营养琼脂上，菌落呈光滑、淡黄色、圆形、半透明且有光泽，边缘完整。菌落产生不扩散无荧光的黄色色素。

【临床意义】 按蚊伊丽莎白金菌最早在 2011 年分离于中非共和国的一名新生儿脑膜炎患者[5]。此后，新加坡、韩国、美国、中国香港和中国台湾均有致死性病例报道，但由于微生物自动鉴定平台往往错误鉴定为脑膜脓毒伊丽莎白金菌，故其实际的临床感染情况可能被低估[3]。

Elizabethkingia meningoseptica 脑膜脓毒伊丽莎白金菌

(King, 1959) Kim et al., 2005

【分类学评述】 该菌种在 1959 年被描述为“脑膜脓毒黄杆菌”（*Flavobacterium meningosepticum*）并于 1980 年被收录到《核准的细菌名称目录》，基名为脑膜脓毒黄杆菌。在 2004 年，该菌种被重新分类为脑膜脓毒金黄杆菌（*Chryseobacterium meningosepticum*），2005 年被分类为脑膜脓毒伊丽莎白金菌[6]。

【词源和翻译】 “*meningoseptica*”，新拉丁语阴性形容词，由“*meninx meningos*”和“*septikos*”两个词根组成：“*meninx meningos*”，希腊语名词，英文词义为“meninges, membrane covering the brain”；“*septikos*”，希腊语形容词，英文词义为“putrefactive”。“*meningoseptica*”，英文词义为“apparently referring to association of the bacterium with both meningitis and septicaemia, but not septic meningitis as the name implies”，即“同时引起脑膜炎和脓毒症，而不是引起化脓性脑膜炎的细菌”，菌名翻译为“脑膜脓毒伊丽莎白金菌”。

【种的特征】 杆状，菌体大小为 0.5 μm×(1~3) μm。常有微丝。在胰蛋白酶大豆、血液和营养琼脂中生长良好，在麦康凯琼脂中的生长有菌株依赖性。生长温度为 22~37 ℃；侵袭新生儿疾病的菌株可在 40 ℃条件下生长。在 35 ℃营养琼脂上，菌落呈圆形、完整、光滑，直径为 1~2 mm。培养时具有一种特有的芳香气味。侵袭性新生儿疾病分离所得的菌株（如模式菌株）有淡黄色色素，有的无色素。氧化酶和触酶阳性。在克里斯坦森（Christensen）尿素琼脂上有时可分解尿素，可产生吲哚和β-半乳糖苷酶。在蛋黄琼脂上产生的沉淀物有菌株依赖性。某些菌株对酪氨酸有降解作用。

【临床意义】 脑膜脓毒伊丽莎白金菌可在新生儿引起侵袭性疾病，如血流感染、败血症和脑膜炎，偶有从免疫功能低下成人患者中引起感染的报道[7]。

Elizabethkingia miricola 和平空间站伊丽莎白金菌

(Li et al., 2004) Kim et al., 2005

【分类学评述】 该菌种在 2004 年被分类为金黄杆菌属（*Chryseobacterium*），基名即和平空间站金黄杆菌(*Chryseobacterium miricola*)。在2005年,该菌种被重新分类为和平空间站伊丽莎白金菌。

【词源和翻译】 “*miricola*”,新拉丁语阳性或阴性名词,由“*mirum*”和“*-cola*”两个词根组成:“*mirum*”,新拉丁语中性名词,衍生于“*mir*”,英文词义为“peace”,源自俄罗斯空间站的名字;“*-cola*”,拉丁语后缀,源自拉丁语阳性或阴性名词“*incola*”,英文词义为“inhabitant”。“*miricola*”,英文词义为“inhabitant of the Mir space station”,表示“定植在和平空间站”,菌名翻译为“和平空间站伊丽莎白金菌”。

【种的特征】 杆状,直径约0.5 μm,长度为1.0~2.5 μm。在胰蛋白酶大豆、血液、脑心浸液、营养琼脂和麦康凯平板中生长良好。生长温度在22~37 ℃,5 ℃和42 ℃时不生长。菌落在固体培养基中呈黄白色,圆形,完整,光滑,有黏性。氧化酶和触酶阳性。可产生吲哚和*β*-半乳糖苷酶。可水解明胶和尿素。模式菌株在蛋黄琼脂上产生沉淀物。可降解*D*-甘露醇、柠檬酸钠及*N*-乙酰葡糖胺,但不分解酪氨酸。

【临床意义】 和平空间站伊丽莎白金菌最初是从和平号空间站的冷凝水中分离出来的目前有在免疫功能低下患者引起呼吸机相关性肺炎与菌血症的报道[8]。

Elizabethkingia 伊丽莎白金菌属参考文献

E

Empedobacter 稳杆菌属 (ex Prévot, 1961) Vandamme et al., 1994

【词源和翻译】 “*Empedobacter*”,新拉丁语阳性名词,由“*empedos*”和“*bacter*”两个词根组成:“*empedos*”,希腊语形容词,英文词义为“fixed, immovable”;“*bacter*”,新拉丁语阳性名词,英文词义为“a small rod”。“*Empedobacter*”,英文词义为“nonmotile rod”,即“不动的杆菌”,菌名翻译为“稳杆菌属”。

一、分类学

稳杆菌属隶属于拟杆菌门(Bacteroidetes)、黄杆菌纲(Flavobacteriia)、黄杆菌目(Flavobacteriales)、黄杆菌科(Flavobacteriaceae),模式菌种为短稳杆菌[1]。

二、属的特性

稳杆菌属为革兰氏阴性、无动力、无芽孢的杆菌,边缘平齐,两端钝圆,大小为0.5 μm×(1~2) μm。细胞内无聚-*β*-羟丁酸。需氧,进行严格的呼吸型代谢。化能异养型细菌。所有菌株均能在30 ℃条件下生长,可在18~22 ℃条件下生长。所有菌株在5 ℃和42 ℃条件下均不生长。部分菌株可在37 ℃条件下生长,大部分菌株只能在30 ℃时从碳水化合物中获能产酸,且常需要延长培养时间。液体培养基中生长为浅黄色菌落。在营养琼脂上生长良好,菌落圆形,稍凸起,边缘整齐平滑,光滑。可在麦康凯培养基和*β*-羟丁酸培养基上生长。菌落在琼脂平板上直径约为2.0 mm;在血平板上约为2.5 mm,不溶血。在不同培养基及不同温度下培养均有浅黄色色素生成。触酶阳性,氧化酶阳性,磷酸酶阳性,吲哚试验阳性。可氧化部分碳水化合物,但不包括甘油和海藻糖。可水解酪蛋白、明胶、三丁酸甘油酯、DNA和吐温-20,但不水解七叶苷、尿素和琼脂。对大多数的杀菌剂有抵抗。基因组DNA G+C含量为31~33 mol%[1]。

三、属的临床意义

稳杆菌属对人和动物的致病性未明，可能为条件致病菌。

四、抗菌药物敏感性和感染用药

短稳杆菌是一种非苛养的非肠杆菌目细菌，药敏试验推荐使用肉汤稀释法，具体可采用 CLSI M100 中“其他非肠杆菌目细菌的 MIC 折点解释标准”进行结果判读[2]，由于无 K-B 法结果解释指南，实验室只能检测 MIC 值进行报告。有资料显示，该菌属对大多抗菌药物如氨基糖苷类和头孢菌素类抗菌药物耐药，对氨苄西林、哌拉西林、亚胺培南、喹诺酮、四环素和氯霉素敏感，也有报道临床感染患者经环丙沙星和哌拉西林/他唑巴坦治疗后可痊愈[3-4]。

五、属内菌种

Empedobacter brevis **短稳杆菌**

(Holmes and Owen, 1982) Vandamme et al., 1994

【分类学评述】 该菌种在 1890 年被描述为“*Bacillus brevis*”和“*Bacillus canicolis brevis*”，1891 年被描述为“*Bacillus canalis parvus*”，1897 年被描述为“*Bacterium canalis parvus*”，1898 年被描述为“*Bacterium canale*”，1901 年被描述为“*Bacterium breve*”，1923 年被描述为“*Flavobacterium brevis*”，1949 年被描述为“*Pseudobacterium brevis*”，1961 年被描述为“*Pseudobacterium brevis*”，1982 年被描述为“短金黄杆菌”(*Flavobacterium breve*)，并被收录到《核准的细菌名称目录》，基名即短金黄杆菌，而后在 1994 年被重新分类并命名为短稳杆菌[5]。

【词源和翻译】 “*brevis*”，拉丁语阳性/阴性形容词，英文词义为“short”，即“短小的”，菌名翻译为“短稳杆菌”。

【种的特征】 不分解核糖醇、糖、纤维二糖、半乳糖醇、乙醇、果糖、甘油、肌醇、甘露醇、乳糖、水杨苷、山梨醇、蔗糖、海藻糖、木糖等单糖。某些菌株水解吐温-80。在蛋白胨/水培养基中不分解葡萄糖产酸和(或)产气，不氧化葡萄糖酸盐，不利用丙二酸盐，不产生赖氨酸脱羧酶、鸟氨酸脱羧酶和β-半乳糖苷酶，不产生硫化氢。

【临床意义】 短稳杆菌可来源于运河水、鱼及海产动物、犬和原生生物及人的临床标本中，有引起新生儿脑膜炎和获得性免疫缺陷综合征患者菌血症的报道[6]。

***Empedobacter* 稳杆菌属参考文献**

Enteractinococcus 肠放线球菌属 Cao et al., 2012

【词源和翻译】 “*Enteractinococcus*”，新拉丁语阳性名词，由“*enteron*”、“*actis actinos*”和“*coccus*”三个词根组成：“*enteron*”，希腊语名词，英文词义为“intestine”；“*actis actinos*”，希腊语名词，英文词义为“a ray”；“*coccus*”，新拉丁语阳性名词，英文词义为“a grain or berry”。“*Enteractinococcus*”，英文词义为“intestinal and ray coccus”，表示“肠道内辐射状的球菌”，菌名翻译为“肠放线球菌属”。

一、分类学

肠放线球菌属隶属于放线菌门（Actinobacteria）、放线菌纲（Actinobacteria）、微球菌目（Micrococcales）、微球菌科（Micrococcaceae），模式菌种为嗜粪肠放线球菌。

二、属的特征

肠放线球菌属为革兰氏阳性球菌，单独或成簇排列，无动力，触酶阳性，不产生硫化氢，不水解淀粉和明胶。主要的脂肪酸为 iso-$C_{15:0}$和 anteiso-$C_{15:0}$。细胞壁肽聚糖为 A4α（*L*-赖氨酸-甘氨酸-*L*-谷氨酸）。醌系统主要为 MK-7 和 MK-8。基因组 DNA G+C 含量为 56.2～61.6 mol%[1]。

三、属的临床意义

肠放线球菌属主要存在于环境或动物粪便中，尚无人类感染的报道。

四、抗菌药物敏感性和感染用药

该菌属尚无人类感染的报道，暂无药敏和用药相关信息。

五、属内菌种

Enteractinococcus coprophilus 嗜粪肠放线球菌

Cao et al., 2012

【词源和翻译】 "*coprophilus*"，新拉丁语阳性形容词，由"*kopros*"和"*philus*"两个词根组成："*kopros*"，希腊语名词，英文词义为"dung, faeces"；"*philus*"，来源于希腊语阳性形容词"*philos*"，英文词义为"friend, loving"。"*coprophilus*"，英文词义为"faeces-loving"，即"喜欢粪便的"，菌名翻译为"嗜粪肠放线球菌"。

【种的特征】 革兰氏阳性球菌至椭圆形细菌，菌体直径为 0.7～1.5 μm。生长温度为 10～37 ℃，pH 为 7.0～11.0，最适温度为 28 ℃、pH 为 8.0。菌落为橙黄色。可耐受 11%、15% 和 11%（*W/V*）NaCl、KCl 和 $MgCl_2 \cdot 6H_2O$。氧化酶阳性，硝酸盐还原阴性。不水解明胶、纤维素和淀粉，不产硫化氢和脲酶。

【临床意义】 嗜粪肠放线球菌分离自中国云南野生动物园华南虎的粪便中，暂无人致病的相关报道。

Enteractinococcus fodinae 矿井肠放线球菌

（Dhanjal et al., 2011）Cao et al., 2012

【分类学评述】 该菌种在 2011 年被描述为"*Yaniella fodinae*"并被收录到《核准的细菌名称目录》，在 2012 年被重新分类为矿井肠放线球菌。

【词源和翻译】 "*fodinae*"，拉丁语名词属格，英文词义为"of a pit, of a mine"，即"坑的，矿井的"，菌名翻译为"矿井肠放线球菌"。

【种的特征】 革兰氏阳性，球形至椭圆形，直径 1.0～1.5 μm，成对、四联或成簇排列。无动力。菌落在大豆酪蛋白琼脂上呈圆形、橙色（直径 0.4～3.0 mm）。生长温度 15～37 ℃（最佳 30 ℃）和 pH 5.2～11.0（最适 pH 7.5）。触酶阳性，氧化酶阴性。可耐受 15%、25% 和 30%（*W/V*）NaCl、KCl 和 $MgCl_2 \cdot 6H_2O$。硝酸盐还原阴性，不水解明胶、纤维素和淀粉，不产生硫化氢和脲酶，不利用柠檬酸盐。吲哚试验、甲基红试验和 VP 试验均为阴性。

【临床意义】 矿井肠放线球菌分离自一矿井中，暂无人致病的相关报道[2]。

Enteroctinococcus 肠放线球菌属参考文献

Enterobacteriaceae 肠杆菌科 Rahn, 1937

【词源和翻译】 "Enterobacteriaceae",新拉丁语阴性复数名词,源自模式菌属"肠杆菌属"(*Enterobacter*),科名翻译为"肠杆菌科"。

一、分类学

肠杆菌科隶属于变形菌门(Proteobacteria)、γ-变形菌纲(gammaproteobacteria)、肠杆菌目(Enterobacteriales),模式菌属是肠杆菌属。该科共有42个菌属:交替球菌属(*Alterococcus*)、杀雄菌属(*Arsenophonus*)、布伦勒菌属(*Brenneria*)、*Buchnera*、布戴维采菌属(*Budvicia*)、加文布丘菌(*Buttiauxella*)、荚膜杆菌属(*Calymmatobacterium*)、*Candidatus Phlomobacter*、西地西菌属(*Cedecea*)、柠檬酸杆菌属(*Citrobacter*)、爱德华菌属(*Edwardsiella*)、肠杆菌属、欧文菌属(*Erwinia*)、埃希菌属(*Escherichia*)、尤因(爱文)菌属(*Ewingella*)、哈夫尼亚菌属(*Hafnia*)、克雷伯菌属(*Klebsiella*)、克吕沃尔菌属(*Kluyvera*)、勒克菌属(*Leclercia*)、勒米诺菌属(*Leminorella*)、米勒菌属(*Moellerella*)、摩根菌属(*Morganella*)、肥杆菌属(*Obesumbacterium*)、泛菌属(*Pantoea*)、果胶杆菌属(*Pectobacterium*)、光杆状菌(*Photorhabdus*)、邻单胞菌属(*Plesiomonas*)、布拉格菌属(*Pragia*)、变形菌(*Proteus*)、普罗威登菌属(*Providencia*)、拉恩菌属(*Rahnella*)、糖杆菌属(*Saccharobacter*)、沙门菌属(*Salmonella*)、沙雷菌属(*Serratia*)、志贺菌属(*Shigella*)、*Sodalis*、塔特姆菌属(*Tatumella*)、特拉布斯菌(*Trabulsiella*)、*Wigglesworthia*、*Xenorhabdus*、耶尔森菌属(*Yersinia*)、预研菌属(*Yokenella*)。

二、科的特征

肠杆菌科的细菌是革兰氏阴性直杆菌,菌体大小通常为(0.3~1.0) μm×(1.0~6.0) μm,但杀雄菌属菌体长度为7~10 μm;有周鞭毛,动力阳性,除外塔特姆菌属;无芽孢,抗酸染色阴性,生长可需氧和无氧,可在22~35 ℃条件下生长,最佳温度是25~28 ℃,*D*-葡萄糖为唯一碳源,部分生长需要特殊维生素和氨基酸。大部分触酶阳性,大部分氧化酶阴性,大部分可还原硝酸盐为亚硝酸盐。基因组DNA G+C含量为38~60 mol%[1]。

Enterobacteriaceae 肠杆菌科参考文献

Enterobacter 肠杆菌属 Hormaeche and Edwards, 1960

【词源和翻译】 "*Enterobacter*",新拉丁语阳性名词,由"*enteron*"和"*bacter*"两个词根组成:"*enteron*",希腊语形容词,英文词义为"intestine";"*bacter*",新拉丁语阳性名词,英文词义为"a small rod"。"*Enterobacter*",英文词义为"intestinal small rod",表示"肠相关的杆菌",菌名翻译为"肠杆菌属"。

一、分类学

肠杆菌属隶属于变形菌门（Proteobacteria）、γ-变形菌纲（Gammaproteobacteria）、肠杆菌目（Enterobacteriales）、肠杆菌科（Enterobacteriaceae），模式菌种为阴沟肠杆菌（*Enterobacter cloacae*）。该菌属在1919年被描述为“*Cloaca*”，在1958年被描述为“*Aerobacter*”，在1960年被描述为“肠杆菌属”并于1980年被收录到《核准的细菌名称目录》。

二、属的特性

肠杆菌属是革兰氏阴性菌，直杆状，大小为（0.6~1.0）μm×（1.2~3.0）μm，有荚膜，有周鞭毛（通常4~6根），有动力。兼性厌氧，可在普通培养基中生长。大多菌株可在37℃条件下生长，部分菌株在37℃时生化反应不稳定。最适生长温度为30℃。发酵葡萄糖产酸产气（CO_2：H_2=2：1），但在44.5℃时不产气。大多菌株VP试验阳性，甲基红试验阴性。可还原硝酸盐，可生成硫化氢；不水解玉米油和三丁酸甘油酯。明胶、DNA和吐温-80不被水解或水解缓慢。除阿斯伯里（阿氏）肠杆菌外，几乎所有菌株均可利用*L*-阿拉伯糖、*D*-纤维二糖、*D*-果糖、*D*-半乳糖、*D*-半乳糖醛酸酯、龙胆二糖、*D*-葡萄糖酸盐、*D*-葡萄糖、*D*-甘露糖、*D*-木糖、*D*-海藻糖。不利用阿拉伯醇、乙酰胺、木糖醇。麦康凯培养基、德二氏乳糖琼脂、赫克通肠道菌琼脂（Hektoen's enteric agar，简称HE琼脂）、去氧胆酸盐琼脂等可用于分离该菌属。基因组DNA G+C含量为52~60 mol%[1]。

三、属的临床意义

肠杆菌属存在于天然环境中，如水、污水、蔬菜和泥土。医院内消毒剂和抗生素的使用加剧了该菌属的流行，且定植和感染与医疗仪器设备污染密切相关；可引起人的血流感染，且通常为医院感染，对有严重基础疾病的患者易感；可引起胆道败血症，有在肝移植、肝性气性坏疽、气肿性胆囊炎、急性化脓性胆管炎和小肠梗阻后腹膜炎后续发血流感染的报道；可在人体下呼吸道定植并引起化脓性支气管炎、肺脓肿、肺炎和脓胸等；可引起皮肤感染，常见于外伤及烧伤的医院感染，也可引起皮肤和软组织的蜂窝织炎、筋膜炎和脓肿等；还可引起尿路感染，如无症状菌尿、肾盂肾炎、尿脓毒症等。

四、抗菌药物敏感性和感染用药

肠杆菌属药敏试验可采用K-B法和肉汤稀释法，且可采用CLSI M100中“肠杆菌目细菌的抑菌圈直径及MIC折点解释标准”进行结果判读[2]。有资料显示，该菌属大多菌株对脲基青霉素和羧基青霉素敏感，对头孢菌素和头孢呋辛较不敏感，但对广谱头孢菌素和氨曲南更敏感，对碳青霉烯类高度敏感，大多菌株对氨基糖苷类和环丙沙星敏感，对复方磺胺甲噁唑的敏感性不定。但需要注意的是，肠杆菌属的耐药性呈逐年上升趋势，且多重耐药、泛耐药和全耐药菌株不断出现，给临床抗感染治疗带来了巨大挑战。目前肠杆菌属重要的耐药机制有产C族氨苄西林酶（ampicillinase class C，AmpC）、产头孢菌素酶、产超广谱*β*-内酰胺酶（extended spectrum beta-lactamase，ESBL）、产碳青霉烯酶和膜孔蛋白模式改变等。同时耐药质粒往往还携带氨基糖苷类、喹诺酮类和其他抗菌药物耐药基因[3-4]。

五、属内菌种

Enterobacter aerogenes 产气肠杆菌

Hormaeche and Edwards，1960

【分类学评述】 该菌种已被重新分类为克雷伯菌属（*Klebsiella*），见产气克雷伯菌（*Klebsiella aerogenes*）。

Enterobacter agglomerans 成团肠杆菌

Ewing and Fife，1972

【分类学评述】 该菌种已被重新分类为泛菌属（*Pantoea*），见成团泛菌（*Pantoea agglomerans*）。

E

Enterobacter asburiae 阿斯伯里（阿氏）肠杆菌

Brenner et al., 1988

【词源和翻译】 “*asburiae*”，新拉丁语名词属格，由“Asbury”拉丁化而来，源自美国细菌学家 Mary Alyce Fife-Asbury 的名字（纪念其在肠杆菌科的分类工作中做出的重要贡献），菌名翻译为“阿斯伯里肠杆菌”，亦简译为“阿氏肠杆菌”。

【种的特征】 该菌甲基红试验阳性，可利用柠檬酸，水、脲酶和鸟氨酸脱羧酶阳性，可在氰化钾培养基中生长，可分解 *D*-葡萄糖产酸产气，可分解 *L*-阿拉伯糖、纤维二糖、甘油（1～2 d 时为阴性，3～7 d 时为阳性）、乳糖、甘露醇、*D*-山梨糖醇、蔗糖、海藻糖和 *D*-木糖。VP 试验阴性，不产生吲哚、硫化氢、苯丙氨酸、赖氨酸脱羧酶、明胶等。

【临床意义】 阿斯伯里（阿氏）肠杆菌分离自捷克斯洛伐克的白杨及临床标本中，可从血培养基中分离得到，具有一定的临床意义[5-6]。

Enterobacter bugandensis 布干多肠杆菌

Doijad et al., 2016

【词源和翻译】 “*bugandensis*”，新拉丁语阳性/阴性形容词，意指该菌株分离自坦桑尼亚姆万扎“布干多”医学中心，菌名翻译为“布干多肠杆菌”。

【种的特征】 该菌具有较强动力，菌体大小为（2～3）μm×0.5 μm，兼性厌氧，在卢里亚-贝尔塔尼（Luria-Bertani，LB）培养基上在 37 ℃条件下培养 24 h，形成白色、圆形、光滑、凸起菌落。最适生长温度为 37 ℃，45 ℃以上不生长，可耐受 9% NaCl，发酵 *D*-葡萄糖、*D*-甘露醇、肌醇、*D*-山梨醇、*L*-鼠李糖、蔗糖、蜜二糖和 *L*-阿拉伯糖，不发酵杏仁苷。*β*-半乳糖苷酶、精氨酸二氢酶和鸟氨酸脱羧酶阳性，脲酶、色氨酸脱氨酶和赖氨酸脱羧酶阴性。利用柠檬酸，不产生硫化氢，吲哚、VP 试验、氧化酶阴性，触酶阳性。

【临床意义】 布干多肠杆菌曾经在坦桑尼亚姆万扎“布干多”医学中心引起新生儿病房菌血症暴发感染[7]。

Enterobacter cancerogenus 生癌肠杆菌

（Urosevic，1966）Dickey and Zumoff，1988

【分类学评述】 该菌种在 1966 年被描述为“*Erwinia cancerogena*”并于 1980 年被收录到《核准的细菌名称目录》，基名即 *Erwinia cancerogena*，在 1988 年被重新分类为现在的生癌肠杆菌。

【词源和翻译】 “*cancerogenus*”，新拉丁语阳性形容词，由“*cancer*”和“*-genus-a-um*”两个词根组成：“*cancer*”，拉丁语阳性名词，英文词意为“the disease cancer”；“*-genus-a-um*”，新拉丁语形容词后缀，词义为“producing”。“*cancerogenus*”，英文词义为“cancer-inducing”，表示“引起癌症的”，菌名翻译为“生癌肠杆菌”。

【种的特征】 有动力，尿素水解和吲哚阴性，*β*-木糖醇阴性，VP 试验阳性，甲基红试验阴性，可在氰化钾培养基生长，赖氨酸脱羧酶阴性，精氨酸水解酶阳性，鸟氨酸脱羧酶阳性，葡萄糖脱氢酶阴性，不水解七叶苷，不能利用醋酸盐。

【临床意义】 生癌肠杆菌最早分离自捷克斯洛伐克的白杨（杨树树种）溃疡，也见于临床标本。

Enterobacter cloacae complex 阴沟肠杆菌复合群

【分类学评述】 阴沟肠杆菌复合群包括阿斯伯里（阿氏）肠杆菌、阴沟肠杆菌、霍氏肠杆菌、神户肠杆菌、路氏肠杆菌和超压肠杆菌。这些菌种具有相似的生化表型，以至于在常规鉴定工作中，尤其是使用商品化鉴定仪时难以将鉴定到种的水平，故统称为阴沟肠杆菌复合群[8]。目前，复合群种的准确鉴定，需要额外鉴别试验（表 10），或通过 16S rRNA、*hsp60*、*rpoB* 等基因位点或多位点序列分型（MLSA）等分子生物学手段[9]。

表 10 阴沟肠杆菌复合群鉴别试验

种　名	VP	动力	七叶苷	蔗糖	α-蜜二糖	3-羟丁酸	卫矛醇	*D*-山梨醇	丁二胺
阴沟肠杆菌（*E. cloacae*）	+	+	−	+	+	+	−	+	+
阿斯伯里（阿氏）肠杆菌（*E. asburiae*）	+/−	+/−	+	+	+/−	+	−	+/−	−/+
霍氏肠杆菌（*E. hormaechei*）	+	+/−	−	+	−/+	−	+	+	+

（续　表）

种　名	VP	动力	七叶苷	蔗糖	α-蜜二糖	3-羟丁酸	卫矛醇	*D*-山梨醇	丁二胺
神户肠杆菌 (*E. kobei*)	-	+/-	-	+	+	+/-	±	+	±
路氏肠杆菌 (*E. ludwigii*)	+	+	±	+	+	+	-	+	-
超压肠杆菌 (*E. nimipressuralis*)	+	-	+	-	+	-	-	-	-

注：-：0%~10%；-/+：10%~20%；±：20%~80%；+/-：80%~90%；+：90%~100%。

【临床意义】 阴沟肠杆菌为复合群中最重要的致病菌，可以引起菌血症、下呼吸道感染、泌尿道感染及医院相关感染。霍氏肠杆菌也是一种重要医院感染菌，可引起新生儿监护室暴发感染。复合群中的其他菌种较少有临床报道[8]。

Enterobacter cloacae 阴沟肠杆菌

(Jordan, 1890) Hormaeche and Edwards, 1960

【分类学评述】 该菌种在1890年被描述为“*Bacillus cloacae*”，1896年被描述为“*Bacterium cloacae*”，1919年被描述为“*Cloaca cloacae*”，1960年被描述为阴沟肠杆菌并于1980年被收录到《核准的细菌名称目录》。

【词源和翻译】 “*cloacae*”，拉丁语名词属格，英文词义为“of a sewer”，即“阴沟的”，菌名翻译为“阴沟肠杆菌”。

【种的特征】 革兰氏阴性菌，36 ℃时有动力。不产生黄色色素。吲哚试验阴性，尿素水解阴性，*β*-木糖苷酶阳性，可在氰化钾中生长。脱氧核糖核酸酶(25 ℃)阴性，赖氨酸脱羧酶阴性，精氨酸双水解酶阳性，鸟氨酸脱羧酶阳性，葡萄糖酸脱氢酶阴性。分解*L*-阿拉伯糖、麦芽糖、*D*-甘露醇、*α*-甲基葡萄糖苷、棉子糖、*D*-山梨醇、蔗糖、山梨糖、木糖产酸。利用柠檬酸盐、*D*-山梨醇、蔗糖等，不利用龙胆酸盐组胺、3-羟基丁酸等。最适生长温度为30 ℃。大多菌株可在37 ℃条件下生长，部分菌株在37 ℃时生化反应不稳定。麦康凯培养基、德二氏乳糖琼脂、HE琼脂、去氧胆酸盐琼脂等可用于分离该菌属。

【临床意义】 阴沟肠杆菌在自然环境中广泛存在，也可存在于污水、泥土、奶制品、肉类、医院环境、皮肤及人和动物的肠道内；是人类的主要病原菌之一，可分离于人各部位来源的标本中，常引起医院感染[10]。

Enterobacter cloacae subsp. *cloacae* 阴沟肠杆菌阴沟亚种

(Jordan, 1890) Hoffmann et al., 2005

【词源和翻译】 见阴沟肠杆菌。

【亚种的特征】 革兰氏阴性杆菌，氧化酶阴性，可发酵，无色素，VP试验阳性，硫化氢吲哚运动培养基上的运动试验阳性，不水解七叶苷，可利用*α*-*D*-甲基-糖苷、*α*-*D*-甲基-蜜二糖、蔗糖、3-羟基-丁酸盐、*D*-山梨醇。所有菌株均可产生*β*-内酰胺酶。

【临床意义】 阴沟肠杆菌阴沟亚种有分离自人类脑脊液和血液标本中的报道，可引起侵袭性感染[9, 11]。

Enterobacter cloacae subsp. *dissolvens* 阴沟肠杆菌溶解亚种

(Rosen, 1922) Hoffmann et al., 2005

【分类学评述】 该菌种在1922年被描述为“*Pseudomonas dissolvens*”和“*Bacterium dissolvens*”，1926年被描述为“*Phytomonas dissolvens*”和“*Aplanobacter dissolvens*”，1945年被描述为“*Aerobacter dissolvens*”，1948年被描述为“溶解欧文菌”(*Erwinia dissolvens*)并于1980年被收录到《核准的细菌名称目录》，基名即溶解欧文菌。在1988年，该菌种被重新分类为溶解肠杆菌(*Enterobacter dissolvens*)，而在2005年又再次分类为现在的阴沟肠杆菌溶解亚种[6]。

【词源和翻译】 “*dissolvens*”，拉丁语分词形容词，英文词义为“dissolving”，即“溶解的”，菌名翻译为“阴沟肠杆菌溶解亚种”。

【亚种的特征】 VP试验阳性，硫化氢吲哚运动培养养基上的运动试验阳性，可水解七叶苷，可利用α-D-甲基-糖苷、α-D-甲基-蜜二糖、蔗糖、3-羟基-丁酸盐、D-山梨醇。所有菌株均可产生β-内酰胺酶。

【临床意义】 阴沟肠杆菌溶解亚种模式菌株有分离于玉米，尚无人类感染的报道[6]。

Enterobacter hormaechei 霍氏肠杆菌

O'Hara et al., 1990

【词源和翻译】 "*hormaechei*"，新拉丁语阳性名词属格，由"Hormaeche"拉丁化而来，英文词义为"of Hormaeche"，源自乌拉圭微生物学家 Estenio Hormaeche 的名字（纪念其在肠杆菌属方面所做的贡献），菌名翻译为"霍氏肠杆菌"。

【临床意义】 霍氏肠杆菌可分离于多种临床标本，是一种条件致病菌[12]。

Enterobacter hormaechei subsp. *hormaechei* 霍氏肠杆菌霍氏亚种

Hoffmann et al., 2016

【词源和翻译】 见霍氏肠杆菌。

【亚种的特征】 VP 试验阳性，β-半乳糖苷酶（4-硝基苯-β-D-吡喃葡萄糖苷）阳性，精氨酸水解酶阳性，鸟氨酸脱羧酶阳性，不产生硫化氢，吲哚阴性，可利用 L-果糖、半乳糖醇。

【临床意义】 霍氏肠杆菌霍氏亚种可分离于人的痰标本中[12]。

Enterobacter hormaechei subsp. *oharae* 霍氏肠杆菌欧哈拉亚种

Hoffmann et al., 2016

【词源和翻译】 "*oharae*"，新拉丁语阴性名词属格，源自美国微生物学家 Caroline M. O'Hara 的名字（纪念其在肠杆菌科分类学中做出了巨大贡献），由"O'Hara"拉丁化而来，菌名翻译为"霍氏肠杆菌欧哈拉亚种"。

【亚种的特征】 VP 试验阳性，β-半乳糖苷酶（4-硝基苯-β-D-吡喃葡萄糖苷）阳性，精氨酸水解酶阳性，鸟氨酸脱羧酶阳性，不产生硫化氢，吲哚阴性，可利用 D-山梨醇、α-D-蜜二糖、D-棉子糖、核糖醇。

【临床意义】 霍氏肠杆菌欧哈拉亚种模式菌株分离自一位 2 岁小儿的口腔标本[12]。

Enterobacter hormaechei subsp. *steigerwaltii* 霍氏肠杆菌斯氏亚种

Hoffmann et al., 2016

【词源和翻译】 "*steigerwaltii*"，新拉丁语阳性名词属格，由"Steigerwalt"拉丁化而来，源自美国微生物学家 Arnold G. Steigerwalt 的名字[纪念其在阿斯伯里（阿氏）肠杆菌及霍氏肠杆菌的描述中做出了巨大的贡献]，菌名翻译为"霍氏肠杆菌斯氏亚种"。

【亚种的特征】 VP 试验阳性，β-半乳糖苷酶（4-硝基苯-β-D-吡喃葡萄糖苷）阳性，精氨酸水解酶阳性，鸟氨酸脱羧酶阳性，不产生硫化氢，吲哚阴性，可利用 D-山梨醇、L-海藻糖、α-D-蜜二糖、D-阿糖醇、D-棉子糖、核糖醇。

【临床意义】 霍氏肠杆菌斯氏亚种发现于感染的外科皮肤伤口[12]。

Enterobacter kobei 神户肠杆菌

Kosako et al., 1997

【词源和翻译】 "*kobei*"，新拉丁语名词属格，英文词义为"of Kobe, Japan"，即"日本神户的"，因该菌株首次分离于日本神户而得名，菌名翻译为"神户肠杆菌"。

【种的特征】 有动力，吲哚阴性。β-木糖醇阴性，VP 试验阴性。可在氰化钾培养基中生长。赖氨酸脱羧酶阴性，精氨酸水解酶阳性。

【临床意义】 神户肠杆菌分离自不同的临床标本，但临床意义未明，也有在食物中发现的报道[13]。

Enterobacter ludwigii 路氏肠杆菌

Hoffmann et al., 2005

【词源和翻译】 "*ludwigii*"，新拉丁语阳性名词属格，英文词义为"of Ludwig"，由"Ludwig"拉丁化而来，源自微生物学家 Wolfgang Ludwig 的名字（纪念其在广泛细菌系统学中的贡献，特别是开发和对公众开放 ARB 数据库），菌名翻译为"路氏肠杆菌"。

【种的特征】 革兰氏阴性杆菌，可发酵，有动力，触酶阳性、DNA 酶阴性，具备肠杆菌科的特征。可在肌醇和 3-O-甲基-D-吡喃（型）葡萄糖生长，可将其与其他肠杆菌区分。

【临床意义】 路氏肠杆菌可分离于农业污水中、泥土、小麦等标本[14-15]，可能造成临床感染[16]。

Enterobacter mori 桑树肠杆菌

Zhu et al., 2011

【词源和翻译】 "*mori*"，拉丁语名词属格，英文词义为桑树"mulberry tree",由"*Morus alba*"拉丁化而来,该菌最早分离自桑树根,菌名翻译为"桑树肠杆菌"。

【种的特征】 革兰氏阴性杆菌,兼性厌氧,菌体大小为(0.3~1.0) μm×(0.8~2.0) μm,有鞭毛,有动力。生长温度 20~30 ℃,最适温度为 28 ℃。触酶、氧化酶、鸟氨酸脱羧酶、精氨酸二氢酶、赖氨酸脱羧酶、七叶皂苷水解、VP 试验和明胶液化呈阳性,甲基红试验和吲哚试验呈阴性。

【临床意义】 最初认为其是一种植物致病菌[15]。但在奥地利有临床分离报道,该菌可携带 $bla_{\text{IMI-2}}$ 碳青霉烯酶[17-18]。

Enterobacter nimipressuralis 超压肠杆菌

(Carter, 1945) Brenner et al., 1988

【分类学评述】 该菌种已被重新分类为莱略特菌属(*Lelliottia*),见超压莱略特菌(*Lelliottia nimipressuralis*)。

Enterobacter oryzendophyticus 水稻肠杆菌

Hardoim et al., 2015

【词源和翻译】 "*oryzendophyticus*",新拉丁语阳性形容词,由"*oryza*"、"*endo-*"、"*phyton*"和"*-icus*"四个词根组成:"*oryza*",拉丁语名词,英文词义为"rice";"*endo-*",希腊语前缀,英文词义为"within";"*phyton*",希腊语中性名词,英文词义为"plant";"*-icus*",拉丁语阳性后缀,英文词义为"the sense of pertaining to"。"*oryzendophyticus*",英文词义为"within rice plant, pertaining to the original isolation from rice tissue",表示"在水稻里的",意指该菌种首次分离于水稻组织中,菌名翻译为"水稻肠杆菌"。

【种的特征】 革兰氏阴性直杆菌,有动力,菌体大小为(0.8~1.0) μm×(1.8~3.0) μm,单独或成对出现。嗜常温,甲基营养型,化能有机营养,需氧至兼性厌氧。在大豆酪蛋白琼脂培养基中37 ℃时培养 24 h 后,菌落有灰褐色色素沉着,直径为 1~1.5 mm,并形成凸起。在 15~42 ℃条件下均可生长(最佳温度为 28~37 ℃)。5%以上浓度的 NaCl 抑制其生长。氧化酶阳性,触酶阳性。VP 试验阳性,精氨酸水解酶阳性,β-半乳糖苷酶水解阳性,甲基红试验阳性。脲酶阴性,不能水解明胶,不产生硫化氢和吲哚。可利用 *D*-葡萄糖、*D*-甘露醇、*D*-山梨醇、*D*-蜜二糖等。

【临床意义】 水稻肠杆菌分离自水稻内部根组织,暂未发现分离于人类标本的报道[19]。

***Enterobacter* 肠杆菌属参考文献**

E

Enterococcaceae 肠球菌科 Ludwig et al., 2010

【词源和翻译】 "Enterococcaceae",新拉丁语阴性复数名词,源自模式菌属"肠球菌属"(*Enterococcus*),科名翻译为"肠球菌科"。

一、分类学

肠球菌科隶属于厚壁菌门(Firmicutes)、芽孢杆菌纲(Bacilli)、乳酸杆菌目(Lactobacillales),模式菌属为肠球菌属。该科共有 4 个菌属:肠球菌属、蜜蜂球菌属(*Melissococcus*)、四生球菌属(*Tetragenococcus*)、漫游球菌属(*Vagococcus*)[1]。

二、科的特征

肠球菌科是革兰氏阳性的椭圆形球菌，不形成芽孢，兼性厌氧、厌氧和微需氧都可以生长，触酶阴性，胆汁耐受[1]。

Enterococcaceae 肠球菌科参考文献

E

Enterococcus 肠球菌属（Thiercelin and Jouhaud，1903）

【词源和翻译】 “*Enterococcus*”，新拉丁语阳性名词，由“*enteron*”和“*coccus*”两个词根组成：“*enteron*”，希腊语名词，英文词义为“intestine”；“*coccus*”，新拉丁语阳性名词，源自希腊语阳性名词“*kokkos*”，英文词义为“grain，seed”。“*Enterococcus*”，英文词义为“intestinal coccus”，即“肠道内的球菌”，菌名翻译为“肠球菌属”。

一、分类学

肠球菌属隶属于厚壁菌门（Firmicutes）、芽孢杆菌纲（Bacilli）、乳酸杆菌目（Lactobacillales）、肠球菌科（Enterococcaceae），模式菌种为粪肠球菌。

二、属的特性

肠球菌是革兰氏阳性球菌，常单个、成双或呈短链状排列。当肠球菌在固体培养基上培养并革兰氏染色后，有时会呈现球杆状，在液体培养基如巯基醋酸盐肉汤上则往往呈现卵形且呈链状排列。在血平板上培养 24 h 后，肠球菌菌落一般直径在 1~2 mm，但部分变种可能更小。肠球菌是兼性厌氧菌，具备同型发酵能力，产生 *L*-(+)-乳酸作为葡萄糖发酵主要终产物。由于可将各种糖类转化为乳酸，因此被认为是典型的乳酸菌。肠球菌不产气，可以在 10~45 ℃的环境中生存，最适温度为 35~37 ℃。大部分菌种培养时会使用 6.5% NaCl 的肉汤培养基，在有胆盐的情况下肠球菌可以水解七叶苷，还可通过亮氨酸氨基肽酶来水解亮氨酸-β-萘胺。部分肠球菌有动力或可产生色素。触酶阴性。基因组 DNA G+C 含量为 40~45.6 mol%[1]。

三、属的临床意义

肠球菌属在环境中广泛存在，如土壤、水源、食物、动物，是哺乳动物、鸟类和其他动物的肠道菌群，在人体中主要存在于肠道内，是肠道内数量最多的革兰氏阳性球菌。肠球菌属为条件致病菌，可引起尿路感染、菌血症、伤口感染等。

四、抗菌药物敏感性和感染用药

肠球菌对许多常见抗菌药物具有耐药性，涉及的天然耐药抗菌药物主要有两种：氨基糖苷类和β-内酰胺类。对于严重感染(如心内膜炎、脑膜炎或其他全身性感染),特别是免疫功能低下患者的治疗,建议联合使用抗菌药物,包括作用于细胞壁的抗菌药物如β-内酰胺类(通常是青霉素或氨苄西林)或万古霉素,加上氨基糖苷类抗菌药物(通常是庆大霉素或链霉素)。这些联合用药能抵抗肠球菌的天然耐药,并且具有协同杀菌作用,因为作用于细胞壁的抗菌药物能促进氨基糖苷类药物向细胞内渗透。

由于青霉素结合蛋白改变而对青霉素和氨苄西林高水平耐药的菌株已广泛传播,而产β-内酰胺酶的菌株则很少被发现。氨苄西林药敏试验的结果可用于预测阿莫西林、阿莫西林/克拉维酸、氨苄西林/舒巴坦、哌拉西林及哌拉西林/他唑巴坦对不产β-内酰胺酶菌株的敏感性。如果对象是粪肠球菌,氨苄西林的药敏结果也可用于预测亚胺培南的敏感性。但青霉素的敏感性不能通过氨苄西林试验结果进行预测。相反,肠球菌对青霉素的药敏结果可预测氨苄西林和其他β-内酰胺类抗菌药物的敏感性。用常规K-B法或稀释法检测因产β-内酰胺酶导致青霉素和氨苄西林耐药并不可靠,需要进行头孢硝噻吩β-内酰胺酶试验。获得性万古霉素耐药株的出现成为治疗肠球菌的难题。目前肠球菌中有九种糖肽类耐药类型,每种类型与不同的基因型相关,其中最常见的为:vanA、vanB、vanC,其中vanA和vanB被认为是临床最常见耐药类型。

E

五、属内菌种

Enterococcus alcedinis 翠鸟肠球菌

Frolkov et al., 2013

【词源和翻译】 "*alcedinis*",新拉丁语名词属格,由"*Alcedo*"与"*-ini*"后缀组成:"*Alcedo*",英文词义为"a scientific zoological generic name"。"*alcedinis*",英文词义为"of *Alcedo*",即"翠鸟的",意指从翠鸟中分离而来,菌名翻译为"翠鸟肠球菌"。

【种的特征】 革兰氏阳性,呈球形或卵圆形,无芽孢,无鞭毛,主要成对、短链或不规则群出现。在含7%绵羊血的脑心浸液琼脂中37 ℃培养24 h后,菌落无色素,圆形,边缘整齐,凸起,光滑,发亮,直径1~2 mm。在卡那霉素七叶苷叠氮化物培养基中37 ℃培养24 h后,菌落呈针尖样,七叶苷阳性,在斯莱内兹-巴特利(Slanetz-Bartley)培养基中不生长。兼性厌氧,15~42 ℃条件下均能生长,但在10 ℃、45 ℃或6.5% NaCl条件下不生长。与D组抗原抗血清无反应。可水解七叶苷,VP试验(乙偶姻)阳性。马尿酸水解阴性,脲酶和精氨酸水解酶阴性。可利用核糖、*D*-木糖、半乳糖、葡萄糖、果糖、甘露醇等产酸。

【临床意义】 翠鸟肠球菌分离自普通翠鸟排泄腔,暂未发现分离于人类标本的报道[2]。

Enterococcus aquimarinus 海水肠球菌

Švec et al., 2005

【词源和翻译】 "*aquimarinus*",新拉丁语阳性形容词,由"*aqua*"和"*marinus*"两个词根组成:"*aqua*",拉丁语名词,英文词义为"water";"*marinus*",拉丁语形容词,英文词义为"of the sea"。"*aquimarinus*",英文词义为"pertaining to sea water",即"与海水有关的",菌名翻译为"海水肠球菌"。

【种的特征】 不产碱性磷酸酶和精氨酸水解酶。可分解粉菊产酸。不水解马尿酸盐。分解乙酰氨基葡萄糖、*L*-阿拉伯糖、纤维二糖、*D*-果糖、半乳糖、*D*-葡萄糖产酸。可在42 ℃和6.5% NaCl条件下生长。Slanetz-Bartley培养基中弱生长。

【临床意义】 海水肠球菌分离自海水中,暂未发现分离于人类标本的报道。

Enterococcus asini 驴肠球菌

de Vaux et al., 1998

【词源和翻译】 "*asini*",拉丁语名词属格,英文词义为"of a donkey (*Equus asinus*)",即"驴的",由驴的拉丁学名*Equus asinus*命名而来,菌名翻译为"驴肠球菌"。

【种的特征】 可利用丙酮酸盐。不产碱性磷酸酶和精氨酸水解酶。可水解七叶苷、马尿酸盐和淀粉。分解乙酰氨基葡萄糖、扁桃苷、纤维二糖、*D*-果糖、半乳糖、葡萄糖。可在4% NaCl条件下生长,但在6.5% NaCl条件下不生长。加热至60 ℃可存活30 min。

【临床意义】 驴肠球菌分离自驴的盲肠,暂未发现分离于人类标本的报道[3]。

Enterococcus avium 鸟肠球菌

(ex Nowlan and Deibel, 1967) Collins et al., 1984

【分类学评述】 该菌种在 1967 年被描述为鸟链球菌(*Streptococcus avium*),在 1984 年被分类为现在的鸟肠球菌。

【词源和翻译】 "*avium*",拉丁语复数名词属格,由"*avis*"词根组成:"*avis*",拉丁语名词,英文词义为"bird"。"*avium*",英文词义为"of birds",即"鸟的",菌名翻译为"鸟肠球菌"。

【种的特征】 可利用丙酮酸盐。不产碱性磷酸酶和精氨酸水解酶。在 10 ℃和 45 ℃条件下均可生长。可水解七叶苷。可分解核糖醇、阿拉伯醇、核糖、*L*-山梨醇、乙酰氨基葡萄糖、扁桃苷、*L*-阿拉伯糖、*L*-阿拉伯醇、纤维二糖、果糖、半乳糖、*D*-葡萄糖产酸。大多为 α-溶血。生长需要亚叶酸。硫化氢阳性。

【临床意义】 鸟肠球菌可分离自人的粪便、胆汁等标本,有报道可引起溃疡性结肠炎、乳房假体感染、脑脓肿等[4-8]。

Enterococcus caccae 粪便肠球菌

Carvalho et al., 2006

【词源和翻译】 "*caccae*",新拉丁语名词属格,由"*kakke*"词根组成:"*kakke*",希腊语名词,英文词义为"human ordure, faeces"。"*caccae*",英文词义为"of faeces",即"粪便的",菌名翻译为"粪便肠球菌"。

【种的特征】 在 37 ℃绵羊血培养基中,菌落小,直径约 0.5 mm。可在 45 ℃和 6.5% NaCl 条件下生长。产 β-葡萄糖苷酶、β-甘露糖苷酶等。不产芳基酰胺酶、脲酶等。可利用丙酮酸盐。不产碱性磷酸酶和精氨酸水解酶。可水解七叶苷。可分解核糖、乙酰氨基葡萄糖、扁桃苷、纤维二糖、果糖、半乳糖、*D*-葡萄糖产酸。

【临床意义】 粪便肠球菌分离自人的粪便标本中,暂无人致病的相关报道。

Enterococcus camelliae 茶肠球菌

Sukontasing et al., 2007

【词源和翻译】 "*camelliae*",新拉丁语名词属格,英文词义为"of *Camellia*",即"茶的",因该菌种模式菌株从发酵茶叶(野茶树)中分离出来而得名,菌名翻译为"茶肠球菌"。

【种的特征】 在 pH 5.0~9.0、15~45 ℃、2%~6% NaCl 条件下可生长。生长时需要维生素 B_2、盐酸和泛酸钙。产 β-葡萄糖苷酶、β-甘露糖苷酶等。不产芳基酰胺酶、脲酶、碱性磷酸酶和精氨酸水解酶等。可水解七叶苷。可分解乙酰氨基葡萄糖、纤维二糖、果糖、*D*-葡萄糖产酸。

【临床意义】 茶肠球菌分离自发酵的茶叶,暂未发现分离于人类标本的报道。

Enterococcus canintestini 狗肠肠球菌

Naser et al., 2005

【词源和翻译】 "*canintestini*",新拉丁语名词属格,由"*canis*"和"*intestini*"两个词根组成:"*canis*",拉丁语名词属格,英文词义为"of a dog";"*intestini*",拉丁语名词属格,英文词义为"of gut"。"*canintestini*",英文词义为"of the gut of a dog",表示"狗肠的",菌名翻译为"狗肠肠球菌"。

【种的特征】 在 42 ℃或 6.5% NaCl 条件下可生长。在 Slanetz-Bartley 培养基中分解四唑。水杨苷阳性。不产碱性磷酸酶但可产生精氨酸水解酶。可水解七叶苷。可分解核糖、乙酰氨基葡萄糖、扁桃苷、纤维二糖、果糖、半乳糖、*D*-葡萄糖产酸。

【临床意义】 狗肠肠球菌分离于健康犬的粪便,暂未发现分离于人类标本的报道。

Enterococcus canis 狗肠球菌

de Graef et al., 2003

【词源和翻译】 "*canis*",拉丁语名词属格,英文词义为"of a dog",即"狗的",菌名翻译为"狗肠球菌"。

【种的特征】 在 42 ℃或 6.5% NaCl 条件下可生长。在 Slanetz-Bartley 培养基中培养 48 h,菌落呈针尖样,不分解四唑。可能产生脲酶。可利用丙酮酸盐。不产碱性磷酸酶和精氨酸水解酶。可水解七叶苷。可分解核糖、乙酰氨基葡萄糖、扁桃苷、*L*-阿拉伯糖、纤维二糖、果糖、半乳糖、*D*-葡萄糖产酸。

【临床意义】 狗肠球菌分离自犬的粪便,暂未发现分离于人类标本的报道。

Enterococcus casseliflavus 铅黄肠球菌

(ex Vaughan et al., 1979) Collins et al., 1984

【分类学评述】 该菌种在 1968 年被描述为"粪肠球菌铅黄变种"(*Streptococcus faecium* var.

casseliflavus)，1979 年曾被描述为“铅黄链球菌”(*Streptococcus casseliflavus*)，在 1984 年被分类为现在的铅黄肠球菌。

【词源和翻译】 “*casseliflavus*”，新拉丁语阳性形容词，由“*casseli*”和“*flavus*”两个词根组成：“*casseli*”，新拉丁语名词属格，英文词义为“of cassel (cassel yellow)”；“*flavus*”，拉丁语形容词，英文词义为“yellow”。“*casseliflavus*”，英文词义为“yellow-colored”，即“黄色的”，菌名翻译为“铅黄肠球菌”。

【种的特征】 马血培养基呈 α-溶血。在 pH 9.6 条件下可生长。加热至 60 ℃时可存活 30 min。通常认为有动力，以及有色素产生，但也有报道从人类临床样本分离得到的部分菌株无动力、无色素。可在 10 ℃、45 ℃或 6.5% NaCl 条件下生长。可产生精氨酸水解酶。可水解七叶苷。可分解粉菊、核糖、乙酰氨基葡萄糖、扁桃苷、*L*-阿拉伯糖、纤维二糖、果糖、半乳糖、*D*-葡萄糖产酸。

【临床意义】 铅黄肠球菌常分离自免疫功能低下或慢性疾病患者的标本，以及兽医临床标本、食物与环境，可见于肾衰竭、糖尿病、恶性血液病、慢性骨髓炎、外科感染的患者，该菌对万古霉素天然耐药[9-11]。

Enterococcus cecorum 盲肠肠球菌

(Devriese et al., 1983) Williams et al., 1989

【分类学评述】 该菌种在 1983 年被分类为链球菌属(*Streptococcus*)，基名即盲肠链球菌(*Streptococcus cecorum*)。在 1989 年，该菌种被重新分类为现在的盲肠肠球菌。

【词源和翻译】 “*cecorum*”，拉丁语复数名词属格，由“*cecum*”词根组成：“*cecum*”，新拉丁语名词，英文词义为“sacculated diverticulum of the large intestine (caecum)”。“*cecorum*”，英文词义为“of caeca”，即“盲肠的”，菌名翻译为“盲肠肠球菌”。

【种的特征】 羊血培养基中出现溶血。在 pH 9.6 条件下弱生长。在 45 ℃条件下可生长。加热至 60 ℃时存活时间小于 30 min。喜欢富含 CO_2 的环境。在 Slanetz-Bartley 和卡那霉素七叶苷叠氮化物培养基中不生长。明胶酶和酪氨酸酶阴性。常报道碱性磷酸酶和 *β*-葡萄糖醛酸梅阳性，山梨醇和甘露醇酸化阴性。可利用丙酮酸盐。不产生精氨酸水解酶。可水解七叶苷。可分解粉菊、核糖、乙酰氨基葡萄糖、纤维二糖、果糖、半乳糖、*D*-葡萄糖产酸。

【临床意义】 盲肠肠球菌可分离自动物，如鸡、猪、马、鸭等，少见分离自人或水。有引起人的脓胸和败血症的报道[12-13]。

Enterococcus columbae 鸽肠球菌

Devriese et al., 1993

【词源和翻译】 “*columbae*”，拉丁语名词属格，由“*columba*”词根组成：“*columba*”，拉丁语名词，英文词义为“pigeon”。“*columbae*”，英文词义为“of a pigeon”，即“鸽的”，菌名翻译为“鸽肠球菌”。

【种的特征】 生长喜欢富含 CO_2 环境。在 Slanetz-Bartley 培养基中不生长。在 3%～10% CO_2 环境下可生长于胆汁、七叶苷培养基中，但在常规气体环境下不生长。明胶酶和酪氨酸酶阴性。常报道碱性磷酸酶和 *β*-葡萄糖醛酸梅阳性，山梨醇和甘露醇酸化阴性。在 6.5% NaCl 条件下无动力，不生长。碱性磷酸酶和亮氨酸芳基酰胺酶阳性。但近期发现部分菌株动力不定，在 6.5% NaCl 条件下可生长。可利用丙酮酸盐。不产生精氨酸水解酶。可水解七叶苷和淀粉。可分解粉菊、核糖、乙酰氨基葡萄糖、纤维二糖、果糖、半乳糖、*D*-葡萄糖产酸。

【临床意义】 鸽肠球菌是鸽子小肠中的优势细菌，可从水中分离出来，暂未发现分离于人类标本的报道。

Enterococcus devriesei 德氏肠球菌

Švec et al., 2005

【词源和翻译】 “*devriesei*”，新拉丁语名词属格，英文词义为“of Devriese”，由“Devriese”拉丁化而来，源自比利时微生物学家 Luc A. Devriese 的名字(纪念其在肠球菌分类学的杰出贡献)，菌名翻译为“德氏肠球菌”。

【种的特征】 在牛血培养基中呈 α-溶血。在叠氮化物选择培养基及胆汁七叶苷培养基中可生长。4 ℃环境下生长缓慢。水杨苷阳性，甲基 *β*-木糖苷酸化阴性。在 10 ℃和 6.5% NaCl 条件下可生长。不产生碱性粒氨酸酶和精氨酸水解酶。可水解七叶苷。可分解 *D*-阿拉伯醇、核糖、乙酰氨基葡萄糖、*L*-阿拉伯糖、阿拉伯醇、纤维二糖、果糖、半乳糖、*D*-葡萄糖产酸。

E

【临床意义】 德氏肠球菌模式菌株：一株分离于真空包装的炭烤河七鳃鳗中，一株分离自家禽屠宰副产品加工厂的空气样本中，主要存在于牛原材料中，暂未发现人类感染的报道[14]。

Enterococcus diestrammenae 突灶螽肠球菌

Kim et al., 2013

【词源和翻译】 “*diestrammenae*”，新拉丁语名词属格，英文词义为“of diestrammena”，即“突灶螽的”，因该菌分离于突灶螽（直翅目）的肠组织中而得名，菌名翻译为“突灶螽肠球菌”。

【种的特征】 革兰氏阳性球菌或双球菌，无动力，兼性厌氧，直径为 1.0～1.3 mm。在 MRS 培养基［该培养基由德曼（de Man）、罗戈萨（Rogosa）和夏普（Sharpe）发明，以三人名字中的字母 M、R 和 S 命名］37 ℃培养 3 d 后，菌落呈圆形，不透明，光滑，乳白色，凸起，直径为 1.0～2.0 mm。最适生长温度为 30～37 ℃，最适 pH 为 8.0～9.0。*L*-乳酸和 *D*-乳酸的比例为 96：4。在卡那霉素七叶苷叠氮化物培养基中可生长，但在 Slanetz-Bartley 培养基中不生长。氧化酶和触酶阴性。

【临床意义】 突灶螽肠球菌分离自突灶螽的肠道中，暂未发现分离于人类标本的报道[15]。

Enterococcus dispar 殊异肠球菌

Collins et al., 1991

【词源和翻译】 “*dispar*”，拉丁语阳性形容词，英文词义为“dissimilar, different”，即“不相似、不同的”，菌名翻译为“殊异肠球菌”。

【种的特征】 在 10 ℃和 6.5% NaCl 条件下可生长。可利用丙酮酸盐。不产生碱性粒氨酸酶，可产生精氨酸水解酶。可水解七叶苷。可分解核糖产酸。木二糖酸化阳性。

【临床意义】 殊异肠球菌可分离自人临床标本如滑膜液、粪便，也见于犬的粪便中[16]。

Enterococcus durans 坚韧肠球菌

(ex Sherman and Wing, 1937) Collins et al., 1984

【分类学评述】 该菌种在 1984 年被描述为现在的坚韧肠球菌并被收录到《核准的细菌名称目录》，被描述的其他同义名还包括“*Streptococcus durans*”。

【词源和翻译】 “*durans*”，拉丁语分词形容词，英文词义为“hardening, resisting”，即“坚韧的”，菌名翻译为“坚韧肠球菌”。

【种的特征】 菌落可以是 α-溶血，偶见 β-溶血。缺少呼吸醌。通常蜜二糖和蔗糖酸化阴性。但部分从人类临床标本分离所得的菌株出现蜜二糖阳性。在 10 ℃、45 ℃和 6.5% NaCl 条件下可生长。不产生碱性粒氨酸酶，可产生精氨酸水解酶。可水解七叶苷。可分解核糖、乙酰氨基葡萄糖、扁桃苷、纤维二糖、果糖、半乳糖、*D*-葡萄糖产酸。

【临床意义】 坚韧肠球菌可分离自临床标本、食物及环境，可引起心内膜炎、尿路感染和血流感染[17]。

Enterococcus eurekensis 尤里卡肠球菌

Cotta et al., 2013

【词源和翻译】 “*eurekensis*”，新拉丁语阳性/阴性形容词，源自模式菌株分离地地名美国伊利诺伊州的尤里卡（Eureka），菌名翻译为“尤里卡肠球菌”。

【种的特征】 革兰氏阳性，无动力，球形或卵圆形，成对或呈短链状出现。触酶和氧化酶阴性。在血培养基中 37 ℃厌氧培养 48 h 后，菌落直径为 1～2 mm，灰色，光滑，扁平。不溶血。兼性厌氧。在 45 ℃条件下生长缓慢，在含 6.5% NaCl 的脑心浸液培养基中可生长。脲酶阴性，不分解硝酸盐。VP 试验阴性。凝固酶阴性。水解七叶苷和淀粉，但不水解尿素。

【临床意义】 尤里卡肠球菌分离自猪粪储存池，暂未发现分离于人类标本的报道[18]。

Enterococcus faecalis 粪肠球菌

(Andrewes and Horder, 1906) Schleifer and Kilpper-Bälz, 1984

【分类学评述】 该菌种在 1906 年被描述为“粪链球菌”（*Streptococcus faecalis*）并于 1980 年被收录到《核准的细菌名称目录》，基名即粪链球菌。在 1984 年，该菌种被重新分类为现在的粪肠球菌。该菌种被描述的其他同义名还包括“*Micrococcus ovalis*”、“*Streptococcus liquefaciens*”、“*Micrococcus zymogenes*”、“*Enterocoque*”、“*Enterococcus proteiformis*”和“*Streptococcus glycerinaceus*”。

【词源和翻译】 “*faecalis*”，新拉丁语阳性/阴性形容词，由“*faecis*”和“*-alis*”两个词根组成：“*faecis*”，拉丁语名词，英文词义为“dregs”；“*-alis*”，拉丁语阳性后缀，英文词义为“pertaining to"。"*faecalis*",英文词义为"pertaining or relating to feces",即"粪便的",菌名翻译为"粪肠球菌"。

【种的特征】 动力阴性,无色素,不溶血,在10 ℃、45 ℃和6.5% NaCl条件下均可生长。在血平板上培养时可出现触酶假阳性。在60 ℃条件下可生存30 min。在含四唑的选择培养基中生长时,可将四唑还原成甲臜并形成红色菌落。可在含叠氮化钠的培养基中生长。可利用丙酮酸盐。可产生精氨酸双水解酶,不产生碱性磷酸酶。分解核糖产酸。水解七叶苷和马尿酸盐。可利用乙酰氨基葡萄糖、纤维二糖、*D*-果糖、半乳糖、*D*-葡萄糖、麦芽糖、甘露糖等产酸。

【临床意义】 粪肠球菌可从人及动物来源的标本、食物、环境中分离,代表性的分离部位为人和动物的小肠,属于条件致病菌,可引起尿路感染、伤口感染和血流感染。

Enterococcus faecium 屎肠球菌

(Orla-Jensen, 1919) Schleifer and Kilpper-Bälz, 1984

【分类学评述】 屎肠球菌在1919年被描述为"屎链球菌"(*Streptococcus faecium*)并于1980年被收录到《核准的细菌名称目录》,在1984年被重新分类为现在的屎肠球菌。

【词源和翻译】 "*faecium*",拉丁语复数名词属格,由"*faex*"词根组成:"*faex*",拉丁语名词,英文词义为"dregs"。"*faecium*",英文词义为"of the dregs, of feces",即"屎的",菌名翻译为"屎肠球菌"。

【种的特征】 动力阴性,部分菌株为α-溶血。可在pH 9.6的环境中生长。在10 ℃、45 ℃和6.5% NaCl的条件下均可生长。在60 ℃条件下可生存30 min。不利用柠檬酸盐、苹果酸盐和丝氨酸;可水解明胶。可分解亚碲酸盐但不分解四唑。最初描述为不分解*D*-木糖产酸,但大部分犬和牛菌株可为阳性。最初描述为不分解山梨醇和棉子糖产酸,但家禽菌株长棉子糖阳性,犬来源及少数人来源的菌株山梨醇阳性。不能利用丙酮酸盐。可产生精氨酸双水解酶,不产生碱性磷酸酶。分解核糖产酸。水解七叶苷。可利用*N*-乙酰氨基葡萄糖、*L*-阿拉伯糖、纤维二糖、*D*-果糖、半乳糖、*D*-葡萄糖、乳糖、麦芽糖、甘露糖等产酸。

【临床意义】 屎肠球菌可从人及动物来源的标本、食物、环境中分离,为条件致病菌,可引起尿路感染、血流感染、关节感染等。

Enterococcus gallinarum 鹑鸡肠球菌

(Bridge and Sneath, 1982) Collins et al., 1984

【分类学评述】 鹑鸡肠球菌在1982年被描述为鹑鸡链球菌(*Streptococcus gallinarum*)并被收录到《核准的细菌名称目录》,基名即鹑鸡链球菌。在1984年,该菌种被重新分类为现在的鹑鸡肠球菌。

【词源和翻译】 "*gallinarum*",拉丁语复数名词属格,英文词义为"of hens",即"鸡的",菌名翻译为"鹑鸡肠球菌"。

【种的特征】 在马血平板中呈β-溶血。大多菌株加热至60 ℃时可存活15 min但不能存活30 min。不产生明胶酶。通常甘油酸化阴性,山梨醇酸化阳性,动力阳性。在10 ℃、45 ℃和6.5% NaCl条件下可生长。可利用丙酮酸盐。可产生精氨酸双水解酶,不产生碱性磷酸酶。分解核糖产酸。水解七叶苷和马尿酸盐。可分解乙酰氨基葡萄糖、扁桃苷、*L*-阿拉伯糖、纤维二糖、果糖、半乳糖、葡萄糖酸盐、*D*-葡萄糖产酸。

【临床意义】 鹑鸡肠球菌可分离自临床标本、食物及环境。对万古霉素天然耐药,可引起菌血症、尿路感染和伤口感染[10-11]。

Enterococcus gilvus 苍黄肠球菌

Tyrrell et al., 2002

【词源和翻译】 "*gilvus*",拉丁语阳性形容词,英文词义为"pale yellow",即"暗黄色的",因该菌菌落产生暗黄色的色素而得名,菌名翻译为"苍黄肠球菌"。

【种的特征】 产生色素。可分解四唑,在含亚碲酸盐培养基中生长时不产生黑色菌落。在10 ℃、45 ℃和6.5% NaCl条件下可生长。可利用丙酮酸盐。可水解七叶苷。可分解核糖、*L*-山梨醇、甘油。

【临床意义】 苍黄肠球菌可分离自人的临床标本,如胆汁和透析液[19]。

Enterococcus haemoperoxidus 血过氧化氢肠球菌

Švec et al., 2001

【词源和翻译】 "*haemoperoxidus*",新拉丁语阳性形容词,由"*haîma*"、"*per-*"和"*oxys*"三个词根组成:"*haîma*",希腊语名词,来源于拉丁语名词

"*haema*",英文词义为"blood";"*per-*",希腊语前缀,英文词义为"preffix adding force to the word to which it is added";"*oxys*",希腊语形容词,英文词义为"sour"。"*haemoperoxidus*",英文词义为"blood peroxide",表示"血过氧化氢",意指该菌能在血平板中将过氧化氢分解为氧气和水,菌名翻译为"血过氧化氢肠球菌"。

【种的特征】 在42 ℃时生长被强烈抑制。触酶阳性,但在血培养基中生长时触酶阴性。在10 ℃和6.5% NaCl条件下可生长。可利用丙酮酸盐。不产生碱性磷酸酶,可产生精氨酸水解酶。可水解七叶苷和马尿酸。可分解核糖、乙酰氨基葡萄糖、扁桃苷、纤维二糖、果糖、半乳糖、*D*-葡萄糖产酸。

【临床意义】 血过氧化氢肠球菌分离自地表水和鹅的粪便,暂无人致病相关报道[20]。

Enterococcus hermanniensis 赫曼肠球菌

Koort et al., 2004

【词源和翻译】 "*hermanniensis*",新拉丁语阳性/阴性形容词,由"Hermanni"拉丁化而来,源自芬兰赫尔辛基的地区名赫曼(Hermanni),菌名翻译为"赫曼肠球菌"。

【种的特征】 在牛血培养基中呈α-溶血。在含叠氮化物培养基中生长缓慢,菌落呈褐红色。在10 ℃条件下可生长。不产生碱性磷酸酶和精氨酸水解酶。可分解核糖、乙酰氨基葡萄糖、纤维二糖、果糖、*D*-葡萄糖产酸。

【临床意义】 赫曼肠球菌可分离自鸡肉和犬扁桃体,暂无人致病的相关报道。

Enterococcus hirae 小肠肠球菌

Farrow and Collins, 1985

【词源和翻译】 "*hirae*",拉丁语名词属格,英文词义为"of the intestine or gut",即"小肠的",菌名翻译为"小肠肠球菌"。

【种的特征】 可在pH 9.6的环境中生长。通常蜜二糖和蔗糖酸化阳性。在10 ℃、45 ℃和6.5% NaCl条件下可生长。不产生碱性磷酸酶但可产生精氨酸水解酶。可水解七叶苷。可分解核糖、乙酰氨基葡萄糖、扁桃苷、纤维二糖、果糖、半乳糖、葡糖酸盐产酸。

【临床意义】 小肠肠球菌可分离自临床标本、食物及环境,暂无人致病相关报道。

Enterococcus italicus 意大利肠球菌

Fortina et al., 2004

【词源和翻译】 "*italicus*",拉丁语阳性形容词,英文词义为"from Italy",由"Italy"拉丁化而来,源自菌株最初分离地意大利,菌名翻译为"意大利肠球菌"。

【种的特征】 在血培养基中呈α-溶血。在5% NaCl、pH 9.6和42 ℃条件下均可生长,在6.0% NaCl条件下生长不定,在6.5% NaCl条件下不能生长。不能在卡那霉素七叶苷叠氮化物培养基中生长。不产生碱性磷酸酶和精氨酸水解酶。可水解七叶苷。可分解乙酰氨基葡萄糖、果糖、半乳糖、*D*-葡萄糖产酸。

【临床意义】 意大利肠球菌分离自乳制品,也有报道可分离自人类血液标本[21]。

Enterococcus lactis 乳肠球菌

Morandi et al., 2012

【词源和翻译】 "*lactis*",拉丁语名词属格,英文词义为"of/from milk, referring to dairy products",即"牛奶的",因该菌首次分离于奶制品中而得名,菌名翻译为"乳肠球菌"。

【种的特征】 革兰氏阳性,兼性厌氧,无鞭毛,无芽孢,球形,成对或短链出现。在M17、MRS和血琼脂平板上,菌落呈白色,光滑,圆形,边缘整齐,而在卡那霉素七叶苷叠氮(kanamycin aesculin azide, KAA)培养基中,菌落呈典型的假球状(环绕着黑晕)。在2%~6.5% NaCl、10~45 ℃和pH 9.6条件下可生长。触酶阴性,可水解明胶和七叶苷,分解葡萄糖产气。在石蕊牛奶中,24 h后会引起酸化、还原和聚集。在血平板上呈α-溶血或γ-溶血,并对万古霉素敏感。VP试验和亮氨酸氨基肽酶阳性,精氨酸水解阳性,但碱性磷酸酶、α-半乳糖苷酶、*β*-葡萄糖醛酸酶和马尿酸阴性。可利用阿拉伯糖、熊果苷、果糖胺、纤维二糖、半乳糖、半乳糖、半乳糖、*D*-葡萄糖、乳糖、麦芽糖等产酸。

【临床意义】 乳肠球菌分离自未加工的奶酪、鲜虾标本及人类肠道,暂无人致病的相关报道[22-25]。

Enterococcus lemanii 莱蒙肠球菌

Cotta et al., 2013

【词源和翻译】 "*lemanii*",新拉丁语阳性名词属格,由"Leman"拉丁化而来,英文词义为"of

Leman”，源自美国兽医 D. Leman 的名字（纪念其在猪疾病和养猪业领域的贡献），菌名翻译为“莱蒙肠球菌”。

【种的特征】 革兰氏阳性，球菌或卵圆形，无动力，成对或短链出现。触酶和氧化酶阴性。在 10 ℃、30 ℃、37 ℃和 45 ℃或 6.5% NaCl 条件下均能生长，但在 10 ℃时生长缓慢。在脑心浸液培养基中的最佳生长温度为 37 ℃。在脑心浸液培养基中和胆汁七叶苷培养基中 37 ℃时可生长。所有菌株的菌落呈白色（直径为 0.5～2 mm），可水解七叶苷。无溶血现象。兼性厌氧。吲哚阴性。触酶、脲酶和硝酸盐还原活性均为阴性。水解七叶苷和淀粉，而不水解吲哚或马尿酸。VP 试验阴性。凝固酶活性为阴性。

【临床意义】 莱蒙肠球菌分离自猪粪储存池，暂未发现分离于人类标本的报道[18]。

Enterococcus malodoratus 恶臭肠球菌

(ex Pette, 1955) Collins et al., 1984

【分类学评述】 该菌种在 1984 年被描述为现在的恶臭肠球菌并被收录到《核准的细菌名称目录》，被描述的其他同义名还包括“*Streptococcus faecalis* subsp. *malodoratus*”。

【词源和翻译】 “*malodoratus*”，拉丁于阳性形容词，由“*malus*”和“*odoratus*”两个词根组成：“*malus*”，拉丁语形容词，英文词义为“bad”；“*odoratus*”，拉丁语分词形容词，英文词义为“perfumed”。“*malodoratus*”，英文词义为“bad-smelled”，即“恶臭味的”，菌名翻译为“恶臭肠球菌”。

【种的特征】 部分菌株可产生黏液。大部分菌株加热至 60 ℃时不能存活 30 min。产硫化氢。无呼吸醌。在 10 ℃和 6.5% NaCl 条件下可生长。可利用丙酮酸盐。不产生碱性磷酸酶和精氨酸水解酶。可水解七叶苷。可分解核糖醇、阿拉伯醇、核糖、*L*-山梨醇、乙酰氨基葡萄糖、*L*-阿拉伯醇、纤维二糖、果糖、半乳糖、葡萄糖酸盐、*D*-葡萄糖产酸。

【临床意义】 恶臭肠球菌分离自乳制品，暂未发现分离于人类标本的报告。

Enterococcus moraviensis 摩拉维亚肠球菌

Švec et al., 2001

【词源和翻译】 “*moraviensis*”，新拉丁语阳性/阴性形容词，由“Moravi”拉丁化而来，英文词义为“pertaining to Moravia”，源自菌株最初分离的地捷克共和国的起源地——摩拉维亚（Moravia），菌名翻译为“摩拉维亚肠球菌”。

【种的特征】 在 42 ℃时生长被强烈抑制。在 10 ℃和 6.5% NaCl 条件下可生长。可利用丙酮酸盐。不产生碱性磷酸酶和精氨酸水解酶。可水解七叶苷和马尿酸盐。可分解松三糖、核糖、*L*-山梨醇、乙酰氨基葡萄糖、扁桃苷、*L*-阿拉伯醇、纤维二糖、果糖、半乳糖、*D*-葡萄糖产酸。

【临床意义】 摩拉维亚肠球菌分离自地表水，还可分离自鹅、狐狸、兔的粪便，暂未发现分离于人类标本的报告[20]。

Enterococcus mundtii 蒙特肠球菌

Collins et al., 1986

【词源和翻译】 “*mundtii*”，新拉丁语名词属格，英文词义为“of Mundt”，由“Mundt”拉丁化而来，源自已故美国微生物学家 J. O. Mundt 的名字，菌名翻译为“蒙特肠球菌”。

【种的特征】 可在 pH 9.6 条件下生长。有色素产生。在 10 ℃、45 ℃和 6.5% NaCl 条件下可生长。不产生碱性磷酸酶，但可产生精氨酸水解酶。可水解七叶苷和马尿酸盐。可分解核糖、乙酰氨基葡萄糖、扁桃苷、纤维二糖、果糖、半乳糖、*D*-葡萄糖产酸。

【临床意义】 蒙特肠球菌通常分离自植物，从人类临床标本分离的报道少见。

Enterococcus pallens 淡黄肠球菌

Tyrrell et al., 2002

【词源和翻译】 “*pallens*”，拉丁语分词形容词，英文词义为“being pale or yellow, yellowish”，即“苍白或黄色，淡黄色的”，意指该菌能产生黄色色素，菌名翻译为“淡黄肠球菌”。

【种的特征】 可利用丙酮酸盐。在 10 ℃、45 ℃和 6.5% NaCl 条件下可生长。不产生碱性磷酸酶，但可产生精氨酸水解酶。可水解七叶苷和马尿酸盐。可分解 *D*-阿拉伯糖、甘油产酸。

【临床意义】 淡黄肠球菌分离自腹膜炎患者腹膜透析液，有报道与腹膜液的感染有关[19]。

Enterococcus phoeniculicola 啄木鸟肠球菌

Law-Brown and Meyers, 2003

【词源和翻译】 “*phoeniculicola*”，新拉丁语阳性名

词，由“*Phoeniculus*”和“*-cola*”两个词根组成：“*Phoeniculus*”，新拉丁语名词，英文词义为“the genus of the woodhoopoe”；“*-cola*”，拉丁语后缀，英文词义为“inhabitant”。“*phoeniculicola*”，英文词义为“growing in *Phoeniculus*, the genus of the woodhoopoe”，即“在林戴胜属(啄木鸟的一种)中生长”，菌名翻译为“啄木鸟肠球菌”。

【种的特征】 不溶血。在6% NaCl和40%胆汁条件下不生长。通常甘露醇、山梨醇、*L*-山梨糖酸化阳性，*D*-蜜三糖酸化阴性。不产生精氨酸水解酶。可分解核糖、*L*-山梨醇、*L*-阿拉伯糖、纤维二糖、半乳糖醇、果糖、*D*-葡萄糖产酸。

【临床意义】 啄木鸟肠球菌分离自红嘴林戴胜鸟(绿林戴胜)的尾脂腺，暂无分离于人类临床标本的报道。

E

Enterococcus plantarum 植物肠球菌

Švec et al., 2012

【词源和翻译】 “*plantarum*”，拉丁语复数名词属格，由“*planta*”词根组成：“*planta*”，拉丁语名词，英文词义为“any vegetable production that serves to propagate the species, a young plant, a plant”。“*plantarum*”，英文词义为“of plants”，即“植物的”，菌名翻译为“植物肠球菌”。

【种的特征】 革兰氏阳性，无动力，卵圆形或短杆状，常成对、短链或小群形式出现。球菌沿链的方向拉长。在含5%绵羊血哥伦比亚培养基和脑心浸液培养基中，菌落呈淡黄色，光滑，圆形，边缘整齐(在37 ℃培养24 h后直径约1 mm)。在KAA培养基中可生长，且七叶苷反应阳性。在Slanetz-Bartley培养基中生长弱，菌落微小，呈暗红色。血平板上触酶强阳性；非血培养基时触酶阴性。发酵葡萄糖不产气。在10 ℃、45 ℃、pH 9.6或6.5% NaCl条件下可生长。D组抗原阳性。

【临床意义】 植物肠球菌分离自植物，暂无人致病的相关报道[26]。

Enterococcus pseudoavium 假鸟肠球菌

Collins et al., 1989

【词源和翻译】 “*pseudoavium*”，新拉丁语中性复数名词属格，由“*pseudês*”和“*avium*”两个词根组成：“*pseudês*”，希腊语形容词，英文词义为“false”；“*avium*”，拉丁语复数属格，源自拉丁语名词“*avis*”，英文词义为“of birds, and also a specific epithet”。“*pseudoavium*”，英文词义为“false (*Enterococcus*) *avium*”，表示“假的鸟(肠球菌)”，意指其生物学特征与鸟肠球菌相类似，菌名翻译为“假鸟肠球菌”。

【临床意义】 假鸟肠球菌是从奶牛乳腺炎标本中分离，暂未发现其与人类疾病的相关性。

Enterococcus quebecensis 魁北克肠球菌

Sistek et al., 2012

【词源和翻译】 “*quebecensis*”，新拉丁语阳性形容词，由“Québec”拉丁化而来，源于模式菌株的发源地加拿大的“Québec”地区，菌名翻译为“魁北克肠球菌”。

【临床意义】 魁北克肠球菌分离于环境水，暂无人致病的相关报道。

Enterococcus raffinosus 棉子糖肠球菌

Collins et al., 1989

【词源和翻译】 “*raffinosus*”，新拉丁语阳性形容词，英文词义为“pertaining to raffinose”，即“属于棉子糖的”，意指其可分解棉子糖产酸，菌名翻译为“棉子糖肠球菌”。

【临床意义】 棉子糖肠球菌最初发现于1989年，之后有报道该菌与免疫抑制患者的各种感染相关。棉子糖肠球菌的定植部位还不清楚，但在猫的口咽部发现了该菌。临床上与伤口感染、脓肿、尿路感染、脊椎骨髓炎和感染性心内膜炎相关。最近，有报道称一例自体造血干细胞移植术后多发性骨髓瘤患者中，棉子糖肠球菌相关尿路感染与非典型溶血尿毒综合征有关[27-29]。

Enterococcus ratti 鼠肠球菌

Teixeira et al., 2001

【词源和翻译】 “*ratti*”，新拉丁语名词属格，英文词义为“of the rat”，表示“鼠的”，菌名翻译为“鼠肠球菌”。

【临床意义】 鼠肠球菌分离于幼年大鼠肠道和腹泻粪便中，暂无人致病的相关报道。

Enterococcus rivorum 小溪肠球菌

Niemi et al., 2012

【词源和翻译】 “*rivorum*”，拉丁语复数名词属格，英文词义为“of brooks”，表示“小溪的”，意指其最初分离于小溪中，菌名翻译为“小溪肠球菌”。

【临床意义】 小溪肠球菌分离于小溪水，暂无人致病的相关报道。

Enterococcus rotai 罗塔肠球菌

Sedláček et al., 2013

【词源和翻译】 "*rotai*",新拉丁语阳性名词属格,由"Rota"拉丁化而来,源自捷克微生物学家Mr Jiří Rota的名字,以纪念他在链球菌属和肠球菌属的分类学中做出的突出贡献,菌名翻译为"罗塔肠球菌"。

【临床意义】 罗塔肠球菌分离于水、蚊子和植物,暂无人致病的相关报道。

Enterococcus saccharolyticus 解糖肠球菌

(Farrow et al., 1985) Rodrigues and Collins, 1991

【分类学评述】 解糖肠球菌在1985年被描述为解糖链球菌(*Streptococcus saccharolyticus*)并被收录到《核准的细菌名称目录》,在1991年被重新分类为现在的解糖肠球菌。

【词源和翻译】 "*saccharolyticus*",新拉丁语阳性形容词,由"*sakchâr*"和"*lyticus*"两个词根组成:"*sakchâr*",希腊语名词,英文词义为"sugar";"*lyticus*",新拉丁语阳性形容词,源自希腊语阳性形容词"*lutikos*",英文词义为"able to loosen, able to dissolve"。"*saccharolyticus*",英文词义为"sugar-digesting",表示"能够溶解糖的",菌名翻译为"解糖肠球菌"。

【临床意义】 解糖肠球菌分离于牛粪和稻草垫中,暂无人致病的相关报道。

Enterococcus silesiacus 西里西亚肠球菌

Švec et al., 2006

【词源和翻译】 "*silesiacus*",新拉丁语阳性形容词,由"Silesia"拉丁化而来,源于模式菌株的发源地捷克的西里西亚(Silesia)地区,菌名翻译为"西里西亚肠球菌"。

【临床意义】 西里西亚肠球菌分离于地表水,暂无人致病的相关报道。

Enterococcus solitarius 孤独肠球菌

Collins et al., 1989

【分类学评述】 该菌种已被重新分类为四生球菌属(*Tetragenococcus*),见孤独四生球菌(*Tetragenococcus solitarius*)。

Enterococcus sulfureus 硫黄肠球菌

Martinez-Murcia and Collins, 1991

【词源和翻译】 "*sulfureus*",拉丁语阳性形容词,英文词义为"of or like sulphur",表示"硫黄或像硫黄的",意指菌落产硫黄样黄色色素,菌名翻译为"硫黄肠球菌"。

【临床意义】 硫黄肠球菌分离于植物中,暂无人致病的相关报道。

Enterococcus termitis 白蚁肠球菌

Švec et al., 2006

【词源和翻译】 "*termitis*",拉丁语名词属格,源自拉丁语名词"*termes-itis*",英文词义为"of a termite",表示"白蚁的",菌名翻译为"白蚁肠球菌"。

【临床意义】 白蚁肠球菌分离于白蚁的肠道中,暂无人致病的相关报道。

Enterococcus thailandicus 泰国肠球菌

Tanasupawat et al., 2008

【词源和翻译】 "*thailandicus*",新拉丁语阳性形容词,由"Thailand"拉丁化而来,源自模式菌株分离的地名泰国(Thailand),菌名翻译为"泰国肠球菌"。

【临床意义】 泰国肠球菌分离于城市污水和牛粪中,暂无人致病的相关报道[30-31]。

Enterococcus ureasiticus 脲酶肠球菌

Sistek et al., 2012

【词源和翻译】 "*ureasiticus*",新拉丁语阳性形容词,由"*ureasum*"和"*-ticus-a-um*"两个词根组成:"*ureasum*",新拉丁语中性名词,英文词义为"urease";"*-ticus-a-um*",拉丁语后缀,英文词义为"relating to"。"*ureasiticus*",英文词义为"relating to urease",表示"与脲酶相关的",因其脲酶阳性而得名,菌名翻译为"脲酶肠球菌"。

【临床意义】 脲酶肠球菌分离于加拿大魁北克的井水,暂无人致病的相关报道。

Enterococcus ureilyticus 解脲肠球菌

Sedláček et al., 2013

【词源和翻译】 "*ureilyticus*",新拉丁语阳性形容词,由"*urea-ae*"和"*lyticus*"两个词根组成:"*urea-ae*",新拉丁语名词,英文词义为"urea";"*lyticus*",新拉丁语阳性形容词,源自希腊语阳性形容词"*lutikos*",英文词义为"able to dissolve"。"*ureilyticus*",英文词义为"urea-dissolving",表示"溶解尿素的",菌名翻译为"解脲肠球菌"。

【临床意义】 解脲肠球菌分离于捷克共和国的环

境水，暂无人致病的相关报道。

Enterococcus viikkiensis 维吉肠球菌

Rahkila et al., 2011

【词源和翻译】 “*viikkiensis*”，新拉丁语阳性/阴性形容词，英文词义为“of or belonging to Viikki”，表示“属于维吉地区的”，因该菌分离于芬兰赫尔辛基郊区维吉（Viikki）而得名，菌名翻译为“维吉肠球菌”。

【临床意义】 维吉肠球菌从肉鸡加工厂空气样本中分离，暂无人致病的相关报道[32]。

Enterococcus villorum 粗毛肠球菌

Vancanneyt et al., 2001

【词源和翻译】 “*villorum*”，拉丁语复数属格，英文词义为“of flocculate structures in the small intestine”，表示“粗毛（小肠上絮凝物结构解剖术语）的”，菌名翻译为“粗毛肠球菌”。

【临床意义】 粗毛肠球菌从猪和鸟肠道分离，暂无人致病的相关报道。

Enterococcus xiangfangensis 香坊肠球菌

Li et al., 2014

【词源和翻译】 “*xiangfangensis*”，新拉丁语阳性/阴性形容词，由拼音“Xiangfang”拉丁化而来，源自细菌最初分离地中国黑龙江省哈尔滨市的香坊区，菌名翻译为“香坊肠球菌”。

【临床意义】 香坊肠球菌分离于中国黑龙江哈尔滨香坊区的中国泡菜，暂无人致病的相关报道。

E

***Enterococcus* 肠球菌属参考文献**

Enterovibrio 肠弧菌属 Thompson et al., 2002

【词源和翻译】 “*Enterovibrio*”，新拉丁语阳性名词，由“*enteron*”和“*Vibrio*”两个词根组成：“*enteron*”，希腊语名词，英文词义为“intestine”；“*Vibrio*”，新拉丁语名词，既表示“一种弧形菌”（a curved rod shape），也表示“弧菌属”（*Vibrio*）。“*Enterovibrio*”，英文词义为“enteric *Vibrio*”，表示“肠道的弧菌”，菌名翻译为“肠弧菌属”。

一、分类学

肠弧菌属隶属于变形菌门（Proteobacteria）、γ-变形菌纲（Gammaproteobacteria）、弧菌目（Vibrionales）、弧菌科（Vibrionaceae），模式菌种为挪威肠弧菌[1-3]。

二、属的特征

肠弧菌属为革兰氏阴性菌，有动力，氧化酶和触酶阳性。化能异养，喜温、中度嗜盐。可利用葡聚糖、*N*-乙酰-*D*-葡萄糖和 α-*D*-葡萄糖作为唯一碳源。精氨酸水解酶、吲哚和 β-半乳糖苷酶阳性。VP 试验、赖氨酸和鸟氨酸脱羧酶阴性。可还原硝酸盐。不同菌株对 O/129 的敏感性不同。基因组 DNA G+C 含量为 44.0~50.0 mol%[1-3]。

三、属的临床意义

肠弧菌属细菌主要分离自海水、海洋鱼类的肠道和珊瑚等，暂无人类感染的报道[1-3]。

四、抗菌药物敏感性和感染用药

目前暂无肠弧菌属感染用药相关信息，从菌属特征与弧菌属的亲缘关系来看，理论上可参照 CLSI M45 中“弧菌属（包括霍乱弧菌）MIC 折点解释标准”进行药敏结果判读[4]。

五、属内菌种

Enterovibrio norvegicus 挪威肠弧菌

Thompson et al., 2002

【词源和翻译】 “*norvegicus*”，新拉丁语阳性形容词，源于模式菌株的发源地挪威（Norway），由“Norway”拉丁化而来，菌名翻译为“挪威肠弧菌”。

【临床意义】 挪威肠弧菌初次分离于大菱鲆幼鱼肠道，暂无人类感染的报道[2]。

***Enterovibrio* 肠弧菌属参考文献**

Erwinia 欧文菌属 Winslow et al., 1920

【词源和翻译】 “*Erwinia*”，新拉丁语阴性名词，源自植物病原学家之父 Erwin F. Smith 的名字，菌名翻译为“欧文菌属”。

一、分类学

欧文菌属隶属于变形菌门（Proteobacteria）、γ-变形菌纲（Gammaproteobacteria）、肠杆菌目（Enterobacteriales）、欧文菌科（Erwiniaceae），模式菌种为解淀粉欧文菌（*Erwinia amylovora*）[1]。

二、属的特征

欧文菌属为革兰氏阴性直杆菌，大小为（0.5～1.0）μm×（1.0～3.0）μm，单个或成对，以周鞭毛运动。兼性厌氧，但有的菌种在厌氧环境生长差。最适温度为 27～30 ℃，最高生长温度为 40 ℃。氧化酶阴性，触酶阳性。果胶酶阴性，可发酵果糖、*D*-半乳糖、葡萄糖和蔗糖，但是不能发酵核糖醇、阿拉伯糖醇、糊精、半乳糖醇、菊糖、麦芽糖、淀粉和塔格糖，能利用延胡索酸盐、葡糖酸盐、*D*-半乳糖、葡萄糖、甘油、*β*-甲基葡萄糖苷、苹果酸盐和琥珀酸盐作为碳源和能源，而不能利用阿拉伯糖醇、苯甲酸盐、丁醇、甲醇、草酸盐、丙酸盐和山梨醇。菌株可利用丙氨酸、谷氨酸、甘氨酰甘氨酸和丝氨酸为氮源，但不能以犬尿喹啉酸和葫芦巴碱为氮源。对氯霉素、呋喃唑酮、萘啶酸、土霉素和四环素敏感。不含精氨酸双水解酶、酪蛋白酶、果胶酶、苯丙氨酸脱氨酶和脲酶。基因组 DNA G+C 含量为 49.8～54.1 mol%[1]。

三、属的临床意义

欧文菌属细菌是植物病原菌、腐生菌或植物附生菌群之一，主要与植物致病有关。偶有人类感染的报道[1]。

四、抗菌药物敏感性和感染用药

欧文菌属是肠杆菌目细菌，经验用药可采用第三代头孢菌素类和碳青霉烯类抗菌药物，但通常建议进行常规药敏试验，可参照 CLSI M100 中“肠杆菌科细菌的抑菌圈直径及 MIC 折点解释标准”进行结果判读，并参考药敏结果用药[2]。

五、属内菌种

***Erwinia dissolvens* 溶解欧文菌**

(Rosen, 1922) Burkholder, 1948

【分类学评述】 该菌种已被重新分类为肠杆菌属(*Enterobacter*)，见阴沟肠杆菌溶解亚种(*Enterobacter cloacae* subsp. *dissolvens*)。

***Erwinia herbicola* 草生欧文菌**

(Löhnis, 1911) Dye, 1964

【分类学评述】 该菌种已被重新分类为泛菌属(*Pantoea*)，见成团泛菌(*Pantoea agglomerans*)。

***Erwinia milletiae* 米利特欧文菌**

(Kawakami and Yoshida, 1920) Magrou, 1937

【分类学评述】 该菌种已被重新分类为泛菌属，见成团泛菌。

***Erwinia persicina* 桃色欧文菌**

corrig. Hao et al., 1990

【分类学评述】 该菌种最初的菌名拼写为“*Erwinia persicinus*”，后根据《国际原核生物命名法》修订为现在的拼写。

【词源和翻译】 “*persicina*”，新拉丁语阴性形容词，由“*persicum*”和“*-inus-a-um*”两个词根组成：“*persicum*”，拉丁语名词，英文词义为“peach”；“*-inus-a-um*”，拉丁语后缀，英文词义为“belonging to”。“*persicina*”，英文词义为“belonging to a peach, peach colored”，表示“与桃子有关的，桃色的”，因菌体颜色呈桃红色或桃色而得名，菌名翻译为“桃色欧文菌”。

【临床意义】 桃色欧文菌分离于番茄、香蕉和黄瓜(但不致病)，对豆荚类植物和种子具有致病性，也有引起人尿路感染的罕见报道[3-4]。

***Erwinia uredovora* 噬夏孢欧文菌**

(Pon et al., 1954) Dye, 1963

【分类学评述】 该菌种已被重新分类为泛菌属，见菠萝泛菌(*Pantoea ananatis*)。

***Erwinia* 欧文菌属参考文献**

Erysipelothrix 丹毒丝菌属 Rosenbach, 1909

【词源和翻译】 “*Erysipelothrix*”，新拉丁语阴性名词，由“*erusipelas-pelatos*”和“*thrix*”两个词根组成：“*erusipelas-pelatos*”，希腊语名词，英文词义为“erysipelas”；“*thrix*”，希腊语阴性名词，英文词义为“hair”。“*Erysipelothrix*”，英文词义为“erysipelas thread”，表示“丹毒丝”，菌名翻译为“丹毒丝菌属”。

一、分类学

丹毒丝菌属隶属于厚壁菌门(Firmicutes)、丹毒丝菌纲(Erysipelotrichia)、丹毒丝菌目(Erysipelotrichales)、

丹毒丝菌科(Erysipelotrichaceae),模式菌种为猪红斑丹毒丝菌[1]。

二、属的特征

丹毒丝菌属为革兰氏阳性、直或微弯的细弱杆菌,易形成长丝状,两端钝圆,单个、短链或成对、“V”形,或成堆排列;丝状者可长达 60 μm 以上。不抗酸,无动力、无荚膜、无芽孢。兼性厌氧。菌落小,通常透明、无色素,在血平板上有窄的 α-溶血环,无 β-溶血现象。最适温度为 30~37 ℃,5~42 ℃条件下可生长,60 ℃ 15 min 即不能存活。触酶与氧化酶阴性。发酵能力弱,分解葡萄糖和其他碳水化合物产酸不产气。需要有机生长因子。基因组 DNA G+C 含量为 36.0~40.0 mol%[1]。

三、属的临床意义

丹毒丝菌属在自然界中呈全球性分布,在多种环境条件中均能生存,且多种动物(如哺乳动物、鸟和鱼等)的消化道或扁桃体可携带该病原菌,而在猪体内最为常见。除猪外,丹毒丝菌常感染的家养动物还包括羊、兔子、牛和火鸡等,且不管有无症状,均可以通过动物的尿和粪便进行传播,并导致水和土壤的污染。目前认为,猪红斑丹毒丝菌是一种人畜共患病,大多数人类感染与职业暴露有关,且在渔业工作者、兽医和屠夫中发生频率最高。动物感染的可能途径是摄取了被污染的食物,而人的感染可通过受损皮肤或伤口,以及动物咬伤等接触病原体的途径。

猪红斑丹毒丝菌可引起人的类丹毒,感染部位周围 2~7 d 内可形成局部蜂窝织炎。感染部位肿胀,且主要损伤表现为界线明显、轻度隆起、由中心向周围渐浅的紫色区域,可形成非脓性囊泡。约 1/3 的患者会出现局部淋巴管炎,10%的患者会出现低热和关节痛。类丹毒的消退一般需 2~4 周或数月,且易复发。红斑丹毒丝菌进一步播散,在多数情况下会表现为心内膜炎且预后不良。感染红斑丹毒丝菌少见的临床表现包括腹膜炎、眼内炎、骨髓炎、颅内和骨髓脓肿、人工关节关节炎、肺炎、脑膜炎及腱鞘炎[2]。

四、抗菌药物敏感性和感染用药

对于丹毒丝菌属,推荐采用微量肉汤稀释法进行抗菌药物敏感性试验。目前针对猪红斑丹毒丝菌,CLSI M45 已建立了青霉素、氨苄西林、头孢吡肟、头孢噻肟、头孢曲松钠、亚胺培南、美罗培南、红霉素、环丙沙星、加替沙星、左氧氟沙星和克林霉素的药敏试验方法和判读折点,但难以常规操作[3]。在体外药物敏感性试验中,猪红斑丹毒丝菌对克林霉素、红霉素、达托霉素、亚胺培南和四环素均敏感。青霉素或氨苄西林都可以用于局部和全身性丹毒丝菌感染的治疗。尽管不必对猪红斑丹毒丝菌进行常规抗菌药物敏感性试验,但对青霉素过敏的患者要进行红霉素、克林霉素或其他更多的抗菌药物进行敏感性试验。至今尚未发现对广谱的头孢菌素或氟喹诺酮耐药的菌株,这两类药物可作为合适的替代药物。值得注意的是,猪红斑丹毒丝菌对万古霉素天然耐药,通常也对氨基糖苷类和磺胺类耐药[3]。

五、属内菌种

Erysipelothrix inopinata 意外丹毒丝菌

Verbarg et al., 2004

【词源和翻译】 “*inopinata*”,拉丁语阴性形容词,英文词义为“unexpected”,表示“意外的”,菌名翻译为“意外丹毒丝菌”。

【临床意义】 意外丹毒丝菌是从德国一个用于制备生长培养基的蔬菜肉汤中分离得到[4],暂无人类感染的报道。

Erysipelothrix rhusiopathiae 猪红斑丹毒丝菌

(Migula, 1900) Buchanan, 1918

【分类学评述】 该菌种在 1900 年被描述为“*Bacterium rhusiopathiae*”,在 1918 年被描述为现在的猪红斑丹毒丝菌并于 1980 年被收录到《核准的细菌名称目录》,其被描述的其他同义名还包括“*Bacillus insidiosus*”、“*Bacillus rhusiopathiaesuis*”、“*Erysipelothrix porci*”、“*Erysipelothrix erysipeloides*”、“*Erysipelothrix murisepticus*”和“*Erysipelothrix insidiosa*”等。

【词源和翻译】 “*rhusiopathiae*”,新拉丁语名词属格,由“*rhousios*”和“*pathos*”两个词根组成:“*rhousios*”,希腊语形容词,源自拉丁语“*rhusios*”,英文词义为“reddish”;“*pathos*”,希腊语名词,英文词义为“accident, misfortune, calamity; here intended to mean disease”。“*rhusiopathiae*”,英文词义为“of red disease”,表示“红色病”,因该菌感染导致猪丹毒后猪体表或腹内出现鲜红色斑块而得名,菌名翻译为“猪红斑丹毒丝菌”。

【临床意义】 猪红斑丹毒丝菌在自然界中广泛分布,可寄生在哺乳动物、鸟类和鱼类身上,目前认为其是一种人畜共患病病原菌,可引起丹毒和败血症等,且在火鸡、猪和其他动物的感染比人类更常见。人感染的临床表现包括轻度皮肤表现(如类丹毒)、弥漫性皮肤红斑、败血症和感染性心内膜炎等,但以轻度皮肤表现常见[2]。

【抗菌药物敏感性和感染用药】 猪红斑丹毒丝菌对万古霉素天然耐药。根据《ABX指南》,猪红斑丹毒丝菌感染的推荐用药方案如下。① 局部感染:苯唑西林120 mU或青霉素V钾250 mg口服,每天4次,用药5~7 d;或普鲁卡因青霉素0.6~1.2 mU/d肌内注射,用药5~7 d;或红霉素250 mg口服,每天4次,用药5~7 d;或多西环素100 mg口服,每天2次,用药5~7 d。② 败血症/感染性心内膜炎:青霉素每天240 mU静脉注射,分4次给药,4~6周,每天±链霉素静脉注射或第1周庆大霉素1 mg/kg静脉注射,每8 h 1次。

Erysipelothrix tonsillarum 扁桃体丹毒丝菌

Takahashi et al., 1987

【词源和翻译】 “*tonsillarum*”,拉丁语复数名词属格,英文词义为“of the tonsils”,表示“扁桃体”,菌名翻译为“扁桃体丹毒丝菌”。

【临床意义】 扁桃体丹毒丝菌模式菌株分离于日本健康猪的扁桃体,可以从健康的猪和牛的扁桃体、水和海鲜中分离得到,也有引起犬的心内膜炎的报道[5],但目前未发现与人的感染相关。

***Erysipelothrix* 丹毒丝菌属参考文献**

Escherichia 埃希菌属 Castellani and Chalmers, 1919

【词源和翻译】 “*Escherichia*”,新拉丁语阴性名词,源自“Theodor Escherich”的名字,以纪念其分离到大肠埃希菌,菌名翻译为“埃希菌属”。

一、分类学

埃希菌属隶属于变形菌门(Proteobacteria)、γ-变形菌纲(Gammaproteobacteria)、肠杆菌目(Enterobacteriales)、肠杆菌科(Enterobacteriaceae),模式菌种为大肠埃希菌[1]。

二、属的特征

埃希菌属为革兰氏阴性菌,直的圆柱状杆菌,大小为(1.1~1.5) μm×(2.0~6.0) μm,单个或成对排列。符合肠杆菌科细菌的一般特征。周鞭毛运动或无动力。需氧或兼性厌氧,兼有氧呼吸和发酵型代谢,但也存在厌氧生物型。氧化酶阴性。化能有机营养,可利用大部分发酵性的碳水化合物产酸产气,不能利用i-肌糖,只有弗格森(弗氏)埃希菌可利用*D*-核糖醇,大部分菌株可发酵乳糖,但是蟑螂埃希菌、赫尔曼(赫氏)埃希菌、弗格森(弗氏)埃希菌和伤口埃希菌可能延时发酵或不发酵乳糖。在氰化钾培养基上不生长[除赫尔曼(赫氏)埃希菌和一部分伤口埃希菌],通常不产生硫化氢。在大肠埃希菌染色体上有7个拷贝的rrn操纵子,包含编码16S、23S和5S的rRNA。基因组DNA G+C含量为48.0~59.0 mol%[1]。

三、属的临床意义

埃希菌属有5个菌种,对人致病的主要是大肠埃希菌。大肠埃希菌天然存在于人和温血动物肠道末端。在人类中,大肠埃希菌在婴儿出生数小时内就定植在胃肠道,随后成为人结肠微生物群的主要兼性厌氧菌,并与宿主形成互惠互利的关系。大肠埃希菌一般局限在肠腔内,在宿主免疫力下降、创伤或外科手术时可能侵入其他组织而引起感染,且部分血清型可引起腹泻,常见的传播途径是摄入被污染的食物和水、人与人或人与动物的接触、接触粪便污染的环境或食物[1-2]。蟑螂埃希菌则存在于蟑螂直肠,而弗格森埃希菌、赫尔曼(赫氏)埃希菌和伤口埃希菌在温血动物的肠道内外都有发现。

四、抗菌药物敏感性和感染用药

埃希菌属细菌的常规药敏试验可采用K-B法和MIC法,可参照CLSI M100中"肠杆菌目细菌的抑菌圈直径及MIC折点解释标准"进行药敏结果判读[3]。常规药敏试验应包括氨苄西林、头孢唑林(仅限于MIC)、庆大霉素和妥布霉素。对于从泌尿道标本中分离的大肠埃希菌应检测对磷霉素和其他仅用于这类感染的药物(复方磺胺甲噁唑)的敏感性。对于从脑脊液分离到的大肠埃希菌和其他肠杆菌科细菌应检测和报告头孢噻肟和头孢曲松的敏感性。对分离于脑脊液的大肠埃希菌和其他肠杆菌科细菌不应常规报告以下抗菌药物的药敏结果:仅仅通过口服途径的药物、第一代和第二代头孢菌素(胃肠外使用的头孢呋辛除外)、头霉素、克林霉素、大环内酯类、四环素类和氟喹诺酮类药物等。上述药物不应该选择,其对治疗中枢神经系统感染可能无效[2]。

五、属内菌种

Escherichia albertii 阿尔伯蒂埃希菌

Huys et al., 2003

【词源和翻译】 "*albertii*",新拉丁语名词属格,源自微生物学家M. John Albert的名字,以纪念他在1990年首次将该菌株分离出来并命名为哈夫尼亚样痢疾样腹泻菌,以及在其他痢疾样腹泻菌的研究中所做出的突出贡献,菌名翻译为"阿尔伯蒂埃希菌"。

【临床意义】 阿尔伯蒂埃希菌可引起人的暴发性胃肠炎,目前有引起餐厅相关腹泻疫情和感染性发热的报道,且鸡肉制品是可能的传染源。有研究认为,该菌种含有肠上皮细胞脱落位点致病岛(该致病岛也存在于肠致病性大肠埃希菌和肠侵袭性大肠埃希菌中),且该致病岛可能是引起儿童腹泻的重要原因[4-5]。需要注意的是,该菌种可能不在传统生化试验或商品化鉴定仪的数据库范围内,并可能会误鉴定为蜂房哈夫尼亚菌(*Hafnia alvei*),从而导致临床漏检。

【抗菌药物敏感性和感染用药】 目前尚无阿尔伯蒂埃希菌感染的权威用药方案,有资料显示其对四环素和青霉素耐药,而对头孢菌素和阿米卡星敏感[4-5],供参考。

Escherichia blattae 蟑螂埃希菌

Burgess et al., 1973

【分类学评述】 该菌种已被重新分类为蟑螂西姆惠菌(*Shimwellia blattae*)。

E

Escherichia coli 大肠埃希菌

(Migula, 1895) Castellani and Chalmers, 1919

【分类学评述】 该菌种在 1885 年被描述为 "*Bacterium colicommune*", 1895 年被描述为 "*Bacillus coli*", 1896 年被描述为 "*Bacterium coli*",在 1919 年被描述为"大肠埃希菌"并于 1980 年被收录到《核准的细菌名称目录》。

【词源和翻译】 "*coli*",拉丁语名词属格,英文词义为"of the colon",表示"大肠的",菌名翻译为"大肠埃希菌"。

【临床意义】 大肠埃希菌通常定植在温血动物肠道下部,是人体肠道的主要定植菌,也是人类和动物肠道(食源性)与肠道外的常见病原菌,可在人体的各种部位分离及引起相关感染,其中与腹泻相关的主要型别和临床意义包括:① 肠产毒素性大肠埃希菌,旅行者腹泻的主要病原菌。② 肠道附着性大肠埃希菌,旅游相关性腹泻的病原菌。③ 肠侵袭性大肠埃希菌,血样腹泻,与志贺菌引起的腹泻表现类似的腹痛症状,粪便中常可检出白细胞。④ 肠致病性大肠埃希菌,水样腹泻的婴儿,抗生素在治疗中的作用不清楚。⑤ 肠集聚性大肠埃希菌,经由食物传染的肠道病原体,在欠发达国家,儿童常见,且环丙沙星和利福平可以减少疾病持续时间。⑥ 产志贺毒素的大肠埃希菌,以血清型 O157: H7 最为熟知,非 O157 血清型可能会在一些地域中占主导地位;人畜共患病,食品或水源性肠道疾病;在发生流行时,导致溶血尿毒综合征,主要原因是儿童急性肾衰竭;腹泻可能是血性的,主要原因包括使用未煮熟肉类(牛肉馅)、蔬菜、水果、调理食品或受污染的水源等。非 O157 血清型产志贺毒素的大肠埃希菌,腹泻可能没有血性,在某些地理区域更多见,但由于很多菌株山梨醇阳性,因而可能在培养过程被漏掉。

【抗菌药物敏感性和感染用药】 对于大肠埃希菌所引起的侵袭性感染,经验用药可采用三代以上头孢菌素和亚胺培南等抗菌药物,但由于该菌种具有较强的获得性耐药能力,一般建议进行细菌培养并参考药敏结果用药,而对于肠产毒素性大肠埃希菌、肠致病性大肠埃希菌、肠道附着性大肠埃希菌和肠侵袭性大肠埃希菌及其他致泻性大肠埃希菌,尽管其具有一定程度的自限性,但合适的抗菌药物治疗可以减少感染的严重程度和持续时间[1-2]。

Escherichia fergusonii 弗格森(弗氏)埃希菌

Farmer et al., 1985

【词源和翻译】 "*fergusonii*",新拉丁语阳性名词属格,源自美国微生物学家"William W. Ferguson"的名字,以纪念他首次鉴定出致小儿腹泻的大肠埃希菌特定菌株的致病性及在肠道细菌领域所做的突出贡献,菌名翻译为"弗格森埃希菌",亦简译为"弗氏志贺菌"。

【临床意义】 弗格森(弗氏)埃希菌可分离于隼形目和鹦形目动物的粪便与其他温血动物非特定部位,也可分离于人类的各种临床标本,目前已确认为人类和动物的一种重要条件致病菌。在动物中,该菌种已从类似沙门菌感染症状的猪、山羊、牛、绵羊、马、鹿、鸵鸟、火鸡和鸡中分离,症状包括腹泻、乳腺炎、脑膜炎、流产和败血症等。在人类标本中,分离来源包括粪便、伤口、尿液、血液和脊髓液,可引起肠道疾病、尿路感染、伤口感染和败血症等[6-9]。

Escherichia hermannii 赫尔曼(赫氏)埃希菌

Brenner et al., 1983

【词源和翻译】 "*hermannii*",新拉丁语阳性名词属格,源自前 CDC 肠道部部长"George J. Hermann"和贝塞斯达国家卫生研究院环境服务部医学博士"Lloyd G. Herman"的名字,以纪念他们在肠道细菌及黄色色素细菌领域所做出的突出贡献,菌名翻译为"赫尔曼埃希菌",亦简译为"赫氏埃希菌"。

【临床意义】 赫尔曼(赫氏)埃希菌分离于多种人类临床标本,如大便、痰、肺组织、伤口、血液和脊髓液等,目前认为其是一种机会致病菌,可引起人的多种侵袭性感染[10]。

Escherichia vulneris 伤口埃希菌

Brenner et al., 1983

【词源和翻译】 "*vulneris*",拉丁语名词属格,源自拉丁语名词"*vulnus*",英文词义为"of a wound",表示"伤口的",菌名翻译为"伤口埃希菌"。

【临床意义】 伤口埃希菌被认为是一种条件致病菌,可在免疫力低下人群中引起侵袭性感染,且主要是创伤伤口(大部分是胳膊或腿上的伤口),也可分离于血、咽喉分泌物、痰、阴道、尿液、粪便和其他温血动物,另有引起婴儿腹泻和败血症的报道[11]。

***Escherichia* 埃希菌属参考文献**

Eubacterium 真(优)杆菌属 Prévot, 1938

【词源和翻译】 "*Eubacterium*",新拉丁语中性名词,由"*eu-*"和"*bacterium*"两个词根组成:"*eu-*",希腊语前缀,英文词义为"good, well, beneficial (not as opposed topseudês)";"*bacterium*",拉丁语中性名词,英文词义为"rod"。"*Eubacterium*",英文词义为"beneficial bacterium",表示"有益的细菌",目前通常翻译为"真杆菌属",亦翻译为"优杆菌属"(编者注:从词源学的角度上看,"优杆菌属"的翻译更为准确,而"真杆菌属"的翻译可能与词根"*eu-*"的误读有关)。

一、分类学

真(优)杆菌属隶属于厚壁菌门(Firmicutes)、梭菌纲(Clostridia)、梭菌目(Clostridiales)、真杆菌科(Eubacteriaceae),模式菌种为黏液真杆菌[1]。

二、属的特征

真(优)杆菌属为革兰氏阳性杆菌,单形或多形性,无芽孢,有动力或无动力,专性厌氧,化能异养,糖分解性或非糖分解性,在碳水化合物或蛋白胨中通常产生混合的有机酸,包括大量丁酸、醋酸或甲酸。但不产生以丙酸为主要的酸性产物[见丙酸杆菌属(*Propionibacterium*)];以乳酸为主要的酸性产物[见乳酸杆菌属(*Lactobacillus*)];琥珀酸(伴随 CO_2)和乳酸,伴随少量醋酸或甲酸[见放线菌属(*Actinomyces*)];醋酸和乳酸(醋酸>乳酸)(有或无甲酸)为主要的酸性产物[见双歧杆菌(*Bifidobacterium*)]。基因组 DNA G+C 含量为 30.0~57.0 mol%[1]。

三、属的临床意义

真(优)杆菌属细菌经常分离于感染的口腔标本中,一般认为与植牙失败有关;也可分离于人的其他类型标本,包括脑和(或)中枢神经系统感染、呼吸道感染、腹部和肠脓肿、生殖道、皮肤和(或)软组织坏死感染、伤口感染,以及血流感染等不同类型标本中[2]。

四、抗菌药物敏感性和感染用药

琼脂稀释法是推荐的厌氧菌试验方法,可参照 CLSI M100 中"厌氧菌 MIC 折点解释标准"进行药敏结果判读,但在普通实验室难以常规开展。另外,由于真(优)杆菌属内细菌分类变动,导致细菌敏感及耐药模式不断发生变化,很难和既往的研究数据保持一致。目前认为,真(优)杆菌为厌氧革兰氏阳性菌,青霉素类、β-内酰胺类和包括美罗培南在内的碳青霉烯类抗生素及万古霉素等,通常有很好的抗菌活性。甲硝唑是公认的治疗厌氧菌感染的药物，但是真杆菌属也有甲硝唑耐药菌株的报道[2]。

五、属内菌种

Eubacterium aerofaciens 产气真杆菌

(Eggerth, 1935) Prévot, 1938 (Approved Lists, 1980)

【分类学评述】 该菌种已被重新分类为柯林斯菌(*Collinsella*)，见产气柯林斯菌(*Collinsella aerofaciens*)。

Eubacterium barkeri 巴克真杆菌

(Stadtman et al., 1972) Collins et al., 1994

【分类学评述】 该菌种在 1938 年被描述为"*Inflabilis barati*"，在 1972 年被描述为"巴克梭菌"(*Clostridium barkeri*)并于 1980 年被收录到《核准的细菌名称目录》，在 1994 年被分类为现在的巴克真杆菌。

【词源和翻译】 "*barkeri*"，新拉丁语名词属格，源自美国生物化学家 H. A. Barker 的名字，菌名翻译为"巴克真杆菌"。

【临床意义】 巴克真杆菌可分离于淤泥和人类粪便中，可能是人体肠道中的正常菌群，目前暂无人类感染的报道[1-2]。

Eubacterium biforme 两形真杆菌

(Eggerth, 1935) Prévot, 1938

【分类学评述】 该菌种已被重新分类为霍蒂蔓菌属(*Holdemanella*)，见两形霍蒂蔓菌(*Holdemanella biformis*)。

Eubacterium brachy 短真杆菌

Holdeman et al., 1980

【词源和翻译】 "*brachy*"，新拉丁语中性形容词，源自希腊语中性形容词"*brachu*"，英文词义为"short, referring to the length of the cells"，表示"短的"(针对细胞长度而言)，菌名翻译为"短真杆菌"。

【临床意义】 短真杆菌可分离于各种口腔感染标本，包括牙周炎、牙髓感染和牙本质龋标本中，也有从人肺脓肿分离的报道[3]。

Eubacterium budayi 布达真杆菌

(le Blaye and Guggenheim, 1914) Holdeman and Moore, 1970

【分类学评述】 该菌种在 1914 年被描述为"*Bacterium budayi*"，在 1970 年被描述为"布达真杆菌"并于 1980 年被收录到《核准的细菌名称目录》。

【词源和翻译】 "*budayi*"，新拉丁语名词属格，源自首次分离出该菌的微生物学家 Buday 的名字，菌名翻译为"布达真杆菌"。

【临床意义】 布达真杆分离于泥浆、土壤、未彻底消毒的羊肠线中，暂未见人类感染的报道[1-2]。

Eubacterium callanderi 卡兰真杆菌

Mountfort et al., 1988

【词源和翻译】 "*callanderi*"，新拉丁语名词属格，源自 John Callander 的名字，以纪念她在木质材料厌氧消化领域所做出的开创性的贡献，菌名翻译为"卡兰真杆菌"。

【临床意义】 卡兰真杆菌是环境中的厌氧菌，最初从含有木材纤维的乙醇发酵植物的厌氧消化器中分离，目前也有引起人类菌血症的报道[4]。

Eubacterium contortum 扭曲真杆菌

(Prévot, 1947) Holdeman et al., 1971 (Approved Lists, 1980)

【分类学评述】 该菌种在 1947 年被描述为"*Catenabacterium contortum*"，在 1971 年被描述为"扭曲真杆菌"并于 1980 年被收录到《核准的细菌名称目录》。

【词源和翻译】 "*contortum*"，拉丁语中性分词形容词，英文词义为"twisted"，表示"扭转的，歪曲的"，菌名翻译为"扭曲真杆菌"。

【临床意义】 扭曲真杆菌分离于人类粪便、阴道拭子、伤口和无菌临床标本，包括血液(肾移植后)和腹主动脉瘤，目前认为其与 Crohn's 病密切相关，有在 36%~50%的 Crohn's 病患者血清中检出扭曲真杆菌的凝集抗体[1,5]。

Eubacterium cylindroides 柱状真杆菌

(Rocchi, 1908) Holdeman and Moore, 1970 (Approved Lists, 1980)

【分类学评述】 该菌种已被重新分类为粪棒菌属(*Faecalitalea*)，见柱状粪棒菌(*Faecalitalea cylindroides*)。

Eubacterium dolichum 长真杆菌

Moore et al., 1976 (Approved Lists, 1980)

【词源和翻译】 “*dolichum*”,新拉丁语中性形容词,英文词义为“long”,表示“长的”,意指在肉汤培养基中形成的长链,菌名翻译为“长真杆菌”。

【临床意义】 长真杆菌分离于人类粪便,可能是人体肠道中的正常菌群,目前暂无人类感染的报道[1-2]。

Eubacterium eligens 挑剔真杆菌

Holdeman and Moore, 1974 (Approved Lists, 1980)

【词源和翻译】 “*eligens*”,拉丁语分词形容词,英文词义为“making a proper selection, selecting”,表示“做出正确选择的,选择性的”,意指该菌在缺乏碳水化合物条件下生长不良这一选择性生长特性,通常翻译为“挑剔真杆菌”(编者注:从词源学的角度,“选择真杆菌”的翻译更为准确)。

【临床意义】 挑剔真杆菌分离于人类粪便,可能是人体肠道中的正常菌群,目前暂无人类感染的报道[1-2]。

Eubacterium fossor 挖掘真杆菌

Bailey and Love, 1986

【分类学评述】 该菌种已被重新分类为陌生菌属(*Atopobium*),见挖掘陌生菌(*Atopobium fossor*)。

Eubacterium hadrum 粗大真杆菌

Moore et al., 1976 (Approved Lists, 1980)

【分类学评述】 该菌种已被重新分类为厌氧棒状菌属(*Anaerostipes*),见粗大厌氧棒状菌(*Anaerostipes hadrus*)。

Eubacterium hallii 霍尔真杆菌

Holdeman and Moore, 1974 (Approved Lists, 1980)

【词源和翻译】 “*hallii*”,新拉丁语名词属格,源自美国微生物学家 Ivan C. Hall 名字,菌名翻译为“霍尔真杆菌”。

【临床意义】 霍尔真杆菌分离于人类粪便,可能是人体肠道中的正常菌群,目前暂无人类感染的报道[1-2]。

Eubacterium infirmum 娇弱真杆菌

Cheeseman et al., 1996

【词源和翻译】 “*infirmum*”,拉丁语中性形容词,英文词义为“not strong, weak, feeble, delicate”,表示“不强壮的,软弱的,虚弱的,脆弱的”,意指该菌生长比较脆弱,菌名翻译为“娇弱真杆菌”。

【临床意义】 娇弱真杆菌从人类牙周袋中分离出来,可引起牙周炎[1-2]。

Eubacterium lentum 缓慢真杆菌

(Eggerth, 1935) Prévot, 1938

【分类学评述】 该菌种已被重新分类为埃格特菌属(*Eggerthella*),见缓慢埃格特菌(*Eggerthella lenta*)。

Eubacterium limosum 黏液真杆菌

(Eggerth, 1935) Prévot, 1938 (Approved Lists, 1980)

【分类学评述】 该菌种在 1935 年被描述为“*Bacteroides limosus*”,在 1938 年被描述为现在的黏液真杆菌并于 1980 年被收录到《核准的细菌名称目录》。

【词源和翻译】 “*limosum*”,拉丁语中性形容词,英文词义为“full of slime, slimy”,表示“充满了黏液的,滑溜溜的”,菌名翻译为“黏液真杆菌”。

【临床意义】 黏液真杆菌从人类粪便、牛瘤胃和多种动物(如大鼠、家禽、鱼)的肠内容物中分离,可以引起人和动物的多种感染疾病(直肠和阴道脓肿、血液、伤口),尤其是直肠癌患者血流感染[1-2]。

Eubacterium minutum 细小真杆菌

Poco et al., 1996

【词源和翻译】 “*minutum*”,拉丁语中性形容词,英文词义为“minute, small”,表示“微小的,小的”,因该菌生长时菌落微小而得名,菌名翻译为“细小真杆菌”。

【临床意义】 细小真杆菌从人类牙周袋中分离,发现在严重牙周炎患者中抗体滴度会增加[1]。

Eubacterium moniliforme 念珠状真杆菌

(Repaci, 1910) Holdeman and Moore, 1970 (Approved Lists, 1980)

【分类学评述】 该菌种已被重新分类为梭菌属(*Clostridium*),见念珠状梭菌(*Clostridium moniliforme*)。

Eubacterium nitritogenes 产亚硝酸真杆菌

Prévot, 1940 (Approved Lists, 1980)

【词源和翻译】 “*nitritogenes*”,新拉丁语分词形容词,由“*nitris-itis*”和“*gennaô*”两个词根组成:“*nitris-itis*”,新拉丁语名词,英文词义为“nitrite”;“*gennaô*”,希腊语动词,英文词义为“produce, engender”。“*nitritogenes*”,英文词义为“nitrite-producing”,表示“产亚硝酸盐的”,菌名翻译为“产亚硝酸真杆菌”。

E

【临床意义】 产亚硝酸真杆菌可从土壤和人类感染标本中分离[1-2]。

Eubacterium nodatum 缠结真杆菌

Holdeman et al., 1980

【词源和翻译】 "*nodatum*",拉丁语中性分词形容词,英文词义为"entangled",表示"纠缠的、缠结的",因该菌菌体相互缠绕排列、紊乱而得名,菌名翻译为"缠结真杆菌"。

【临床意义】 缠结真杆菌可从牙周病患者的龈下标本和龈上牙齿脱落物中分离,与牙周疾病密不可分,也有引起女性生殖道感染的报道[1-2]。

Eubacterium plautii 普劳特真杆菌

(Séguin, 1928) Hofstad and Aasjord, 1982

【分类学评述】 该菌种已被重新分类为普劳特解黄酮菌(*Flavonifractor plautii*)

Eubacterium ramulus 细枝真杆菌

Moore et al., 1976 (Approved Lists, 1980)

【词源和翻译】 "*ramulus*",拉丁语阳性名词属格,英文词义为"a twig",表示"细枝",因该菌菌体形状为细枝状而得名,菌名翻译为"细枝真杆菌"。

【临床意义】 细枝真杆菌可从人类粪便中分离,可降解多种黄酮类化合物(黄酮类化合物是一种多酚类化合物,广泛存在于与人体营养有关的植物中,可降低冠心病、脑卒中、高血脂等风险),可能是人体肠道中的正常菌群,目前暂无人类感染的报道[6]。

Eubacterium rectale 直肠真杆菌

(Hauduroy et al., 1937) Prévot, 1938

【分类学评述】 该菌种在1937年被描述为"*Bacteroides rectalis*",1938年被描述为现在的直肠真杆菌,并于1980年被收录到《核准的细菌名称目录》。

【词源和翻译】 "*rectale*",新拉丁语中性形容词,由"*rectum*"和"*-ale*"两个词根组成:"*rectum*",新拉丁语名词,英文词义为"the straight bowel";"*-ale*",拉丁语中性后缀,英文词义为"pertaining to"。"*rectale*",英文词义为"pertaining to rectum, rectal",表示"与直肠有关的",菌名翻译为"直肠真杆菌"。

【临床意义】 直肠真杆菌可从人类结肠和粪便中分离,可降解黄酮类化合物(黄酮醇槲皮素和黄铜木犀草素),可能是人体肠道中的正常菌群,目前暂无人类感染的报道[1-2]。

Eubacterium saburreum 沙状真杆菌

(Prévot, 1966) Holdeman and Moore, 1970 (Approved Lists, 1980)

【分类学评述】 该菌种已被重新分类为毛绒厌氧杆菌属(*Lachnoanaerobaculum*),见沙状毛绒厌氧杆菌(*Lachnoanaerobaculum saburreum*)。

Eubacterium siraeum 惰性真杆菌

Moore et al., 1976 (Approved Lists, 1980)

【词源和翻译】 "*siraeum*",新拉丁语中性形容词,英文词义为"sluggish",表示"行动迟缓的,懒惰的",因该菌在大多数物体表面运动相对比较迟缓而得名,菌名翻译为"惰性真杆菌"。

【临床意义】 惰性真杆菌可从人类粪便中分离,可能是人体肠道中的正常菌群,目前暂无人类感染的报道[1-2]。

Eubacterium sulci 龈沟真杆菌

(Cato et al., 1985) Jalava and Eerola, 1999

【分类学评述】 该菌种在1985年被描述为龈沟梭杆菌(*Fusobacterium sulci*),在1999年被重新分类为现在的龈沟真杆菌。

【词源和翻译】 "*sulci*",拉丁语名词属格,英文词义为"of a furrow",表示"沟中的",因该菌的栖息地为人类牙龈沟而得名,菌名翻译为"龈沟真杆菌"。

【临床意义】 龈沟真杆菌可从人牙龈沟中分离,可能是人口腔感染潜在的病原菌[1-2]。

Eubacterium tenue 纤细真杆菌

(Bergey et al., 1923) Holdeman and Moore, 1970 (Approved Lists, 1980)

【分类学评述】 该菌种在1923年被描述为"*Bacteroides tenuis*",在1970年被描述为现在的纤细真杆菌并于1980年被收录到《核准的细菌名称目录》,被描述的其他同义名还包括"*Bacillus tenuisspatuliformis*"、"*Cillobacterium spatuliforme*"、"*Bacillus spatuliformis*"和"*Cillobacterium tenue*"。

【词源和翻译】 "*tenue*",拉丁语中性形容词,英文词义为"slender",表示"纤细的,苗条的",菌名翻译为"纤细真杆菌"。

【临床意义】 纤细真杆菌是环境中的厌氧菌,也有从人流产后的脓肿、膝关节滑液和血液中分离的报道[1-2]。

Eubacterium ventriosum **凸腹真杆菌**

(Tissier, 1908) Prévot, 1938 (Approved Lists, 1980)

【分类学评述】 该菌种在1908年被描述为"*Bacillus ventriosus*",1938年被描述为现在的凸腹真杆菌并于1980年被收录到《核准的细菌名称目录》。被描述的其他同义名还包括"*Bacteroides ventriosus*"和"*Pseudobacterium ventriosum*"。

【词源和翻译】 "*ventriosum*",拉丁语中性形容词,英文词义为"having a large belly, pot-bellied",表示"大肚子的",菌名翻译为"凸腹真杆菌"。

【临床意义】 凸腹真杆菌初次分离于人的粪便标本,也有从口腔脓肿、颈部感染、化脓性胸膜炎、肺脓肿和支气管扩张患者中分离的报道[1-2]。

Eubacterium yurii **尤里真杆菌**

Margaret and Krywolap, 1986

【词源和翻译】 "*yurii*",新拉丁语名词属格,源自Yuri的名字,菌名翻译为"尤里真杆菌"。

【临床意义】 尤里真杆菌可从龈下牙菌斑中分离,但分离率不高,目前认为其是口腔感染潜在的病原菌[1-2]。

Eubacterium **真(优)杆菌属参考文献**

Ewingella 尤因(爱文)菌属 Grimont et al., 1984

【词源和翻译】 "*Ewingella*",带"*-ella*"小尾缀的新拉丁语阴性名词,源自美国微生物学家William H. Ewing的名字,以纪念他在肠杆菌科和弧菌科的命名和分类中所做出的突出贡献,菌名翻译为"尤因菌属",亦翻译为"爱文菌属"。

一、分类学

该菌属隶属于变形菌门(Proteobacteria)、γ-变形菌纲(Gammaproteobacteria)、肠杆菌目(Enterobacteriales)、耶尔森菌科(Yersiniaceae),模式菌种美洲尤因菌为目前属内唯一菌种[1]。

二、属的特征

该菌属为革兰氏阴性小杆菌,大小为(0.6~0.7) μm×(1~1.8) μm。符合肠杆菌目的一般特征,含有肠道菌常见抗原,通过3~10根周鞭毛运动。兼性厌氧。氧化酶阴性,触酶阳性。一些菌株在25 ℃比36 ℃生长更快且生化反应更活跃。呈阳性反应的试验是甲基红试验、VP试验、柠檬酸盐利用试验和β-半乳糖苷酶试验。还原硝酸盐为亚硝酸盐。可发酵葡萄糖、甘露醇、水杨苷、海藻糖、阿糖醇、甘露糖和*D*-半乳糖产酸。可利用156种碳源中的35种。呈现阴性反应的试验是吲哚试验、硫化氢(三糖铁)试验、脲酶试验、苯丙氨酸脱氨酶试验、赖氨酸脱羧酶试验、精氨酸水解酶试验、鸟氨酸脱羧酶试验、明胶水解(22 ℃)试验、氰化钾生长试验、丙二酸盐利用试验、醋酸盐利用试验、脂肪酶(玉米油)试验、DNA酶试验。不产生色素,不发酵蔗糖、半乳糖醇、核糖醇、肌醇、山梨醇、*L*-阿拉伯糖、棉子糖、麦芽糖、*D*-木糖、纤维二糖、α-甲基-*D*-葡萄糖苷、赤藓糖醇、蜜二糖和半乳糖二酸。发酵过程无明显气体产生。对黏菌素、萘啶酸、磺胺嘧啶(大部分菌株)、庆大霉素、链霉素、卡那霉素、四环素、氯霉素和羧苄青霉素(MH琼脂纸片扩散法)敏感;对青霉素和头孢菌素耐药;对氨苄西林敏感性不确定。基因组 DNA G+C 含量为53.6~55.2 mol%[1]。

三、属内菌种

Ewingella americana **美洲尤因菌**

Grimont et al., 1984

【词源和翻译】 "*americana*",新拉丁语阴性形容词,英文词义为"pertaining to America",表示"美国的",因该菌最初的10株菌株均分离自美国而得名,菌名翻译为"美洲尤因菌",亦翻译为"美洲爱文菌"。

【临床意义】 美洲尤因菌存在于人类临床标本和环境中,已有从医院环境中的水溶液、水、软体动物中分离出来的报道。有学者发现其可导致双孢蘑菇菌柄内部坏死,这是在英国食用菌产业的一个潜在的严重的疾病。该菌种为条件致病菌,对人具有潜在致病性,通常分离于无菌体液如血液和尿液,也可从其他临床标本如咽喉、痰和伤口中分离。该菌种主要引起免疫功能不全患者感染,可引起腹膜透析患者腹膜炎的发生,也有报道引起先天性肾病婴儿的脓毒症[1-3]。

【抗菌药物敏感性和感染用药】 暂无感染用药相关信息,但建议采用肠杆菌目细菌的感染用药方案,且常规药敏试验可参照 CLSI M100 中"肠杆菌目细菌的抑菌圈直径及 MIC 折点解释标准"进行药敏结果解读[4]。

E

Ewingella **尤因(爱文)菌属参考文献**

Exiguobacterium 微小杆菌属 Collins et al., 1984

【词源和翻译】 "*Exiguobacterium*",新拉丁语中性名词,由"*exiguus*"和"*bacterium*"两个词根组成:"*exiguus*",拉丁语形容词,英文词义为"short,small";"*bacterium*",拉丁语中性名词,英文词义为"a small rod"。"*Exiguobacterium*",英文词义为"small rod",表示"小棒",菌名翻译为"微小杆菌属"。

一、分类学

微小杆菌属隶属于厚壁菌门(Firmicutes)、芽孢杆菌纲(Bacilli)或厚壁菌纲(Firmibacteria)、芽孢杆菌目(Bacillales),科的分类暂未定,模式菌种为金橙黄微小杆菌[1]。

二、属的特征

微小杆菌为革兰氏阳性菌,菌体呈多形性,从指数生长期的杆状(3.2 μm×1.2 μm)到静止期的短杆状甚至球状(1.4 μm×1.1 μm),单独、成对或链状排列,不抗酸,无芽孢,有动力,兼性厌氧,触酶阳性,在10 ℃或45 ℃条件下不生长,不产气,发酵 *D*-葡萄糖和其他糖类,甲基萘醌是唯一的呼吸醌,主要的呼吸醌是 MK-7。基因组 DNA G+C 含量为 46.6~55.8 mol%[1]。

三、属的临床意义

微小杆菌属分布在各种环境中,为了生物技术和工业目的,已经从不同的环境中分离出不同的菌种，包括酶的生产、生物修复和降解释放到环境中的有毒物质。一些分离株具有促进植物生长的能力，目前正被开发用于增加农业生产。对人具有潜在致病性，有文献报道可引起社区获得性肺炎和菌血症[1-3]。

四、抗菌药物敏感性和感染用药

该菌属是一种需氧的革兰氏阳性杆菌，有文献资料显示金橙黄微小杆菌对氨苄西林、头孢噻肟、氯霉素、环丙沙星、克林霉素、红霉素、庆大霉素、青霉素、利福平、替考拉宁、四环素和甲氧苄啶均敏感[3]。

五、属内菌种

Exiguobacterium acetylicum 乙酰微小杆菌

(Levine and Soppeland, 1926) Farrow et al., 1994

【分类学评述】 乙酰微小杆菌在1926年被描述为“*Flavobacterium acetylicum*”，1957年被描述为乙酰短杆菌(*Brevibacterium acetylicum*)并于1980年被收录到《核准的细菌名称目录》，基名即乙酰短杆菌。在1994年，该菌种被重新分类为现在的乙酰微小杆菌。

【词源和翻译】 “*acetylicum*”，新拉丁语中性形容词，由“*acetylum*”和“*-icum*”两个词根组成：“*acetylum*”，新拉丁语中性名词，英文词义为“the organic radical acetyl”；“*-icum*”，拉丁语中性后缀，英文词义为“belonging to”。“*acetylicum*”，英文词义为“pertaining to acetyl”，表示“与乙酰有关的”，菌名翻译为“乙酰微小杆菌”。

【临床意义】 乙酰微小杆菌很少引起人类致病，有文献报道可引起菌血症[4]。

Exiguobacterium aurantiacum 金橙黄微小杆菌

Collins et al., 1984

【词源和翻译】 “*aurantiacum*”，新拉丁语中性形容词，由“*aurantium*”和“*-acum*”两个词根组成：“*aurantium*”，新拉丁语名词，源自拉丁语名词“*aurum*”，英文词义为“generic name of the orange”；“*-acum*”，拉丁语中性后缀，英文词义为“belonging to”。“*aurantiacum*”，英文词义为“orange-colored”，表示“橙色的”，菌名翻译为“金橙黄微小杆菌”。

【临床意义】 金橙黄微小杆菌初次分离于马铃薯加工废水中，目前有分离于人血培养标本的报道，且患者均有放疗或深静脉插管治疗的经历[5-6]。

Exiguobacterium 微小杆菌属参考文献

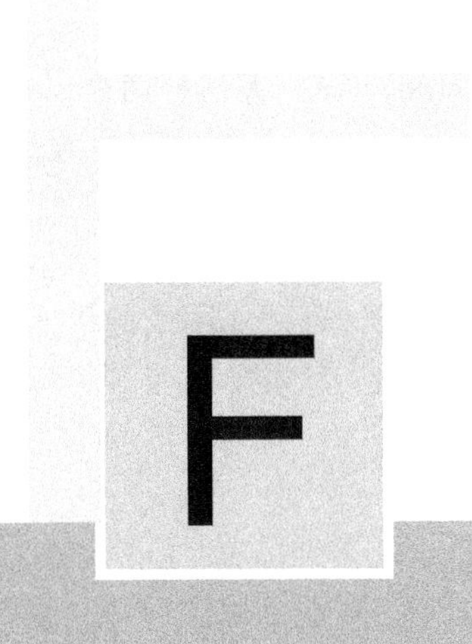

F

Facklamia 费克蓝姆菌属 Collins et al., 1997

【词源和翻译】 "*Facklamia*",新拉丁语阴性名词,源自美国微生物学家 Richard R. Facklam 的名字,菌名翻译为"费克蓝姆菌属"。

一、分类学

费克蓝姆菌属隶属于厚壁菌门(Firmicutes)、芽孢杆菌纲(Bacilli)或厚壁菌纲(Firmibacteria)、乳酸杆菌目(Lactobacillales)、气球菌科(Aerococcaceae),模式菌种为人费克蓝姆菌[1]。

二、属的特征

费克蓝姆菌属为革兰氏阳性菌,卵圆形,成对、成团或链状排列。无动力,无芽孢。兼性厌氧。触酶阴性。在 10 ℃或 45 ℃条件下不生长。不产气,发酵 *D*-葡萄糖和其他糖类,产吡咯烷酮芳基酰胺酶和亮氨酸氨基肽酶。基因组 DNA G+C 含量为 40.0~42.0 mol%[1]。

F

三、属的临床意义

费克蓝姆菌分离于多种来源的临床标本,包括脓肿、骨骼、脑脊液、胆囊、血、伤口、泌尿生殖道和绒毛膜羊膜炎标本[1-2]。

四、抗菌药物敏感性和感染用药

该菌属是革兰氏阳性球菌,万古霉素通常具有较好的抗菌活性。有文献显示,约 17%的菌株对青霉素中度敏感,44%对头孢噻肟耐药,33%对头孢呋辛耐药,22%对红霉素耐药,33%对克林霉素、红霉素耐药。28%对复方磺胺甲噁唑耐药,17%对利福平耐药[3]。

五、属内菌种

Facklamia hominis 人费克蓝姆菌

Collins et al., 1997

【词源和翻译】 "*hominis*",拉丁语名词属格,英文词义为"of a human being",表示"人类的",因该菌株首次分离于人类标本而得名,菌名翻译为"人费克蓝姆菌"。

【临床意义】 人费克蓝姆菌寄生于女性生殖道,最初从人类的尿液、阴道、血液和脓肿标本中分离出来,也有从胎盘、二尖瓣、关节液和肩胛骨脓肿中分离的报道[4-5]。

Facklamia ignava 懒惰费克蓝姆菌

Collins et al., 1998

【词源和翻译】 "*ignava*",拉丁语阴性形容词,英文词义为"lazy, unreactive",表示"懒惰的,不活跃的",菌名翻译为"懒惰费克蓝姆菌"。

【临床意义】 懒惰费克蓝姆菌有引起人菌血症感染的罕见报道[6]。

Facklamia languida 惰性费克蓝姆菌

Lawson et al., 1999

【词源和翻译】 "*languida*",拉丁语阴性形容词,英文词义为"languid",表示"懒惰的,倦怠的",因该菌生化反应不活泼而得名,菌名翻译为"惰性费克蓝姆菌"。

【临床意义】 惰性费克蓝姆菌分离于人的血液标本,有引起败血症的报道[7]。

Facklamia sourekii 稍雷克(稍氏)费克蓝姆菌

Collins et al., 1999

【词源和翻译】 "*sourekii*",新拉丁语名词属格,源自捷克微生物学家 J. Sourek 的名字,菌名翻译为"稍雷克费克蓝姆菌",亦简译为"稍氏费克蓝姆菌"。

【临床意义】 稍雷克费克蓝姆菌有引起人菌血症感染的罕见报道[8]。

***Facklamia* 费克蓝姆菌属参考文献**

Faecalibacterium 栖粪杆菌属 Duncan et al., 2002

【词源和翻译】 "*Faecalibacterium*"，新拉丁语中性名词，由"*faecalis*"和"*bacterium*"两个词根组成："*faecalis*"，新拉丁语形容词，源自拉丁语名词"*faex faecis*"，英文词义为"pertaining to feces"；"*bacterium*"，拉丁语中性名词，英文词义为"a small rod"。"*Faecalibacterium*"，英文词义为"rod from feces"，表示"从粪便中分离的杆菌"，意指该菌在粪便中大量存在，且定植在结肠中，菌名翻译为"栖粪杆菌属"。

一、分类学

栖粪杆菌属隶属于厚壁菌门(Firmicutes)、梭菌纲(Clostridia)、梭菌目(Clostridiales)、瘤胃球菌科(Ruminococcaceae)，模式菌种普拉栖粪杆菌为目前属内唯一菌种[1-2]。

二、属的特征

栖粪杆菌属为革兰氏阴性直杆菌，长度不定，大小为(0.5~0.8) μm×(2.0~14.0) μm，单个，有时呈沙漏状排列。严格厌氧，无芽孢，无动力。基因组 DNA G+C 含量为 47.0~57.0 mol%[1-2]。

三、属内菌种

***Faecalibacterium prausnitzii* 普拉栖粪杆菌**

(Hauduroy et al., 1937) Duncan et al., 2002

【分类学评述】 普拉栖粪杆菌在 1937 年被描述为"*Bacteroides praussnitzii*"，在 1970 年被描述为普拉栖梭杆菌(*Fusobacterium prausnitzii*)并于 1980 年被收录到《核准的细菌名称目录》，在 2002 年被分类为现在的普拉栖粪杆菌。

【词源和翻译】 "*prausnitzii*"，新拉丁语名词属格，源自细菌学家 C. Prausnitz 的名字，以纪念其首次分离该菌株，菌名翻译为"普拉栖粪杆菌"。

【临床意义】 普拉栖粪杆菌分离于动物和人类粪便，菌群变化可以作为肠道健康的生物标志，细菌水平的降低与许多疾病有关，尤其是溃疡性结肠炎和克罗恩病等[1-4]。

【抗菌药物敏感性和感染用药】 目前尚无普拉栖粪杆菌感染的用药指南，从微生物学特性推断，青霉素类、β-内酰胺类、包括美罗培南在内的碳青霉烯类及万古霉素等对该类厌氧的无芽孢的革兰氏阳性杆菌可能具有很好的抗菌活性，供参考。

***Faecalibacterium* 栖粪杆菌属参考文献**

Faecalitalea 粪棒菌属 de Maesschalck et al., 2014

【词源和翻译】 “*Faecalitalea*”，新拉丁语阴性名词，由“*faecalis*”和“*talea*”两个词根组成：“*faecalis*”，新拉丁语形容词，英文词义为“pertaining to faeces”；“*talea*”，拉丁语阴性名词，英文词义为“a rod”。“*Faecalitalea*”，英文词义为“a rod isolated from faeces”，表示“从粪便中分离出来的棒状细菌”，菌名翻译为“粪棒菌属”。

一、分类学

粪棒菌属隶属于厚壁菌门(Firmicutes)、丹毒丝菌纲(Erysipelotrichia)、丹毒丝菌目(Erysipelotrichales)、丹毒丝菌科(Erysipelotrichaceae)，模式菌种柱状粪棒菌为目前属内唯一菌种[1]。

二、属的特征

粪棒菌属为革兰氏阳性菌，呈单个、成对或短链状的多形性杆菌。专性厌氧，常会呈丝状。无动力，无芽孢。发酵葡萄糖、蔗糖、*D*-甘露糖和棉子糖，可产生乳酸和丁酸。基因组 DNA G+C 含量为 26.0~35.0 mol%[1]。

F

三、属内菌种

Faecalitalea cylindroides 柱状粪棒菌

de Maesschalck et al., 2014

【分类学评述】 该菌种在 1908 年被描述为“*Bacterium cylindroides*”，1970 年被描述为柱状真杆菌(*Eubacterium cylindroides*)并于 1980 年被收录到《核准的细菌名称目录》，在 2014 年被重新分类为现在的柱状粪棒菌。

【词源和翻译】 “*cylindroides*”，新拉丁语阴性形容词，由“*kulindros*”和“*-oides*”两个词根组成：“*kulindros*”，希腊语名词，英文词义为“a cylinder”；“*-oides*”，拉丁语后缀，英文词义为“resembling, similar to”。“*cylindroides*”，英文词义为“cylinder-shaped”，表示“圆柱状的，圆筒形的”，菌名翻译为“柱状粪棒菌”。

【临床意义】 柱状粪棒菌分离于正常人类粪便，临床意义不明确[1]。

【抗菌药物敏感性和感染用药】 目前暂无柱状粪棒菌的药敏试验方法和感染用药资料。从系统发育关系来看，柱状粪棒菌隶属于丹毒丝菌科且与猪红斑丹毒丝菌(*Erysipelothrix rhusiopathiae*)具有较近的亲缘关系，故对于柱状粪棒菌的临床感染，理论上可参考猪红斑丹毒丝菌的感染用药和药敏试验方案，以及 CLSI M45 中“猪红斑丹毒丝菌的 MIC 折点解释标准”的药敏判读方法。尽管暂无柱状粪棒菌对万古霉素的药敏资料，但在丹毒丝菌科，有猪红斑丹毒丝菌、线形霍尔德曼菌(*Holdemania filiformis*)和乳酸杆菌属(*Lactobacillus*)菌株对万古霉素耐药的报道[1-2]，供参考。

Faecalitalea 粪棒菌属参考文献

Filifactor 产线菌属 Collins et al., 1994

【词源和翻译】 "*Filifactor*",新拉丁语阳性名词,由"*filum*"和"*factor*"两个词根组成:"*filum*",拉丁语名词,英文词义为"thread";"*factor*",拉丁语阳性名词,英文词义为"a maker"。"*Filifactor*",英文词义为"thread-maker",表示"线的制造者",菌名翻译为"产线菌属"。

一、分类学

产线菌属隶属于厚壁菌门(Firmicutes)、梭菌纲(Clostridia)、梭菌目(Clostridiales)、消化链球菌科(Peptostreptococcaceae),模式菌种为绒毛产线菌[1]。

二、属的特征

产线菌属为革兰氏阳性杆菌。专性厌氧,化能异养。无鞭毛,产醋酸盐和丁酸盐,基因组 DNA G+C 含量为 28.0~34.0 mol%[1]。

三、属的临床意义

产线菌属分离于猫的口腔和猫的皮下伤口脓肿标本,临床分离株来源于口腔脓肿、牙髓感染、牙周病和伤口感染标本等,可能在混合厌氧感染中起致病作用[1]。

四、抗菌药物敏感性和感染用药

琼脂稀释法是推荐的厌氧菌试验方法,但在普通实验室难以常规开展。目前尚无产线菌属感染的权威用药方案,从微生物学特性推断,青霉素、阿莫西林、克林霉素、亚胺培南、β-内酰胺类/β-内酰胺酶抑制剂(如阿莫西林/克拉维酸、哌拉西林/他唑巴坦、氨苄西林/舒巴坦)等对该类厌氧的革兰氏阳性杆菌,可能具有很好的抗菌活性,供参考。

五、属内菌种

Filifactor alocis 龈沟产线菌

(Cato et al., 1985) Jalava and Eerola, 1999

【分类学评述】 龈沟产线菌在 1985 年被描述为龈沟梭杆菌(*Fusobacterium alocis*),并被收录到《核准的细菌名称目录》,在 1999 年被分类为现在的龈沟产线菌。

【词源和翻译】 "*alocis*",新拉丁语名词属格,源自希腊语名词"*alox-okos*",英文词义为"of a furrow",表示"沟中的",意指其分离于牙龈的缝隙中,菌名翻译为"龈沟产线菌"。

【临床意义】 龈沟产线菌从牙龈炎或牙周炎患者的龈沟,以及猫的口腔和因口腔细菌感染引起的口腔软组织感染的猫口腔中分离,目前认为其是牙周病的病原体,在人的牙周感染中发挥了重要作用[2]。

Filifactor villosus 绒毛产线菌

(Love et al., 1979) Collins et al., 1994

【分类学评述】 龈沟产线菌在 1979 年被描述为绒毛梭菌(*Clostridium villosum*)并于 1980 年被收录到《核准的细菌名称目录》,在 1994 年被分类为现在的绒毛产线菌。

【词源和翻译】 "*villosus*",拉丁语阳性形容词,英文词义为"hairy、shaggy、rough",表示"毛茸茸的、蓬松的、粗糙的",因其菌落形态常蓬松、粗糙而得名,菌名翻译为"绒毛产线菌"。

【临床意义】 绒毛产线菌最初从猫皮下伤口脓肿中分离,目前有从人的猫咬伤感染伤口中分离的报道[1]。

Filifactor 产线菌属参考文献

Finegoldia 芬戈尔德菌属 Murdoch and Shah, 2000

【词源和翻译】 "*Finegoldia*",新拉丁语阴性名词,源自美国微生物学家 Sydney M. Finegold 的名字,菌名翻译为"芬戈尔德菌属"。

一、分类学

芬戈尔德菌属隶属于厚壁菌门(Firmicutes)、梭菌纲(Clostridia)、梭菌目(Clostridiales),科的分类暂未定,模式菌种大芬戈尔德菌为目前属内唯一菌种。

F

二、属的特征

芬戈尔德菌属为革兰氏阳性球菌,成对,四联或不规则成堆排列,直径为 0.7~1.5 μm。无芽孢。专性厌氧。不发酵糖类,吲哚阴性。最适生长温度为 37 ℃。不同菌株蛋白胨和氨基酸代谢试验、碱性磷酸酶试验结果不同。基因组 DNA G+C 含量为 32.0~34.0 mol%。

三、属内菌种

Finegoldia magna 大芬戈尔德菌

(Prévot, 1933) Murdoch and Shah, 2000

【分类学评述】 该菌种在 1972 年被描述为"大消化球菌"(*Peptococcus magnus*)并于 1980 年被收录到《核准的细菌名称目录》,在 2000 年被分类为现在的大芬戈尔德菌,被描述的其他同义名还包括"大消化链球菌"(*Peptostreptococcus magnus*)。

【词源和翻译】 "*magna*",拉丁语阴性形容词,英文词义为"large",表示"大的",菌名翻译为"大芬戈尔德菌"。

【临床意义】 大芬戈尔德菌是临床上最常见的致病性革兰氏阳性厌氧球菌,也是临床标本中最常分离到的革兰氏阳性厌氧球菌之一。全身不同部位的多种感染标本中均曾分离到大芬戈尔德菌纯培养菌株,如感染性心内膜、脑膜炎和肺炎,且部分易导致患者死亡。大芬戈尔德菌常见于皮肤和软组织感染、骨关节感染及包括糖尿病皮肤溃疡和应激性溃疡在内的慢性创面感染,还可分离自化脓性关节炎、假体及植入物感染、乳腺脓肿、糖尿病足,以及鼻窦炎和中耳炎等上呼吸道感染标本。利用非培养技术,人们在培养阴性的心内膜炎和人工关节感染标本中检测到大芬戈尔德菌,还有报道大芬戈尔德菌可引起毒性休克综合征。以上这些均表明大芬戈尔德菌的致病性及临床意义被低估,随着更准确的检测及鉴定技术的应用,将改变大芬戈尔德菌在某些临床感染性疾病中的检出率,也将改变人们对该菌的认识水平[1-4]。

【抗菌药物敏感性和感染用药】 大芬戈尔德菌是厌氧革兰氏阳性菌,青霉素类、β-内酰胺类和包括美罗培南在内的碳青霉烯类抗生素通常对该类厌氧菌保持很好的抗菌活性。琼脂稀释法是推荐的厌氧菌试验方法,试验结果判读可参照 CLSI M100 中"厌氧菌 MIC 折点解释标准"进行药敏结果判读[5],但在普通实验室难以常规开展。需要指出的是,尽管大多数研究表明大芬戈尔德菌对青霉素非常敏感，但可能具有地区差异。有报道显示其对克林霉素、甲硝唑和青霉素的耐药性较低（10%～20%），而对红霉素、四环素的耐药性较高（>20%）。

***Finegoldia* 芬戈尔德菌属参考文献**

Flavobacterium 黄杆菌属 Bergey et al., 1923

【词源和翻译】 "*Flavobacterium*"，新拉丁语中性名词，由"*flavus*"和"*bacterium*"两个词根组成："*flavus*"，拉丁语形容词，英文词义为"yellow"；"*bacterium*"，拉丁语中性名词，英文词义为"a small rod or staff and, in biology, a bacterium (so called because the first ones observed were rod-shaped)"。"*Flavobacterium*"，英文词义为"a yellow bacterium"，表示"一种黄色的细菌"，菌名翻译为"黄杆菌属"。

F

一、分类学

黄杆菌属隶属于拟杆菌门（Bacteroidetes）、黄杆菌纲（Flavobacteriia）、黄杆菌目（Flavobacteriales）、黄杆菌科（Flavobacteriaceae），模式菌种为水生黄杆菌[1]。

二、属的特征

黄杆菌属为革兰氏阴性杆菌，直或微弯曲，末端钝圆或略呈锥形，直径 0.3～0.5 μm，长度不定，一般 2～5 μm，也有短至 1 μm 或长至 10～40 μm，呈丝状，或呈多形性。较长者灵活，不形成内生芽孢，有些菌种在平稳增长阶段可退化成球形（原生质）。无动力或呈滑翔运动，未见鞭毛相关报道。可产生类胡萝卜素和屈挠菌素，使菌落呈亮黄色或灰白色。化能有机营养，大多数菌株专性需氧，一些菌株在微需氧或厌氧环境也能微弱生长。半数菌株能够将硝酸盐还原为亚硝酸盐，部分菌株能够完成完全的反硝化作用。大多数温带菌株的最佳生长温度是 20～30 ℃，大多数寒冷菌株的生长温度为 15～20 ℃。大多数菌株在营养琼脂和胰酶大豆琼脂生长良好，不需要生长因子，多数菌株可耐受 2%～4% NaCl。大部分菌株触酶和氧化酶阳性，可水解七叶苷和淀粉，部分菌株可以水解琼脂和羧甲基纤维素，有较强的蛋白水解酶活性。基因组 DNA G+C 含量为 30.0～41.0 mol%[1]。

三、属的临床意义

黄杆菌属在土壤、淡水、海洋或咸水环境中均有分离，且温带与极地地区具有分布，部分菌株对淡水鱼致病[2-3]，目前认为其可能是一种潜在的条件致病菌，有因蒸馏水污染引起新生儿败血症的医院感染暴发报道[4]。

四、抗菌药物敏感性和感染用药

黄杆菌属的临床感染少见，目前没有针对该菌的抗感染治疗方案。从亲缘关系来看，该菌属可能与吲哚金黄杆菌(*Chryseobacterium indologenes*)和脑膜脓毒伊丽莎白金菌(*Elizabethkingia meningoseptica*)具有相类似的耐药性。从该菌的革兰氏染色特性来看,其作为一种非苛养的革兰氏阴性杆菌,可参考 CLSI M100 中"其他非肠杆菌科细菌的 MIC 折点解释标准"进行药敏结果判读[5-6]。

五、属内菌种

Flavobacterium aquaticum 水生黄杆菌

Subhash et al., 2013

【词源和翻译】 "*aquaticum*",拉丁语中性形容词,英文词义为"living, growing, or found in or by the water, aquatic",表示"生长在水中,水生的",菌名翻译为"水生黄杆菌"。

【临床意义】 水生黄杆菌分离于稻田水样中,暂无人类感染的报道[2]。

Flavobacterium breve 短黄杆菌

(ex Lustig, 1890) Holmes and Owen, 1982

【分类学评述】 该菌种已被重新分类为稳杆菌(*Empedobacter*),见短稳杆菌(*Empedobacter brevis*)。

Flavobacterium gleum 黏黄杆菌

Holmes et al., 1984

【分类学评述】 该菌种已被重新分类为金黄杆菌(*Chryseobacterium*),见黏金黄杆菌(*Chryseobacterium gleum*)。

Flavobacterium indologenes 产吲哚黄杆菌

Yabuuchi et al., 1983

【分类学评述】 该菌种已被重新分类为金黄杆菌,见产吲哚金黄杆菌(*Chryseobacterium indologenes*)。

Flavobacterium meningosepticum 脑膜脓毒黄杆菌

King, 1959 (Approved Lists, 1980)

【分类学评述】 该菌种已被重新分类为伊丽莎白金菌(*Elizabethkingia*),见脑膜脓毒伊丽莎白金菌(*Elizabethkingia meningoseptica*)。

Flavobacterium mizutaii 水谷(水氏)黄杆菌

(Yabuuchi et al., 1983) Holmes et al., 1988

【分类学评述】 该菌种在 1983 年被描述为水谷鞘氨醇杆菌(*Sphingobacterium mizutaii*),在 1988 年被分类为现在的水谷(水氏)黄杆菌。

【词源和翻译】 "*mizutaii*",新拉丁语阳性名词属格,源自日本儿科医生 Shunsuke Mizuta 的名字,以纪念他首次在一个患脑膜炎的早产儿的脑脊液中分离出该菌株,菌名翻译为"水谷黄杆菌",亦简译为"水氏黄杆菌"。

【临床意义】 水谷(水氏)黄杆菌自然栖息地尚不清楚,但已从临床标本中分离并具有潜在致病性[1]。

Flavobacterium multivorum 多食黄杆菌

Holmes et al., 1981

【分类学评述】 该菌种已被重新分类为鞘氨醇杆菌属(*Sphingobacterium*),即多食鞘氨醇杆菌(*Sphingobacterium multivorum*)。

Flavobacterium odoratum 香味黄杆菌

Stutzer, 1929 (Approved Lists, 1980)

【分类学评述】 该菌种已被重新分类为类香味菌(*Myroides*),即香味类香味菌(*Myroides odoratus*)。

Flavobacterium spiritivorum 食醇黄杆菌

Holmes et al., 1982

【分类学评述】 该菌种已被重新分类为鞘氨醇杆菌属,即食醇鞘氨醇杆菌(*Sphingobacterium spiritivorum*)。

Flavobacterium yabuuchiae 薮内黄杆菌

Holmes et al., 1988

【词源和翻译】 "*yabuuchiae*",新拉丁语阴性名词属格,源自 Eiko Yabuuchi 的名字,菌名翻译为"薮内黄杆菌"。

【分类学评述】 现认为,薮内黄杆菌和食醇鞘氨醇杆菌是同一菌种,且食醇鞘氨醇杆菌具有命名优先权。

【临床意义】 见食醇鞘氨醇杆菌。

Flavobacterium 黄杆菌属参考文献

Flavonifractor 解黄酮菌属 Carlier et al., 2010

【词源和翻译】 "*Flavonifractor*",新拉丁语阳性名词,由"*flavonum*"和"*fractor*"两个词根组成:"*flavonum*",新拉丁语名词,英文词义为"flavone";"*fractor*",拉丁语阳性名词,英文词义为"breaker"。"*Flavonifractor*",英文词义为"flavone-breaker",表示"可解离黄酮(的细菌)",菌名翻译为"解黄酮菌属"。

一、分类学

解黄酮菌属隶属于厚壁菌门(Firmicutes)、梭菌纲(Clostridia)、梭菌目(Clostridiales),科的分类暂未定,模式菌种普劳特解黄酮菌为目前属内唯一菌种[1]。

二、属的特征

解黄酮菌属为革兰氏染色不定杆菌。专性厌氧,动力不定,产生或不产生芽孢,但存在产芽孢特异性基因。不分解糖,弱发酵葡萄糖、果糖和核糖,能够分解槲皮素与其他黄酮类物质。在胰蛋白胨葡萄糖酵母提取物肉汤培养基中的主要代谢终产物是醋酸和丁酸。主要细胞壁脂肪酸是 $C_{14:0}$ 和 $C_{16:0}$。基因组 DNA G+C 含量为 58.0~61.6 mol%[1]。

三、属内菌种

Flavonifractor plautii 普劳特解黄酮菌

(Séguin, 1928) Carlier et al., 2010

【分类学评述】 该菌种在 1928 年被描述为"普劳特梭杆菌"(*Fusobacterium plautii*)并于 1980 年被收录到《核准的细菌名称目录》,在 2010 年被分类为现在的普劳特解黄酮菌。被描述的其他同义名还包括"*Eubacterium plautii*"、"*Bacille de plaut*"、"*Bacillus plauti*"、"*Fusocillus plauti*"和"*Zuberella plauti*"等。

【词源和翻译】 "*plautii*",新拉丁语阳性名词属格,源自细菌学家 H. C. Plaut 的名字,以纪念他首次描述该菌株,菌名翻译为"普劳特解黄酮菌"。

【种的特征】 革兰氏染色不定、直的或稍弯曲杆菌,长 2~10 μm,单个或成对排列,部分呈梭形。在绵羊血琼脂上形成光滑、圆形凸起、灰色或白色、非溶血的微小菌落。不还原硝酸盐,吲哚和硫化氢试验结果不定。不液化明胶,不产生卵磷脂酶。

【临床意义】 普劳特解黄酮菌可从人体粪便、血液、腹腔脓液和感染软组织中分离,其可能是一种条件致病菌,还有在急性胆囊炎患者中引起血流感染的报道[1-2]。

【抗菌药物敏感性和感染用药】 琼脂稀释法是推荐的厌氧菌试验方法[3],但在普通实验室难以常规开展。作为厌氧的革兰氏阳性菌,甲硝唑、青霉素类、β-内酰胺类和包括美罗培南在内的碳青霉烯类抗菌药物对普劳特解黄酮菌可能具有很好的抗菌活性,供参考。在系统发育和亲缘关系上,该菌属隶属于梭菌目,且部分菌种是由梭菌属(*Clostridium*)重新分类而来,它们具有类似的抗菌药物耐药模式,如对万古霉素的敏感性较低[1],如有临床感染,理论上可参考梭菌属抗感染治疗方案。

Flavonifractor 解黄酮菌属参考文献

F

Flexivirga 弯形杆菌属 Anzai et al., 2012

【词源和翻译】 "*Flexivirga*",新拉丁语阴性名词,由"*flexus*"和"*virga*"两个词根组成:"*flexus*",拉丁语形容词,英文词义为"bent";"*virga*",拉丁语阴性名词,英文词义为"a rod"。"*Flexivirga*",英文词义为"a bent rod",表示"弯形的杆(菌)",菌名翻译为"弯形杆菌属。"

一、分类学

弯形杆菌属隶属于放线菌门(Actinobacteria)、放线菌纲(Actinobacteria)、微球菌目(Micrococcales)、皮生球菌科(Dermacoccaceae),模式菌种为白色弯形杆菌[1]。

二、属的特征

弯形杆菌属为革兰氏阳性菌,呈不规则球形或逗号形。需氧,无动力,无芽孢。触酶阳性。基因组DNA G+C含量为64.5~67.4 mol%[1]。

三、属的临床意义

弯形杆菌属目前仅分离于环境,包括泥土、空气和动物粪便,暂无人类感染的相关报道[1-2]。

四、抗菌药物敏感性和感染用药

目前暂无弯形杆菌属细菌的药敏试验和感染用药信息。从系统发育亲缘关系上推测,弯形杆菌属细菌可能具有与其他皮生球菌科相类似的药敏表型,如对青霉素、苯唑西林和头孢菌素(非*mecA*基因)耐药,而对碳青霉烯类、庆大霉素、环丙沙星、四环素、利福平和万古霉素敏感[2],供参考。

五、属内菌种

Flexivirga alba 白色弯形杆菌

Anzai et al., 2012

【词源和翻译】 "*alba*",拉丁语阴性形容词,英文词义为"white",表示"白色的",因该菌菌落呈白色而得名,菌名翻译为"白色弯形杆菌"。

【种的特征】 触酶和氧化酶阴性,可生长的NaCl浓度为0%~6%,温度为10~45 ℃(最佳温度为25 ℃),pH为5.0~9.0(最佳pH为7.0~8.0)。分解黄嘌呤和次黄嘌呤,但不分解酪蛋白、苹果酸、酪氨酸或腺嘌呤。发酵*N*-乙酰葡糖胺、*D*-纤维二糖、*D*-葡萄糖、*D*-阿拉伯糖、*D*-核糖、*D*-木糖、*D*-阿拉伯糖、甘油、*L*-鼠李糖、*D*-甘露糖醇、*D*-蔗糖、*D*-海藻糖、*D*-呋喃糖、*D*-来苏糖、*D*-岩藻糖、*D*-阿拉伯糖醇和5-酮基葡萄糖酸盐产酸,但反应都较弱。还原硝酸盐,水解七叶苷和明胶,但不水解尿素。

【临床意义】 白色弯形杆菌分离于日本泥土中[1],暂无人类感染的报道。

***Flexivirga* 弯形杆菌属参考文献**

Fluoribacter 荧光杆菌属 Garrity et al., 1980

【词源和翻译】 “*Fluoribacter*”，新拉丁语阳性名词，由“*fluorum*”和“*bacter*”两个词根组成：“*fluorum*”，新拉丁语名词，英文词义为“fluor”；“*bacter*”，新拉丁语阳性名词，英文词义为“a rod or staff”。“*Fluoribacter*”，新拉丁语阳性名词，英文词义为“fluorescent rod”，表示“发荧光的杆（菌）”，菌名翻译为“荧光杆菌属”。

一、分类学

荧光杆菌属隶属于变形菌门（Proteobacteria）、γ-变形菌纲（Gammaproteobacteria）、军团菌目（Legionellales）、军团菌科（Legionellaceae），模式菌种为博兹曼荧光杆菌。荧光杆菌属的名称尚未被广泛使用，目前普遍认为军团菌（*Legionella*）是正确的分类名称[1]。

二、属的特征

见军团菌属。

三、属内菌种

***Fluoribacter bozemanae* 博兹曼纳荧光杆菌**

Garrity et al., 1980

【分类学评述】 荧光杆菌属的名称没有被广泛使用，而军团菌属仍是正确名称，见博兹曼军团菌（*Legionella bozemanae*）。

***Fluoribacter dumoffii* 杜莫夫荧光杆菌**

Brenner et al., 1980

【分类学评述】 荧光杆菌属的名称没有被广泛使用，而军团菌属仍是正确名称，见杜莫夫军团菌（*Legionella dumoffii*）。

***Fluoribacter gormanii* 高尔曼荧光杆菌**

Brenner et al., 1980

【分类学评述】 荧光杆菌属的名称没有被广泛使用，而军团菌属仍是正确名称，见高尔曼军团菌（*Legionella gormanii*）。

Fluoribacter 荧光杆菌属参考文献

Francisella 弗朗西斯菌属 Dorofe'ev, 1947

【词源和翻译】 “*Francisella*”，带小尾缀的新拉丁语阴性名词，源自美国细菌学家 Edward Francis 的名字，以纪念他在兔热病的命名、病因和发病机制方面所做出的突出贡献，菌名翻译为“弗朗西斯菌属”。

一、分类学

弗朗西斯菌属隶属于变形菌门(Proteobacteria)、γ-变形菌纲(Gammaproteobacteria)、硫发菌目(Thiotrichales)、弗朗西斯科(Francisellaceae),模式菌种为土拉弗朗西斯菌[1]。

二、属的特征

弗朗西斯菌属为革兰氏阴性菌,着色较淡。在生长活跃期时菌体呈短杆状或球形,大小为(0.2~0.7) μm×0.2 μm(土拉弗朗西斯菌土拉亚种、土拉弗朗西斯菌全北区亚种和土拉弗朗西斯菌中亚亚种)或0.7 μm× 1.7 μm(蜃楼弗朗西斯菌和土拉弗朗西斯菌杀手亚种),其后出现多形性。有芽孢,无鞭毛。严格需氧。半胱氨酸(或胱氨酸)为部分菌种生长所必需(土拉弗朗西斯菌土拉亚种、土拉弗朗西斯菌全北区亚种和土拉弗朗西斯菌中亚细亚亚种),或半胱氨酸(或胱氨酸)可促进其生长(但不是生长所必需)。脲酶阴性,可与布鲁菌相鉴别。触酶弱阳性。土拉弗朗西斯菌氧化酶阴性,蜃楼弗朗西斯菌氧化酶阳性[科瓦斯(Kovacs)修正]。部分菌株在含半胱氨酸培养基中产硫化氢。除了土拉弗朗西斯菌中亚亚种外,土拉弗朗西斯菌和蜃楼弗朗西斯菌均发酵葡萄糖和麦芽糖产酸不产气。不还原硝酸盐。基因组 DNA G+C 含量为 30.0~36.0 mol%[1-2]。

F

三、属的临床意义

弗朗西斯菌属是一种人畜共患病病原体,广泛存在于自然界的水体环境中(含淡水和咸水两种环境),包括在阿米巴原虫宿主内繁殖、扩散和毒力进化等,并以类似的胞内寄生方式感染人体巨噬细胞[3]。在自然界中,弗朗西斯菌存活能力强,其可以通过"活的不可培养状态"在外环境中持续数月至数年时间[4],并通过甲壳质酶依赖的方式在蟹壳、虾、软体动物、硅藻和浮游动物上形成生物被膜[5];或通过弗朗西斯菌-生物被膜-原核生物互生作用(*Francisella*-biofilm-protozoan interactions)长期蛰伏于库蚊幼虫——孑孓体内,并在库蚊成熟以后以叮咬的方式感染其他动物宿主和人类[6]。

土拉弗朗西斯菌是弗朗西斯菌属中最重要的病原体,可引起土拉菌病(tularemia),症状包括轻度的自限性感染到严重的致死性感染[7-13]。目前,土拉弗朗西斯菌包括 4 个亚种,且不同亚种之间的毒力和致病性存在差异,其中土拉弗朗西斯菌土拉亚种和土拉弗朗西斯菌全北美亚种可引起严重的土拉菌病,土拉弗朗西斯菌新凶手亚种在健康个体感染后的症状轻微(无发热,局部淋巴结肿大),而土拉弗朗西斯菌中亚亚种暂未有引起人类感染的报道。

除土拉弗朗西斯菌,其他可引起人类感染的病原体还包括蜃楼弗朗西斯菌、西班牙弗朗西斯菌和机会弗朗西斯菌等,其主要在免疫力低下人群中引起罕见的机会性感染[14-21]。此外,弗朗西斯菌种还包括水生生物的病原体、水生环境中分离的环境菌及蜱虫内共生菌等。

四、抗菌药物敏感性和感染用药

弗朗西斯菌的药敏试验推荐采用肉汤稀释法,且结果判读可参照 CLSI M45 中"潜在生物恐怖菌:炭疽芽孢杆菌、鼠疫耶尔森菌、鼻疽伯克霍尔德菌、类鼻疽伯克霍尔德菌、土拉弗朗西斯菌和布鲁菌属的 MIC 折点解释标准"[22],但由于弗朗西斯菌具有特殊的营养需求,药敏试验在常规试验室难以开展。另外,考虑生物安全则不建议临床实验室进行土拉弗朗西斯菌的常规药敏试验。

从积累的药敏试验结果和临床治疗经验来看,弗朗西斯菌能编码 β-内酰胺酶,故 β-内酰胺类抗菌药物不用于弗朗西斯菌感染的治疗。目前,对于弗朗西斯菌的临床感染,推荐使用氨基糖苷类、四环素类和氟喹诺酮类等抗菌药物,目前尚未见耐药,在抗菌药物治疗过程中也未发展为耐药。土拉菌病患者的治疗失败,往往与症状起始的抗菌药物治疗延迟有关,而并非耐药的发展。但需要注意的是,土拉弗朗西斯菌引起的淋巴结化脓性感染,所有抗菌药物治疗均无效,而需手术引流,且该类患者的康复时间会更长,甚至超过 70 d[2]。

五、属内菌种

Francisella asiatica 亚洲弗朗西斯菌

Mikalsen and Colquhoun, 2009

【分类学评述】 该菌种未获得国际原核生物系统学委员会认可，从其基因组特征分析，其正式的分类描述应为“东方弗朗西斯菌”。

Francisella frigiditurris 冷却塔弗朗西斯菌

Challacombe et al., 2017

【分类学评述】 该菌种因分离于集中空调冷却塔水中而命名[23]，但未获得国际原核生物系统学委员会认可。

Francisella guangzhouensis 广州弗朗西斯菌

Qu et al., 2013

【分类学评述】 该菌种已被重新分类为另弗朗西斯菌属（*Allofrancisella*），见广州另弗朗西斯菌（*Allofrancisella guangzhouensis*）。

Francisella halioticida 杀鲍鱼弗朗西斯菌

Brevik et al., 2012

【词源和翻译】 “*halioticida*”，新拉丁语名词（主格同位语），由“*haliotis*”和“*-cida*”两个词根组成：“*haliotis*”，新拉丁语名词，源自鲍鱼的学名；“*-cida*”，拉丁语后缀，源自拉丁语动词“*caedo*”，英文词义为“murderer, killer”。“*halioticida*”，英文词义为“abalone killer”，表示“鲍鱼杀手”，意指该菌可导致鲍鱼死亡，菌名翻译为“杀鲍鱼弗朗西斯菌”。

【临床意义】 杀鲍鱼弗朗西斯菌与贝类（大型养殖鲍鱼、扇贝）的死亡密切相关[24]，目前认为其感染人类的风险非常低，且暂未有人类感染的报道。

Francisella hispaniensis 西班牙弗朗西斯菌

Huber et al., 2010

【词源和翻译】 “*hispaniensis*”，拉丁语阳性/阴性形容词，源自模式菌株的发源地西班牙的拉丁语名称“Hispania”，菌名翻译为“西班牙弗朗西斯菌”。

【临床意义】 西班牙弗朗西斯菌是一种机会致病菌，有引起继发于急性梗阻性肾盂肾炎的严重败血症、鱼钓刺伤后急性发热患者的血流感染、与近海浅海溺水有关的溺水性肺炎，以及与海水相关的多器官衰竭等的报道[2, 18-20]。

Francisella marina 海洋弗朗西斯菌

Soto et al., 2018

【分类学评述】 该菌种因其分离于海洋而命名[25]，但未获得国际原核生物系统学委员会的认可，从其基因组特征分析，分类描述为“盐海弗朗西斯菌”更为准确。

Francisella noatunensis 船城弗朗西斯菌

(Mikalsen et al., 2007) Ottem et al., 2009

【分类学评述】 船城弗朗西斯菌在 2007 年被描述为蜃楼弗朗西斯菌船城亚种，在 2009 年被分类为现在的船城弗朗西斯菌。

【词源和翻译】 “*noatunensis*”，新拉丁语阳性/阴性形容词，由“*noatun*”和“*ensis*”两个词根组成：“*noatun*”，新拉丁语名词，英文词义为“enclosure of ships, the coastal abode of the Norse god of fisheries and seamanship”；“*ensis*”，拉丁语阴性后缀，英文词义为“belonging to”。“*noatunensis*”，英文词义为“belonging to the coast/sea”，表示“属于海岸/海洋的”，菌名翻译为“船城弗朗西斯菌”。

【临床意义】 船城弗朗西斯菌是一种水生微生物，目前包括 2 个亚种，即船城弗朗西斯菌船城亚种和船城弗朗西斯菌智利亚种，可引起养殖鱼类和野生鱼类（包括淡水和海水）的感染[26-27]，但目前认为其感染人类的风险非常低，且暂未有人类感染的报道。

Francisella noatunensis subsp. *chilensis* 船城弗朗西斯菌智利亚种

Ramirez-Paredes et al., 2020

【词源和翻译】 “*chilensis*”，新拉丁语阳性/阴性形容词，源自菌株分离的国名智利（Chile），菌名翻译为“船城弗朗西斯菌智利亚种”。

【临床意义】 船城弗朗西斯菌智利亚种是一种鱼类致病菌，暂未有人类感染的报道。

Francisella noatunensis subsp. *noatunensis* 船城弗朗西斯菌船城亚种

(Mikalsen et al., 2007) Ottem et al., 2009

【词源和翻译】 见船城弗朗西斯菌。

【临床意义】 船城弗朗西斯菌船城亚种是一种鱼类致病菌，暂未有人类感染的报道。

***Francisella noatunensis* subsp. *orientalis* 船城弗朗西斯菌东方亚种**

Ottem et al., 2009

【分类学评述】 该亚种已被重新分类，见东方弗朗西斯菌。

***Francisella novicida* 新凶手弗朗西斯菌**

(Larson et al., 1955) Olsufiev et al., 1959

【分类学评述】 该菌种已被重新分类，见土拉弗朗西斯菌新凶手亚种。

***Francisella opportunistica* 机会弗朗西斯菌**

Dietrich et al., 2020

【词源和翻译】 "*opportunistica*"，拉丁语阴性形容词，英文词义为"opportunistic"，表示"机会的"，意指其在免疫力低下人类中引起机会感染，菌名翻译为"机会弗朗西斯菌"。

【临床意义】 机会弗朗西斯菌仅有 1 例临床感染报道[21]，暂未有人类感染的报道。

***Francisella orientalis* 东方弗朗西斯菌**

(Ottem et al., 2009) Ramirez-Paredes et al., 2020

【分类学评述】 该菌种曾被分类为船城弗朗西斯菌东方亚种。

【词源和翻译】 "*orientalis*"，拉丁语阳性/阴性形容词，英文词义为"of or belonging to the East"，表示"属于东方的"，意指其模式菌株的发源地日本，菌名翻译为"东方弗朗西斯菌"。

【临床意义】 东方弗朗西斯菌是一种鱼类致病菌[27]，暂未有人类感染的报道。

***Francisella persica* 波斯弗朗西斯菌**

(Suitor and Weiss, 1961) Larson et al., 2016

【分类学评述】 该菌种在 1961 年被描述为波斯沃尔巴克体(*Wolbachia persica*)并于 1980 年被收录到《核准的细菌名称目录》，在 2016 年被分类为现在的波斯弗朗西斯菌。

【词源和翻译】 "*persica*"，拉丁语阴性形容词，英文词义为"persian"，因其宿主"波斯锐缘蜱"(*Argas persicus*)而命名，菌名翻译为"波斯弗朗西斯菌"。

【临床意义】 波斯弗朗西斯菌存在于波斯锐缘蜱中[28]，暂未有人类感染的报道。

***Francisella philomiragia* 蜃楼弗朗西斯菌**

(Jensen et al., 1969) Hollis et al., 1990

【分类学评述】 蜃楼弗朗西斯菌在 1969 年被描述为蜃楼耶尔森菌(*Yersinia philomiragia*)并于 1980 年被收录到《核准的细菌名称目录》，在 1990 年被重新分类为现在的蜃楼弗朗西斯菌。

【词源和翻译】 "*philomiragia*"，新拉丁语名词，由"*philus-a-um*"和"*miragia*"两个词根组成："*philus-a-um*"，新拉丁语形容词，源自希腊语形容词"*philos-ê-on*"，英文词义为"friend, loving"；"*miragia*"，现代拉丁语名词，英文词义为"plural of Latinized English word *mirage*"。"*philomiragia*"，英文词义为"a friend of mirages, loving mirages"，表示"蜃楼的朋友，爱蜃楼的"，因首次分离出该菌的地方位于犹他州的一处沼泽，该地易形成海市蜃楼而得名，菌名翻译为"蜃楼弗朗西斯菌"。

【临床意义】 蜃楼弗朗西斯菌主要存在于咸水中，目前已有从北美洲、欧洲、中国青海湖、广东沿海的海水，以及广州的集中空调系统中分离的报道[14-17]。人的感染主要与盐水和苦咸水的水源暴露有关，其中患有慢性肉芽肿病者和溺水者具有较高的感染风险。尽管很少引起人类疾病，但感染后的症状可能较重，且主要感染免疫低下的人群，在已报道的 20 多例临床感染中，除一个病例外，其余都涉及宿主物理屏障(溺水)或防御系统(慢性肉芽肿病或骨髓增生性疾病)受损[14-17]。

***Francisella philomiragia* subsp. *noatunensis* 蜃楼弗朗西斯菌船城亚种**

Mikalsen et al., 2007

【分类学评述】 该亚种已被重新分类，见船城弗朗西斯菌。

***Francisella philomiragia* subsp. *philomiragia* 蜃楼弗朗西斯菌蜃楼亚种**

(Jensen et al., 1969) Mikalsen et al., 2007

【词源和翻译】 见蜃楼弗朗西斯菌。

【临床意义】 见蜃楼弗朗西斯菌。

***Francisella piscicida* 杀鱼弗朗西斯菌**

Ottem et al., 2008

【分类学评述】 该菌种未获得国际原核生物系统学委员会认可，且从其基因组特征分析，正式的分类描述为"船城弗朗西斯菌"。

***Francisella salimarina* 盐海弗朗西斯菌**

Li et al., 2020

【分类学评述】 该菌种被描述为盐水弗朗西斯菌和海洋弗朗西斯菌。

F

【词源和翻译】 “*salimarina*”,新拉丁语阴性形容词,由“*salina*”和“*marina*”两个词根组成:“*salina*”,拉丁语阴性形容词,英文词义为“salty”;“*marina*”,拉丁语阴性形容词,英文词义为“marine”。“*salimarina*”,意指其分离于海水,也指曾被描述为盐水弗朗西斯菌和海洋弗朗西斯菌,菌名翻译为“盐海弗朗西斯菌”。

【临床意义】 盐海弗朗西斯菌分离于海水中[29],是一种鱼类致病菌,暂未有人类感染的报道。

Francisella salina 盐水弗朗西斯菌

Challacombe et al., 2017

【分类学评述】 该菌种未获得国际原核生物系统学委员会认可,从其基因组特征分析,分类描述为“盐海弗朗西斯菌”更准确。

Francisella tularensis 土拉弗朗西斯菌

(McCoy and Chapin, 1912) Dorofe'ev, 1947

【分类学评述】 该菌种在1912年被描述为“*Bacterium tularense*”,1947年被描述为现在的土拉弗朗西斯菌并于1980年被收录到《核准的细菌名称目录》,被描述的其他同义名还包括“*Pasteurella tularensis*”、“*Brucella tularensis*”和“*Francisella tularense*”等。

【词源和翻译】 “*tularensis*”,新拉丁语阳性/阴性形容词,源自首次在美国加利福尼亚州的图莱里郡(Tulare County)的啮齿类动物标本,应译为“图莱里弗朗西斯菌”,但目前通常译为“土拉弗朗西斯菌”。

【临床意义】 土拉弗朗西斯菌是土拉菌病的重要病原体,目前包括4个亚种,其不同亚种之间毒力和致病性存在差异。土拉弗朗西斯菌土拉亚种流行于美国,其感染性强且死亡率较高,仅10个细菌即可致病,故曾作为潜在生物武器而进行研究[2]。土拉弗朗西斯菌全北美亚种的感染遍布整个北半球,但毒力和致病性不如土拉亚种。土拉弗朗西斯菌新凶手亚种主要在免疫力低下人群中引起血流感染,而土拉弗朗西斯菌中亚亚种暂未有引起人类感染的报道。

土拉弗朗西斯菌感染所引起的土拉菌病,临床表现多样,且疾病症状取决于传播方式、感染菌株的毒力、宿主的免疫状况,以及诊断与治疗的及时性(常因病例少见和症状不典型而很容易被误诊)。土拉菌病包括溃疡腺体型、腺体型、眼型、口咽型、肺炎型和伤寒型不同感染类型,且患者可表现为上述的任何一种类型。感染潜伏期为1~21 d,典型为3~5 d。疾病的表征(症状和体征)与细菌入侵的途径相关,但所有类型的土拉菌病都伴随着发热。最常见的类型是溃疡腺体型(占所报道病例的45%~80%),其入侵途径是受感染节肢动物的叮咬或其他透过皮肤屏障的方式。腺体型与溃疡腺体型类似,但感染部位不发生溃疡。眼型常通过手眼接触,将病原菌从感染源转移到眼内而引起感染,结膜是最初的感染部位。口咽型常由误食污染的食物或饮用污染的水源引起,可引起口咽部的淋巴结肿大。肺炎型常由直接吸入病原菌引起,是最严重的土拉菌病。伤寒型缺乏可识别的入侵途径和局部体征,是土拉菌病中最难确定的类型;若不治疗,细菌从感染部位扩散会引起继发的临床表征,如脓毒血症,死亡率较高[7-13]。需与土拉菌病鉴别诊断的疾病包括各种感染性疾病,如猫抓热、分枝杆菌的感染、炭疽、布鲁菌病、军团菌病和鼠疫等。

土拉弗朗西斯菌所引起的土拉菌病的严重程度,可以在轻度的自限性感染到严重的致死性感染之间变化,且很大程度上取决于感染菌株的型别。欧洲和亚洲除了土拉弗朗西斯菌全北美亚种引起的土拉菌病,几乎没有与土拉菌病相关的死亡报告,而在美国,土拉菌病感染的病原体可以是土拉弗朗西斯菌全北美亚种,也可以是毒力更强的土拉弗朗西斯菌土拉亚种,故常有土拉菌病的死亡报告。在中国,土拉菌病不在人与人之间传播病原体的报告范围内,但也有土拉弗朗西斯菌散发和小规模暴发[30-32],几乎没有与土拉菌病相关的死亡报告。

Francisella tularensis subsp. *holarctica* 土拉弗朗西斯菌全北美亚种

(ex Olsufjev et al., 1959) Olsufjev and Meshcheryakova, 1983

【分类学评述】 该菌种在1959年被描述为“*Francisella tularensis* var. *palaearctica*”,1983年被描述为现在的土拉弗朗西斯菌全北美亚种并于1980年被收录到《核准的细菌名称目录》。

【词源和翻译】 “*holarctica*”,新拉丁语阴性形容词,由“*holos*”和“*arctica*”两个词根组成:“*holos*”,希腊语形容词,英文词义为“whole, entire”;“*arctica*”,拉丁语阴性形容词,英文词义

F

为"northern, arctic"。"*holarctica*",英文词义为"generally distributed in the arctic regions",表示"一般分布于北极地区",菌名翻译为"土拉弗朗西斯菌全北美亚种"。

【临床意义】 土拉弗朗西斯菌全北美亚种在自然界中分布广泛,在北半球的所有大陆均有分离,其可以在蟹壳、虾、软体动物、硅藻和浮游动物上形成生物被膜[5],并长期蛰伏于单细胞原虫和库蚊幼虫——孑孓体内[6],可通过污染的水源、蚊子和鹿虻叮咬,以及密切接触水生动物等多种方式传播给人类[33]。目前,有因饮用水源污染引起大规模土拉弗朗西斯菌全北美亚种暴发的报道[10-11],但死亡病例罕见。

Francisella tularensis subsp. *mediasiatica* 土拉弗朗西斯菌中亚亚种

(ex Aikimbaev, 1966) Olsufjev and Meshcheryakova, 1983

【分类学评述】 该菌种在 1966 年被描述为"*Francisella tularensis* var. *mediasiatica*",1983 年被描述为现在的土拉弗朗西斯菌中亚亚种并于 1980 年被收录到《核准的细菌名称目录》。

【词源和翻译】 "*mediasiatica*",新拉丁语阴性形容词,由"*medius*"和"*asiaticus*"两个词根组成:"*medius*",拉丁语形容词,英文词义为"middle";"*asiaticus*",拉丁语形容词,英文词义为"pertaining to Asia, Asian"。"*mediasiatica*",英文词义为"pertaining to mid-Asia",表示"与中亚有关的",因该菌首次分离于中亚的哈萨克斯坦(当时还属于苏联的中亚国土区)而得名,菌名翻译为"土拉弗朗西斯菌中亚亚种"。

【临床意义】 土拉弗朗西斯菌中亚亚种最初分离于哈萨克斯坦地区,目前在俄罗斯地区也有分离[34],暂无人类感染的报道,家兔毒力试验研究表明其毒力与土拉弗朗西斯菌全北美亚种相当。

Francisella tularensis subsp. *novicida* 土拉弗朗西斯菌新凶手亚种

(Larson et al., 1955) Huber et al., 2010

【分类学评述】 土拉弗朗西斯菌新凶手亚种在 1955 年被描述为"*Pasteurella novicida*",1959 年被描述为新凶手弗朗西斯菌并于 1980 年被收录到《核准的细菌名称目录》,在 2010 年被分类为现在的土拉弗朗西斯菌新凶手亚种。

【词源和翻译】 "*novicida*",新拉丁语名词属格,由"*novus*"和"*-cida*"两个词根组成:"*novus*",拉丁语形容词,英文词义为"new";"*-cida*",拉丁语后缀,源自拉丁语动词"*caedo*",英文词义为"to cut, kill"。"*novicida*",英文词义为"new killer",表示"新的杀手/凶手",菌名翻译为"土拉弗朗西斯菌中新凶手亚种"。

【临床意义】 土拉弗朗西斯菌新凶手亚种引起的人类感染罕见,主要感染免疫力低下的人群,且主要与水源传播有关。目前世界范围内报道的土拉弗朗西斯菌新凶手亚种感染病例少于 20 例,其中健康个体感染后表现为轻微的症状(无发热,局部淋巴结肿大);而免疫力低下患者(主要是有潜在肝病的患者)感染后有发热症状,并可以从血液标本中分离到病原菌[11]。

Francisella tularensis subsp. *tularensis* 土拉弗朗西斯菌土拉亚种

(McCoy and Chapin, 1912) Olsufjev and Meshcheryakova, 1983

【分类学评述】 该菌种在 1983 年被描述为现在的土拉弗朗西斯菌土拉亚种并被收录到《核准的细菌名称目录》。该菌种被描述的其他同义名还包括"*Francisella tularensis* subsp. *nearctica*"。

【词源和翻译】 见土拉弗朗西斯菌。

【临床意义】 土拉弗朗西斯菌土拉亚种在所有亚种中毒力最高,致病能力最强,且以土拉弗朗西斯菌土拉亚种 A1b 菌株感染的病死率最高(达 24%),明显高于土拉弗朗西斯菌土拉亚种 A1a 菌株(4%)和土拉弗朗西斯菌全北美亚种(0%)[3, 35]。土拉弗朗西斯菌土拉亚种感染人类的主要方式是通过野兔加工(剥皮)和蜱虫叮咬,以散发和小暴发为主。

Francisella 弗朗西斯菌属参考文献

Franconibacter 弗朗科杆菌属 Stephan et al., 2014

【词源和翻译】 "*Franconibacter*",新拉丁语阳性名词,词根为"*bacter*":"*bacter*",新拉丁语阳性名词,英文词义为"a rod"。"*Franconibacter*",源自微生物学家 Augusto Franco-Mora 的名字,菌名翻译为"弗朗科杆菌属"。

一、分类学

弗朗科杆菌属隶属于变形菌门(Proteobacteria)、γ-变形菌纲(Gammaproteobacteria)、肠杆菌目(Enterobacteriales)、肠杆菌科(Enterobacteriaceae),模式菌种为瑞士弗朗科杆菌。

二、属的特征

弗朗科杆菌属为革兰氏阴性菌,呈球形或杆状,宽 0.9~1.0 μm,长 1.5~3.0 μm,单个或成对排列。兼性厌氧,有动力。在 37 ℃大豆酪蛋白琼脂培养基上有氧培养 24 h 后,菌落凸起,呈黄色,触酶阳性,氧化酶阴性或弱阳性,菌落在 10 ℃(3 d 内)生长不良,但在 44 ℃时生长良好。呈阴性的试验:脲酶、鸟氨酸脱羧酶、精氨酸水解酶、赖氨酸脱羧酶、吲哚、硫化氢和 VP 试验。能够利用以下产物产酸:半乳糖醛酸酯、*D*-甘露醇、麦芽糖、葡萄糖、*L*-阿拉伯糖和海藻糖。不能利用以下产物产酸:*L*-阿拉伯糖醇、5-酮葡糖酸、丙酮酸钠、核糖醇、帕拉金糖、肌醇和山梨醇。能够水解以下显色底物:*β*-半乳糖苷酶、5-溴-3-吲哚-壬酸、4-硝基苯基 *β*-*D*-葡萄糖苷、4-硝基苯基 *β*-*D*-半乳糖苷、4-硝基苯基-*α*-*D*-葡萄糖苷、4-硝基苯基 *α*-*D*-半乳糖苷和 4-硝基苯基 *α*-*D*-麦芽糖吡喃糖苷。不能水解下列化合物:4-硝基苯基-*β*-*D*-葡萄糖醛酸和 *L*-天冬氨酸对硝基苯胺。在系统发育上,与克洛诺杆菌属亲缘关系较近[1-2],且采用生化鉴定系统可能会误鉴定为阪崎克洛诺杆菌(*Cronobacter sakazakii*)[3]。

三、属的临床意义

弗朗科杆菌属主要分离于植物、食物或水样及婴幼儿配方奶粉中,尽管暂无人类感染的报道,但鉴于其与阪崎克洛诺杆菌的亲缘关系相近,以及阪崎克洛诺杆菌作为食源性致病菌引起新生儿坏死性小肠结肠炎、菌血症、败血症和脑膜炎的重要临床意义,仍应警惕其作为机会性的食源性致病菌引起新生儿感染的可能[3-5]。

四、抗菌药物敏感性和感染用药

弗朗科杆菌隶属于肠杆菌科,且是由阪崎肠杆菌(*Enterobacter sakazakii*)生物型重新分类而来,其感染用药可采用肠杆菌属方案,且推荐进行细菌培养和抗菌药物敏感性试验,并根据药敏结果进行抗感染治疗,具体的药敏结果判读可参照 CLSI M100 中"肠杆菌目细菌的抑菌圈直径及 MIC 折点解释标准"[6]。

五、属内菌种

Franconibacter helveticus 瑞士弗朗科杆菌

(Stephan et al., 2007) Stephan et al., 2014

【分类学评述】 该菌种在 2007 年被分类为瑞士肠杆菌(*Enterobacter helveticus*),在 2013 年被分类为瑞士克罗诺杆菌(*Cronobacter helveticus*),在 2014 年被分类为现在的瑞士弗朗科杆菌。

【词源和翻译】 "*helveticus*",拉丁语阳性形容词,源自模式菌株分离地瑞士,由瑞士联邦的拉丁名 Confoederatio Helvetica 拉丁化而来,菌名翻译为"瑞士弗朗科杆菌"。

【临床意义】 瑞士弗朗科杆菌可分离自果粉末中[4]，可能是一种机会性的食源性致病菌，目前暂无人类感染的报道。

Franconibacter pulveris **粉末弗朗科杆菌**

(Stephan et al., 2008) Brady et al., 2013

【分类学评述】 该菌种在2008年被描述为“粉末肠杆菌”(*Enterobacter pulveris*)，在2013年被分类为现在的粉末克洛诺杆菌(*Cronobacter pulveris*)，在2014年被分类为现在的粉末弗朗科杆菌。

【词源和翻译】 “*pulveris*”，拉丁语名词属格，由词根“*pulvis*”和后缀“*eris*”组成：“*pulvis*”，拉丁语名词，英文词义为“dust, powder”。“*pulveris*”，英文词义为“of powder”，即“粉末的”，意指其分离于果粉和婴幼儿配方奶粉，菌名翻译为“粉末弗朗科杆菌”。

【临床意义】 粉末弗朗科杆菌分离于果粉和婴幼儿配方奶粉中，可能是一种机会性的食源性致病菌，目前暂无人类感染的报道。

***Franconibacter* 弗朗科杆菌属参考文献**

F

Fretibacterium 依赖杆菌属 Vartoukian et al., 2013

【词源和翻译】 “*Fretibacterium*”，新拉丁语中性名词，由“*fretus*”和“*bacterium*”两个词根组成：“*fretus*”，拉丁语形容词，英文词义为“depending, depending on”；“*bacterium*”，拉丁语中性名词，英文词义为“a rod”。“*Fretibacterium*”，英文词义为“depending rod”，表示“依赖杆菌的”，意指在杆菌存在的条件下生长更好，菌名翻译为“依赖杆菌属”。

一、分类学

依赖杆菌属隶属于互养菌门(Synergistetes)、互养菌纲(Synergistia)、互养菌目(Synergistales)、互养菌科(Synergistaceae)，模式菌种苛求依赖杆菌为目前属内唯一菌种[1]。

二、属的特征

依赖杆菌属为革兰氏阴性，弯曲杆菌。专性厌氧，有动力。在琼脂和肉汤培养基中，供体菌(如具核梭杆菌具核亚种 ATCC 25586^T)能刺激生长，甘氨酸不刺激生长。最佳生长温度为37 ℃，在25 ℃和42 ℃条件下微弱生长。生长最适pH为6~7，pH为8时微弱生长，pH为5或9时不生长。不分解糖，在辅以超声滤过处理的具核梭杆菌具核亚种 ATCC 25586^T(25%，*V/V*)的PYG肉汤中产生大量的醋酸和中量的丙酸作为代谢终产物。产生硫化氢，但触酶和吲哚阴性。微弱水解明胶，不水解七叶苷、精氨酸和尿素。不还原硝酸盐。苛求依赖杆菌作为该菌属迄今为止描述的唯一物种，基因组DNA G+C含量为63.0 mol%[1]。

三、属内菌种

Fretibacterium fastidiosum **苛求依赖杆菌**

Vartoukian et al., 2013

【词源和翻译】 “*fastidiosum*”，拉丁语中性形容词，英文词义为“fastidious”，表示“挑剔的，苛求的”，意指该菌株对营养的需求很苛刻，菌名翻译为“苛求依赖杆菌”。

【临床意义】 苛求依赖杆菌初次分离于牙周炎患者的龈下菌斑，在牙周炎、牙根窝和牙源性脓肿患者中发现[1]。

【抗菌药物敏感性和感染用药】 目前暂无苛求依赖杆菌感染用药的权威方案。琼脂稀释法是厌氧菌药敏试验的金标准，但难以常规开展。从染色特性来看，碳青霉烯、β-内酰胺酶/β-内酰胺酶抑制剂复合药、氯霉素和甲硝唑等抗菌药物，对厌氧革兰氏阴性杆菌可能有效，供参考。

Fretibacterium 依赖杆菌属参考文献

Fusobacterium 梭杆菌属 Knorr，1922

【词源和翻译】 "*Fusobacterium*"，新拉丁语中性名词，由"*fusus*"和"*bacterium*"两个词根组成："*fusus*"，拉丁语名词，英文词义为"a spindle"；"*bacterium*"，拉丁语中性名词，英文词义为"a small rod"。"*Fusobacterium*"，英文词义为"a small spindle-shaped rod"，表示"小的梭形杆(菌)"，菌名翻译为"梭杆菌属"。

一、分类学

梭杆菌属隶属于梭杆菌门(Fusobacteria)、梭杆菌纲(Fusobacteria)、梭杆菌目(Fusobacteriales)、梭杆菌科(Fusobacteriaceae)，模式菌种为具核梭杆菌。

二、属的特征

梭杆菌属为革兰氏阴性杆菌，专性厌氧，无芽孢。在PYG培养基中分解代谢蛋白胨或碳水化合物产生丁酸盐，常伴有醋酸盐，以及少量的乳酸盐、丙酸盐、琥珀酸盐和甲酸盐。基因组DNA G+C含量为26.0～34.0 mol%。

三、属的临床意义

梭杆菌属主要定植于口腔、胃肠道、生殖道黏膜表面，可引起复发性扁桃体炎、菌血症。儿童中还可见耳源性梭杆菌属感染。动物源性的梭杆菌属，如具核梭杆菌、猫狗梭杆菌等是猫、犬咬伤后感染的重要病原菌[1]。

四、抗菌药物敏感性和感染用药

琼脂稀释法是厌氧菌药敏试验的金标准，可参照CLSI M100中"厌氧菌的MIC折点解释标准"进行结果判读，但难以常规开展。从累积的药敏数据来看，梭杆菌属对氨苄西林/舒巴坦敏感率为100%(20株)、美罗培南敏感率为100%(20株)、哌拉西林/舒巴坦敏感率为96%(55株)、亚胺培南敏感率为95%(75株)、甲硝唑敏感率为95%(92株)、克林霉素敏感率为77%(75株)、莫西沙星敏感率为68%(75株)[2]。局部感染首选甲硝唑。

五、属内菌种

Fusobacterium canifelinum 猫狗梭杆菌

Conrads et al., 2004

【词源和翻译】 “*canifelinum*”,新拉丁语中性形容词,由“*canum*”和“*felinum*”两个词根组成:“*canum*”,拉丁语复数名词属格,英文词义为“of dogs”;“*felinum*”,拉丁语中性形容词,英文词义为“of or belonging to a cat”。“*canifelinum*”,英文词义为“of dogs and cats”,即“猫和犬的”,意指该菌首次分离于猫和犬的口腔,菌名翻译为“猫狗梭杆菌”。

【临床意义】 猫狗梭杆菌主要定植在猫和犬的口腔,最初分离于被犬咬伤的人类化脓性伤口,可引起动物源性的皮肤软组织的伤口感染[3]。

Fusobacterium gonidiaformans 微生子梭杆菌

Moore and Holdeman, 1970

【词源和翻译】 “*gonidiaformans*”,新拉丁语分词形容词,由“*gonidia*”和“*formans*”两个词根组成:“*gonidia*”,新拉丁语复数名词,源自希腊语名词“*gonê*”,英文词义为“offspring, seed, organs of generation”;“*formans*”,拉丁语分词形容词,英文词义为“forming”。“*gonidiaformans*”,英文词义为“gonidia forming”,即“形成分生子的,形成微生子的”,菌名翻译为“微生子梭杆菌”。

【临床意义】 微生子梭杆菌分离于人类的肠道和泌尿生殖道,可引起各种人类感染。有文献报道可引起坏死性筋膜炎、脓毒血症及脓毒性转子滑囊炎等[4]。

Fusobacterium mortiferum 死亡梭杆菌

Moore and Holdeman, 1970

【分类学评述】 该菌种在1901年被描述为“死亡芽孢杆菌”(*Bacillus mortiferus*),在1970年被描述为现在的死亡梭杆菌并于1980年被收录到《核准的细菌名称目录》。

【词源和翻译】 “*mortiferum*”,拉丁语中性形容词,英文词义为“death-bringing, death bearing”,即“带来死亡的”,菌名翻译为“死亡梭杆菌”。

【种的特征】 革兰氏染色不定或多变。在葡萄糖肉汤培养基中菌体大小为(0.8~1.0) μm×(1.5~10) μm,单个、成对或呈短链状排列。在马血琼脂上的菌落直径为1~2 mm,光滑圆形,或略带扇形边缘,凸起半透明。在葡萄糖肉汤培养基中均匀混浊生长,可见光滑或半沉积的沉积物。不产生超氧化物歧化酶或赖氨酸脱羧酶,产生DNA酶和磷酸酶。脂多糖中具有庚糖和2-酮基-3-脱氧辛酸。该菌是梭杆菌属中唯一一种在其细胞壁中以等摩尔比例具有内消旋羊毛硫氨酸和二氨基庚二酸混合物的菌种。

【临床意义】 死亡梭杆菌可引起牙髓炎、菌血症或败血症。通过误吸进入肺部,引起局限性肺炎、坏死性肺炎或肺脓肿等,还可引起泌尿生殖道及腹腔内感染[1]。

Fusobacterium naviforme 舟形梭杆菌

(Jungano, 1909) Moore and Holdeman, 1970 (Approved Lists, 1980)

【分类学评述】 该菌种在1909年被描述为“舟形芽孢杆菌”(*Bacillus naviformis*),在1970年被描述为现在的舟形梭杆菌并于1980年被收录到《核准的细菌名称目录》。

【词源和翻译】 “*naviforme*”,新拉丁语中性形容词,由“*navis*”和“*forme*”两个词根组成:“*navis*”,拉丁语名词,英文词义为“ship”;“*forme*”,拉丁语中性后缀,英文词义为“in shape of”。“*naviforme*”,英文词义为“in the shape of a ship”,即“像船一样形状的”,菌名翻译为“舟形梭杆菌”。

【临床意义】 舟形梭杆菌最初分离于试验老鼠的大肠,还有从人类多种临床标本和牛瘤胃中分离出来的报道。有文献报道可引起严重的肝脓肿[5]。

Fusobacterium necrogenes 坏疽梭杆菌

Moore and Holdeman, 1970

【分类学评述】 该菌种在1937年被描述为“坏疽芽孢杆菌”(*Bacillus necrogenes*),在1970年被描述为现在的坏疽梭杆菌并于1980年被收录到《核准的细菌名称目录》。

【词源和翻译】 “*necrogenes*”,新拉丁语分词形容词,由“*necro*”和“*-genes*”两个词根组成:“*nekros*”,希腊语名词,英文词义为“the dead”;“*-genes*”,新拉丁语后缀,源自希腊语动词*gennaô*,英文词义为“producing”。“*necrogenes*”,

英文词义为“dead producing, here necrosis producing”，表示“由坏疽、坏死产生”，菌名翻译为“坏疽梭杆菌”。

【临床意义】 坏疽梭杆菌分离于鸡的坏死性脓肿、鸭的盲肠，也分离于人类的粪便，但临床意义不明确[1]。

Fusobacterium necrophorum 坏死梭杆菌

Moore and Holdeman, 1969

【分类学评述】 该菌种在1886年被描述为“坏死芽孢杆菌”（*Bacillus necrophorus*），在1965年被描述为“坏死拟杆菌”（*Bacteroides necrophorus*），在1969年被描述为现在的坏死梭杆菌并于1980年被收录到《核准的细菌名称目录》。目前，该菌种包括2个亚种，即坏死梭杆菌香肠形亚种和坏死梭杆菌坏死亚种。

【词源和翻译】 “*necrophorum*”，新拉丁语中性形容词，由“*necro*”和“*phoreô*”两个词根组成：“*necro*”，来源于“*nekros*”，希腊语名词，英文词义为“the dead”；“*phoreô*”，希腊语动词，英文词义为“to bear”。“*necrophorum*”，英文词义为“dead producing, here necrosis producing”，即“产生坏死的”，菌名翻译为“坏死梭杆菌”。

【种的特征】 革兰氏阴性杆菌，在葡萄糖肉汤培养基中菌体直径为0.5~0.7 μm，宽度膨胀至1.8 μm。菌体末端可以呈圆形、梭形，或细丝状。肉汤培养基中多形成丝状，固体培养基或陈旧培养基中多呈杆菌。血平板上形成直径1~2 mm的菌落，边缘整齐或呈扇形、锯齿状，菌落凸起或呈纽扣状，表面凹凸不平、不光滑；半透明到不透明，通过透射光观察时通常具有马赛克样内部结构。在兔血平板上呈α-溶血或β-溶血。通常在蛋黄琼脂上β-溶血菌株脂肪酶阳性，而α-溶血或非溶血菌株脂肪酶阴性。不产生卵磷脂酶。可以使人、兔和豚鼠红细胞凝集，而牛和羊的红细胞不凝集。不水解葡聚糖。可产生DNA酶，不产生超氧化物歧化酶或赖氨酸脱羧酶，不产生磷酸酶。脂多糖中具有庚糖和2-酮基-3-脱氧辛酸。

【临床意义】 坏死梭杆菌是牛、马、羊和猪的消化道定植菌，也常从猫和犬中分离得到。可分离于人类和其他动物的空洞坏死组织处，如坏死性病变、脓肿标本，特别是牛肝脓肿和腐蹄病，也分离于血液标本。最近的研究发现，坏死梭杆菌在结肠肿瘤中存在过度表达，可以导致结直肠癌的进展并加深严重程度[6-7]。

Fusobacterium necrophorum subsp. *funduliforme* 坏死梭杆菌香肠形亚种

Shinjo et al., 1991

【分类学评述】 该亚种在1991年之前被描述为坏死梭杆菌B生物型（*Fusobacterium necrophorum* biovar B）。

【词源和翻译】 “*funduliforme*”，新拉丁语中性形容词，由“*fundulus*”和“*forme*”两个词根组成：“*fundulus*”，拉丁语名词，英文词义为“akind of sausage”；“*forme*”，拉丁语中性后缀，英文词义为“in shape of”。“*funduliforme*”，英文词义为“sausage shaped”，即“香肠形状”，菌名翻译为“坏死梭杆菌香肠形亚种”。

【临床意义】 坏死梭杆菌香肠形亚种目前被认为与扁桃体炎、扁桃体周围脓肿和复发性扁桃体炎有关。有文献报道可引起勒米雷（Lemierre）综合征患者的血流感染——Lemierre综合征是一种罕见的危及生命的疾病，主要起源于喉咙，主要影响青少年和年轻人[3,6-7]。

Fusobacterium necrophorum subsp. *necrophorum* 坏死梭杆菌坏死亚种

Shinjo et al., 1991

【分类学评述】 该亚种在1991年之前被描述为坏死梭杆菌A生物型（*Fusobacterium necrophorum* biovar A）。

【词源和翻译】 见坏死梭杆菌。

【临床意义】 坏死梭杆菌坏死亚种主要是动物的致病菌，可引起牛、羊等动物的肝脓肿和腐蹄病[3, 8]。

Fusobacterium nucleatum 具核梭杆菌

Knorr, 1922

【分类学评述】 该菌种在1922年被描述为“*Fusiformis nucleatus*”。

【词源和翻译】 “*nucleatum*”，拉丁语中性形容词，英文词义为“having a kernel or stone, intended to mean nucleated”，即“有核的或石头的”，菌名翻译为“具核梭杆菌”。

【种的特征】 革兰氏阴性杆菌，大小为（0.4~0.7）μm×3.0 μm，菌体细长，两端尖细，中间膨胀，呈典型的梭形，如纺锤体。多成对排列，尖端相对。无鞭毛，无芽孢。该菌为专性厌氧菌，最

F

适生长温度为37 ℃,最适pH为7.0左右。在厌氧血平板生长良好,厌氧环境孵育48 h后形成直径1~2 mm、圆形或略微不规则、扁平、边缘不齐、中央凸起、透明或半透明的菌落,不溶血,呈面包屑样,有恶臭味。20%胆汁生长试验阴性,吲哚试验阳性,七叶苷水解试验阴性,不发酵葡萄糖、果糖、甘露醇,苏氨酸转变丙酸盐阳性,乳酸盐转变丙酸盐阴性。

【临床意义】 具核梭杆菌主要寄生在人和动物的口腔、上呼吸道、肠道和泌尿生殖道中,可引起口腔、泌尿道、肺等部位感染。有文献报道,可引起牙齿感染、早产、阑尾炎、炎性肠病,还与结直肠癌具有相关性[1]。

Fusobacterium nucleatum subsp. *animalis* 具核梭杆菌动物亚种

Gharbia and Shah, 1992

【词源和翻译】 "*animalis*",拉丁语名词属格,源自拉丁语名词"*animal*",英文词义为"of an animal",表示"动物的",菌名翻译为"具核梭杆菌动物亚种"。

【临床意义】 具核梭杆菌动物亚种可分离于人类的龈下菌斑,也有从男性克罗恩病患者的乙状结肠组织炎症活检标本中分离的报道[9-10]。

Fusobacterium nucleatum subsp. *fusiforme* 具核梭杆菌梭形亚种

(Veillon and Zuber, 1898) Gharbia and Shah, 1992

【分类学评述】 目前认为,该亚种是具核梭杆菌文森特亚种的同义名。

【词源和翻译】 "*fusiforme*",新拉丁语中性形容词,由"*fusus*"和"*forme*"两个词根组成:"*fusus*",拉丁语名词,英文词义为"a spindle";"*forme*",拉丁语中性后缀,英文词义为"in shape of"。"*fusiforme*",英文词义为"spindle shaped",表示"纺锤形的",菌名翻译为"具核梭杆菌梭形亚种"。

【临床意义】 见具核梭杆菌文森特亚种[11]。

Fusobacterium nucleatum subsp. *nucleatum* 具核梭杆菌具核亚种

(Knorr, 1922) Dzink et al., 1990

【词源和翻译】 见具核梭杆菌。

【临床意义】 具核梭杆菌具核亚种在口腔生物膜的构建中起着至关重要的作用,与牙周炎密切相关,是口腔感染的病原菌,还可引起其他一些身体感染,如扁桃体周围脓肿、心内膜炎、皮肤溃疡和感染性关节炎。另外,还可能导致儿童的严重感染,有文献报道其与结直肠癌的发病率具有相关性[12]。

Fusobacterium nucleatum subsp. *polymorphum* 具核梭杆菌多形亚种

Dzink et al., 1990

【词源和翻译】 "*polymorphum*",新拉丁语中性形容词,源自希腊语形容词*polumorphos-on*,英文词义为"multiform, polymorphic",即"多形,多态",菌名翻译为"具核梭杆菌多形亚种"。

【临床意义】 具核梭杆菌多形亚种是人类口腔的定植菌,经常可以在牙菌斑生物膜中分离,可引起口腔感染和非口腔感染[13]。

Fusobacterium nucleatum subsp. *vincentii* 具核梭杆菌奋森亚种

Dzink et al., 1990

【词源和翻译】 "*vincentii*",新拉丁语阳性名词属格,英文词义为"of Vincent",源自H. Vincent的名字,以纪念其在樊尚咽峡炎(Vincent angina,俗称奋森氏咽峡炎)和坏死性溃疡性牙龈炎患者分离到该菌的贡献,菌名翻译为"具核梭杆菌奋森亚种"。

【临床意义】 具核梭杆菌奋森亚种可引起樊尚咽峡炎和牙龈炎[11]。

Fusobacterium perfoetens 极臭梭杆菌

(Tissier, 1905) Moore and Holdeman, 1973

【分类评评述】 该菌种在1900年被描述为"*Cocco-Bacillus anaerobius perfoetens*",1937年被描述为"极臭拟杆菌"(*Bacteroides perfoetens*),1973年被描述为现在的极臭梭杆菌并于1980年被收录到《核准的细菌名称目录》。

【词源和翻译】 "*perfoetens*",新拉丁语分词形容词,由"*per*"和"*foetens*"两个词根组成:"*per*",拉丁语介词,英文词义为"exceedingly, very much, very";"*foetens*",拉丁语形容词,英文词义为"stinking"。"*perfoetens*",英文词义为"very stinking",即"非常臭的",菌名翻译为"极臭梭杆菌"。

【临床意义】 极臭梭杆菌可能与犬的肥胖有关,暂无人类感染的报道[14]。

Fusobacterium periodonticum 牙周梭杆菌

Slots et al., 1984

【词源和翻译】 "*periodonticum*",新拉丁语中性形容词,由"*peri*"、"*odous-ontos*"和"*-icum*"三个词根组成:"*peri*",希腊语介词,英文词义为"around";"*odous-ontos*",希腊语名词,英文词义为"tooth";"*-icum*",拉丁语中性后缀,后缀使用与意义有关。"*periodonticum*",英文词义为"pertaining to periodonte",即"与牙周病有关的",意指该菌往往与牙周病有关,菌名翻译为"牙周梭杆菌"。

【临床意义】 牙周梭杆菌分离于人类口腔和肠道,可引起牙周炎[15-16]。

Fusobacterium russii 鲁斯梭杆菌

(Hauduroy et al., 1937) Moore and Holdeman, 1970

【分类学评述】 该菌种在 1905 年被描述为"*Influenzabacillenähnliches anaërobes Stäbchen Russ*",1937 年被描述为"鲁斯拟杆菌"(*Bacteroides russii*)。

【词源和翻译】 "*russii*",希腊语介词,源自微生物学家 V. Russ 的名字,以纪念其最早培养出该菌,菌名翻译为"鲁斯梭杆菌"。

【临床意义】 鲁斯梭杆菌与哺乳类动物密切相关,可分离自猫和犬的口腔。有文献报道可引起严重的前足感染[17]。

Fusobacterium simiae 猴梭杆菌

Slots and Potts, 1982

【词源和翻译】 "*simiae*",拉丁语名词属格,英文词义为"of/from an ape, of/from a monkey",即"来源于猿猴的,猴子的",菌名翻译为"猴梭杆菌"。

【临床意义】 猴梭杆菌分离于猿猴口腔,暂无人类感染的报道[18]。

Fusobacterium sulci 龈沟梭杆菌

Cato et al., 1985

【分类学评述】 该菌种已被重新分类为真杆菌属(*Eubacterium*),见龈沟真杆菌(*Eubacterium sulci*)。

Fusobacterium ulcerans 溃疡梭杆菌

Adriaans and Shah, 1988

【词源和翻译】 "*ulcerans*",拉丁语分词形容词,英文词义为"making sore, causing to ulcerate",即"造成溃疡,引起溃疡的",意指该菌通常和溃疡的发病有关,菌名翻译为"溃疡梭杆菌"。

【临床意义】 溃疡梭杆菌分离于热带溃疡标本,病变开始为疼痛的丘疹,在 3~5 d 内分解为大的、坏死的、恶臭的溃疡[1]。

Fusobacterium varium 变形梭杆菌

Moore and Holdeman, 1969

【分类学评述】 该菌种在 1933 年被描述为"变形拟杆菌"(*Bacteroides varius*),1969 年被描述为现在的变形梭杆菌并于 1980 年被收录到《核准的细菌名称目录》。

【词源和翻译】 "*varium*",拉丁语中性形容词,英文词义为"diverse, different",即"多种,不同的",菌名翻译为"变形梭杆菌"。

【临床意义】 变形梭杆菌据报道可引起坏死性筋膜炎、溃疡性结肠炎、趾瘤症等[19-21]。

Fusobacterium 梭杆菌属参考文献

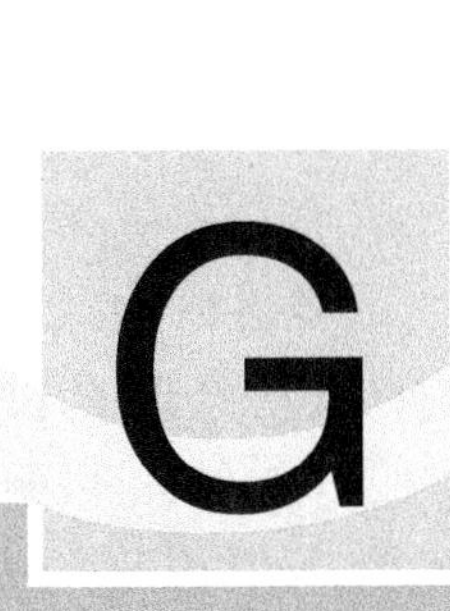
G

Gallibacterium 鸡杆菌属 Christensen et al., 2003

【词源和翻译】 "*Gallibacterium*",新拉丁语中性名词,由"*gallus*"和"*bacterium*"两个词根组成:"*gallus*",拉丁语名词,英文词义为"chicken";"*bacterium*",拉丁语中性名词,英文词义为"rod"。"*Gallibacterium*",英文词义为"bacterium of chicken",菌名翻译为"鸡杆菌属"。

一、分类学

鸡杆菌属隶属于变形菌门(Proteobacteria)、γ-变形菌纲(Gammaproteobacteria)、巴斯德菌目(Pasteurellales)、巴斯德菌科(Pasteuraceae),模式菌种为鸭鸡杆菌。

二、属的特征

鸡杆菌属是革兰氏阴性菌,无动力,杆状或多形性,单个或成双排列。在牛血琼脂上菌落呈明显的β-溶血,灰色,不透明,但边缘透明,似奶酪样,光滑有光泽,圆形隆起,边缘整齐,37 ℃培养24~48 h,菌落直径为1.0~2.0 mm,不形成芽孢,兼性厌氧或微需氧。触酶、氧化酶和磷酸酶阳性,可还原硝酸盐,分解下列糖类产酸不产气:甘油、*D*-核糖、*D*-木糖、*D*-甘露醇、*D*-果糖、*D*-半乳糖、*D*-葡萄糖、*D*-甘露糖、蔗糖和棉子糖。*β*-半乳糖苷酶与4-硝基苯-*β*-*D*-吡喃葡萄糖苷试验阳性。下列试验为阴性:西蒙柠檬酸盐、黏液酸、丙二酸、硫化氢/三糖铁、氰化钾生长、37 ℃时VP试验和脲酶。下列试验也属于阴性:精氨酸脱氢酶、赖氨酸脱羧酶、鸟氨酸脱羧酶、苯丙氨酸脱氢酶、吲哚、明胶酶、吐温-20与吐温-80水解,不形成色素。不分解下列化合物产酸:赤藓醇、侧金盏花醇、*D*-阿拉伯糖醇、木糖醇、*L*-木糖、卫矛醇、*D*-岩藻糖、*L*-鼠李糖、*L*-山梨糖、纤维二糖、*D*-蜜二糖、*D*-松三糖、糖原、菊糖、七叶苷、苦杏仁苷、熊果苷、龙胆二糖、水杨素、*D*-松二糖或*β*-*N*-甲基-葡糖胺。对下列反应也呈阴性:对硝基苯基-*β*-*D*-吡喃葡萄糖苷、磷硝基苯基-*α*-*L*-岩藻吡喃苷、*α*-半乳吡喃苷、对硝基苯基-*β*-*D*-吡喃葡萄糖苷糖尿醛酸、*α*-甘露糖苷和邻硝基苯基-*β*-*D*-木糖吡喃苷。下列反应则阴阳不定:37 ℃甲基红反应、麦康凯培养基生长。分解*L*-阿拉伯糖、*D*-阿拉伯糖、*m*-肌醇、*D*-山梨醇、*L*-岩藻糖、乳糖、麦芽糖、覃糖和糊精产酸。鸡杆菌属与巴斯德菌科其他属可以通过触酶、共生生长、溶血反应、脲酶、吲哚、*D*-木糖、*D*-甘露醇、*D*-山梨糖醇、*D*-甘露糖、麦芽糖、棉子糖、糊精、*β*-半乳糖苷酶和4-硝基苯-*β*-*D*-吡喃葡萄糖苷等试验加以区分。

G

三、属的临床意义

鸡杆菌属主要分离于家禽和野生鸟类,包括鸡、火鸡、鹅、鸭、野鸡和鹧鸪。鸡是鸡杆菌属的主要宿主,鸡杆菌属是鸡上呼吸道和下生殖道正常菌群的组成部分,属于禽类的条件致病菌,可引起饲养家禽的卵巢炎、输卵管炎、腹膜炎和肠炎,暂无人类感染的报道[1-2]。

四、抗菌药物敏感性和感染用药

目前尚无鸡杆菌人的感染和相关的抗感染治疗相关信息,但鉴于该菌的表型和遗传学特征与巴斯菌德属(*Pasteurella*)和嗜血杆菌属(*Haemophilus*)相近,理论上可参照CLSI M45中"HACEK菌:凝聚杆菌属(之前的嗜沫嗜血杆菌、副嗜沫嗜血杆菌、惰性嗜血杆菌都划入凝聚杆菌属)、伴放线放线杆菌、心杆菌属、侵蚀艾肯菌和金氏菌属的MIC折点解释标准"进行药敏试验的结果判读[3]。该菌属细菌主要存在于禽类,有资料显示,其对青霉素、磺胺噻唑、克林霉素耐药,但对阿普霉素、氟苯尼考、新霉素敏感[2]。

五、属内菌种

Gallibacterium anatis 鸭鸡杆菌

(Mutters et al., 1985) Christensen et al., 2003

【分类学评述】 该菌最早在1985年即被描述,基名为鸭巴斯德菌(*Pasteurella anatis*)。

【词源和翻译】 "*anatis*",拉丁语名词属格,英文词义为"of a duck",表示"鸭子的",菌名翻译为"鸭鸡杆菌"。

【临床意义】 鸭鸡杆菌在鸡内的感染可导致多种症状和损害,如呼吸系统问题、肝坏死、腹膜炎、输卵管炎、出血和卵泡破裂,以及产蛋量下降,暂无人类感染的报道[4]。

Gallibacterium salpingitidis 卵管炎鸡杆菌

Bisgaard et al., 2009

【词源和翻译】 "*salpingitidis*",新拉丁语阴性名词属格,英文词义为"from an inflammation of the ovarial tube",表示"来自输卵管炎的",菌名翻译为"卵管炎鸡杆菌"。

【临床意义】 卵管炎鸡杆菌主要引起鸡的感染,与鸡的输卵管炎有关,暂无人类感染的报道[4]。

Gallibacterium 鸡杆菌属参考文献

Gallicola 栖鸡球菌属 Ezaki et al., 2001

【词源和翻译】 "*Gallicola*",新拉丁语阳性名词,由"*gallus*"和"*-cola*"两个词根组成:"*gallus*",拉丁语名词,英文词义为"rooster/chicken";"*-cola*",拉丁语阳性后缀,从拉丁语名词"incola"衍变而来,英文词义为"inhabitant, dweller"。"*Gallicola*",英文词义为"inhabitant of chickens",即"寄居在鸡内",因该菌模式菌种从鸡粪中分离而得名,菌名翻译为"栖鸡球菌属"。

一、分类学

栖鸡球菌属隶属于厚壁菌门(Firmicutes)、梭菌纲(Clostridia)、梭菌目(Clostridiales),科的分类暂未定,模式菌种巴恩斯(巴氏)栖鸡球菌是属内唯一菌种。

二、属的特征

栖鸡球菌属是革兰氏阳性、专性厌氧球菌,直径为0.5~0.9 μm,单个或成双排列,无动力,无芽孢。最佳生长温度为37 ℃,生长条件不苛刻,但需要亚硒酸盐、钼酸盐和钨酸盐作为微量营养素。吲哚、脲酶、碱性磷酸酶、精氨酸双水解酶和凝固酶试验阴性。不发酵葡萄糖、乳糖、棉子糖、核糖和甘露糖。PYG试验代谢终产物是醋酸和丁酸。基因组DNA G+C含量为32.0~34.0 mol%。

三、属内菌种

Gallicola barnesae 巴恩斯(巴氏)栖鸡球菌

(Schiefer-Ullrich and Andreesen, 1986) Ezaki et al., 2001

【分类学评述】 该菌种在1986年被分类为巴恩斯消化链球菌(*Peptostreptococcus barnesae*),在2001年被重新分类为现在的巴恩斯(巴氏)栖鸡球菌。

【词源和翻译】 “*barnesae*”，新拉丁语名词属格，英文词义为“of Barnes”，源自微生物学家 E. M. Barnes 的名字，菌名翻译为“巴恩斯栖鸡球菌”，亦简译为“巴氏栖鸡球菌”。

【临床意义】 巴恩斯（巴氏）栖鸡球菌分离于鸡粪中，尚无人类感染的报道[1-3]。

【抗菌药物敏感性和感染用药】 甲硝唑、青霉素、美罗培南、亚胺培南和哌拉西林/舒巴坦等通常对厌氧革兰氏阳性球菌具有较好的抗菌活性[4]，供参考。

***Gallicola* 栖鸡球菌属参考文献**

Gardnerella 加德纳菌属 Greenwood and Pickett，1980

【词源和翻译】 “*Gardnerella*”，带-ella 小尾缀的新拉丁语阴性名词，源自 H. L. Gardner 的名字，菌名翻译为“加德纳菌属”。

G

一、分类学

加德纳菌属隶属于放线菌门（Actinobacteria）、放线菌纲（Actinobacteria）、双歧杆菌目（Bifidobacteriales）、双歧杆菌科（Bifidobacteriaceae），模式菌种阴道加德纳菌为目前属内唯一菌种[1]。

二、属的特征

加德纳菌属是革兰氏阴性或染色不定的多形性杆菌，直径约 0.5 μm，长 1.5~2.5 μm。无丝状体，无荚膜，无芽孢，无动力。兼性厌氧，对生长环境的需求较高。触酶和氧化酶阴性，化能有机营养，发酵型代谢，分解各种碳水化合物（包括麦芽糖和淀粉）产酸不产气，醋酸是主要的发酵产物，水解马尿酸盐，溶解人血而不能溶解羊血。存在于人的泌尿生殖道，被认为是细菌性阴道病的主要病原菌。基因组 DNA G+C 含量为 42.0~44.0 mol%[1]。

三、属内菌种

Gardnerella vaginalis 阴道加德纳菌

Greenwood and Pickett，1980

【词源和翻译】 “*vaginalis*”，新拉丁语阳性/阴性形容词，由“*vagina*”和“*-alis*”两个词根组成：“*vagina*”，拉丁语名词，英文词义为“sheath，vagina”；“*-alis*”，拉丁语阴性后缀，表示“属于”。“*vaginalis*”，英文词义为“pertaining to vagina，of the vagina”，即“与阴道相关的”，菌名翻译为“阴道加德纳菌”。

【种的特征】 革兰氏染色阴阳不定，镜下菌体呈多形性，细小杆菌或球菌，无荚膜，无鞭毛，无芽孢。兼性厌氧，营养要求较高，可在 35~37 ℃、5% CO_2的环境下进行培养，最适 pH 为 6.0~6.5。孵育 24 h 后形成极小的灰白色、圆形、光滑、不透明菌落。阴道加德纳菌在人或兔血平板上孵育 48~72h 可产生 β-溶血。触酶阴性，无动力，大多数菌株能水解马尿酸钠，分解葡萄糖、麦芽糖、蔗糖、淀粉产酸，不发酵甘露醇，吲哚试验阴性，硝酸盐还原试验阴性，VP 试验阴性。

【临床意义】 阴道加德纳菌与细菌性阴道病密切相关，是细菌性阴道病的非特异性指标，可以导致多种严重的妇科并发症，如子宫全切的术后感染、绒毛膜炎、产后子宫内膜炎等，以及新生儿致死性和非致死性败血症及软组织感染等[1-4]。

【抗菌药物敏感性和感染用药】 加德纳菌属是一种兼性厌氧菌，但通常采用厌氧菌的药敏试验方法和感染用药方案，经验性用药首选甲硝唑（口服或阴道上药）治疗阴道加德纳菌引起的细菌性阴道病，但也有认为克林霉素治疗细菌性阴道病的效果更佳且不易产生耐药[5]。琼脂稀释法是加德纳菌属药敏试验的金标准，但难以常规开展。有资料显示，阴道加德纳菌对万古霉素、头孢菌素、四环素、环丙沙星等敏感性较差，对氨曲南、阿米卡星和磺胺甲噁唑耐药，而对青霉素和氨苄西林的敏感性正在下降[6-7]，供参考。

Gardnerella 加德纳菌属参考文献

Gemella 孪生球菌属 Berger，1960

【词源和翻译】 "*Gemella*"，新拉丁语阴性名词，英文词义为"a little twin"，表示"小双胞胎（菌）、孪生（菌）"，菌名翻译为"孪生球菌属"。

一、分类学

孪生球菌属隶属于厚壁菌门（Firmicutes）、芽孢杆菌纲（Bacilli）、芽孢杆菌目（Bacillales），科的分类暂未定，模式菌种为溶血孪生球菌。

二、属的特征

孪生球菌属是革兰氏阳性，但部分菌株易脱色过度染成阴性，卵圆形，成对、四联或簇状排列，有时形成短链状。无芽孢，无动力。兼性厌氧，在 10 ℃、45 ℃和 6.5% NaCl 的肉汤中不生长。触酶和氧化酶阴性，胆汁、七叶苷试验阴性，MRS 肉汤生长不产气，发酵葡萄糖和其他碳水化合物，不水解七叶苷、明胶和马尿酸盐，大部分菌株吡咯烷酮芳基酰胺酶阳性，亮氨酸氨肽酶反应不定，不产生硝酸盐。基因组 DNA G+C 含量为 31.4~34.6 mol%[1]。

三、属的临床意义

孪生球菌属是一种条件致病菌，可引起肺脓肿、菌血症、骨髓炎、心内膜炎、脑膜炎、感染性休克、化脓性关节炎等疾病，其中部分菌种是人体口咽及肠道内共生菌群，但也有部分菌种的感染来源还不明确[1-13]。

四、抗菌药物敏感性和感染用药

孪生球菌属是一种革兰氏阳性球菌，有文献显示其对青霉素、链霉素、四环素、氯霉素、万古霉素和大环内酯类等药物敏感[1]。

五、属内菌种

Gemella asaccharolytica 不解糖孪生球菌

Ulger-Toprak et al., 2010

【词源和翻译】 "*asaccharolytica*",新拉丁语阴性形容词,由"*a-*"、"*sakchâr*"和"*lytica*"三个词根组成:"*a-*",希腊语介词,英文词义为"not";"*sakchâr*",希腊语名词,英文词义为"sugar";"*lytica*",新拉丁语阴性形容词,来源于德语阴性形容词"*lutikê*",英文词义为"able to dissolve, able to loose"。"*asaccharolytica*",英文词义为"not digesting sugar",表示"不消化糖类的",菌名翻译为"不解糖孪生球菌"。

【临床意义】 不解糖孪生球菌可分离于伤口感染标本,具体的来源不明[2]。

Gemella bergeri 伯杰孪生球菌

corrig. Collins et al., 1998

【分类学评述】 该菌种的菌名拼写最初为"*Gemella bergeriae*"。

【词源和翻译】 "*bergeri*",拉丁语名词属格,英文词义为"of Berger",源自微生物学家 Ulrich Berger 的名字,以表彰他对孪生球菌研究的贡献,菌名翻译为"伯杰孪生球菌"。

【临床意义】 伯杰孪生球菌有引起 Lemierre 综合征患者的暴发性紫癜,以及感染性心内膜炎的报道[3-6]。

Gemella haemolysans 溶血孪生球菌

(Thjøtta and Bøe, 1938) Berger, 1960 (Approved Lists, 1980)

【词源和翻译】 "*haemolysans*",新拉丁语分词形容词,由"*haîma*"和"*lŷo*"两个词根组成:"*haîma*",希腊语名词,拉丁音译 haema,英文词义为"blood";"*lŷo*",希腊语动词,英文词义为"dissolve, break up"。"*haemolysans*",英文词义为"dissolving blood",表示"溶血的",菌名翻译为"溶血孪生球菌"。

【临床意义】 溶血孪生球菌是皮肤和黏膜的共生菌,是条件致病菌,有分离于心内膜炎、菌血症、脑膜炎和脑脓肿的报道,还可引起骨的感染和泪小管炎[7-9]。

Gemella morbillorum 麻疹孪生球菌

Kilpper-Bälz and Schleifer, 1988

【分类学评述】 该菌种在 1933 年被描述为"麻疹双球菌"(*Diplococcus morbillorum*),1974 年被描述为"麻疹链球菌"(*Streptococcus morbillorum*)并于 1980 年被收录到《核准的细菌名称目录》,基名即麻疹链球菌。在 1988 年,该菌种被重新分类为现在的麻疹孪生球菌。

【词源和翻译】 "*morbillorum*",新拉丁语名词属格,英文词义为"of measles",即"麻疹",意指该菌曾被认为与麻疹有关,菌名翻译为"麻疹孪生球菌"。

【种的特征】 革兰氏阳性球菌,肾形或卵圆形,多成对排列,也可呈四联状或短链排列。不形成芽孢,无荚膜,无鞭毛。麻疹孪生球菌是厌氧至耐氧菌,血平板 35 ℃ 孵育 24~48 h 后,形成直径约 0.5 mm,圆形,边缘整齐,光滑透明的菌落,不产生色素。氧化酶阴性,触酶阴性,亮氨酸氨基肽酶阳性,甘露醇阳性,山梨醇阳性。

【临床意义】 麻疹孪生球菌是人体口咽及肠道内共生菌丛中的条件致病菌,主要引起人类心内膜炎,还可引起脓胸、败血症、脑膜炎、骨髓炎、伤口感染、化脓性感染等疾病[10-11]。

Gemella parahaemolysans 副溶血孪生球菌

Hung et al., 2014

【词源和翻译】 "*parahaemolysans*",新拉丁语分词形容词,由"*para*"和"*haemolysans*"两个词根组成:"*para*",希腊语介词,英文词义为"resembling";"*haemolysans*",新拉丁语分词形容词,英文词义为"specific epithet of *Gemella haemolysans*"。"*parahaemolysans*",英文词义为"(*Gemella*) haemolysans-like",表示"像溶血(孪生球菌)的",菌名翻译为"副溶血孪生球菌"。

【种的特征】 革兰氏阳性球菌,直径为 0.6~1 μm,有时易脱色使革兰氏染色为阴性,不形成芽孢。在 5%绵羊血大豆酪蛋白琼脂平板上 37 ℃ 培养 1 d 后形成针尖样、不溶血的菌落,兼性厌氧。触酶和氧化酶阴性,VP 试验阳性,硝酸盐还原试验阴性,不水解酪蛋白、DNA、明胶、马尿酸盐、淀粉和吐温-80,不产硫化氢和吲哚。发酵葡萄糖、蔗糖和麦芽糖并产酸,不发酵棉子糖、鼠李糖、核糖、山梨醇、乳糖、海藻糖、阿拉伯糖、阿拉伯醇、环糊精、糖原、支链淀粉、蜜二糖、松三糖、甲基-*β*-*D*-吡喃葡萄糖苷或塔格糖。具有酸性磷酸酶、碱性磷酸酶、酯酶(C4)、酯解脂酶(C8)、萘酚-AS-BI-磷酸水解酶活性。主要细胞脂肪酸是 $C_{16:0}$和 $C_{14:0}$。基因组 DNA G+C 含量为30.9 mol%。

【临床意义】 副溶血孪生球菌是2014年发表的新菌种,分离于"台湾国立大学"医院患者血培养标本,具体来源不明[12]。

Gemella sanguinis 血孪生球菌

Collins et al., 1999

【词源和翻译】 "*sanguinis*",拉丁语名词属格,英文词义为"of the blood",即"与血相关的",菌名翻译为"血孪生球菌"。

【临床意义】 血孪生球菌是人体正常菌群,也可引起感染性心内膜炎和菌血症[13]。

Gemella taiwanensis 台湾孪生球菌

Hung et al., 2014

【词源和翻译】 "*taiwanensis*",新拉丁语阳性/阴性形容词,英文词义为"pertaining to Taiwan",即"台湾的",源自菌株分离地地名中国台湾,菌名翻译为"台湾孪生球菌"。

【种的特征】 革兰氏阳性球菌,直径为 0.8~1.2 μm,有时易脱色使革兰氏染色为阴性,不形成内生孢子。在5%绵羊血大豆酪蛋白琼脂平板上37 ℃培养1d后形成针尖样、不溶血的菌落,兼性厌氧。触酶和氧化酶阴性,硝酸盐还原试验阴性,VP试验结果不定。不水解酪蛋白、DNA、明胶、马尿酸盐、淀粉和吐温-80,不产生硫化氢和吲哚。发酵葡萄糖、甘露糖醇、山梨糖醇、蔗糖和麦芽糖并产酸,不发酵棉子糖、核糖、乳糖、海藻糖、阿拉伯糖、阿糖醇、*α*-环糊精、糖原、蜜二糖、松三糖、甲基-*β*-*D*-吡喃葡萄糖苷或塔格糖。具有酸性磷酸酶、碱性磷酸酶、酯酶(C4)、酯解脂酶(C8)、萘酚-AS-BI-磷酸水解酶活性。主要细胞脂肪酸是 $C_{16:0}$和 $C_{14:0}$。基因组 DNA G+C 含量为30.2 mol%。

【临床意义】 台湾孪生球菌是2014年发表的新菌种,分离于"台湾国立大学"医院患者血培养标本,具体来源不明[12]。

G

Gemella 孪生球菌属参考文献

Geobacillus 地芽孢杆菌属 Nazina et al., 2001

【词源和翻译】 "*Geobacillus*",新拉丁语阳性名词,由"*gê*"和"*bacillus*"两个词根组成:"*gê*",希腊语名词,英文词义为"the earth";"*bacillus*",拉丁语阳性名词,英文词义为"small rod"。"*Geobacillus*",英文词义为"earth or soil small rod",即"土壤或泥土中的小杆(菌)",菌名翻译为"地芽孢杆菌属"。

一、分类学

地芽孢杆菌属隶属于厚壁菌门(Firmicutes)、芽孢杆菌纲(Bacilli)、芽孢杆菌目(Bacillales)、芽孢杆菌科(Bacillaceae),模式菌种为嗜热嗜脂肪土壤芽孢杆菌。

二、属的特征

地芽孢杆菌属的细胞壁结构符合革兰氏阳性菌特征,但革兰氏染色可以呈阳性或阴性。营养充分时菌体为杆状，每个细胞可形成一个芽孢，椭圆或桶状芽孢位于稍膨大或不膨大的胞囊体的极端或次极端。单个或短链排列，以周鞭毛运动或不运动。专性喜温细菌，生长温度为37～75 ℃，最适温度为55～65 ℃。生长pH为6.0～8.5，最适pH为6.2～7.5。多数菌种不需要生长因子、维生素、NaCl和KCl。菌落形状、大小不定，在某些培养基可产生色素。化能有机营养，为需氧或兼性厌氧菌，氧为最终的电子受体，某些种可以用硝酸盐代替。发酵葡萄糖、果糖、麦芽糖、甘露醇和蔗糖产酸不产气，多数菌种不能分解乳糖产酸。大多数菌种触酶阳性，氧化酶不定。不能使苯丙氨酸脱氨，不分解酪氨酸，不产生吲哚，VP试验阴性。主要的脂肪酸是iso-$C_{15:0}$、iso-$C_{16:0}$和iso-$C_{17:0}$，共占60%以上。主要的甲基萘醌为MK-7。基因组DNA G+C含量为48.2～58.0 mol%。

三、属的临床意义

地芽孢杆菌属具有一定的嗜热性，其广泛存在于土壤、泥土、粪便等热环境和非热环境中，人和动物的体温接近该菌属生长的最低温度，目前暂无临床感染报告[1-2]。

四、抗菌药物敏感性和感染用药

地芽孢杆菌尚无感染用药的相关信息，从该菌的微生物学特征和与芽孢杆菌的亲缘关系来看，可参考芽孢杆菌属的感染治疗方案，且药敏试验可采用CLSI M45中"芽孢杆菌属细菌（不包括炭疽芽孢杆菌）的MIC折点解释标准"进行结果判读[3]，供参考。

G

五、属内菌种

Geobacillus stearothermophilus 嗜热嗜脂肪地芽孢杆菌

Nazina et al., 2001

【词源和翻译】 "*stearothermophilus*"，新拉丁语阳性形容词，由"*stear*"、"*thermê*"和"*philus-a-um*"三个词根组成："*stear*"，希腊语名词，英文词义为"fat"；"*thermê*"，希腊语名词，英文词义为"heat"；"*philus-a-um*"，新拉丁语形容词，来源于希腊语形容词"*philos-ê-on*"，英文词义为"friend, loving"。"*stearothermophilus*"，英文词义为"heat and fat-loving"，即"嗜热和脂肪的"，菌名翻译为"嗜热嗜脂肪地芽孢杆菌"。

【临床意义】 嗜热嗜脂肪地芽孢杆菌菌株主要分离于土壤、温泉、沙漠的沙、北极水、海洋沉积物、食物和肥料，暂无人类感染的报道[2]。

Geobacillus thermodenitrificans 热反硝地芽孢杆菌

Nazina et al., 2001

【分类学评述】 该菌种在1970年被描述为"热反硝化芽孢杆菌"（*Bacillus thermodenitrificans*）并于1980年被收录到《核准的细菌名称目录》，在2001年被重新分类为现在的热反硝地芽孢杆菌。

【词源和翻译】 "*thermodenitrificans*"，新拉丁语分词形容词，由"*thermê*"和"*denitrificans*"两个词根组成："*thermê*"，希腊语名词，英文词义为"heat"；"*denitrificans*"，新拉丁语分词形容词，英文词义为"denitrifying"。"*thermodenitrificans*"，英文词义为"thermophilic denitrifying"，表示"嗜热、反硝化的"，因该菌具有嗜热和反硝化两个特征而得名，菌名翻译为"热反硝地芽孢杆菌"。

【临床意义】 热反硝地芽孢杆菌分离于土壤标本中，暂无人类感染的报道[1-2]。

Geobacillus 地芽孢杆菌属参考文献

Globicatella 圆短链菌属 Collins et al., 1995

【词源和翻译】 "*Globicatella*",新拉丁语阴性名词,由"*globus*"和"*catella*"两个词根组成:"*globus*",拉丁语名词,英文词义为"a ball, sphere, globe";"*catella*",拉丁语阴性名词,英文词义为"a small chain"。"*Globicatella*",英文词义为"a short chain made up of spheres",即"由球(菌)组成的短链",菌名翻译为"圆短链菌属"。

一、分类学

圆短链菌属隶属于厚壁菌门(Firmicutes)、芽孢杆菌纲(Bacilli)或厚壁菌纲(Firmibacteria)、乳酸杆菌目(Lactobacillales)、气球菌科(Aerococcaceae),模式菌种为血圆短链菌。

二、属的特征

圆短链菌属为革兰氏阳性菌,有时染色呈阴性。菌体呈卵圆形,多成对或以短链存在。无芽孢,无动力。兼性厌氧菌,在含有6.5% NaCl的肉汤中生长。在10 ℃或45 ℃时不生长。触酶阴性,发酵葡萄糖或其他糖产酸不产气,吡咯烷酮芳基酰胺酶阳性,亮氨酸芳胺酶阴性,不能使精氨酸脱胺,对万古霉素敏感。基因组DNA G+C含量为35.7~37.0 mol%[1]。

三、属的临床意义

圆短链菌主要分离于反刍动物中,其中血圆短链菌被认为是一种条件致病菌,可分离于多种临床标本,有引起人感染心内膜炎、菌血症等的报道[1-4]。

四、抗菌药物敏感性和感染用药

目前尚无圆短链菌感染用药的权威资料。从该菌的细胞壁特征和遗传学特征来看,其对于青霉素和万古霉素等药物可能敏感。有学者对27株血圆短链菌进行体外药敏试验,采用CLSI M100中"草绿色链球菌抑菌直径和MIC解释标准"进行结果判读,结果显示青霉素、阿莫西林和万古霉素对血圆短链菌敏感(100%),氯霉素和左旋氧氟沙星的敏感性较高(96%),而红霉素、克林霉素、头孢噻肟、头孢呋辛、美罗培南、四环素和复方磺胺甲噁唑等的耐药率为30%~74%[2],供参考。

五、属内菌种

Globicatella sanguinis 血圆短链菌

Collins et al., 1995

【词源和翻译】 "*sanguinis*",拉丁语名词属格,英文词义为"of the blood",即"血的",菌名翻译为"血圆短链菌"。

【临床意义】 血圆短链菌是一种条件致病菌,有引起人感染性心内膜炎、骨髓炎和菌血症的报道[2-5]。

Globicatella sulfidifaciens 产硫化物圆短链菌

Vandamme et al., 2001

【词源和翻译】 "*sulfidifaciens*",新拉丁语分词形容词,由"*sulfidum*"和"*faciens*"两个词根组成:"*sulfidum*",新拉丁语名词,英文词义为"sulfide";"*faciens*",拉丁语现在分词,英文词义为"producing"。"*sulfidifaciens*",英文词义为"sulfide-producing",即"产硫化物的",菌名翻译为"产硫化物圆短链菌"。

【临床意义】 产硫化物圆短链菌可引起家畜的感染,包括家畜的尿路感染和化脓性感染等,暂无人类感染的报道[6]。

G

Globicatella **圆短链菌属参考文献**

Gordonia 戈登菌属 Stackebrandt et al., 1989

【词源和翻译】 "*Gordonia*",新拉丁语阴性名词,源自细菌分类学家 Ruth E. Gordon 的名字,菌名翻译为"戈登菌属"。

一、分类学

戈登菌属隶属于放线菌门(Actinobacteria)、放线菌纲(Actinobacteria)、放线菌目(Actinomycetales)、诺卡菌科(Nocardiaceae),模式菌种为支气管戈登菌。

二、属的特征

戈登菌属革兰氏染色为阳性或染色不定,但抗酸部分为阳性的短杆状或球形的非成孢放线菌。菌体大小为(0.5~1.0) μm×(1.0~2.5) μm。单个、成对或呈"V"形排列,或呈短链状。大多数菌株在 20~37 ℃条件下生长良好,但在 45 ℃条件下不生长。菌落外观从凸起光滑、有光泽到折叠、粗糙、无光泽,菌落颜色可以是奶油色、米色、浅黄色或棕褐色至橙色、橙色、粉红色或红色。专性需氧的化能营养菌,氧化型代谢,发酵葡萄糖和其他糖产酸,可利用广泛的有机化合物作为主要的碳源和能源而生长。触酶阳性,氧化酶阴性,还原硝酸盐为亚硝酸盐,脲酶阳性,不分解酪蛋白、纤维素、几丁质、弹性蛋白和木聚糖,芳香硫酸酯酶阴性。基因组 DNA G+C 含量为 63.0~69.0 mol%[1]。

三、属的临床意义

戈登菌属广泛分布在水生和陆地环境中,主要分离于土壤、海底沉积物和废水系统中,部分菌种是人和动物的条件致病菌,曾分离于肺病患者的痰和血液等标本,有引起菌血症、心内膜炎、肺部感染、免疫力低下儿童脑部脓肿等疾病的报道[1-2]。

四、抗菌药物敏感性和感染用药

戈登菌属属于诺卡菌科,目前没有其抗感染治疗方案的权威资料,从其微生物学特性来,可能应参考诺卡菌或其他需氧放线菌的抗感染治疗方案,并参考其治疗周期。药敏试验可参照 CLSI M24 中"诺卡菌属和其他需氧放线菌的 MIC 折点解释标准"进行结果判读[3],但在普通实验室难以常规开展。有文献对 31 株戈登菌种进行药敏试验,结果显示妥布霉素、阿米卡星和庆大霉素等氨基糖苷类抗菌药物敏感率为 100%(31/31)、复方磺胺甲噁唑敏感率为 100%(31/31)、亚胺培南敏感率为 96.8%(30/31)、环丙沙星和左氧氟沙星敏感率为 96.8%(30/31)、米诺环素敏感率为 93.5%(29/31)、氨苄西林敏感率为 90.3%(28/31)[2],供参考。

五、属内菌种

Gordonia araii 新井戈登菌

Kageyama et al., 2006

【词源和翻译】 "*araii*",新拉丁语阳性名词属格,源自对微生物分类和次生代谢物有重要贡献的日本微生物学家新井的名字“Tadashi Arai”，菌名翻译为“新井戈登菌”。

【临床意义】 新井戈登菌分离于肾功能不全患者的标本，有引起皮肤感染的报道[4-5]。

Gordonia bronchialis 支气管戈登菌

Stackebrandt et al., 1989

【词源和翻译】 “*bronchialis*”，新拉丁语阴性形容词，由“*bronchia*”和“*-alis*”两个词根组成：“*bronchia*”，拉丁语复数名词，英文词义为“the bronchial tubes”；“*-alis*”，拉丁语阴性后缀，后缀使用与意义有关。“*bronchialis*”，英文词义为“pertaining to the bronchi, coming from the bronchi”，即“来自支气管的”，菌名翻译为“支气管戈登菌”。

【临床意义】 支气管戈登菌分离于肺部疾病患者的痰标本（包括气管炎和空洞性肺结核患者），以及乳腺脓肿标本中[6]。

Gordonia effusa 扩散戈登菌

Kageyama et al., 2006

【词源和翻译】 “*effusa*”，拉丁语阴性形容词，英文词义为“poured out, extensive, vast, broad, wide, referring to the spreading colonial growth”，即“扩散，蔓延”，意指该菌的菌落具有迁徙性，菌名翻译为“扩散戈登菌”。

【临床意义】 扩散戈登菌分离于一位日本肺部疾病患者的痰标本[4]。

Gordonia otitidis 耳炎戈登菌

Iida et al., 2005

【词源和翻译】 “*otitidis*”，新拉丁语名词属格，由“*ous otos*”和“*-itis-idis*”两个词根组成：“*ous otos*”，希腊语名词，英文词义为“ear”；“*-itis-idis*”，拉丁语后缀，后缀使用与意义有关，炎症的后缀。“*otitidis*”，英文词义为“of inflammation of the ear”，即“耳炎”，菌名翻译为“耳炎戈登菌”。

【临床意义】 耳炎戈登菌分离于外耳炎患者的耳道流出液、气管炎患者的胸膜液中[7]。

Gordonia polyisoprenivorans 食异戊二烯戈登菌

Linos et al., 1999

【词源和翻译】 “*polyisoprenivorans*”，新拉丁语分词形容词，由“*polyisoprenum*”和“*vorans*”两个词根组成：“*polyisoprenum*”，新拉丁语名词，英文词义为“polyisoprene”；“*vorans*”，拉丁语现在分词，英文词义为“devouring”。“*polyisoprenivorans*”，英文词义为“polyisoprene eating”，即“吞噬异戊二烯”，意指该菌有降解聚异戊二烯的能力，菌名翻译为“食异戊二烯戈登菌”。

【临床意义】 食异戊二烯戈登菌分离于德国轮胎处理厂的污染水中，目前有多例人血流感染的报道[8]。

【抗菌药物敏感性和感染用药】 目前针对14株食异戊二烯戈登菌的抗菌药物感染模型显示，阿米卡星、阿莫西林/克拉维酸、氨苄西林、头孢噻肟、亚胺培南和利奈唑胺的敏感率均为100%（14/14），左旋氧氟沙星敏感率为92.9%（13/14），米诺环素、替加环素和克拉霉素敏感率均为64.3%（9/14），而复方磺胺甲噁唑敏感率均仅为42.9%（6/14）[8-9]。

Gordonia rubripertincta 暗红色戈登菌

Stackebrandt et al., 1989

【词源和翻译】 “*rubripertincta*”，新拉丁语阴性形容词，由“*rubber-bra-brum*”、“*per*”和“*tincta*”三个词根组成：“*rubber-bra-brum*”，拉丁语形容词，英文词义为“red”；“*per*”，拉丁语前缀，英文词义为“very”；“*tincta*”，拉丁语阴性形容词，英文词义为“dyed, colored”。“*rubripertincta*”，英文词义为“heavily dyed red”，即“染成暗红色”，菌名翻译为“暗红色戈登菌”。

【临床意义】 暗红色戈登菌可分离于土壤[10]，暂无人类感染的报道。

Gordonia sputi 痰液戈登菌

Stackebrandt et al., 1989

【词源和翻译】 “*sputi*”，拉丁语名词属格，英文词义为“of sputum”，即“痰液”，菌名翻译为“痰液戈登菌”。

【临床意义】 痰液戈登菌分离于人的痰液，也有引起导管相关性血流感染、脑脓肿、腹透相关腹膜炎等的报道[11-13]。

Gordonia terrae 土地戈登菌

Stackebrandt et al., 1989

【词源和翻译】 “*terrae*”，拉丁语名词属格，英文词义为“of the earth”，即“土地”，菌名翻译为“土地戈登菌”。

【临床意义】 土地戈登菌分离于土壤、足菌肿患者（曾被误鉴定为诺卡菌）皮肤，也有引起导管相关性菌血症和肾移植患者肾脓肿的报道[14-16]。

G

Gordonia 戈登菌属参考文献

Gordonibacter 戈登杆菌属 Würdemann et al., 2009

【词源和翻译】 "*Gordonibacter*",新拉丁语阳性名词,由"Gordon"和"*bacter*"两个词根组成:"Gordon",源自 Jeffrey I. Gordon 博士的名字;"*bacter*",新拉丁语阳性名词,英文词义为"a rod",即"杆(菌)"。"*Gordonibacter*",表示以 Jeffrey I. Gordon 命名的杆菌,菌名翻译为"戈登杆菌属"。

一、分类学

戈登杆菌属隶属于放线菌门(Actinobacteria)、红椿杆菌纲(Coriobacteriia)、埃格特菌目(Eggerthellales)、埃格特菌科(Eggerthellaceae),模式菌种为帕梅拉戈登杆菌。

二、属的特征

戈登杆菌属是革兰氏阳性菌,短杆或球杆状,大小为(0.5~0.6) μm×(0.8~1.2) μm。有动力,无芽孢,专性厌氧,在固体培养基上形成灰白色、半透明小菌落。触酶阳性,能利用的碳源较少。可发酵氧化阿拉伯糖、葡萄糖、甘露糖和棉子糖,不发酵氧化海藻糖和木糖。基因组 DNA G+C 含量为 66.4 mol%[1]。

三、属的临床意义

戈登杆菌属有从人类粪便分离和引起血流感染的报道[1-4],被认为是一种存在于人体肠道中的产结石细菌,与尿结石密切相关[5]。

四、抗菌药物敏感性和感染用药

目前未有戈登杆菌属抗感染治疗方案的权威资料。琼脂稀释法是厌氧菌药敏试验的金标准,但难以常规开展。从其革兰氏染色和厌氧特性来看,甲硝唑、青霉素类、β-内酰胺类和包括美罗培南在内的碳青霉烯类抗菌药物可能有很好的抗菌活性[2]。

五、属内菌种

Gordonibacter faecihominis 人粪戈登杆菌

Jin et al., 2015

【分类学评述】 目前认为,人粪戈登杆菌与尿结石戈登杆菌是同一菌种,且尿结石戈登杆菌具有命名优先权[6]。

【词源和翻译】 "*faecihominis*",新拉丁语名词属格,由"*faex*"和"*homo-inis*"两个词根组成:"*faex*",英文词义为"faecis, faeces";"*homo-inis*",英文词义为"a human being, man, person"。"*faecihominis*",英文词义为"of the faeces of a human being",表示"人类粪便",因该菌分离于人类粪便而得名,菌名翻译为"人粪戈登杆菌"。

【临床意义】 见尿结石戈登杆菌。

Gordonibacter pamelaeae 帕梅拉戈登杆菌

Würdemann et al., 2009

【词源和翻译】 "*pamelaeae*",新拉丁语阴性名词属格,英文词义为"of Pamela",源自生物学家、环境学家 Pamela Lee Oxley（née Fredericks）博士的名字，菌名翻译为“帕梅拉戈登杆菌”。

【临床意义】 帕梅拉戈登杆菌有分离于人肠道和菌血症标本的报道[2-3]，另有认为其是一种存在于人体肠道中的产结石细菌，与尿结石密切相关[5]。

Gordonibacter urolithinfaciens **尿结石戈登杆菌**

Selma et al., 2014

【词源和翻译】 “*urolithinifaciens*”，新拉丁语分词形容词，由“*urolithinum*”和“*facio*”两个词根组成：“*urolithinum*”，新拉丁语中性名词，英文词义为“urolithin”；“*facio*”，英文词义为“to produce”。“*urolithinifaciens*”，英文词义为“urolithin-producing”，即“产尿结石的”，菌名翻译为“尿结石戈登杆菌”。

【临床意义】 尿结石戈登杆菌分离于人的肠道，目前认为其是一种存在于人体肠道中的产结石细菌，与尿结石密切相关[4-5]。

***Gordonibacter* 戈登杆菌属参考文献**

Grahamella 格雷厄姆菌属 (ex Brumpt, 1911) Ristic and Kreier, 1984

【词源和翻译】 “*Grahamella*”，带小尾缀的新拉丁语阴性名词，源自 G. S. Graham-Smith 的名字，以纪念他在鼹鼠血液中发现该菌，菌名翻译为“格雷厄姆菌属”。

一、分类学

格雷厄姆菌属在 1911 年即被描述，且 1984 年获得正式命名。但在 1995 年，Birtles 等将模式菌种鼹鼠格雷厄姆菌归入巴尔通体属（*Bartonella*）并更名为鼹鼠巴尔通体（*Bartonella talpae*），这一提议得到国际原核系统学委员会的确认，且根据《国际原核生物命名法》，格雷厄姆菌属亦被合并入巴尔通体属[1]。

二、属的特征

见巴尔通体属。

三、属内菌种

Grahamella peromysci **白足鼠格雷厄姆菌**

(ex Tyzzer, 1942) Ristic and Kreier, 1984

【分类学评述】 该菌种已被合并入巴尔通体属，见白足鼠巴尔通体（*Bartonella peromysci*）。

Grahamella talpae **鼹鼠格雷厄姆菌**

(ex Brumpt, 1911) Ristic and Kreier, 1984

【分类学评述】 该菌种已被合并入巴尔通体属，见鼹鼠巴尔通体。

***Grahamella* 格雷厄姆菌属参考文献**

Granulibacter 颗粒杆菌属 Greenberg et al., 2006

【词源和翻译】 “*Granulibacter*”，新拉丁语阳性名词，由“*granulum*”和“*bacter*”两个词根组成：“*granulum*”，拉丁语名词，英文词义为“grain”；“*bacter*”，新拉丁语阳性名词，英文词义为“rod”。“*Granulibacter*”，英文词义为“a rod that causes granules or granuloma formation”，表示“引起颗粒或肉芽肿形成的杆菌”，菌名翻译为“颗粒杆菌属”。

一、分类学

颗粒杆菌属隶属于变形菌门（Proteobacteria）、γ-变形菌纲（Gammaproteobacteria）、红菌螺目（Rhodospirllales）、醋杆菌科（Acetobacteraceae），模式菌种贝塞斯达颗粒杆菌为目前唯一菌种。

二、属的特征

颗粒杆菌属是革兰氏阴性球杆菌或棒杆菌。无动力，需氧，最适生长温度为35~37 ℃，最适pH为5.0~6.5。喜欢高糖的生长环境，如5%（*W/V*）葡萄糖。在谷氨酸琼脂和甘露醇琼脂上生长，菌落产黄色色素，将乳酸和醋酸盐氧化成二氧化碳和水，但后者的活性较弱。触酶阳性，脲酶不确定。基因组DNA G+C含量为59.1 mol%[1]。

G

三、属内菌种

Granulibacter bethesdensis 贝塞斯达颗粒杆菌

Greenberg et al., 2006

【词源和翻译】 “*bethesdensis*”，新拉丁语阳性形容词，英文词义为“pertaining to Bethesda”，源自该菌种的模式菌株分离于美国马里兰州贝塞斯达，菌名翻译为“贝塞斯达颗粒杆菌”。

【临床意义】 贝塞斯达颗粒杆菌从患有慢性肉芽肿者标本中分离，目前认为其与人的慢性肉芽肿病变密切相关，有引起脑膜炎和暴发性脓毒症的报道[1-4]。

【抗菌药物敏感性和感染用药】 贝塞斯达颗粒杆菌是一种生长缓慢的非发酵菌，目前暂无其感染用药的权威信息，亦无可参考的药敏试验方案，有资料显示其对第一代头孢菌素类、第二代头孢菌素类、青霉素类（包括碳青霉烯类）和喹诺酮类抗菌药物广泛耐药，而对第三代头孢菌素的头孢曲松、氨基糖苷类（如庆大霉素）、多西环素和复方磺胺甲噁唑敏感，且有采用头孢曲松和多西环素成功治疗该菌引起的慢性肉芽肿感染的报道[2-4]，供参考。

Granulibacter 颗粒杆菌属参考文献

Granulicatella 颗粒链菌属 Collins and Lawson, 2000

【词源和翻译】 “*Granulicatella*”，带小尾缀的新拉丁语阴性名词，由“*granulum*”和“*catella*”两个词根组成：“*granulum*”，拉丁语名词，英文词义为“small grain”；“*catella*”，带小尾缀的拉丁语阴性名词，英文词义为“small chain”。“*Granulicatella*”，英文词义为“small chain of small grains”，即“小颗粒小链状”，菌名翻译为“颗粒链菌属”。

一、分类学

颗粒链菌属隶属于厚壁菌门（Firmicutes）、芽孢杆菌纲（Bacilli）、乳酸杆菌目（Lactobacillales）、气球菌科（Aerococcaceae），模式菌种为毗邻颗粒链菌[1-2]。

二、属的特征

颗粒链菌属是革兰氏阳性球菌，单个、成对或呈短链排列。无动力，无芽孢。兼性厌氧菌，10 ℃和45 ℃条件下不生长。有的菌株营养要求较高，在用于链球菌培养的常规培养基如胰酪大豆胨琼脂上的生长较差，而补充*L*-半胱氨酸和（或）吡哆醛后生长良好；有的菌株通常与其他细菌（如表皮葡萄球菌）共同生长，类似其卫星菌落。触酶和氧化酶阴性，代谢葡萄糖产生乳酸，不分解葡萄糖产气，能产生吡咯烷酮基芳胺酶和亮氨酸芳胺酶，不产生碱性磷酸酶、α-半乳糖苷酶、β-半乳糖苷酶和脲酶，不产生乙酰甲基苯甲醇。基因组 DNA G+C 含量为 36.0~37.5 mol%[1-2]。

三、属的临床意义

该菌属是人口咽部、生殖道和泌尿生殖道的正常菌群之一，是条件致病菌，可引起菌血症、心内膜炎、白内障摘出术后感染、结晶性角膜病等多种侵袭性感染[1-2]。

四、抗菌药物敏感性和感染用药

颗粒链菌属药敏试验推荐采用肉汤稀释法，并参照 CLSI M45 中“乏养菌属和颗粒链菌属细菌的MIC 折点解释标准”进行结果判读，但由于营养要求苛刻，难以常规开展。青霉素和第一、二代头孢菌素是治疗颗粒链菌感染的首选药物，但有资料显示该菌对青霉素、头孢菌素、碳青霉烯类、氟喹诺酮和大环内酯类均可耐药，而尚未出现万古霉素耐药菌株。目前对于颗粒链菌引起的感染性心内膜炎，推荐青霉素联合庆大霉素治疗 4~6 周，供参考[3-4]。

五、属内菌种

Granulicatella adiacens 毗邻颗粒链菌

(Bouvet et al., 1989) Collins and Lawson, 2000

【分类学评述】 该菌种在 1989 年被分类为毗邻链球菌（*Streptococcus adjacens*），在 1995 年被分类为乏氧菌属（*Abiotrophia*）且菌名拼写修订为 *Abiotrophia adiacens*（注意 i 和 j 的变化），在 2000 年被重新分类为现在的毗邻颗粒链菌。

【词源和翻译】 “*adiacens*”，拉丁语分词形容词，英文词义为“adjacent”，表示“毗邻的”，意指该菌菌落在金黄色葡萄球菌周围呈卫星生长的现象，菌名翻译为“毗邻颗粒链菌”。

【种的特征】 革兰氏阳性球菌，小卵圆形，菌体直径为 0.4~0.6 μm，但在不同生长条件下可呈球状、球杆状、圆球形和杆状等形态。无芽孢，无荚膜，无鞭毛。兼性厌氧菌，营养苛刻，在普通培养基中添加*L*-半胱氨酸或盐酸吡哆醛后生长良好，在血平板上，可产生“卫星现象”。氧化酶阴性，触酶阴性，发酵葡萄糖蔗糖产酸不产气，10 ℃、45 ℃条件下不生长，40%胆汁、6.5% NaCl 肉汤中不生长，吡咯烷酮芳基酰胺酶阳性，亮氨酸氨基肽酶阳性，不产生碱性磷酸酶，马尿酸和七叶苷水解试验阴性，对奥普托欣耐药，万古霉素敏感。

【临床意义】 毗邻颗粒链菌是人上呼吸道、胃肠道、泌尿生殖道的正常菌群，可引起人类感染心内膜炎、中耳炎、菌血症、脓肿、外伤感染、骨髓炎、角膜炎及其他眼部感染等[3]。

Granulicatella elegans 优美（苛养）颗粒链菌

Collins and Lawson, 2000

【词源和翻译】 "*elegans*"，拉丁语阴性形容词，英文词义为"choice, nice, elegant"，即"得体的，漂亮的，优雅的"，后引申为"苛养的（与欧洲国家一段以瘦为美的历史有关）"，因该菌营养要求苛刻而得名，菌名翻译为"优美颗粒链菌"，亦翻译为"苛养颗粒链菌"。

【种的特征】 革兰氏阳性球菌，细菌形态因营养状态而异，在营养充分时球菌可形成短链状。缺乏必要的生长因子时细菌呈多形性或细长，或者菌体肿胀。无芽孢，无荚膜，无鞭毛。生长温度为27~37 ℃，但20 ℃和42 ℃条件下不生长。兼性厌氧菌，营养苛刻，在胰蛋白酶解酪蛋白大豆羊血琼脂上可以与表皮葡萄球菌相邻生长，似卫星菌落，α-溶血。在羊血琼脂平板上培养48 h后菌落直径达0.2 mm，但在巧克力平板上仅长出肉眼可见的极小菌落。当补充0.01%的*L*-半胱氨酸盐时，在托德·休伊特（Todd Hewitt）肉汤或酪蛋白-大豆蛋白胨肉汤中可生长，补充0.001%盐酸吡哆醛不生长。可产生吡咯烷酮芳基酰胺酶、精氨酸二羟化酶和亮氨酸氨肽酶，但不产生碱性磷酸酶、α-半乳糖苷酶、β-半乳糖苷酶、β-葡糖醛酸糖苷酶、β-甘露糖苷酶、β-葡萄糖苷酶、甘氨酰色氨酸芳基酰胺酶、β-甘露糖苷酶和脲酶。马尿酸盐水解不定，棉子糖和蔗糖发酵不定，不发酵海藻糖、菊粉、支链淀粉、塔格糖、乳糖、淀粉、糖原、*D*-阿拉伯糖醇、山梨糖醇、甘露醇、蜜二糖、松三糖、*L*-阿拉伯糖和核糖。

【临床意义】 优美（苛养）颗粒链菌分离于心内膜炎患者标本中，有引起眼眶周炎、脓性胸膜炎和新生儿菌血症的报道[5-6]。

Granulicatella 颗粒链菌属参考文献

G

Grimontia 格里蒙特菌属 Thompson et al., 2003

【词源和翻译】 "*Grimontia*"，新拉丁语阴性名词，英文词义为"named after the French microbiologist P. A. D. Grimont"，源自法国微生物学家P. A. D. Grimont的名字，菌名翻译为"格里蒙特菌属"。

一、分类学

格里蒙特菌属隶属于变形菌门（Proteobacteria）、γ-变形菌纲（Gammaproteobacteria）、弧菌目（Vibrionales）、弧菌科（Vibrionaceae），模式菌种为霍利格里蒙特菌[1]。

二、属的特征

格里蒙特菌属为革兰氏阴性菌，有极性鞭毛运动，氧化酶阳性。含有丰富的脂肪酸。中度嗜盐。VP试验、精氨酸水解、赖氨酸脱羧酶、鸟氨酸脱羧酶均为阴性，吲哚试验阳性，硝酸盐还原试验阳性。16S rDNA序列在970~971（TC代替AG）和1108~1107（CG代替AA）有典型特点，不同于弧菌科家族的其他成员。基因组DNA G+C含量为48.5~51.0 mol%[1]。

三、属的临床意义

格里蒙特菌属存在于环境中，主要分离于海水，少数菌种对人具有致病性，可引起胃肠炎和菌血症[2-4]。

四、抗菌药物敏感性和感染用药

格里蒙特菌隶属于弧菌科，且属内部分菌种曾分类为弧菌属，理论上可参考弧菌属感染的治疗方案，药敏试验建议参考 CLSI M45 中“弧菌属(包括霍乱弧菌)的抑菌圈直径及 MIC 折点解释标准”进行结果判读[5]。

五、属内菌种

Grimontia hollisae 霍利格里蒙特菌

Thompson et al., 2003

【分类学评述】 该菌种在 1982 年被分类为霍利弧菌(*Vibrio hollisae*)，在 2003 年被重新分类为现在的霍利格里蒙特菌。

【词源和翻译】 “*hollisae*”，新拉丁语阴性名词属格，英文词义为“of Hollis”，源自 Dannie G. Hollis 的名字，以纪念他首先认识到这种细菌是一种新的、独特的弧菌，菌名翻译为“霍利格里蒙特菌”。

【临床意义】 霍利格里蒙特菌有引起胃肠炎、菌血症、低血容量休克及急性肝中毒等的报道[2-4]。

Grimontia 格里蒙特菌属参考文献

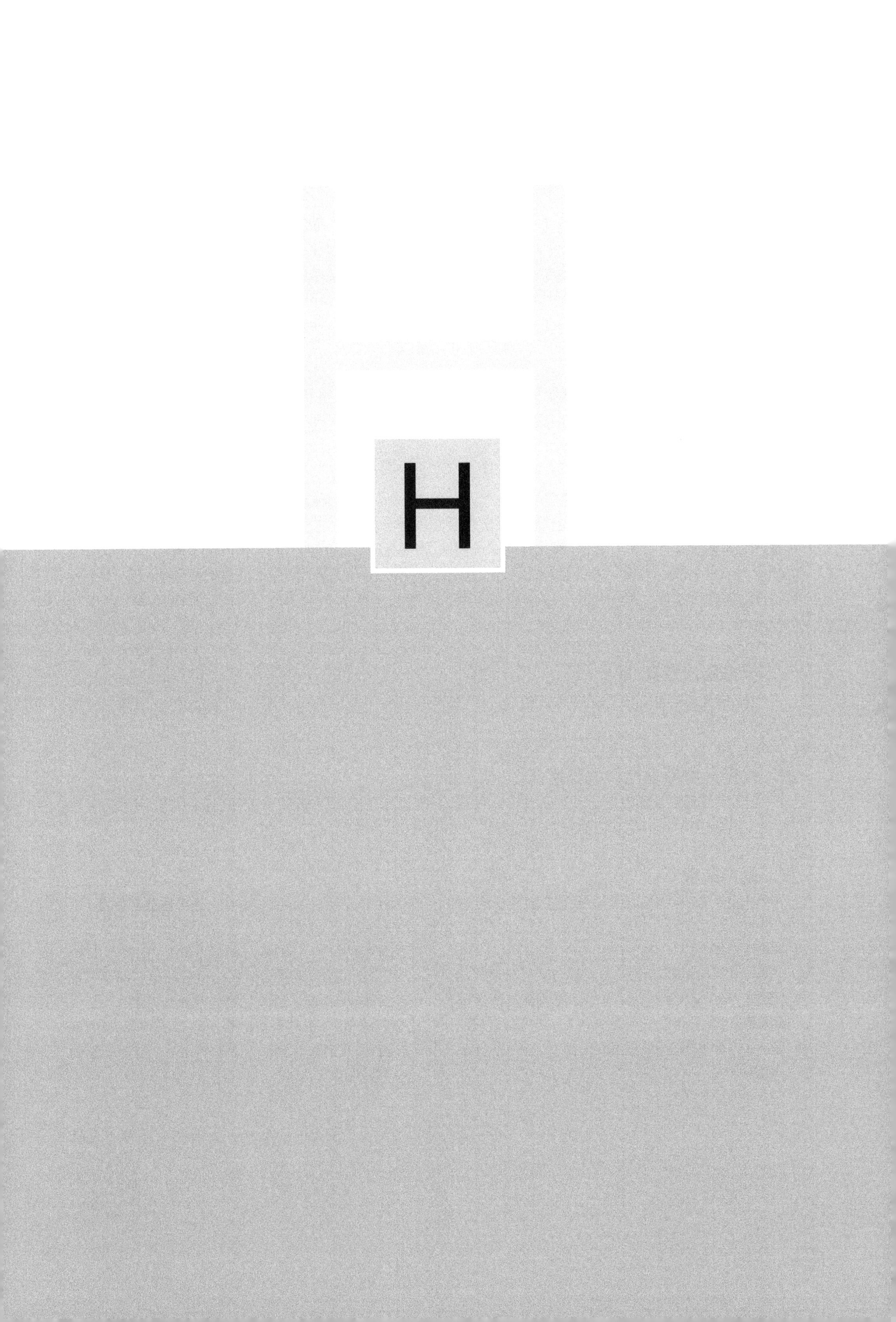
H

Haematobacter 血液杆菌属 Helsel et al., 2007

【词源和翻译】 “*Haematobacter*”，新拉丁语阳性名词，由“*haîma*”和“*bacter*”两个词根组成：“*haîma*”，希腊语名词，英文词义为“blood”；“*bacter*”，新拉丁语阳性名词，英文词义为“rod”。“*Haematobacter*”，英文词义为“rod from blood”，即“从血液中发现的杆（菌）”，意指该菌最早从血液中分离出来，菌名翻译为“血液杆菌属”。

一、分类学

血液杆菌属隶属于变形菌门（Proteobacteria）、γ-变形菌纲（Gammaproteobacteria）、红菌螺目（Rhodospirllales）、红杆菌科（Rhodobacteraceae），模式菌株为密苏里血液杆菌[1]。

二、属的特征

血液杆菌属为革兰氏阴性杆菌，呈多形性，是无动力、无芽孢的非发酵菌。固体培养基上生长的菌落无色素沉着，在5%兔血平板上有氧生长时使培养基变色。部分菌株可在麦康凯平板上生长，在SS平板或假单胞菌选择琼脂上不生长。触酶、氧化酶和脲酶阳性，25 ℃和35 ℃条件下生长，但42 ℃条件下不生长。不水解七叶苷和明胶。菌株利用醋酸盐而不是柠檬酸盐作为唯一的碳源。菌株苯丙氨酸脱氨酶阳性，产碱性磷酸酶、酸性磷酸酶、酯酶（C4）、酯解脂酶（C8）和亮氨酸芳基酰胺酶。基因组DNA G+C含量为65.0 mol%[1]。

三、属的临床意义

血液杆菌属可能是一种条件致病菌，可从人的伤口和血培养标本中分离[1]，但在人体各个部位中的分布尚不明确。

H

四、抗菌药物敏感性和感染用药

血液杆菌是生长缓慢的革兰氏阴性非发酵菌，目前尚未建立其药敏试验方案，但有联合使用阿莫西林/克拉维酸和阿米卡星6周有效治愈心内膜炎的报道，供参考[2-3]。

五、属内菌种

Haematobacter massiliensis 马西利亚血液杆菌

Helsel et al., 2007

【词源和翻译】 “*massiliensis*”，拉丁语阳性/阴性形容词，源自菌株分离地马赛（Marseille）的旧称马西利亚（Massilia），菌名翻译为“马西利亚血液杆菌”。

【临床意义】 马西利亚血液杆菌有引起心内膜炎、菌血症和皮肤感染的报道，是少见的条件致病菌[2, 4]。

Haematobacter missouriensis 密苏里血液杆菌

Helsel et al., 2007

【词源和翻译】 “*missouriensis*”，新拉丁语阳性/阴性形容词，源自该菌种模式菌株分离地美国密苏里（Missouri），菌名翻译为“密苏里血液杆菌”。

【临床意义】 密苏里血液杆菌是2007年发表的新菌种，目前仅有分离于人的菌血症血培养标本的罕见报道[3]。

Haematobacter 血液杆菌属参考文献

Haemophilus 嗜血杆菌属 Winslow et al., 1917

【词源和翻译】 “*Haemophilus*”，新拉丁语阳性名词，由“*haîma*”和“*philus*”两个词根组成：“*haîma*”，希腊语名词(拉丁音译 *haema*)，英文词义为“blood”；“*philus*”，新拉丁语阳性形容词，来自希腊语阳性形容词“*philos*”，英文词义为“friend, loving”。“*Haemophilus*”，英文词义为“blood-lover”，表示“嗜血”，菌名翻译为“嗜血杆菌属”。

一、分类学

嗜血杆菌属隶属于变形菌门(Proteobacteria)、γ-变形菌纲(Gammaproteobacteria)、巴斯德菌目(Pasteurellales)、巴斯德菌科(Pasteurellaceae)，模式菌种为流感嗜血杆菌[1]。

二、属的特征

嗜血杆菌属为革兰氏阴性、微小至中等大小的球杆菌或杆菌，通常宽度小于 1.0 μm、长度不定，有时呈线状或丝状明显的多形性，无动力。需氧或兼性厌氧，生长时需要生长因子，特别是 X 因子[原卟啉 IX 和(或)血红素]和(或)V 因子(尼克酰胺腺嘌呤二核苷酸)或尼克酰胺腺嘌呤二核苷酸磷酸盐。但即使是有生长因子，也需有复杂营养的培养基生长才良好。最佳温度为 35~37 ℃。可还原硝酸盐为亚硝酸盐或进一步还原，氧化酶和触酶反应存在菌株差异。化能有机营养，全部菌种能以发酵方式分解碳水化合物，在葡萄糖肉汤中产生醋酸、乳酸和琥珀酸作为终产物。基因组 DNA G+C 含量为 37.0~44.0 mol%[1]。属内各菌种之间的主要特征见表 11。

表 11 嗜血杆菌属的鉴别特征

菌名	生长需求		触酶	发酵试验					溶血
	X因子	V因子		葡萄糖	蔗糖	木糖	乳糖	甘露糖	
埃及嗜血杆菌	+	+	+	+[a]	−	−	−	−	−
杜克雷嗜血杆菌	+	−	−	V	−	−	−	−	−[b]
溶血嗜血杆菌	+	+	+	+	−	−	V	−	+
流感嗜血杆菌	+	+	+	+	−	−	+	−	−
副溶血嗜血杆菌	−	+	V	+	+	−	+	−	+
精液嗜血杆菌	−	+	+	+	+	−	uk	uk	−
副流感嗜血杆菌	−	+	V	+	+	−	−	+	−
副溶血嗜沫嗜血杆菌	−	+	+	+	+	−	−	−	+
皮特曼嗜血杆菌	−	+	w	+	+	−	−	+	+
痰液嗜血杆菌	−	+	uk	+	uk	−	−	−	+[c]

注：+，阳性；−，阴性；uk，未知；V，反应不定；w，弱反应。
a. 90%以上菌株都发生延迟的阳性反应；b. 11%~89%菌株溶血延迟；c. 在马血或羊血的琼脂上产生 β-溶血，偶见菌株不产生 β-溶血。

三、属的临床意义

嗜血杆菌属主要定植在人类和一些动物的黏膜中，可引起多种临床感染和性传播疾病。目前，嗜血杆菌是引起发展中国家儿童下呼吸道感染的主要病原菌，也与肺囊性纤维化患者急性加重有关。在嗜血杆菌属中，流感嗜血杆菌是最常分离和最具临床意义的菌种，尽管不引起流行性感冒，但与大量严重的感染有关，包括急性化脓性的侵袭性感染和非侵袭性的慢性感染。其中急性感染包括肺炎、感染性心内膜炎、败血症和儿童脑膜炎等；而局部的慢性感染则包括会厌炎、蜂窝织炎、关节炎和骨髓炎等[1-2]。但需要指出的是，传统生化鉴定难以准确区分嗜血杆菌种，包括溶血嗜血杆菌、埃及嗜血杆菌和未权威认可的“昆廷嗜血杆菌”在内的多个菌种，均可能因鉴定数据库问题而误鉴定为流感嗜血杆菌[3-4]，从而导致一些其他嗜血杆菌菌种的临床感染被低估。

四、抗菌药物敏感性和感染用药

嗜血杆菌属细菌常规药敏试验包括K-B法和MIC法，具体可参照CLSI M100中“流感嗜血杆菌和副流感嗜血杆菌的抑菌圈直径及MIC折点解释标准”进行结果判读，一般在肉汤法时提倡使用嗜血杆菌检测培养基[5]。嗜血杆菌的β-内酰胺酶可通过头孢菌素斑点显色试验或青霉素酶快速滴定试验来检测。对于嗜血杆菌的临床感染，可采用注射或口服头孢菌素类、大环内酯类、氟喹诺酮类、四环素类和复方磺胺甲噁唑等[6]，具体的用药方案可参考具体菌种，并因感染部位而存在差异。

五、属内菌种

Haemophilus actinomycetemcomitans 伴放线嗜血杆菌

(Klinger, 1912) Potts et al., 1985

【分类学评述】 该菌种已被重新分类为凝聚杆菌属（*Aggregatibacter*），见伴放线凝聚杆菌（*Aggregatibacter actinomycetemcomitans*）。

Haemophilus aegyptius 埃及嗜血杆菌

Pittman and Davis, 1950

【分类学评述】 该菌种在1889年被描述为“*Bacillus aegyptius*”，1950年被描述为现在的埃及嗜血杆菌并于1980年被收录到《核准的细菌名称目录》，曾被认为是流感嗜血杆菌的埃及生物3型[2]

【词源和翻译】 “*aegyptius*”，拉丁语阳性形容词，英文词义为“Aegyptian”，源自该菌属最早流行地区埃及的名称，菌名翻译为“埃及嗜血杆菌”。

【临床意义】 埃及嗜血杆菌主要在热带地区引起急性或亚急性的感染性结膜炎，有报道与巴西紫热病（Brazilian purpuric fever）有关，也可导致低龄儿童的致死性感染[1-2]。

【抗菌药物敏感性和感染用药】 埃及嗜血杆菌属于流感嗜血杆菌群，理论上可参考流感嗜血杆菌的药物试验方法和感染用药方案。

Haemophilus aphrophilus 嗜沫嗜血杆菌

Khairat, 1940

【分类学评述】 该菌种已被重新分类为凝聚杆菌属，见嗜沫凝聚杆菌（*Aggregatibacter aphrophilus*）。

Haemophilus avium 鸟嗜血杆菌

Hinz and Kunjara, 1977 (Approved Lists, 1980)

【分类学评述】 该菌种已被重新分类为鸟杆菌属（*Avibacterium*），见鸟鸟杆菌（*Avibacterium avium*）。

Haemophilus ducreyi 杜克雷嗜血杆菌

Bergey et al., 1923

【词源和翻译】 “*ducreyi*”，新拉丁语名词属格，英文词义为“of Ducrey”，源自首先分离出该细菌的细菌学家Ducrey的名字，菌名翻译为“杜克雷嗜血杆菌”。

【种的特征】 革兰氏阴性，成对或链状杆菌，通常呈“鱼群状”排列，大小为0.5 μm×（1.5～2.0）μm，无荚膜。在大多数培养基上生长不良，血平板上菌落生长稀疏，在葡萄球菌属旁无卫星现象。在巧克力平板上孵育72 h可形成直径约0.5 mm的小菌落，菌落平坦、光滑、灰色、半透明，偶尔形成较大菌落。菌落具有“整体推动性”，可以滑过培养基表面。产生具有细胞毒活性的溶血素和可溶性细胞毒素，任意一种都可导致血琼脂平板上的弱β-溶血。临床分离菌株通常表现为不分解糖，但在营养适合的条件下可以迟缓发酵葡萄糖。传统生化反应不活泼，但是产生多种肽酶。基于细胞蛋白质谱分析已发现多种变异体。

【临床意义】 杜克雷嗜血杆菌是软下疳的病原菌，在健康人群中不携带。作为一种性传播疾病，软下疳的临床特征包括：① 生殖器溃疡1个或多个（约50%男性软下疳患者>1个溃疡），具有传染性（直至溃疡愈合），其中典型的软下疳表现为锯齿状边缘、界线明显、无硬结、底部灰色浑浊的脓性溃疡，溃疡底部易碎，剥去脓苔可见出血；

② 疼痛性腹股沟淋巴结炎(发生率高达40%),可能会化脓,伴或不伴生殖器溃疡;③ 非生殖器的感染偶见,为自身的二次感染,主要有手指感染和结膜炎,且生殖器为传染源;④ 高达10%患者合并梅毒感染,会增加感染和传染HIV的风险,治疗或不治疗都能愈合,但治疗会加速愈合[6]。

【抗菌药物敏感性和感染用药】 软下疳的推荐治疗方案包括:① 一般用药。阿奇霉素1 g口服×1 d;或头孢曲松250 mg肌内注射×1 d;或环丙沙星500 mg口服,2次/天,用药3 d;或红霉素500 mg口服,4次/天,用药7 d。② 孕妇用药。头孢曲松250 mg肌内注射×1 d;或红霉素500 mg口服,4次/天,用药7 d。在怀孕和哺乳期妇女使用阿奇霉素治疗是否安全和有效则不完全确定。③ HIV感染患者或行包皮切割男性的治疗。有专家认为7 d的红霉素治疗可缓慢愈合,而阿奇霉素和头孢曲松是否有效尚不确定(仅在确定有效时使用)。④ 波动炎性淋巴结肿的处理。使用抗菌药物不完全有效时可切开引流,且淋巴结肿吸引术是简单安全的方法,但往往需要再次进行吸引,以及存在形成窦道的风险[6]。

Haemophius haemolyticus 溶血嗜血杆菌

Bergey et al., 1923

【词源和翻译】 "*haemolyticus*",新拉丁语阳性形容词,由"*haîma*"和"*lyticus*"两个词根组成:"*haîma*",希腊语名词(拉丁音译haema),英文词义为"blood";"*lyticus*",新拉丁语阳性形容词,来自希腊语阳性形容词"*lutikos*",英文词义为"able to loosen, able to dissolve"。"*haemolyticus*",英文词义为"blood dissolving",表示"溶解血液的",菌名翻译为"溶血嗜血杆菌"。

【种的特征】 革兰氏阴性细小或多形性杆菌,无芽孢。巧克力平板上菌落光滑,凸起,半透明,顶部有小颗粒区域,培养24 h菌落直径可达1~2 mm,是嗜血杆菌属内唯一缺乏碱性磷酸酶的菌种。

【临床意义】 溶血嗜血杆菌是健康人群口咽部正常菌群,也经常发现在人牙龈菌斑中,是一种机会性致病菌,可引起人的呼吸道和生殖道等多种感染,但在呼吸道感染中的分离率明显低于流感嗜血杆菌,而在生殖道感染标本分离率与流感嗜血杆菌相当,耐药率则明显低于流感嗜血杆菌[4]。

【抗菌药物敏感性和感染用药】 溶血嗜血杆菌隶属于流感嗜血杆菌群,理论上可参考流感嗜血杆菌的药物试验方法和感染用药方案。

Haemophilus influenza group 流感嗜血杆菌群

【分类学评述】 流感嗜血杆菌群不是正式的分类单位,包括流感嗜血杆菌、溶血嗜血杆菌、埃及嗜血杆菌和未权威认可的"昆廷嗜血杆菌"及其他一些未权威分类的非可分型嗜血杆菌,其共同特征为生长需求V+X因子,且常规生化试验可能会鉴定为流感嗜血杆菌[3]。

Haemophilus influenzae 流感嗜血杆菌

Winslow et al., 1917

【分类学评述】 该菌在1892年被描述为"流感杆菌"(influenza bacillus),1896年被描述为"*Bacterium influenzae*",1917年被描述为现在的流感嗜血杆菌。

【词源和翻译】 "*influenzae*",新拉丁语名词属格,英文词义为"influenza"。"*influenzae*",英文词义为"of influenza",即"流感的",菌名翻译为"流感嗜血杆菌"。

【种的特征】 革兰氏阴性小杆菌或球杆菌,大小为(0.3~0.5) μm×(0.5~3.0) μm。无动力,无芽孢。营养要求较高,生长需要X因子和V因子。巧克力平板上菌落光滑、低平,灰色和半透明,培养24 h菌落直径约0.5 mm。有荚膜菌株通常形成更大(直径1~3 mm)、黏液型菌落,且常融合成片。在倾斜透射光照射透明琼脂平板上的菌落时,有荚膜菌株的菌落显示出彩虹色。发酵葡萄糖,不发酵乳糖、蔗糖,β-半乳糖苷酶试验阴性,氧化酶阳性,触酶阳性,在血平板上与金黄色葡萄球菌一起培养时可形成卫星现象。

【临床意义】 流感嗜血杆菌在大多数身体健康儿童的鼻咽部都存在,而在人类口腔中较少,且作为临床常见的病原菌,可引起急性的肺炎、感染性心内膜炎、败血症和细菌性脑膜炎,以及慢性支气管炎急性发作等,而局部的慢性感染则包括会厌炎(阻塞性喉炎)、中耳炎、结膜炎、皮肤蜂窝织炎、关节炎和骨髓炎等。从现有的流行病学资料来看,流感嗜血杆菌是儿童细菌性脑膜炎的主要病原菌之一,也是社区获得性非典型肺炎的主要病原菌之一[1-2]。

【抗菌药物敏感性和感染用药】 流感嗜血杆菌感染建议根据药敏试验结果用药，常规药敏试验包括 K-B 法和 MIC 法。从目前累积的药敏资料来看，全球大多数菌株产 β-内酰胺酶，且对氨苄西林和阿莫西林耐药。对于流感嗜血杆菌感染，《ABX 指南》推荐如下：① 成人不致命性慢性感染（如中耳炎、慢性支气管炎急性发作和鼻窦炎等）：阿莫西林/克拉维酸 500 mg 口服，每天 3 次或 875 mg 口服，每天 2 次；或阿莫西林（敏感株使用）500 mg 口服，每天 3 次；或复方磺胺甲噁唑片剂 1 片，口服，每天 2 次（耐药性为 7%～10%）；或头孢呋辛 250～500 mg，每天 2 次；或莫西沙星 400 mg 口服，每天 1 次；或左氧氟沙星 500 mg 口服，每天 1 次；或阿奇霉素 500 mg 口服，使用 1 d，然后每天 250 mg，连用 4 d；或克拉霉素 500 mg，每天 2 次，或克拉霉素 2 片，每天 500 mg。除阿奇霉素采用 5 日疗法外，其他抗菌药物治疗时间：中耳炎（10～14 d），慢性支气管炎急性发作（喹诺酮类 5～14 d），鼻窦炎（10～14 d）。② 成人重症感染（肺炎、会厌炎、严重的蜂窝织炎和化脓性关节炎）：头孢曲松钠 1～2 g，每 24 h 或 12 h 1 次，静脉注射；或头孢噻肟 2 g，每 6 h 1 次，静脉注射；或环丙沙星（或其他氟喹诺酮类）400 mg，每 8 h 1 次，静脉滴注；或敏感株氨苄西林 2 g，每 6 h 1 次，静脉滴注。③ 脑膜炎：地塞米松（0.15 mg/kg）在抗菌药物的第 1 次使用前 15～20 min 给予，然后每 6 h 1 次，连用 4 d，且有资料显示 24 h 内使用地塞米松治疗的临床状况和平均预后评分都显著提高，表现出听力和神经系统后遗症显著减少。成人：头孢曲松 2 g，每 12 h 1 次，静脉注射（最大剂量 4 g），或头孢噻肟 2 g，每 4～6 h 1 次，静脉注射（最大剂量 12 g），或氨苄西林（敏感株使用）2 g，每 4 h 1 次，静脉注射；或环丙沙星（或其他氟喹诺酮类）400 mg，每 8 h 1 次，静脉注射。小儿（<7 d 且<2 kg）：头孢噻肟 50 mg/kg，每 12 h 1 次，静脉注射；小儿（<7 d 且>2 kg）：头孢噻肟 50 mg/kg，每 12 h 1 次，静脉滴注，或头孢曲松钠 50 mg/kg，每 24 h 1 次，静脉注射；小儿（>7 d 且>2 kg）：头孢噻肟 50 mg/kg，每 6～8 h 1 次，静脉注射，或头孢曲松钠 75 mg/kg，每 24 h 1 次。儿童：头孢噻肟 200 mg/（kg · d），每 6 h 1 次，静脉滴注，或头孢曲松钠 100 mg/kg，每 12～24 h 1 次，静脉注射。抗菌药物使用时间为 10～14 d。

Haemophilus massiliensis 马西利亚嗜血杆菌

Lo et al., 2017

【词源和翻译】 "*massiliensis*"，拉丁语阳性/阴性形容词，源自菌株分离地马赛（Marseille）的旧称马西利亚（Massilia），菌名翻译为"马西利亚嗜血杆菌"。

【临床意义】 马西利亚嗜血杆菌仅有 1 例分离于人盆腔腹膜炎的报道[7]，其临床意义还有待于进一步明确。

Haemophilus paragallinarum 副鸡嗜血杆菌

Biberstein and White, 1969 (Approved Lists, 1980)

【分类学评述】 该菌种已被重新分类为鸟杆菌属，见副鸡鸟杆菌（*Avibacterium paragallinarum*）。

Haemophilus parahaemolyticus 副溶血嗜血杆菌

Pittman, 1953

【词源和翻译】 "*parahaemolyticus*"，新拉丁语阳性形容词，由"*para*"和"*haemolyticus*"组成："*para*"，希腊语介词，英文词义为"beside, alongside of, near, like"；"*haemolyticus*"，新拉丁语阳性形容词，英文词义为"specific epithet"。"*parahaemolyticus*"，英文词义为"resembling (*Haemophilus*) *haemolyticus*"，即"类似（嗜血杆菌）溶血素"，菌名翻译为"副溶血嗜血杆菌"。

【种的特征】 革兰氏阴性，细小、多形性杆菌，通常具有长的丝状形式。巧克力平板上生长情况类似于副流感嗜血杆菌。在血琼脂平板上产生明显的 β-溶血区，尤其是在牛或绵羊血琼脂上最为明显。

【临床意义】 副溶血嗜血杆菌与急性咽炎、化脓性口腔感染和慢性下呼吸道感染的加重有关，偶尔有引起感染性心内膜炎的报道[2]。

Haemophilus parainfluenzae group 副流感嗜血杆菌群

【分类学评述】 副流感嗜血杆菌群不是正式的分类单位，目前包括副流感嗜血杆菌、副溶血嗜血杆菌、副溶血嗜沫嗜血杆菌、皮特曼嗜血杆菌和痰液嗜血杆菌，其共同特征为能合成血红素，生长不依赖 X 因子[3]。

Haemophilus parainfluenzae 副流感嗜血杆菌

Rivers, 1922

【词源和翻译】 “*parainfluenzae*”,新拉丁语名词属格,由“*para*”和“*influenzae*”两个词根组成:“*para*”,希腊语介词,英文词义为“beside, alongside of, near, like”;“*influenzae*”,新拉丁语名词属格,英文词义为“influenza”。“*parainfluenzae*”,英文词义为“resembling (*Haemophilus*) *influezae*”,即“类似流感嗜血杆菌”,菌名翻译为“副流感嗜血杆菌”。

【种的特征】 革兰氏阴性,细小、多形性杆菌,通常具有长的丝状形式,偶见荚膜。巧克力琼脂上的菌落呈灰白色或淡黄色,不透明,培养 24 h 直径可达 1~2 mm。菌落可以是光滑、扁平、边缘平整或锯齿状,也可以是粗糙、表面皱褶状。形态不规则菌落往往相互融合,且具有“整体推动性”。部分菌株在血平板上呈轻微 β-溶血,但传代数次后该特征会丢失。

【临床意义】 副流感嗜血杆菌在人口腔和咽部普遍存在,也是人阴道正常菌群的菌种之一;除人类外,在猴子、兔、猪和大鼠也分离出与之相似的菌株;在慢性支气管炎患者上呼吸道分泌物中也常常存在,但在慢性支气管炎中的临床意义还不明确;致病性较低,偶尔可引起人的感染性心内膜炎[1-2]。

Haemophilus paraphrohaemolyticus 副溶血嗜沫嗜血杆菌

Zinnemann et al., 1971

【词源和翻译】 “*paraphrohaemolyticus*”,新拉丁语阳性形容词,由“*para*”、“*aphro*”、“*haîma*”和“*lyticus*”四个词根组成:“*para*”,希腊语介词,英文词义为“beside, alongside of, near, like”;“*aphro*”,新拉丁语,为“*aphrophilus*”的缩写;“*haîma*”,希腊语名词(拉丁语音译“haema”),英文词义为“blood”;“*lyticus*”,新拉丁语阳性形容词,来自希腊语阳性形容词“*lutikos*”,英文词义为“able to loosen, able to dissolve”。“*paraphrohaemolyticus*”,英文词义为“intended to mean like *Haemophilus aphrophilus*, but hemolytic”,即“像嗜沫嗜血杆菌,但溶血的”,菌名翻译为“副溶血嗜沫嗜血杆菌”。

【种的特征】 在 10% CO_2气体条件下形成短杆菌,大小为(0.75~2.5) μm×(0.4~0.5) μm,偶见短丝状。在没有 CO_2时菌体长短不一,呈粗糙棒状或扭曲丝状。增加 CO_2可促进其生长和形成 β-溶血。除 CO_2浓度要求较高外,其他特点都和副流感嗜血杆菌相似。

【临床意义】 副溶血嗜沫嗜血杆菌可从人咽喉肿痛、口腔溃疡处分离,还可见于痰液和成人男性泌尿生殖道标本,但致病性尚不明确[2]。

Haemophilus paraphrophilus 副嗜沫嗜血杆菌

Zinnemann et al., 1968

【分类学评述】 该菌种已被重新分类为凝聚杆菌属,即副嗜沫凝聚杆菌(*Aggregatibacter paraphrophilus*)。

Haemophilus pittmaniae 皮特曼嗜血杆菌

Nørskov-Lauritsen et al., 2005

【词源和翻译】 “*pittmaniae*”,新拉丁语名词属格,为了纪念玛格丽特·皮特曼为嗜血杆菌研究做出的重大贡献而命名,菌名翻译为“皮特曼嗜血杆菌”。

【临床意义】 皮特曼嗜血杆菌可能是一种口腔微生物,目前有采用宏基因组测序技术从人体唾液中检出,另有从呼吸道感染和慢性呼吸衰竭患者痰标本中分离的报道[8-9],但临床意义还有待于进一步明确。

Haemophilus quentini 昆廷嗜血杆菌

Mak et al., 2005

【分类学评述】 该菌种作为一种与泌尿生殖道感染有关的嗜血杆菌,已有多篇文献描述,但暂未得到国际原核生物系统学委员会的正式认可。

【词源和翻译】 “*quentini*”,新拉丁语名词属格,源自人名 Quentin,其在 1996 年描述了与泌尿生殖道有关的嗜血杆菌,菌名翻译为“昆廷嗜血杆菌”。

【临床意义】 昆廷嗜血杆菌是一种与泌尿生殖道感染有关的条件致病菌,有引起尿道感染,以及新生儿和成人血流感染的报道[10-13]。

【抗菌药物敏感性和感染用药】 昆廷嗜血杆菌隶属于流感嗜血杆菌群,理论上可参考流感嗜血杆菌的药敏试验方法和感染用药方案。

Haemophilus segnis 惰性嗜血杆菌

Kilian, 1977 (Approved Lists, 1980)

【分类学评述】 该菌种已被重新分类为凝聚杆菌属,见惰性凝聚杆菌(*Aggregatibacter segnis*)。

Haemophilus seminalis 精液嗜血杆菌

Zheng et al., 2020

【词源和翻译】 “*seminalis*”,拉丁语阳性/阴性形容词,英文词义为“pertaining to semen”,表示“属于精液的”,意指其分离于人体精液,菌名翻译为“精液嗜血杆菌”。

【临床意义】 精液嗜血杆菌分离于男性精液标本中[14],但临床意义还有待于进一步明确。

Haemophilus sputorum 痰液嗜血杆菌

Nørskov-Lauritsen et al., 2012

【词源和翻译】 “*sputorum*”,拉丁语复数名词属格,英文词义为“of sputa”,即“痰的”,菌名翻译为“痰液嗜血杆菌”。

【临床意义】 痰液嗜血杆菌分离于痰和咽喉拭子标本,目前有采用宏基因组测序技术从人体肠道中检出的报道[15-16],但临床意义还有待于进一步明确。

Haemophilus vaginalis 阴道嗜血杆菌

Gardner and Dukes, 1955 (Approved Lists, 1980)

【分类学评述】 该菌种已被重新分类为加德纳菌属(*Gardnerella*),即阴道加德纳菌(*Gardnerella vaginalis*)。

***Haemophilus* 嗜血杆菌属参考文献**

Hafnia 哈夫尼亚菌属 Møller, 1954

H

【词源和翻译】 “*Hafnia*”,新拉丁语阴性名词,源自哥本哈根的旧名,菌名翻译为“哈夫尼亚菌属”。

一、分类学

哈夫尼亚菌属隶属于变形菌门(Proteobacteria)、γ-变形菌纲(Gammaproteobacteria)、肠杆菌目(Enterobacteriales)、哈夫尼亚菌科(Hafniaceae),模式菌种为蜂房哈夫尼亚菌[1]。

二、属的特征

哈夫尼亚菌属为革兰氏阴性直杆菌,大小为(1.0×2.0) μm~5.0 μm,符合肠杆菌科一般特征,无芽孢,30 ℃时以周鞭毛运动,但也有不运动的菌株。兼性厌氧,有呼吸也有发酵性代谢。在普通培养基中易于生长,在营养琼脂上产生直径2~4 mm、光滑湿润、半透明、表面光泽、边缘整齐的淡灰色菌落。氧化酶阴性,触酶阳性。化能有机营养,大多数菌株能以柠檬酸盐、醋酸盐和丙二酸盐为碳源。还原硝酸盐为亚硝酸盐,在克氏铁糖琼脂中不产生硫化氢,不产生明胶酶、脂酶和神经氨酸酶,不利用藻酸盐,不水解果胶酸盐,不产生苯丙氨酸脱氨酶,赖氨酸和鸟氨酸脱羧酶试验阳性,但精氨酸双水解酶试验阴性,发酵葡萄糖产酸产气。不分解*D*-山梨醇、棉子糖、蜜二糖、侧金盏花醇和肌醇产酸,甲基红试验在35 ℃时通常呈阳性而22 ℃时通常呈阴性,通常在22~28 ℃产生乙酰甲基醇而在35 ℃时不产生。基因组DNA G+C含量为48.0~49.0 mol%[1]。

三、属的临床意义

哈夫尼亚菌主要来源于人和很多动物(包括鸟)的粪便之中,也可分离于污水、土壤、水和乳制品,目前认为其是一种条件致病菌。可引起动物感染,也可引起人类感染如胃肠炎、伤口感染、尿道感染、呼吸道感染、血流感染和脑膜炎等,风险因素包括糖尿病、慢性肾衰竭、慢性阻塞性肺疾病、恶性肿瘤及 HIV 感染等[1-3]。

四、抗菌药物敏感性和感染用药

哈夫尼亚菌属属于肠杆菌目,理论上可参照临床常见肠杆菌目细菌的感染治疗方案。常规药敏试验包括 K-B 法和 MIC 法,具体可采用 CLSI M100 中"肠杆菌科细菌的抑菌圈直径及 MIC 折点解释标准"进行药敏结果解读[4]。有试验数据显示该菌属菌株均对氨基糖苷类、喹诺酮类、碳青霉烯类和单巴坦类药物敏感,对黏菌素耐药[5],供参考。

五、属内菌种

Hafnia alvei 蜂房哈夫尼亚菌

Møller, 1954

【分类学评述】 该菌种包括两个杂交群,且其中的一个杂交群已分类为副蜂房哈夫尼亚菌(*Hafnia paralvei*),需要注意的是蜂房哈夫尼亚菌 LMG 27376 实际为副蜂房哈夫尼亚菌[6-7]。

【词源和翻译】 "*alvei*",拉丁语名词属格,英文词义为"of a beehive",即"蜂房的",菌名翻译为"蜂房哈夫尼亚菌"。

【临床意义】 蜂房哈夫尼亚菌存在于人和动物的粪便中,也从土壤、污物、水和乳制品中分离,目前认为是一种条件致病菌,有引起败血症、呼吸道感染、脑膜炎、脓肿、尿路感染及伤口感染等;也有认为某些菌株可引起人类腹泻[3],但是否为肠道致病菌尚无定论。

Hafnia paralvei 副蜂房哈夫尼亚菌

Møller, 1954

【分类学评述】 该菌种由蜂房哈夫尼亚菌的一个杂交群分类而来[6]。

【词源和翻译】 "*paralvei*",新拉丁语名词属格,由"*para-*"和"*alvei*"两个词根组成:"*para-*",希腊语介词,英文词义为"besides";"*alvei*",英文词义为"of a beehive and also a bacterial epithet"。"*paralvei*",英文词义为"organism similar to *Hafnia alvei*",表示"像蜂房(哈夫尼亚菌)的微生物",菌名翻译为"副蜂房哈夫尼亚菌"。

【临床意义】 副蜂房哈夫尼亚菌目前认为是一种条件致病菌,可引起蜂房哈夫尼亚菌相类似的临床感染[5]。

H

Hafnia 哈夫尼亚菌属参考文献

Hathewaya 哈撒韦菌属 Lawson and Rainey, 2016

【词源和翻译】 "*Hathewaya*",新拉丁语阴性名词,源自美国微生物学家 Charles L. Hatheway 的名字,以纪念其在病原梭菌研究中做出的贡献,菌名翻译为"哈撒韦菌属"。

一、分类学

哈撒韦菌属隶属于厚壁菌门(Firmicutes)、梭菌纲(Clostridia)、梭菌目(Clostridiales)、梭菌科(Clostridiaceae),模式菌种为溶组织哈撒韦菌[1]。

二、属的特征

哈撒韦菌是严格厌氧的革兰氏阳性直杆菌，有或无动力，可形成芽孢。在 30～45 ℃和 pH 6.5～7.0 条件下可生长，最适生长温度为 37 ℃。在 PYG 培养基中最主要的发酵产物是醋酸，16S rRNA 基因与梭菌属相似度高[1]。

三、属的临床意义

哈撒韦菌属常见于土壤，以及人和动物的粪便中，具有与梭菌属相类似的临床意义，包括引起战争创伤等深部组织感染、气性坏疽，以及血流感染等[1-2]。

四、抗菌药物敏感性和感染用药

哈撒韦菌属与梭菌属亲缘关系密切，且属内全部菌种是由梭菌属重新分类而来，故理论上可参照梭菌属的药敏试验方法和感染治疗方案，如气性坏疽采用积极手术并给予青霉素 2 000 mU/d，静脉滴注，以及克林霉素 600 mg，静脉滴注，每 8 h 1 次，或甲硝唑 500 mg，静脉滴注，每 6 h 1 次，以及辅以高压氧疗等，供参考。

五、属内菌种

Hathewaya histolytica 溶组织哈撒韦菌

(Weinberg and Séguin, 1916) Lawson and Rainey, 2016

【分类学评述】 该菌种在 1916 年即被描述为"*Bacillus histolyticus*"，在 1923 年被描述为溶组织梭菌并于 1980 年被收录到《核准的细菌名称目录》，在 2016 年被重新分类为现在的溶组织哈撒韦菌。

【词源和翻译】 "*histolytica*"，新拉丁语阴性形容词，由"*histos*"和"*lytikos*"两个词根组成："*histos*"，希腊语阳性名词，英文词义为"tissue"；"*lytikos*"，希腊语阳性形容词，英文词义为"dissolving"。"*histolytica*"，英文词义为"tissue-dissolving"，菌名翻译为"溶组织哈撒韦菌"。

【临床意义】 溶组织哈撒韦菌主要存在土壤中，也是人体肠道和口腔牙龈菌斑的组成成分之一，主要引起人和动物的气性坏疽，以及人的战争创伤[1]。

Hathewaya limosa 泥渣哈撒韦菌

(André, 1948) Lawson and Rainey, 2016

【分类学评述】 该菌种在 1948 年被描述为泥渣梭菌并于 1980 年被收录到《核准的细菌名称目录》，在 2016 年被重新分类为现在的泥渣哈撒韦菌。

【词源和翻译】 "*limosa*"，拉丁语阴性形容词，英文词义为"muddy"或"slimy"，菌名翻译为"泥渣哈撒韦菌"。

【临床意义】 泥渣哈撒韦菌主要存在于淤泥中，可引起野牛、水牛和短吻鳄等感染；也存在于人类粪便中，可从血液、腹膜液、胸膜液和肺部感染的肺活检标本中检出，并引起相关感染[1]。

Hathewaya massiliensis 马西利亚哈撒韦菌

Tall et al., 2020

【分类学评述】 该菌种在 2020 年有被描述，但暂未获得国际原核生物系统学委员会的正式认可。

【词源和翻译】 "*massiliensis*"，拉丁语阳性/阴性形容词，源自菌株分离地马赛(Marseille)的旧称马西利亚(Massilia)，菌名翻译为"马西利亚哈撒韦菌"。

【临床意义】 马西利亚哈撒韦菌目前仅分离于人的粪便标本[1]。

***Hathewaya* 哈撒韦菌属参考文献**

Helcobacillus 创伤杆菌属 Renvoise et al., 2009

【词源和翻译】 "*Helcobacillus*",新拉丁语阳性名词,由"*helkos*"和"*bacillus*"两个词根组成:"*helkos*",希腊语名词,英文词义为"wound";"*bacillus*",拉丁语阳性名词,英文词义为"rod"。"*Helcobacillus*",英文词义为"a rod found in wounds",即"伤口中发现的杆菌",意指该菌最早分离自伤口中,菌名翻译为"创伤杆菌属"。

一、分类学

创伤杆菌属隶属于放线菌门(Actinobacteria)、放线菌纲(Actinobacteria)、微球菌目(Micrococcales)、皮杆菌科(Dermabacteraceae),模式菌种马西利亚创伤杆菌为目前属内唯一菌种。

二、属的特征

创伤杆菌属是革兰氏阳性短杆菌,无芽孢,无鞭毛。需氧菌,但在厌氧环境下可以微弱生长。37 ℃条件下有氧培养 24 h 后血平板上菌落呈光滑圆形、白色,有光泽,含 5%羊血的哥伦比亚血平板上可见溶血。触酶阳性,氧化酶阴性,硝酸盐还原试验阳性。无分枝菌酸。唯一的呼吸醌是 MK-7。具有 *N*-乙酰基-*β*-氨基葡萄糖苷酶、吡嗪酰胺酶和 *α*-葡萄糖苷酶的活性。分解葡萄糖和其他糖类产酸不产气。液化明胶。极性脂类是磷脂酰胆碱、磷脂酰乙醇胺、磷脂酰胆碱和不明双磷脂、糖脂(磷脂模式Ⅲ)。基因组 DNA G+C 含量为 68.6 mol%。

三、属内菌种

Helcobacillus massiliensis 马西利亚创伤杆菌

Renvoise et al., 2009

【词源和翻译】 "*massiliensis*",拉丁语阳性/阴性形容词,源自菌株分离地马赛(Marseille)的旧称马西利亚(Massilia),菌名翻译为"马西利亚创伤杆菌"。

【临床意义】 马西利亚创伤杆菌分离于人的皮肤分泌物标本[1]。

【抗菌药物敏感性和感染用药】 目前暂无马西利亚创伤杆菌感染用药的权威资料。有资料显示,该菌对阿莫西林、万古霉素、利福平、多西环素和庆大霉素敏感,对红霉素中敏[1],供参考。

Helcobacillus 创伤杆菌属参考文献

H

Helcococcus 创伤球菌属 Collins et al., 1993

【词源和翻译】 "*Helcococcus*",新拉丁语阳性名词,由"*helkos*"和"*coccus*"两个词根组成:"*helkos*",希腊语名词,英文词义为"wound";"*coccus*",新拉丁语阳性名词,由希腊语阳性名词 *kokkos* 衍生而来,英文词义为"berry,sphere"。"*Helcococcus*",英文词义为"a coccus found in wounds",即"在伤口中发现的球菌",意指该菌最早自伤口中分离,菌名翻译为"创伤球菌属"。

一、分类学

创伤球菌属隶属于厚壁菌门(Firmicutes)、梭菌纲(Clostridia)、梭菌目(Clostridiales),科的分类暂未定,模式菌种为孔兹创伤球菌。

二、属的特征

创伤球菌属为革兰氏阳性球菌,不规则簇状、成对或短链状排列。无动力。兼性厌氧菌,35~37 ℃条件下孵育 24 h 后在血平板上形成小似针尖状、不溶血菌落。在 6.5% NaCl 中生长或不生长,在胆汁七叶苷琼脂中不生长。嗜脂性,血清或吐温-80 明显刺激生长。触酶阴性,发酵葡萄糖产酸不产气,葡萄糖代谢主要产物是乳酸盐和醋酸盐。脲酶阴性、马尿酸盐阴性,不液化明胶,吡咯烷酮芳酶阴性,精氨酸双水解酶阴性,不产生硝酸盐。基因组 DNA G+C 含量为 29.5~30.0 mol%。

三、属的临床意义

创伤球菌已有从患者伤口和阴道标中分离的报道,一般认为是正常人皮肤的定植菌,也是一种可导致伤口感染并侵袭入血的条件致病菌[1-6]。

四、抗菌药物敏感性和感染用药

目前暂无创伤球菌感染用药的权威资料。有资料显示,大多菌株对青霉素、克林霉素和万古霉素敏感,而对红霉素耐药[1],供参考。

五、属内菌种

Helcococcus kunzii 孔兹创伤球菌

Collins et al., 1993

【词源和翻译】 “*kunzii*”,新拉丁语阳性名词属格,源自美国细菌学家 Lawrence J. Kunz 的名字,由“Kunz”拉丁化而来,菌名翻译为“孔兹创伤球菌”。

【临床意义】 孔兹创伤球菌可分离于人体皮肤标本,目前被认为是人体皮肤的正常定植菌和条件致病菌,通常从混合感染伤口(特别是足部感染伤口)中分离,但在某些感染中也可能是唯一或主要的病原体,也有数例病例报道该菌可在静脉注射毒品者中引起菌血症和脓胸[1-3]。

Helcococcus ovis 绵羊创伤球菌

Collins et al., 1999

【词源和翻译】 “*ovis*”,拉丁语阴性名词属格,英文词义为“a sheep”,表示“绵羊的”,因该菌首次分离于绵羊而得名,菌名翻译为“绵羊创伤球菌”。

【临床意义】 绵羊创伤球菌通常分离于感染的动物,且呈卫星状生长,这个特点同人源性创伤球菌属菌种不同[4]。

Helcococcus pyogenes 化脓创伤球菌

Panackal et al., 2004

【分类学评述】 该菌种在 2004 年即被描述,但未获得国际原核生物系统学委员会的权威认可。

【词源和翻译】 “*pyogenes*”,新拉丁语阳性形容词,由“*puon*”和“*-genes*”两个词根组成:“*puon*”,希腊语名词,源自拉丁语“*pyum*”,英文词义为“discharge from a sore, pus”;“*-genes*”,希腊语后缀,源自希腊语动词“*gennaô*”,英文词义为“producing”。“*pyogenes*”,英文词义为“pus-producing”,表示“产生脓液的”,意指其可引起化脓性感染,菌名翻译为“化脓创伤球菌”。

【临床意义】 化脓创伤球菌分离于人工关节感染[5],可能是一种条件致病菌。

Helcococcus seattlensis 西雅图创伤球菌

Collins et al., 2004

【分类学评述】 西雅图创伤球菌可从人类标本中分离,但暂未获得国际原核生物系统学委员会的正式认可。

【词源和翻译】 “*seattlensis*”,新拉丁语阳性/阴性形容词,源自首次分离该菌的地名西雅图(Seattle),菌名翻译为“西雅图创伤球菌”。

【临床意义】 西雅图创伤球菌是 2004 年发表的新菌

种，分离于一例尿脓毒症患者的血液标本中[3]。

Helcococcus sueciensis 瑞典创伤球菌

Collins et al., 2004

【词源和翻译】 “*sueciensis*”，新拉丁语阳性/阴性形容词，英文词义为“from Sweden”，源自该菌分离地瑞典，菌名翻译为“瑞典创伤球菌”。

【临床意义】 瑞典创伤球菌是2004年发表的新菌种，分离于瑞典老年女性的伤口标本[6]。

Helcococcus 创伤球菌属参考文献

Helicobacter 螺杆菌属 Goodwin et al., 1989

【词源和翻译】 “*Helicobacter*”，新拉丁语阳性名词，由“*helco*”和“*bacter*”两个词根组成：“*helco*”，来源于“*helix-īkos*”，希腊语形容词，英文词义为“twisted, curved, spiral”；“*bacter*”，新拉丁语阳性名词，英文词义为“a rod, a staff”。“*Helicobacter*”，英文词义为“a spiral rod”，即“螺旋形杆（菌）”，菌名翻译为“螺杆菌属”。

一、分类学

螺杆菌属隶属于变形菌门（Proteobacteria）、ε-变形菌纲（Epsilonproteobacteria）、弯曲菌目（Campylobacterales）、螺杆菌科（Helicobacteraceae），模式菌种为幽门螺杆菌[1-2]。

二、属的特征

螺杆菌属为革兰氏阴性、弯曲或直的不分枝螺旋形细菌，大小为（0.2~1.2）μm×（1.5~10.0）μm。螺旋形菌体有时呈缠绕紧密，有时疏松，具体取决于菌种和培养时间。菌体无芽孢，陈旧培养基或暴露于空气后菌体往往变成球形。大多数菌种可见有鞘鞭毛，分布在菌体两极端，以螺旋形运动。体外培养时细菌在37℃、微需氧条件下生长，呼吸型代谢。化能有机营养。不产生色素，但在血平板上生长时部分菌种菌落呈蓝灰色。氧化酶阳性，甲基红试验和VP试验阴性。大部分菌种触酶阳性，脲酶和（或）碱性磷酸酶阳性。基因组DNA G+C含量为24.0~48.0 mol%[1-2]。

三、属的临床意义

螺杆菌属多数菌种对人和动物致病，主要发现于人和动物的肠道、口腔、内脏，且引起人类的疾病都与其在人类宿主的自然寄生部位相关，如幽门螺杆菌主要存在于胃黏膜，与胃溃疡、十二指肠溃疡以及萎缩性胃炎的发展和胃癌有关，还可能引起黏膜相关淋巴组织淋巴瘤和远端胃腺癌与肥厚性胃炎等；部分菌种具有嗜肝性，如肝脏螺杆菌；部分菌种可在免疫缺陷宿主中引起肠炎和全身性感染，如同性恋螺杆菌和芬内尔螺杆菌。部分菌种为人畜共患病病原体，如猪螺杆菌和鸡螺杆菌，而人的感染与动物的亲密接触及食用污染的动物食物有关。另一部分菌种也可引起疾病，但目前仅局限于动物，且暂未发现与人类疾病的相关性[3]。

四、抗菌药物敏感性和感染用药

目前仅有幽门螺杆菌的药敏表型检测方法,具体可按照 CLSI M45 中"幽门螺杆菌折点解释标准"进行结果判读,但难以在常规实验室开展,且目前仅包含克拉霉素一种抗菌药物[4]。目前对于幽门螺杆菌,推荐质子泵抑制剂、克拉霉素,以及阿奇霉素或甲硝唑二选一的三联治疗方案。对于其他螺杆菌感染,目前还没有推荐的治疗方案[3]。

五、属内菌种

Helicobacter acinonychis 豹幽门螺杆菌

corrig. Eaton et al., 1993

【分类学评述】 该菌种最初的菌名拼写为"*Helicobacter acinonix*"。

【词源和翻译】 "*acinonychis*",新拉丁语名词属格,英文词义为"of *Acinonyx*",意指该菌分离自猫科动物猎豹(*Acinonyx jubatus*),菌名翻译为"豹幽门螺杆菌"。

【临床意义】 豹幽门螺杆菌可分离于一只捕获的有严重淋巴浆细胞性胃炎的非洲猎豹的黏膜伤口,但临床致病性尚不明确[2-3]。

Helicobacter anseris 鹅螺杆菌

Fox et al., 2006

【词源和翻译】 "*anseris*",拉丁语名词属格,英文词义为"of a goose",即"鹅的",菌名翻译为"鹅螺杆菌"。

【临床意义】 鹅螺杆菌分离于加拿大鹅的粪便,可能对动物致病,暂无人致病的相关报道[2-3, 5]。

Helicobacter aurati 金黄色螺杆菌

Patterson et al., 2002

【词源和翻译】 "*aurati*",新拉丁语阳性名词属格,英文词义为"of the golden one",意指该菌从一种金色的叙利亚仓鼠分离出来,菌名翻译为"金黄色螺杆菌"。

【临床意义】 金黄色螺杆菌分离于叙利亚仓鼠发炎的胃和盲肠,临床致病性不明[2-3]。

Helicobacter baculiformis 杆形螺杆菌

Baele et al., 2008

【词源和翻译】 "*baculiformis*",新拉丁语阳性形容词,由"*baculus*"和"*-formis*"两个词根组成:"*baculus*",希腊语名词,英文词义为"rod";"*-formis*",拉丁语后缀,由拉丁语名词 forma 衍生而来,英文词义为"-like, in the shape of"。"*baculiformis*",英文词义为"rod-shaped",即"杆形",菌名翻译为"杆形螺杆菌"。

【临床意义】 杆形螺杆菌分离于为猫的胃黏膜,暂无人致病的相关报道[2-3, 6]。

Helicobacter bilis 胆汁螺杆菌

Fox et al., 1997

【词源和翻译】 "*bilis*",拉丁语名词属格,英文词义为"of the bile, referring to the bodily fluid from which it was isolated",即"胆汁的",意指该菌最初从胆汁分离,菌名翻译为"胆汁螺杆菌"。

【临床意义】 胆汁螺杆菌分离于的小鼠肠道、盲肠、胆汁及肝炎小鼠的肝脏,可引起免疫缺陷小鼠类似炎症性肠炎的症状,有学者认为其与人的胆道癌和结直肠癌密切相关[2,7-9]。

Helicobacter bizzozeronii 比佐泽罗螺杆菌

Hänninen et al., 1996

【词源和翻译】 "*bizzozeronii*",新拉丁语名词属格,英文词义为"of Bizzozero",源自第一个分离到犬胃内螺杆菌的意大利病理学家 Giulio Bizzozero 的名字,菌名翻译为"比佐泽罗螺杆菌"。

【临床意义】 比佐泽罗螺杆菌分离于健康动物犬类的胃黏膜,提示胃肠功能紊乱(呕吐、腹部不适),有分离于人胃炎的活检标本的报道,临床致病性不明[2-3]。

Helicobacter brantae 黑雁螺杆菌

Fox et al., 2006

【词源和翻译】 "*brantae*",新拉丁语阴性名词属格,英文词义为"of *Branta*",意指该菌分离自加拿大黑雁,其动物学名为 *Branta*,菌名翻译为"黑雁螺杆菌"。

【临床意义】 黑雁螺杆菌可分离于加拿大本地鹅的粪便,暂无人致病的相关报道[3, 5]。

Helicobacter canadensis 加拿大螺杆菌

Fox et al., 2002

【词源和翻译】 “*canadensis*”,新拉丁语阳性/阴性形容词,英文词义为“pertaining to Canada”,意指该菌最早分离自加拿大,菌名翻译为“加拿大螺杆菌”。

【临床意义】 加拿大螺杆菌分离于人腹泻的标本,可能与炎症性肠病有关,但具体的临床意义还不明确[2-3, 10]。

Helicobacter canis 狗螺杆菌

Stanley et al., 1994

【词源和翻译】 “*canis*”,拉丁语阳性/阴性名词属格,英文词义为“of the dog, after source of first isolation”,即“犬的”,意指该菌最初分离于犬身上,菌名翻译为“狗螺杆菌”。

【临床意义】 狗螺杆菌分离于犬、羊和人的腹泻标本,目前认为其是一种人畜共患病的条件致病菌,人与羊的密切接触可引起免疫力低下人群的感染,有引起严重蜂窝织炎和血流感染的报道[11-13]。

Helicobacter cetorum 鲸目螺杆菌

Harper et al., 2006

【词源和翻译】 “*cetorum*”,拉丁语复数名词属格,英文词义为“of cetaceans (whales, dolphins)”,即“鲸类的(鲸鱼,海豚)”,菌名翻译为“鲸目螺杆菌”。

【临床意义】 鲸目螺杆菌分离于海豚和鲸鱼等海洋哺乳动物,暂无人致病的相关报道[3, 14]。

Helicobacter cholecystus 胆囊螺杆菌

Franklin et al., 1997

【词源和翻译】 “*cholecystus*”,新拉丁语阳性形容词,英文词义为“related to the gallbladder”,即“与胆囊相关的”,菌名翻译为“胆囊螺杆菌”。

【临床意义】 胆囊螺杆菌分离于患胆管炎和胰腺炎的叙利亚仓鼠的胆囊,以及患肝胆疾病雪貂的肝脏组织中,有引起人的胆囊炎和血流感染的罕见报道[2-3, 15]。

Helicobacter cinaedi 同性恋螺杆菌

Vandamme et al., 1991

【词源和翻译】 “*cinaedi*”,拉丁语名词属格,英文词义为“of a homosexua”, 即“同性恋的”,因该菌分离自一名同性恋患者而得名,菌名翻译为“同性恋螺杆菌”。

【临床意义】 同性恋螺杆菌分离于同性恋男性的直肠拭子,也可分离于仓鼠、猫、犬、狐狸的正常或腹泻的粪便,目前认为其是一种肠道微生物,与胃肠炎、直肠炎、直肠结肠炎、蜂窝织炎、关节炎和动脉脉管炎等疾病有一定相关性,且作为一种条件致病菌,有引起菌血症和脑膜炎的报道,而同性恋及与同性恋有关的 HIV 感染和免疫力低下是造成感染的风险因素[2-3, 16-18]。

【抗菌药物敏感性和感染用药】 对于同性恋螺杆菌,其有效治疗需要 2~3 周,且建议使用多种抗生素联合用药,如使用红霉素、环丙沙星、庆大霉素、左氧氟沙星、四环素和 β-内酰胺类抗菌药物。

Helicobacter cynogastricus 狗胃螺杆菌

Van den Bulck et al., 2006

【词源和翻译】 “*cynogastricus*”,新拉丁语阳性形容词,由“*kuon*”和“*gastricus*”两个词根组成:“*kuon*”,希腊语名词,英文词义为“dog”;“*gastricus*”,新拉丁语阳性形容词,英文词义为“pertaining to the stomach”。“*cynogastricus*”,英文词义为“pertaining to a dog's stomach”,即“与狗胃相关的”,菌名翻译为“狗胃螺杆菌”。

【临床意义】 狗胃螺杆菌分离于犬的胃黏膜,暂无人致病的相关报道[3, 19]。

Helicobacter equorum 马螺杆菌

Moyaert et al., 2007

【词源和翻译】 “*equorum*”,拉丁语复数名词属格,英文词义为“of horses”,即“马的”,意指该菌种模式菌株分离自马,菌名翻译为“马螺杆菌”。

【临床意义】 马螺杆菌分离于马的盲肠、结肠,是马直肠的定植菌,且认为不会由马传染人,目前暂无人类感染的报道[20]。

Helicobacter felis 猫螺杆菌

Paster et al., 1991

【词源和翻译】 “*felis*”,拉丁语名词属格,英文词义为“of a cat”,即“猫的”,菌名翻译为“猫螺杆菌”。

【临床意义】 猫螺杆菌分离于猫和犬的胃黏膜,也有分离于人胃活检标本,但未发现其与人类疾病的相关性[2-3]。

Helicobacter fennelliae 芬内尔螺杆菌

Vandamme et al., 1991

【分类学评述】 该菌最早在1988年被描述,基名为芬内尔弯曲杆菌(*Campylobacter fennelliae*)。

【词源和翻译】 "*fennelliae*",新拉丁语阴性名词属格,英文词义为"of Fennell",源自细菌学家C. L. Fennell的名字,以纪念他最早从男性同性恋的直肠拭子中分离出该菌,菌名翻译为"芬内尔螺杆菌"。

【临床意义】 芬内尔螺杆菌分离于男性同性恋的直肠拭子和腹泻儿童的粪便,与直肠炎和直肠结肠炎有关,且作为一种条件致病菌,有引起菌血症和败血症的报道,而同性恋及与同性恋有关的HIV感染和免疫力低下是造成感染的危险因素[2-3, 21-22]。

Helicobacter ganmani 甘曼螺杆菌

Robertson et al., 2001

【词源和翻译】 "*ganmani*",新拉丁语名词属格,英文词义为"of ganman","ganman"一词在Gadigal人(居住在悉尼港区域的澳大利亚土著居民)的语言中,意思是"寻蛇者"(此词既代表螺旋形、蛇形,也代表最早描述这一形状的区域),菌名翻译为"甘曼螺杆菌"。

【临床意义】 甘曼螺杆菌分离于实验室小鼠的直肠、大肠、小肠和肝脏,暂未发现与人类疾病的相关性[2-3]。

Helicobacter heilmannii 海尔曼螺杆菌

Smet et al., 2012

【词源和翻译】 "*heilmannii*",新拉丁语阳性名词属格,英文词义为"of Heilmann",源自德国病理学家Konrad Heilmann的名字,以纪念他对人类胃螺旋菌感染进行的大量研究,菌名翻译为"海尔曼螺杆菌"。

【临床意义】 海尔曼螺杆菌分离于有胃肠疾病的犬胃黏膜,属于动物源的传染病,可分离于成人或儿童的胃黏膜并引起与幽门螺杆菌相类似的胃病理改变,包括黏膜相关淋巴组织淋巴瘤,但在患病率上比幽门螺杆菌低[2-3, 23]。

Helicobacter hepaticus 肝脏螺杆菌

Fox et al., 1994

【词源和翻译】 "*hepaticus*",拉丁语阳性形容词,英文词义为"belonging to the liver",即"肝脏的",菌名翻译为"肝脏螺杆菌"。

【临床意义】 肝脏螺杆菌可引起某些小鼠的慢性活动性肝炎,且其感染可引起肝脏病理改变并进展为肝腺瘤和肝细胞癌;并可在免疫功能紊乱的小鼠引起严重的结肠和直肠炎症;目前认为其可能是一种人类病原体,且其感染可能诱发胆囊炎、胆石症和胆囊癌等[24]。

Helicobacter macacae 猕猴螺杆菌

Fox et al., 2013

【词源和翻译】 "*macacae*",新拉丁语阴性名词属格,英文词义为"from *Macaca*",因该菌最早分离自猕猴(恒河猴的学名)而得名,菌名翻译为"猕猴螺杆菌"。

【临床意义】 猕猴螺杆菌分离于患有慢性特发性肠炎和肠腺瘤的猴子,暂无人致病的相关报道[25-26]。

Helicobacter marmotae 土拨鼠螺杆菌

Fox et al., 2006

【词源和翻译】 "*marmotae*",新拉丁语名词属格,英文词义为"of *Marmota*",即"土拨鼠的",因该菌最早分离自啮齿类动物土拨鼠中而得名,菌名翻译为"土拨鼠螺杆菌"。

【临床意义】 土拨鼠螺杆菌分离于土拨鼠的肝脏和猫的肠道,也可分离于犬和小鼠,暂无人致病的相关报道[3, 27]。

Helicobacter mastomyrinus 乳鼠螺杆菌

Shen et al., 2006

【词源和翻译】 "*mastomyrinus*",新拉丁语阳性形容词,英文词义为"pertaining to *Mastomys*",即"啮齿类动物的",因该菌模式菌株分离于啮齿动物多乳鼠类中而得名,菌名翻译为"乳鼠螺杆菌"。

【临床意义】 乳鼠螺杆菌分离于啮齿动物的肠道和肝脏,暂无人致病的相关报道[3, 28]。

Helicobacter mesocricetorum 仓鼠螺杆菌

Simmons et al., 2000

【词源和翻译】 "*mesocricetorum*",新拉丁语复数名词属格,英文词义为"of mesocriceti, of Syrian hamsters",即"仓鼠,叙利亚仓鼠",因该菌分离自叙利亚仓鼠而得名,菌名翻译为"仓鼠螺杆菌"。

【临床意义】 仓鼠螺杆菌分离于无症状的叙利亚仓鼠的粪便,暂无人致病的相关报道[2-3]。

Helicobacter muridarum 鼠科螺杆菌

Lee et al., 1992

【词源和翻译】 "*muridarum*",新拉丁语复数名词属格,英文词义为"of the Muridae",即"鼠科",菌名翻译为"鼠科螺杆菌"。

【临床意义】 鼠科螺杆菌分离于鼠和小鼠的肠道黏膜,且主要定植于鼠的直肠隐窝,暂无人致病的相关报道[2-3]。

Helicobacter mustelae 鼬属螺杆菌

(Fox et al., 1988) Goodwin et al., 1989

【分类学评述】 鼬属螺杆菌在1988年被描述为幽门弯曲杆菌鼬鼠亚种(*Campylobacter pylori* subsp. *mustelae*),在1989年被分类为现在的鼬属螺杆菌。

【词源和翻译】 "*mustelae*",拉丁语阴性名词属格,英文词义为"intended to mean of a ferret (*Mustela putorius furo*)",即"雪貂,学名 *Mustela putorius furo*",菌名翻译为"鼬属螺杆菌"。

【临床意义】 鼬属螺杆菌分离于水貂的胃黏膜和感染雪貂的粪便与胃黏膜,可引起雪貂的慢性胃炎、胃腺瘤和胃组织淋巴瘤,暂无人致病的相关报道[2-3]。

Helicobacter nemestrinae 豚尾猴螺杆菌

Bronsdon et al., 1991

【词源和翻译】 "*nemestrinae*",新拉丁语阴性名词属格,英文词义为"of *nemestrina*",即"豚尾猴",因该菌分离自短尾猴物种中的豚尾猴而得名,菌名翻译为"豚尾猴螺杆菌"。

【临床意义】 豚尾猴螺杆菌可分离于豚尾猕猴的胃黏膜,暂未发现与人或动物致病的相关性[2-3]。

Helicobacter pametensis 帕梅特螺杆菌

Dewhirst et al., 1994

【词源和翻译】 "*pametensis*",新拉丁语阳性形容词,英文词义为"pertaining to the Pamet River",因该菌分离自美国马萨诸塞州特鲁罗的帕梅特河(Pamet River)而得名,菌名翻译为"帕梅特螺杆菌"。

【临床意义】 帕梅特螺杆菌分离于猫科动物胃活检标本或燕鸥、海鸥和猪的粪便,暂未发现与人或动物致病的相关性[2-3]。

Helicobacter pullorum 鸡螺杆菌

Stanley et al., 1995

【词源和翻译】 "*pullorum*",拉丁语复数名词属格,英文词义为"of chickens",即"小鸡",意指该菌首次分离于鸡,菌名翻译为"鸡螺杆菌"。

【临床意义】 鸡螺杆菌存在于禽类的胃肠道,可以引起鸡的胃肠炎,目前认为其是一种人畜共患病病原菌,与人的肠胃炎和肝炎密切相关,传播途径包括食用未煮熟的禽类和蛋类等[29-30]。

Helicobacter pylori 幽门螺杆菌

Goodwin et al., 1989

【分类学评述】 该菌种在1985年被描述为弯曲菌属(*Campylobacter*),基名即幽门弯曲菌(*Campylobacter pyloridis*)。

【词源和翻译】 "*pylori*",拉丁语阳性名词属格,英文词义为"of the pylorus",即"幽门",意指该菌分离于幽门部,菌名翻译为"幽门螺杆菌"。

【种的特征】 螺旋状或弯曲状,大小为(2.5~5) μm×0.5 μm,具有圆形末端和螺旋周期性。4~7根单极鞭毛,在10% CO_2气体条件下和蛋白胨淀粉葡萄糖琼脂上可生长。30 ℃时微弱生长,25 ℃时无生长。1.5% NaCl或1%甘氨酸无生长。初次培养4~5 d可能长出菌落,而次代培养2 d即可长出菌落。触酶、氧化酶、脲酶阳性。不产生硝酸盐,不水解马尿酸盐。具有亮氨酸芳基酰胺酶、碱性磷酸酶和γ-谷氨酰转肽酶活性。基因组DNA G+C含量是36.0~38.0 mol%。

【临床意义】 幽门螺杆菌主要存在于人的胃黏膜,也可从灵长类动物的胃黏膜中分离,与胃溃疡、十二指肠溃疡,以及萎缩性胃炎的发展和胃癌有关,还可能引起黏膜相关淋巴组织淋巴瘤、远端胃腺癌和肥厚性胃炎[2]。

【抗菌药物敏感性和感染用药】 对于幽门螺杆菌,推荐的首选用药为质子泵抑制剂、克拉霉素,以及阿奇霉素或甲硝唑二选一的三联治疗方案;二线用药可使用阿莫西林和四环素,而三线用药可使用氟喹诺酮类抗菌药物如左氧氟沙星、利福霉素和利福布汀。

Helicobacter rodentium 啮齿类螺杆菌

Shen et al., 1997

【词源和翻译】 "*rodentium*",新拉丁语复数名词属格,英文词义为"of rodents, of gnawing animals",即"啮齿类动物,啮齿动物",因该菌最早分离自啮齿类动物老鼠而得名,菌名翻译为"啮齿类螺杆菌"。

【临床意义】 啮齿类螺杆菌可分离于健康小鼠粪便和肠组织标本，暂未发现与人或动物致病的相关性[2-3]。

Helicobacter salomonis **沙门螺杆菌**

Jalava et al., 1997

【词源和翻译】 "*salomonis*"，新拉丁语阳性名词属格，英文词义为"of Salomon"，源自德国科学家 Hugo Salomon 的名字，以纪念他第一个描述犬胃黏膜中三种形态独特的螺旋生物，菌名翻译为"沙门螺杆菌"。

【临床意义】 沙门螺杆菌可分离于健康犬的胃黏膜，暂未发现与人或动物致病的相关性[2-3]。

Helicobacter suis **猪螺杆菌**

Baele et al., 2008

【词源和翻译】 "*suis*"，拉丁语阳性/阴性名词属格，英文词义为"of a pig"，即"猪的"，菌名翻译为"猪螺杆菌"。

【临床意义】 猪螺杆菌主要定植于家猪的胃黏膜（野猪中很少发现），也可定植于人的胃黏膜，目前认为其是一种人畜共患病病原菌，可引起人的慢性胃炎和其他胃部病变，包括胃溃疡和黏膜相关淋巴组织淋巴瘤[31]。

Helicobacter trogontum **啃啮螺杆菌**

Mendes et al., 1996

【词源和翻译】 "*trogontum*"，新拉丁语复数名词属格，英文词义为"of gnawing animals"，即"啮齿动物"，因该菌第一次分离于啮齿动物而得名，菌名翻译为"啃啮螺杆菌"（编者注：*Helicobacter trogontum* 和 *Helicobacter rodentium* 的词源含义相同）。

【临床意义】 啃啮螺杆菌分离于鼠的结肠黏膜，可能是一种罕见的人畜共患病病原菌，可能引起绵羊流产，而在免疫力患者中有引起急性盲肠炎的报道[32-33]。

Helicobacter typhlonius **盲肠螺杆菌**

Franklin et al., 2002

【词源和翻译】 "*typhlonius*"，新拉丁语阳性形容词，由"*typhlôn*"和"*-ius*"两个词根组成："*tuphlôn*"，希腊语名词，英文词义为"caecum"；"*-ius*"，拉丁语阳性后缀。"*typhlonius*"，英文词义为"belonging to the caecum"，即"属于盲肠的"，因该菌分离自盲肠而得名，菌名翻译为"盲肠螺杆菌"。

【临床意义】 盲肠螺杆菌分离于实验室小鼠的粪便和盲肠，也可见于正常的小鼠，暂无人致病的相关报道[2-3]。

Helicobacter winghamensis **温厄姆螺杆菌**

Melito et al., 2001

【分类学评述】 该菌种在2001年被描述，但未获得国际原核生物系统学委员会的权威认可。

【词源和翻译】 "*winghamensis*"，新拉丁语阳性/阴性形容词，源自菌株分离的地名温厄姆（Wingham），菌名翻译为"温厄姆螺杆菌"。

【临床意义】 温厄姆螺杆菌分离于人的胃肠炎患者标本[34]，但临床意义还不明确。

***Helicobacter* 螺杆菌属参考文献**

Herbaspirillum 草螺菌属 Baldani et al., 1986

【词源和翻译】 "*Herbaspirillum*"，新拉丁语中性名词，由"*herba*"和"*spirillum*"两个词根组成："*herba*"，拉丁语阴性名词，英文词义为"herb, grass"；"*spirillum*"，带有尾缀的新拉丁语中性名词，源自拉丁语名词"*spira*"，英文词义为"small spiral"。"*Herbaspirillum*"，英文词义为"small, spiral-shaped bacteria from herbaceous, seed-bearing plants"，表示"从草本植物分离到的小

的、螺旋形的细菌"，菌名翻译为"草螺菌属"。

一、分类学

草螺菌属隶属于变形菌门（Proteobacteria）、β-变形菌纲（Betaproteobacteria）、伯克霍尔德菌目（Burkholderiales）、草酸杆菌科（Oxalobacteraceae），模式菌种为塞鲁普蒂卡草螺菌。

二、属的特征

草螺菌属为革兰氏染色阴性菌，通常是似弧菌状，有时候呈螺旋状。细菌直径为0.6~0.7 μm，长度根据培养基的不同而有所不同，大多1.5~5.0 μm。在一端或两端含有1~3根鞭毛，有动力。最佳生长温度为30~34 ℃，pH为5.3~8.0。在含有常规浓度三倍溴百里酚蓝的固氮培养基上培养1周，可呈现出光滑、白色且中心含有蓝色或绿色的菌落。具有严格的呼吸代谢类型，可以氧化但不能发酵糖类。在微需氧条件下可以固定大气中的氮，并且可以在仅有 N_2 作为氮源的条件下生长得很好。氧化酶和尿素酶阳性。触酶不定，可能为弱阳性或阴性。在以 NH_4^+ 或 N_2 作为氮源生长时优先使用有机酸盐（如苹果酸盐、丙酮酸盐、琥珀酸盐和延胡索酸盐）作为碳源。基因组DNA G+C含量为60.0~65.0 mol%。

三、属的临床意义

草螺菌属通常寄生在禾本植物的根、茎、叶中，目前赫特草螺菌和塞鲁普蒂卡草螺菌被认为是不常见的病原菌，可能与呼吸道囊性纤维化相关，且有引起肺炎和血流感染的报道。但需要注意的是，草螺菌与伯克霍尔德菌亲缘关系密切，生化鉴定可能误鉴定为洋葱伯克霍尔德菌[1-5]。

四、抗菌药物敏感性和感染用药

草螺菌属隶属于伯克霍尔德菌目，理论上可以参考洋葱伯克霍尔德菌的药敏试验方法和感染用药方案。有资料显示草螺菌对萘啶酸、青霉素、低浓度新生霉素、利福平耐药，而对链霉素、卡拉霉素、大观霉素、四环素和氯霉素敏感[1]，供参考。

五、属内菌种

Herbaspirillum huttiense 赫特草螺菌

（Leifson，1962）Ding and Yokota，2004

【分类学评述】 该菌种在1962年被描述为赫特假单胞菌（*Pseudomonas huttiensis*）并于1980年被收录到《核准的细菌名称目录》，在2004年被描述为现在的赫特草螺菌。

【词源和翻译】 "*huttiense*"，新拉丁语中性形容词，源自首次分离的地名新西兰的下赫特（Lower Hutt），由"Hutt"拉丁化而来，菌名翻译为"赫特草螺菌"。

【临床意义】 赫特草螺菌被认为是一种不常见的人类病原菌，有引起肺炎和血流感染的报道[6-7]。

Herbaspirillum seropedicae 塞鲁普蒂卡草螺菌

Baldani et al.，1986

【词源和翻译】 "*seropedicae*"，新拉丁语名词属格，英文词义为"of Seropédica"，即"塞鲁普蒂卡的"，源自该菌首次分离于巴西里约热内卢市塞鲁普蒂卡地区，菌名翻译为"塞鲁普蒂卡草螺菌"。

【临床意义】 塞鲁普蒂卡草螺菌被认为是一种不常见的人类病原菌，有引起血流感染的报道[8]。

Herbaspirillum 草螺菌属参考文献

Holdemania 霍尔德曼菌属 Willems et al., 1997

【词源和翻译】 "*Holdemania*",新拉丁语阴性名词,源自当代的美国微生物学家 Lillian V. Holdeman Moore 的名字(以纪念其在厌氧菌方面做出的重大贡献),由"Holdeman"拉丁化而来,菌名翻译为"霍尔德曼菌属"。

一、分类学

霍尔德曼菌属隶属于厚壁菌门(Firmicutes)、丹毒菌纲(Erysipelotrichia)、丹毒菌目(Erysipelotrichales)、丹毒丝菌科(Erysipelotrichaceae),模式菌种为线形霍尔德曼菌[1]。

二、属的特征

霍尔德曼菌属为革兰氏阳性、无芽孢杆状菌,通常成对或呈短链状排列。严格厌氧,在含有吐温-80的肉汤培养基中生长更好。触酶阴性,发酵代谢模式,其发酵葡萄糖的最终代谢产物大部分为醋酸和乳酸,同时生成少量的琥珀酸。基因组 DNA G+C 含量为 38.0 mol%[1]。

三、属的临床意义

霍尔德曼菌分离于健康成人的粪便,基于宏基因组测序的数据显示其为人体肠道正常菌群,目前暂无人类致病的相关报道[1-4]。

四、抗菌药物敏感性和感染用药

目前暂无霍尔德曼菌属的药敏试验方法和感染用药资料。从系统发育关系来看,霍尔德曼菌属隶属于丹毒丝菌科,故对于霍尔德曼菌属的临床感染,理论上可参考猪红斑丹毒丝菌的感染用药和药敏试验方案,以及 CLSI M45 中"猪红斑丹毒丝菌的 MIC 折点解释标准"的药敏判读方法。有资料显示线形霍尔德曼菌对万古霉素耐药,这一特性也与猪红斑丹毒丝菌(*Erysipelothrix rhusiopathiae*)相类似[5],供参考。

五、属内菌种

Holdemania filiformis 线形霍尔德曼菌

Willems et al., 1997

【词源和翻译】 "*filiformis*",新拉丁语阴性形容词,由"*filum*"和"*formis*"两个词根组成:"*filum*",拉丁语名词,英文词义为"thread";"*formis*",拉丁语形容词后缀,英文词义为"in the shape of"。"*filiformis*",英文词义为"filiform, thread-shaped",表示"线形",菌名翻译为"线形霍尔德曼菌"。

【临床意义】 线形霍尔德曼菌分离于人的粪便,暂无人类致病的相关报道[1,3]。

Holdemania massiliensis 马西利亚霍尔德曼菌

Mishra et al., 2016

【词源和翻译】 "*massiliensis*",拉丁语阳性/阴性形容词,源自菌株分离地马赛(Marseille)的旧称马西利亚(Massilia),菌名翻译为"马西利亚霍尔德曼菌"。

【临床意义】 马西利亚霍尔德曼菌分离于人的粪便,暂无人类致病的相关报道[2-3]。

***Holdemania* 霍尔德曼菌属参考文献**

Holdemanella 霍蒂蔓菌属 de Maesschalck et al., 2014

【词源和翻译】 “*Holdemanella*”，新拉丁语阴性名词，源自当代的美国微生物学家 Lillian V. Holdeman Moore 的名字（以纪念其在厌氧菌方面做出的重大贡献），由“Holdeman”拉丁化而来，菌名翻译为“霍蒂蔓菌属”（编者注：*Holdemania* 和 *Holdemanella* 均来源于人名 Lillian V. Holdeman Moore）。

一、分类学

霍蒂蔓菌属隶属于厚壁菌门（Firmicutes）、丹毒菌纲（Erysipelotrichia）、丹毒菌目（Erysipelotrichales）、丹毒丝菌科（Erysipelotrichaceae），模式菌种为两形霍蒂蔓菌[1]。

二、属的特征

霍蒂蔓菌属为革兰氏阳性球菌，常成双或呈链状排列。严格厌氧。无动力，不形成芽孢。发酵 *D*-葡萄糖、*D*-甘露醇、盐碱、*D*-木糖、阿拉伯糖、*D*-甘露糖和棉子糖。主要脂肪酸（>10%占总脂肪酸的百分比）为 $C_{16:0}$和 $C_{18:0}$。基因组 DNA G+C 含量为 32~34 mol%。

三、属的临床意义

霍蒂蔓菌分离于健康成人的粪便，基于宏基因组测序的数据从人体粪便中检出，可能是人体肠道正常菌群，目前暂无引起人致病的相关报道[1-2]。

四、抗菌药物敏感性和感染用药

目前暂无霍蒂蔓菌属细菌的药敏试验方法和感染用药资料。从系统发育关系来看，霍蒂蔓菌属隶属于丹毒丝菌科，故对于霍蒂蔓菌属的临床感染，理论上可参考猪红斑丹毒丝菌的感染用药和药敏试验方案，以及 CLSI M45 中“猪红斑丹毒丝菌的 MIC 折点解释标准”的药敏判读方法。有资料显示丹毒丝菌科的线形霍尔德曼菌（*Holdemania filiformis*）和猪红斑丹毒丝菌（*Erysipelothrix rhusiopathiae*）部分菌株对万古霉素耐药，故推断霍蒂蔓菌亦可能具有类似特性，供参考。

五、属内菌种

Holdemanella biformis 两形霍蒂蔓菌

de Maesschalck et al., 2014

【分类学评述】 该菌种在 1935 年被描述为“*Bacteroides biformis*”，在 1938 年被描述为两形真杆菌（*Eubacterium biforme*）并于 1980 年被收录到《核准的细菌名称目录》，在 2014 年被重新分类为现在的两形霍蒂蔓菌。

【词源和翻译】 “*biformis*”，新拉丁语阳性/阴性形容词，英文词义为“two-shaped”，表示“两形的”，菌名翻译为“两形霍蒂蔓菌”。

【临床意义】 两形霍蒂蔓菌可从人粪便中分离得到，暂未有引起人感染的报道[1]。

Holdemanella 霍蒂蔓菌属参考文献

Hungatella 亨盖特菌属 Kaur et al., 2014

【词源和翻译】 "*Hungatella*",新拉丁语阴性名词,源自 R. E. Hungate 的名字,以纪念其在厌氧菌研究中的贡献,菌名翻译为"亨盖特菌属"。

一、分类学

亨盖特菌属隶属于厚壁菌门(Firmicutes)、梭菌纲(Clostridia)、梭菌目(Clostridiales)、梭菌科(Clostridiaceae),模式菌种为哈撒韦亨盖特菌[1]。

二、属的特征

亨盖特菌是革兰阳性杆菌,严格厌氧,可形成芽孢。脂肪酸组成以不饱和脂肪酸为主,其中 $C_{15:1}$ ω8c 为主要脂肪酸。葡萄糖发酵的主要发酵终产物是醋酸盐[1]。

三、属的临床意义

亨盖特菌属与梭菌属亲缘关系密切,且部分菌种是由梭菌属重新分类而来,其存在于人体肠道,且可能具有梭菌属相类似的临床意义,如引起手术部位感染、坏死性筋膜炎和血流感染等[2-5]。

四、抗菌药物敏感性和感染用药

亨盖特菌属与梭菌属亲缘关系密切,且属内全部菌种是由梭菌属重新分类而来,故理论上可参照梭菌属的药敏试验方法和感染用药方案,供参考。

H

五、属内菌种

Hungatella effluvii 溢出物亨盖特菌

Kaur et al., 2014

【词源和翻译】 "*effluvii*",拉丁语中性名词属格,英文词义为"a flowing out"或"of an outlet",菌名翻译为"溢出物亨盖特菌"。

【临床意义】 溢出物亨盖特菌是 2014 年发表的菌种,最初分离于工业废水厌氧消化池,目前有引起坏死性筋膜炎和血流感染的报道[2-3]。

Hungatella hathewayi 哈撒韦亨盖特菌

(Steer et al., 2002) Kaur et al., 2014

【分类学评述】 该菌种在 2002 年被描述为哈撒韦梭菌,在 2016 年被重新分类为现在的哈撒韦亨盖特菌。

【词源和翻译】 "*hathewayi*",新拉丁语阳性名词属格,源自美国微生物学家 Charles L. Hatheway 的名字,以纪念其在梭菌研究中的贡献,菌名翻译为"哈撒韦亨盖特菌"。

【临床意义】 哈撒韦亨盖特菌存在于人类粪便,目前有引起手术部位感染和血流感染的报道[4-5]。

***Hungatella* 亨盖特菌属参考文献**

J

Janibacter 两面神杆菌属 Martin et al., 1997

【词源和翻译】 "*Janibacter*",新拉丁语阳性名词,由"*Janus*(*Ianus*)"和"*bacter*"两个词根组成:"*Janus*(*Ianus*)",拉丁语名词,为罗马神话中一个神(传说中有两个面);"*bacter*",新拉丁语阳性名词,英文词义为"a rod"。"*Janibacter*",表示"具有可变性、多面性的微生物",菌名翻译为"两面神杆菌属"。

一、分类学

两面神杆菌属隶属于放线菌门(Actinobacteria)、放线菌纲(Actinobacteria)、微球菌目(Micrococcales)、间孢囊菌科(Intrasporangiaceae),模式菌种为泥两面神杆菌[1]。

二、属的特征

两面神杆菌属为革兰氏阳性,抗酸染色阴性,无芽孢,通常为球形的细菌,不太成熟菌体可呈不规则的短棒状,单个、成对、短链状或无规则簇状排列。无动力的需氧菌。菌落光滑、圆形凸起,颜色各异,通常为白色或黄色。在含有多种有机物的培养基上生长旺盛。最佳生长温度为 23~35 ℃。培养基中能耐受 NaCl 的最高浓度为 10%。氧化酶性质不定,触酶阳性,不含有分枝菌酸。基因组 DNA G+C 含量为 69.0~73.0 mol%[1]。

三、属的临床意义

两面神杆菌属主要分离于环境,包括空气、混有土壤的污水、植物,以及人类标本中,可能是一种条件致病菌,有引起血流感染并导致免疫力低下患者死亡的报道[1-8]。

四、抗菌药物敏感性和感染用药

两面神杆菌属细菌的临床感染罕见,目前暂无其感染用药的权威信息。有资料显示所有菌株对万古霉素均敏感,大多对氯霉素、环丙沙星、红霉素、庆大霉素、卡拉霉素、林可霉素、新霉素、呋喃妥因、土霉素、多黏菌素 B 敏感,而对青霉素、利福平、磺胺类不敏感[1],供参考。

J

五、属内菌种

Janibacter hoylei 霍伊尔两面神杆菌

Shivaji et al., 2009

【词源和翻译】 "*hoylei*",新拉丁语阳性名词属格,源自英国著名天文学家 Sir Fred Hoyle 的名字,由"Hoyle"拉丁化而来,菌名翻译为"霍伊尔两面神杆菌"。

【临床意义】 霍伊尔两面神杆菌最初分离于平流层空气,目前有 1 例患者因感染该菌引起菌血症的报道[3]。

Janibacter massiliensis 马西利亚两面神杆菌

Maaloum et al., 2019

【分类学评述】 该菌种暂未获得国际原核生物系统学委员会的权威认可。

【词源和翻译】 "*massiliensis*",拉丁语阳性/阴性形容词,源自菌株分离地马赛(Marseille)的旧称马西利亚(Massilia),菌名翻译为"马西利亚两面神杆菌"。

【临床意义】 马西利亚两面神杆菌分离于女性阴道病的阴道分泌物中[4],但临床意义还有待于进一步确认。

Janibacter melonis 甜瓜两面神杆菌

Yoon et al., 2004

【词源和翻译】 "*melonis*",拉丁语阳性名词属格,英文词义为"of a melon",意指该模式菌株首次分离于甜瓜,菌名翻译为"甜瓜两面神杆菌"。

【临床意义】 甜瓜两面神杆菌最初分离于腐败的甜瓜,目前有 1 例患者因感染该菌引起菌血症的报道[5-6]。

Janibacter limosus 泥两面神杆菌

Martin et al., 1997

【词源和翻译】 "*limosus*",拉丁语阳性形容词,英文词义为"full of mud, muddy, pertaining to sludge",表示"满是泥的",因该菌种分离于泥土而得名,菌名翻译为"泥两面神杆菌"。

【临床意义】 泥两面神杆菌可分离于泥土和其他环境样本中,暂无人类感染的报道。

Janibacter terrae 土地两面神杆菌

Yoon et al., 2000

【词源和翻译】 "*terrae*",拉丁语阴性名词属格,英文词义为"of the earth",即"土地",菌名翻译为"土地两面神杆菌"。

【临床意义】 土地两面神杆菌最初分离于土壤,有引起血流感染并导致免疫力低下患者死亡的报道[7-8]。

Janibacter 两面神杆菌属参考文献

Jeotgalicoccus 酱球菌属 Yoon et al., 2003

【词源和翻译】 "*Jeotgalicoccus*",新拉丁语阳性名词,由"*jeotgalum*"和"*coccus*"两个词根组成:"*jeotgalum*",新拉丁语名词,英文词义为"traditional Korean seafood";"*coccus*",新拉丁语阳性名词,英文词义为"a grain or berry"。"*Jeotgalicoccus*",英文词义为"coccus from jeotgal",表示"来自海鲜酱的球菌",菌名翻译为"酱球菌属",亦翻译为"咸海鲜球菌属"。

一、分类学

酱球菌属隶属于厚壁菌门(Firmicutes)、芽孢杆菌纲(Bacilli)或厚壁菌纲(Firmibacteria)、芽孢杆菌目(Bacillales)、葡萄球菌科(Staphylococcaceae),模式菌种为耐盐酱球菌属[1]。

二、属的特征

酱球菌属为革兰氏阳性、无芽孢球菌,直径为0.6~1.1 μm,动力阴性。最佳生长条件的pH为7.0~8.0,在pH 5.5条件下不生长。可在4~42 ℃生长,43 ℃以上不生长,最佳生长温度是30~35 ℃。可在0%~20% NaCl条件下生长,2%~5% NaCl条件下生长最佳,在海琼脂上形成光滑、扁平、圆形、边缘不规则淡黄色菌落,触酶和氧化酶均呈阳性,尿素酶阴性,不还原硝酸盐。基因组DNA G+C含量为38.0~42.0 mol%[1]。

三、属的临床意义

耐盐/嗜盐的酱球菌是从发酵的海鲜和咸鱼、生理盐水、沙漠土壤或矿盐中发现,暂未发现与人类疾病的相关性[1-5]。

四、抗菌药物敏感性和感染用药

目前暂无酱球菌抗菌药物敏感性和感染用药的相关数据。从系统发育关系来看,酱球菌隶属于葡萄球菌科,如有临床感染,理论上可参考葡萄球菌的药敏试验方法和感染用药方案。

五、属内菌种

Jeotgalicoccus halotolerans 耐盐酱球菌

Yoon et al., 2003

【词源和翻译】 "*halotolerans*",新拉丁语分词形容词,由"*halos*"和"*tolrans*"两个词根组成:"*halos*",希腊

语名词,英文词义为"salt";"*tolrans*",拉丁语分词形容词,英文词义为"tolerating, enduring"。"*halotolerans*",英文词义为"salt-tolerating",表示"耐盐的",菌名翻译为"耐盐酱球菌"。

【临床意义】 耐盐酱球菌来源于韩国传统的发酵海鲜中,暂无引起人致病的相关报道[4,6]。

***Jeotgalicoccus* 酱球菌属参考文献**

Jonquetella 荣凯菌属 Jumas-Bilak et al., 2007

【词源和翻译】 "*Jonquetella*",新拉丁语阴性名词,源自临床教授 Jonquet 的名字,以纪念其在治疗该菌属引发感染中的贡献,由"Jonquet"拉丁化而来,菌名翻译为"荣凯菌属"。

一、分类学

荣凯菌属隶属于互养菌门(Synergistetes)、互养菌纲(Synergistia)、互养菌目(Synergistales)、互养菌科(Synergistaceae),模式菌种人荣凯菌是目前该菌属内唯一菌种。

二、属的特征

荣凯菌属为革兰氏阴性、无芽孢杆菌,大小为(0.8~0.9) μm×(1.4~1.7) μm。无动力,严格厌氧。在37 ℃条件下,哥伦比亚血平板上菌落比较小(直径 0.5 mm),不溶血,圆形有光泽,且呈灰色。氧化酶和触酶阴性。不发酵碳水化合物。NaCl 不是生长必需因子,但在区分平板上可以促进其生长。基因组 DNA G+C 含量为 59.4 mol%。

J

三、属内菌种

Jonquetella anthropi 人荣凯菌

Jumas-Bilak et al., 2007

【词源和翻译】 "*anthropi*",新拉丁语阳性名词属格,源自希腊语名词属格"*anthropos*",英文词义为"of a human being",表示"人的",因该菌大部分分离于人类临床标本而得名,菌名翻译为"人荣凯菌"。

【临床意义】 人荣凯菌可从多种人类临床标本,如乳房脓肿、盆腔脓肿、皮脂囊肿、伤口和腹水标本中分离得到,广泛分布于健康人及患者的生态系统[1]。

【抗菌药物敏感性和感染用药】 目前暂无人荣凯菌感染用药的权威方案。琼脂稀释法是厌氧菌药敏试验的金标准方法,但难以常规开展。从染色特性来看,碳青霉烯、β-内酰胺酶/β-内酰胺酶抑制剂复合药、氯霉素和甲硝唑等抗菌药物,对厌氧革兰氏阴性杆菌可能有效,供参考。

***Jonquetella* 荣凯菌属参考文献**

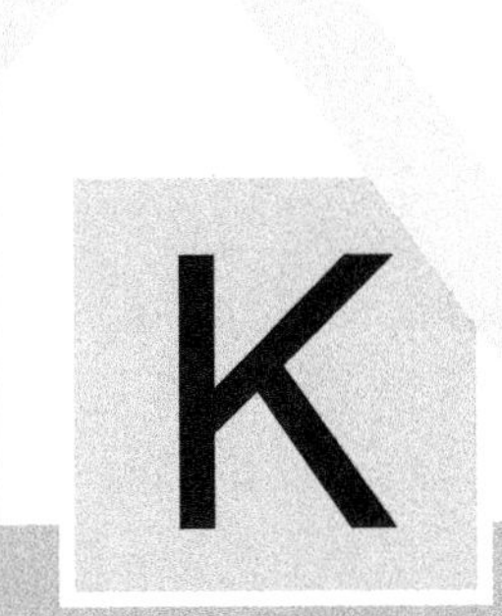

K

Kandleria 坎德勒菌属 Salvetti et al., 2011

【词源和翻译】 "*Kandleria*",新拉丁语阴性名词,源自土耳其微生物学家Kandler的名字,以纪念其在乳酸菌研究方面做出的重大贡献及首次发现小牛(牛犊)坎德勒菌,由"Kandler"拉丁化而来,菌名翻译为"坎德勒菌属"。

一、分类学

坎德勒菌属隶属于厚壁菌门(Firmicutes)、丹毒菌纲(Erysipelotrichia)、丹毒菌目(Erysipelotrichales)、丹毒丝菌科(Erysipelotrichaceae),模式菌种小牛(牛犊)坎德勒菌是目前属内唯一菌种。

二、属的特征

坎德勒菌属为革兰氏阳性杆菌,末端圆形,大小为(0.5~0.7) μm×2.4 μm,无芽孢,单个或成双排列。触酶阴性,动力阴性,45 ℃条件下生长,15 ℃条件下不生长,在含0.05% (*W/V*)半胱氨酸-HCl的新鲜MRS培养基中生长良好。DNAG+C含量为34.0~37.0 mol%。

三、属内菌种

Kandleria vitulina 小牛(牛犊)坎德勒菌

(Sharpe et al., 1973) Salvetti et al., 2011

【分类学评述】 该菌种在1973年被描述为小牛乳酸杆菌(*Lactobacillus vitulinus*)并于1980年被收录到《核准的细菌名称目录》,在2011年被重新分类为现在的小牛(牛犊)坎德勒菌。

【词源和翻译】 "*vitulina*",拉丁语阴性形容词,英文词义为"of a calf",表示"小牛的",因该菌分离自幼龄小牛而得名,菌名翻译为"小牛坎德勒菌",亦翻译为"牛犊坎德勒菌"。

【临床意义】 小牛(牛犊)坎德勒菌分离于6周龄小牛的瘤胃,暂无人类感染的相关报道,无感染用药相关信息[1]。从系统发育关系来看,小牛(牛犊)坎德勒菌隶属于丹毒丝菌科且与猪红斑丹毒丝菌(*Erysipelothrix rhusiopathiae*)具有较近的亲缘关系,故对于该菌种的临床感染,理论上可参考猪红斑丹毒丝菌的感染用药和药敏试验方案,以及CLSI M45中"猪红斑丹毒丝菌的MIC折点解释标准"的药敏判读方法。尽管暂无小牛(牛犊)坎德勒菌对万古霉素的药敏资料,但在丹毒丝菌科,有猪红斑丹毒丝菌、线形霍尔德曼菌(*Holdemania filiformis*)和乳酸杆菌属(*Lactobacillus*)菌株对万古霉素耐药的报道[2],供参考。

Kandleria 坎德勒菌属参考文献

K

Kerstersia 凯斯特菌属 Coenye et al., 2003

【词源和翻译】 "*Kerstersia*",新拉丁语阴性名词,源自比利时杰出的微生物学家K. Kersters的名字,以纪念其在多重分类和蛋白凝胶电泳计算机化方面做出的重大贡献,由"Kersters"拉丁化而来,菌名翻译为“凯斯特菌属”。

一、分类学

凯斯特菌属隶属于变形菌门(Proteobacteria)、β-变形菌纲(Betaproteobacteria)、伯克霍尔德菌目(Burkholderiales)、产碱杆菌科(Alcaligenaceae),模式菌种为腿伤凯斯特菌。

二、属的特征

凯斯特菌属为革兰氏阴性球杆状的小杆菌,直径为1~2 μm,通常单个、成对或呈短链状排列。部分菌种有动力。在营养琼脂平板上,菌落平坦或带有光滑边缘的轻微凸起菌落,菌落颜色各异,从白色到微棕色的都存在。触酶阳性,氧化酶阴性,尿素酶和β-牛乳糖酶的活性还在研究当中。可以在28 ℃和42 ℃条件下生长。基因组 DNA G+C 含量为61.5~62.9 mol%。

三、属的临床意义

凯斯特菌属菌株可分离于多种临床标本(粪便、痰、伤口、血液、尿道等),有文献报道可引起呼吸道感染、慢性化脓性中耳炎、菌血症、腿部感染或脓肿等[1-8]。

四、抗菌药物敏感性和感染用药

大部分凯斯特菌属菌株对环丙沙星和头孢噻肟敏感,临床分离株对头孢吡肟、庆大霉素和复方磺胺甲噁唑敏感。有文献报道临床分离的腿伤凯斯特菌通过 MIC 法药敏试验显示对阿莫西林、头孢曲松、头孢他啶、头孢吡肟、亚胺培南、复方磺胺甲噁唑、庆大霉素、阿米卡星、环丙沙星、左旋氧氟沙星、米诺环素均敏感[1-8],供参考。

五、属内菌种

Kerstersia gyiorum 腿伤凯斯特菌

Coenye et al., 2003

【词源和翻译】 “*gyiorum*”,新拉丁语名词属格,源自希腊语名词“*gyion*”,英文词义为“from the limbs”,表示“四肢的”,意指该菌种的多数菌株分离于人的腿伤标本中,菌名翻译为“腿伤凯斯特菌”。

【临床意义】 腿伤凯斯特菌可分离于人类粪便、腿部伤口、痰液和慢性耳部感染分泌物,是引起人凯斯特菌属感染文献报道中最主要的菌种[2-8]。

Kerstersia similis 模仿凯斯特菌

Vandamme et al., 2012

【词源和翻译】 “*similis*”,拉丁语阴性形容词,英文词义为“similar, resembling”,表示“相似的”,因该菌的生化特征与腿伤凯斯特菌相近而得名,菌名翻译为“模仿凯斯特菌”。

【临床意义】 模仿凯斯特菌分离于人的腿部伤口和颈部脓肿,但报道较少见[1]。

K

Kerstersia 凯斯特菌属参考文献

Kingella 金氏菌属 Henriksen and Bøvre, 1976

【词源和翻译】 "*Kingella*",新拉丁语阴性名词,源自美国细菌学家 Elizabeth O. King 的名字,由"King"拉丁化而来,菌名翻译为"金氏菌属"。

一、分类学

金氏菌属隶属于变形菌门(Proteobacteria)、β-变形菌纲(Betaproteobacteria)、奈瑟菌目(Neisseriales)、奈瑟菌科(Neisseriaceae),模式菌种为金氏金氏菌[1]。

二、属的特征

金氏菌属为革兰氏阴性菌,但有抵抗革兰氏染色脱色剂的能力。杆状,大小为(0.6~1.0) μm×(1.0~3.0) μm,两端呈圆形或者方形,通常成对排列,有时候呈短链状,不产生芽孢。常规方法检测显示其无运动性,但可能因为鞭毛作用而会摆动。需氧或兼性厌氧,需氧条件下生长会更好,血平板上的菌落在厌氧条件下生长比较缓慢。最佳生长温度是 33~37 ℃。5%~10% CO_2条件下培养 48 h 后,可形成直径 1~2 mm 的菌落,在血平板上会有两种形态:扩散生长的菌落和光滑凸起、边缘整齐的菌落。金氏金氏菌在血平板可有小的不明显溶血环。氧化酶阳性(当用四甲基苯二胺检测的时候,反应通常较弱,或者呈阴性),触酶阴性,尿素酶和靛基质阴性,苯丙氨酸脱氨酶是阴性或者弱阳性。有机营养型,可以发酵 *D*-葡萄糖和少量的其他碳水化合物,只产酸,不产气。基因组 DNA G+C 含量为 47.0~58.0 mol%[1]。

三、属的临床意义

金氏菌是人上呼吸道和口腔的正常菌群,部分菌种与人类感染相关,自从 20 世纪 90 年代以来金氏金氏菌引起的 3 岁以下儿童的败血症,骨骼、骨关节感染报道明显增加;还可分离于人角膜溃疡标本;金氏金氏菌和脱氮金氏菌曾分离于心内膜炎患者的血培养标本,口腔金氏菌与人的侵袭性感染有关[1-2]。

四、抗菌药物敏感性和感染用药

金氏菌属的药敏试验推荐采用肉汤稀释法,且可采用 CLSI M45 中"HACEK 菌:凝聚杆菌属(之前的嗜沫嗜血杆菌、副嗜沫嗜血杆菌、惰性嗜血杆菌都划入凝聚杆菌属)、伴放线放线杆菌、心杆菌属、侵蚀艾肯菌和金氏菌属 MIC 折点解释标准"进行药敏结果判读,但由于该菌对营养要求苛养,难以常规开展。有资料显示,该菌属细菌通常对四环素和万古霉素耐药,对 *β*-内酰胺类、大环内酯类、四环素、复方磺胺甲噁唑和喹诺酮类敏感。但对于临床分离株,需常规进行 *β*-内酰胺酶检测,以决定是否使用含有 *β*-内酰胺抑制药的复合抗菌药物[2]。

五、属内菌种

Kingella denitrificans 脱氮金氏菌

Snell and Lapage, 1976

【词源和翻译】 "*denitrificans*",新拉丁语分词形容词,英文词义为"denitrifying",表示"脱氮的",菌名翻译为"脱氮金氏菌"。

【临床意义】 脱氮金氏菌有报道可引起人的心内膜炎[1]。

Kingella kingae 金氏金氏菌

(Henriksen and Bøvre, 1968) Henriksen and Bøvre, 1976 (Approved Lists, 1980)

【分类学评述】 该菌种在 1968 年被描述为莫拉菌属(*Moraxella*)且最初的菌名拼写为"*Moraxella kingii*",在 1974 年菌名修正为"*Moraxella kingae*",在 1976 年被描述为现在金氏金氏菌并于 1980 年被收录到《核准的细菌名称目录》。

【词源和翻译】 “*kingae*”，新拉丁语阴性名词属格，源自美国细菌学家 Elizabeth O. King 的名字，由“King”转化而来，菌名翻译为“金氏金氏菌”。

【临床意义】 金氏金氏菌主要引起 4 岁以下儿童的骨骼和关节感染。金氏金氏菌是该年龄段骨关节炎感染的最常见病原菌。化脓性关节炎、椎间盘炎、下肢骨髓炎和隐匿性菌血症较常见。口腔炎和(或)上呼吸道感染可能优先于全身性感染，提示病原菌通过受损黏膜侵入。在成人中，全身性感染发生于免疫功能低下人群，包括血流感染和感染性心内膜炎[1,3]。

Kingella oralis 口腔金氏菌

corrig. Dewhirst et al., 1993

【分类学评述】 该菌种最初的菌名拼写为“*Kingella orale*”，后根据《国际原核生物命名法》修订为现在的口腔金氏菌。

【词源和翻译】 “*oralis*”，新拉丁语阴性形容词，由“*os oris*”和“*alis*”两个词根组成：“*os oris*”，拉丁语名词，英文词义为“the mouth”；“*alis*”，拉丁语阴性后缀，英文词义为“suffix denoting pertaining to”。“*oralis*”，英文词义为“pertaining to the mouth”，表示“口腔的”，菌名翻译为“口腔金氏菌”。

【临床意义】 口腔金氏菌分离于牙周炎标本，但与牙周炎的关系尚不清楚[3]。

Kingella potus 蜜熊金氏菌

Lawson et al., 2005

【词源和翻译】 “*potus*”，拉丁语阳性名词属格，英文词义为“of Potus, the generic name of the South American kinkajou (Potus flavus), the animal from which the organism originated”，表示“蜜熊的”，因该菌首次分离于南美洲蜜熊而得名，菌名翻译为“蜜熊金氏菌”。

【临床意义】 蜜熊金氏菌分离于被浣熊咬伤后的人类伤口感染标本[4]。

Kingella 金氏菌属参考文献

Klebsiella 克雷伯菌属 Trevisan, 1885

【词源和翻译】 “*Klebsiella*”，新拉丁语阴性名词，源自德国细菌学家 Edwin Klebs 的名字，由“Klebs”拉丁化而来，菌名翻译为“克雷伯菌属”。

一、分类学

克雷伯菌属隶属于变形菌门(Proteobacteria)、γ-变形菌纲(Gammaproteobacteria)、肠杆菌目(Enterobacteriales)、肠杆菌科(Enterobacteriaceae)，模式菌种为肺炎克雷伯菌。

二、属的特征

克雷伯菌属为革兰氏阴性杆菌，大小为(0.3~1.0) μm×(0.6~6.0) μm，单个排列，成对或短链状，通常聚集在一起。符合肠杆菌科的特征。除产气克雷伯菌动力阳性，属内其他菌种动力均呈阴性。兼性厌氧，可以进行有氧呼吸和发酵两种代谢方式。在肉汤培养基上培养(除去 *Klebsiella granulomatis*，因为其没在该培养基上培养过)，可形成圆形、白色、不同黏性程度的菌落，菌落黏性与菌种和培养基组成有关。氧化酶阴性。发酵葡萄糖产酸产气(通常 CO_2 会多于 H_2)，不产气的菌株也有。许多菌株发酵葡萄糖的最终代谢产物主要是2,3-丁二醇。VP试验阳性。酸性发酵过程中,较少产生乳酸、醋酸和甲酸,主要生成乙醇。多数菌株可以水解尿素和β-半乳糖苷。某些菌株可以固氮。基因组DNA G+C含量为53.0~58.0 mol%。

三、属的临床意义

克雷伯菌属细菌广泛存在于水体表面、污水、土壤和植物等外环境中,也可定植于人、马和猪的黏膜表面,其中包括人的鼻咽部和肠道。对于免疫功能正常的人群,克雷伯菌属可引起尿路感染、社区获得肺炎和菌血症,其中以尿路感染最为常见。但对于住院患者,克雷伯菌属细菌是最常见的医院感染病原菌,其在医院患者中定植率高,主要定植部位为粪便(77%)、咽部(19%)和手部(42%),且与抗菌药物的使用密切有关。在克雷伯菌属中,除臭鼻克雷伯菌、鼻硬结克雷伯菌和肉芽肿克雷伯菌外,其他菌种都是常见的院内获得性病原菌,且以肺炎克雷伯菌和产气克雷伯菌最为多见。克雷伯菌属也可以引起马、牛、猴子等动物的各种类型感染,有证据显示,动物感染的药物滥用可能是克雷伯菌属细菌多重耐药菌株大范围扩散的主要原因。

目前,克雷伯菌属对人类有致病性的菌种主要包括肺炎克雷伯菌、产酸克雷伯菌、鼻硬结克雷伯菌和肉芽肿克雷伯菌等。克雷伯菌属的致病机制主要是荚膜多糖,其包裹在细菌表面,并形成了一层亲水性的保护膜。由于多糖荚膜的存在,克雷伯菌可形成高度黏液型菌落。多糖荚膜是克雷伯菌属的毒力因子之一。除此之外,荚膜多糖还含有K抗原,可分为K1、K2、K4、K5、K6和K7,其中K1和K2毒力最强,而K2型分布最广泛,荚膜多糖可产细胞毒素、肠毒素和溶血素[1-2]。

克雷伯菌属可引起全身多种部位的感染,引起相关的疾病如下。① 肺部:医院或社区相关性肺炎。② 泌尿道:尿路感染往往是与导管或仪器相关的。③ 耳鼻喉:由鼻硬结克雷伯菌引起的鼻硬结,是一种上呼吸道和下呼吸道的慢性肉芽肿性感染,在东欧和中美洲流行。④ 胃肠道:腹膜炎和胆道感染。由肺炎克雷伯菌引起的原发性单一菌的化脓性肝脓肿也可能发生转移灶。⑤ 菌血症:与原发器官感染、周边或中央静脉导管有关。⑥ 眼:眼内炎(罕见),与肝脓肿、糖尿病有关。⑦ 慢性生殖器溃疡性疾病:由以前的鞘杆菌属肉芽肿(现在分类为克雷伯菌肉芽肿型)引起。

四、抗菌药物敏感性和感染用药

克雷伯菌属是肠杆菌目细菌,常规药敏试验包括K-B法和MIC法,具体可参照CLSI M100中"肠杆菌科细菌的抑菌圈直径及MIC折点解释标准"进行药敏结果解读。克雷伯菌属通常产低水平结构型β-内酰胺酶,因此对氨苄西林、阿莫西林、替卡西林天然耐药,但对其他β-内酰胺酶抗生素敏感,质粒介导的青霉素酶导致的获得性耐药可引起羧苄青霉素、酰脲青霉素、头孢噻吩、头孢孟多、头孢呋辛耐药,但对第三代头孢菌素敏感。克雷伯菌属通常对氨基糖苷类敏感,但质粒介导的氨基修饰酶可引起氨基糖苷类抗生素耐药。肺炎克雷伯菌还可以产质粒介导的超广谱β-内酰胺酶,对头孢他啶等第三代头孢菌素耐药,通常欧洲为巯基变量-5(sulfhydryl variable-5, SHV-5)型,美国是特莫涅拉-10(temoniera-10, TEM-10)和TEM-12型,但对碳青霉烯类敏感。目前临床已大量检出产碳青霉烯酶的耐碳青霉烯类药物的肺炎克雷伯菌,不同类型碳青霉烯酶在不断被发现,成为临床感染治疗的难题,应加强克雷伯菌属超广谱β-内酰胺酶、β-内酰胺酶和碳青霉烯酶的实验室检测[3]。在体外通过对头孢他啶和氨曲南耐药来检测。头孢噻肟酶(cefotaximase, CTX-M)型超广谱β-内酰胺酶越来越普遍,其水解头孢他啶的能力远远低于水解其他第三、四代头孢菌素。产碳青霉烯酶肺炎克雷伯菌对抗生素广泛耐药,可通过改良的霍奇(Hodge)试验等方法来检测。

对于克雷伯菌属引起不同类型感染的治疗方案可参照《ABX指南》。① 严重医院感染:使用广谱药物将细菌耐药的风险降到最低,一旦知道药物敏感性就使用窄谱药物。② 对于医院获得性、呼吸机相关性肺炎:头孢吡肟2 g,每8 h 1次,静脉注射或头孢他啶2 g,每8 h 1次,静脉注射,或亚胺培南500 mg,每6 h 1次,静脉注射,或美罗培南1 g,每8 h 1次,静脉注射,或哌拉西林/他唑巴坦4.5 g,每6 h 1次,静脉注射,加氨基糖苷类或呼吸系统氟喹诺酮类药物。③ 对于超广谱β-内酰胺酶型的肺炎、败血症、复杂的尿路感染或腹腔内感染，使用碳青霉烯类：亚胺培南 500 mg，每 6 h 1 次，静脉滴注，或美罗培南 1 g，每 8 h 1 次，静脉注射，对于复杂的尿路感染或腹腔内感染，使用美国食品药品监督管理局（Food and Drug Administration，FDA）批准的厄他培南 1 g，每 24 h 1 次，静脉注射和多尼培南 500 mg，每 8 h 1 次。④ 在超广谱 β-内酰胺酶型中，对氨基糖苷类、氟喹诺酮类、哌拉西林/他唑巴坦的活性是不相同的，避免使用头孢菌素。⑤ 产碳青霉烯酶菌株对碳青霉烯类、青霉素类、头孢菌素类、氟喹诺酮类、氨基糖苷类抗生素耐药，治疗通常限于多黏菌素（尿路感染的首选）和替加环素，着重考虑在感染部位的药物渗透。例如，肺炎中的肺组织渗透和尿路感染尿液浓缩，对于肝脓肿，单一、大的脓肿可以经皮引流。⑥ 单纯性尿路感染：左氧氟沙星 250 mg，口服，每天 1 次，环丙沙星 250 mg，口服，每天 2 次，或呋喃妥因 100 mg，口服，每天 4 次，或呋喃妥因水合物胶囊 100 mg，每天 2 次。

五、属内菌种

Klebsiella aerogenes 产气克雷伯菌

Hormaeche and Edwards，1960

【分类学评述】 该菌种在 1960 年被描述为“产气肠杆菌”（*Enterobacter aerogenes*）并于 1980 年被收录到《核准的细菌名称目录》，在 2017 年被重新分类为现在产气克雷伯菌[4]。另有证据显示，该菌种与运动克雷伯菌是同一菌种，且产气克雷伯菌具有命名优先权。

【词源和翻译】 “*aerogenes*”，新拉丁语分词形容词，由“*aero*”和“*-genes*”两个词根组成：“*aero*”，希腊语名词，英文翻译为“air”；“*-genes*”，新拉丁语后缀，源自希腊语动词“*gennaô*”，英文词义为“producing”。“*aerogenes*”，英文词义为“gas producing”，表示“产气的”，菌名翻译为“产气克雷伯菌”。

【种的特征】 产气克雷伯菌是该菌属中唯一动力阳性的菌种。赖氨酸脱羧酶阳性，精氨酸双水解酶阴性，鸟氨酸脱羧酶阳性，可分解侧金盏花醇产酸。

【临床意义】 产气克雷伯菌在自然环境中广泛存在，也可存在于奶制品、肉类、医院环境、皮肤，以及人和动物的肠道内与粪便中，是一种条件致病菌，也是医院感染的常见病原菌，可产生超广谱 β-内酰胺酶，可分离于人体各种来源的标本中。目前全球范围内临床都分离出碳青霉烯类耐药的产气肠杆菌，包括产新德里金属-β-内酰胺酶（new delhi metallo-beta-lactamase，NDM）型、亚胺培南酶（imipenemase，IMP）型、肺炎克雷伯菌碳青霉烯酶（*Klebsiella pneumoniae* carbapenemases，KPC）型等，因此该菌在院感防控上需要受到与肺炎克雷伯菌相同程度的重视[1-2]。

Klebsiella africana 非洲克雷伯菌

Rodrigues et al.，2019

【词源和翻译】 “*africana*”，新拉丁语阴性形容词，英文词义为“African”，表示“非洲”，菌名翻译为“非洲克雷伯菌”。

【种的特征】 主要菌种特征与菌属特征一致，无动力、无芽孢。脲酶、β-半乳糖苷酶、VP 试验阳性，吲哚阴性。赖氨酸脱羧酶阳性。鸟氨酸脱羧酶阴性。该菌种不能利用 *D*-阿拉伯糖醇与其他克雷伯菌相区别。基因组 DNA G+C 含量为 57.3 mol%。

【临床意义】 非洲克雷伯菌是 2019 年发表的新菌种，分离于人的粪便中，其可能具有与其他克雷伯属细菌类似的临床意义，但还有待进一步确认。

Klebsiella alba 白色克雷伯菌

Xu et al.，2015

【分类学评述】 该菌种在 2010 年被描述为白色克雷伯菌并于 2015 年获得国际原核生物系统学委员会的权威认可，但目前认为其与 2014 年命名的类肺炎克雷伯菌似肺炎亚种为同一菌种，且类肺炎克雷伯菌似肺炎亚种具有命名优先权。

【词源和翻译】 “*alba*”，新拉丁语阴性形容词，英文词义为“white”，表示“白色”，菌名翻译为“白色克雷伯菌”。

【临床意义】 见类肺炎克雷伯菌似肺炎亚种。

Klebsiella granulomatis 肉芽肿克雷伯菌

（Aragão and Vianna，1913）Carter et al.，1999

【分类学评述】 该菌种最早在 1913 年即被描述为“*Calymmatobacterium granulomatis*”，在 1999 年被描述为现在的肉芽肿克雷伯菌。

【词源和翻译】 “*granulomatis*”，新拉丁语名词属格，由“*granulum*”和“*granuloma*”组成：“*granulum*”，拉丁语名词，英文词义为“a small grain”；“*granuloma*”，新拉丁语名词，英文词义为“a granuloma”。“*granulomatis*”，英文词义为“of a granuloma”，表示“肉芽肿的”，意指该菌分离自肉芽肿标本中，菌名翻译为“肉芽肿克雷伯菌”。

【临床意义】 肉芽肿克雷伯菌是引起腹股沟肉芽肿（又称为杜诺凡病）的病原菌，传播方式不明确，根据患者的暴露史推测可通过性传播，且人类是唯一已知的宿主[5]。在溃疡性疾病中，该菌种可通过溃疡中细菌接触磨损皮肤传播，而非溃疡性疾病中，其菌体可跨上皮移行至皮肤表面再接触破损皮肤传播，也有先天性传播的报道。肉芽肿克雷伯菌感染潜伏期不明确，估计为1~3周，常与其他性病合并感染，流行地区多见于东南亚、南非、印度、巴西、加勒比海地区、澳大利亚原住民。由于该菌种的多形性和临床不典型表现，临床单独诊断很难，全身症状少见，溃疡性肉芽肿是最常见的表现形式，常形成单个或多个饱满结实的红色溃疡，触摸时出血、不痛。男性肉芽肿克雷伯菌感染部位多见于阴茎、阴囊、龟头部位，女性常见于阴唇、阴唇系带、阴阜和子宫颈，生殖器之外的感染主要在胃肠道和口腔，但较为少见，约占5%。

【抗菌药物敏感性和感染用药】 根据《ABX指南》，引起的生殖器和皮肤黏膜感染治疗方案：多西环素100 mg，口服，每天2次，至少3周，直到所有病灶愈合（疾病预防控制中心推荐的治疗）。也可有替代疗法，至少3周，直到所有病灶都痊愈：阿奇霉素1 mg，口服，每周1次，或环丙沙星750 mg，口服，每天2次，或红霉素碱500 mg，口服，每天4次，或复方磺胺甲基异噁唑1片（160 mg/800 mg），口服，每天2次。作为非HIV感染、非孕妇或哺乳期妇女用庆大霉素1 mg/kg，每8 h 1次，静脉注射。对于孕妇和哺乳期妇女的生殖器和皮肤黏膜感染治疗方案：红霉素碱500 mg，口服，每天4次，至少3周，直到所有病灶愈合。有些专家会加用庆大霉素1 mg/kg，每8 h 1次，静脉注射，乙红霉素800 mg，口服，每天4次，至少3周，直到所有病变愈合。有些专家会加用庆大霉素1 mg/kg，每8 h 1次，静脉注射。对于生殖器和皮肤黏膜感染的HIV感染治疗者方案：多西环素100 mg，口服，每天2次，至少3周，加上庆大霉素1 mg/kg，每8 h 1次，静脉注射，直到所有病灶愈合。

Klebsiella grimontii 格里蒙克雷伯菌

Passet and Brisse，2018

【词源和翻译】 “*grimontii*”，新拉丁语阳性名词属格，源自法国微生物学家Patrick A. D. Grimont的名字，以纪念其在肠杆菌科分类工作中的贡献。菌名翻译为“格里蒙克雷伯菌”。

【种的特征】 主要种特征与属特征一致，无动力，无芽孢。菌落呈光滑、圆形、白色凸起状。吲哚、β-半乳糖苷酶、VP试验阳性、脲酶阴性。赖氨酸脱羧酶阳性，鸟氨酸脱羧酶阴性。不能利用松三糖，此特征可与产酸克雷伯菌和密歇根克雷伯菌相区别。基因组DNA G+C含量为55.4 mol%。

【临床意义】 格里蒙克雷伯菌是2018年发表的新菌种，有从人的粪便中分离及引起伤口感染和菌血症的报道，另外还发现其与糖尿病足综合征和抗生素相关出血性结肠炎有关[6-7]。

Klebsiella huaxiensis 华西克雷伯菌

Hu et al.，2019

【词源和翻译】 “*huaxiensis*”，新拉丁语阳性/阴性形容词属格，源自中国四川大学华西医院的名字，由拼音“huaxi”拉丁化而来，意指其最初由中国四川大学华西医院分离，菌名翻译为“华西克雷伯菌”。

【种的特征】 主要种特征与属特征一致，无动力，产气，可在大豆酪蛋白琼脂、LB等培养基上生长，24 h菌落呈淡黄色、圆形、光滑、边缘整齐有光泽。吲哚、赖氨酸脱羧酶、乳糖、甘露醇和β-半乳糖苷酶试验阳性，丙二酸、脲酶和鸟氨酸脱羧酶阴性。VP试验阴性，可区别产酸克雷伯菌。基因组DNA G+C含量为53.3 mol%。

【临床意义】 华西克雷伯菌是2019年发表的新菌种，可引起人的尿路感染[8]。

Klebsiella indica 印度克雷伯菌

Gujarati et al.，2020

【词源和翻译】 “*indica*”，拉丁语阴性形容词，英文词义为“belonging to India”，源自该菌首次分离于印度蔬菜市场的西红柿外皮洗液而得名，菌名翻译为“印度克雷伯菌”。

【种的特征】 革兰氏阴性杆菌，菌体大小为(0.7~0.9) μm×(2.0~3.0) μm，无动力，在胰蛋白酶大豆琼脂上可形成圆形、边缘整齐的半透明菌落，最适宜生长温度为28 ℃，最适宜pH为7.0，吲哚阳性，氧化酶、触酶、赖氨酸脱羧酶、鸟氨酸脱羧酶、脲酶、色氨酸脱氨酶、明胶酶、VP试验阴性。基因组DNA G+C含量为53.53 mol%。

【临床意义】 印度克雷伯菌分离于印度蔬菜市场的西红柿外皮洗液，目前暂无人类感染的报道。

Klebsiella michiganensis 密歇根克雷伯菌

Saha et al., 2013

【词源和翻译】 "*michiganensis*"，新拉丁语阳性/阴性形容词属格，英文词义为"belonging to Michigan State, USA"，因其分离于美国密歇根州而得名，菌名翻译为"密歇根克雷伯菌"。

【种的特征】 主要种特征与属特征一致，菌落呈白色、圆形、凸起、黏液状。革兰氏阴性杆菌，菌体大小为(0.5~0.8) μm×(1.0~2.0) μm，无动力，有荚膜，兼性厌氧，可在10~45 ℃环境中生长，最适宜温度为35 ℃，最适pH为7.0。氧化酶、脲酶和明胶酶阴性，触酶、吲哚和赖氨酸阳性。VP试验阳性，甲基红试验阴性。硝酸盐还原试验阳性。柠檬酸盐可以作为唯一的碳源。基因组DNA G+C含量为54.6 mol%。

【临床意义】 密歇根克雷伯菌常见于临床相关环境中[9]，可能是一种潜在的新型临床致病菌，可携带多种耐药基因并对碳青霉烯类药物耐药，目前有在一例急性髓性白血病患者的血培养和肛拭子中检出的报道[10]。

Klebsiella mobilis 运动克雷伯菌

Bascomb et al., 1971 (Approved Lists, 1980)

【分类学评述】 该菌种最早在1971年被描述为动力克雷伯菌，由于其模式菌株(NCTC 10006 = ATCC 13048)与产气肠杆菌(*Enterobacter aerogenes*)模式菌株一致，在2017年被重新分类为产气克雷伯菌。

【词源和翻译】 "*mobilis*"，拉丁语阴性形容词，英文词义为"mobilis"，表示"可动的，有动力的"，菌名翻译为"运动克雷伯菌"。

【临床意义】 见产气克雷伯菌。

Klebsiella ornithinolytica 解鸟氨酸克雷伯菌

Sakazaki et al., 1989

【分类学评述】 该菌种已被重新分类为拉乌尔菌属，见解鸟氨酸拉乌尔菌(*Raoultella ornithinolytica*)。

Klebsiella oxytoca 产酸克雷伯菌

(Flügge, 1886) Lautrop, 1956

【词源和翻译】 "*oxytoca*"，新拉丁语阴性形容词，由"*oxus*"和"*tokos*"组成："*oxus*"，希腊语，英文词义为"sour, acid"；"*tokos*"，希腊语后缀，英文词义为"producing"。"*oxytoca*"，英文词义为"acid-producing"，表示"产酸的"，菌名翻译为"产酸克雷伯菌"。

【种的特征】 主要种特征与属特征一致，动力阴性，5 ℃条件下不生长，可水解果胶，产生吲哚，主要分布于人和动物的肠道、植物和水生环境中，可分成两个不同的簇，可形成类似肺炎克雷伯菌的荚膜。基因组DNA G+C含量为55.0~58.0 mol%。

【临床意义】 与肺炎克雷伯菌一样，产酸克雷伯菌也是临床常见的医院感染病原菌，可引起肺炎、尿路感染、脑膜炎、菌血症、关节炎等[11]，且产生超广谱β-内酰胺酶和碳青霉烯酶菌株也不断被分离报道[12]，需要在临床诊治中充分重视。另外，携带染色体编码的热不稳定细胞毒素的产酸克雷伯菌还可引起抗生素相关出血性结肠炎——一种自限性疾病，与使用β-内酰胺类抗生素有关，停止使用相关抗菌药物后症状能自动消退，但不同于艰难梭菌引起的伪膜性肠炎，无假膜形成，且大便通常是血性的[1-2]。

Klebsiella ozaenae 臭鼻克雷伯菌

(Abel, 1893) Bergey et al., 1925

【分类学评述】 该菌种最早在1893年即被描述为"*Bacillus mucosus ozaenae*"，曾被描述的其他同义名还包括"*Bacillus ozaenae*"、"*Bacterium ozaenae*"和"肺炎克雷伯菌臭鼻亚种"。

【词源和翻译】 "*ozaenae*"，拉丁语名词属格，源自拉丁语阴性名词"*ozaena*"，英文词义为"of ozena"，表示"臭鼻的"，菌名翻译为"臭鼻克雷伯菌"。

【临床意义】 臭鼻克雷伯菌是一种可引起萎缩性鼻炎的慢性感染的病原菌，萎缩性鼻炎局限于鼻子，可散发出非常难闻的气味，在热带地区更常见。这种菌不能从环境或肠道中分离得到，都不能利用植物降解途径中所生成的物质。臭鼻克雷伯菌可以从血液、尿道和其他感染部位分离得到，比鼻硬结克雷伯菌致病能力更加多样化，可在人与人之间传播[1,2]。该菌生长缓慢，常规鉴定方法比较困难。

Klebsiella pasteurii 巴斯德克雷伯菌

Merla et al., 2020

【词源和翻译】 "*pasteurii*",新拉丁语阳性名词属格,源自法国微生物学家 Louis Pasteur 的名字,以纪念其在微生物学、传染病学、疫苗学、巴氏消毒方面做出的巨大贡献,菌名翻译为"巴斯德克雷伯菌"。

【种的特征】 革兰氏阴性杆菌,无动力,无芽孢,菌落呈光滑、圆形、白色圆顶状。吲哚阳性、尿素酶阴性、β-半乳糖苷酶阳性、VP 试验阳性、赖氨酸脱羧酶阳性和鸟氨酸脱羧酶阴性。基因组 DNA G+C 含量为 55.3 mol%。

【临床意义】 巴斯德克雷伯菌可从人、牛和龟的粪便中分离[13],可能具有克雷伯菌属类似的临床意义,但具体还有待于进一步确认。

Klebsiella planticola 植生克雷伯菌

Bagley et al., 1982

【分类学评述】 该菌种最早在 1981 年被描述为"*Klebsiella planticola*",并于 1982 年被收录到《核准的细菌名称目录》,在 2001 年被重新分类为植生拉乌尔菌(*Raoultella planticola*)。

Klebsiella pneumoniae 肺炎克雷伯菌

(Schroeter, 1886) Trevisan, 1887

【分类学评述】 该菌种在 1885 年即被描述为"*Bacterium pneumoniae crouposae*",被描述的其他同义名还包括"*Hyalococcus pneumoniae*"和"*Bacillus pneumoniae*"。

【词源和翻译】 "*pneumoniae*",新拉丁语阴性名词属格,源自希腊语名词"*pneumonia*",英文词义为"of pneumonia",表示"肺炎的",菌名翻译为"肺炎克雷伯菌"。

【种的特征】 主要种特征与属特征一致,动力阴性,5 ℃条件下不生长,主要发现于人和动物的肠道。基因组 DNA G+C 含量为 56.0~58.0 mol%。

【临床意义】 肺炎克雷伯菌与人类的社区获得性肺炎、院内尿路感染有关,分离于尿路感染、肺炎和菌血症者,以 K2 血清型为主。肺炎克雷伯菌引起的社区获得性肺炎,发生在酗酒或糖尿病患者身上则被称为"弗里德兰德病",肺部上叶受累,并与"醋栗果冻"样痰和脓肿或腔有关,胸部 X 线检查有经典的"弓样"裂缝痕迹,如不治疗死亡率高。肺炎克雷伯菌在所有院内获得性尿路感染中可占 6%~17%。肺炎克雷伯菌也常引起血流感染,可引起发育不成熟婴儿发生新生儿败血症。目前认为,肠道可能是肺炎克雷伯菌感染最重要的来源,且感染风险与气温密切相关。有调查发现,在一年中最热的几个月,正常人体粪便中肺炎克雷伯菌携带率增加,而血流感染率也明显高于平时,并且,携带者感染风险是非携带者的 4 倍,故在临床防控中需要重点关注。住院患者的胃肠道是肺炎克雷伯菌的主要蓄积地,而手传播是主要的传播方式,偶尔也会污染医疗仪器和血制品。高毒力(高黏性)肺炎克雷伯菌临床变异株已经在泛太平洋地区流行,在西方国家也有出现,但还没引起重视。作为最重要的医院感染致病菌之一,产超广谱β-内酰胺酶和碳青霉烯类酶[KPC 型、NDM 型、苯唑西林酶(oxacillinase, OXA)型、IMP 型等]的肺炎克雷伯菌临床检出率逐年升高,但缺乏染色体介导β-内酰胺酶,临床上进行分离菌株酶型检测对医院感染的控制和治疗意义重大。

Klebsiella pneumoniae subsp. *ozaenae* 肺炎克雷伯菌臭鼻亚种

(Abel, 1893) Ørskov, 1984

【分类学评述】 该菌种在 1893 年被描述为"臭鼻杆菌"(*Bacillus ozaenae*),后于 1925 年被分类为臭鼻克雷伯菌(*Klebsiella ozaenae*)并于 1980 年被收录到《核准的细菌名称目录》,1984 年被重新分类为肺炎克雷伯菌臭鼻亚种。

【词源和翻译】 "*ozaenae*",拉丁语阴性名词,英文词义为"of ozena",表示"臭鼻的",菌名翻译为"肺炎克雷伯菌臭鼻亚种"。

Klebsiella pneumoniae subsp. *pneumoniae* 肺炎克雷伯菌肺炎亚种

(Schroeter, 1886) Ørskov, 1984

【词源和翻译】 见肺炎克雷伯菌。

Klebsiella pneumoniae subsp. *rhinoscleromatis* 肺炎克雷伯菌鼻硬结亚种

(Trevisan, 1887) Ørskov, 1984

【分类学评述】 该菌种在 1887 年被描述为鼻硬结克雷伯菌(*Klebsiella rhinoscleromatis*)并于 1980 年被收录到《核准的细菌名称目录》,在 1984 年被重新分类为肺炎克雷伯菌鼻硬结亚种。

【词源和翻译】 "*rhinoscleromatis*",新拉丁语名词属格,英文词义为"of rhinoscleroma",表示"鼻硬结病

的",菌名翻译为"肺炎克雷伯菌鼻硬结亚种"。

【临床意义】 该菌种是引起一种称为鼻硬结节病的慢性感染的病原菌,在热带地区更多见,最常见于鼻腔或上呼吸道(咽、喉和气管),典型的病程是形成肉芽肿性改变并破坏气道结构,甚至阻塞气道,最终形成广泛的纤维化和瘢痕,组织学特征是形成包含大量浆细胞、淋巴细胞和中性粒细胞的上下真皮渗透混合病变,最具特征性的是大巨噬细胞的泡沫细胞质中包含大量克雷伯菌。该菌种不能从环境或肠道中分离得到,不能利用植物降解途径中所生成的物质,该菌可在人与人之间传播[1-2]。

Klebsiella quasipneumoniae 类肺炎克雷伯菌

Brisse et al., 2014

【词源和翻译】 "*quasipneumoniae*",新拉丁语阴性名词属格,由"*quasi*"和"*pneumoniae*"组成:"*quasi*",拉丁语形容词,英文词义为"almost like";"*pneumoniae*",新拉丁语阴性名词,表示"肺炎"。"*quasipneumoniae*",英文词义为"similar to *K. pneumonia*",即与肺炎克雷伯菌相似的,菌名翻译为"类肺炎克雷伯菌"

【种的特征】 革兰氏阴性杆菌,无动力,无芽孢,菌落呈白色、圆形、光滑、有光泽、圆顶状。5 ℃条件下不生长,可在 11 ℃、37 ℃、41 ℃条件下生长。吲哚阴性,尿素酶阳性,β-半乳糖苷酶阳性,VP 试验阳性。赖氨酸脱羧酶阳性,鸟氨酸脱羧酶阴性。基因组 DNA G+C 含量为 55.9 mol%。

【临床意义】 目前类肺炎克雷伯菌临床相关报道较少,较多的报道见于环境分离,但由于在临床微生物实验室中,类肺炎克雷伯菌可能被错误鉴定为肺炎克雷伯菌,其真正流行率可能被低估[14]。目前有研究报道显示,类肺炎克雷伯菌可携带包括超广谱β-内酰胺酶、bla_{NDM}、bla_{KPC}在内的多种耐药基因和毒力因子[15],需要在临床诊治中充分重视。

Klebsiella quasipneumoniae subsp. *quasipneumoniae* 类肺炎克雷伯菌类肺炎亚种

Brisse et al., 2014

【词源和翻译】 见类肺炎克雷伯菌。

Klebsiella quasipneumoniae subsp. *similipneumoniae* 类肺炎克雷伯菌似肺炎亚种

Brisse et al., 2014

【词源和翻译】 "*similipneumoniae*",新拉丁语阴性名词属格,由"*similis*"和"*pneumoniae*"组成:"*similis*",拉丁语形容词属格,英文词义为"similar to";"*pneumoniae*",新拉丁语阴性名词,表示"肺炎"。"*similipneumoniae*",英文词义为"similar to *K. pneumonia*",即与肺炎克雷伯菌相似的,菌名翻译为"类肺炎克雷伯菌似肺炎亚种"。

Klebsiella singaporensis 新加坡克雷伯菌

Li et al., 2004

【分类学评述】 该菌种和异栖克雷伯菌均发表于 2004 年,且依照论文发表的时间,异栖克雷伯菌具有命名优先权。

【词源和翻译】 "*singaporensis*",新拉丁语阴性形容词,源自首次分离该菌株的地名新加坡(Singapore),由"Singapore"拉丁化而来,菌名翻译为"新加坡克雷伯菌"。

【临床意义】 见异栖克雷伯菌。

Klebsiella spallanzanii 斯帕兰扎尼克雷伯菌

Merla et al., 2020

【词源和翻译】 "*spallanzanii*",新拉丁语阴性名词属格,源自意大利生物学家 Lazzaro Spallanzani 的名字,以纪念其对生理功能和动物繁殖试验研究做出的贡献,他反驳了当时的微生物自然发生理论,菌名翻译为"斯帕兰扎尼克雷伯菌"。

【种的特征】 革兰氏阴性杆菌,无动力,无芽孢,菌落呈白色、圆形、光滑、有光泽、圆顶状。5 ℃条件下不生长,吲哚试验阳性,β-半乳糖苷酶试验阳性,赖氨酸脱羧酶阳性,鸟氨酸脱羧酶阴性。通过尿素酶阳性和 VP 试验阴性与产酸克雷伯相关种区分。基因组 DNA G+C 含量为 53.3 mol%。

【临床意义】 斯帕兰扎尼克雷伯菌是 2020 年发表的新菌种,分离于人的尿液和牛的粪便[13],可能具有与其他克雷伯菌种相类似的临床意义,但具体还有待于进一步确认。

Klebsiella terrigena 土生克雷伯菌

Izard et al., 1981

【分类学评述】 该菌种已被重新分类为拉乌尔菌属(*Raoultella*),见土生拉乌尔菌(*Raoultella terrigena*)。

Klebsiella trevisanii 特雷维桑克雷伯菌

Ferragut et al., 1983

【分类学评述】 该菌种被认为与植生克雷伯菌是同一菌种,且植生克雷伯菌具有命名优先权。另外，植生克雷伯菌已被重新分类为拉乌尔菌属，见植生拉乌尔菌属（*Raoultella planticola*）。

【词源和翻译】 “*trevisanii*”，新拉丁语阳性名词属格，源自意大利生物学家V. Trevisan，以纪念其首次描述了克雷伯菌属，菌名翻译为“特雷维桑克雷伯菌”。

【临床意义】 见植生拉乌尔菌。

Klebsiella variicola 异栖克雷伯菌

Rosenblueth et al., 2004

【分类学评述】 有资料显示，异栖克雷伯菌与新加坡克雷伯菌为同一菌种，且异栖克雷伯菌具有命名优先权。另外，异栖克雷伯菌包括两个亚种，即异栖克雷伯菌热带亚种和异栖克雷伯菌异栖亚种。

【词源和翻译】 “*variicola*”，新拉丁语阳性/阴性名词，由“*varius*”和“*cola*”两个词根组成：“*varius*”，拉丁语形容词，英文词义为“different, differing, various”；“*cola*”，拉丁语后缀，源自拉丁语名词“*incola*”，英文词义为“inhabitant, dweller”。“*variicola*”，英文词义为“inhabitant of different places”，表示“在不同地方栖息”，菌名翻译为“异栖克雷伯菌”。

【临床意义】 异栖克雷伯菌可定植于人、植物、动物、昆虫等各种宿主中，目前认为其是一种可以引起严重感染的病原菌，可引起菌血症、脑膜炎、心内膜炎，以及其他医院感染等疾病，但对于它的毒力特征还不是很清楚。尽管该菌种致病性、致病机制和耐药性都还有待进一步研究，但目前有携带多重耐药基因菌株（对碳青霉烯类和多黏菌素耐药）的分离报道。由于该菌种不在传统生化鉴定系统数据库范围，易被误鉴定为其他菌种，故临床感染概率可能被低估[16-17]。

Klebsiella variicola subsp. *tropica* 异栖克雷伯菌热带亚种

Rodrigues et al., 2019

【词源和翻译】 “*tropica*”，拉丁语阴性形容词，英文词义为“referring to the tropical area of Earth”，意指热带地区，表示“该菌首次在热带地区分离”，菌名翻译为“异栖克雷伯菌热带亚种”。

【临床意义】 该菌种为2019年发表的亚种，目前主要分离于热带地区，其他见异栖克雷伯菌的临床意义。

Klebsiella variicola subsp. *variicola* 异栖克雷伯菌异栖亚种

(Rosenblueth et al., 2004) Rodrigues et al., 2019

【词源和翻译】 见异栖克雷伯菌。

【临床意义】 见异栖克雷伯菌。

***Klebsiella* 克雷伯菌属参考文献**

K

Kluyvera 克吕沃尔菌属 Farmer et al., 1981

【词源和翻译】 “*Kluyvera*”，新拉丁语阴性名词，源自荷兰微生物学家A. J. Kluyver的名字，以纪念其在微生物生理学和分类学方面做出的贡献，由“Kluyver”拉丁化而来，菌名翻译为“克吕沃尔菌属”。

一、分类学

克吕沃尔菌属隶属于变形菌门（Proteobacteria）、γ-变形菌纲（Gammaproteobacteria）、肠杆菌目（Enterobacteriales）、肠杆菌科（Enterobacteriaceae），模式菌种为抗坏血酸克吕沃尔菌[1]。

二、属的特征

克吕沃尔菌属为革兰氏阴性小杆状菌，大小为（0.5~0.7）μm×（2.0~3.0）μm，符合肠杆菌科的特征。

具有周鞭毛，有动力。含有肠道菌共有的抗原。兼性厌氧，触酶阳性，氧化酶阴性。部分菌株可产生淡红色素。只可发酵*D*-葡萄糖及其他碳水化合物，但不能氧化。可还原硝酸盐为亚硝酸盐。靛基质、甲基红、柠檬酸盐、鸟氨酸脱羧酶均为阳性，36 ℃条件下具有运动性，可在含有氰化物的培养基上生长，能够利用丙二酸盐和水解七叶苷。基因组 DNA G+C 含量为 55.1~56.6 mol%[1]。

三、属的临床意义

克吕沃尔菌属可分离于食物、牛、土壤、污水和医院水池，也可分离于各种临床标本，包括血液、组织、尿液、粪便、痰、脑脊液和腹水，虽然可以分离于食物和腹泻的粪便标本，但没有证据证明该菌属可以引起腹泻和肠道感染，故目前认为其是一种可引起人肠道外感染的条件致病菌，且引起的感染可发生在任何年龄段的免疫功能正常或不全的患者[1-2]。

四、抗菌药物敏感性和感染用药

克吕沃尔菌属是肠杆菌目细菌，药敏试验可采用 K-B 法和肉汤稀释法，具体可采用 CLSI M100 中"肠杆菌科细菌的抑菌圈直径及 MIC 折点解释标准"进行结果解读[3]。有资料显示，大多数克吕沃尔菌属的临床分离菌株对氨苄西林和第一、二代头孢菌素耐药，一般可采用第三代头孢菌素、头孢吡肟、哌拉西林/他唑巴坦、环丙沙星、阿米卡星和碳青霉烯类抗菌药物进行抗感染治疗，但推荐进行常规药敏试验并按药敏试验结果进行抗感染治疗，目前有产 CTX 型β-内酰胺酶的菌株和 KPC-2 碳青霉烯酶耐药菌株的临床分离报道[4]。

五、属内菌种

Kluyvera ascorbata 抗坏血酸克吕沃尔菌

Farmer et al., 1981

【词源和翻译】 "*ascorbata*"，新拉丁语阴性形容词，英文词义为"pertaining to ascorbate"，表示"抗坏血酸的"，菌名翻译为"抗坏血酸克吕沃尔菌"。

【临床意义】 抗坏血酸克吕沃尔菌可分离于食物、水、污水和人的各种临床样本，尽管临床分离少见，但目前认为其是一种与人体肠道外感染有关的条件致病菌[1-2]。

Kluyvera cryocrescens 栖冷克吕沃尔菌

Farmer et al., 1981

【词源和翻译】 "*cryocrescens*"，新拉丁语分词形容词，由"*kruos*"和"*crescens*"两个词根组成："*kruos*"，希腊语名词，英文词义为"icy cold, frost"；"*crescens*"，拉丁语形容词，英文词义为"growing"。"*cryocrescens*"，英文词义为"growing in the cold"，表示"生长在较冷的地方"，意指该菌是生长在 4~5 ℃条件下的细菌，菌名翻译为"栖冷克吕沃尔菌"。

【临床意义】 栖冷克吕沃尔菌分离于土壤、水、污水、医院环境和人的临床标本中，尽管临床分离少见，但目前认为其是一种与人体肠道外感染有关的条件致病菌[1-2]。

Kluyvera georgiana 佐治亚克吕沃尔菌

Müller et al., 1996

【词源和翻译】 "*georgiana*"，新拉丁语阴性形容词，源自该菌首次发现和特征描述的地名美国佐治亚州（Georgia, State of），由"Georgia"拉丁化而来，菌名翻译为"佐治亚克吕沃尔菌"。

【临床意义】 佐治亚克吕沃尔菌有分离于人的痰标本、环境水和食物的报道[3, 5]。

Kluyvera intermedia 中间克吕沃尔菌

(Izard et al., 1980) Pavan et al., 2005

【分类学评述】 该菌种最早在 1980 年被分类为中间肠杆菌（*Enterobacter intermedius*），曾被描述的其他同义名为耳蜗克吕沃尔菌（*Kluyvera cochleae*）。

【词源和翻译】 "*intermedia*"，新拉丁语阴性形容词，英文词义为"that is between, intermediate"，表示"中间"，菌名翻译为"中间克吕沃尔菌"。

【临床意义】 中间克吕沃尔菌可分离于土壤和食物中，为条件致病菌，目前有从胰腺脓肿中分离的报道[4]。

Kluyvera 克吕沃尔菌属参考文献

Knoellia 诺尔菌属 Groth et al., 2002

【词源和翻译】 "*Knoellia*",新拉丁语阴性名词,源自德国杰出抗生素学家 Hans Knöll 的名字,以纪念其在抗生素研究方面的贡献,由"Knöll"拉丁化而来,菌名翻译为"诺尔菌属"。

一、分类学

诺尔菌属隶属于放线菌门(Actinobacteria)、放线菌纲(Actinobacteria)、微球菌目(Micrococcales)、间孢囊菌科(Intrasporangiaceae),模式菌种为中华诺尔菌[1]。

二、属的特征

诺尔菌属为革兰氏阳性菌,抗酸染色为阴性,无规则棒状,大小为(1.5~6.0) μm×(0.4~1.2) μm 也可能是直径 0.6~1.5 μm 的球状细菌。通常单个、成双、呈短链状或成簇排列。无芽孢,不具有运动性,需氧或微需氧。菌落光滑,圆形,凸起,整体不透明,白色或奶油色。在含有多种有机物的培养基上,pH 5~9 和 28~35 ℃条件下生长较好,42 ℃条件下不生长。可耐受培养中 NaCl 的最佳浓度为 2%或 4%。氧化酶阴性,触酶阳性。基因组 DNA G+C 含量为 68.0~73.0 mol%[1]。

三、属的临床意义

诺尔菌属存在于洞穴、猪粪、空气和土壤之中,偶有从人类标本中分离的报道,但通常视为环境污染菌[1-4]。

四、抗菌药物敏感性和感染用药

目前暂无诺尔菌属的感染用药指南,有资料显示已分离菌株对氯霉素、环丙沙星、红霉素、庆大霉素、卡那霉素、林可霉素、新霉素、呋喃妥因、土霉素、青霉素、多黏菌素 B、利福平、链霉素和磺胺类敏感[1],供参考。

五、属内菌种

Knoellia sinensis 中华诺尔菌

Groth et al., 2002

【词源和翻译】 "*sinensis*",新拉丁语阳性/阴性形容词,英文词义为"pertaining to China",表示"中国的,中华的",意指该模式菌株第一次分离地中国,菌名翻译为"中华诺尔菌"。

【临床意义】 中华诺尔菌最初分离于中国的一个洞穴中,暂无从人类标本中分离的报道[4]。

Knoellia flava 黄色诺尔菌

Yu et al., 2012

【词源和翻译】 "*flava*",拉丁语阴性形容词,英文词义为"yellow",意指该菌在 R2A 平板上的菌落呈黄色,菌名翻译为"黄色诺尔菌"。

【临床意义】 黄色诺尔菌是 2012 年发表的新菌种,最初分离于中国武汉的猪粪标本[3],国内也有从临床标本中分离的报道,但临床意义不明确(可能为环境污染菌)。

Knoellia 诺尔菌属参考文献

Kocuria 库克菌属 Stackebrandt et al., 1995

【词源和翻译】 “*Kocuria*”,新拉丁语阴性名词,源自斯洛伐克微生物学家 Miroslav Kocur 的名字,以纪念其在革兰氏阳性球菌研究中的贡献,由“Kocur”拉丁化而来,菌名翻译为“库克菌属”。

一、分类学

库克菌属隶属于放线菌门(Actinobacteria)、放线菌纲(Actinobacteria)、微球菌目(Micrococcales)、微球菌科(Micrococcaceae),模式菌种为玫瑰色库克菌[1]。

二、属的特征

库克菌属为革兰氏染色阳性球菌,无荚膜,无芽孢,有动力。有机营养型,严格的呼吸代谢模式。需氧或兼性厌氧。触酶阳性,非嗜盐菌,属于嗜温菌,可在 20~37 ℃条件下生长(*Kocuria aegyptia* 可在40 ℃条件下生长,*Kocuria marina* 可在 5~43 ℃条件下生长),大部分可耐受 5% NaCl,平板上不同菌种的菌落可产生不同色素。基因组 DNA G+C 含量为 66.0~75.0 mol%[1]。

三、属的临床意义

库克菌属来源于非常广泛的栖息源,包括肉类、牛奶、哺乳动物皮肤、海底沉积物、淡水、海水、尘土,可存在于冷、温暖、沙漠的土壤中,分布差异与种类有关。通常认为库克菌属是人皮肤、黏膜、口腔和外耳道的正常菌群。尽管在判断库克菌是感染菌还是污染菌上还存在分歧,但引起免疫缺陷患者感染的临床病例近年来不断增加,目前认为其可成为机会致病菌并导致人的感染,如引起免疫功能不全患者的心内膜炎、肺炎和脓毒症等[1-2]。

K

四、抗菌药物敏感性和感染用药

库克菌属大多对 β-内酰胺类、大环内酯类、四环素类、利奈唑胺、利福平、糖肽类敏感,推荐用于库克菌属感染的治疗药物包括阿莫西林/克拉维酸、多西环素、头孢呋辛、头孢曲松和阿米卡星等[1],但有资料显示克里斯汀(克氏)库克菌的耐药性正在日益增加[2]。

五、属内菌种

Kocuria carniphila 嗜肉库克菌

Tvrzováet al., 2005

【分类学评述】 该菌种最早在1901 年即有描述,命名为乳酸微球菌(*Micrococcus lactis*),曾被描述的其他同义名还包括变异微球菌(*Micrococcus varians*)和变异库克菌。

【词源和翻译】 “*carniphila*”,新拉丁语阴性形容词,由“*caro carnis*”和“*phila*”两个词根组成:“*caro carnis*”,拉丁语名词,英文词义为“flesh, meat”;“*phila*”,新拉丁语阴性形容词,源自希腊语阴性形容词“philê”,英文词义为“loving”。“*carniphila*”,英文词义为“carniphila, meat-loving”，表示“嗜肉的”，菌名翻译为“嗜肉库克菌”。

【临床意义】 嗜肉库克菌分离于肉制品标本，暂无引起人致病的相关报道[1, 3]。

Kocuria kristinae 克里斯汀（克氏）库克菌

（Kloos et al., 1974）Stackebrandt et al., 1995

【分类学评述】 该菌种最早在1974年即有描述并于1980年被收录到《核准的细菌名称目录》，在1995年被分类为现在的克里斯汀（克氏）库克菌。

【词源和翻译】 “*kristinae*”，新拉丁语阴性名词，源自最初分离该菌的人名“Kristin Holding”，由“Kristin”拉丁化而来，菌名翻译为“克里斯汀库克菌”，亦简译为“克氏库克菌”。

【临床意义】 克里斯汀（克氏）库克菌是人体皮肤和口腔黏膜的正常定植菌，目前认为其是一种与医疗活动有关的条件致病菌，可引起导管相关性菌血症、感染性心内膜炎、急性腹膜炎、腹腔脓肿、败血症、急性胆囊炎和尿路感染[2, 4]。

Kocuria rhizophila 嗜根库克菌

Kovács et al., 1999

【分类学评述】 该菌种的模式菌株 ATCC 9341（= DSM 348 =PCI 1001 = NCIMB 8553）在1872年即有描述，且最初被错误描述为“藤黄微球菌”（*Micrococcus luteus*），在2003年被重新分类为嗜根库克菌[5]。

【词源和翻译】 “*rhizophila*”，新拉丁语阴性形容词，由“*rhiza*”和“*phila*”两个词根组成：“*rhiza*”，希腊语名词，英文词义为“a root”；“*phila*”，新拉丁语阴性形容词，源自希腊语阴性形容词“*philê*”，英文词义为“friend, loving”。“*rhizophila*”，英文词义为“root loving”，表示“嗜根的”，菌名翻译为“嗜根库克菌”。

【临床意义】 嗜根库克菌主要存在于环境中，有学者认为其是一种条件致病菌，有引起导管相关性血流感染、心内膜炎和败血症的相关报道[6-7]。

Kocuria rosea 玫瑰色库克菌

（Flügge, 1886）Stackebrandt et al., 1995

【分类学评述】 该菌种最早在1886年即被描述为玫瑰色微球菌（*Micrococcus roseus*）并于1980年被收录到《核准的细菌名称目录》，在1995年被分类为现在的玫瑰库克菌。

【词源和翻译】 “*rosea*”，拉丁语阴性形容词，英文词义为“rose-colored, rosy”，表示“玫瑰色”，菌名翻译为“玫瑰色库克菌”。

【临床意义】 玫瑰色库克菌主要来源于水和土壤，目前认为其是一种条件致病菌，有引起免疫缺陷患者的心内膜炎、导管相关菌血症、坏死性筋膜炎和脑膜炎等的报道[8-10]。

Kocuria varians 变异库克菌

（Migula, 1900）Stackebrandt et al., 1995

【分类学评述】 该菌种最早在1900年即有描述，基名为变异微球菌（*Micrococcus varians*）。

【词源和翻译】 “*varians*”，拉丁语分词形容词，英文词义为“changing, varying”，表示“改变，变异的”，菌名翻译为“变异库克菌”。

【临床意义】 变异库克菌可定植于人和哺乳动物的皮肤表面，可能是一种条件致病菌，有引起导管相关性腹膜炎和脑脓肿的报道[11-12]。

Kocuria 库克菌属参考文献

Kosakonia 小坂菌属 Brady et al., 2013

【词源和翻译】 “*Kosakonia*”，新拉丁语阴性名词，源自科学家 Yoshimasa Kosako 的名字，以纪念其在细菌分类方面的贡献，由“Kosako”拉丁化而来，菌名翻译为“小坂菌属”。

一、分类学

小坂菌属隶属于变形菌门（Proteobacteria）、γ-变形菌纲（Gammaproteobacteria）、肠杆菌目（Enterobacterales）、肠杆菌科（Enterobacteriaceae），模式菌种为考文小坂菌[1]。

二、属的特征

小坂菌属是革兰氏阴性直杆状细菌，大小为（0.5~1.2）μm×（1.0~3.5）μm，具有周鞭毛，有动力。兼性厌氧。最佳生长温度是28~30 ℃，但在40 ℃条件下也可生长。在胰蛋白胨琼脂平板上，菌落为白色到米黄色，圆形、凸起、湿润。某些考文小坂菌的菌落会产生黄色素。VP试验阳性。通常精氨酸水解酶阳性，赖氨酸脱羧酶阴性。明胶酶和靛基质阴性。鸟氨酸脱羧酶不定。可还原硝酸盐为亚硝酸盐。发酵葡萄糖产酸产气。基因组DNA G+C含量为52.5~55.0 mol%[1]。

三、属的临床意义

小坂菌属存在于环境中土壤和植物根系，某些菌种可以通过固氮来促进植物生长，也可分离于配方奶粉中，目前有引起伤口感染和血流感染的报道[2-5]。尽管没有证据证明小坂菌会因婴幼儿配方奶粉引起新生儿侵袭性感染的公共卫生问题，但鉴于其与阪崎克洛诺菌（*Cronobacter sakazakii*）有较近的亲缘关系，仍应警惕其作为潜在食源性致病菌引起新生儿感染的可能。

四、抗菌药物敏感性和感染用药

小坂菌隶属于肠杆菌科，药敏试验可采用K-B法和肉汤稀释法，且可采用CLSI M100中“肠杆菌目细菌抑菌圈直径及MIC折点解释标准”进行药敏结果判读[6]。经验用药可采用第三代头孢菌素和美罗培南等，但一般建议进行细菌培养和抗菌药物敏感性试验，并根据药敏结果进行抗感染治疗。目前有考文小坂菌携带*β*-内酰胺酶耐药基因的报道。

五、属内菌种

Kosakonia arachidis 花生小坂菌

（Madhaiyan et al.，2010）Brady et al.，2013

【分类学评述】 该菌种在2010年被分类为花生肠杆菌（*Enterobacter arachidis*），在2013年被分类为现在的花生小坂菌。

【词源和翻译】 “*arachidis*”，新拉丁语阳性名词属格，英文词义为“of *Arachis*”，表示“花生的”，意指菌株最初分离于花生，菌名翻译为“花生小坂菌”。

【临床意义】 花生小坂菌分离于花生中，暂无人类致病的相关报道[3]。

Kosakonia cowanii 考文小坂菌

（Inoue et al.，2001）Brady et al.，2013

【分类学评述】 该菌种在2001年被分类为考文肠杆菌（*Enterobacter cowanii*），在2013年被分类为现在的考文小坂菌。

【词源和翻译】 “*cowanii*”，新拉丁语阳性名词属格，源自英国细菌学家Samuel Tertius Cowan的名字，由“Cowan”拉丁化而来，菌名翻译为“考文小坂菌”。

【临床意义】 考文小坂菌有引起急性胆囊炎和血流感染的罕见报道[4]。

Kosakonia oryzae 栖稻小坂菌

（Peng et al.，2009）Brady et al.，2013

【分类学评述】 该菌种在2009年被分类为栖稻肠杆菌（*Enterobacter oryzae*），在2013年被分类为现在的栖稻小坂菌。

【词源和翻译】 “*oryzae*”，拉丁语阴性名词属格，英文词义为“of rice”，表示“水稻的”，意指该菌株首次分离于水稻，菌名翻译为“栖稻小坂菌”。

【临床意义】 栖稻小坂菌分离于水稻，暂无人类致

K

病的相关报道[7]。

Kosakonia radicincitans 促根生小坂菌

（Kämpfer et al.，2005）Brady et al.，2013

【分类学评述】 该菌种在2005年被分类为促根生肠杆菌（*Enterobacter radicincitans*），在2013年被分类为现在的促根生小坂菌。

【词源和翻译】 "*radicincitans*"，新拉丁语分词形容词，由"*radix-icis*"和"*incitans*"两个词根组成："*radix-icis*"，拉丁语名词，英文词义为"a root"；"*incitans*"，拉丁语形容词，英文词义为"promoting the growth"。"*radicincitans*"，英文词义为"promoting root growth of plants"，意指该菌具有促进植物根部生长的作用，菌名翻译为"促根生小坂菌"。

【临床意义】 促根生小坂菌分离于植物，具有固氮且促进植物生长的作用，也有引起人血流感染的报道[2,5]。

Kosakonia quasisacchari 类花生小坂菌

Wang et al.，2019

【词源和翻译】 "*quasisacchari*"，新拉丁语中性名词属格，由"*quasis*"和"*arachidis*"两个词根组成："*quasis*"，拉丁语副词，英文词义为"almost，nearly"；"*arachidis*"，新拉丁语名词属格，即"花生小坂菌"。"*quasisacchari*"，英文词义为"referring to the fact that the species is most closely related to *K. sacchari*"，意指最接近花生小坂菌的菌种，菌名翻译为"类花生小坂菌"。

【临床意义】 类花生小坂菌有分离于人伤口标本的报道[3]。

Kosakonia 小坂菌属参考文献

Kroppenstedtia 克罗彭斯泰菌属 von Jan et al.，2011

【词源和翻译】 "*Kroppenstedtia*"，新拉丁语阴性名词，源自德国微生物学家 Reiner M. Kroppenstedt 的名字，以纪念其在细菌分类方面的贡献，由"Kroppenstedt"拉丁化而来，菌名翻译为"克罗彭斯泰菌属"，亦简译为"克氏菌属"。

K

一、分类学

克罗彭斯泰菌属隶属于厚壁菌门（Firmicutes）、芽孢杆菌纲或厚壁菌纲（Bacilli or Firmibacteria）、芽孢杆菌目（Bacillales）、高温放线菌科（Thermoactinomycetaceae），模式菌种为象牙色克罗彭斯泰菌[1]。

二、属的特征

克罗彭斯泰菌属为革兰氏阳性菌，需氧生长，有机营养型。可以在25~50 ℃、pH 5.0~8.5条件下生长。可生成基质和气生菌丝，可形成链状的关节孢子和耐热的芽孢，后者形成在没有分枝的子实体上。基因组 DNA G+C 含量为54.6 mol%[1]。

三、属的临床意义

克罗彭斯泰菌最初主要分离于包括土壤在内的环境中，文献报道可以分离于各种临床患者的标本，包括肺活检组织、血液、脑脊液、腹水和皮肤标本，但具体临床意义还有待进一步研究[1-3]。

四、抗菌药物敏感性和感染用药

目前暂无克罗彭斯泰菌感染用药的权威方案,有通过 MIC 药敏试验检测显示,其菌株对环丙沙星、莫西沙星、阿米卡星、多西环素、替加环素、复方磺胺甲噁唑、亚胺培南、头孢吡肟、妥布霉素、米诺环素、阿莫西林/克拉维酸、头孢曲松敏感,而对克拉霉素耐药[1],供参考。

五、属内菌种

Kroppenstedtia eburnea 象牙色克罗彭斯泰菌

von Jan et al., 2011

【词源和翻译】 "*eburnea*",拉丁语阴性形容词,英文词义为"of ivory",表示"象牙色的",因该菌菌落颜色呈象牙色而得名,菌名翻译为"象牙色克罗彭斯泰菌"。

【临床意义】 象牙色克罗彭斯泰菌分离于人的血液或无菌体液等多种类型标本中,但临床意义有待进一步评估[2]。

Kroppenstedtia pulmonis 肺部克罗彭斯泰菌

Bell et al., 2016

【词源和翻译】 "*pulmonis*",新拉丁语阳性名词属格,英文词义为"of a lung",表示"肺的",意指其分离于肺部标本中,菌名翻译为"肺部克罗彭斯泰菌"。

【临床意义】 肺部克罗彭斯泰菌仅有 1 例临床分离的报道,来源于人的肺部尸检标本中,但临床意义有待进一步评估[3]。

Kroppenstedtia sanguinis 血液克罗彭斯泰菌

Bell et al., 2016

【词源和翻译】 "*sanguinis*",拉丁语阳性名词属格,英文词义为"of the blood",即"与血相关的",菌名翻译为"血液克罗彭斯泰菌"。

【临床意义】 血液克罗彭斯泰菌有 2 例临床分离的报道,来源于人的血液和脑脊液,但临床意义有待进一步评估[3]。

***Kroppenstedtia* 克罗彭斯泰菌属参考文献**

Kytococcus 皮肤球菌属 Stackebrandt et al., 1995

【词源和翻译】 "*Kytococcus*",新拉丁语阳性名词,由"*kytos*"和"*coccus*"两个词根组成:"*kytos*",希腊语中性名词,英文词义为"skin (sic)";"*coccus*",新拉丁语阳性名词,英文词义为"coccus"。"*Kytococcus*",英文词义为"a coccus from skin",即"来自皮肤的球菌",菌名翻译为"皮肤球菌"(编者注:*Kytococcus* 和 *Dermacoccus* 的菌名词源相近)。

一、分类学

皮肤球菌隶属于放线菌门(Actinobacteria)、放线菌纲(Actinobacteria)、微球菌目(Micrococcales)、皮生球菌科(Dermacoccaceae),模式菌种为久坐皮肤球菌[1-2]。

二、属的特征

皮肤球菌属为革兰氏阳性球菌,无动力,无芽孢,有机营养型,代谢方式为严格呼吸型。有氧呼吸,触酶阳性，氧化酶阴性，可在 10% NaCl 琼脂中生长。非嗜盐的嗜温菌。细胞壁无分枝菌酸和磷壁酸。基因组 DNA G+C 含量为 68.0~69.0 mol%[1-2]。

三、属的临床意义

皮肤球菌最初分离于海水中和健康人群的皮肤，一般认为其是无害的腐生菌，但也可能成为机会致病菌，目前有引起人的皮肤感染、心内膜炎、肺炎和脓毒症等多种感染的报道[1-5]。

四、抗菌药物敏感性和感染用药

有资料显示，大多数皮肤球菌属细菌对碳青霉烯类、庆大霉素、环丙沙星、四环素、利福平、糖肽类敏感，但通常对青霉素、苯唑西林和头孢菌素（非 *mecA* 基因）耐药，且对于皮肤球菌属细菌引起的感染，有建议应用万古霉素、利福平和庆大霉素进行联合用药[1-2]。

五、属内菌种

Kytococcus aerolatus 气生皮肤球菌

Kämpfer et al., 2009

【词源和翻译】 "*aerolatus*"，新拉丁语阳性形容词，由"*aer*"和"*latus-a-um*"两个词根组成："*aer*"，希腊语名词，英文词义为"air"；"*latus-a-um*"，拉丁语形容词，英文词义为"carried"。"*aerolatus*"，英文词义为"airborne"，表示"空气所带的"，菌名翻译为"气生皮肤球菌"。

【临床意义】 气生皮肤球菌分离于室内空气样本中，暂无人类致病的相关报道[2-3]。

Kytococcus schroeteri 施勒特皮肤球菌

Becker et al., 2002

【词源和翻译】 "*schroeteri*"，新拉丁语阳性名词属格，源自德国微生物学家"Joseph Schroeter"的名字，由"Schroeter"拉丁化而来，菌名翻译为"施勒特皮肤球菌"。

【临床意义】 施勒特皮肤球菌存在于人体皮肤表面，目前认为其是一种条件致病菌，有引起心内膜炎和致死性血流感染的报道[4-6]。

Kytococcus sedentarius 久坐皮肤球菌

(ZoBell and Upham, 1944) Stackebrandt et al., 1995

【分类学评述】 该菌种在 1944 年即被描述为久坐微球菌（*Micrococcus sedentarius*）并于 1980 年被收录到《核准的细菌名称目录》，在 1995 年被重新分类为现在的久坐皮肤球菌。

【词源和翻译】 "*sedentarius*"，新拉丁语阳性形容词，英文词义为"of or belonging to sitting, sitting, sedentary"，表示"久坐"，菌名翻译为"久坐皮肤球菌"。

【临床意义】 久坐皮肤球菌最初分离于海水和健康人群的皮肤，目前认为其可能有致病性意义，有在输液分流器感染和感染性心内膜炎患者中分离的罕见报道[7]。

Kytococcus 皮肤球菌属参考文献

L

Lachnoanaerobaculum 毛绒厌氧杆菌属 Hedberg et al., 2012

【词源和翻译】 "*Lachnoanaerobaculum*"，新拉丁语中性名词，由"*lachnos*"、"*an-*"、"*aer*"和"*baculum*"四个词根组成："*lachnos*"，希腊语名词，英文词义为"wool"；"*an-*"，希腊语前缀，英文词义为"negating prefix"；"*aer*"，希腊语名词，英文词义为"air"；"*baculum*"，拉丁语中性名词，英文词义为"rod"。"*Lachnoanaerobaculum*"，英文词义为"anaerobic rod forming woolly colonies"，表示"形成绒毛状菌落的厌氧杆菌"，菌名翻译为"毛绒厌氧杆菌属"。

一、分类学

毛绒厌氧杆菌属隶属于厚壁菌门(Firmicutes)、梭菌纲(Clostridia)、梭菌目(Clostridiales)、毛螺菌科(Lachnospiraceae)，模式菌种为于默奥毛绒厌氧杆菌[1]。

二、属的特征

毛绒厌氧杆菌属为革兰氏阳性(但容易脱色呈革兰氏阴性)芽孢杆菌，革兰氏染色芽孢不明显。严格厌氧，血平板上菌落形态多变，有些呈扁平，有些呈锥状，可出现斑点和扩散，边缘不规则或呈根状。最佳生长温度为37 ℃，最佳pH为6.5~7.5。基因组DNA G+C含量为35.0~38.0 mol%[1]。

三、属的临床意义

该菌属分离于人的小肠、口腔菌斑、唾液、羊水和血液，与人类致病相关性意义还有待进一步研究[1-2]。

四、抗菌药物敏感性和感染用药

毛绒厌氧杆菌属是革兰氏阳性厌氧菌，琼脂稀释法是药敏试验的金标准，但难以常规开展。一般认为，甲硝唑、青霉素类、β-内酰胺类和包括美罗培南在内的碳青霉烯类抗菌药物通常有很好的抗菌活性，有资料显示其对黏菌素耐药，对青霉素、万古霉素、卡拉霉素和甲硝唑敏感[1-2]，供参考。

五、属内菌种

Lachnoanaerobaculum saburreum 沙状毛绒厌氧杆菌

(Prévot, 1966) Hedberg et al., 2012

【分类学评述】 该菌种最早在1966年即被描述为沙状真杆菌(*Eubacterium saburreum*)并于1980年被收录到《核准的细菌名称目录》，在2012年被重新分类为现在的沙状毛绒厌氧杆菌。

【词源和翻译】 "*saburreum*"，新拉丁语中性形容词，由"*saburra*"和"*-eum*"两个词根组成："*saburra*"，拉丁语名词，英文词义为"sand"；"*-eum*"，拉丁语中性后缀，英文词义为"suffix used with the sense of belonging to"。"*saburreum*"，英文词义为"sandy"，表示"沙状"，菌名翻译为"沙状毛绒厌氧杆菌"。

【临床意义】 沙状毛绒厌氧杆菌分离于人的牙菌斑，暂无人类致病的相关报道[1-2]。

Lachnoanaerobaculum umeaense 于默奥毛绒厌氧杆菌

Hedberg et al., 2012

【词源和翻译】 "*umeaense*"，新拉丁语中性名词，英文词义为"of or pertaining to Umeå"，表示"于默奥的"，因该菌种模式菌株发现地是瑞典于默奥大学而得名，菌名翻译为"于默奥毛绒厌氧杆菌"。

【临床意义】 于默奥毛绒厌氧杆菌分离于一名克罗恩病儿童患者小肠的活检组织中，临床致病意义还有待进一步研究[1-2]。

L

***Lachnoanaerobaculum* 毛绒厌氧杆菌属参考文献**

Lachnospiraceae 毛螺菌科 Stackebrandt et al., 1997

【词源和翻译】 "Lachnospiraceae",新拉丁语阴性复数名词,源自模式菌属"毛螺菌属"(*Lachnospira*),科名翻译为"毛螺菌科"。

一、分类学

毛螺菌科隶属于厚壁菌门(Firmicutes)、梭菌纲(Clostridia)、梭菌目(Clostridiales),其中与人体定植和感染可能相关的有厌氧棒状菌属(*Anaerostipes*)、布莱恩菌属(*Bryantella*)、粪球菌属(*Coprococcus*)、多雷菌属(*Dorea*)、毛螺菌属、毛绒厌氧杆菌(*Lachnoanaerobaculum*)、口腔杆菌属(*Oribacterium*)、罗斯伯里菌属(*Roseburia*)和沙特尔沃思菌属(*Shuttleworthia*)等。

二、科的特征

毛螺菌科内细菌形态多样化,可以是杆菌、弧菌和球菌。所有菌种都是厌氧菌,模式菌属是毛螺菌属[1]。

Lachnospiraceae 毛螺菌科参考文献

Lachnospira 毛螺菌属 Bryant and Small, 1956

【词源和翻译】 "*Lachnospira*",新拉丁语阴性名词,由"*lachnos*"和"*spira*"两个词根组成:"*lachnos*",希腊语名词,英文词义为"wool";"*spira*",拉丁语阴性名词,英文词义为"a coil"。"*Lachnospira*",英文词义为"filamentous or wooly colonies with curved or helical cells",即"毛绒状菌落和螺旋样菌体的细菌",菌名翻译为"毛螺菌属"。

一、分类学

毛螺菌属隶属于厚壁菌门(Firmicutes)、梭菌纲(Clostridia)、梭菌目(Clostridiales)、毛螺菌科(Lachnospiraceae),模式菌种为多产毛螺菌(*Lachnospira multipara*)[1-2]。

二、属的特征

毛螺菌属革兰氏染色不定，有时呈阳性，细胞壁结构呈革兰氏阳性菌的亚显微结构。菌体呈直的或微弯曲的杆状，也可呈螺旋状。菌体大小为(0.35~0.6) μm×(2.0~4.0) μm，通常成对排列，偶尔呈长链状。某些菌种因为含有单生的或周生的鞭毛而具有较强的运动性。最适生长温度为30~45 ℃。在含有瘤胃液或酵母提取液、无机盐、果胶或瘤胃液的厌氧平板上生长较好。也可以在其他化学合成类的培养基上生长。触酶阴性，不产生吲哚和硫化氢，不能还原硝酸盐，不能水解明胶或淀粉。基因组 DNA G+C 含量为 38.0~45.0 mol%[1-2]。

三、属的临床意义

毛螺菌属可定植于哺乳类的肠道，有从牛瘤胃中和猪粪便与盲肠中分离得到。有采用宏基因组测序方法从人体粪便中检出，目前暂无人类致病的报道[1-3]。

四、抗菌药物敏感性和感染用药

目前暂无毛螺菌属细菌抗菌药物敏感性和感染用药的相关数据。琼脂稀释法是厌氧菌药敏试验的金标准，但难以常规开展。一般认为，甲硝唑、青霉素类、β-内酰胺酶类和包括美罗培南在内的碳青霉烯类抗菌药物对革兰氏阳性无芽孢细菌通常有很好的抗菌活性[4]，供参考。

五、属内菌种

Lachnospira pectinoschiza 裂果胶毛螺菌

Cornick et al., 1994

【词源和翻译】 “*pectinoschiza*”，新拉丁语阴性形容词，由“*pectinum*”和“*schizô*”两个词根组成：“*pectinum*”，新拉丁语名词，英文词义为“pectin”；“*schizô*”，希腊语动词，英文词义为“to split, cleave”。“*pectinoschiza*”，英文词义为“pectin-splitting”，表示“裂开的果胶”，菌名翻译为“裂果胶毛螺菌”。

【临床意义】 裂果胶毛螺菌分离于猪的小肠，暂无人类致病的报道[1-2]。

***Lachnospira* 毛螺菌属参考文献**

L

Lactobacillaceae 乳酸杆菌科 Winslow et al., 1917

【词源和翻译】 “Lactobacillaceae”，新拉丁语阴性复数名词，来源于其模式菌属乳酸杆菌属(*Lactobacillus*)，科名翻译为“乳酸杆菌科”。

一、分类学

乳酸杆菌科隶属于厚壁菌门(Firmicutes)、芽孢杆菌纲或厚壁菌纲(Bacilli or Firmibacteria)、乳酸杆菌目(Lactobacillales)，模式菌属为乳酸杆菌属。

二、科的特征

菌体多为细长杆菌，有时可呈弯曲杆菌、短棒杆状球杆菌或椭圆球菌，通常为链状排列，或者呈双或四叠分布，无芽孢，革兰氏阳性，触酶阴性[1]。

Lactobacillaceae 乳酸杆菌科参考文献

Lactobacillus 乳酸杆菌属 Beijerinck，1901

【词源和翻译】 "*Lactobacillus*"，新拉丁语阳性名词，由"*lactis*"和"*bacillus*"两个词根组成："*lactis*"，拉丁语名词，英文词义为"milk"；"*bacillus*"，拉丁语阳性名词，英文词义为"a small rod"。"*Lactobacillus*"，英文词义为"milk rodlet"，即"乳液中的小棒杆菌"，菌名翻译为"乳酸杆菌属"。

一、分类学

乳酸杆菌属隶属于厚壁菌门（Firmicutes）、芽孢杆菌纲或厚壁菌纲（Bacilli or Firmibacteria）、乳酸杆菌目（Lactobacillales）、乳酸杆菌科（Lactobacillaceae），模式菌种为德布吕克（德氏）乳酸杆菌[1]。

二、属的特征

乳酸杆菌属为革兰氏阳性菌，某些菌株会呈现极体、内部颗粒等形式，这样会阻碍革兰氏染色或亚甲蓝染色反应。菌体细长，有时呈短、弯曲杆状菌，通常是棒杆状或球杆状，有时会形成链状。通常不具有运动性，具有周鞭毛的细菌则表现为有动力。不形成芽孢，兼性厌氧，在固体平板上生长的时候，可以通过厌氧条件或降低氧气压力，以及 5%~10% 的 CO_2 促进其生长。严格的需氧条件下不能生长。通常不产色素，少数菌株产黄色、砖红色或橙色至锈红色色素。对氨基酸、肽类、核酸衍生物、维生素、盐类、脂肪酸、碳水化合物的营养需求复杂。可以在 2~53 ℃ 条件下生长，最佳生长温度为 30~40 ℃。最佳 pH 为 5.5~6.2，在 pH 5.0 或低于 5.0 条件下也可以生长，在中性或碱性条件下生长会减弱。通常不还原硝酸盐，特殊环境（如 pH 稳定在 6 或在培养基中添加血红素）下可还原硝酸盐。不液化明胶，不消化干酪素，多数菌株可以生成少量的可溶性氮。不生成靛基质和硫化氢，触酶阴性，联苯胺反应阴性。基因组 DNA G+C 含量为 32.0~55.0 mol%[1]。

三、属的临床意义

乳酸杆菌广泛存在于咸菜、土豆泥、酸菜、乳制品、谷物制品、啤酒、葡萄酒、果汁、肉类和鱼类等食物和饮料，以及饲料、土壤和水中，同时也是人类和许多动物口腔、肠道和阴道中的正常菌群，通常对于人类没有致病性，且多数情况下为益生菌。目前认为，加瑟（加氏）乳酸杆菌、卷曲乳酸杆菌、惰性乳酸杆菌和詹森（詹氏）乳酸杆菌是维持女性正常阴道内酸性环境的主要菌种，它们的减少是细菌性阴道病的特征之一。某些乳酸杆菌存在于口腔中，与晚期龋齿密切相关，且因分泌乳酸等酸性物质而加重原发病变；也可作为口腔菌群，通过正常咀嚼、刷牙和牙科手术等方式入血，引起菌血症和感染性心内膜炎，其中感染性心内膜炎的病死率较高。目前认为，对于有基础疾病和免疫力低下患者，血培养中单独分离到乳酸杆菌，或与其他微生物一起分离到乳酸杆菌，都有临床显著的临床意义。值得关注的是，食品中的乳酸杆菌，也可以在免疫力低下患者引起罕见的感染，且已有引起严重脓毒血症和感染性心内膜炎的报道[1-2]。

四、抗菌药物敏感性和感染用药

由于受 pH、干扰因素和复杂培养基成分等因素的影响，乳酸杆菌的药敏试验很难在临床实验室常规开展。有资料显示，乳酸杆菌对制霉菌素、结肠霉素、新霉素、萘啶酸、多黏菌素 B 和磺胺类天然耐药，而青霉素、氨苄西林、克林霉素、头孢噻吩、头孢西丁和甲硝唑通常具有较高的抑菌与杀菌活性；另外需要注意的是，乳酸杆菌属分离株经常会出现糖肽类抗菌药物耐药的菌株，其中万古霉素耐药的鼠李糖乳酸杆菌是临床最常见的乳酸杆菌，但需要指出的是，新型糖肽类抗菌药物雷莫拉宁对乳酸杆菌属有很强的抗菌活性[2]，供参考。

五、属内菌种

Lactobacillus acidophilus 嗜酸乳酸杆菌

Hansen and Mocquot，1970

【分类学评述】 该菌种最早于 1900 年即被描述为嗜酸芽孢杆菌（*Bacillus acidophilus*），在 1970 年被描述为现在的嗜酸乳酸杆菌并于 1980 年被收录到《核准的细菌名称目录》。

【词源和翻译】 "*acidophilus*"，新拉丁语阳性形容词，由"*acidum*"和"*philus-a-um*"两个词根组成："*acidum*"，新拉丁语名词，源自拉丁语形容词"*acidus*"，英文词义为"acid"；"*philus-a-um*"，新拉丁语形容词，源自希腊语形容词"*philos-ê-on*"，英文词义为"friend，loving"。"*acidophilus*"，英文词义为"acid-loving"，即"嗜酸的"，菌名翻译为"嗜酸乳酸杆菌"。

【临床意义】 嗜酸乳酸杆菌分离于人和动物的肠道、人的口腔和阴道，以及酵母面条和白酒等标本中，暂无引起人感染的相关报道[1-2]。

Lactobacillus arizonensis 亚利桑那乳酸杆菌

Swezey et al.，2000

【分类学评述】 现认为该菌种与植物乳酸杆菌是同一菌种，且植物乳酸杆菌具有命名优先权[3]。

【词源和翻译】 "*arizonensis*"，新拉丁语阳性/阴性形容词，源自该菌模式菌株分离地地名美国亚利桑那州（Arizona），由"Arizona"拉丁化而来，菌名翻译为"亚利桑那乳酸杆菌"。

【临床意义】 见植物乳酸杆菌。

Lactobacillus casei 干酪乳酸杆菌

（Orla-Jensen，1916）Hansen and Lessel，1971（Approved Lists，1980）

【分类学评述】 该菌种在 1971 年被描述为现在的干酪乳酸杆菌（*Lactobacillus casei*）并于 1980 年被收录到《核准的细菌名称目录》。

【词源和翻译】 "*casei*"，拉丁语中性名词属格，英文词义为"cheese"，即"干酪"，菌名翻译为"干酪乳酸杆菌"。

【临床意义】 干酪乳酸杆菌分离于牛奶、奶酪和人体肠道等，目前主要作为人体肠道益生菌研究对象之一，但也有引起假关节感染的病例报道[4]。

Lactobacillus catenaformis 链状乳酸杆菌

corrig.（Eggerth，1935）Moore and Holdeman，1970（Approved Lists，1980）

【分类学评述】 该菌种已被重新分类为埃格斯菌属（*Eggerthia*），见链状埃格斯菌（*Eggerthia catenaformis*）。

Lactobacillus confusus 混淆乳酸杆菌

（Holzapfel and Kandler，1969）Sharpe et al.，1972（Approved Lists，1980）

【分类学评述】 该菌种已被重新分类为魏斯菌属（*Weissella*），即混淆魏斯菌（*Weissella confusa*）。

Lactobacillus crispatus 卷曲乳酸杆菌

（Brygoo and Aladame，1953）Moore and Holdeman，1970（Approved Lists，1980）

L

【分类学评述】 该菌种在1953年即被描述为卷曲真杆菌(*Eubacterium crispatum*),在1970年被描述为现在的卷曲乳酸杆菌并于1980年被收录到《核准的细菌名称目录》。

【词源和翻译】 "*crispatus*",拉丁语阳性形容词,英文词义为"curled, crisped",表示"卷曲的",意指肉汤培养基中菌体呈卷曲状,菌名翻译为"卷曲乳酸杆菌"。

【临床意义】 卷曲乳酸杆菌是维持女性正常阴道内酸性环境的重要菌种之一,其减少是细菌性阴道病的特征之一[1]。

Lactobacillus delbrueckii 德布吕克(德氏)乳酸杆菌

(Leichmann, 1896) Beijerinck, 1901 (Approved Lists, 1980)

【分类学评述】 该菌种在1896年即被描述为德布吕克(德氏)芽孢杆菌(*Bacillus Delbrücki*),在1901年被描述为现在的德布吕克(德氏)乳酸杆菌并于1980年被收录到《核准的细菌名称目录》。

【词源和翻译】 "*delbrueckii*",新拉丁语阳性名词,源自德国细菌学家M. Delbrück的名字,由"Delbrück"拉丁化而来,菌名翻译为"德布吕克乳酸杆菌",亦简译为"德氏乳酸杆菌"。

【临床意义】 德布吕克(德氏)乳酸杆菌是重要的益生菌,但也有引起尿路感染的报道[5]。

Lactobacillus fermentum 发酵乳酸杆菌

Beijerinck, 1901 (Approved Lists, 1980)

【分类学评述】 该菌种最早于1901年被描述并于1980年被收录到《核准的细菌名称目录》。

【词源和翻译】 "*fermentum*",拉丁语中性名词属格,英文词义为"that which causes fermentation, leaven, ferment",表示"发酵",菌名翻译为"发酵乳酸杆菌"。

【临床意义】 发酵乳酸杆菌分离于酵母、乳制品、发酵面团、发酵的植物材料、肥料和淤泥,以及人的口腔和粪便中,常作为一种人体肠道益生菌而进行研究[6]。

Lactobacillus gasseri 加瑟(加氏)乳酸杆菌

Lauer and Kandler, 1980

【词源和翻译】 "*gasseri*",新拉丁语阳性名词属格,源自法国细菌学家F. Gasser的名字,由"Gasser"拉丁化而来,菌名翻译为"加瑟乳酸杆菌",亦简译为"加氏乳酸杆菌"。

【临床意义】 加瑟(加氏)乳酸杆菌是维持女性正常阴道内酸性环境的重要菌种之一,该菌数量减少是细菌性阴道病的特征之一[1]。

Lactobacillus iners 惰性乳酸杆菌

Falsen et al., 1999

【词源和翻译】 "*iners*",拉丁语阳性形容词,英文词义为"inert, lazy",表示"懒惰的",菌名翻译为"惰性乳酸杆菌"。

【临床意义】 惰性乳酸杆菌是维持女性正常阴道内酸性环境的重要菌种之一,该菌数量减少是细菌性阴道病的特征之一[7]。

Lactobacillus jensenii 詹森(詹氏)乳酸杆菌

Gasser et al., 1970

【词源和翻译】 "*jensenii*",新拉丁语阳性名词属格,源自丹麦微生物学家S. Orla-Jensen的名字,由"Orla-Jensen"拉丁化而来,菌名翻译为"詹森(詹氏)乳酸杆菌"。

【临床意义】 詹森(詹氏)乳酸杆菌是维持女性正常阴道内酸性环境的重要菌种之一,该菌数量减少是细菌性阴道病的特征之一[1]。

Lactobacillus johnsonii 约翰逊乳酸杆菌

Fujisawa et al., 1992

【词源和翻译】 "*johnsonii*",新拉丁语阳性名词属格,源自美国微生物学家J. L. Johnson的名字,由"Johnson"拉丁化而来,菌名翻译为"约翰逊乳酸杆菌"。

【临床意义】 约翰逊乳酸杆菌分离于鸡、老鼠、小牛和猪的粪便,常作为一种人体肠道益生菌而进行研究[8]。

Lactobacillus minutus 微小乳酸杆菌

(Hauduroy et al., 1937) Moore and Holdeman, 1972 (Approved Lists, 1980)

【分类学评述】 该菌种已被分类为陌生菌(*Atopobium*),见微小陌生菌(*Atopobium minutum*)。

Lactobacillus plantarum 植物乳酸杆菌

(Orla-Jensen, 1919) Bergey et al., 1923 (Approved Lists, 1980)

【分类学评述】 该菌种在1919年即被描述为"*Streptobacterium plantarum*",在1923年被描述为现在的植物乳酸杆菌并于1980年被收录到

L

《核准的细菌名称目录》,而亚利桑那乳酸杆菌被认为是该菌种的同义名。

【词源和翻译】 "*plantarum*",拉丁语阳性复数名词属格,源自拉丁语阴性名词"*planta*",英文词义为"of plants",表示"植物的",菌名翻译为"植物乳酸杆菌"。

【临床意义】 植物乳酸杆菌存在于乳制品、青贮饲料、酸泡菜、酱菜、发酵面团等食物,以及人的口腔、肠道、粪便中,且常作为一种人体肠道益生菌而进行研究[9]。

Lactobacillus rhamnosus **鼠李糖乳酸杆菌**

(Hansen, 1968) Collins et al., 1989

【分类学评述】 该菌种最早于1968年即被描述为干酪乳酸杆菌鼠李糖亚种(*Lactobacillus casei* subsp. *rhamnosus*)。

【词源和翻译】 "*rhamnosus*",新拉丁语阳性形容词,英文词义为"pertaining to rhamnoset",表示"鼠李糖",菌名翻译为"鼠李糖乳酸杆菌"。

【临床意义】 鼠李糖乳酸杆菌主要分离于乳制品和环境中,目前认为该菌种为低致病菌,是乳酸杆菌菌血症和心内膜炎中最常检测到的乳酸杆菌之一[10]。

Lactobacillus salivarius **唾液乳酸杆菌**

Rogosa et al., 1953

【词源和翻译】 "*salivarius*",新拉丁语阳性形容词,英文词义为"slimy, clammy, salivary",表示"唾液",菌名翻译为"唾液乳酸杆菌"。

【临床意义】 目前唾液乳酸杆菌作为一种益生菌用于治疗牙周炎和口臭等,但也有引起脓胸并发呼吸衰竭的报道[11]。

Lactobacillus uli **牙龈乳酸杆菌**

Olsen et al., 1991

【分类学评述】 该菌种已被重新分类为欧尔森菌属(*Olsenella*),见牙龈欧尔森菌(*Olsenella uli*)[12]。

Lactobacillus ultunensis **乌尔蒂纳乳酸杆菌**

Roos et al., 2005

【词源和翻译】 "*ultunensis*",新拉丁语阳性形容词,英文词义为"ertaining to Ultuna",源自该菌最初分离地瑞典农业大学所在地乌尔蒂纳,菌名翻译为"乌尔蒂纳乳酸杆菌"。

【临床意义】 乌尔蒂纳乳酸杆菌有分离于人的口腔齿龈伤口和胃黏膜活检组织标本的报道[13],暂未发现与人类疾病的相关性。

Lactobacillus vitulinus **小牛乳酸杆菌**

Sharpe et al., 1973 (Approved Lists, 1980)

【分类学评述】 该菌种在2011年被重新分类为坎德勒菌属(*Kandleria*),见小牛(牛犊)坎德勒菌(*Kandleria vitulina*)。

***Lactobacillus* 乳酸杆菌属参考文献**

L

Lactococcus 乳球菌属 Schleifer et al., 1986

【词源和翻译】 "*Lactococcus*",由"*lactis*"和"*coccus*"两个词根组成:"*lactis*",拉丁语名词,英文词义为"milk";"*coccus*",新拉丁语阳性名词,英文词义为"coccus"。"*Lactococcus*",英文词义为"milk coccus",即"牛奶中的球(菌)",菌名翻译为"乳球菌属"。

一、分类学

乳球菌属隶属于厚壁菌门(Firmicutes)、芽孢杆菌纲或厚壁菌纲(Bacilli or Firmibacteria)、乳酸杆菌目(Lactobacillales)、链球菌科(Streptococcaceae),模式菌种为乳乳球菌。

二、属的特征

乳球菌属为革兰氏阳性菌,球形或卵圆形,通常单个、成对或呈链状排列。菌体较长,无芽孢,无动力。不出现β-溶血,兼性厌氧,触酶阴性。在10 ℃条件下可以生长,但在45 ℃条件下不生长。有机营养型。葡萄糖发酵的最终代谢产物中,乳酸含量最多,此外也可能含有维生素K_2。营养需求复杂可变。通常伴随植物、动物或在其代谢产物中生长。基因组DNA G+C含量为34.0~43.0 mol%。

三、属的临床意义

乳球菌被认为是一种鱼类致病菌,可引起鱼类的出血性败血症。该菌也与奶牛乳腺炎密切相关,可从牛奶和一些乳制品中分离。人类感染较为罕见,有报道可引起人工瓣膜相关心内膜炎、免疫缺陷患者败血症、骨髓炎、椎间盘炎、腹膜炎、肝脓肿、非结石性胆囊炎和人工关节感染,感染途径主要有接触或食用污染的牛奶、乳制品及感染的鱼类与水产品等[1-7]。

四、抗菌药物敏感性和感染用药

目前暂无乳球菌药敏试验和感染用药的权威资料。从系统发育关系上推断,乳球菌隶属于链球菌科,理论上可采用链球菌属的药敏试验和感染用药方案。在临床实践中,有单独使用青霉素或联合使用庆大霉素成功治愈乳球菌引起的感染性心内膜炎的病例报道。有报道,在牛奶分离的乳乳球菌菌株中检出耐药质粒pK214和多种耐药基因,如*tetS*、*str*基因(链霉素耐药)、*cat*基因(氯霉素耐药)、*mdtA*基因(源于产单核李斯特菌和金黄色葡萄球菌)和*mdtA*基因(表达外排泵)等[1]。

五、属内菌种

Lactococcus garvieae 加维(加氏)乳球菌

(Collins et al., 1984) Schleifer et al., 1986

【分类学评述】 该菌种最早在1984年被分类为加维(加氏)链球菌(*Streptococcus garvieae*),在1986年被分类为现在的加维(加氏)乳球菌。

【词源和翻译】 “*garvieae*”,新拉丁语阴性名词属格,源自英国微生物学家E. I. Garvie的名字,由“Garvie”拉丁化而来,菌名翻译为“加维乳球菌”,亦简译为“加氏乳球菌”。

【临床意义】 加维(加氏)乳球菌是一种水产养殖鱼类病原体,可在世界范围内引起广泛的农场鳟鱼的出血性败血症;也可引起牛乳腺炎,有调查在慢性和亚临床乳腺炎奶牛的牛奶中约有4.5%的检出率。目前其被认为是一种人畜共患病病原体,可引起人的伤口感染、血流感染和心内膜炎等[1-4]。

Lactococcus lactis 乳乳球菌

(Lister, 1873) Schleifer et al., 1986

【分类学评述】 该菌种最早在1873年即被描述为“*Bacterium lactis*”,在1909年被描述为乳链球菌(*Streptococcus lactis*)并于1980年被收录到《核准的细菌名称目录》,在1986年被重新分类为现在的乳乳球菌。

【词源和翻译】 “*lactis*”,拉丁语中性名词属格,英文词义为“of milk”,表示“牛奶的”,菌名翻译为“乳乳球菌”。

【临床意义】 乳乳球菌广泛用于食品加工,有引起人的伤口感染、尿道感染和感染性心内膜炎的报道[1]。

L

Lactococcus 乳球菌属参考文献

Leclercia 勒克菌属 Tamura et al., 1987

【词源和翻译】 “*Leclercia*”,新拉丁语阴性名词,源自法国细菌学家 H. Leclerc 的名字,以纪念其在1962 年首次将该菌命名和描述为非脱羧埃希菌,并在肠道细菌学方面做出的贡献,由“Leclerc”拉丁化而来,菌名翻译为“勒克菌属”。

一、分类学

勒克菌属隶属于变形菌门(Proteobacteria)、γ-变形菌纲(Gammaproteobacteria)、肠杆菌目(Enterobacteriales)、肠杆菌科(Enterobacteriaceae),模式菌种为非脱羧勒克菌[1]。

二、属的特征

勒克菌属为革兰氏阴性杆菌,符合肠杆菌科细菌的特征。在 36 ℃和 25 ℃条件下因为周鞭毛的作用而具有运动性,兼性厌氧,触酶阳性,氧化酶阴性,许多菌株可产生不扩散的黄色色素,该色素可能会因为保存或传代影响而减弱或丢失。可发酵葡萄糖和其他碳水化合物,但不能氧化。可还原硝酸盐为亚硝酸盐。靛基质、甲基红阳性,VP 试验阴性,不产生硫化氢。基因组 DNA G+C 含量为 52.0~55.0 mol%[1]。

三、属内菌种

Leclercia adecarboxylata 非脱羧勒克菌

(Leclerc, 1962) Tamura et al., 1987

【分类学评述】 该菌种在 1962 年被描述为非脱羧埃希菌(*Escherichia adecarboxylata*)并于 1980 年被收录到《核准的细菌名称目录》,在 1987 年被重新分类为现在的非脱羧勒克菌。

【词源和翻译】 “*adecarboxylata*”,新拉丁语阴性形容词,由“*a*”、“*decarboxylum*”和“*-atus-a-um*”三个词根组成:“*a*”,希腊语前缀,英文词义为“not”;“*decarboxylum*”,新拉丁语名词,英文词义为“removal of a molecule of carbon dioxide from an organic compound”;“*-atus-a-um*”,拉丁语后缀,英文词义为“suffix meaning provided with”。“*adecarboxylata*”,英文词义为“without decarboxylase activity”,表示“没有脱羧酶活性的”,意指其在赖氨酸脱羧酶、鸟氨酸脱羧酶和精氨酸水解方面均为阴性反应,菌名翻译为“非脱羧勒克菌”。

【临床意义】 非脱羧勒克菌分离于水、食物、牛奶和其他环境样本中,偶可在人的粪便中分离,但没有证据证明直接引起腹泻或肠道感染,目前认为其可能是一种偶尔引起人类肠道外感染的条件致病菌,可引起伤口感染、尿路感染和血流感染,在临床痰液和伤口分泌物等有菌部位中通常是混合感染[1-6]。

【抗菌药物敏感性和感染用药】 非脱羧勒克菌属于肠杆菌科细菌,药敏试验可采用 K-B 法和肉汤稀释法,采用 CLSI M100 中“肠杆菌目细菌的抑菌圈直径及 MIC 折点解释标准”进行判读。经验用药可采用第三代头孢菌素和碳青霉烯类抗菌药物,但建议进行细菌培养和药敏试验后按照药敏结果用药。目前,有资料显示,多数菌株对青霉素耐药,对黏菌素、萘啶酸、磺胺嘧啶、庆大霉素、链霉素、卡那霉素、四环素、氯霉素、羧苄青霉素、头孢菌素、氨苄西林敏感(K-B 法和 MIC 法),且存在产 β-内酰胺酶的临床分离菌株[1-6]。

L

Leclercia 勒克菌属参考文献

Legionellaceae 军团菌科 Brenneret al., 1979

【词源和翻译】 “Legionellaceae”，新拉丁语阴性复数名词，源自模式菌属“军团菌属”（*Legionella*），科名翻译为“军团菌科”。

一、分类学

军团菌科隶属于变形菌门（Proteobacteria）、γ-变形菌纲（Gammaproteobacteria）、军团菌目（Legionellales）。该科目前共有 1 个菌属，即军团菌属。

二、科的特征

军团菌科为革兰氏阴性菌，大小为（0.3~0.9）μm×（2.0~20.0）μm，无芽孢，无荚膜，有 1~2 根或更多、直或弯曲、端生或侧生鞭毛，能运动且为有氧运动。触酶阳性，氧化酶阴性或弱阳性，硝酸盐还原试验阴性，尿素酶阴性，大多数军团菌产生明胶酶。军团菌不发酵也不氧化碳水化合物，体外生长需要氨基酸作为碳源和能源，大部分菌种初次培养需要添加 *L*-半胱氨酸盐和铁盐，固体培养基中加入活性炭以吸附有毒脂质和过氧化物，2%~5% CO_2 气体环境有助于军团菌的首次分离。细胞裂解产物中主要含有支链脂肪酸。所有物种都含有具有 9~14 个异戊二烯单元侧链的泛醌。可从地表水、泥土、潮湿土壤、湖泊和溪流、空调冷凝水及饮用水系统中分离，与环境中自生生活阿米巴（如棘阿米巴）密切相关，以兼性胞内寄生的形式存在于生物膜上或微生物群落中。对人类存在致病性或潜在致病性，主要由通过吸入污染的水体产生气溶胶所致，气溶胶多源于空调系统冷凝塔、温泉、浴场等。临床可从患者痰液、支气管肺泡灌洗液、肺组织、胸膜液、心包液、血液、心脏瓣膜、脓肿和假体装置中分离。体外培养温度在 25~43 ℃，可耐受 45~50 ℃环境，最佳温度为 36 ℃±1 ℃。军团菌生长的最佳 pH 为 6.8~7.0。基因组 DNA G+C 含量为 38.0~52.0 mol%[1]。

Legionellaceae 军团菌科参考文献

Legionella 军团菌属 Brenner et al., 1979

【词源和翻译】 “*Legionella*”，新拉丁语阴性名词，由“*legio-onis*”和“*ella*”两个词根组成：“*legio-onis*”，拉丁语名词，英文词义为“a body of soldiers”；“*ella*”，拉丁语阴性尾缀。“*Legionella*”，英文词义为“small legion or army”，即“小规模的部队或军队”，因在 1976 年美国费城退伍军人大会时引起部分退伍军人暴发性感染而得名，菌名翻译为“军团菌属”。

一、分类学

军团菌属隶属于变形菌门（Proteobacteria）、γ-变形菌纲（Gammaproteobacteria）、军团菌目（Legionellales）、

军团菌科(Legionellaceae),模式菌种为嗜肺军团菌[1]。

二、属的特征

军团菌属为革兰氏阴性菌,大小为(0.3~0.9) μm×(2~20) μm,无芽孢,无荚膜,有1~2根或更多、直或弯曲、端生或侧生鞭毛,能运动且为有氧运动。需氧,生长需要*L*-半胱氨酸盐和铁盐,氧化酶阴性或弱阳性,不还原硝酸盐,尿素酶阴性,大部分液化明胶。需要有机化学物质提供营养,故使用氨基酸作为碳和能源,但不发酵也不氧化碳水化合物,全细胞水解产物中主要含有支链脂肪酸。所有物种侧链中都含有9~14个异戊二烯单元的泛醌。使用BCYE-α培养基培养3 d形成针尖样菌落,5~7 d形成3~4 mm的灰色、反光、凸起、圆形菌落。在体外培养基中培养的温度在25~43 ℃,最佳温度为36 ℃±1 ℃。军团菌生长的最佳pH为6.8~7.0。基因组DNA G+C含量为38.0~52.0 mol%[1]。

三、属的临床意义

军团菌属最早分离于自然环境中,包括自然环境中的河流、湖水、自然或工业的热水源、土壤环境等,后有部分军团菌属菌株可从家养动物中分离,但没有引起感染的证据。目前发现,部分军团菌(主要是嗜肺军团菌)可感染人导致军团菌病,包括军团菌肺炎和庞蒂亚克热。人主要通过吸入污染的气溶胶感染军团菌,气溶胶多由空调系统、温泉、浴场产生,这些场所环境封闭、人员密集,极易引起军团菌病在人群中的暴发。军团菌肺炎一般有2~10 d的潜伏期,目前没有人传人的证据,早期症状有疲倦、肌肉痛和头痛,一般不引起咳嗽,通常1 d之内引起高热和寒战,还会出现胸痛、腹痛、呕吐、腹泻和意识模糊的症状。必须要采取抗生素治疗,如果不治疗致死率高达15%以上。好发于50岁以上的男性,世界性播散,既可以散发也可以流行,既可以社区获得也可以医院感染。庞蒂亚克热为军团菌引起的急性、非肺炎的发热性疾病,表现为寒战、头痛、肌肉痛,而且发病率高、潜伏期短(数小时或数天),疾病为自限性、不致命[1-3]。

四、抗菌药物敏感性和感染用药

军团菌体外抗菌药物敏感性试验尚无统一标准,且试验结果往往与临床治疗反应不一致。一般认为,红霉素、利福平、新大环内酯类抗菌药物(阿奇霉素和克拉霉素),以及四环素、多西环素和米诺环素类抗菌药物,通常对军团菌病治疗有效;喹诺酮类抗菌药物可成功应用于军团菌感染的治疗,但也有临床失败病例;氨基糖苷类、磺胺类、氯霉素和各种头孢类对军团菌病治疗无效,且大部分菌种可产生β-内酰胺酶[1-2]。依据《ABX指南》,军团菌药物治疗首选左氧氟沙星或莫西沙星、阿奇霉素或红霉素+利福平,次选阿奇霉素、喹诺酮类,另外泰利霉素体外有活性[4]。

五、属内菌种

L

Legionella adelaidensis 阿德莱德军团菌

Benson et al., 1991

【词源和翻译】 "*adelaidensis*",新拉丁语阳性/阴性形容词,源自该菌株分离地澳大利亚港市阿德莱德(Adelaide),由"Adelaide"拉丁化而来,菌名翻译为"阿德莱德军团菌"。

【临床意义】 阿德莱德军团菌最初分离于水表面标本,暂无人类感染的报道[1-2]。

Legionella anisa 不同军团菌

Gorman et al., 1985

【词源和翻译】 "*anisa*",新拉丁语阴性形容词,源自希腊语阴性形容词"*anisê*",英文词义为"unequal",表示"不均等的",意指大多数菌株产生蓝白色荧光,但也有部分菌株不含有荧光而存在不同,菌名翻译为"不同军团菌"。

【临床意义】 不同军团菌分离于环境水及人的支气管灌洗液和胸膜液标本中,有引起人的肺炎、脓胸和急性肺炎样热性疾病,以及与公共喷泉相关的急性发热性感染报道[1]。

Legionella beliardensis 伯利亚德军团菌

lo Presti et al., 2001

【词源和翻译】 "*beliardensis*",新拉丁语阳性/阴性形容词，源自法国古典拉丁语伯利亚德（Beliardae），菌名翻译为“伯利亚德军团菌”。

【临床意义】 伯利亚德军团菌最初分离于法国的环境水标本中，暂未有引起感染的报道[1]。

Legionella birminghamensis 伯明翰军团菌

Wilkinson et al., 1988

【词源和翻译】 “*birminghamensis*”，新拉丁语阳性/阴性形容词，源自首次分离该菌的地名伯明翰（Birmingham），由“Birmingham”拉丁化而来，菌名翻译为“伯明翰军团菌”。

【临床意义】 伯明翰军团菌有从肺活检组织样本分离和引起心脏移植患者肺部感染的报道[1]。

Legionella bozemanae 博兹曼军团菌

corrig. (Garrity et al., 1980) Brenner et al., 1980

【分类学评述】 该菌种在1980年被分类为博兹曼荧光杆菌（*Fluoribacter bozemanae*）但并未广泛应用。

【词源和翻译】 “*bozemanae*”，新拉丁语阴性名词属格，源自微生物学家F. Marilyn Bozeman的名字（以纪念其在该菌研究方面所做出的贡献），由“Bozeman”拉丁化而来，菌名翻译为“博兹曼军团菌”。

【临床意义】 博兹曼军团菌存在于环境水中，有引起人的肺炎、脓胸、中枢神经系统感染和感染性心内膜炎等的报道[1]。

Legionella brunensis 布吕嫩军团菌

Wilkinson et al., 1989

【词源和翻译】 “*brunensis*”，新拉丁语阳性/阴性形容词，源自该菌株分离地名捷克斯洛伐克布尔诺（Brno），由“Brno”拉丁化而来，菌名翻译为“布吕嫩军团菌”。

【临床意义】 布吕嫩军团菌分离于环境水中，暂未有引起人感染的报道[1]。

Legionella cardiaca 心脏军团菌

Pearce et al., 2012

【词源和翻译】 “*cardiaca*”，拉丁语阴性形容词，英文词义为“of or pertaining to the heart, in reference to the isolation of the type strain from aortic valve tissue”，表示“心脏的（意指该菌从心脏分离而来的）”，菌名翻译为“心脏军团菌”。

【临床意义】 心脏军团菌是2012年发表的新菌种，分离于心内膜炎患者的心脏瓣膜标本中[5]。

Legionella cherrii 彻里（彻氏）军团菌

Brenner et al., 1985

【词源和翻译】 “*cherrii*”，新拉丁语阳性名词属格，源自科学家William B. Cherry的名字（以纪念其在军团菌方面做出的贡献），由“Cherry”拉丁化而来，菌名翻译为“彻里军团菌”，亦简译为“彻氏军团菌”。

【临床意义】 彻里（彻氏）军团菌分离于环境水标本，暂未有引起人感染的报道[1-2]。

Legionella cincinnatiensis 辛辛那提军团菌

Thacker et al., 1989

【词源和翻译】 “*cincinnatiensis*”，新拉丁语阳性/阴性形容词，源自首次分离该菌的地名辛辛那提（Cincinnati），由“Cincinnati”拉丁化而来，菌名翻译为“辛辛那提军团菌”。

【临床意义】 辛辛那提军团菌有引起肺炎、中枢神经系统感染和复发性软组织感染的报道[1-2]。

Legionella drancourtii 詹科堤军团菌

la Scola et al., 2004

【词源和翻译】 “*drancourtii*”，新拉丁语阳性名词属格，源自Michel Drancourt的名字，以纪念其在细胞内微生物，尤其是立克次体方面做出的重大贡献，由“Drancourt”拉丁化而来，菌名翻译为“詹科堤军团菌”。

【临床意义】 詹科堤军团菌最初分离于自由生长的阿米巴体内[6]，暂未有引起人感染的报道[1-2]。

Legionella dresdenensis 德累斯顿军团菌

Lück et al., 2010

【词源和翻译】 “*dresdenensis*”，新拉丁语阳性/阴性形容词，源自首次分离该模式菌株的地名——德国城市德累斯顿（Dresden），由“Dresden”拉丁化而来，菌名翻译为“德累斯顿军团菌”。

【临床意义】 德累斯顿军团菌分离于环境标本中，暂未有引起人感染的报道[1-2]。

Legionella drozanskii 爵斯基军团菌

Adeleke et al., 2001

【词源和翻译】 “*drozanskii*”，新拉丁语阳性名词属格，源自科学家Wincenty Drozanski的名字，以纪念其在军团菌样阿米巴病原菌（Legionella-like amoebal pathogen, LLAP）菌株方面做出的重大贡献，由“Drozanski”拉丁化而来，菌名翻译为“爵斯基军团菌”。

【临床意义】 爵斯基军团菌分离于环境标本中，暂未有引起人感染的报道[1-2]。

Legionella dumoffii 杜莫夫军团菌

Brenner et al., 1980

【分类学评述】 该菌种在1981年被分类为杜莫夫荧光杆菌(*Fluoribacter dumoffii*),但并未广泛应用。

【词源和翻译】 "*dumoffii*",新拉丁语阳性名词属格,源自Morris Dumoff的名字,以纪念其首次在细菌培养平板上分离到嗜肺军团菌,由"Dumoff"拉丁化而来,菌名翻译为"杜莫夫军团菌"。

【临床意义】 杜莫夫军团菌有引起肺炎和化脓性关节炎的报道[1-2]。

Legionella erythra 红色军团菌

Brenner et al., 1985

【词源和翻译】 "*erythra*",新拉丁语阴性形容词,源自希腊语阴性形容词"*erythre*",英文词义为"red",表示"红色的",意指菌体能散发红色荧光,菌名翻译为"红色军团菌"。

【临床意义】 红色军团菌分离于冷却塔水中,目前认为红色军团菌血清学2型与呼吸感染和肺炎有一定相关性[1]。

Legionella fairfieldensis 菲费军团菌

Thacker et al., 1991

【词源和翻译】 "*fairfieldensis*",新拉丁语阳性/阴性形容词,源自澳大利亚维多利亚市菲尔费尔德(Fairfield),由"Fairfield"拉丁化而来,菌名翻译为"菲费军团菌"。

【临床意义】 菲费军团菌最初分离于冷却塔水标本中,暂未有引起人感染的报道[1-2]。

Legionella fallonii 法伦(法氏)军团菌

Adeleke et al., 2001

【词源和翻译】 "*fallonii*",新拉丁语阳性名词属格,源自Ronald Fallon的名字(以纪念其在军团菌研究、军团菌抗原和血清方面所做的重大贡献,并且其首次分离到菌株LLAP-10^T),由"Fallon"拉丁化而来,菌名翻译为"法伦军团菌",亦简译为"法氏军团菌"。

【临床意义】 法伦军团菌最初分离于自由生长的阿米巴体内,暂未有引起人感染的报道[1-2]

Legionella feeleii 菲利军团菌

Herwaldt et al., 1984

【词源和翻译】 "*feeleii*",新拉丁语阳性名词属格,源自James Feeley的名字,以纪念其在军团菌研究及军团菌基础培方面做出的重大贡献,由"Feeley"拉丁化而来,菌名翻译为"菲利军团菌"。

【临床意义】 菲利军团菌主要存在于环境水中,有引起肺炎和皮肤感染的报道[7-8]。

Legionella geestiana 吉斯特军团菌

Dennis et al., 1993

【词源和翻译】 "*geestiana*",新拉丁语阴性形容词,英文词义为"pertaining to the Geest",表示"属于吉斯特(办公楼)的",菌名翻译为"吉斯特军团菌"。

【临床意义】 吉斯特军团菌最初分离于办公楼的水样标本中,暂未有引起人感染的报道[1-2]。

Legionella gormanii 高尔曼军团菌

Morris et al., 1980

【分类学评述】 该菌种在1981年被分类为高尔曼荧光杆菌(*Fluoribacter gormanii*)但并未得到广泛应用。

【词源和翻译】 "*gormanii*",新拉丁语阳性名词属格,源自G. W. Gorman的名字,以纪念其首次分离到该菌株及在临床和环境标本中分离军团菌方面的重大贡献,由"Gorman"拉丁化而来,菌名翻译为"高尔曼军团菌"。

【临床意义】 高尔曼军团菌存在于环境水中,有引起人类社区获得性肺炎的报道[9-10]。

Legionella gratiana 格勒先军团菌

Bornstein et al., 1991

【词源和翻译】 "*gratiana*",新拉丁语阴性形容词,源自罗马皇帝格勒先(Gratianus)的名字,英文词义为"pertaining to Gratianus",意指分离于罗马皇帝格勒先曾经沐浴的温泉水中,菌名翻译为"格勒先军团菌"。

【临床意义】 格勒先军团菌最初分离于温泉水中,暂未有引起人感染的报道[1-2]。

Legionella gresilensis 格雷坞军团菌

lo Presti et al., 2001

【词源和翻译】 "*gresilensis*",新拉丁语阳性/阴性形容词,源自法国温泉城市"格雷坞"(Gréoux),其古典拉丁名为"Gresilium",菌名翻译为"格雷坞军团菌"。

【临床意义】 格雷坞军团菌首次分离于法国温泉

城市格雷坞的热温泉水样中,暂未有引起人感染的报道[1-2]。

Legionella hackeliae 海克尔(海氏)军团菌

Brenner et al., 1985

【词源和翻译】 "*hackeliae*",新拉丁语阴性名词属格,源自"Meredith Hackel"的名字,以纪念他首次分离到该菌,菌名翻译为"海克尔军团菌",亦简译为"海氏军团菌"。

【临床意义】 海克尔(海氏)军团菌有从支气管活检和肺炎标本中分离的报道[11]。

Legionella impletisoli 渣土军团菌

Kurok et al., 2007

【词源和翻译】 "*impletisoli*",新拉丁语名词属格,由"*imletus*"和"*soli*"两个词根组成:"*imletus*",拉丁语分词形容词,英文词义为"filled,filled-in";"*soli*",拉丁语名词属格,英文词义为"of/from soil"。"*impletisoli*",英文词义为"of/from filled-in soil,from landfill",即"来自填埋土壤的,来自垃圾填埋场的",菌名翻译为"渣土军团菌"。

【临床意义】 渣土军团菌分离于日本受土壤污染的废水中,暂未有引起人感染的报道[2]。

Legionella israelensis 以色列军团菌

Bercovier et al., 1986

【词源和翻译】 "*israelensis*",新拉丁语阳性/阴性形容词,源自首次分离到该菌的地名"以色列",菌名翻译为"以色列军团菌"。

【临床意义】 以色列军团菌分离于以色列境内的一个氧化池中,暂未有引起人感染的报道[1-2]。

Legionella jamestowniensis 詹姆斯敦军团菌

Brenner et al., 1985

【词源和翻译】 "*jamestowniensis*",新拉丁语阳性/阴性形容词,源自首次分离到该菌的地名美国纽约州詹姆斯敦(Jamestown),由"Jamestown"拉丁化而来,菌名翻译为"詹姆斯敦军团菌"。

【临床意义】 詹姆斯敦军团菌有从慢性呼吸道疾病患者中分离和在免疫力低下患者中引起致死性肺炎的报道[12-13]。

Legionella jordanis 乔丹河军团菌

Cherry et al., 1982

【词源和翻译】 "*jordanis*",新拉丁语阳性名词属格,源自首次分离到该菌的地名,即美国印第安纳州(Indiana)布鲁明顿(Bloomington)的乔丹河(Jordan River),菌名翻译为"乔丹河军团菌"(编者注:该菌曾被译为"约旦军团菌",此处的Jordan River,并非约旦、叙利亚和以色列边境流往死海的"约旦河",故"约旦军团菌"的翻译不可取)。

【临床意义】 乔丹河军团菌最初分离于河水,目前认为是人类肺炎的病原体,有从人的肺组织中分离和引起下呼吸道感染的报道[14]。

Legionella lansingensis 兰辛军团菌

Thacker et al., 1994

【词源和翻译】 "*lansingensis*",新拉丁语阳性/阴性形容词,源自首次分离到该菌种的地名,美国密歇根州(Michigan)的"兰辛"(Lansing),菌名翻译为"兰辛军团菌"。

【临床意义】 兰辛军团菌最初从密歇根州兰辛的人支气管镜清洗液样本中分离,有引起人类肺炎的报道[1]。

Legionella londiniensis 伦敦军团菌

Dennis et al., 1993

【词源和翻译】 "*londiniensis*",拉丁语阳性/阴性形容词,源自首次分离到该菌的地名英国伦敦,其罗马名为"Londinium",菌名翻译为"伦敦军团菌"。

【临床意义】 伦敦军团菌在1982~1984年从英国伦敦的冷却塔池塘水样本中分离,也有从地表水样本中分离,暂未有人类感染的报道[1]。

Legionella longbeachae 长滩军团菌

McKinney et al., 1982

【词源和翻译】 "*longbeachae*",新拉丁语阴性名词属格,源自首次分离到该菌的地名美国加利福尼亚州的长滩(Long Beach),菌名翻译为"长滩军团菌"。

【临床意义】 长滩军团菌分离于地表水和潮湿盆栽土壤样本中,有人认为其是一种被低估了的人体病原菌,可引起人的肺部感染,有因园丁施肥吸入土壤微粒而导致感染暴发的报道[15]。

Legionella lytica 溶解军团菌

(Drozanski, 1991) Hookey et al., 1996

【词源和翻译】 "*lytica*",新拉丁语阴性形容词,源自希腊语阴性形容词"*lutikê*",英文词义为"able to loosen,able to dissolve",即"能松动的,能溶解的",菌名翻译为"溶解军团菌"。

【临床意义】 溶解军团菌可从人体痰和感染阿米巴原虫的肺组织标本中分离[1]。

Legionella maceachernii 麦基彻恩（马氏）军团菌

Brenner et al., 1985

【分类学评述】 该菌种最早在1985年即被描述为"*Tatlockia maceachernii*",但并未得到广泛应用。

【词源和翻译】 "*maceachernii*",新拉丁语阳性名词属格,源自Harold V. McEachern的名字,以纪念他首次分离该菌,菌名翻译为"麦基彻恩军团菌",亦简译为"马氏军团菌"。

【临床意义】 麦基彻恩(马氏)军团菌最初分离于家庭蒸发式冷凝器的水标本中,也有从人类支气管活检组织分离和引起肺部感染的报道[1]。

Legionella massiliensis 马西利亚军团菌

Campocasso et al., 2012

【词源和翻译】 "*massiliensis*",拉丁语阳性/阴性形容词,源自菌株分离地马赛(Marseille)的旧称马西利亚(Massilia),菌名翻译为"马西利亚军团菌"。

【临床意义】 马西利亚军团菌分离于冷却塔水和地表水样本,暂未有人类感染的报道[1]。

Legionella micdadei 米克戴德军团菌

Hébert et al., 1980

【分类学评述】 该菌种曾被描述为匹兹堡军团菌(*Legionella pittsburghensis*),也曾被描述为米克戴德特洛克菌(*Tatlockia micdadei*),但均未得到广泛应用。

【词源和翻译】 "*micdadei*",新拉丁语阳性名词属格,源自Joseph E. McDade的名字,以纪念他在1976年美国费城军团菌病暴发时期分离出该病原体,菌名翻译为"米克戴德军团菌"。

【临床意义】 米克戴德军团菌最初是在1943年由H. Tatlock从接种人血的豚鼠样本中分离,目前有从饮用水分离,也有从人体肺部、血液、软组织样本中分离和引起肺部感染的报道[1]。

Legionella moravica 摩拉维亚军团菌

Wilkinson et al., 1989

【词源和翻译】 "*moravica*",新拉丁语阴性形容词,源自首次分离该菌的地名捷克斯洛伐克的摩拉维亚(Moravia),菌名翻译为"摩拉维亚军团菌"。

【临床意义】 摩拉维亚军团菌最初从冷却塔水和地表水样本中分离,暂未有人类感染的报道[1]。

Legionella nagasakiensis 长崎军团菌

Yang et al., 2012

【词源和翻译】 "*nagasakiensis*",新拉丁语阳性/阴性形容词,源自首次分离到该菌的地名日本长崎(Nagasaki),菌名翻译为"长崎军团菌"。

【临床意义】 长崎军团菌是在2012年发表的新菌种,最初从日本长崎市立医疗中心井水样本中分离,目前有引起人类肺炎的报道[16]。

Legionella nautarum 水手军团菌

Dennis et al., 1993

【词源和翻译】 "*nautarum*",拉丁语复数名词属格,英文词义为"of sailors",即"水手",意指该菌分离于英国伦敦水手医院(Seamans Hospital)水龙头(菌名源自医院名称中的"Seamans"),菌名翻译为"水手军团菌"。

【临床意义】 水手军团菌分离于生活用水系统和饮用水样本,暂未有人类感染的报道[1]。

Legionella oakridgensis 橡树岭军团菌

Orrison et al., 1983

【词源和翻译】 "*oakridgensis*",新拉丁语阳性/阴性形容词,源自首次分离到该菌的地名美国田纳西州橡树岭(Oak Ridge),菌名翻译为"橡树岭军团菌"。

【临床意义】 橡树岭军团菌分离于冷却塔水样本,也有从人的胸腔积液中分离的报道[17]。

Legionella parisiensis 巴黎军团菌

Brenner et al., 1985

【词源和翻译】 "*parisiensis*",新拉丁语阴性形容词,源自首次分离该菌的地名法国巴黎,菌名翻译为"巴黎军团菌"。

【临床意义】 巴黎军团菌分离于冷却塔和地表水样本,也有从人类气管吸出物样本中分离和引起肺炎的报道[1]。

Legionella pneumophila 嗜肺军团菌

Brenner et al., 1979

【词源和翻译】 "*pneumophila*",新拉丁语阴性形容词,由"*pneumôn*"和"*phila*"两个词根组成:"*pneumôn*",希腊语名词,英文词义为"lung";"*phila*",新拉丁语阴性形容词,源自希腊语阴性形容词"*philê*",英文词义为"friend, loving"。"*pneumophila*",英文词义为"lung-loving",即"嗜肺的",因该菌可引起军团菌肺炎而得名,菌名翻译为"嗜肺军团菌"。

L

【种的特征】 革兰氏阴性、纤细小杆菌,有多形性,菌体大小为(0.3~0.4) μm×(2~3) μm,菌体呈杆状,有时为线状。痰标本直接涂片可见革兰氏阴性细长小杆菌。荧光显微镜下可见被荧光抗体包被的发亮菌体。需氧,在含有2.5%~5% CO_2环境中生长较好。营养要求苛刻,普通培养基、血琼脂平板和巧克力平板上均不生长,生长过程中需要多种微量元素,目前公认的最适宜的培养基是含有铁、*L*-半胱氨酸和α-酮戊二酸的缓冲活性炭酵母浸出液,即BCYE-α培养基。生长缓慢,在BCYE-α培养基上培养2~5 d可形成直径1~2 mm、有光泽的灰白色菌落。在F-G琼脂培养基上,培养3~5 d可见针尖大小的菌落,在紫外线照射下可产生荧光。大部分菌株氧化酶阳性,触酶弱阳性,不分解糖类,动力、明胶、马尿酸钠试验阳性,脲酶和碳水化合物利用反应均为阴性。多数菌株产生*β*-内酰胺酶。

【临床意义】 军团菌病是由嗜肺军团菌和其他军团菌种引起的一类细菌性肺炎。该型肺炎临床表现可轻微,也可致死,平均病死率为12%。该病的主要危险因素包括内源性或外源性细胞免疫系统的抑制、吸烟、夜间旅行、使用井水、慢性心脏或肺部疾病和慢性肾衰竭。军团菌病的高危患者人群包括大剂量使用糖皮质激素的患者、实体器官移植患者、因各类自身免疫性疾病而接受抗肿瘤坏死因子治疗的患者[1-2]。

无法通过临床表现、X线或非特异实验室检查将军团菌病和其他社区获得性肺炎相鉴别。研究者多次尝试建立临床评分系统把军团菌病同其他肺炎相鉴别,但均失败。肺炎的严重程度、基础疾病和特定抗生素使用的及时性是影响预后的重要因素。没有其他健康问题的军团菌病患者若得到及时治疗,治愈率可达95%~99%。如延迟治疗、免疫抑制或呼吸衰竭时,对治疗有反应的患者可能不足50%。既往体健的军团菌病患者,未经治疗其病死率约为15%,而重度免疫功能抑制患者则可高达75%[1-2]。

Legionella pneumophila subsp. *fraseri* 嗜肺军团菌弗雷泽亚种

Brenner et al., 1989

【词源和翻译】 "*fraseri*",新拉丁语阳性名词属格,源自D. W. Fraser的名字,以纪念他明确了美国费城军团菌病的病原体并分离出嗜肺军团菌,让人们认识到军团菌病,菌名翻译为"嗜肺军团菌弗雷泽亚种"。

Legionella pneumophila subsp. *pascullei* 嗜肺军团菌帕斯库利(帕氏)亚种

Brenner et al., 1989

【词源和翻译】 "*pascullei*",新拉丁语阳性名词属格,源自A. W. Pasculle的名字,以纪念他在军团菌培养基、军团菌的分离培养和院内传播的开创性研究,菌名翻译为"嗜肺军团菌帕斯库利亚种",亦翻译为"嗜肺军团菌帕氏亚种"。

Legionella pneumophila subsp. *pneumophila* 嗜肺军团菌嗜肺亚种

Brenner et al., 1979

【词源和翻译】 见"嗜肺军团菌"。

Legionella qingyii 庆义军团菌

Wu et al., 2019

【词源和翻译】 "*qingyii*",新拉丁语阳性名词属格,源自中国微生物学家朱庆义教授的名字,以纪念他在军团菌领域的研究贡献,由"庆义"的拼音"qingyi"拉丁化而来,菌名翻译为"庆义军团菌"。

【临床意义】 庆义军团菌可从我国的环境水样中分离[18],暂未有人类感染的报道。

Legionella quateirensis 夸尔泰拉军团菌

Dennis et al., 1993

【词源和翻译】 "*quateiraensis*",新拉丁语阳性/阴性形容词,源自首次分离到该菌的地名葡萄牙的夸尔泰拉(Quarteira),菌名翻译为"夸尔泰拉军团菌",另有译为"奎特里拉军团菌"者。

【临床意义】 夸尔泰拉军团菌分离于浴室淋浴器和饮用水标本,暂未有人类感染的报道[1]。

Legionella quinlivanii 昆利文(奎氏)军团菌

Benson et al., 1990

【词源和翻译】 "*quinlivanii*",新拉丁语阳性名词属格,源自P. A. Quinlivan的名字,菌名翻译为"昆利文军团菌",另有译为"奎氏军团菌"。

【临床意义】 昆利文(奎氏)军团菌分离于环境水中,暂未有人类感染的报道[1]。

Legionella rowbothamii 罗博特姆(罗氏)军团菌

Adeleke et al., 2001

【词源和翻译】 "*rowbothamii*",新拉丁语阳性名词属格,源自 Timothy Rowbotham 的名字,以纪念他分离出了大多数已知的军团菌样阿米巴致病菌,并促进了我们对于军团菌样阿米巴致病菌的认识,菌名翻译为“罗博特姆军团菌”,亦简译为“罗氏军团菌”。

【临床意义】 罗博特姆(罗氏)军团菌分离于水塔样本中,暂未有人类感染的报道[1]。

Legionella rubrilucens 红光军团菌

Brenner et al., 1985

【词源和翻译】 “*rubrilucens*”,新拉丁语分词形容词,由“*ruberbrabrum*”和“*lucens*”两个词根组成:“*ruberbrabrum*”,拉丁语形容词,英文词义为“red”;“*lucens*”,拉丁语分词形容词,英文词义为“shining”。“*rubrilucens*”,英文词义为“red shining”,即“红光的”,因该菌种可展现出红色自发荧光而命名,菌名翻译为“红光军团菌”。

【临床意义】 红光军团菌分离于自来水、温泉水和坐浴系统的水样本,有引起人肺部感染的报道[1]。

Legionella sainthelensi 圣海伦军团菌

Campbell et al., 1984

【词源和翻译】 “*sainthelensi*”,新拉丁语中性名词属格,源自该菌最初分离于圣海伦山(Mount St. Helens)火山爆发后灾区的地表水,菌名翻译为“圣海伦军团菌”。

【临床意义】 圣海伦军团菌分离于环境水样,也有引起人类肺炎并引起医院感染暴发的报道[19]。

Legionella santicrucis 圣克鲁斯军团菌

Brenner et al., 1985

【词源和翻译】 “*santicrucis*”,新拉丁语阴性名词属格,源自该菌种分离地维尔京群岛的圣克鲁斯(Santa Crux)的拉丁语名字“St. Croix”,菌名翻译为“圣克鲁斯军团菌”。

【临床意义】 圣克鲁斯军团菌分离于自来水样本,暂未有引起人感染的报道[20]。

Legionella shakespearei 莎士比亚军团菌

Verma et al., 1992

【词源和翻译】 “*shakespearei*”,新拉丁语阳性名词属格,源自剧作家 William Shakespeare 的名字,因该菌被分离于莎士比亚的故乡埃文河畔斯特拉特福(Stratford-upon-Avon),菌名翻译为“莎士比亚军团菌”。

【临床意义】 莎士比亚军团菌分离于冷却塔水和地表水样本,暂未有引起人感染的报道[1]。

Legionella spiritensis 斯皮里特湖军团菌

Brenner et al., 1985

【词源和翻译】 “*spiritensis*”,新拉丁语阳性/阴性形容词,源自首次分离该菌的地名俄勒冈州圣海伦斯山脉(Mount St. Helens)附近的斯皮里特湖(Spirit Lake),菌名翻译为“斯皮里特湖军团菌”。

【临床意义】 斯皮里特湖军团菌分离于湖水、地表水中和冷却塔水样本,暂未有引起人感染的报道[1]。

Legionella steelei 斯蒂尔军团菌

Edelstein et al., 2012

【词源和翻译】 “*steelei*”,新拉丁语阳性名词属格,源自澳大利亚微生物学家 Trevor Steele 的名字,以纪念他在长滩军团菌感染的生态学和发病机制方面做出了开创性贡献,菌名翻译为“斯蒂尔军团菌”。

【临床意义】 斯蒂尔军团菌是 2012 年发表的新菌种,分离于美国和南澳大利亚的两名患者的呼吸道标本[19]。

Legionella steigerwaltii 施泰格瓦特军团菌

Brenner et al., 1985

【词源和翻译】 “*steigerwaltii*”,新拉丁语阳性名词属格,源自 Arnold G. Steigerwalt 的名字,以纪念他进行了最初的 22 种军团菌的确证试验,菌名翻译为“施泰格瓦特军团菌”。

【临床意义】 施泰格瓦特军团菌分离于自来水样本中,暂未有引起人感染的报道[1]。

Legionella taurinensis 都灵军团菌

lo Presti et al., 1999

【词源和翻译】 “*taurinensis*”,新拉丁语阳性/阴性形容词,源自首次分离该菌的地名,意大利都灵(Turin)的古典拉丁名字 Augusta Taurinorum,菌名翻译为“都灵军团菌”。

【临床意义】 都灵军团菌分离于加湿器、饮用水和地表样本,暂未有引起人感染的报道[1]。

Legionella tucsonensis 图森军团菌

Thacker et al., 1990

【词源和翻译】 “*tucsonensis*”,新拉丁语阳性/阴性形容词,源自首次分离到该菌种的地名美国亚利桑那州图森(Tucson),菌名翻译为“图森军团菌”。

【临床意义】 图森军团菌有从人的胸腔积液标本中分离的报道[1]。

Legionella tunisiensis 突尼斯军团菌

Campocasso et al., 2012

【词源和翻译】 "*tunisiensis*",新拉丁语阳性/阴性形容词,源自首次分离到该菌种的地名突尼斯(Tunisia),菌名翻译为"突尼斯军团菌"。

【临床意义】 突尼斯军团菌是2012年发表的新菌种,最初从突尼斯的高盐湖水样本中分离,暂未有人类感染的报道[21]。

Legionella wadsworthii 沃斯沃斯军团菌

Edelstein et al., 1983

【词源和翻译】 "*wadsworthii*",新拉丁语阳性名词属格,源自人名James Wadsworth及首次分离该菌的地名沃斯沃斯医疗中心,菌名翻译为"沃斯沃斯军团菌"。

【临床意义】 沃斯沃斯军团菌有从痰液中分离和引起人肺部感染的报道[1]。

Legionella waltersii 沃尔特斯军团菌

Benson et al., 1996

【词源和翻译】 "*waltersii*",新拉丁语阳性名词属格,源自R. P. Walters的名字,以纪念他分离出该菌,菌名翻译为"沃尔特斯军团菌"。

【临床意义】 沃尔特斯军团菌分离于饮用水和地表水样本,暂未有引起人感染的报道[1]。

Legionella worsleiensis 沃斯利军团菌

Dennis et al., 1993

【词源和翻译】 "*worsleiensis*",新拉丁语阳性/阴性形容词,源自首次分离该菌的地名英国沃斯利(Worsley),菌名翻译为"沃斯利军团菌"。

【临床意义】 沃斯利军团菌分离于冷却塔回流水和地表水样本中,暂未有引起人感染的报道[1]。

Legionella yabuuchiae 薮内军团菌

Kurok et al., 2007

【词源和翻译】 "*yabuuchiae*",新拉丁语阴性名词属格,源自Eiko Yabuuchi的名字,以纪念她在日本对于军团菌的研究,菌名翻译为"薮内军团菌"。

【临床意义】 薮内军团菌分离于日本工业废物污染的土壤、冷却塔水样本,暂未有引起人感染的报道[1]。

Legionella 军团菌属参考文献

Leifsonia 雷弗森菌属 Evtushenko et al., 2000

【词源和翻译】 "*Leifsonia*",新拉丁语阴性名词,源自"Einar Leifson"的名字,以纪念他首次分离和描述了该属第一个菌株,菌名翻译为"雷弗森菌属"。

一、分类学

雷弗森菌属隶属于放线菌门(Actinobateria)、放线菌纲(Actinobateria)、微球菌目(Micrococcales)、微杆菌科(Microbacteriaceae),模式菌种为水生雷弗森菌[1]。

二、属的特征

雷弗森菌为革兰氏阳性菌,无芽孢,呈不规则的杆状或丝状,通常断裂为短杆状或球状,有些菌种生长早期有初级分支,一般有动力,不抗酸。菌落呈黄色或白色,形态规则有光泽,略凸起,混浊并呈奶油状。B 型细胞壁肽聚糖含有甘氨酸、谷氨酸、2,4-二氨基丁酸(2,4-diaminobutanoic acid, DAB)和丙氨酸,摩尔比接近 1∶1∶2∶1;其中 DAB 有两种异构体,*L*-DAB 和 *D*-DAB,通常以几乎相等的比例存在。主要的呼吸醌为 MK-11,也含有 MK-10。细胞壁糖主要由鼠李糖、葡萄糖、半乳糖和甘露糖组成,一些菌种含有岩藻糖。主要磷脂有磷脂酰甘油和双磷脂酰甘油。专性需氧,最适温度为 24~30 ℃,生长温度范围为 4~42 ℃,大多数菌种在接近中性 pH 的普通培养基中生长良好,部分菌种营养要求非常高。触酶阳性,氧化酶结果不定。基因组 DNA G+C 含量为 66.0~73.0 mol%[1]。

三、属的临床意义

雷弗森菌属为 1999 年成立的菌属,早期主要分离于土壤、冰川、池塘、线虫的胆汁、人参根部、苔藓等,也有分离于透析和手术后的医院感染标本,与有创医疗操作后的医院感染有关[1-4]。

四、抗菌药物敏感性和感染用药

雷弗森菌属的临床感染罕见,目前暂无其感染用药的权威信息。从革兰氏染色和菌体形态上推断,雷弗森菌的感染用药理论上可参考棒杆菌属的感染用药方法,并采用 CLSI M45 中"棒杆菌属细菌(包括白喉棒杆菌)的 MIC 折点解释标准"进行药敏结果判读[5]。有资料显示,雷弗森菌对氨苄西林(50 μg/mL)、氯霉素(10 μg/mL)、庆大霉素(50 μg/mL)、红霉素(10 μg/mL)、林可霉素(50 μg/mL)、青霉素(50 μg/mL)、链霉素(50 μg/mL)和四环素(10 μg/mL)耐药,而对利福平敏感(30 μg/mL)和多西环素(5 μg/mL)敏感[1],供参考。

五、属内菌种

Leifsonia aquatica 水生雷弗森菌

(ex Leifson, 1962) Evtushenko et al., 2000

【分类学评述】 该菌种在 1962 年被描述为"水生棒杆菌"(*Corynebacterium aquaticum*),并于 1980 年被收录到《核准的细菌名称目录》,在 2000 年被分类为现在的水生雷弗森菌。

【词源和翻译】 "*aquatica*",拉丁语阴性形容词,英文词义为"aquatic",表示"水栖的",意指其最初分离于水中,菌名翻译为"水生雷弗森菌"。

【种的特征】 水生雷弗森菌菌落呈黄色,随着培养时间增加而变为深黄色,形态规则有光泽,略凸起,混浊并呈奶油状。革兰氏染色阳性,无芽孢,通常断裂为短杆状或球状,一般有动力。细胞壁主要的糖由鼠李糖与少量岩藻糖、葡萄糖、半乳糖和甘露糖组成,细胞中不存在磷壁酸,主要的呼吸醌为 MK-11 和 MK-10。专性需氧,最适温度为 24~28 ℃,生长范围为 7~37 ℃。触酶试验阳性,氧化酶试验阳性,甲基红试验和 VP 试验阴性,产生硫化氢。分解吐温-40 和淀粉,不水解明胶、酪氨酸、酪蛋白、吐温-60、吐温-80 和尿素。基因组 DNA G+C 含量为70.0 mol%。

【临床意义】 水生雷弗森菌最初从医院蒸馏水中分离,目前是雷弗森菌属唯一与医院相关的细菌,有引起导管相关性血流感染及术后伤口感染导致败血症的报道[1-4]。

Leifsonia 雷弗森菌属参考文献

Lelliottia 莱略特菌属 Brady et al., 2013

【词源和翻译】 “*Lelliottia*”,新拉丁语阴性名词,源自 R. A. Lelliott 的名字,以纪念他在细菌性植物病方面做出的贡献,菌名翻译为“莱略特菌属”。

一、分类学

莱略特菌属隶属于变形菌门(Proteobacteria)、γ-变形菌纲(Gammaproteobacteria)、肠杆菌目(Enterobacterales)、肠杆菌科(Enterobacteriaceae),模式菌种为超压莱略特菌[1]。

二、属的特征

莱略特菌属为革兰氏染色阴性菌,呈直杆状,大小为(0.6~1.0) μm×(1.5~3.0) μm,由周鞭毛运动。兼性厌氧,生长最佳温度为 30 ℃,37 ℃条件下生长,41 ℃条件下不生长。在胰蛋白胨大豆琼脂上菌落形态为无色,圆形,凸起,光滑边缘整齐。鸟氨酸脱羧酶阳性,VP 试验和硝酸盐还原试验阳性,精氨酸二水解酶反应结果可变,赖氨酸脱羧酶、明胶酶、吲哚阴性,不产生硫化氢。发酵葡萄糖产酸产气。基因组 DNA G+C 含量为 54.0~55.0 mol%[1]。

三、属的临床意义

莱略特菌属很少从人的样本中分离出来[2],具体的临床意义还有待于进一步评估。

四、抗菌药物敏感性和感染用药

莱略特菌属临床感染少见,目前没有其抗感染治疗方案的权威信息[1],但理论上可参照临床常见肠杆菌目细菌的感染治疗方案,可参照采用 CLSI M100 中“肠杆菌目细菌抑菌圈直径及 MIC 折点解释标准”进行药敏试验和结果判读[3]。

五、属内菌种

Lelliottia amnigena 河生莱略特菌

Brady et al., 2013

【分类学评述】 该菌种在 1981 年被描述为肠杆菌属(*Enterobacter*),基名即河生肠杆菌(*Enterobacter amnigenus*)。

【词源和翻译】 “*amnigena*”,拉丁语阴性形容词,英文词义为“born in a river, intended to mean coming from water”,即“出生在河里的,意指来自水的”,菌名翻译为“河生莱略特菌”。

【临床意义】 河生莱略特菌是植物的病原体,也有文献报道可引起尿路感染[2]。

Lelliottia nimipressuralis 超压莱略特菌

(Carter, 1945) Brady et al., 2013

【分类学评述】 该菌种最早在 1945 年被描述为超压欧文菌(*Erwinia nimipressuralis*)并于 1980 年被收录到《核准的细菌名称目录》,在 1988 年被分类为超压肠杆菌(*Enrobacter nimipressuralis*),在 2013 年被重新分类为现在的超压莱略特菌。

【词源和翻译】 “*nimipressuralis*”,新拉丁语阴性形容词,由“*nimis*”、“*pressura*”和“*-alis*”三个词根组成:“*nimis*”,拉丁语副词,英文词义为“overmuch”;“*pressura*”,拉丁语名词,英文词义为“pressure”;“*-alis*”,拉丁语阴性后缀,英文词义为“suffix denoting pertaining to”。“*nimipressuralis*”,英文词义为“pertaining to excessive pressure, with excessive pressure”,即“与过大的压力有关的”,菌名翻译为“超压莱略特菌”。

【临床意义】 超压莱略特菌是植物的病原体,目前仅分离于环境样本中[1]。

***Lelliottia* 莱略特菌属参考文献**

Leminorella 勒米诺菌属 Hickman-Brenner et al., 1985

【词源和翻译】 “*Leminorella*”，带小尾缀的新拉丁语阴性名词，源自法国微生物学家 Leon le Minor 的名字，以纪念他在肠道细菌学做出的诸多贡献，包括沙门菌的命名、分类和血清学分型等；同时也为了纪念法国国立沙门菌中心主任 Simone le Minor 在肠道细菌学做出的诸多贡献，菌名翻译为“勒米诺菌属”。

一、分类学

勒米诺菌属隶属于变形菌门（Proteobacteria）、γ-变形菌纲（Gammaproteobacteria）、肠杆菌目（Enterobacteriales）、布杰约维采菌科（Budviciaceae），模式菌种为格里蒙（格氏）勒米诺菌[1-2]。

二、属的特征

勒米诺菌为革兰氏阴性杆菌，兼性厌氧，25 ℃和 36 ℃时无动力，无色素，氧化酶阴性，硝酸盐还原试验阳性，产生硫化氢，水解尿素和酪氨酸，发酵葡萄糖产酸，少数产气，发酵 *L*-阿拉伯糖和 *D*-木糖产酸，不发酵乳糖、麦芽糖、甘露醇、蔗糖、水杨素、侧金盏花醇、肌醇、山梨醇、棉子糖、鼠李糖、蕈糖、纤维二糖、蜜二糖、赤藓醇、甘露糖、*D*-阿糖醇、甘露糖、*D*-阿糖醇和 α-甲基-*D*-葡萄糖苷。吲哚阴性，VP 试验阴性，脲酶、苯丙氨酸脱氨酶、赖氨酸脱羧酶、精氨酸双水解酶、鸟氨酸脱羧酶和明胶酶阴性，不能在氰化钾培养基中生长，不利用丙二酸盐和醋酸盐，不能水解酯酶、DNA 酶和七叶苷[1-2]。

三、属的临床意义

勒米诺菌属是一种临床少见的肠杆菌科细菌，通常分离自人的粪便和尿液，且部分菌株可与沙门菌属诊断血清凝集而误鉴定为沙门菌，但通常认为与腹泻或肠道感染无关。目前认为，勒米诺菌的肠道外感染往往与侵入性医疗设备的使用有关，且有报道发现 71%的患者有留置尿管或复发性尿路感染，在 1 例从痰标本分离该菌的病例中，患者也已进行了长时间的机械通气治疗[1-5]。

L

四、抗菌药物敏感性和感染用药

勒米诺菌属的临床感染少见，目前没有其抗感染治疗方案的权威信息。作为一种肠杆菌目细菌，勒米诺菌属的临床感染可参考临床常见肠杆菌目细菌的感染治疗方案，如经验用药采用第三代头孢菌素和亚胺培南等，但推荐进行常规药敏试验并根据药敏结果进行感染用药。勒米诺菌属药敏试验包括 K-B 法和 MIC 法，具体可采用 CLSI M100 中“肠杆菌目细菌抑菌圈直径及 MIC 折点解释标准”进行药敏结果判读[6]。有资料显示，勒米诺菌属临床分离株对阿米卡星和亚胺培南除外的其他革兰氏阴性抗菌药物，如氨苄西林及其含酶抑制剂复合药，第一代头孢菌素、第二代头孢菌素及其含酶抑制剂复合药，以及第三代头孢菌素、氨曲南、庆大霉素、左氧氟沙星和环丙沙星等，均表现出一定程度的耐药性[3]，供参考。

五、属内菌种

Leminorella grimontii 格里蒙（格氏）勒米诺菌

Hickman-Brenner et al., 1985

【词源和翻译】 "*grimontii*",新拉丁语阳性名词属格,源自法国巴斯德研究所的微生物学家 Patrick Grimont 和 Francine Grimont 的名字,以纪念他们在肠道细菌学方面做出的诸多贡献,菌名翻译为"格里蒙勒米诺菌",亦简译为"格氏勒米诺菌"。

【临床意义】 格里蒙(格氏)勒米诺菌分离于人类粪便中,但通常认为与腹泻或肠道感染无关,目前有引起人的尿路感染和腹膜炎的报道[1-5]。

Leminorella richardii 里卡德（里氏）勒米诺菌

Hickman-Brenner et al., 1985

【词源和翻译】 "*richardii*",新拉丁语阳性名词属格,源自法国巴斯德研究所微生物学家 Claude Richard 的名字,以纪念他在肠道细菌学方面做出的诸多贡献,菌名翻译为"里卡德勒米诺菌",亦简译为"里氏勒米诺菌"。

【临床意义】 里卡德(里氏)勒米诺菌分离于人类粪便中,但通常认为与腹泻或肠道感染无关[1],且目前暂未有人肠道外感染的报道。

***Leminorella* 勒米诺菌属参考文献**

Leptospiraceae 钩端螺旋体科 Hovind-Hougen, 1979

【词源和翻译】 "Leptospiraceae",新拉丁语阴性复数名词,源自模式菌属"钩端螺旋体属"(*Leptospira*),科名翻译为"钩端螺旋体科"。

一、分类学

钩端螺旋体科隶属于螺旋体门(Spirochaetes)、螺旋体纲(Spirochaetia)、螺旋体目(Spirochaetales)。该科共有 3 个菌属:螺旋体属(*Leptonema*)、钩端螺旋体属、特纳菌属(*Turneriella*)。模式菌属是钩端螺旋体属[1]。

二、科的特征

钩端螺旋体科为螺旋形菌,直径为 0.1~0.3 μm,长度为 3.5~20 μm,在静止的菌体细胞和固定的菌体细胞一端或两端弯曲呈钩端。周生鞭毛(历史上也称为轴丝或鞭毛)以极性方式插入到壁膜间隙,但鞭毛很少位于细胞中心而偏于菌体一侧。周生鞭毛沿着螺旋轴排列。钩端螺旋体专性需氧或微需氧,以氧作为末端电子受体进行呼吸代谢,有动力。钩端螺旋体有两种不同的移动方式:平移型和转动型。最适温度为 28~30 ℃,生长范围为 13~30 ℃,以长链脂肪酸和脂肪醇作为主要能源和碳源,不能利用碳水化合物或氨基酸为能源。在半固体(0.2%)琼脂培养基中生长最好,可在胰蛋白酶介质中生长,在 1%~2%固体琼脂上生长形成透明至混浊的表面菌落。触酶阳性、氧化酶阳性、脂肪酶阳性。某些菌种为寄生型,对人和动物致病,而某些菌种生活在水生环境和土壤中。基因组 DNA G+C 含量为 33.0~53.0 mol%[1]。

L

Leptospiraceae 钩端螺旋体科参考文献

Leptonema 螺旋体属 Hovind-Hougen, 1983

【词源和翻译】 "*Leptonema*",新拉丁语中性名词,由"*leptos*"和"*nema*"两个词根组成:"*leptos*",希腊语形容词,英文词义为"thin, narrow, fine";"*nema*",希腊语中性名词,英文词义为"a filament or thread"。"*Leptonema*",英文词义为"a thin filament or thread",即"一根细丝或线",意指一种类似于一根细丝或线的细菌,菌名翻译为"螺旋体属"。

一、分类学

螺旋体属隶属于螺旋体门(Spirochaetes)、螺旋体纲(Spirochaetia)、螺旋体目(Spirochaetales)、钩端螺旋体科(Leptospiraceae),模式菌种为伊利诺伊螺旋体[1]。

二、属的特征

螺旋体属形态特征通常与钩端螺旋体科的细菌相似,但是鞭毛被基底体插入到一个单一的盘中,与革兰氏阳性细菌鞭毛上的基体相似,并且两束细胞质小管紧密相连到细胞质膜的最内层,束源自细胞的末端。生长需要血清或长链脂肪酸。可在没有额外血清的胰蛋白酶大豆肉汤上生长。基因组 DNA G+C 含量为 51.2~53.0 mol%[1]。

三、属的临床意义

目前尚未发现螺旋体属与人类疾病的相关性[1]。

四、抗菌药物敏感性和感染用药

目前尚未发现螺旋体属与人类疾病的相关性,也无螺旋体属感染用药的相关信息。从系统发育关系上推断,螺旋体属隶属于钩端螺旋体科,故如有感染,理论上可参考钩端螺旋体属的感染用药方案。

L

五、属内菌种

***Leptonema illini* 伊利诺伊螺旋体**

Hovind-Hougen, 1983

【词源和翻译】 Hovind-Hougen 在 1979 年的论文中没有提出。词源推测如下,"*illini*",新拉丁语阳性名词属格,源自最初分离该菌的地名美国伊利诺斯州(Illinois),菌名翻译为"伊利诺伊螺旋体"。

【临床意义】 伊利诺伊螺旋体从美国伊利诺伊州一家临床正常公牛的尿液中分离出来,该菌株可自由生活在土壤或水生环境中,有些菌株被发现与动物有关,尚未证明其会导致人类疾病[1-2]。

***Leptonema* 螺旋体属参考文献**

Leptospira 钩端螺旋体属 Noguchi, 1917

【词源和翻译】 “*Leptospira*”，新拉丁语阴性名词，由“*leptos*”和“*spira*”两个词根组成：“*leptos*”，希腊语形容词，英文词义为“thin, narrow, fine”；“*spira*”，拉丁语阴性名词，英文词义为“a coil, helix”。“*Leptospira*”，英文词义为“a thin helix or coil, referring to the morphology of the bacterium”，即“细菌的形态是一个细的螺旋物或线圈”，菌名翻译为“钩端螺旋体属”。

一、分类学

钩端螺旋体属隶属于螺旋体门(Spirochaetes)、螺旋体纲(Spirochaetia)、螺旋体目(Spirochaetales)、钩端螺旋体科(Leptospiraceae)，模式菌种为问号钩端螺旋体[1]。

二、属的特征

钩端螺旋体属为革兰氏染色阴性菌，由于直径小，未染色的菌体细胞在亮视野显微镜中不可见，可通过暗视野显微镜或相差显微术来观察未染色的菌体细胞。菌体呈紧密盘绕的螺旋形，直径为0.1～0.2 μm，长度为13～21 μm，具有波长为0.6～0.7 μm的规则螺旋卷绕形状。专性需氧，以氧气作为末端电子受体进行呼吸代谢，有动力，最适温度为28～30 ℃，生长范围为13～30 ℃，以长链脂肪酸和脂肪醇作为主要能源和碳源，不能利用碳水化合物或氨基酸作为能源。在半固体(0.2%)琼脂培养基中生长最好，可在胰蛋白酶介质中生长，在1%～2%固体琼脂上生长可形成透明至混浊的表面菌落。触酶阳性、氧化酶阳性、脂肪酶阳性。某些菌种为寄生型，对人和动物致病，而某些菌种生活在水生环境和土壤中。基因组DNA G+C含量为51.0～54.0 mol%[1]。

三、属的临床意义

钩端螺旋体简称钩体，可分为致病性钩端螺旋体及非致病性钩端螺旋体两大类。致病性钩端螺旋体能引起人及动物的钩端螺旋体病，简称钩体病，是在世界各地都广泛流行的一种人畜共患病，中国绝大多数地区都有不同程度的流行，尤以南方各省最为严重，对人民健康危害很大，是中国重点防治的传染病之一。钩端螺旋体病为自然疫源性疾病，在野生动物和家畜中广泛流行。钩端螺旋体在肾小管中生长繁殖，从尿中排出。长期带菌的鼠和猪是钩端螺旋体的重要储存宿主和传染源。被猪、鼠尿液污染的水源、稻田等称为疫水，人在参加田间运动、防洪、捕鱼等接触疫水时，由于钩端螺旋体有较强的侵袭力，能穿过正常或破损的皮肤和黏膜，侵入人体。进食被病鼠排泄物污染的食物或饮水时，钩端螺旋体可经消化道黏膜进入人体，也可经胎盘感染胎儿引起流产。此外，其还可经吸血昆虫传播[1-2]。

钩端螺旋体通过皮肤黏膜侵入机体，在局部经7～10 d潜伏期，然后进入血液大量繁殖，引起早期钩端螺旋体败血症。在此期间，由于钩端螺旋体及其释放的毒性产物的作用，可出现发热、恶寒、全身酸痛、头痛、结膜充血、腓肠肌痛。钩端螺旋体在血中存在1个月左右，随后侵入肝、脾、肾、肺、心、淋巴结和中枢神经系统等组织器官，引起相关脏器和组织的损害和体征。由于钩端螺旋体的菌型、毒力、数量不同及机体免疫力强弱不同，病程发展和症状轻重差异很大，临床上常见有下列几种类型：① 流感伤寒型，是早期钩端螺旋体败血症的症状，临床表现如流感，症状较轻，一般内脏损害也较轻；② 黄疸出血型，除发热、恶寒、全身疼痛外还有出血、黄疸及肝肾损害症状；③ 肺出血型，有出血性肺炎症状，如胸闷、咳嗽、咯血、发绀等，病情凶险，常死于大咯血，死亡率高。此外，尚有脑膜脑炎型、肾衰竭型、胃肠炎型等，均表现相应器官损害的症状；部分患者还可能出现恢复期并发症，如眼葡萄膜炎、脑动脉炎、失明、瘫痪等，可能是由于变态反应所致[1-4]。

四、抗菌药物敏感性和感染用药

钩端螺旋体属体外对大部分抗生素(青霉素、氨苄西林、阿莫西林、利福平、四环素、四环素、多西环素、头孢噻肟、头孢唑肟、链霉素、红霉素、阿奇霉素、环丙沙星)敏感。青霉素和多西环素对钩端螺旋体病有较好疗效,是治疗首选药物。对于疑似感染患者推荐立即进行治疗。对于住院患者,选择青霉素 1.5 mU/6 h 静脉注射,共用 5~7 d。还可选用多西环素 100 mg 口服或静脉注射,共 5~7 d;头孢曲松 1 g/d 静脉滴注,共 5~7 d[1-4]。

五、属内菌种

Leptospira alexanderi 亚历山大钩端螺旋体

Brenner et al., 1999

【分类学评述】 该菌种最早被描述为钩端螺旋体基因 2 亚种(*Leptospira* genomospecies 2),在系统发育上隶属于致病型钩端螺旋体的系统进化簇。

【词源和翻译】 "*alexanderi*",新拉丁语阳性名词属格,源自美国微生物学家 A. D. Alexander 博士的名字,菌名翻译为"亚历山大钩端螺旋体"。

【临床意义】 亚历山大钩端螺旋体最初分离于中国,其 16S rRNA 基因分类为致病型钩端螺旋体[1-2]。

Leptospira alstonii 阿尔斯通钩端螺旋体

Smythe et al., 2013

【分类学评述】 该菌种最早被描述为钩端螺旋体基因 1 亚种(*Leptospira* genomospecies 1),在系统发育上隶属于致病型钩端螺旋体的系统进化簇。

【词源和翻译】 "*alstonii*",新拉丁语阳性名词属格,源自英国微生物学家 J. M. Alston 的名字,以纪念他对钩端螺旋体病研究做出的重要贡献,菌名翻译为"阿尔斯通钩端螺旋体"。

【临床意义】 阿尔斯通钩端螺旋体最初分离于中国的一只青蛙,其 16S rRNA 基因分类为致病型钩端螺旋体[1-2]。

Leptospira biflexa 双曲钩端螺旋体

(Wolbach and Binger, 1914) Noguchi, 1918

【分类学评述】 该菌种在 1914 年被描述为"*Spirochaeta biflexa*",在 1918 年被描述为现在的双曲钩端螺旋体并于 1980 年被收录到《核准的细菌名称目录》,在系统发育上隶属于腐生型钩端螺旋体的系统进化簇。

【词源和翻译】 "*biflexa*",新拉丁语阴性形容词,由"*bis*"、"*flexto*"和"*-a*"三个词根组成:*bis*,拉丁语量词-副词,英文词义为"twice";"*flexto*",拉丁语分词形容词,源自拉丁语动词"*flecto*",英文词义为"bent, winding";"*-a*"为拉丁语后缀。"*biflexa*",英文词义为"bent twice",即"弯曲两次的",菌名翻译为"双曲钩端螺旋体"。

【临床意义】 双曲钩端螺旋体最初分离于意大利的一条小溪,可从自然界的淡水环境和自来水中分离,偶尔也存在于动物中,其 16S rRNA 基因分类为腐生型钩端螺旋体,目前认为对人和动物无致病性[1-2]。

Leptospira borgpetersenii 博格彼得森(博氏)钩端螺旋体

Yasuda et al., 1987

【分类学评述】 该菌种在系统发育上隶属于致病型钩端螺旋体的系统进化簇。

【词源和翻译】 "*borgpetersenii*",新拉丁语阳性名词属格,源自丹麦医师 C. Borg-Petersen 博士的名字,菌名翻译为"博格彼得森钩端螺旋体",亦简译为"博氏钩端螺旋体"。

【临床意义】 博格彼得森(博氏)钩端螺旋体有从印度尼西亚的爪哇大鼠中分离的报道,对哺乳动物有致病性[1-2]。

Leptospira broomii 布鲁姆钩端螺旋体

Levett et al., 2006

【分类学评述】 该菌种在系统发育上隶属于中间型钩端螺旋体的系统进化簇。

【词源和翻译】 "*broomii*",新拉丁语阳性名词属格,源自苏格兰细菌学家 J. C. Broom 博士的名字,以纪念他对钩端螺旋体病的研究做出了重大贡献,菌名翻译为"布鲁姆钩端螺旋体"。

【临床意义】 布鲁姆钩端螺旋体在钩端螺旋体病患者的血液、脑脊液和尿液中有检出,对哺乳动物有致病性[1-2, 5]。

Leptospira fainei 费恩钩端螺旋体

Perolat et al., 1998

【分类学评述】 该菌种在系统发育上隶属于中间型钩端螺旋体的系统进化簇。

【词源和翻译】 "*fainei*",新拉丁语阳性名词属格,源自澳大利亚医学微生物学家 Solomon Faine 的名字,以纪念他对钩端螺旋体病的病理学和流行病学做出的显著贡献,菌名翻译为"费恩钩端螺旋体"。

【临床意义】 费恩钩端螺旋体分离于澳大利亚母猪的子宫中,也有从慢性感染的人体中分离的报道,16S rRNA 基因分类为中间型钩端螺旋体[1-2, 6-7]。

Leptospira idonii 爱多钩端螺旋体

Saito et al., 2013

【分类学评述】 该菌种在系统发育上隶属于腐生型钩端螺旋体的系统进化簇。

【词源和翻译】 "*idonii*",新拉丁语阳性名词属格,源自日本微生物学家 Yutaka Ido 的名字,以纪念他从威尔病患者血液中发现钩端螺旋体,菌名翻译为"爱多钩端螺旋体"。

【临床意义】 爱多钩端螺旋体最初从日本福冈九州大学校园的环境水样中分离,16S rRNA 基因分类为腐生型钩端螺旋体[1-2]。

Leptospira inadai 稻田钩端螺旋体

Yasuda et al., 1987

【分类学评述】 该菌种在系统发育上隶属于中间型钩端螺旋体的系统进化簇。

【词源和翻译】 "*inadai*",新拉丁语阳性名词属格,源自日本微生物学家 R. Inada 博士的名字,菌名翻译为"稻田钩端螺旋体"。

【临床意义】 稻田钩端螺旋体分离于与莱姆病无关的合并皮肤感染患者的皮肤标本,也可分离于多种啮齿动物,16S rRNA 基因分类为中间型钩端螺旋体[1-2, 8]。

Leptospira interrogans 问号钩端螺旋体

(Stimson, 1907) Wenyon, 1926 (Approved Lists, 1980)

【分类学评述】 该菌种最早在 1907 年即被描述为"*Spirochaeta interrogans*",1926 年被描述为现在的问号钩端螺旋体并于 1980 年被收录到《核准的细菌名称目录》,其在系统发育上隶属于致病型钩端螺旋体的系统进化簇。

【词源和翻译】 "*interrogans*",拉丁语分词形容词,英文词义为"asking, inquiring, interrogating",即"询问的,疑问的,审问的",意指其菌体形态像一个问号而得名,菌名翻译为"问号钩端螺旋体"。

【临床意义】 问号钩端螺旋体可定植于人和动物肾脏,也可起引起人的亚临床感染,16S rRNA 基因分类为致病型钩端螺旋体[9]。

Leptospira kirschneri 克斯讷(克氏)钩端螺旋体

Ramadass et al., 1992

【分类学评述】 该菌种在系统发育上隶属于致病型钩端螺旋体的系统进化簇。

【词源和翻译】 "*kirschneri*",新拉丁语阳性名词属格,源自荷兰医学微生物学家 L. Kirschner 博士的名字,菌名翻译为"克斯讷钩端螺旋体",亦简译为"克氏钩端螺旋体"。

【临床意义】 克斯讷(克氏)钩端螺旋体分离于印度尼西亚的短头果蝠,对人和哺乳动物具有致病性,16S rRNA 基因分类属于致病型钩端螺旋体[10]。

Leptospira kmetyi 克迈蒂钩端螺旋体

Slack et al., 2009

【分类学评述】 该菌种在系统发育上隶属于致病型钩端螺旋体的系统进化簇。

【词源和翻译】 "*kmetyi*",新拉丁语阳性名词属格,源自斯洛伐克细菌学家 Emil Kmety 教授的名字,以纪念他对钩端螺旋体属的研究做出了重要贡献,菌名翻译为"克迈蒂钩端螺旋体"。

【临床意义】 克迈蒂钩端螺旋体是从马来西亚柔佛(Johor)环境来源的土壤中分离出来的,16S rRNA基因分类属于致病型钩端螺旋体,目前有引起人类致病的报道[11]。

Leptospira licerasiae 利塞拉斯钩端螺旋体

Matthias et al., 2009

【分类学评述】 该菌种在系统发育上隶属于中间型钩端螺旋体的系统进化簇。

【词源和翻译】 "*licerasiae*",新拉丁语阴性名词属格,源自 Julia Liceras de Hidalgo 博士的名字,以纪念她在秘鲁分离出第一个钩端螺旋体分离株,菌名翻译为"利塞拉斯钩端螺旋体"。

【临床意义】 利塞拉斯钩端螺旋体分离于人类发热原因未明患者的血液中,16S rRNA 基因分类属于中间型钩端螺旋体[12]。

Leptospira meyeri 麦尔钩端螺旋体

Yasuda et al., 1987

【分类学评述】 该菌种的 16S rRNA 基因系统发育地位不明确,既可以属于中间型钩端螺旋体进化簇,也可以属于致病型钩端螺旋体进化簇。

【词源和翻译】 “*meyeri*”,新拉丁语阳性名词属格,源自美国兽医 K. F. Meyer 博士的名字,菌名翻译为“麦尔钩端螺旋体”。

【临床意义】 麦尔钩端螺旋体分离于美国的豹蛙中,毒力尚未得到证实[1]。

Leptospira noguchii 野口钩端螺旋体

Yasuda et al., 1987

【分类学评述】 该菌种在系统发育上隶属于致病型钩端螺旋体的系统进化簇。

【词源和翻译】 “*noguchii*”,新拉丁语阳性名词属格,源自日本微生物学家 H. Noguchi 博士的名字,菌名翻译为“野口钩端螺旋体”。

【临床意义】 野口钩端螺旋体分离于哺乳动物,16S rRNA 基因分类属于致病型钩端螺旋体,目前发现其对哺乳动物有致病性[1]。

Leptospira santarosai 圣地罗西钩端螺旋体

Yasuda et al., 1987

【分类学评述】 该菌种在系统发育上隶属于致病型钩端螺旋体的系统进化簇。

【词源和翻译】 “*santarosai*”,新拉丁语阳性名词属格,源自巴西微生物学家 C. A. Santa Rosa 博士的名字,菌名翻译为“圣地罗西钩端螺旋体”。

【临床意义】 圣地罗西钩端螺旋体分离于巴拿马运河区的一只尖锐的老鼠,16S rRNA 基因分类上隶属于致病型钩端螺旋体,目前发现其对哺乳动物有致病性[1]。

Leptospira terpstrae 托普斯特钩端螺旋体

Smythe et al., 2013

【分类学评述】 该菌种最早曾被描述为钩端螺旋体基因 4 亚种(*Leptospira* genomospecies 4),在系统发育上隶属于腐生型钩端螺旋体的系统进化簇。

【词源和翻译】 “*terpstrae*”,新拉丁语阳性名词属格,源自荷兰微生物学家 W. J. Terpstra 的名字,以纪念他对钩端螺旋体的研究做出的重要贡献,菌名翻译为“托普斯特钩端螺旋体”。

【临床意义】 托普斯特钩端螺旋体分离于中国,来源不明,目前认为其对人无致病性[13]。

Leptospira vanthielii 范蒂尔钩端螺旋体

Smythe et al., 2013

【分类学评述】 该菌种最早曾被描述为钩端螺旋体基因 3 亚种(*Leptospira* genomospecies 3),在系统发育上隶属于腐生型钩端螺旋体的系统进化簇。

【词源和翻译】 “*vanthielii*”,新拉丁语阳性名词属格,源自荷兰微生物学家 P. H. van Thiel 的名字,以纪念他对钩端螺旋体的研究做出的重要贡献,菌名翻译为“范蒂尔钩端螺旋体”。

【临床意义】 范蒂尔钩端螺旋体是 2013 年发表的新菌种,分离于荷兰的水标本中,目前认为其对人无致病性[13]。

Leptospira weilii 韦尔(韦氏)钩端螺旋体

Yasuda et al., 1987

【分类学评述】 该菌种在系统发育上隶属于致病型钩端螺旋体的系统进化簇。

【词源和翻译】 “*weilii*”,新拉丁语阳性名词属格,源自德国医师 A. Weil 博士的名字,菌名翻译为“韦尔钩端螺旋体”,亦简译为“韦氏钩端螺旋体”。

【临床意义】 韦尔(韦氏)钩端螺旋体分离于澳大利亚钩端螺旋体病患者的血液,16S rRNA 基因分类上隶属于致病型钩端螺旋体,目前发现其对哺乳动物有致病性[1]。

Leptospira wolbachii 沃尔巴克钩端螺旋体

Yasuda et al., 1987

【分类学评述】 该菌种在系统发育上隶属于腐生型钩端螺旋体的系统进化簇。

【词源和翻译】 “*wolbachii*”,新拉丁语阳性名词属格,源自美国微生物学家 S. B. Wolbach 博士的名字,菌名翻译为“沃尔巴克钩端螺旋体”。

【临床意义】 沃尔巴克钩端螺旋体分离于环境水样中,目前认为其对人无致病性[1]。

Leptospira wolffii 沃尔夫钩端螺旋体

Slack et al., 2008

【分类学评述】 该菌种在系统发育上隶属于中间型钩端螺旋体的系统进化簇。

【词源和翻译】 “*wolffii*”,新拉丁语阳性名词属格,源自荷兰细菌学家 Jan Willem Wolff 博士的名字,以纪念他对钩端螺旋体研究做出的重要贡献,菌名翻译为"沃尔夫钩端螺旋体"。

【临床意义】 沃尔夫钩端螺旋体分离于与钩端螺旋体病症状相似的人类患者的尿液,致病性尚未被证明[1]。

Leptospira yanagawae **柳川钩端螺旋体**

Smythe et al., 2013

【分类学评述】 该菌种最早被描述为钩端螺旋体基因5亚种(*Leptospira* genomospecies 5),在系统发育上隶属于腐生型钩端螺旋体的系统进化簇。

【词源和翻译】 "*yanagawae*",新拉丁语阳性名词属格,源自日本微生物学家R. Yanagawa的名字,以纪念他对钩端螺旋体研究做出的重要贡献,菌名翻译为"柳川钩端螺旋体"。

【临床意义】 柳川钩端螺旋体分离于中国,来源不明,目前认为其对人无致病性[13]。

***Leptospira* 钩端螺旋体属参考文献**

Leptotrichiaceae 纤毛菌科 Staley and Whitman, 2012

【词源和翻译】 "Leptotrichiaceae",新拉丁语阴性名词,源自模式菌属"纤毛菌属"(*Leptotrichia*),科名翻译为"纤毛菌科"。

一、分类学

纤毛菌科隶属于梭杆菌门(Fusobacteria)、梭杆菌纲(Fusobacteria)、梭杆菌目(Fusobacteriales),该科共有4个菌属:纤毛菌属、斯尼思杆菌属(*Sneathia*)、链杆菌属(*Streptobacillus*)、赛巴尔德菌属(*Sebaldella*)。模式菌属为纤毛菌属。

二、科的特征

纤毛菌科的描述主要基于16S rRNA基因系统发育分析。专性或兼性厌氧革兰阴性杆菌。目前所有已描述的菌种均动力阴性。发酵型代谢,可发酵碳水化合物产生乳酸、甲酸和琥珀酸等有机酸。部分菌种生长需要血液和血清。部分菌种分离于临床标本,对人类致病。目前有分离于人的口腔和白蚁的后肠[1]。

Leptotrichiaceae 纤毛菌科参考文献

Leptotrichia 纤毛菌属 Trevisan, 1879

【词源和翻译】 "*Leptotrichia*",新拉丁语阴性名词,由"*leptos*"和"*thrix*"两个词根组成:"*leptos*",希

腊语形容词，英文词义为“fine, small”；*thrix*，希腊语阴性名词，英文词义为“hair”。“*Leptotrichia*”，新拉丁语阴性名词，英文词义为“fine hair”，即“细毛”，菌名翻译为“纤毛菌属”。

一、分类学

纤毛菌属隶属于梭杆菌门（Fusobacteria）、梭杆菌纲（Fusobacteria）、梭杆菌目（Fusobacteriales）、纤毛菌科（Leptotrichiaceae），模式菌种为口腔纤毛菌。

二、属的特征

纤毛菌属为革兰氏阴性杆菌，大小为（0.5～3.0）μm×（5～15）μm，单个或成对排列，通常具有扁平的端部，无分枝，无动力。首次培养要求绝对厌氧，随后许多菌株在CO_2存在的条件下可以有氧生长，最佳温度为35～37 ℃，pH为7.0～7.4，分解碳水化合物产酸不产气，发酵葡萄糖产乳酸，可产生微量的醋酸和琥珀酸，不产生硫化氢，吲哚阴性，硝酸盐还原试验阴性。基因组DNA G+C含量为25.0～29.7 mol%。

三、属的临床意义

纤毛菌属主要分布位于人类和一些动物的口腔，亦在女性尿道周围区域检出，有引起急性生殖道感染、绒毛膜炎、菌血症、感染心内膜炎，以及早发性新生儿脑膜炎等的报道[1-17]。

四、抗菌药物敏感性和感染用药

纤毛菌属细菌临床感染少见，目前没有其抗感染治疗方案的权威资料。琼脂稀释法是厌氧菌药敏试验的金标准，可参考CLSI M100中“厌氧菌的MIC折点解释标准”进行结果判读，但难以常规开展。有资料显示，纤毛菌属对青霉素、头孢菌素、β-内酰胺/内酰胺抑制剂复合药、克林霉素、亚胺培南和甲硝唑等敏感[2]，供参考。

五、属内菌种

Leptotrichia amnionii 羊水纤毛菌

Shukla et al., 2002

【分类学评述】 该菌种有在临床微生物期刊中描述且有多起临床感染报道，但暂未获得国际原核生物系统学委员会的权威认可。

【词源和翻译】 “*amnionii*”，拉丁语名词属格，英文词义为“from amnion”，即“源自羊膜”，意指其分离于子宫内如胚胎和羊水的胚胎膜，菌名翻译为“羊水纤毛菌”。

【临床意义】 羊水纤毛菌最早分离于流产孕妇的羊水标本，有在分娩或分娩后引起产妇的发热和菌血症，以及新生儿脑膜炎的报道[3-7]。

Leptotrichia buccalis 口腔纤毛菌

(Robin, 1853) Trevisan, 1879

【分类学评述】 该菌种最早在1853年即有描述，当时命名为“*Leptothrix buccalis*”。

【词源和翻译】 “*buccalis*”，新拉丁语阴性形容词，由“*bucca*”和“*-alis*”两个词根组成：“*bucca*”，拉丁语名词，英文词义为“the mouth”；*-alis*，拉丁语阴性后缀，英文词义为“suffix denoting pertaining to”。*buccalis*，英文词义为“buccal, pertaining to the mouth”，即“颊部，属于口腔的”，菌名翻译为“口腔纤毛菌”。

【临床意义】 口腔纤毛菌主要分布于人类的口腔，也存在于女性尿道周围区域，目前有引起败血症等严重系统感染的报道[8-9]。

Leptotrichia goodfellowii 古德费诺纤毛菌

Eribe et al., 2004

【词源和翻译】 “*goodfellowii*”，新拉丁语阳性名词属格，源自Mike Goodfellow的名字，以纪念他对微生物分类学做出的贡献，菌名翻译为“古德费诺纤毛菌”。

【临床意义】 古德费诺纤毛菌是2004年提议的菌种，有学者认为其是一种被低估了的人体病原菌，目前有引起犬咬后的伤口感染、感染性心内膜炎、化疗后的菌血症和致死性败血症的报道[10-12]。

Leptotrichia hofstadii 霍夫斯德纤毛菌

Eribe et al., 2004

【词源和翻译】 "*hofstadii*"，新拉丁语阳性名词属格，源自Tor Hofstad的名字，以纪念他对纤毛菌的分类做出的贡献，菌名翻译为"霍夫斯德纤毛菌"。

【临床意义】 霍夫斯德纤毛菌分离于健康人的唾液，暂未有人类感染的报道[1]。

Leptotrichia hongkongensis 香港纤毛菌

Woo et al., 2011

【词源和翻译】 "*hongkongensis*"，新拉丁语阳性/阴性形容词，源自分离模式菌种的地名中国香港(Hong Kong)，菌名翻译为"香港纤毛菌"。

【临床意义】 香港纤毛菌是2004年提出的菌种，目前有引起化疗患者菌血症的报道[2]。

Leptotrichia shahii 沙阿纤毛菌

Eribe et al., 2004

【词源和翻译】 "*shahii*"，新拉丁语阳性名词属格，源自出生于特立尼达的微生物学家Haroun N. Shah的名字，以纪念他对微生物学做出的贡献，由"Shah"拉丁化而来，菌名翻译为"沙阿纤毛菌"。

【临床意义】 沙阿纤毛菌分离于牙龈炎患者标本，暂未发现与人类疾病的相关性[1]。

Leptotrichia trevisanii 特雷维桑（特氏）纤毛菌

Tee et al., 2002

【词源和翻译】 "*trevisanii*"，新拉丁语阳性名词属格，源自Trevisan的名字，以纪念他在1879年提出了纤毛菌属，菌名翻译为"特雷维桑纤毛菌"，亦简译为"特氏纤毛菌"。

【临床意义】 特雷维桑(特氏)纤毛菌是2004年提议的菌种，有引起急性生殖道感染、绒毛膜炎和菌血症的报道[7-8]，且有资料发现其在化疗患者的纤毛菌菌血症中占据了主要地位[2]。

Leptotrichia wadei 韦德纤毛菌

Eribe et al., 2004

【词源和翻译】 "*wadei*"，新拉丁语阳性名词属格，源自William G. Wade的名字，以纪念他对微生物学做出的贡献，菌名翻译为"韦德纤毛菌"。

【临床意义】 韦德纤毛菌分离于健康人的唾液，暂未发现与人类疾病的相关性[1]。

***Leptotrichia* 纤毛菌属参考文献**

L

Leuconostocaceae 明串球菌科 Schleifer, 2010

【词源和翻译】 "Leuconostocaceae"，新拉丁语阴性复数名词，源自模式菌属"明串球菌属"(*Leuconostoc*)，科名翻译为"明串球菌科"。

一、分类学

明串球菌科隶属于厚壁菌门(Firmicutes)、芽孢杆菌纲(Bacilli)、乳酸杆菌目(Lactobacillales)。该科共有3个菌属：明串球菌属、酒球菌属(*Oenococcus*)、魏斯菌属(*Weissella*)。模式菌属为明串球菌属。

二、科的特征

明串球菌科为革兰氏阳性椭圆形或球形细菌,无动力,无芽孢。兼性厌氧,触酶阴性,不产生细胞色素,发酵葡萄糖产乳酸、二氧化碳、醋酸盐和乙醇[1]。

Leuconostocaceae 明串球菌科参考文献

Leuconostoc 明串球菌属 van Tieghem, 1878

【词源和翻译】 "*Leuconostoc*",新拉丁语中性名词,由"*leukos*"和"*nostos*"两个词根组成:"*leukos*",希腊语形容词,英文词义为"clear, light";"*nostoc*",新拉丁语中性名词,英文词义为"algal generic name"。"*Leuconostoc*",英文词义为"colorless nostoc",即"明亮的串珠丝",菌名翻译为"明串球菌属"。

一、分类学

明串球菌属隶属于厚壁菌门(Firmicutes)、芽孢杆菌纲(Bacilli)、乳酸杆菌目(Lactobacillales)、明串球菌科(Leuconostocaceae),模式菌种为肠膜样明串珠菌[1]。

二、属的特征

明串珠菌属为革兰氏染色阳性菌,呈球形,成对或呈链状排列,在琼脂生长过后可呈小扁豆状,无动力,无芽孢。兼性厌氧菌,菌落小,通常直径不足1.0 mm,圆形、光滑、灰白色。穿刺培养沿穿刺线生长,很少在表面生长,肉汤培养均匀混浊但形成长链的菌株易于沉淀。最适温度为20~30 ℃,生长范围为5~30 ℃。以可发酵性碳水化合物为能源,培养基需含有烟酸、硫胺素、生物素或泛素与泛素衍生物。发酵葡萄糖,不发酵多糖和醇(甘露醇除外),可利用苹果酸盐并转化为*L*-(+)乳酸盐。触酶阴性,吲哚阴性,硝酸盐还原试验阴性,缺乏细胞色素,不溶血,不水解蛋白和精氨酸。基因组DNA G+C含量为38.0~44.0 mol%[1]。

三、属的临床意义

明串珠菌属与广泛的肉产品有关,包括鲜肉和真空包装的肉、家禽、加工或腌制的肉,也是人体消化道中数量较高的细菌之一,在人的小肠和大肠中的含量约为10^5个/g,偶在免疫功能低下患者中引起菌血症感染[1-6]。

四、抗菌药物敏感性和感染用药

明串球菌属细菌临床感染少见,目前没有其抗感染治疗方案的权威资料,药敏试验推荐采用微量肉汤稀释法,但难以常规操作。目前CLSI已建立了青霉素、氨苄西林、米诺环素和氯霉素的判读折点,具体可参考CLSI M45中"明串球菌属细菌的MIC折点解释标准"进行药敏结果判读。需要注意的是,明串球菌属菌株对万古霉素天然耐药,故常规药敏试验无须检测万古霉素。从现有的药敏资料来看,该菌属大多数菌株通常对β-内酰胺酶、氯霉素和氨基糖苷类抗菌药物敏感，但也偶见对碳青霉烯类和头孢菌素耐药的菌株[7-8]。

五、属内菌种

Leuconostoc citreum 柠檬明串珠菌

Farrow et al., 1989

【词源和翻译】 "*citreum*"，拉丁语中性形容词，源自柚子树，意指柠檬色，菌名翻译为"柠檬明串球菌"。

【临床意义】 柠檬明串球菌可从低盐发酵的鱼产品中分离，是用于腌制韩国传统泡菜的发酵菌，偶可引起免疫功能低下患者菌血症、肺部感染[3-4]。

Leuconostoc lactis 乳明串珠菌

Garvie, 1960

【词源和翻译】 "*lactis*"，拉丁语中性名词属格，英文词义为"of milk"，即"乳"，意指该菌主要分离于乳制品，菌名翻译为"乳明串球菌"。

【临床意义】 乳明串球菌分离菌株较少，但大多来自乳产品样本，偶可引起免疫功能低下患者菌血症、脑室炎和骨髓炎等[5]。

Leuconostoc mesenteroides 肠膜样明串珠菌

(Tsenkovskii, 1878) van Tieghem, 1878

【分类学评述】 肠膜样明串珠菌目前包括4个亚种，即肠膜样明串珠菌乳脂亚种、肠膜样明串珠菌葡聚糖亚种、肠膜样明串珠菌肠膜亚种和肠膜样明串珠菌瑞典亚种。

【词源和翻译】 "*mesenteroides*"，新拉丁语中性形容词，由"*mesenterion*"和"*-oides*"两个词根组成："*mesenterion*"，希腊语名词，英文词义为"the mesentery"；*-oides*，拉丁语后缀，源自希腊语后缀"*eides*"和希腊语名词"*eidos*"，指"被看到的形式、形态、形象"，英文词义为"ressembling, similar"。"*mesenteroides*"，英文词义为"mesentery-like"，即"肠系膜样的"，菌名翻译为"肠膜样明串球菌"。

Leuconostoc mesenteroides subsp. *cremoris* 肠膜样明串珠菌乳脂亚种

(Knudsen and Sørensen, 1929) Garvie, 1983

【词源和翻译】 "*cremoris*"，拉丁语阳性名词属格，英文词义为"of cream"，即"奶油"，菌名翻译为"肠膜样明串球菌乳脂亚种"。

【临床意义】 肠膜样明串珠菌乳脂亚种是益生菌，暂未有引起人感染的报道。

Leuconostoc mesenteroides subsp. *dextranicum* 肠膜样明串珠菌葡聚糖亚种

(Beijerinck, 1912) Garvie, 1983

【词源和翻译】 "*dextranicum*"，新拉丁语中性形容词，由"*dextranum*"和"*-icum*"两个词根组成："*dextranum*"，拉丁语名词，英文词义为"dextran"；*-icum*，拉丁语中性后缀，英文词义为"suffix used with the sense of pertaining to"。"*dextranicum*"，英文词义为"pertaining to dextran"，即"与葡聚糖相关的"，菌名翻译为"肠膜样明串球菌葡聚糖亚种"。

【临床意义】 肠膜样明串珠菌葡聚糖亚种可产乳酸，可用于牛奶和酒等食物的发酵，目前也有从败血症患者分离的报道[6]。

Leuconostoc mesenteroides subsp. *mesenteroides* 肠膜样明串珠菌肠膜亚种

(Tsenkovskii, 1878) Garvie, 1983

【词源和翻译】 见肠膜样明串珠菌。

【临床意义】 肠膜样明串球菌肠膜亚种是一种人体肠道正常菌群，可在免疫功能低下患者中引起伤口感染、泌尿系统感染、菌血症、脑膜炎及脑脓肿等[5-6]。

Leuconostoc mesenteroides subsp. *suionicum* 肠膜样明串珠菌瑞典亚种

Gu et al., 2012

【词源和翻译】 "*suionicum*"，新拉丁语中性形容词，英文词义为"belonging to (or coming from) Sweden"，即"源自瑞典的"，菌名翻译为"肠膜样明串球菌瑞典亚种"。

【临床意义】 肠膜样明串球菌瑞典亚种通常存在于植物材料、牛奶、乳制品、肉类和其他食品中[8]，尚未有人类感染的报道。

Leuconostoc paramesenteroides 假肠膜明串珠菌

Garvie, 1967

【分类学评述】 该菌种已被重新分类为魏斯菌属，即假肠膜魏斯菌(*Weissella paramesenteroides*)。

L

Leuconostoc 明串球菌属参考文献

Listeriaceae 李斯特菌科 Ludwig et al., 2010

【词源和翻译】 "Listeriaceae",新拉丁语阴性复数名词,源自模式菌属"李斯特菌属"(*Listeria*),科名翻译为"李斯特菌科"。

一、分类学

李斯特菌科隶属于厚壁菌门(Firmicutes)、芽孢杆菌纲(Bacilli)、芽孢杆菌目(Bacillales)。该科共有2个菌属:环丝菌属(*Brochothrix*)、李斯特菌属。

二、科的特征

李斯特菌科是革兰氏阳性短杆菌,有鞭毛,不形成芽孢,需氧或兼性厌氧生长,可发酵葡萄糖产乳酸[1]。

Listeriaceae 李斯特菌科参考文献

Listeria 李斯特菌属 Pirie, 1940

【词源和翻译】 "*Listeria*",新拉丁语阴性名词,源自英国外科医生和防腐专家 Lord Lister 的名字,菌名翻译为"李斯特菌属"。

一、分类学

李斯特菌属隶属于厚壁菌门(Firmicutes)、芽孢杆菌纲(Bacilli)、芽孢杆菌目(Bacillales)、李斯特菌科(Listeriaceae),模式菌种为产单核细胞增生李斯特菌。

二、属的特征

李斯特菌属为革兰氏染色阳性、形态规则的短杆菌,大小为(0.4~0.5) μm×(0.5~2.0) μm,单个或呈短链状排列。陈旧菌株革兰氏染色着色效果欠佳,可见6~20 μm或更长的丝状体,不抗酸,无荚膜,于20~25 ℃条件下培养时以少数周鞭毛运动。需氧或兼性厌氧,营养琼脂上培养24~48 h菌落呈圆形、半透明、露滴状,直径为0.5~1.5 μm,边缘整齐,在斜透射光下菌落显蓝绿色光泽。在0.25%

(*W/V*)琼脂,8%(*W/V*)明胶和1.0%(*W/V*)葡萄糖半固体培养基中,在37 ℃条件下培养24 h后沿着穿刺线生长,随后不规则地扩展于培养基中,在整个培养基中缓慢传播,在表面下方3~5 mm处形成最大的伞状生长区域,最佳温度为30~37 ℃,生长范围为1~45 ℃,在60 ℃加热30 min失活,最适pH为6~9,可在含有高达10%(*W/V*) NaCl的营养肉汤中生长。发酵葡萄糖产酸不产气。触酶阳性,氧化酶阴性,产生细胞色素,甲基红阳性,硝酸盐还原试验阳性,吲哚阴性,不利用外源柠檬酸,需要有机生长因子,可水解七叶苷和马尿酸钠,不水解尿素、明胶、酪蛋白和牛奶。基因组DNA G+C含量为36.0~42.5 mol%。

三、属的临床意义

李斯特菌属细菌主要存在于环境中且以腐生方式栖生。产单核细胞李斯特菌对人致病,而伊万诺夫(伊氏)李斯特菌可对多种动物致病(尤其是山羊和绵羊)。流行病学证据显示,人和牲畜发病,通常与食用了污染产单核李斯特菌的食物和饲料有关。目前,李斯特菌是重要的食源性病原菌,可引起心内膜炎、心包炎、关节炎、骨髓炎、脓肿等多部位的侵袭性感染,其中产单核细胞李斯特菌可引起原发性脓毒血症、脑膜炎和脑炎等感染,病死率高达50%。妊娠是李斯特菌感染的一个高风险因素。由于受胎盘挤压和其他因素影响,李斯特菌可经由食物进入肠道并通过肠道黏膜入血,也可以通过胎盘感染胎儿,造成流产、死胎或早产等[1-3]。

四、抗菌药物敏感性和感染用药

李斯特菌属细菌药敏试验推荐采用微量肉汤稀释法,且CLSI已建立了包括青霉素、氨苄西林、头孢吡肟、头孢噻肟、头孢曲松、亚胺培南、美罗培南、红霉素、环丙沙星、加替沙星、左氧氟沙星和克林霉素的抗菌药物敏感性试验的折点。目前对于李斯特菌属细菌的感染治疗,最佳抗菌药物为氨基青霉素(氨苄西林或阿莫西林),且氨基糖苷类药物和氨基青霉素药物具有协同作用,可作为联合治疗的选择药物,而复方磺胺甲噁唑推荐用于治疗对青霉素过敏的患者。目前有体外药敏试验显示,莫西沙星比阿莫西林杀菌效应更强,故莫西沙星可作为一个有价值的替代药物。

五、属内菌种

Listeria fleischmannii 弗莱施曼李斯特菌

Bertsch et al., 2013

【词源和翻译】 "*fleischmannii*",新拉丁语阳性名词属格,源自农业科学家和乳制品科技的开拓者Wilhelm Fleischmann教授的名字,菌名翻译为"弗莱施曼李斯特菌"。

【临床意义】 弗莱施曼李斯特菌分离于瑞士西部的奶酪,暂无人类感染的相关报道[1-3]。

Listeria fleischmannii subsp. *coloradonensis* 弗莱施曼李斯特菌科罗拉多亚种

den Bakker et al., 2013

【词源和翻译】 "*coloradonensis*",新拉丁语阳性/阴性形容词,源自首次分离模式菌种的地名美国科罗拉多州(Colorado),菌名翻译为"弗莱施曼李斯特菌科罗拉多亚种"。

【临床意义】 弗莱施曼李斯特菌科罗拉多亚种分离于一个牧牛场收集的土壤样品,暂无人类感染的相关报道[1-3]。

Listeria fleischmannii subsp. *fleischmannii* 弗莱施曼李斯特菌弗莱施曼亚种

den Bakker et al., 2013

【词源和翻译】 见弗莱施曼李斯特菌。

【临床意义】 弗莱施曼李斯特菌弗莱施曼亚种分离于大牧场,暂无人类感染的相关报道[1-3]。

Listeria grayi 格雷(格氏)李斯特菌

Errebo Larsen and Seeliger, 1966 (Approved Lists, 1980)

【分类学评述】 该菌种最早在1966年即被描述为"*Murraya grayi*",在1971年被描述为现在的格雷(格氏)李斯特菌并于1980年被收录到《核准的细菌名称目录》。

【词源和翻译】 "*grayi*",新拉丁语阳性名词属格,源自美国细菌学家M. L. Gray的名字,菌名翻译为“格雷李斯特菌”,亦简译为“格氏李斯特菌”。

【临床意义】 格雷(格氏)李斯特菌广泛分布于自然界中,见于土壤、泥土、污水、植物和动物和人的粪便中,目前有引起人中耳炎及免疫功能低下患者菌血症的报道[4]。

Listeria innocua 无害李斯特菌

(ex Seeliger and Schoofs, 1979) Seeliger, 1983

【分类学评述】 该菌种最早在1979年即被描述为无害李斯特菌,在1983年获得国际原核生物系统学委员会的确认。

【词源和翻译】 “*innocua*”,拉丁语阴性形容词,英文词义为“harmless”,即“无害的”,菌名翻译为“无害李斯特菌”。

【临床意义】 无害李斯特菌广泛分布于自然界中,见于土壤、泥土、污水、植物和动物和人的粪便中,目前有引起菌血症及脑部感染的报道[5]。

Listeria ivanovii 伊万诺夫李斯特菌

Seeliger et al., 1984

【分类学评述】 该菌种目前包括2个亚种,即伊万诺夫李斯特菌伊万诺夫亚种和伊万诺夫李斯特菌伦敦亚种。

【词源和翻译】 “*ivanovii*”,新拉丁语阳性名词属格,源自保加利亚细菌学家Ivan Ivanov的名字,菌名翻译为“伊万诺夫李斯特菌”。

【临床意义】 伊万诺夫李斯特菌广泛分布于自然界中,见于土壤、泥土、污水、植物和动物和人的粪便中,对动物有致病性(如引起反刍动物败血症或流产),也可以引起免疫受损患者的胃肠炎和菌血症等[6-7]。

Listeria ivanovii subsp. *ivanovii* 伊万诺夫李斯特菌伊万诺夫亚种

(Seeliger et al., 1984) Boerlin et al., 1992

【词源和翻译】 见伊万诺夫李斯特菌。

【临床意义】 见种的临床意义,且有资料显示该亚种比伦敦亚种的临床感染更为多见[8]。

Listeria ivanovii subsp. *londoniensis* 伊万诺夫李斯特菌伦敦亚种

Boerlin et al., 1992

【词源和翻译】 “*londoniensis*”,新拉丁语阳性/阴性形容词,源自E. G. D. Murray和R. G. E. Murray研究李斯特菌的地名加拿大安大略省的伦敦(London),菌名翻译为“伊万诺夫李斯特菌伦敦亚种”。

【临床意义】 见种的临床意义,但有资料显示伊万诺夫亚种比该亚种的临床感染更为多见[8]。

Listeria marthii 玛撒李斯特菌

Graves et al., 2010

【词源和翻译】 “*marthii*”,新拉丁语阳性名词属格,源自Elmer H. Marth的名字,以纪念他对产单核细胞李斯特菌的研究和贡献,菌名翻译为“玛撒李斯特菌”。

【临床意义】 玛撒李斯特菌是2010年发表的新菌种,最初分离于美国手指湖国家公园(Finger Lakes National Forest)的自然环境中,尚未证明其会导致人类疾病[9]。

Listeria monocytogenes 产单核细胞李斯特菌

(Murray et al., 1926) Pirie, 1940 (Approved Lists, 1980)

【分类学评述】 该菌种最早在1926年即被描述为“*Bacterium monocytogenes*”,在1940年被描述为现在的产单核细胞李斯特菌并于1980年被收录到《核准的细菌名称目录》。

【词源和翻译】 “*monocytogenes*”,新拉丁语分词形容词,由“*monocytum*”和“*gennaio*”两个词根组成:“*monocytum*”,新拉丁语名词,英文词义为“a blood cell, monocyte”;“*gennaio*”,希腊语动词,英文词义为“to produce”,即“生产”。“*monocytogenes*”,英文词义为“monocyte-producing”,即“产单核细胞的”,菌名翻译为“产单核细胞李斯特菌”,亦有译为“单核细胞增生李斯特菌”。

【种的特征】 产单核细胞李斯特菌为不分枝的革兰氏阳性短小杆菌,大小为0.5 μm×(1~2) μm,呈球杆状、杆状,成对或呈短链排列。在含5%羊血的胰大豆胨琼脂平板上,35 ℃大气环境下孵育24 h,可形成直径1~2 mm、光滑、灰白色、半透明的菌落,粗糙型菌落较大,大多数菌株可产生狭窄的β-溶血环,有时要刮去菌落在逆光条件下才能看到。在半固体培养基中沿着穿刺线生长,随后不规则地扩展于培养基中,在整个培养基中缓慢传播,在表面下方2~5 mm处形成最大的伞状生长区域。脑脊液等标本直接涂片镜检时,因其两极着色,有时成对排列,应注意与肺炎链球菌相区别。由于该菌种呈多形性,部分菌株一端可膨大,常呈“V”字排列,应注意与棒杆菌相区别。触酶阳性,25 ℃为最适运动温度,超过

35 ℃无动力，可在 4 ℃条件下生长，能发酵葡萄糖、海藻糖、水杨苷，可水解七叶苷，CAMP 试验（用金黄色葡萄球菌）阳性。

【临床意义】 产单核细胞李斯特菌广泛分布于自然界中，包括土壤、污水、植物，以及动物和人的粪便中，目前认为是人畜共患性食源性致病菌，对动物和人类均具有致病性，且其感染通常与食物或饲料有关。流行病学资料显示，该菌种对免疫力低下的成年人或青少年、婴儿、老人和妊娠妇女等普遍易感，潜伏期在 1 d 到 2~3 个月，其中妊娠期妇女病例的潜伏期（中位数 28 d）远高于神经系统感染病例（中位数 9 d）和菌血症病例（中位数 2 d）。目前，该菌种有引起心内膜炎、心包炎、关节炎、骨髓炎、腹内和大脑脓肿、眼内炎、（巩膜）角膜炎、腹膜炎、胆囊炎、静脉导管、胸膜炎与肺炎等各种感染，且所导致的全身性疾病［通常是败血症和（或）脑膜炎］病死率高。目前认为，机体对李斯特菌病的免疫力主要依靠细胞介导的免疫系统，而人体摄入产单核细胞李斯特菌之后，是否会发生侵袭性感染取决于宿主免疫力及摄入病原菌的数量。尽管在妊娠妇女中，产单核细胞李斯特菌经常会引起轻微自限性流感样病症，但短暂的菌血症可以造成胎盘炎和（或）羊膜炎，并进一步通过胎盘感染胎儿，造成流产、死胎，或者是最为常见的早产。在新生儿中，李斯特菌病可分为早发型和迟发型。早发型是由子宫内感染造成的，呈现出肉芽肿性婴儿脓毒症，可在人体（包括神经系统）内广泛传播；迟发型是指新生儿出生平均 14 d 后出现李斯特菌病症状，这些病原菌的来源不明，可能来源于母亲的生殖道，亦可能来源于食物或其他外环境[1-2]。

该菌种对头孢菌素、磷霉素和呋西地酸具有天然耐药性，对四环素、氯霉素、大环内酯类具有多重耐药性；对抗革兰氏阳性病原菌的新药物，如利奈唑胺、替加环素和达托霉素，通常有较高的敏感性。另有资料显示其对红霉素和万古霉素敏感[1-2]。

Listeria rocourtiae 洛库尔李斯特菌

Leclercq et al., 2010

【词源和翻译】 “*rocourtiae*”，新拉丁语阴性名词属格，源自法国细菌学家 Jocelyne Rocourt 的名字，以纪念其对李斯特菌属分类学研究的贡献，菌名翻译为“洛库尔李斯特菌”。

【临床意义】 洛库尔李斯特菌是 2010 年发表的新菌种，最初在 2002 年分离于生菜标本中，小鼠试验显示无毒力[10]。

Listeria seeligeri 斯利格（斯氏）李斯特杆菌

Rocourt and Grimont, 1983

【词源和翻译】 “*seeligeri*”，新拉丁语阳性名词属格，源自德国细菌学家 Heinz P. R. Seeliger 的名字，菌名翻译为“斯利格（斯氏）李斯特菌”。

【临床意义】 斯利格（斯氏）李斯特菌广泛分布于自然界中，包括土壤、泥土、污水、植物和动物和人的粪便，偶可引起免疫功能低下患者急性化脓性脑膜炎[11]。

Listeria weihenstephanensis 唯森李斯特菌

Lang Halter et al., 2013

【词源和翻译】 “*weihenstephanensis*”，新拉丁语阳性/阴性形容词，源自模式菌种被鉴定的地方德国南部（southern Germany）弗赖辛县唯森区（Freising/Weihenstephan），菌名翻译为“唯森李斯特菌”。

【临床意义】 唯森李斯特菌是 2013 年发表的新菌种，最初分离于池塘的品藻（*Lemna trisulca*）中[12]，暂未有引起人感染的报道。

Listeria welshimeri 威氏李斯特菌

Rocourt and Grimont, 1983

【词源和翻译】 “*welshimeri*”，新拉丁语阳性名词属格，源自美国细菌学家 Herbert J. Welshimer 的名字，菌名翻译为“威氏李斯特菌”。

【临床意义】 威氏李斯特菌广泛分布于自然界中，见于土壤、泥土、污水、植物和动物和人的粪便中，目前认为其对动物或人没有致病性[13]。

Listeria 李斯特菌属参考文献

Lysinibacillus 赖氨酸芽孢杆菌属 Ahmed et al., 2007

【词源和翻译】 “*Lysinibacillus*”,新拉丁语阳性名词,由“*lysinum*”和“*bacillus*”两个词根组成:“*lysinum*”,新拉丁语名词,英文词义为“lysine”;“*bacillus*”,拉丁语阳性名词,英文词义为“a small staff or rod”。*Lysinibacillus*,英文词义为“lysine bacillus, referring to the presence of the Lys-Asp type of peptidoglycan in the cell wall”,即“赖氨酸芽孢杆菌,指细胞壁中存在 Lys-Asp 型肽聚糖”,菌名翻译为“赖氨酸芽孢杆菌属”。

一、分类学

赖氨酸芽孢杆菌属隶属于厚壁菌门(Firmicutes)、芽孢杆菌纲(Bacilli)或硬壁菌纲(Firmibacteria)、芽孢杆菌目(Bacillales)、芽孢杆菌科(Bacillaceae),模式菌种为耐硼赖氨酸芽孢杆菌(*Lysinibacillus boronitolerans*)[1]。

二、属的特征

赖氨酸芽孢杆菌为革兰氏阳性杆菌,有动力,可产生位于肿胀孢子囊中的椭圆形或球形内生孢子芽孢。触酶阳性,氧化酶不确定,β-半乳糖苷酶阴性,吲哚阴性,硝酸盐还原试验阴性,不产生硫化氢。主要的细胞脂肪酸是 iso-$C_{15:0}$、anteiso-$C_{15:0}$或 iso-$C_{16:0}$。呼吸醌系统以 MK-7 和(或)MK-7(H_2)作为主要醌,具有不同量的 MK-3、MK-4、MK-5 和 MK-6。极性脂质谱以 DPG、PG 和 PE 作为主要脂质,具有不同数量的未鉴定的极性脂质和含氨基的脂质。一些物种不含有 PE,而是含有不确定的糖脂作为主要成分。细胞壁肽聚糖中以赖氨酸和天冬氨酸作为诊断性氨基酸,代表细胞壁肽聚糖型 A4α(Lys-Asp)。基因组 DNA G+C 含量为 35.0~38.0 mol%[1]。

三、属的临床意义

赖氨酸芽孢杆菌属主要来源于土壤等自然环境中,可能是一种与侵入性治疗有关的条件致病菌,有分离于人的无菌体液标本并引起致死性感染的报道[1-4]。目前有引起眼内炎的罕见报道[5],且可能在细菌眼内炎中具有与芽孢杆菌属相类似的临床意义,并应作为危急值进行处理。

四、抗菌药物敏感性和感染用药

赖氨酸芽孢杆菌的临床感染少见,目前暂无其抗感染治疗方案的权威资料。从系统发育的亲缘关系推断,对于赖氨酸芽孢杆菌的临床感染,理论上可采用芽孢杆菌的感染用药方案,并参考 CLSI M45 中“芽孢杆菌属细菌(不包括炭疽芽孢杆菌)MIC 折点解释标准”进行药敏结果判读。

五、属内菌种

Lysinibacillus sphaericus 球形赖氨酸芽孢杆菌

(Meyer and Neide, 1904) Ahmed et al., 2007

【分类学评述】 该菌种最早在 1904 年即被描述为球形芽孢杆菌(*Bacillus sphaericus*)并于 1980 年被收录到《核准的细菌名称目录》,在 2007 年被重新分类为现在的球形赖氨酸芽孢杆菌。

【词源和翻译】 “*sphaericus*”,拉丁语阳性形容词,英文词义为“spherical”,即“球形”,菌名翻译为“球形赖氨酸芽孢杆菌”。

【临床意义】 球形赖氨酸芽孢杆菌分布于土壤、水、食品,以及各种其他环境标本中,有引起人的致命性肺假性肿瘤、菌血症和脑膜炎的报道[3]。

Lysinibacillus timonensis 蒂莫赖氨酸芽孢杆菌

Ndiaye et al., 2019

【分类学评述】 该菌种是 2019 年描述的菌种,暂未获得国际原核生物系统学委员会的权威认可。

【词源和翻译】 “*timonensis*”，拉丁语阳性/阴性形容词，因首次分离于法国马赛市蒂莫（Timone）医院而得名，由“Timone”拉丁化而来，菌名翻译为“蒂莫赖氨酸芽孢杆菌”。

【临床意义】 蒂莫赖氨酸芽孢杆菌可分离于人体皮肤[6]，但临床意义不明确。

Lysinibacillus 赖氨酸芽孢杆菌属参考文献

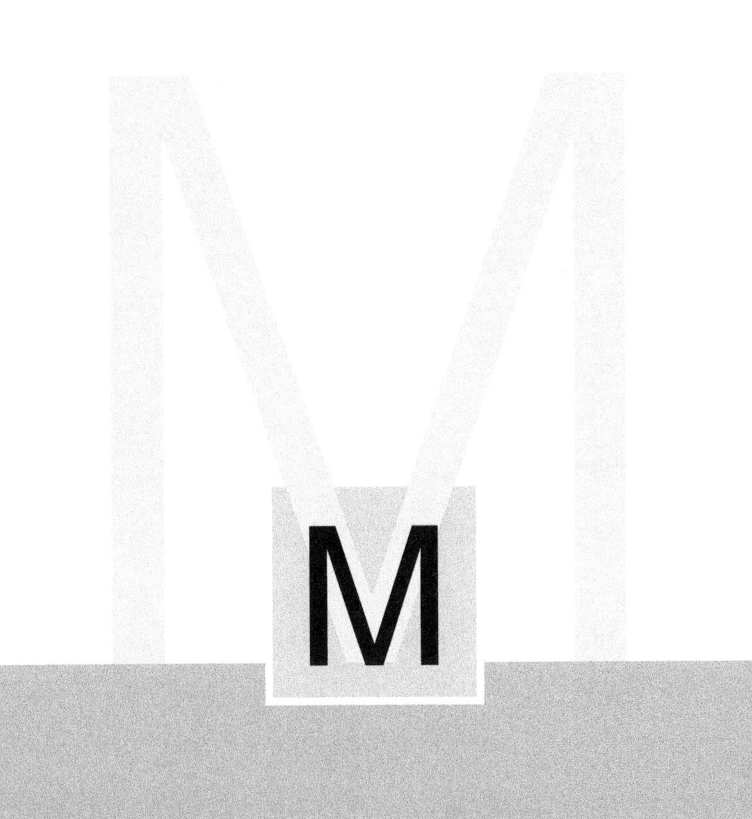

M

Macrococcus 巨型球菌属 Kloos et al., 1998

【词源和翻译】 "*Macrococcus*",新拉丁语阳性名词,由"*makros*"和"*coccus*"两个词根组成:"*makros*",希腊语形容词,英文词义为"large";"*coccus*",新拉丁语阳性名词,源自希腊语阳性名词"*kokkos*",英文词义为"a grain or berry"。"*Macrococcus*",英文词义为"a large coccus",即"巨型球菌",菌名翻译为"巨型球菌属"。

一、分类学

巨型球菌属隶属于厚壁菌门(Firmicutes)、芽孢杆菌纲(Bacilli)、芽孢杆菌目(Bacillales)、葡萄球菌科(Staphylococcaceae),模式菌种为马巨型球菌(*Macrococcus equipercicus*)[1]。

二、属的特征

巨型球菌为革兰氏阳性菌,直径为0.7~2.5 μm,大部分成对排列,也可出现四联排列或不规则排列。无动力,不形成芽孢。轻度兼性厌氧,化能有机营养,不分解*D*-纤维二糖产酸。触酶阳性,氧化酶阳性。基因组DNA G+C含量为38.0~45.0 mol%[1]。

三、属的临床意义

巨型球菌通常被认为是一种动物病原菌,可引起动物的皮肤感染,尤其是犬类和美洲驼。该菌属中,解酪巨型球菌被发现与发酵食品中香气和风味的形成有关,因此常被用于发酵中的发酵剂。尽管不认为其是一种人类病原菌,但由于与葡萄球菌属亲缘关系密切,且存在与耐甲氧西林和其他抗菌物相关基因,故存在耐药基因转移到食品中葡萄球菌的风险[1-3]。

四、抗菌药物敏感性和感染用药

巨型球菌属与葡萄球菌属亲缘关系密切,如引起临床感染,理论上可参考葡萄球菌属的抗菌药物敏感性试验方法和感染治疗方案。

五、属内菌种

Macrococcus caseolyticus 解酪巨型球菌

(Schleifer et al., 1982) Kloos et al., 1998

【分类学评述】 该菌种最早在1982年被分类为解酪葡萄球菌(*Staphylococcus caseolyticus*),在1998年被重新分类为现在的解酪巨型球菌。

【词源和翻译】 "*caseolyticus*",新拉丁语阳性形容词,由"*caseus*"和"*lyticus*"两个词根组成:"*caseus*",拉丁语名词,英文词义为"cheese";"*lyticus*",新拉丁语阳性形容词,源自希腊语阳性形容词"*lutikos*",英文词义为"able to loosen, able to dissolve"。"*caseolyticus*",英文词义为"casein-dissolving",即"溶解酪蛋白的",菌名翻译为"解酪巨型球菌"。

【临床意义】 解酪巨型球菌被认为是一种动物病原菌,可引起动物的皮肤感染,也有在牛奶和肉制品中发现,暂未发现其与人类疾病的相关性[1-3]。

M

***Macrococcus* 巨型球菌属参考文献**

Mannheimia 曼海姆菌属 Angen et al., 1999

【词源和翻译】"*Mannheimia*",新拉丁语阴性名词,英文词义为"named in tribute to the German microbiologist Walter Mannheim",源自德国微生物学家 Walter Mannheim 的名字,菌名翻译为"曼海姆菌属"。

一、分类学

曼海姆菌属隶属于变形菌门(Proteobacteria)、γ-变形菌纲(Gammaproteobacteria)、巴斯德菌目(Pasteurellales)、巴斯德菌科(Pasteurellaceae),模式菌种为溶血曼海姆菌。

二、属的特征

曼海姆菌属为革兰氏阴性杆菌或球杆菌,有些菌种可表现出双极着色,大小为 0.5 μm×1.2 μm,无动力,不形成芽孢。嗜中温菌,兼性厌氧菌或微嗜氧菌,生长不需要 X 因子和 V 因子,使用适当的培养基可出现 β-溶血。发酵葡萄糖但不产气,发酵甘露醇,不发酵侧金盏花醇、*L*-山梨糖、海藻糖和甘露糖。氧化酶不定但通常为阳性,碱性磷酸酶阳性,硝酸盐还原试验阳性,西蒙氏柠檬酸盐试验和精氨酸双水解酶试验阴性。基因组 DNA G+C 含量为 39.2~43.9 mol%。

三、属的临床意义

曼海姆菌属可以引起猪、牛、羊等动物的脑膜炎、肺炎、乳腺炎和败血症等,暂无引起人感染的报道[1-2]。

四、抗菌药物敏感性和感染用药

目前暂无曼海姆菌感染用药的相关信息,但从系统发育关系上推断,其可能可参考巴斯德属(*Pasteurella*)的药敏试验方法和感染用药方案。

五、属内菌种

Mannheimia haemolytica 溶血曼海姆菌

(Newsom and Cross, 1932) Angen et al., 1999

【分类学评述】 该菌种在 1932 年即被描述为溶血巴斯德菌(*Pasteurella haemolytica*)并于 1980 年被收录到《核准的细菌名称目录》,在 1999 年被分类为现在的溶血曼海姆菌。

【词源和翻译】"*haemolytica*",新拉丁语阴性形容词,由"*haîma*"和"*lytica*"两个词根组成:"*haîma*",希腊语名词,英文词义为"blood";"*lytica*",新拉丁语阴性形容词,源自希腊语阴性形容词"*lutikê*",英文词义为"able to loosen, able to dissolve"。*haemolytica*,英文词义为"blood dissolving, referring to the hemolysis seen on blood agar",即"溶解血液的,是指在血琼脂上看到的溶血",菌名翻译为"溶血曼海姆菌"。

【临床意义】 溶血曼海姆菌有从患有肺炎的牛和羊、患有败血症的羊羔与患有乳腺炎母羊中分离出来的报道,尚未证明其与人类疾病的相关性[1-2]。

M

Mannheimia 曼海姆菌属参考文献

Marvinbryantia 马文布莱恩菌属 Wolin et al., 2008

【词源和翻译】 “*Marvinbryantia*”，新拉丁语阴性名词，源自 Marvin P. Bryant (1925~2000) 的名字，以纪念他在厌氧生态系统的微生物生态学方面做出的杰出贡献，菌名翻译为“马文布莱恩菌属”。

一、分类学

马文布莱恩菌属隶属于厚壁菌门(Firmicutes)、梭菌纲(Clostridia)、梭菌目(Clostridiales)、毛螺菌科(Lachnospiraceae)，模式菌种需甲酸酯马文布莱恩菌为目前属内唯一菌种。需要指出的是，该菌属曾分类为布莱恩菌属(*Bryantella*)，现判定其为不合法命名，而正确的命名应为马文布莱恩菌属[1]。

二、属的特征

马文布莱恩菌属为革兰氏阳性菌，呈短棒状，无动力，无芽孢。厌氧，当在高浓度的甲酸盐存在下生长时，醋酸盐是葡萄糖发酵的唯一产物；在低浓度的甲酸盐存在下生长时，葡萄糖发酵产生琥珀酸盐、乳酸盐和醋酸盐。触酶和氧化酶阴性，吲哚阴性，硝酸盐还原试验阴性。基因组 DNA G+C 含量为 50.3 mol%[1]。

三、属内菌种

Marvinbryantia formatexigens 需甲酸酯马文布莱恩菌

(Wolin et al., 2004) Wolin et al., 2008

【词源和翻译】 “*formatexigens*”，新拉丁语阴性分词形容词，由“*formasatis*”和“*exigens*”两个词根组成：“*formasatis*”，新拉丁语名词，英文词义为“formate”；“*exigens*”，拉丁语分词形容词，英文词义为“demanding”。“*formatexigens*”，英文词义为“formate-demanding”，即“需甲酸盐的”，菌名翻译为“需甲酸酯马文布莱恩菌”。

【临床意义】 需甲酸酯马文布莱恩菌分离于人类粪便，暂未有引起人致病的相关报道[1-2]。

【抗菌药物敏感性和感染用药】 需甲酸酯马文布莱恩菌是一种厌氧的革兰氏阳性菌，甲硝唑、青霉素类、β-内酰胺类和包括美罗培南在内的碳青霉烯类抗菌药物通常有很好的抗菌活性，供参考。

Marvinbryantia 马文布莱恩菌属参考文献

M

Megamonas 巨单胞菌属 Shah and Collins, 1983

【词源和翻译】 “*Megamonas*”，新拉丁语阴性名词，由“*megas*”和“*monas*”两个词根组成：“*megas*”，希腊语形容词，英文词义为“large”；“*monas*”，拉丁语阴性名词，英文词义为“a unit, monad”。*Megamonas*，英文词义为“large monad”，即“巨大的单胞体”，菌名翻译为“巨单胞菌属”。

一、分类学

巨单胞菌属隶属于厚壁菌门(Firmicutes)、阴皮菌纲(Negativicutes)、月形单胞菌目(Selenomonadales)、月形单胞菌科(Selenomonadaceae),模式菌种为超巨巨单胞菌[1]。

二、属的特征

巨单胞菌属为革兰氏阴性杆菌,大小为(2.0~3.0) μm×(5.0~11.0) μm,端钝圆,初次分离可有荚膜。PYG 中培养产生丙酸、醋酸及少量乳酸和琥珀酸,不产氢,20%胆汁培养基中生长弱或良好,发酵葡萄糖、果糖、乳糖、甘露醇、甘露糖、麦芽糖、木糖、蕈糖、蔗糖、蜜二糖、棉子糖和阿拉伯糖,不发酵淀粉和七叶苷。吲哚阴性,硝酸盐还原试验阴性,水解七叶苷,不液化明胶,不消化肉类,能使牛乳凝固[1]。

三、属的临床意义

巨单胞菌属分离于人和动物的粪便,暂未发现其与人和动物疾病的相关性[1-2]。

四、抗菌药物敏感性和感染用药

巨单胞菌是厌氧革兰氏阴性杆菌,目前暂无其抗菌药物敏感性和感染用药的相关性息;从其革兰氏染色和厌氧特性来看,甲硝唑、青霉素类、β-内酰胺类抗菌药物可能有抗菌活性,供参考。

五、属内菌种

Megamonas funiformis 线状巨单胞菌

Sakon et al., 2008

【词源和翻译】 "*funiformis*",新拉丁语阴性形容词,由"*funis*"和"*-formis*"两个词根组成:"*funis*",拉丁语阳性名词,英文词义为"string";"*-formis*",拉丁语阴性形容词后缀,源自拉丁语名词"*forma*",指图、形状、外观,英文词义为"-like, in the shape of"。"*funiformis*",英文词义为"string-shaped, referring to the cell shape",即"线状,指细胞形状",菌名翻译为"线状巨单胞菌"。

【临床意义】 线状巨单胞菌分离于人类的粪便,暂未有引起人致病的相关报道[1]。

Megamonas hypermegale 超巨巨单胞菌

corrig. (Harrison and Hansen, 1963) Shah and Collins, 1983

【分类学评述】 该菌种最早在 1963 年被描述为超巨拟杆菌(*Bacteroides hypermegas*)并于 1980 年被收录到《核准的细菌名称目录》,在 1983 年被重新分类为现在的超巨巨单胞菌。

【词源和翻译】 "*hypermegale*",新拉丁语阴性形容词,由"*hyper*"和"*megas*"两个词根组成:"*hyper*",希腊语前缀,英文词义为"over, more than";"*megas*",希腊语形容词,英文词义为"big"。"*hypermegale*",英文词义为"very big",即"非常大的",菌名翻译为"超巨巨单胞菌"。

【临床意义】 超巨巨单胞菌分离于人类的粪便,暂未有引起人致病的相关报道[2]。

M

Megamonas 巨单胞菌属参考文献

Megasphaera 巨球菌属 Rogosa, 1971 (Approved Lists, 1980)

【词源和翻译】 "*Megasphaera*",新拉丁语阴性名词,由"*megâs*"和"*sphaera*"两个词根组成:"*megâs*",希腊语形容词,英文词义为"big";"*sphaera*",拉丁语阴性名词,英文词义为"a sphere"。"*Megasphaera*",英文词义为"big sphere",表示"巨大的球(菌)",菌名翻译为"巨球菌属"。

一、分类学

巨球菌属隶属于厚壁菌门(Firmibacteria)、梭菌纲(Clostridia)、梭菌目(Clostridiales)、韦荣球菌科(Veillonellaceae),模式菌种为埃尔(埃氏)登巨球菌[1]。

二、属的特征

巨球菌属为一种厌氧革兰氏阴性球菌,直径为 0.4~2 μm 或以上。无动力、无芽孢形成。不确定能否发酵葡萄糖、果糖和乳酸。不确定能否产气。不水解明胶或牛奶,不还原硝酸盐。能利用丙酮酸,但不利用琥珀酸。该菌属的主要代谢终产物是醋酸、丙酸、丁酸、戊酸。基因组 DNA G+C 含量为 42.4~46.4 mol%[1]。

三、属的临床意义

巨球菌可存在于牛、羊的瘤胃和变质的瓶装啤酒,是人体肠道和阴道中的正常菌群,有从眼结膜、羊水和脓液等临床标本中分离,可引起人的龋齿、心内膜炎和肝脓肿等[1-4]。

四、抗菌药物敏感性和感染用药

巨球菌是一种专性厌氧菌,理论上可参考 CLSI M11-A7 中"厌氧菌的 MIC 折点来进行药敏试验"判读。有试验结果显示,埃尔登巨球菌对万古霉素耐药,对多黏菌素敏感;马西利亚巨球菌对阿莫西林,阿莫西林/克拉维酸、头孢曲松、亚胺培南和多西环素敏感,对万古霉素、红霉素、利福平、复方磺胺甲噁唑、甲硝唑和环丙沙星耐药,供参考[1-4]。

五、属内菌种

Megasphaera elsdenii 埃尔(埃氏)登巨球菌

(Gutierrez et al.,1959) Rogosa, 1971

【分类学评述】 该菌种由 Elsden 和 Lewis 在 1953 年描述为"Organism LC",在 1956 年由 Elsden 等描述为"rumen orgnism LC",在 1959 年被分类为埃尔登消化链球菌(*Peptostreptococcus elsdenii*),在 1971 年被分类为现在的埃尔登巨球菌并于 1980 年被收录到《核准的细菌名称目录》。

【词源和翻译】 "*elsdenii*",新拉丁语阳性名词属格,以首次分离该菌种的微生物学家"S. R. Elsden"的名字命名,菌名翻译为"埃尔登巨球菌",亦有译为"埃氏巨球菌"。

【临床意义】 埃尔(埃氏)登巨球菌有从健康人的粪便和肠道分离,目前有引起感染性心内膜炎的相关报道[2]。

Megasphaera indica 印度巨球菌

Lanjekar et al., 2014

【词源和翻译】 "*indica*",拉丁语阴性形容词,以该细菌分离地(印度)命名,菌名翻译为"印度巨球菌"。

【临床意义】 印度巨球菌有从健康人的粪便中分离,其可能是人体肠道中的正常菌群。

Megasphaera massiliensis 马西利亚巨球菌

Padmanabhan et al., 2016

【词源和翻译】 "*massiliensis*",拉丁语形容词,源自菌株分离地马赛(Marseille)的旧称马西利亚

(Massilia),菌名翻译为“马西利亚巨球菌”。

【临床意义】 马西利亚巨球菌有从人的粪便中分离,其可能是人体肠道中的正常菌群[3]。

Megasphaera micronuciformis 小核桃形巨球菌

Marchandin et al., 2003

【词源和翻译】 “*micronuciformis*”,新拉丁语阴性形容词,由“*micros*”、“*nucis*”和“*formis*”三个词根组成:“*micros*”,希腊语形容词,英文词义为“small”;“*nucis*”拉丁语名词属格,英文词义为“of a nut”;“*formis*”拉丁语后缀,源自拉丁语名词“*forma*”,英文词义为“-like, in the shape of”。“*micronuciformis*”,英文词义为“small walnut-shaped”,即“小核桃似的(意指该细菌的细胞及细胞表面的形态)”,菌名翻译为“小核桃形巨球菌”。

【临床意义】 目前仅有两例临床分离报道,一例分离于肝脓肿标本,另一例分离于甲沟炎的脓拭子中[4]。

***Megasphaera* 巨球菌属参考文献**

Methylobacterium 甲基杆菌属 Patt et al., 1976 (Approved Lists, 1980)

【词源和翻译】 “*Methylobacterium*”,新拉丁语中性名词,由“*methylo-*”和“*bacterium*”两个词根组成:“*methylo-*”,新拉丁语前缀,源自新拉丁语名词“*methylum*”,英文词义为“pertaining to the methyl radical”;“*bacterium*”,拉丁语中性名词,英文词义为“rod or staff and, in biology, a bacterium”。“*Methylobacterium*”,英文词义为“methyl bacterium”,即“甲基自由基杆菌”,菌名翻译为“甲基杆菌属”。

一、分类学

甲基杆菌属隶属于变形菌门(Proteobacteria)、α-变形菌纲(Alphaproteobacteria)、根瘤菌目(Rhizobiales)、甲基杆菌科(Methylobacteriaceae),模式菌种为嗜有机物甲基杆菌(Methylobacterium organophilum)[1]。

二、属的特征

甲基杆菌为杆状,菌体大小(0.8~1.2) μm×(1.0~8.0) μm,偶尔呈分枝状或极性生长。在甲基盐琼脂上形成粉红色至橘红色菌落。革兰染色阴性至阴阳不定;具有典型的革兰阴性细胞壁。通过一根端鞭毛、偏鞭毛或侧生鞭毛运动。好氧,具有严格以有氧代谢作为电子终端受体的呼吸类型。化能有机营养和兼性甲基化能营养,能够在甲醛、甲酸和甲醇中生长;有些菌株在甲基化胺中生长。基因组 DNA G+C 含量为 68.0~72.4 mol%[1]。

三、属的临床意义

甲基杆菌广泛分布于自然界,可分离于湖水、饮用水、海水、森林土壤、空气、苔藓植物、树叶、棉花球、空调机、海鲜、大米,也可分离于人的皮肤标本以及与临床治疗相关的医疗用水中,目前有认为其是一种低毒力的机会致病菌,可在免疫力低下患者中引起血流感染[1-7]。

M

四、抗菌药物敏感性和感染用药

甲基杆菌是一种非苛养的革兰氏阴性杆菌,常规药敏试验可参照 CLSI M100 中"其他非肠杆菌目细菌的 MIC 折点解释标准"进行操作。有资料显示,大多数菌株对卡那霉素、庆大霉素、新生霉素 T、链霉素、新霉素,尤其是四环素类药物敏感,对头孢噻吩、萘啶酸、青霉素,杆菌肽、羧苄青霉素、硫酸黏杆菌素、多黏菌素 B 和呋喃妥因耐药,供参考。

五、属内菌种

Methylobacterium aminovorans 噬胺甲基杆菌

Urakami et al., 1993

【词源和翻译】 "*aminovorans*",新拉丁语分词形容词,由"*aminum*"和"*vorans*"两个词根组成:"*aminum*",新拉丁语中性名词,英文词义为"amine";"*vorans*",拉丁语现在分词,英文词义为"eating"。"*aminovorans*",英文词义为"amine devouring",菌名翻译为"噬胺甲基杆菌"。

【临床意义】 噬胺甲基杆菌有引起导管相关性血流感染的罕见报道[3]。

Methylobacterium mesophilicum 嗜中温甲基杆菌

(Austin and Goodfellow, 1979) Green and Bousfield, 1983

【分类学评述】 该菌种在 1979 年被描述为嗜中温假单胞菌(*Pseudomonas mesophilica*)并于 1980 年被收录到《核准的细菌名称目录》,在 1983 年被重新分类为现在的嗜中温甲基杆菌。

【词源和翻译】 "*mesophilicum*",新拉丁语中性形容词,由"*mesos*"和"*philikos-ê-on*"两个词根组成:"*mesos*",希腊语形容词,英文词义为"middle";"*philikos-ê-on*",希腊语形容词,英文词义为"friendly"。"*mesophilicum*",英文词义为"friendly to the middle",即"偏爱中等的温度",菌名翻译为"嗜中温甲基杆菌"。

【临床意义】 嗜中温甲基杆菌广泛存在于环境水中,有分离自牙科综合治疗台水线,目前有引起导管相关性血流感染的报道[3-5]。

Methylobacterium radiotolerans 耐辐射甲基杆菌

corrig. (Ito and Iizuka, 1971) Green and Bousfield, 1983

【分类学评述】 该菌种在 1971 年被描述为耐辐射假单胞菌(*Pseudomonas radiora*)并于 1980 年被收录到《核准的细菌名称目录》,在 1983 年被重新分类为现在的耐辐射甲基杆菌。

【词源和翻译】 "*radiotolerans*",新拉丁语中性形容词,由"*radio*"和"*tolerans*"两个词根组成:"*radio*",拉丁语动词,英文词义为"pertaining to radiation";"*tolerans*",拉丁语现在分词,英文词义为"tolerating"。"*radiotolerans*",英文词义为"tolerating radiation",菌名翻译为"耐辐射甲基杆菌"。

【临床意义】 耐辐射甲基杆菌广泛存在于环境水中,有分离自牙科综合治疗台水线,目前有引起导管相关性血流感染的报道[3-5]。

Methylobacterium thiocyanatum 硫氰酸盐甲基杆菌

Wood et al., 1999

【词源和翻译】 "*thiocyanatum*",新拉丁语中性形容词,由"*thiocyanas*"和"*atum*"两个词根组成:"*thiocyanas*",新拉丁语阳性名词,英文词义为"thiocyanate";"*atum*",拉丁语中性形容词尾缀,英文词义为"provided with"。"*thiocyanatum*",英文词义为"using thiocyanate",即"偏爱中等的温度",菌名翻译为"硫氰酸盐甲基杆菌"。

【临床意义】 硫氰酸盐甲基杆菌有引起导管相关性血流感染的罕见报道[4, 6]。

Methylobacterium zatmanii 扎特曼(扎氏)甲基杆菌

Green et al., 1988

【词源和翻译】 "*zatmanii*",新拉丁语阳性名词属格,以英国生物化学专家 L. J. Zatman 的名字命名,菌名翻译为"扎特曼甲基杆菌",亦有简译为"扎氏甲基杆菌"。

【临床意义】 扎特曼(扎氏)甲基杆菌从口腔拭子分离,以及在免疫力低下患者引起全身性系统感染的罕见报道[7]。

Methylobacterium 甲基杆菌属参考文献

Microbacterium 微杆菌属 Orla-Jensen, 1919 (Approved Lists, 1980)

【词源和翻译】 "*Microbacterium*",新拉丁语中性名词,由"*mikros*"和"*bacterium*"两个词根组成:"*mikros*",希腊语形容词,英文词义为"small";"*bacterium*",拉丁语中性名词,英文词义为"a small rod"。"*Microbacterium*",英文词义为"a small rodlet",即"细微的小杆",菌名翻译为"微杆菌属"。

一、分类学

微杆菌属隶属于放线菌门(Actinobacteria)、放线菌纲(Actinobacteria)、微球菌目(Micrococcales)、微杆菌科(Microbacteriaceae),模式菌种为乳微杆菌(Microbacterium lacticum)[1]。

二、属的特征

微杆菌属在新鲜培养物中培养(12~24 小时)的菌体呈细小、纤细、不规则杆状,一般为(1~2) μm×(0.4~0.6) μm,但某些菌种可长达 6 μm。某些杆菌之间排列成"V"字形结构。可能出现初级分支,但通常不会在菌丝内形成。陈旧培养物中培养(3~7 天)菌体通常较短,呈球状。但是杆-球状排列不会交替出现。菌体革兰阳性、抗酸阴性。无芽孢、无动力。菌落在固体培养基上呈黄白色、黄色或橙色。通常情况严格需氧、触酶阳性。化能有机营养型。在蛋白胨中,缓慢而微弱地利用葡萄糖和某些碳源产酸。能同化部分有机酸。主要的甲基萘醌为不饱和的 MK-11、MK-12、MK-13 和(或)MK-14。MK-10 是某些菌株的次要成分。细胞脂肪酸主要由 $C_{15:0}$、$C_{16:0}$和 $C_{17:0}$组成。基因组 DNA G+C 含量为 63~75 mol%[1]。

三、属的临床意义

微杆菌广泛分布于自然环境中,有从受污染的医院物、肺吸取物和角膜溃疡物中分离,目前有引起伤口感染、透析相关性感染和导管相关性血流感染的报道。对于临床标本中分离的微杆菌,宜结合标本信息和临床症状进行评估,当从无菌部位分离,以及正确采集的有菌部位中分离且为优势菌时,应考虑为病原菌并进行药敏试验[2-4]。

四、抗菌药物敏感性和感染用药

微杆菌是一种不规则的革兰氏阳性杆菌,部分菌种的耐药性较强,且对抗菌药物的敏感性具有不确定性(包括对万古霉素耐药),故推荐对具有临床意义的菌株进行药物敏感性试验。目前,CLSI M45 推荐肉汤稀释法,具体可参考"棒杆菌属细菌(包括白喉棒杆菌)的 MIC 折点解释标准"进行药敏结果判读,而 EUCAST 建立了 K-B 法的药敏判读折点[2-5]。

五、属内菌种

Microbacterium aurum 金色微杆菌

Yokota et al., 1993

【词源和翻译】 "*aurum*",拉丁语中性名词,英文词义为"gold",菌名翻译为"金色微杆菌"。

M

【临床意义】 金色微杆菌有在人的伤口拭子和血液等标本分离的报道[2]。

Microbacterium foliorum 树叶（叶片）微杆菌

Behrendt et al., 2001

【词源和翻译】 “*foliorum*”,拉丁语中性复数名词属格,英文词义为“of the leaves”,即“关于树叶的”,菌名翻译为“树叶微杆菌”,亦有译为“叶片微杆菌”。

【临床意义】 树叶(叶片)微杆菌有在人的伤口拭子、胸腔积液和血液等标本分离并引起感染的报道[2]。

Microbacterium oxydans 氧化微杆菌

(Chatelain and Second, 1966) Schumann et al., 1999

【词源和翻译】 “*oxydans*”,新拉丁语分词形容词,由词根“*oxydo*”变化而来:“*oxydo*”,新拉丁语动词,源自希腊语形容词“*oxus*”,英文词义为“to oxidize”。“*oxydans*”,英文词义为“oxidizing”,即“氧化的”,菌名翻译为“氧化微杆菌”。

【临床意义】 氧化微杆菌是临床标本中最常分离的两个微杆菌属菌种之一,有分离于人的咽拭子、伤口、上颌窦、尿液、眼分泌物、淋巴结、透析液和血液等多种类型临床标本与引起临床感染的报道[2-3]。

Microbacterium paraoxydans 副氧化微杆菌

Laffineur et al., 2003

【词源和翻译】 “*paraoxydans*”,新拉丁语分词形容词,由“*para*”和“*oxydans*”两个词根组成:“*para*”,希腊语介词,英文词义为“beside, alongside of, near, like”;“*oxydans*”,新拉丁语分词形容词,英文词义为“a bacterial specific epithet”。“*paraoxydans*”,英文词义为“like (*Microbacterium*) *oxydans*, because the organism resembles *Microbacterium oxydans*”,即“像氧化微杆菌,因为该微生物类似于氧化微杆菌”,菌名翻译为“副氧化微杆菌”。

【临床意义】 副氧化微杆菌是临床标本中最常分离的两个微杆菌属菌种之一,有分离于伤口拭子、膝部穿刺液、胸腔积液、血液、尿液等多种类型临床标本和引起临床感染的报道[2-4]。

Microbacterium resistens 耐药（抗性）微杆菌

(Funke et al., 1998) Behrendt et al., 2001

【词源和翻译】 “*resistens*”,拉丁语分词形容词,英文词义为“being resistant, referring to the vancomycin resistance which is very unusual for coryneform bacteria”,即“有耐药性的,针对在棒杆菌中万古霉素耐药是非常不寻常的”,菌名翻译为“耐药微杆菌”,亦有译为“抗性微杆菌”。

【临床意义】 耐药微杆菌有分离于人的角膜溃疡物标本中[2]。

***Microbacterium* 微杆菌属参考文献**

Micrococcus 微球菌属 Cohn, 1872 (Approved Lists, 1980)

M

【词源和翻译】 “*Micrococcus*”,新拉丁语阳性名词,由“*mikros*”和“*coccus*”两个词根组成:“*mikros*”,希腊语形容词,英文词义为“small, little”;“*coccus*”,新拉丁语阳性名词,源自希腊语阳性名词“*kokkos*”,英文词义为“coccus”。“*Micrococcus*”,英文词义为“small coccus”,即“细微的球菌”,菌名翻译为“微球菌属”。

一、分类学

微球菌属隶属于放线菌门(Actinobacteria)、放线菌纲(Actinobacteria)、微球菌目(Micrococcales)、微

球菌科(Micrococcaceae),模式菌种为藤黄微球菌[1]。

二、属的特征

微球菌为革兰氏阳性菌,呈球形、无芽孢、无动力。化能有机营养型,严格需氧。触酶阳性、氧化酶阳性。嗜温、不嗜盐。肽聚糖含有 *L*-赖氨酸,可作为鉴别氨基酸的依据。其典型肽聚糖型为 A2 或 A4α。其主要呼吸醌组成为 MK-8 和 MK-8(H_2)或 MK-8(H_2)或 MK-7(H_2)。主要细胞色素为 aa3、b557、b567、d626;也可能含有细胞色素 c550、c551、b563、b564 和 b567。基因组 DNA G+C 含量为 69~76 mol%[1]。

三、属的临床意义

微球菌属一般认为是无害的腐生菌,但也可以成为机会致病菌,可引起免疫功能不全患者的临床感染[1-4]。

四、抗菌药物敏感性和感染用药

对于微球菌属,目前暂无标准化的药敏试验方法和可参考的药敏判读折点。鉴于其营养特性和革兰氏染色特性,一般建议参考葡萄球菌的抗菌药物种类并采用肉汤稀释法进行药敏试验,以获得 MIC 90 的相关数据。有资料显示,微球菌属通常对 β-内酰胺类、大环内酯类、四环素、利奈唑胺、利福平、糖肽类敏感,且临床感染治疗建议联合应用万古霉素与利福平和庆大霉素[4]。

五、属内菌种

Micrococcus halobius 盐生微球菌

Onishi and Kamekura, 1972 (Approved Lists, 1980)

【分类学评述】 该菌种已被重新分类为涅斯捷连科菌属(*Nesterenkonia*),见盐生涅斯捷连科菌(*Nesterenkonia halobia*)。

Micrococcus luteus 藤黄微球菌

(Schroeter, 1872) Cohn, 1872 (Approved Lists, 1980)

【分类学评述】 该菌种在 1872 年即被描述为"*Bacteridium luteum*"和"*Sarcina lutea*",1980 年被描述为现在的藤黄微球菌并被收录到《核准的细菌名称目录》。另有数据显示,实验室常用的质控菌株藤黄微球菌 ATCC 9341 实际为库克菌属(*Kocuria*),目前已被重新分类为嗜根库克菌(*Kocuria rhizophila*)[5]。

【词源和翻译】 "*luteus*",拉丁语阳性形容词,英文词义为"golden yellow",即"金黄色的",菌名翻译为"藤黄微球菌"。

【临床意义】 藤黄微球菌是人体皮肤表面的正常定植菌之一,也是一种条件致病菌,可引起感染性休克、脑膜炎、化脓性关节炎、心内膜炎、脑脓肿、菌血症、导管相关感染,以及 HIV 患者的慢性皮肤感染等[1-4]。

Micrococcus lylae 里拉微球菌

Kloos et al., 1974 (Approved Lists, 1980)

【词源和翻译】 "*lylae*",拉丁语阴性名词属格,英文词义为"of Lyla",即以最初分离该菌种的 Lyla Kloos 的名字命名,菌名翻译为"里拉微球菌"。

【临床意义】 里拉微球菌有分离于动物皮肤表面,而关于人的感染报道相对少见。

Micrococcus roseus 玫瑰色微球菌

Flügge, 1886 (Approved Lists, 1980)

【分类学评述】 该菌种已被重新分类为库克菌属,见玫瑰色库克菌(*Kocuria rosea*)。

Micrococcus 微球菌属参考文献

Mobiluncus 动弯杆菌属 Spiegel and Roberts, 1984

【词源和翻译】 "*Mobiluncus*",新拉丁语阳性名词,由"*mobilis*"和"*uncus*"两个词根组成:"*mobilis*",拉丁语形容词,英文词义为"movable, mobile";"*uncus*",拉丁语阳性名词,英文词义为"a hook"。"*Mobiluncus*",英文词义为"a motile curved rod",即"一个能动的弯曲的杆菌",菌名翻译为"动弯杆菌属"。

一、分类学

动弯杆菌属隶属于放线菌门(Actinobacteria)、放线菌纲(Actinobacteria)、放线菌目(Actinomycetales)、放线菌亚目(Actinomycineae)、放线菌科(Actinomycetaceae),模式菌种为柯替斯(柯氏)动弯杆菌[1]。

二、属的特征

动弯杆菌为一种有尖端的弧形杆菌,菌体大小为(1~5) μm×(0.4~0.6) μm。依据生长培养基的不同,菌体单个或海鸥状呈双排列。革兰氏阴性或阴阳不定。细胞利用多个亚极鞭毛运动(具体数目仍不确定,但认为在1~8根之间),具有多层的革兰氏阳性细胞壁结构。无芽孢。厌氧,在富含二氧化碳的环境中生长极佳。某些菌株经过几次传代后变得对氧气耐受,能够在一种含5%氧气的还原大气中生长。最适生长温度35~37 ℃,在20 ℃、43 ℃或45 ℃中不生长或微弱生长。全血、马或兔的血清能促进生长。甲酸盐或延胡索酸盐不能促进生长。在固体培养基上缓慢生长。37 ℃培养3天,在添加了人血的蛋白胨/酵母浸液/葡萄糖/羊血或哥伦比亚琼脂上,形成针尖样到直径1 mm大小的菌落。培养5天,形成灰白色或淡黄色,菌落直径1~2.5 mm。氧化酶和触酶阴性。基因组DNA G+C含量为49~54 mol%[1]。

三、属的临床意义

动弯杆菌是女性阴道菌群,可分离于健康女性阴道,与细菌性阴道病有关,是最重要的指示菌之一,也有引起阴道外感染的报道,如腹腔脓肿性感染、血流感染、新生儿流产和败血症等[1-6]。

四、抗菌药物敏感性和感染用药

动弯杆菌是一种厌氧菌,琼脂稀释法是药敏试验的金标准方法,但难以常规开展。目前,对于动弯杆菌引起细菌性阴道炎,经验性用药首选甲硝唑(口服或阴道上药),次选克林霉素(口服或阴道上药)。有资料显示,动弯杆菌对氨苄西林、头孢唑啉、头孢噻吩、克林霉素、庆大霉素、亚胺培南、拉氧头孢、青霉素、利福平、链霉素、妥布霉素和万古霉素等敏感,对多黏菌素、萘啶酸、红霉素、土霉素、新霉素和美洛西林等耐药,供参考[7-8]。

五、属内菌种

Mobiluncus curtisii 柯替斯(柯氏)动弯杆菌

Spiegel and Roberts, 1984

【词源和翻译】 "*curtisii*",新拉丁语阳性名词属格,以第一个分离这个菌种的人A. H. Curtis的名字命名,菌名翻译为"柯替斯动弯杆菌",亦简译为"柯氏动弯杆菌"。

【临床意义】 柯替斯(柯氏)动弯杆菌与人类阴道菌群和细菌性阴道病有关,也有引起腹腔脓肿、血流感染、新生儿流产和败血症等生殖道外感染的报道[1-4]。

Mobiluncus mulieris 羞怯动弯杆菌

Spiegel and Roberts, 1984

【词源和翻译】 “*mulieris*”，拉丁语名词属格，英文词义为“of a woman”，即“一个女人的”，其本意是指分离于女性（阴道），菌名翻译为“羞怯动弯杆菌”。

【临床意义】 羞怯动弯杆菌与人类阴道菌群和细菌性阴道病有关，也可以引起腹腔脓肿、肝脓肿和血流感染的报道[5-6]。

Mobiluncus **动弯杆菌属参考文献**

Mogibacterium 难养杆菌属 Nakazawa et al., 2000

【词源和翻译】 “*Mogibacterium*”，新拉丁语中性名词，由“*mogis*”和“*bacterium*”两个词根组成：“*mogis*”，希腊语形容词，英文词义为“with toil and pain”；“*bacterium*”，拉丁语中性名词，英文词义为“a small rod”。“*Mogibacterium*”，英文词义为“a difficult-to-culture, rod-shaped bacterium”，即“一个艰难培养的杆状细菌”，菌名翻译为“难养杆菌属”。

一、分类学

难养杆菌属隶属于厚壁菌门（Firmibacteria）、梭菌纲（Clostridia）、梭菌目（Clostridiales），科的分类未定，模式菌为短小难养杆菌（Mogibacterium pumilum）[1-2]。

二、属的特征

难养杆菌为专性厌氧革兰氏阳性杆菌，细胞大小为（0.2～0.8）μm×（1.0～3.1）μm，呈单个、短链状或成堆排列。无芽孢、无动力。不能利用糖。肉汤培养基上生长较差。在脑心浸液血琼脂平板上，即使在厌氧手套箱中延长培养时间（7～10 天），也仅形成圆形、突起、半透明、不溶血、直径不足 1 mm 的小菌落。触酶阴性。在蛋白胨/酵母提取液/葡萄糖培养基中的终产物是苯醋酸。基因组 DNA G+C 含量为 41～50 mol%[1-2]。

三、属的临床意义

难养杆菌属细菌主要存在人类口腔，可能与牙周病相关，目前有从坏死的牙髓和感染的根管中分离的报道[1-4]。

四、抗菌药物敏感性和感染用药

难养杆菌是一种专性厌氧菌，药敏试验推荐琼脂稀释法，且理论上可参考 CLSI M11-A7 中“厌氧菌的 MIC 折点解释标准”来进行药敏判读，但难以常规开展。Holdeman 等 1980 年对 30 株怯生难养杆菌的研究显示，全部菌株对氯霉素、克林霉素和红霉素敏感，两株对 2 U/mL 的青霉素 G 耐药，六株对6 μg/mL 的四环素耐药[1]，供参考。

五、属内菌种

Mogibacterium timidum 怯生（慢生）难养杆菌

（Holdeman et al., 1980）Nakazawa et al., 2000

【分类学评述】 该菌种在 1980 年被分类为怯生真杆菌属（*Eubacterium timidum*），在 2000 年被重新分类现在的怯生难养杆菌。

【词源和翻译】 "*timidum*",拉丁语中性形容词,英文词义为"fearful, afraid, timid",形容其菌落细小或缓慢生长,即"害怕的,胆怯的",菌名翻译为"怯生难养杆菌",亦有译为"慢生难养杆菌"。

【临床意义】 怯生(慢生)难养杆菌主要存在人类口腔,可分离于坏死的牙髓,可能与牙周病相关[1-2]。

Mogibacterium vescum **弱生难养杆菌**

Nakazawa et al., 2000

【词源和翻译】 "*vescum*",拉丁语中性形容词,英文词义为"feeble, weak",形容这种微生物生长不良,即"虚弱的",菌名翻译为"弱生难养杆菌"。

【临床意义】 弱生难养杆菌主要存在人类口腔,可能与牙周病相关[3-4]。

***Mogibacterium* 难养杆菌属参考文献**

Moraxella 莫拉菌属 Lwoff, 1939 (Approved Lists, 1980)

【词源和翻译】 "*Moraxella*",带小尾缀的新拉丁语阴性名词,以一个瑞士眼科医生 V. Morax 的名字命名,以褒奖其发现了这个菌属的模式菌种,菌名翻译为"莫拉菌属"。

一、分类学

莫拉菌属隶属于变形菌门(Proteobacteria)、γ-变形菌纲(Gammaproteobacteria)、假单孢菌目(Pseudomonadales)、莫拉菌科(Moraxellaceae),模式菌种为腔隙莫拉菌[1]。

二、属的特征

莫拉菌为杆状或球状。杆状通常非常短而丰满,接近球形,大小为(1.0~1.5) μm×(1.5~2.5) μm;通常成双或短链状排列(以一个面分裂)。在培养基中可观察到细胞大小、形态、丝状或链状形成的变异,缺氧和高于最适温度可促进多形性的形成。球状通常较小(直径0.6~1.0 μm),单个或成双排列,相互之间邻接面较平(以不同面分裂);成直角的两个分裂面有时候可形成四连体。革兰氏染色阴性,但常有抗脱色倾向。无鞭毛。无论杆状还是球状都可以有菌毛。不能泳动,但部分杆状菌株可观察到限制于表面的颤动。需氧,但部分菌株可在厌氧条件下微弱生长。化能有机营养。大部分菌株营养苛刻,并且都生长在复合培养基上;脂肪酸(胆盐,吐温-80)能明显促进部分菌株的生长。最适生长温度为33~35 ℃。菌落不产色素。氧化酶阳性,通常触酶也为阳性。基因组 DNA G+C 含量为40~47.5 mol%[1]。

M

三、属的临床意义

该菌属细菌可寄生在人类和其他温血动物的黏膜上,属内部分菌种目前只分离于动物,部分菌种可引起人的呼吸道、耳道、结膜、心内膜、骨髓、血流等不同部位的临床感染[1]。

四、抗菌药物敏感性和感染用药

对于莫拉菌属,目前 CLSI 和 EUCAST 仅包括卡他莫拉菌的药敏实验方法和判读折点。除卡他莫拉菌常产生可诱导的β-内酰胺酶和对青霉素与氨苄西林耐药外，大部分莫拉菌属细菌对青霉素及其衍生物、头孢菌素、四环素、喹诺酮类和氨基糖苷类敏感[2-3]，供参考。

五、属内菌种

Moraxella atlantae 亚特兰大莫拉菌

Bøvre et al., 1976 (Approved Lists, 1980)

【词源和翻译】 "*atlantae*"，新拉丁语阴性名词属格，源自该菌种分离的美国城市名"亚特兰大"(Atlanta)，菌名翻译为"亚特兰大莫拉菌"。

【临床意义】 亚特兰大莫拉菌目前有引起角膜炎、骨髓炎、血流感染和败血症等临床感染报道[4-5]。

Moraxella boevrei 鲍伏里（鲍氏）莫拉菌

Kodjo et al., 1997

【词源和翻译】 "*boevrei*"，拉丁语阳性名词属格，为了纪念 Kjell Bøvre，菌名翻译为"鲍伏里莫拉菌"，亦有译为"鲍氏莫拉菌"。

【临床意义】 鲍伏里(鲍氏)莫拉菌目前仅分离于山羊，暂未发现与人类疾病的相关性。

Moraxella canis 狗（犬）莫拉菌

Jannes et al., 1993

【词源和翻译】 "*canis*"，拉丁语名词阳性/阴性属格，英文词义为"of a dog"，即"狗的"(源于该菌种主要分离自狗)，菌名翻译为"狗莫拉菌"，亦有译为"犬莫拉菌"。

【临床意义】 狗(犬)莫拉菌是一种，最初分离于犬类，可能是犬口腔菌群的一部分，目前有引起骆驼群的角膜炎暴发，也有被犬咬的人的伤口中分离，以及引起人的足部溃疡和多关节化脓性关节炎的罕见报道[6-9]。

Moraxella caprae 山羊莫拉菌

Kodjo et al., 1995

【词源和翻译】 "*caprae*"，拉丁语阴性名词属格，英文词义为"of a goat"，即"山羊的"(源自该菌种首次分离自健康山羊的鼻腔)，菌名翻译为"山羊莫拉菌"。

【临床意义】 山羊莫拉菌目前仅分离于健康山羊的鼻腔，暂未发现与人类疾病的相关性。

Moraxella catarrhalis 卡他莫拉菌

(Frosch and Kolle, 1896) Henriksen and Bøvre, 1968 (Approved Lists, 1980)

【分类学评述】 该菌种在 1896 年即被描述为"*Mikrokkokus catarrhalis*"，在 1968 年被分类为卡他莫拉菌，在 1970 年被描述为卡他布兰汉菌(*Branhamella catarrhalis*)并于 1980 年被收录到《核准的细菌名称目录》。需要指出的是，尽管国内学者目前多使用卡他莫拉菌的名称，但在国际原核生物系统学委员会的官方资料中，其正确的分类名称仍是卡他布兰汉菌。

【词源和翻译】 "*catarrhalis*"，新拉丁语阳性/阴性形容词，由"*catarrhus*"和"*-alis*"两个词根组成："*catarrhus*"，拉丁语名词，英文词义为"a flowing down, the catarrh, rheum"；"*-alis*"，拉丁语阴性后缀，英文词义为"pertaining to"。"*catarrhalis*"，英文词义为"pertaining to a catarrh"，表示"与卡他症状有关的"，菌名翻译为"卡他莫拉菌"。

【种的特征】 革兰氏染色阴性。菌体为球形，成直角的两个分裂面有时候可形成四连体。可有菌毛。培养 48 小时通常形成无光泽、半球形、质地易碎且不黏附于琼脂的菌落，用接种环可在琼脂表面移动菌落，或从琼脂表面刮下并保持菌落呈半凸形状。

【临床意义】 卡他莫拉菌是儿童上呼吸道常见的共生菌，也是成人上呼吸道菌群之一，可引起鼻窦炎、中耳炎、支气管炎和肺炎等。需要指出的是，由于该菌的形态特征典型，故对于重症支气管炎和肺炎患者，其痰标本可观察到大量白细胞和占优势的革兰氏阴性双球菌，且出现细胞内吞噬，可作为卡他莫拉菌感染的诊断依据之一(但需与不动杆菌相鉴别)[2-3]。

【抗菌药物敏感性和感染用药】 卡他莫拉菌大多数菌株产生可诱导的β-内酰胺酶，通常对青霉素和氨苄西林耐药，而对阿莫西林/克拉维酸、超广谱和广谱的头孢菌素(如头孢呋辛、头孢噻肟、头孢曲松、头孢泊肟、头孢布烯、口服的头孢克肟和头孢克洛)、大环内酯类(如阿奇霉素、克拉霉素和红霉素)、四环素、利福平和喹诺酮类药物敏感。首选抗菌药物为阿莫西林/克拉维酸、头孢呋辛、复方磺胺甲噁唑等，但推荐根据药敏结果进行治疗药物的选择[2-3]。

Moraxella caviae 豚鼠莫拉菌

(Pelczar, 1953) Henriksen and Bøvre, 1968

(Approved Lists, 1980)

【分类学评述】 该菌种在1953年被描述为豚鼠奈瑟菌(*Neisseria caviae*),在1968年被分类为豚鼠莫拉菌(*Moraxella caviae*)并于1980年被收录到《核准的细菌名称目录》。

【词源和翻译】 "*caviae*",新拉丁语阴性名词属格,由豚鼠的拉丁语属名"*Cavia*"变格而来,菌名翻译为"豚鼠莫拉菌"。

【临床意义】 豚鼠莫拉菌目前仅分离于豚鼠的口咽部,暂未发现与人类疾病的相关性。

Moraxella cuniculi 兔莫拉菌

(Berger, 1962) Bøvre and Hagen, 1984

【分类学评述】 该菌种在1962年被描述为兔奈瑟菌(*Neisseria cuniculi*)并于1980年被收录到《核准的细菌名称目录》,在1984年被重新分类为现在的兔莫拉菌。

【词源和翻译】 "*cuniculi*",拉丁语阳性名词属格,英文词义为"of the rabbit",即"野兔的"(源自该菌种首次分离自野兔),菌名翻译为"兔莫拉菌"。

【临床意义】 兔莫拉菌目前仅分离于健康兔子的口腔,暂未发现与人类疾病的相关性。

Moraxella lacunata 腔隙莫拉菌

(Eyre, 1900) Lwoff, 1939 (Approved Lists, 1980)

【分类学评述】 该菌种在1896年即被描述为"Diplobacille de la conjonctivite subaiguë"(中文词义可能为结膜炎相关的双球杆菌),在1900年被描述为"*Bacillus lacunatus*",在1939年被描述为目前的腔隙莫拉菌并于1980年被收录到《核准的细菌名称目录》。

【词源和翻译】 "*lacunata*",新拉丁语阴性形容词,由词根"*lacuna*"变化而来:"*lacuna*",拉丁语名词,英文词义为"pit, hole"。"*lacunata*",英文词义为"pitted",即"有凹痕的"(源自最初观察到该菌落生长可使琼脂形成凹痕),菌名翻译为"腔隙莫拉菌"。

【临床意义】 腔隙莫拉菌是引起眼结膜炎的重要病原体,除眼部感染外,也有引起心内膜炎、肾小球肾炎和化脓性关节炎等临床感染的报道[2, 10-11]。

Moraxella lincolnii 林肯(林氏)莫拉菌

Vandamme et al., 1993

【词源和翻译】 "*lincolnii*",新拉丁语阳性名词属格,英文词义为"of Lincoln",以瑞典微生物学家K. Lincoln的名字命名,菌名翻译为"林肯莫拉菌",亦有简译为"林氏莫拉菌"。

【临床意义】 林肯(林氏)莫拉菌有从人类呼吸道标本分离报道,但暂未有感染报道。

Moraxella nonliquefaciens 不液化莫拉菌

(Scarlett, 1916) Lwoff, 1939 (Approved Lists, 1980)

【词源和翻译】 "*nonliquefaciens*",拉丁语分词形容词,由"*non*"和"*liquefaciens*"两个词根组成:"*non*",拉丁语前缀;"*liquefaciens*",拉丁语分词形容词,英文词义为"making liquid, dissolving"。"*nonliquefaciens*",英文词义为"not dissolving",即"不消溶的",菌名翻译为"不液化莫拉菌"。

【临床意义】 不液化莫拉菌有从多种类型的临床标本中分离和引起呼吸道感染、眼部感染、化脓性关节炎、化脓性肾小球肾炎、血流感染和败血症等感染的报道。尽管在呼吸道中的分离罕见,但有认为不液化莫拉菌在肺炎和肺脓肿中所扮演的病原体角色可能与卡他莫拉菌相类似;另有学者认为不液化莫拉菌和奥斯陆莫拉菌是莫拉菌属中引起而在眼部感染的两个最重要的病原菌[11-14]。

Moraxella oblonga 长莫拉菌

Xie and Yokota, 2005

【词源和翻译】 "*oblonga*",拉丁语阴性形容词,英文词义为"rather long, longish, oblong",即"更长的,稍长的",菌名翻译为"长莫拉菌"。

【临床意义】 长莫拉菌目前仅有1株分离的报道,其临床意义尚不明确。

Moraxella osloensis 奥斯陆莫拉菌

Bøvre and Henriksen, 1967 (Approved Lists, 1980)

【分类学评述】 该菌种在1967年被描述为奥斯陆莫拉菌并于1980年被收录到《核准的细菌名称目录》。需要指出的是,由于受气囊水栖菌(*Enhydrobacter aerosaccus*)模式菌株污染的影响,该菌种采用生子物学方法鉴定时可能会误鉴定为水栖菌属(*Enhydrobacter*)。

【词源和翻译】 "*osloensis*",新拉丁语阴性形容词,源于第一个命名株的地名,挪威的"奥斯陆"(Oslo),菌名翻译为"奥斯陆莫拉菌"。

【临床意义】 奥斯陆莫拉菌是人体皮肤的常见定植菌之一,目前有分离于包括生殖道在内的各种人体标本中，有引起角膜炎、腹膜炎、菌血症、导管相关感染、感染性心内膜炎和脑膜炎等临床感染的报道[15-18]。

Moraxella ovis 绵羊莫拉菌

(Lindqvist, 1960) Henriksen and Bøvre, 1968 (Approved Lists, 1980)

【分类学评述】 该菌种在1960年被描述为绵羊奈瑟菌(*Neisseria ovis*)，在1968年被描述为现在的绵羊莫拉菌并于1980年被收录到《核准的细菌名称目录》。

【词源和翻译】 "*ovis*"，拉丁语阴性名词属格，英文词义为"of the sheep"，即"绵羊的"(源自该菌种首次分离自绵羊的角膜结膜)，菌名翻译为"绵羊莫拉菌"。

【临床意义】 绵羊莫拉菌被认为是一种低毒力的病原菌，主要引起动物的眼结膜炎，暂未有人类感染的报道。

Moraxella phenylpyruvica 苯丙酮酸莫拉菌

Bøvre and Henriksen, 1967

【分类学评述】 该菌种已被重新分类为冷杆菌属(*Psychrobacter*)，见苯丙酮酸冷杆菌(*Psychrobacter phenylpyruvicus*)。

Moraxella 莫拉菌属参考文献

Morganella 摩根菌属 Fulton, 1943

【词源和翻译】 "*Morganella*"，带小尾缀的新拉丁语阴性名词，以首位研究该属的微生物学家 H. de R. Morgan 的名字命名，菌名翻译为"摩根菌属"。

一、分类学

摩根菌属隶属于变形菌域(Proteobacteria)、γ-变形菌纲(Gammaproteobacteria)、肠杆菌目(Enterobacteriales)、摩根菌科(Morganellaceae)，模式菌种为摩根摩根菌[1]。

二、属的特征

摩根菌属为兼性厌氧，革兰氏阴性直杆菌，(0.6~0.7) μm×(1~1.7) μm。利用周鞭毛运动。可在4~45 ℃条件下生长，35~37 ℃条件下营养琼脂平板上形成光滑、半透明菌落，血平板上形成浅黄色、无溶血、凸起、2~3 mm 菌落，培养48~72小时可出现溶血。使多种氨基酸氧化脱氨基，包括*L*-苯丙氨酸和*L*-色氨酸。脲酶阳性、吲哚阳性。发酵少数碳水化合物。鸟氨酸脱羧酶阳性。发酵*D*-甘露糖产酸，但不发酵*D*-木糖。不液化明胶。基因组 DNA G+C 含量为 50 mol%[1]。

M

三、属的临床意义

摩根菌属细菌是一种少见的机会致病菌，主要引起手术后伤口感染和尿路感染，此外，还可以引起其他各种感染，如脓肿、绒毛膜羊膜炎、蜂窝织炎、血流感染、脑膜炎和败血症等[2]。

四、抗菌药物敏感性和感染用药

摩根菌属一般对氨苄青霉素，广谱青霉素类、第一代头孢菌素和头孢西丁耐药；而对第三代头孢菌素、氨曲南、喹诺酮类、妥布霉素和氯霉素敏感。经验用药可采用第三代头孢菌素类和碳青霉烯类抗菌药物，但通常建议进行常规药敏试验，可参照 CLSI M100 中“肠杆菌目细菌的抑菌圈直径及 MIC 折点解释标准”进行判读，并按照药敏结果用药。有资料显示，部分摩根菌属菌株可携带各种耐药基因（如 *blaNDM-1* 和 *qnrD1*），可对包括亚胺培南在内的多种抗生素产生耐药性[2]。

五、属内菌种

Morganella morganii 摩根摩根菌

（Winslow et al., 1919）Fulton, 1943（Approved Lists, 1980）

【分类学评述】 该菌种在 1919 年被描述为“*Bacillus morgani*”，在 1939 年被描述为摩根变形菌（*Proteus morganii*）并于 1980 年被收录到《核准的细菌名称目录》。

【词源和翻译】 “*morganii*”，新拉丁语阳性名词属格，以首位研究该微生物的英国细菌学家 H. de R. Morgan 的名字命名，菌名翻译为“摩根摩根菌”。

【临床意义】 摩根摩根菌可分离于人类、犬、其他哺乳动物和爬行动物的粪便，目前被认为是一种少见的条件致病菌，主要引起手术后伤口感染和尿路感染[2]。

Morganella psychrotolerans 耐冷摩根菌

Emborg et al., 2006

【词源和翻译】 “*psychrotolerans*”，新拉丁语分词形容词，由“*psuchros*”和“*tolerans*”两个词根组成：“*psuchros*”，希腊语形容词，英文词义为“cold”；“*tolerans*”，拉丁语分词形容词，英文词义为“tolerating”。“*psychrotolerans*”，英文词义为“cold-tolerating”，即“能忍受寒冷的”，菌名翻译为“耐冷摩根菌”。

【临床意义】 耐冷摩根菌目前仅分离于冷冻金枪鱼和其他海产品中[3]，暂未发现与人类疾病的相关性。

***Morganella* 摩根菌属参考文献**

Murdochiella 默多克菌属 Ulger-Toprak et al., 2010

【词源和翻译】 “*Murdochiella*”，带小尾缀的新拉丁语阴性名词，以 David A. Murdoch 教授的名字命名，以肯定其在厌氧菌学科领域做出的巨大贡献，菌名翻译为“默多克菌属”。

M

一、分类学

默多克菌属隶属于厚壁菌门（Firmibacteria）、梭菌纲（Clostridia）、梭菌目（Clostridiales），科的分类未定，模式菌种为不解糖默多克菌[1]。

二、属的特征

默多克菌为专性厌氧革兰氏阳性球菌，无动力，吲哚阳性，触酶阴性，脲酶阴性，硝酸盐还原试验阴性，不发酵碳水化合物，在 PY 和 PYG 肉汤中产大量乳酸和中量醋酸、丁酸和琥珀酸，对胆汁敏感，不水解七叶苷和明胶。基因组 DNA G+C 含量为 49.5 mol%[1]。

三、属的临床意义

默多克菌属可能是一种人体肠道厌氧菌，目前有从人的粪便、女性生殖道标本和伤口标本中分离的报道[1-4]。

四、抗菌药物敏感性和感染用药

琼脂稀释法是厌氧菌药敏试验的金标准方法，但难以常规开展。一般认为，β-内酰胺类、β-内酰胺类/β-内酰胺酶抑制剂复合药、头孢菌素类、碳青霉烯和氯霉素等抗菌药物对厌氧的革兰氏阳性球菌通常敏感，且青霉素、克林霉素和甲硝唑通常为首选用药，供参考。

五、属内菌种

***Murdochiella asaccharolytica* 不解糖默多克菌**

Ulger-Toprak et al., 2010

【词源和翻译】 "*asaccharolytica*"，新拉丁语阴性形容词，由"*a-*"、"*sakchâr*"和"*lytica*"三个词根组成："*a-*"，希腊语前缀，英文词义为"not"；"*sakchâr*"，希腊语名词，英文词义为"sugar"；"*lytica*"，新拉丁语阴性形容词，源自希腊语阴性形容词"*lutikê*"，英文词义为"able to dissolve, able to loose"。"*asaccharolytica*"，英文词义为"not digesting sugar"，即"不能消化糖的"，菌名翻译为"不解糖默多克菌"。

【临床意义】 不解糖默多克菌是一种厌氧菌，目前有从人的腹壁脓肿和骶骨皮质囊肿中分离的报道[1]。

***Murdochiella* 默多克菌属参考文献**

Mycobacteriaceae 分枝杆菌科 Chester et al., 1897

【词源和翻译】 "Mycobacteriaceae"，新拉丁语中性复数名词，源自模式菌属"分枝杆菌属"(*Mycobacterium*)，由属名"*Mycobacterium*"和科名尾缀"-aceae"组成，科名翻译为"分枝杆菌科"。

一、分类学

分枝杆菌科隶属于放线菌门(Actinobacteria)、放线菌纲(Actinobacteria)、棒杆菌目(Corynebacteriales)。目前包括分枝杆菌属、分枝菌酸小杆菌属(*Mycolicibacillus*)、分枝菌酸杆菌属(*Mycolicibacter*)、分枝菌酸杆形菌属(*Mycolicibacterium*)和拟分枝杆菌属(*Mycobacteroides*)[1-3]。

按照生长速度，分枝杆菌科可分为快生长分枝杆菌(rapidly growing mycobacteria)和慢生长分枝杆菌(slowly growing mycobacteria)，而基于古普塔(Cupta)等2018年的分类，几乎全部慢生长分枝杆菌均隶属于分枝杆菌属，而快生长分枝杆菌则分布在分枝菌酸小杆菌属、分枝菌酸杆菌属、分枝菌酸杆形菌属和拟分枝杆菌属等4个属内。

二、科的特征

分枝杆菌科的系统发育地位由16S rRNA基因序列分析确定,模式菌属为分枝杆菌属。需氧至微需氧,菌体不形成芽孢(海分枝杆菌除外)、无动力,略微弯曲或直杆菌,大小为(0.2~0.6)μm×(1.0~10)μm,有时有分枝,轻摇可断裂为杆状、球杆状,呈细丝状或菌丝样排列。菌落呈白色至乳白色,某些菌株光线刺激可形成黄色或橙色菌落,而另一些菌株在没有光线刺激的时候形成有色素的菌落。通常被认为是革兰氏阳性菌的范畴,但大多数菌株细胞壁含一层较厚的分枝菌酸,故革兰氏染色不着色,但可抵抗酸性乙醇,故又称为抗酸杆菌。不形成分生孢子和荚膜;无可见的气生菌丝;有光滑型、中间型和粗糙型3种不同的菌落形态,当挑取少许中间型和光滑型菌株的菌落置于生理盐水时,其在生理盐水表面迅速扩散并形成一层油膜,可作为分枝杆菌的一个初步鉴定依据[4-5]。全细胞水解产物富含内消旋-二氨基庚二酸、阿拉伯糖和半乳糖;肽聚糖是A1γ型。细胞和细胞壁富含脂质,含特征性长支链(60~90个碳原子)和可溶于氯仿的分枝菌酸。科内包含专性胞内寄生菌、腐生菌和机会致病菌几种模式[6]。

Mycobacteriaceae 分枝杆菌科参考文献

Mycobacterium 分枝杆菌属 Lehmann and Neumann, 1896

【词源和翻译】 "*Mycobacterium*",新拉丁语中性名词,由"*mukês-etis*"和"*bacterium*"两个词根组成:"*mukês-etis*",希腊语名词,英文词义为"a mushroom, *fungus*";"*bacterium*",拉丁语中性名词,英文词义为"a rod"。"*Mycobacterium*",英文词义为"a fungus rodlet",表示"像真菌一样(分叉)的小杆菌",菌名翻译为"分枝杆菌属"。

一、分类学

分枝杆菌属隶属于放线菌纲(Actinobacteria),棒杆菌目(Corynebacteriales),分枝杆菌科(Mycobacteriaceae)。模式菌种为结核分枝杆菌[1]。按临床意义和致病性,分枝杆菌可分为结核分枝杆菌复合群、麻风分枝杆菌和非结核分枝杆菌几大类。

目前,基于系统发育基因组学(phylogenomics)和比较基因组分析(comparative genomic analyses)方法,分枝杆菌属被分为5个主要单系进化枝(monophyletic Clade),分别是结核-猿(*Tuberculosis-Simiae*)进化枝、土地(*Terrae*)进化枝、次要(*Triviale*)进化枝、偶发-母牛(*Fortuitum-Vaccae*)进化枝和脓肿-龟(*Abscessus-Chelonae*)进化枝。结核-猿进化枝仍然保留在分枝杆菌属,其余4个进化枝重新分类为4个新菌属:次要进化枝分类为分枝菌酸小杆菌属(*Mycolicibacillus*);土地进化枝分类为分枝菌酸杆菌属(*Mycolicibacter*);偶发-母牛进化枝分类为分枝菌酸杆形菌属(*Mycolicibacterium*);脓肿-龟进化枝分类为拟分枝杆菌属(*Mycobacteroides*)[2]。

需要指出的是,当前分枝杆菌属的分类变化巨大,给临床工作带来很大的混乱,故也有学者(尤其是临床微生物工作者)反对分枝杆菌属的重新分类;然而,基于系统发育分析的新分类方案,几乎全部慢生

M

长分枝杆菌被分类为分枝杆菌属,并与快生长分枝杆菌进行了有效的区分,从而有助于建立基于细菌亲缘关系的感染用药方案并更好地为临床医生服务,故本文参考新分类方法编写。

二、属的特征

属内成员为慢生长型细菌,需要在最佳温度下至少培养 7 d 才开始形成菌落。属内包含了严格胞内寄生菌、重要的人类病原菌和专性动物病原菌,其他属的特征见分枝杆菌科。基因组大小: 3.2～7.3 Mbp;基因组 DNA G+C 含量为 57.8～69.3 mol%[2]。

三、属的临床意义

分枝杆菌属包括专性致病菌、条件致病菌和腐生型细菌。麻风分枝杆菌最适合栖息于人类和温血动物,可引起一种慢性、消耗性的肉芽肿性疾病,即麻风,但该菌种目前仍不能采用人工方法进行分离培养。结核分枝杆菌复合群可引起肺结核,而 HIV 感染是此类疾病由潜伏期进展为活动性肺结核的最强危险因素;并且,泛耐药结核分枝杆菌的出现,对全球结核的变迁模式产生了巨大的影响。相比之下,非结核分枝杆菌生存的限制较少,通常分布在含水分较多的地方,如湖、河和土壤等,其感染的可能途径包括气溶胶、污染的土壤和水、吸入的粉尘,以及摄入的菌体经胃食管反流误吸,且某些非结核分枝杆菌也可能污染消毒不严的医疗器械并引起医院获得性感染,甚至医院感染的暴发[1-2]。

四、抗菌药物敏感性和感染用药

目前,结核分枝杆菌复合群药敏试验的基本原理是比例法,其依据耐药的临床定义,在琼脂上或肉汤中进行,其中琼脂比例法可使用商品化或者自制的培养基。首选药敏试验包括: 两种浓度的异烟肼(临界浓度和较高浓度)、利福平、乙胺丁醇和吡嗪酰胺。但如果对利福平或其他任意两种首选药物耐药,需要检测二线药物的敏感性,包括较高浓度的链霉素、乙硫异烟胺、卷曲霉素、阿米卡星、利福布汀、对氨基水杨酸、环丝氨酸、利奈唑胺、莫西沙星和左氧氟沙星。通常情况下,每个患者首次分离到结核分枝杆菌复合群菌株,都应该进行药敏试验,如没有疗效或持续 2～3 个月培养阳性,则需要再次进行药敏试验[3]。鉴于结核分枝杆菌复合群药敏试验比较复杂,也开发了 PCR 和测序技术,从而针对基因突变与一线和二线耐药相关性十分明确的基因进行检测。

对于慢生长非结核分枝杆菌,药敏试验推荐采用倍比稀释的微量肉汤或大量肉汤稀释法,但一般建议在有条件的参考实验室进行操作。目前,CLSI 制定了针对包括堪萨斯分枝杆菌、鸟分枝杆菌复合群和海分枝杆菌的药敏试验方案,其中用于慢生长分枝杆菌并具有建议折点的药物包括: 利福平、阿米卡星、乙醇丁胺、利福布汀、环丙沙星、莫西沙星、多西环素、克拉霉素、米诺环素、复方磺胺甲噁唑和利奈唑胺。对于堪萨斯分枝杆菌,通常只报告利福平和克拉霉素药敏结果,而只有对利福平耐药的分离株,才进一步进行上述药物的药敏试验。对于海分枝杆菌,大多数情况下没有必要进行药敏试验,但在通常对海分枝杆菌治疗有效的药物,如克拉霉素、利福平和乙胺丁醇效果不佳时,应对上述药物进行药敏试验。对于鸟分枝杆菌复合群,目前只建立了克拉霉素、莫西沙星和利奈唑胺的药敏判读折点。对其他非苛养的慢生长分枝杆菌,目前没有足够的数据来制订药敏试验的具体建议,CLSI 提议遵循堪萨斯分枝菌药敏指南。

对于需要在含铁或氯化高铁血红蛋白培养基上才能生长的营养要求比较高的菌种,如嗜血分枝杆菌,需要替代的琼脂纸片洗脱法进行药敏试验,其推荐的药敏试验包括: 利福平、克拉霉素、阿米卡星、环丙沙星、复方磺胺甲噁唑、利奈唑胺和多西环素(或米诺环素)。

五、属内菌种

Mycobacterium abscessus 脓肿分枝杆菌

(Moore and Frerichs, 1953) Kusunoki and Ezaki, 1992

【分类学评述】 该菌种在 2018 年被分类为拟分枝杆菌属,见脓肿拟分枝杆菌(*Mycobacteroides abscessus*)。

M

Mycobacterium abscessus subsp. abscessus 脓肿分枝杆菌脓肿亚种

(Moore and Frerichs, 1953) Leao et al., 2011

【分类学评述】 该亚种在2018年被分类为拟分枝杆菌属，见脓肿拟分枝杆菌脓肿亚种(*Mycobacteroides abscessus* subsp. *abscessus*)。

Mycobacterium abscessus subsp. bolletii 脓肿分枝杆菌博莱(博氏)亚种

(Adékambi et al., 2006) Leao et al., 2011

【分类学评述】 该亚种在2018年被分类为拟分枝杆菌属，见脓肿拟分枝杆菌博莱(博氏)亚种(*Mycobacteroides abscessus* subsp. *bolletii*)。

Mycobacterium abscessus subsp. massiliense 脓肿分枝杆菌马西利亚亚种

(Adékambi et al., 2006) Tortoli et al., 2016

【分类学评述】 该亚种在2018年被分类为拟分枝杆菌属，见脓肿拟分枝杆菌马西利亚亚种(*Mycobacteroides abscessus* subsp. *massiliense*)。

Mycobacterium africanum 非洲分枝杆菌

Castets et al., 1969

【分类学评述】 该菌种隶属于结核分枝杆菌复合群(*Mycobacterium tuberculosis* complex)，可引起人的结核病。但根据2018年的全基因组测序分析数据，非洲分枝杆菌与结核分枝杆菌是同一菌种，故重新将非洲分枝杆菌修订为结核分枝杆菌的一个变种，即结核分枝杆菌非洲变种[4-5]。

Mycobacterium agri 田野分枝杆菌

(ex Tsukamura, 1972) Tsukamura, 1981

【分类学评述】 该菌种在2018年被分类为分枝菌酸杆形菌属，见田野分枝菌酸杆形菌(*Mycolicibacterium agri*)。

Mycobacterium aichiense 爱知分枝杆菌

(ex Tsukamura, 1973) Tsukamura, 1981

【分类学评述】 该菌种在2018年被分类为分枝菌酸杆形菌属，见爱知分枝菌酸杆形菌(*Mycolicibacterium aichiense*)。

Mycobacterium algericum 阿尔及利亚分枝杆菌

Sahraoui et al., 2011

【分类学评述】 该菌种在2018年被分类为分枝菌酸杆菌属，见阿尔及利亚分枝菌酸杆菌(*Mycolicibacterium algericus*)，且拉丁名由"*algericum*"修正为"*algericus*"。

Mycobacterium alsense 阿尔森斯分枝杆菌

Tortoli et al., 2016

【分类学评述】 该菌种在表型上属于慢生长暗产色(淡黄色色素)分枝杆菌，最初描述的拉丁名为"*Mycobacterium alsiense*"[6]。

【词源和翻译】 "*alsense*"，新拉丁语中性形容词，英文词义为"of, or belonging to, the isle of Als, Denmark, where the type strain was isolated"，源自该菌种模式菌株的分离地丹麦艾尔斯岛(Als)，由"Als"拉丁化而来，菌名翻译为"阿尔森斯分枝杆菌"。

【临床意义】 阿尔森斯分枝杆菌分离于人的痰标本，可引起人的肺部及呼吸道的结核样感染，但临床报道罕见[6-7]。

【抗菌药物敏感性和感染用药】 2007年有2例阿尔森斯分枝杆菌感染用药资料，均采用抗结核方案，1例以利福平和克拉霉素联合用药，2个月后治愈；另1例以乙胺丁醇和利福平联合用药，5个月后症状改善，6个月后基本治愈[6]，供参考。

Mycobacterium alvei 河床分枝杆菌

Ausina et al., 1992

【分类学评述】 该菌种在2018年被分类为分枝菌酸杆形菌属，见河床分枝菌酸杆形菌(*Mycolicibacterium alvei*)。

Mycobacterium angelicum 天使分枝杆菌

Pourahmad et al., 2015

【分类学评述】 该菌表型上属于慢生长非产色分枝杆菌，亲缘关系上与苏加分枝杆菌(*Mycobacterium szulgai*)相近。

【词源和翻译】 "*angelicum*"，新拉丁语中性形容词，英文词义为"isolated from angelfish, a freshwater aquarium fish"，即"分离于天使鱼(一种淡水鱼)"，因该菌种分离于斯洛文尼亚某水族馆中一种名为"天使鱼"的淡水鱼而得名，菌名翻译为"天使分枝杆菌"。

【临床意义】 天使分枝杆菌最初分离于淡水鱼类，目前有类似序列菌株分离于人呼吸道标本的报道[8-9]。

Mycobacterium anyangense 安阳分枝杆菌

Kim et al., 2015

M

【分类学评述】 该菌种在2018年被分类为分枝菌酸杆形菌属，见安阳分枝菌酸杆形菌(*Mycolicibacterium anyangense*)。

Mycobacterium aquaticum 水生分枝杆菌

Hashemi et al., 2017

【分类学评述】 该菌种在表型上属于快生长分枝杆菌，根据2018年分枝杆菌属的最近分类和其基因序列的相似性，应被修订为分枝菌酸杆形菌属。

【词源和翻译】 "*aquaticum*"，拉丁语中性形容词，英文词义为"of water"，表示"水的"，因该菌分离于医院透析水而得名，菌名翻译为"水生分枝杆菌"。

【临床意义】 该菌种5株分离菌中，4株分离于医院透析水，1株分离于无明显感染症状的气喘患者痰标本中[10]。

Mycobacterium aquiterrae 地下水分枝杆菌

Lee and Whang, 2017

【分类学评述】 该菌种在表型上属于快生长分枝杆菌，根据2018年分枝杆菌属的最新分类和基因序列的相似性，应被修订为分枝菌酸杆形菌属。

【词源和翻译】 "*aquiterrae*"，新拉丁语阳性名词属格，由"*aqua*"和"*terra*"两个词根组成："*aqua*"，英文词义为"of water"；"*terra*"，英文词义为"earth or ground"。"*aquiterrae*"，英文词义为"from/of groundwater"，意指该菌分离于地表水，菌名翻译为"地下水分枝杆菌"。

【临床意义】 地下水分枝杆菌目前仅分离于地下水中，暂无人类感染的报道[11]。

Mycobacterium arabiense 阿拉伯分枝杆菌

Zhang et al., 2013

【分类学评述】 该菌种在2018年被分类为分枝菌酸杆形菌属，见阿拉伯分枝菌酸杆形菌(*Mycolicibacterium arabiense*)。

Mycobacterium arcueilense 阿尔克伊分枝杆菌

Konjek et al., 2016

【分类学评述】 该菌种在2018年被分类为分枝菌酸杆形菌属，见阿尔克伊分枝菌酸杆形菌(*Mycolicibacterium arcueilense*)。

Mycobacterium aromaticivorans 噬芳香分枝杆菌

Hennessee et al., 2009

【分类学评述】 该菌种在2018年被分类为分枝菌酸杆形菌属，见噬芳香分枝菌酸杆形菌(*Mycolicibacterium aromaticivorans*)。

Mycobacterium arosiense 阿洛西（奥尔胡斯）分枝杆菌

Bang et al., 2008

【分类学评述】 该菌种在表型上属于慢生长暗产色分枝杆菌，隶属于鸟分枝杆菌复合群。据报道，采用商品化的基因探针鉴定系统，会错误地将其鉴定为胞内分枝杆菌(*Mycobacterium intracellulare*)[12-14]。

【词源和翻译】 "*arosiense*"，新拉丁语中性形容词，源自模式菌株的分离地丹麦奥尔胡斯(Aarhus)的拉丁名阿洛西(Arosia)，菌名翻译为"阿洛西分枝杆菌"，亦译为"奥尔胡斯分枝杆菌"。

【临床意义】 阿洛西(奥尔胡斯)分枝杆菌被认为是一种机会致病菌，隶属于鸟分枝杆菌复合群，有引起肺部结核样感染(CT扫描可见肺泡假结节样阴影)和儿童播散性骨髓瘤感染的报道[12-14]。

Mycobacterium arupense 阿罗普分枝杆菌

Cloud et al., 2006

【分类学评述】 该菌种在2018年被分类为分枝菌酸杆菌属，见阿罗普(临床病理所)分枝菌酸杆菌(*Mycolicibacter arupensis*)。

Mycobacterium asiaticum 亚洲分枝杆菌

Weiszfeiler et al., 1971

【分类学评述】 该菌种在表型上属于慢生长光产色分枝杆菌。

【词源和翻译】 "*asiaticum*"，拉丁语中性形容词，英文词义为"Asiatic, of Asia"，表示"亚洲的，亚洲人的"，因该菌株最初分离于亚洲地区而得名，菌名翻译为"亚洲分枝杆菌"。

【临床意义】 亚洲分枝杆菌最初分离于亚洲，目前有澳大利亚、美国等多个国家的分离报道，可引起肺部感染、屈肌腱鞘炎、鹰嘴突滑囊炎和角膜炎[15]。

Mycobacterium aubagnense 欧巴涅分枝杆菌

Adékambi et al., 2006

【分类学评述】 该菌种在2018年被分类为分枝菌酸杆形菌属，见欧巴涅分枝菌酸杆形菌(*Mycolicibacterium aubagnense*)。

Mycobacterium aurum 金色分枝杆菌

Tsukamura, 1966

【分类学评述】 该菌种在2018年被分类为分枝菌酸杆形菌属，见金色分枝菌酸杆形菌（*Mycolicibacterium aurum*）。

Mycobacterium austroafricanum 南非分枝杆菌

Tsukamura et al., 1983

【分类学评述】 该菌种在2018年被分类为分枝菌酸杆形菌属，见南非分枝菌酸杆形菌（*Mycolicibacterium austroafricanum*）。

Mycobacterium avium complex 鸟分枝杆菌复合群

【分类学评述】 目前包括鸟分枝杆菌、胞内分枝杆菌、奇美拉分枝杆菌、哥伦比亚分枝杆菌、阿洛西分枝杆菌、罗讷河口分枝杆菌、蒂莫分枝杆菌、马萨利分枝杆菌、副胞内分枝杆菌和鼠麻风分枝杆菌[13-14]。

【临床意义】 鸟分枝杆菌复合群内的菌种通常被认为是机会致病菌，可引起免疫力低下人群的各种感染[13-14]。

【抗菌药物敏感性和感染用药】 对于鸟分枝杆菌复合群的临床感染，有建议使用抗结核用药方案[13-14]；药敏试验推荐采用倍比稀释的微量肉汤或大量肉汤稀释法，但一般建议在有条件的参考实验室进行操作，且目前只建立了克拉霉素、莫西沙星和利奈唑胺的药敏判读折点。

Mycobacterium avium 鸟分枝杆菌

Chester, 1901

【分类学评述】 该菌种在表型上属于慢生长暗产色分枝杆菌，在1896年被描述为"鸟结核分枝杆菌"，在1901年被描述为现名称并于1980年被收录到《核准的细菌名称目录》。目前，该菌种包括3个亚种，即鸟分枝杆菌鸟亚种、鸟分枝杆菌副结核亚种和鸟分枝杆菌森林亚种，以及一个未获得国际原核生物系统学委员会正式接受的"鸟分枝杆菌人猪亚种"。

【词源和翻译】 "*avium*"，拉丁语阴性复数名词属格，由词根"*avis*"变格而来，英文词义为"of birds"，表示"鸟的"，因该菌种首次分离于鸟而得名，菌名翻译为"鸟分枝杆菌"。

【临床意义】 鸟分枝杆菌可从多种水源、土壤、动植物中检出，是家禽和猪的重要病原体。虽然致病力比较弱，但是对于免疫受损、免疫缺陷的人可能引起肺部感染[16-19]。

Mycobacterium avium subsp. _avium_ 鸟分枝杆菌鸟亚种

(Chester, 1901) Thorel et al., 1990

【词源和翻译】 见鸟分枝杆菌。

【临床意义】 鸟分枝杆菌鸟亚种是鸟结核的病原体，也可以引起人类和其他动物感染[17]。

Mycobacterium avium subsp. _hominissuis_ 鸟分枝杆菌人猪亚种

Wouter Mijs et al., 2001

【分类学评述】 该亚种在临床微生物中有描述，但未获得国际原核生物系统学委员会的权威认可。

【词源和翻译】 "*hominissuis*"，拉丁语名词属格，由"*hominis*"和"*suis*"两个词根组成："*hominis*"，拉丁语名词属格，英文词义为"of a man, of a human being"；"*suis*"，拉丁语名词属格，英文词义为"a pig"。"*hominissuis*"，英文词义为"of a man and pig"，即"人和猪的"，菌名翻译为"鸟分枝杆菌人猪亚种"。

【临床意义】 "鸟分枝杆菌人猪亚种"最早从鸟身上分离，但实际上可能与鸟结核（avian tuberculosis）的关系不大，因为该菌感染鸟类后无并发症，且感染期间和死亡后尸检结果也不具有特异性；但作为中间载体，可能引起人和猪等动物的感染。故对于免疫力低下的人群、儿童和养殖外来鸟类的人群，应避免与疑似感染"鸟分枝杆菌人猪亚种"鸟类的密切接触[18]。

Mycobacterium avium subsp. _paratuberculosis_ 鸟分枝杆菌副结核亚种

(Chester, 1901) Thorel et al., 1990

【词源和翻译】 "*paratuberculosis*"，新拉丁语名词属格，由"*para*"和"*tuberculosis*"两个词根组成："*para*"，希腊语前缀，英文词义为"alongside of, resembling"；"*tuberculosis*"，新拉丁语名词，英文词义为"tuberculosis"。"*paratuberculosis*"，英文词义为"of tuberculosis-like, of paratuberculosis"，表示"结核样的"，菌名翻译为"鸟分枝杆菌副结核亚种"。

【临床意义】 鸟分枝杆菌副结核亚种是生长最为缓慢的分枝杆菌之一，主要引起副结核病，亦称为约翰病（Johne's disease）。该病为一种慢性炎症，主要感染反刍和假反刍动物，包括牛、绵羊、

M

山羊、鹿、羚羊、野牛、美洲驼和野生獾、狐狸、灵长类动物、兔子、猪、黄鼠狼等。在人类,该菌与克罗恩病之间存在明确的相关性,然而其在疾病病因学中的作用尚需积累更多资料[19]。

Mycobacterium avium subsp. *silvaticum* 鸟分枝杆菌森林亚种

(Chester, 1901) Thorel et al., 1990

【词源和翻译】 "*silvaticum*",拉丁语中性形容词,英文词义为"of or belonging to a wood or to trees",表示"源自树木或森林的",因菌株最初分离于森林中一种树鸽而得名,菌名翻译为"鸟分枝杆菌森林亚种"(编者注:该菌种有错译为"鸟分枝杆菌唾液亚种")。

【临床意义】 鸟分枝杆菌森林亚种最早从树鸽身上分离,也有从临床分离的报道[20]。

Mycobacterium bacteremicum 菌血症分枝杆菌

Brown-Elliot et al., 2012

【分类学评述】 该菌种在2018年被分类为分枝菌酸杆形菌属,见菌血症分枝菌酸杆形菌(*Mycolicibacterium bacteremicum*)。

Mycobacterium boenickei 伯尼克分枝杆菌

Schinsky et al., 2004

【分类学评述】 该菌种在2018年被分类为分枝菌酸杆形菌属,见伯尼克分枝菌酸杆形菌(*Mycolicibacterium boenickei*)。

Mycobacterium bohemicum 波希米亚分枝杆菌

Reischl et al., 1998

【分类学评述】 该菌种在表型上属于慢生长暗产色分枝杆菌。

【词源和翻译】 "*bohemicum*",新拉丁语中性形容词,英文词义为"of or belonging to the Czech Republic where the organism was first isolated",源自首次分离该菌株的捷克共和国(Czech Republic)拉丁语名称"波希米亚王国",菌名翻译为"波希米亚分枝杆菌"。

【临床意义】 波希米亚分枝杆菌分离于肺结核患者的痰标本,可引起呼吸道感染、儿童淋巴结炎等[21-22]。

Mycobacterium bolletii 博氏分枝杆菌

Adékambi et al., 2006

【分类学评述】 该菌种在2018年被分类为脓肿拟分枝杆菌博莱(博氏)亚种。

Mycobacterium botniense 博特尼亚分枝杆菌

Torkko et al., 2000

【分类学评述】 该菌种在表型上属于慢生长暗产色分枝杆菌。

【词源和翻译】 "*botniense*",新拉丁语中性形容词,源自该菌种分离地芬兰博特尼亚(Botnia),由"Botnia"拉丁化而来,菌名翻译为"博特尼亚分枝杆菌"。

【临床意义】 博特尼亚分枝杆菌目前仅分离于环境水中,暂未有人类感染的报道。

Mycobacterium bouchedurhonense 罗讷河口分枝杆菌

Ben Salah et al., 2009

【分类学评述】 该菌种在表型上属于慢生长非产色分枝杆菌,隶属于鸟分枝杆菌复合群。

【词源和翻译】 "*bouchedurhonense*",新拉丁语中性形容词,源自该模式菌株分离地法国马赛市附近的罗讷河口省,由"Bouches du Rhône"拉丁化而来,菌名翻译为"罗讷河口分枝杆菌"。

【临床意义】 罗讷河口分枝杆菌隶属于鸟分枝杆菌复合群,可引起人类呼吸道感染[13-14]。

Mycobacterium bourgelatii 布尔盖拉特分枝杆菌

Guérin et al., 2013

【分类学评述】 该菌种在表型上属于快生长非产色分枝杆菌。

【词源和翻译】 "*bourgelatii*",新拉丁语阳性名词属格,由"*Bourgelat*"拉丁化而来,源自该菌株的分离者Claude Bourgelat,以纪念他在法国里昂创办了世界上第一所兽医学校以改善畜牧业的卫生保健,菌名翻译为"布尔盖拉特分枝杆菌"。

【临床意义】 布尔盖拉特分枝杆菌目前仅分离于牛淋巴结,暂无人类感染的报道。

Mycobacterium bovis 牛分枝杆菌

Karlson and Lessel, 1970

【分类学评述】 该菌种隶属于结核分枝杆菌复合群,但根据2018年的全因组基测序分析数据,该菌种与结核分枝杆菌是同一菌种,故重新将该菌种修订为结核分枝杆菌的一个变种,见结核分枝杆菌牛变种[4]。

Mycobacterium branderi **布兰德分枝杆菌**

Koukila-Kähkölä et al., 1995

【分类学评述】 该菌种在表型上属于慢生长光产色分枝杆菌,与隐藏分枝杆菌亲缘关系相近。

【词源和翻译】 "*branderi*",新拉丁语阳性名词属格,源自芬兰国家公共卫生研究所(National Public Health Institute)结核病实验室的前负责人埃尔哈斯·布兰德(Eljas Brander)的名字,以纪念其在该领域的贡献,菌名翻译为"布兰德分枝杆菌"。

【临床意义】 布兰德分枝杆菌可引起临床患者呼吸道感染及溃疡性腱鞘炎[23]。

Mycobacterium brisbanense **布里斯班分枝杆菌**

Schinsky et al., 2004

【分类学评述】 该菌种在2018年被分类为分枝菌酸杆形菌属,见布里斯班分枝菌酸杆形菌(*Mycolicibacterium brisbanense*)。

Mycobacterium brumae **冬天分枝杆菌**

Luquin et al., 1993

【分类学评述】 该菌种在2018年被分类为分枝菌酸杆形菌属,见冬天分枝菌酸杆形菌(*Mycolicibacterium brumae*)。

Mycobacterium canariasense **加那利分枝杆菌**

Jiménez et al., 2004

【分类学评述】 该菌种在2018年被分类为分枝菌酸杆形菌属,见加那利分枝菌酸杆形菌(*Mycolicibacterium canariasense*)。

Mycobacterium caprae **山羊分枝杆菌**

(Aranaz et al., 1999) Aranaz et al., 2003

【分类学评述】 该菌种隶属于结核分枝杆菌复合群,但根据2018年的全基因组测序分析数据,其与结核分枝杆菌是同一菌种,故重新将该菌种修订为结核分枝杆菌的一个变种,见结核分枝杆菌山羊变种[4]。

Mycobacterium canettii **卡内蒂分枝杆菌**

van Soolingen et al., 1997

【分类学评述】 该菌种在临床上被描述为结核分枝杆菌复合群,但未获得国际原核生物系统学委员会的权威认可。

【词源和翻译】 "*canettii*",新拉丁语阳性名词属格,源自首先分离该菌株的卡内蒂(Canetti)教授的名字,菌名翻译为"卡内蒂分枝杆菌"。

【临床意义】 "卡内蒂分枝杆菌"最早分离于东非的一名瑞士人,后发现可导致人的颈淋巴结炎、肺部感染、脑膜炎、儿童淋巴结炎和HIV患者的全身性结核病,目前认为其在非洲地区更为流行[24]。

Mycobacterium celatum **隐藏分枝杆菌**

Butler et al., 1993

【分类学评述】 该菌种在表型上属于慢生长非产色分枝杆菌。

【词源和翻译】 "*celatum*",拉丁语中性分词形容词,英文词义为"hidden from or concealed from",表示"隐藏的",源于该菌种在已知的分枝杆菌属中的隐蔽性,菌名翻译为"隐藏分枝杆菌"。

【临床意义】 隐藏分枝杆菌主要分离于呼吸道,可引起肺部疾病;也有分离自粪便和血液的报道,且对于HIV患者易感[25]。

Mycobacterium celeriflavum **快黄分枝杆菌**

Shahraki et al., 2015

【分类学评述】 该菌种在2018年被分类为分枝菌酸杆形菌属,见快黄分枝菌酸杆形菌(*Mycolicibacterium celeriflavum*)。

Mycobacterium chelonae **龟分枝杆菌**

Bergey et al., 1923

【分类学评述】 该菌种在2018年被分类为拟分枝杆菌属,见龟拟分枝杆菌(*Mycobacteroides chelonae*)。

Mycobacterium chimaera **奇美拉(混兽)分枝杆菌**

Tortoli et al., 2004

【分类学评述】 该菌种在表型上属于慢生长非产色分枝杆菌,隶属于鸟分枝杆菌复合群。

【词源和翻译】 "*chimaera*",拉丁语阴性名词,英文词义为"chimaera",即"奇美拉",奇美拉是希腊神话中狮首、羊身、蛇尾的神兽,该词在遗传学上用于描述携带多组不同DNA的现象,因该菌种遗传特征具有混合性而得名,菌名翻译为"奇美拉分枝杆菌",亦翻译为"混兽分枝杆菌"。

【临床意义】 奇美拉(混兽)分枝杆菌可引起成人肺部感染,HIV阳性患者易出现播散性感染。另外,该菌种有引起迟发的开胸心脏手术术后感染(术后1.5~3.6年发病)并造成死亡的报道,而流行病学调查数据显示，其可能跟一种临床常用的给术中需要输血的患者的血液进行加温的变温水箱有关，其通过污染的水箱并可能通过装置的排气孔经空气传播给开胸手术患者[26-28]。

Mycobacterium chitae 千田分枝杆菌

Tsukamura, 1967

【分类学评述】 该菌种在2018年被分类为分枝菌酸杆形菌属，见千田分枝菌酸杆形菌(*Mycolicibacterium chitae*)。

Mycobacterium chlorophenolicum 氯酚分枝杆菌

(Apajalahti et al., 1986) Häggblom et al., 1994

【分类学评述】 该菌种在2018年被分类为分枝菌酸杆形菌属，见氯酚分枝菌酸杆形菌(*Mycolicibacterium chlorophenolicum*)。

Mycobacterium chubuense 楚布分枝杆菌

(ex Tsukamura, 1973) Tsukamura, 1981

【分类学评述】 该菌种在2018年被分类为分枝菌酸杆形菌属，见楚布分枝菌酸杆形菌(*Mycolicibacterium chubuense*)。

Mycobacterium colombiense 哥伦比亚分枝杆菌

Murcia et al., 2006

【分类学评述】 该菌种在表型上属于慢生长非产色分枝杆菌，隶属于鸟分枝杆菌复合群。

【词源和翻译】 "*colombiense*"，新拉丁语中性形容词，源自首次分离该菌株的地名南美洲哥伦比亚(Colombia)，由"Colombia"拉丁化而来，菌名翻译为"哥伦比亚分枝杆菌"。

【临床意义】 哥伦比亚分枝杆菌隶属于鸟分枝杆菌复合群，可分离于HIV等免疫力低下患者的血液和痰液等标本[13-14]。

Mycobacterium confluentis 科富伦特分枝杆菌

Kirschner et al., 1992

【分类学评述】 该菌种在2018年被分类为分枝菌酸杆形菌属，见科富伦特分枝菌酸杆形菌(*Mycolicibacterium confluentis*)。

Mycobacterium conspicuum 出众（可见）分枝杆菌

Springer et al., 1996

【分类学评述】 该菌种在表型上属于慢生长暗产色分枝杆菌。

【词源和翻译】 "*conspicuum*"，拉丁语中性形容词，英文词义为"in view, visible, apparent, obvious"，即"可见的，明显的，出众的"，意指这个菌种具有独特的代谢反应模式，菌名翻译为"出众分枝杆菌"，亦翻译为"可见分枝杆菌"。

【临床意义】 出众(可见)分枝杆菌可在免疫力低下患者中引起播散性感染，但临床感染报道较为罕见[29]。

Mycobacterium cookii 库克（库氏）分枝杆菌

Kazda et al., 1990

【分类学评述】 该菌种在表型上属于慢生长暗产色分枝杆菌。

【词源和翻译】 "*cookii*"，新拉丁语阳性名词属格，源自伯特伦库克(Bertram Cook)的名字，以纪念其对该菌种的贡献，菌名翻译为"库克分枝杆菌"，亦翻译为"库氏分枝杆菌"。

【临床意义】 库克(库氏)分枝杆菌最初反复分离于新泽西地区的泥炭植物及地表水中，暂无人类感染的报道。

Mycobacterium cosmeticum 美容品分枝杆菌

Cooksey et al., 2004

【分类学评述】 该菌种在2018年被分类为分枝菌酸杆形菌属，见美容品分枝菌酸杆形菌(*Mycolicibacterium cosmeticum*)。

Mycobacterium crocinum 沙黄分枝杆菌

Hennessee et al., 2009

【分类学评述】 该菌种在2018年被分类为分枝菌酸杆形菌属，见沙黄分枝菌酸杆形菌(*Mycolicibacterium crocinum*)。

Mycobacterium diernhoferi 迪尔诺弗分枝杆菌

(ex Bönicke and Juhasz, 1965) Tsukamura et al., 1983

【分类学评述】 该菌种在2018年被分类为分枝菌酸杆形菌属，见迪尔诺弗分枝菌酸杆形菌(*Mycolicibacterium diernhoferi*)。

Mycobacterium doricum 多瑞卡分枝杆菌

Tortoli et al., 2001

【分类学评述】 该菌种在2018年被分类为分枝菌酸杆形菌属，见多瑞卡分枝菌酸杆形菌(*Mycolicibacterium doricum*)。

Mycobacterium duvalii 杜瓦分枝杆菌

Stanford and Gunthorpe, 1971

【分类学评述】 该菌种在2018年被分类为分枝

菌酸杆形菌属，见杜瓦分枝菌酸杆形菌（*Mycolicibacterium duvalii*）。

Mycobacterium eburneum 象牙分枝杆菌

Nouioui et al., 2017

【分类学评述】 该菌种在表型上属于快生长非产色分枝杆菌。

【词源和翻译】 "*eburneum*"，新拉丁语阳性名词属格，英文词义为"of ivory"，因该菌株的菌落呈象牙色而得名，菌名翻译为"象牙分枝杆菌"。

【临床意义】 象牙分枝杆菌是2017年发表的新菌种，分离于痰标本，但临床意义尚不明确[30]。

Mycobacterium elephantis 象分枝杆菌

Shojaei et al., 2000

【分类学评述】 该菌种在2018年被分类为分枝菌酸杆形菌属，见象分枝菌酸杆形菌（*Mycolicibacterium elephantis*）。

Mycobacterium engbaekii 英格贝克分枝杆菌

Tortoli et al., 2013

【分类学评述】 该菌种在2018年被分类为分枝菌酸杆菌属，见英格贝克分枝菌酸杆菌（*Mycolicibacter engbaekii*）。

Mycobacterium europaeum 欧洲分枝杆菌

Tortoli et al., 2011

【分类学评述】 该菌种在表型上属于慢生长暗产色分枝杆菌，隶属于猿猴分枝杆菌复合群。

【词源和翻译】 "*europaeum*"，拉丁语中性形容词，因最初研究的5个菌株分离于欧洲国家而得名，菌名翻译为"欧洲分枝杆菌"。

【临床意义】 欧洲分枝杆菌主要分离于欧洲地区人群痰标本，也有分离于下颌腺标本和其他标本的报道[31-32]。

Mycobacterium fallax 假误分枝杆菌

Lévy-Frébault et al., 1983

【分类学评述】 该菌种在2018年被分类为分枝菌酸杆形菌属，见假误分枝菌酸杆形菌（*Mycolicibacterium fallax*）。

Mycobacterium farcinogenes 产鼻疽分枝杆菌

Chamoiseau, 1973

【分类学评述】 该菌种在2018年被分类为分枝菌酸杆形菌属，见产鼻疽分枝菌酸杆形菌（*Mycolicibacterium farcinogenes*）。

Mycobacterium flavescens 渐黄分枝杆菌

Bojalil et al., 1962

【分类学评述】 该菌种在2018年被分类为分枝菌酸杆形菌属，见渐黄分枝菌酸杆形菌（*Mycolicibacterium flavescens*）。

Mycobacterium florentinum 佛罗伦分枝杆菌

Tortoli et al., 2005

【分类学评述】 该菌种在表型上属于慢生长非产色分枝杆菌，隶属于猿猴分枝杆菌复合群。

【词源和翻译】 "*florentinum*"，拉丁语中性形容词，源自收集和研究该菌种多数菌株的地名意大利佛罗伦萨市（Florentia），由"Florentia"拉丁化而来，菌名翻译为"佛罗伦分枝杆菌"。

【临床意义】 佛罗伦分枝杆菌主要分离于肺功能紊乱患者的痰标本，也有引起儿童淋巴结炎和免疫力低下患者关节滑膜炎的报道[33-34]。

Mycobacterium fluoranthenivorans 食荧蒽分枝杆菌

Hormisch et al., 2006

【分类学评述】 该菌种在2018年被分类为分枝菌酸杆形菌属，见食荧蒽分枝菌酸杆形菌（*Mycolicibacterium fluoranthenivorans*）。

Mycobacterium fortuitum 偶发分枝杆菌

da Costa Cruz, 1938

【分类学评述】 该菌种在2018年被分类为分枝菌酸杆形菌属，见偶发分枝菌酸杆形菌（*Mycolicibacterium fortuitum*）。

Mycobacterium fortuitum subsp. *acetamidolyticum* 偶发分枝杆菌解乙酰胺亚种

Tsukamura et al., 1986

【分类学评述】 该亚种在2018年被分类为分枝菌酸杆形菌属，即偶发分枝菌酸杆形菌解乙酰胺亚种（*Mycolicibacterium fortuitum* subsp. *acetamidolyticum*）。

Mycobacterium fortuitum subsp. *fortuitum* 偶发分枝杆菌偶发亚种

(da Costa Cruz, 1938) Tsukamura et al., 1986

【分类学评述】 该亚种在2018年被分类为分枝菌酸杆形菌属，即偶发分枝菌酸杆形菌偶发亚种（*Mycolicibacterium fortuitum* subsp. *fortuitum*）。

Mycobacterium fragae 弗拉加分枝杆菌

Ramos, 2013

M

【分类学评述】 该菌种在表型上属于慢生长非产色分枝杆菌。

【词源和翻译】 “*fragae*”,新拉丁语阳性名词属格,由“Fraga”拉丁化而来,源自 Hélio Fraga 教授的名字,菌名翻译为“弗拉加分枝杆菌”。

【临床意义】 弗拉加分枝杆菌目前仅有从肺部感染患者痰标本中分离的报道[35]。

Mycobacterium franklinii 弗朗克林分枝杆菌

Lourenco Nogueira et al., 2015

【分类学评述】 该菌种在2018年被分类为拟分枝杆菌属,见弗朗克林拟分枝杆菌(*Mycobacteroides franklinii*)。

Mycobacterium frederiksbergense 腓特烈堡分枝杆菌

Willumsen et al., 2001

【分类学评述】 该菌种在2018年被分类为分枝菌酸杆形菌属,见腓特烈堡分枝菌酸杆形菌(*Mycolicibacterium frederiksbergense*)。

Mycobacterium gadium 加的斯分枝杆菌

Casal and Calero, 1974

【分类学评述】 该菌种在2018年被分类为分枝菌酸杆形菌属,见加的斯分枝菌酸杆形菌(*Mycolicibacterium gadium*)。

Mycobacterium gastri 胃分枝杆菌

Wayne, 1966

【分类学评述】 该菌种在表型上属于慢生长非产色分枝杆菌。

【词源和翻译】 “*gastri*”,拉丁语名词属格,源自拉丁语名词“*gaster-tri*”,英文词义为“of the stomach”,表示“胃的”,意指该菌分离于胃部标本,菌名翻译为“胃分枝杆菌”。

【临床意义】 胃分枝杆菌模式菌株分离于患者洗胃标本,已在痰液和洗胃标本中发现,但暂未发现临床意义。

Mycobacterium genavense 日内瓦分枝杆菌

Böttger et al., 1993

【分类学评述】 该菌种在表型上属于慢生长非产色分枝杆菌,隶属于猿猴分枝杆菌复合群。

【词源和翻译】 “*genavense*”,拉丁语中性形容词,源自首次分离该菌的地名日内瓦(Geneva),由“Geneva”拉丁化而来,菌名翻译为“日内瓦分枝杆菌”。

【临床意义】 日内瓦分枝杆菌1991年从瑞士日内瓦一名获得性免疫缺陷综合征患者的血液中分离,主要引起获得性免疫缺陷综合征患者和免疫功能低下人群的肠炎、生殖器感染、软组织感染和淋巴结炎等。在HIV阳性患者的非结核分枝杆菌感染中,日内瓦分枝杆菌所占的比例很高,且感染症状与鸟分枝杆菌复合群感染很相似,但日内瓦分枝杆菌感染者粪便标本涂片阳性率更高[36]。除感染人以外,日内瓦分枝杆菌还是引起包括鹦鹉和长尾鹦鹉在内的多种宠物鸟类分枝杆菌感染最常见的病原菌[37]。

Mycobacterium gilvum 浅黄分枝杆菌

Stanford and Gunthorpe et al., 1971

【分类学评述】 该菌种在2018年被分类为分枝菌酸杆形菌属,见浅黄分枝菌酸杆形菌(*Mycolicibacterium gilvum*)。

Mycobacterium goodii 古德分枝杆菌

Brown et al., 1999

【分类学评述】 该菌种在表型上属于快生长暗产色分枝杆菌,但根据2018年分枝杆菌属的最新分类和基因序列的相似性,应被修订为分枝菌酸杆形菌属。

【词源和翻译】 “*goodii*”,新拉丁语阳性名词属格,由“Good”拉丁化而来,源自 Robert Good 的名字,以纪念其对分枝杆菌研究所做出的重大贡献,菌名翻译为“古德分枝杆菌”。

【临床意义】 古德分枝杆菌被认为是一种医院感染病原菌,可引起创伤和外科或医疗手术后感染,包括心脏手术、乳房缩小术和整形手术等,蜂窝织炎和局部脓肿是最常见的临床感染症状[38]。

Mycobacterium gordonae 戈登分枝杆菌

Bojalil et al., 1962

【分类学评述】 该菌种在表型上属于慢生长暗产色分枝杆菌。

【词源和翻译】 “*gordonae*”,新拉丁语阴性名词属格,由“Gordon”拉丁化而来,源自美国细菌学家 Ruth E. Gordon 的名字,菌名翻译为“戈登分枝杆菌”。

【临床意义】 戈登分枝杆菌是临床分枝杆菌实验室中最常见的非致病性分枝杆菌,广泛分布于土壤和水中,也被称为自来水分枝杆菌。该菌曾在法国一所医院引起与饮用水有关的假暴发流行，也有报道分离于持续腹膜透析和肾移植的腹膜炎患者等。Eckburg 等回顾了戈登分枝杆菌痰培养阳性患者的临床过程和胸部 X 线检查结果，得出结论：戈登分枝杆菌是一种非致病性定植菌，存在于局限性或全身性免疫抑制和胸部 X 线检查异常的患者中[39]。戈登分枝杆菌也有皮肤相关感染的报道[40-41]，但一般认为，除非能够从标本中重复地分离出来，并且具有良好的临床相关性，才能被认为是一种病原菌。

Mycobacterium grossiae 格罗斯分枝杆菌

Paniz et al., 2017

【分类学评述】 该菌种在表型上属于快生长暗产色分枝杆菌，但根据 2018 年分枝杆菌属的最新分类和基因序列的相似性，应被修订为分枝菌酸杆形菌属。

【词源和翻译】 "*grossiae*"，新拉丁语阴性名词属格，源自人名 Wendy M. Gross，以纪念其在分枝杆菌领域的研究贡献，由"Gross"拉丁化而来，菌名翻译为"格罗斯分枝杆菌"。

【临床意义】 格罗斯分枝杆菌目前仅有分离于肺部感染和血流感染标本的报道[42]。

Mycobacterium haemophilum 嗜血分枝杆菌

Sompolinsky et al., 1978

【分类学评述】 该菌种在表型上属于慢生长非产色分枝杆菌。

【词源和翻译】 "*haemophilum*"，新拉丁语中性形容词，由"*haema*"和"*phiium*"两个词根组成："*haema*"，拉丁语名词，即希腊语名词"*haîma*"，英文词义为"blood"；"*phiium*"，新拉丁语中性形容词，源自希腊语中性形容词"*philon*"，英文词义为"friend, loving"。"*haemophilum*"，新拉丁语中性形容词，英文词义为"blood loving"，表示"喜爱血液的"，菌名翻译为"嗜血分枝杆菌"。

【临床意义】 嗜血分枝杆菌为苛养分枝杆菌，其主要引起皮肤感染，典型的临床表现为多发的皮肤结节，可呈簇状，也可没有明显症状，通常累及肢体末端，偶尔伴有脓肿、瘘道、蜂窝织炎、眼内炎和骨髓炎等；感染的风险因素主要包括免疫力低下和颈部与肺门周围淋巴结炎；对于免疫力正常患者，手术干预比抗生素治疗更有效[43]。

Mycobacterium hassiacum 黑森分枝杆菌

Schröder et al., 1997

【分类学评述】 该菌种在 2018 年被分类为分枝菌酸杆形菌属，见黑森分枝菌酸杆形菌（*Mycolicibacterium hassiacum*）。

Mycobacterium heckeshornense 黑克肖分枝杆菌

Roth et al., 2001

【分类学评述】 该菌种在表型上属于慢生长暗产色分枝杆菌。

【词源和翻译】 "*heckeshornense*"，新拉丁语中性形容词，源自该菌从德国柏林黑克肖半岛（Heckeshorn）的一所医院内分离得到，由"Heckeshorn"拉丁化而来，菌名翻译为"黑克肖分枝杆菌"。

【临床意义】 黑克肖分枝杆菌可引起肺部空洞性疾病、淋巴腺炎、腱鞘炎[44]。

Mycobacterium heidelbergense 海德堡分枝杆菌

Haas et al., 1998

【分类学评述】 该菌种在表型上属于慢生长暗产色分枝杆菌，隶属于猿猴分枝杆菌复合群。

【词源和翻译】 "*heidelbergense*"，新拉丁语中性形容词，源自该菌的起源地德国的海德堡（Heidelberg），由"Heidelberg"拉丁化而来，菌名翻译为"海德堡分枝杆菌"。

【临床意义】 海德堡分枝杆菌在临床上可引起淋巴腺炎和肺部疾病[45]。

Mycobacterium helvum 淡黄分枝杆菌

Tran and Dahl, 2016

【分类学评述】 该菌种在 2018 年被分类为分枝菌酸杆形菌属，见淡黄分枝菌酸杆形菌（*Mycolicibacterium helvum*）。

Mycobacterium heraklionense 赫拉克利翁分枝杆菌

Tortoli et al., 2013

【分类学评述】 该菌种在 2018 年被分类为分枝菌酸杆菌属（*Mycolicibacter*），见赫拉克利翁分枝菌酸杆菌（*Mycolicibacter heraklionensis*）。

Mycobacterium hiberniae 爱尔兰分枝杆菌

Kazda et al., 1993

【分类学评述】 该菌种在 2018 年被分类为分枝菌酸杆菌属，见爱尔兰分枝菌酸杆菌（*Mycolicibacter hiberniae*）。

M

Mycobacterium hippocampi 海马分枝杆菌

Balcázar et al., 2014

【分类学评述】 该菌种在 2018 年被分类为分枝菌酸杆形菌属，见海马分枝菌酸杆形菌（*Mycolicibacterium hippocampi*）。

Mycobacterium hodleri 霍德勒分枝杆菌

Kleespies et al., 1996

【分类学评述】 该菌种在 2018 年被分类为分枝菌酸杆形菌属，见霍德勒分枝菌酸杆形菌（*Mycolicibacterium hodleri*）。

Mycobacterium holsaticum 荷斯坦分枝杆菌

Richter et al., 2002

【分类学评述】 该菌种在 2018 年被分类为分枝菌酸杆形菌属，见荷斯坦分枝菌酸杆形菌（*Mycolicibacterium holsaticum*）。

Mycobacterium houstonense 休斯敦分枝杆菌

Schinsky et al., 2004

【分类学评述】 该菌种在 2018 年被分类为分枝菌酸杆形菌属，见休斯敦分枝菌酸杆形菌（*Mycolicibacterium houstonense*）。

Mycobacterium immunogenum 免疫应答分枝杆菌

Wilson et al., 2001

【分类学评述】 该菌种在 2018 年被分类为拟分枝杆菌属，见免疫应答拟分枝杆菌（*Mycobacteroides immunogenum*）。

Mycobacterium insubricum 英苏布里分枝杆菌

Tortoli et al., 2009

【分类学评述】 该菌种在 2018 年被分类为分枝菌酸杆形菌属，见英苏布里分枝菌酸杆形菌（*Mycolicibacterium insubricum*）。

Mycobacterium interjectum 中介分枝杆菌

Springer et al., 1995

【分类学评述】 该菌种在表型上属于慢生长暗产色分枝杆菌，隶属于猿猴分枝杆菌复合群。

【词源和翻译】 “*interjectum*”，拉丁语中性分词形容词，英文词义为“placed between”，即“置于……之间”，因该菌系统发育位置介于快速和缓慢生长分枝杆菌之间而得名，菌名翻译为“中介分枝杆菌”。

【临床意义】 中介分枝杆菌可引起淋巴腺炎、慢性肺部感染、小血管炎等临床感染，被认为是颈部淋巴结炎的机会致病菌[46]。

Mycobacterium intermedium 中间分枝杆菌

Meier et al., 1993

【分类学评述】 该菌种在表型上属于慢生长光产色分枝杆菌，隶属于猿猴分枝杆菌复合群。

【词源和翻译】 “*intermedium*”，拉丁语中性形容词，英文词义为“intermediate”，即“中间的”，因该菌系统发育位置介于快速和缓慢生长分枝杆菌之间，菌名翻译为“中间分枝杆菌”。

【临床意义】 中间分枝杆菌的临床感染少见，目前有引起人类慢性支气管炎和皮炎等相关感染的报道[47]。

Mycobacterium intracellulare 胞内分枝杆菌

(Cuttino and McCabe, 1949) Runyon, 1965

【分类学评述】 该菌种在表型上属于慢生长非产色分枝杆菌，隶属于鸟分枝杆菌复合群，目前包括胞内分枝杆菌胞内亚种和胞内分枝杆菌莲建亚种两个亚种。

【词源和翻译】 “*intracellulare*”，新拉丁语中性形容词，由“*intra*”、“*cellula*”两个词根和尾缀“*-are*”组合而成：“*intra*”，拉丁语介词，英文词义为“within”；“*cellula*”，拉丁语名词，英文词义为“a small store-room and in biology a cell”；“*-are*”，拉丁语中性词后缀，英文词义为“pertaining to”。“*intracellulare*”，英文词义为“intracellular”，表示“胞内的”，菌名翻译为“胞内分枝杆菌”。

【临床意义】 胞内分枝杆菌存在于自然环境中且为条件致病菌，可引起成人肺部感染，HIV 阳性患者易出现播散性感染[48]。

Mycobacterium intracellulare subsp. *intracellulare* 胞内分枝杆菌胞内亚种

Castejon et al., 2018

【词源和翻译】 见胞内分枝杆菌。

【临床意义】 见胞内分枝杆菌。

Mycobacterium intracellulare subsp. *yongonense* 胞内分枝杆菌莲建亚种

Castejon et al., 2018

【词源和翻译】 “*yongonense*”，新拉丁语中性形容词，由“Yongon”拉丁化而来，源自韩国首尔大学莲建洞（Yongon-Dong）校区，因提议该菌种的部门位于此地而得名，菌名翻译为“胞内分枝杆菌莲建亚种”。

M

【临床意义】 胞内分枝杆菌莲建亚种可引起人肺部感染,但临床报道罕见[48]。

Mycobacterium iranicum **伊朗分枝杆菌**

Shojaei et al., 2013

【分类学评述】 该菌种在2018年被分类为分枝菌酸杆形菌属,见伊朗分枝菌酸杆形菌(*Mycolicibacterium iranicum*)。

Mycobacterium kansasii complex **堪萨斯分枝杆菌复合群**

【分类学评述】 堪萨斯分枝杆菌复合群目前包括堪萨斯分枝杆菌、波斯分枝杆菌、假堪萨斯分枝杆菌、*Mycobacterium innocens* 和 *Mycobacterium attenuatum*,且分别对应先前的基因分型Ⅰ、Ⅱ、Ⅲ、Ⅴ和Ⅵ型[49]。

【临床意义】 堪萨斯分枝杆菌复合群可引起非结核分枝杆菌肺部感染,在美国和其他许多国家非结核分枝杆菌肺部疾病的检出率仅次于鸟分枝杆菌复合群。该复合群肺部感染的表现类似于典型结核的慢性肺疾病,肺外感染包括儿童颈部淋巴结炎、皮肤和软组织感染、腱鞘炎、葡萄膜炎、心包炎和肌肉骨骼疾病等,但很少呈播散性感染,除非细胞免疫功能严重受损的患者。目前,世界各地均有堪萨斯分枝杆菌复合群的临床感染,且通常可以在蓄水池和自来水分离培养得到。该复合群的感染在英国和南非的矿井中很常见,引起的肺部感染表现与鸟分枝杆菌复合群不同,且治疗效果更好[48],而在临床感染的分布上,以堪萨斯分枝杆菌(Ⅰ型)和波斯分枝杆菌(Ⅱ型)最为常见[49]。

Mycobacterium kansasii **堪萨斯分枝杆菌**

Hauduroy et al., 1955

【分类学评述】 该菌种在表型上属于慢生长光产色分枝杆菌,是堪萨斯分枝杆菌复合群感染中最常分离的病原菌[49]。

【词源和翻译】 "*kansasii*",新拉丁语名词属格,源自分离该菌的地名美国堪萨斯州(Kansas),由"Kansas"拉丁化而来,菌名翻译为"堪萨斯分枝杆菌"。

【临床意义】 见堪萨斯分枝杆菌复合群。

Mycobacterium komossense **科莫斯分枝杆菌**

Kazda and Muller, 1979

【分类学评述】 该菌种在2018年被分类为分枝菌酸杆形菌属,见科莫斯分枝菌酸杆形菌(*Mycolicibacterium komossense*)。

Mycobacterium koreense **韩国分枝杆菌**

Kim et al., 2012

【分类学评述】 该菌种在2018年被分类为分枝菌酸小杆菌属,见韩国分枝菌酸小杆菌(*Mycolicibacillus koreensis*)。

Mycobacterium kubicae **库比卡分枝杆菌**

Floyd et al., 2000

【分类学评述】 该菌种在表型上属于慢生长暗产色分枝杆菌,隶属于猿猴分枝杆菌复合群。

【词源和翻译】 "*kubicae*",新拉丁语阳性名词属格,源自库比卡(George P. Kubica)教授的名字(一位特殊的美国分枝杆菌学家和导师),由"Kubica"拉丁化而来,菌名翻译为"库比卡分枝杆菌"。

【临床意义】 库比卡分枝杆菌是一种环境菌,暂未发现其与人类疾病的相关性[48]。

Mycobacterium kumamotonense **熊本分枝杆菌**

Masaki et al., 2007

【分类学评述】 该菌种在2018年被分类为分枝菌酸杆菌属,见熊本分枝菌酸杆菌(*Mycolicibacter kumamotonensis*)。

Mycobacterium kyorinense **杏林分枝杆菌**

Okazaki et al., 2009

【分类学评述】 该菌种在表型上属于慢生长非产色分枝杆菌。

【词源和翻译】 "*kyorinense*",新拉丁语中性形容词,英文词义为"pertaining to Kyorin",源自首次分离该菌株的韩国杏林大学第一医院的名字Kyorin,由"Kyorin"拉丁化而来,菌名翻译为"杏林分枝杆菌"。

【临床意义】 杏林分枝杆菌可引起淋巴腺炎及类结核病样的慢性呼吸道感染[50]。

Mycobacterium lacus **湖泊分枝杆菌**

Turenne et al., 2002

【分类学评述】 该菌种在表型上属于快生长非产色分枝杆菌,但根据2018年分枝杆菌属的最新分类和基因序列的相似性,应被修订为分枝菌酸杆形菌属。

【词源和翻译】 “*lacus*”，拉丁语名词属格，英文词义为“of a lake”，表示“湖泊的”，意指首次分离于皮肤滑囊炎标本的临床菌株与患者在湖泊中游泳有关，菌名翻译为“湖泊分枝杆菌”。

【临床意义】 湖泊分枝杆菌可引起干酪样滑囊炎、创伤后肉芽肿等[51]。

Mycobacterium lehmannii 莱曼分枝杆菌

Nouioui et al., 2017

【分类学评述】 该菌种在表型上属于快生长分枝杆菌，但根据 2018 年分枝杆菌属的最新分类和基因序列的相似性，应被修订为分枝菌酸杆形菌属。

【词源和翻译】 “*lehmannii*”，拉丁语名词属格，源自人名德国卫生学家 Karl Bernhard Lehmann 的名字，以纪念其提出分枝杆菌，由“Lehmann”拉丁化而来，菌名翻译为“莱曼分枝杆菌”。

【临床意义】 莱曼分枝杆菌是 2017 年发表的新菌种，分离于临床患者的呼吸道样本，但意义尚不明确[52]。

Mycobacterium lentiflavum 慢生黄分枝杆菌

Springer et al., 1996

【分类学评述】 该菌种在表型上属于慢生长暗产色（黄色色素）分枝杆菌，隶属于猿猴分枝杆菌复合群。

【词源和翻译】 “*lentiflavum*”，新拉丁语中性形容词，由“*lentus-a-um*”和“*flavus-a-um*”组成：“*lentus-a-um*”，拉丁语形容词，英文词义为“slow”；“*flavus-a-um*”，拉丁语形容词，英文词义为“yellow”。“*lentiflavum*”，英文词义为“slow and yellow”，表示“缓慢和黄色的”，意指该菌种缓慢生长和产黄色色素，菌名翻译为“慢生黄分枝杆菌”。

【临床意义】 慢生黄分枝杆菌可分离于自来水中，主要在青少年中引起淋巴腺炎及在免疫力低下成人中引起慢性肺部疾病和肺部空洞等，还可以引起椎间盘炎、皮肤感染和播散性感染等[53-55]。

Mycobacterium leprae 麻风分枝杆菌

(Hansen, 1880) Lehmann and Neumann, 1896

【分类学评述】 该菌种为严格胞内寄生分枝杆菌，人工培养基上不能生长。

【词源和翻译】 “*leprae*”，拉丁语名词属格，英文词义为“of leprosy”，表示“麻风病的”，菌名翻译为“麻风分枝杆菌”。

【种的特征】 强抗酸杆菌，大小为（1～8）μm×（0.3～0.5）μm。两侧平行，末端圆润，染色均匀或有时呈串珠状。在大多数麻风病例中，患者细胞内的细菌通常呈块状、球团状或排列整齐的杆菌簇。麻风病灶中的细菌在用吡啶萃取时会失去抗酸性，是该菌的一个特点，而临床标本通常含有高比例的死菌，其特征为着色差和染色不均匀。因此，吡啶效应不仅可以作为麻风分枝杆菌的特点，还能反应病灶中细菌是否存活。目前该菌尚不能在人工培养基中生长。当接种到健康小鼠的脚垫中时，来自人类麻风病患者组织的麻风杆菌，繁殖周期表现为 20～30 d。当排除“非活性”（如无法固定着色的）杆菌的存在时，繁殖周期可以低至 10 d。在小鼠体内培养期间，麻风分枝杆菌不侵入深部组织，且增殖可被环丝氨酸、β-氨基二苯基砜、异烟肼、γ-氨基水杨酸和利福平抑制。专性细胞内寄生，主要局限于皮肤（特别是凸起和暴露的表面）、睾丸和周围神经，可能不会在内脏中生长。

【临床意义】 麻风是一种慢性、消耗性的肉芽肿疾病。其主要症状包括皮肤感觉障碍和由外周神经增厚引起的精神性疾病。麻风显示了一种连续性的疾病变化过程：从只有很少的麻风分枝杆菌（结核型麻风病），到有大量麻风分枝杆菌、由细胞免疫缺乏引起的广泛传播的进行性疾病（结节型麻风病）。大部分麻风患者的症状介于这两种症状之间，在临床上呈不稳定性。麻风的临床并发症由精神损伤和免疫反应导致。鼻分泌物比皮肤损伤更易传播麻风分枝杆菌，与患者长期亲密接触可导致感染[48]。

Mycobacterium lepromatosis 瘤麻风分枝杆菌

Han et al., 2008

【分类学评述】 该菌种与麻风分枝杆菌亲缘关系密切，目前不能以人工方法进行分离培养，且暂未获得国际原核生物系统学委员会的正式认可[56]。

【词源和翻译】 “*lepromatosis*”，新拉丁语名词属格，英文词义为“of lepromatous leprosy”，表示“瘤麻风”，菌名翻译为“瘤麻风分枝杆菌”。

【临床意义】 瘤麻风分枝杆菌可引起人的结节型麻风病[56]，但当前的流行病学数据还不足。

Mycobacterium lepraemurium 鼠麻风分枝杆菌

Marchoux and Sorel, 1912

M

【分类学评述】 该菌种可在以蛋黄为基础的培养基中生长,尽管可在哺乳类动物引起类似人麻风病的症状,但在全基因组系统发育上,与鸟分枝杆菌的亲缘关系相对更近,故认为是鸟分枝杆菌复合群的成员[56]。

【词源和翻译】 "*lepraemurium*",新拉丁语复数名词属格,由"*leprae*"和"*murium*"两个词根组成:"*leprae*",拉丁语名词属格,英文词义为"of leprosy";"*murium*",拉丁语复数名词属格,英文词义为"of mice"。"*lepraemurium*",英文词义为"of leprosy of mice",表示"鼠麻风",菌名翻译为"鼠麻风分枝杆菌"。

【临床意义】 鼠麻风分枝杆菌可引起哺乳类动物的自然获得性麻风病,常见于大鼠、小鼠和猫等,其独特的病理表现为弥漫性麻风结节[57]。

Mycobacterium litorale 海滩分枝杆菌

Zhang et al., 2012

【分类学评述】 该菌种在 2018 年被分类为分枝菌酸杆形菌属,见海滩分枝菌酸杆形菌(*Mycolicibacterium litorale*)。

Mycobacterium llatzerense 拉兹分枝杆菌

Gomila et al., 2008

【分类学评述】 该菌种在 2018 年被分类为分枝菌酸杆形菌属,见拉兹分枝菌酸杆形菌(*Mycolicibacterium llatzerense*)。

Mycobacterium longobardum 伦巴第分枝杆菌

Tortoli et al., 2013

【分类学评述】 该菌种在 2018 年被分类为分枝菌酸杆菌属,见伦巴第分枝菌酸杆菌(*Mycolicibacter longobardus*)。

Mycobacterium lutetiense 路透分枝杆菌

Konjek et al., 2016

【分类学评述】 该菌种在 2018 年被分类为分枝菌酸杆形菌属,见路透分枝菌酸杆形菌(*Mycolicibacterium lutetiense*)。

Mycobacterium madagascariense 马达加斯加分枝杆菌

Kazda et al., 1992

【分类学评述】 该菌种在 2018 年被分类为分枝菌酸杆形菌属,见马达加斯加分枝菌酸杆形菌(*Mycolicibacterium madagascariense*)。

Mycobacterium mageritense 马德里分枝杆菌

Domenech et al., 1997

【分类学评述】 该菌种在 2018 年被分类为分枝菌酸杆形菌属,见马德里分枝菌酸杆形菌(*Mycolicibacterium mageritense*)。

Mycobacterium malmesburyense 马耳斯比林分枝杆菌

Gcebe et al., 2017

【分类学评述】 该菌种在 2018 年被分类为分枝菌酸杆形菌属,见马耳斯比林分枝菌酸杆形菌(*Mycolicibacterium malmesburyense*)。

Mycobacterium malmoense 玛尔摩分枝杆菌

Schroder and Juhlin et al., 1977

【分类学评述】 该菌种在表型上属于慢生长非产色分枝杆菌。

【词源和翻译】 "*malmoense*",新拉丁语中性形容词,源自分离该菌的地名瑞典玛尔摩(Malmö),由"Malmö"拉丁化而来,菌名翻译为"玛尔摩分枝杆菌"。

【临床意义】 玛尔摩分枝杆菌可引起儿童颈部淋巴结炎和成年人肺部疾病,也有引起化脓性肩关节炎和播散性感染的报道,目前在欧洲国家常见而在美国罕见[48]。

Mycobacterium mantenii 曼藤分枝杆菌

van Ingen et al., 2009

【分类学评述】 该菌种在表型上属于慢生长暗产色分枝杆菌。

【词源和翻译】 "*mantenii*",新拉丁语阳性名词属格,源自蔓藤医生的名字,以纪念其在 1957 年在荷兰发表第一例非结核分枝杆菌病例报道并从事非结核分枝杆菌相关研究所做出的贡献,由"Manten"拉丁化而来,菌名翻译为"曼藤分枝杆菌"。

【临床意义】 曼藤分枝杆菌可引起淋巴腺炎和肺部疾病等,但临床感染较为少见[58]。

Mycobacterium marinum 海分枝杆菌

Aronson et al., 1926

【分类学评述】 该菌种在表型上属于慢生长光产色分枝杆菌。

【词源和翻译】 "*marinum*",拉丁语中性形容词,英文词义为"of the sea",表示"海的",菌名翻译为"海分枝杆菌"。

M

【临床意义】 海分枝杆菌广泛存在于环境水中，可引起鱼分枝杆菌病（fish mycobacteriosis），且在世界各地均有发生。在中国，海分枝杆菌曾导致人工养殖鲟鱼感染并大量死亡。人类感染主要是有创皮肤暴露于淡水或盐水，或被鱼刺伤而导致。典型表现为局限于单侧肢体的单个丘疹样凸起，常见于肘、膝、足、足趾或手指；感染后症状持续2~3周，随着时间的延长可形成疣状凸起或溃疡。第二种临床症状类似于皮下孢子丝菌病，可沿淋巴管蔓延传播；而更为严重的并发症包括腱鞘炎、关节炎、滑囊炎和骨髓炎等，另在HIV患者和系统性类固醇治疗患者中有播散性感染报道[59]。

Mycobacterium marseillense 马赛分枝杆菌

Ben Salah et al., 2009

【分类学评述】 该菌种在表型上属于慢生长暗产色分枝杆菌，隶属于鸟分枝杆菌复合群。

【词源和翻译】 "*marseillense*"，新拉丁语中性形容词，源自菌株分离地马赛，菌名翻译为"马赛分枝杆菌"（编者注：*Mycobacterium marseillense* 和 *Mycobacterium massiliense* 的种名均来源于法国城市马赛）。

【临床意义】 马赛分枝杆菌可引起人类呼吸道感染、皮肤软组织感染、骨关节感染、中耳炎和乳突炎等多种感染[13-14]。

Mycobacterium massiliense 马西利亚分枝杆菌

Adékambi et al., 2006

【分类学评述】 该菌种在表型上为快生长非产色分枝杆菌，在2018年已作为一个亚种被分类到拟分枝杆菌属，见脓肿拟分枝杆菌马西利亚亚种（*Mycobacteroides abscessus* subsp. *massiliense*）。

Mycobacterium microti 田鼠分枝杆菌

Reed et al., 1957

【分类学评述】 该菌种隶属于结核分枝杆菌复合群，根据全基因组测序分析数据，目前已修订为结核分枝杆菌的一个变种，见结核分枝杆菌。

Mycobacterium minnesotense 明尼苏达分枝杆菌

Hannigan et al., 2013

【分类学评述】 该菌种在2018年被分类为分枝菌酸杆菌属，见明尼苏达分枝菌酸杆菌（*Mycolicibacter minnesotensis*）。

Mycobacterium monacense 慕尼黑分枝杆菌

Reischl et al., 2006

【分类学评述】 该菌种在2018年被分类为分枝菌酸杆形菌属，见慕尼黑分枝菌酸杆形菌（*Mycolicibacterium monacense*）。

Mycobacterium montefiorense 蒙蒂菲奥里分枝杆菌

Levi et al., 2003

【分类学评述】 该菌种在表型上属于慢生长非产色分枝杆菌，隶属于猿猴分枝杆菌复合群。

【词源和翻译】 "*montefiorense*"，新拉丁语中性形容词，英文词义为"of or pertaining to Montefiore"，源自分离该菌的地名美国蒙蒂菲奥里（Montefiore）医疗中心，由"Montefiore"拉丁化而来，菌名翻译为"蒙蒂菲奥里分枝杆菌"。

【临床意义】 蒙蒂菲奥里分枝杆菌从临床患者呼吸道样本分离，临床意义不明[60]。

Mycobacterium montmartrense 蒙马特分枝杆菌

Konjek et al., 2016

【分类学评述】 该菌种在2018年被分类为分枝菌酸杆形菌属，见蒙马特分枝菌酸杆形菌（*Mycolicibacterium montmartrense*）。

Mycobacterium moriokaense 盛冈分枝杆菌

Tsukamura et al., 1986

【分类学评述】 该菌种在2018年被分类为分枝菌酸杆形菌属，见盛冈分枝菌酸杆形菌（*Mycolicibacterium moriokaense*）。

Mycobacterium mucogenicum 产黏液分枝杆菌

Springer et al., 1995

【分类学评述】 该菌种在2018年被分类为分枝菌酸杆形菌属，见产黏液分枝菌酸杆形菌（*Mycolicibacterium mucogenicum*）。

Mycobacterium mungi 獴分枝杆菌

Vuorio et al., 1999

【分类学评述】 该菌种在临床上被描述为结核分枝杆菌复合群，但未获得国际原核生物系统学委员会的权威认可。

【词源和翻译】 "*mungi*"，拉丁语中性形容词，英文词义为"pertaining to mungos"，表示"獴的"，菌名翻译为"獴分枝杆菌"。

【临床意义】 獴分枝杆菌被认为是缟獴的结核病病

原体,可在其鼻内引起肉芽肿性病变,少数病例呈播散性[61]。

Mycobacterium murale 壁分枝杆菌

Vuorio et al., 1999

【分类学评述】 该菌种在2018年被分类为分枝菌酸杆形菌属,见壁分枝菌酸杆形菌(*Mycolicibacterium murale*)。

Mycobacterium nebraskense 内布拉斯加分枝杆菌

Mohamed et al., 2004

【分类学评述】 该菌种在表型上属于慢生长暗产色分枝杆菌。

【词源和翻译】 "*nebraskense*",新拉丁语中性形容词,英文词义为"referring to the State of Nebraska, USA",源自分离该菌的地名美国内布拉斯加州(Nebraska),菌名翻译为"内布拉斯加分枝杆菌"。

【临床意义】 内布拉斯加分枝杆菌是一种较为罕见的非结核分枝杆菌,最初分离于人痰标本,可引起人肺部感染;也有引起猫、犬结节性皮损的报道[62-63]。

Mycobacterium neoaurum 新金色分枝杆菌

Tsukamura et al., 1972

【分类学评述】 该菌种在2018年被分类为分枝菌酸杆形菌属,见新金色分枝菌酸杆形菌(*Mycolicibacterium neoaurum*)。

Mycobacterium neumannii 诺伊曼分枝杆菌

Nouioui et al., 2017

【分类学评述】 该菌种在表型上属于慢生长非产色分枝杆菌。

【词源和翻译】 "*neumannii*",新拉丁语名词属格,源自德国微生物学家"Rudolf Otto Neumann"的名字,由"Neumann"拉丁化而来,菌名翻译为"诺伊曼分枝杆菌"。

【临床意义】 诺伊曼分枝杆菌是2017年发表的新菌种,分离于患者的呼吸道样本,但临床意义不明[52]。

Mycobacterium neworleansense 新奥尔良分枝杆菌

Schinsky et al., 2004

【分类学评述】 该菌种在2018年被分类为分枝菌酸杆形菌属,见新奥尔良分枝菌酸杆形菌(*Mycolicibacterium neworleansense*)。

Mycobacterium nonchromogenicum 无色分枝杆菌

Tsukamura et al., 1965

【分类学评述】 该菌种已被重新分类为分枝菌酸杆菌属,见无色分枝菌酸杆菌(*Mycolicibacter nonchromogenicus*)。

Mycobacterium noviomagense 奈梅亨分枝杆菌

van Ingen et al., 2009

【分类学评述】 该菌种在表型上属于慢生长非产色分枝杆菌。

【词源和翻译】 "*noviomagense*",新拉丁语中性形容词,英文词义为"pertaining to Noviomagus",源自分离该菌医院的所在地荷兰奈梅亨(Nijmegen)地区的罗马名"Noviomagus",由"Noviomagus"拉丁化而来,菌名翻译为"奈梅亨分枝杆菌"。

【临床意义】 奈梅亨分枝杆菌分离于呼吸道样本,但对17例呼吸道标本分离该菌的患者进行评估,均不符合非结核分枝杆菌病的诊断标准,因此临床意义尚不明确[64]。

Mycobacterium novocastrense 纽卡斯尔分枝杆菌

Shojaei et al., 1997

【分类学评述】 该菌种在2018年被分类为分枝菌酸杆形菌属,见纽卡斯尔分枝菌酸杆形菌(*Mycolicibacterium novocastrense*)。

Mycobacterium obuense 奥布分枝杆菌

(ex Tsukamura and Mizuno, 1971) Tsukamura and Mizuno, 1981

【分类学评述】 该菌种在2018年被分类为分枝菌酸杆形菌属,见奥布分枝菌酸杆形菌(*Mycolicibacterium obuense*)。

Mycobacterium oryzae 稻分枝杆菌

Ramaprasad et al., 2016

【分类学评述】 该菌种在2018年被分类为分枝菌酸杆形菌属,见稻分枝菌酸杆形菌(*Mycolicibacterium oryzae*)。

Mycobacterium pallens 微黄分枝杆菌

Hennessee et al., 2009

【分类学评述】 该菌种在2018年被分类为分枝菌酸杆形菌属,见微黄分枝菌酸杆形菌(*Mycolicibacterium pallens*)。

Mycobacterium palustre 沼泽分枝杆菌

Torkko et al., 2002

M

【分类学评述】 该菌种在表型上属于慢生长光产色分枝杆菌，隶属于猿猴分枝杆菌复合群。

【词源和翻译】 “*palustre*”，拉丁语中性形容词，英文词义为“living in swamps”，表示“生活在沼泽中”，意指该菌分离自沼泽中，菌名翻译为“沼泽分枝杆菌”。

【临床意义】 沼泽分枝杆菌分离于环境水，也有分离于淋巴腺炎组织标本的报道，可能是引起淋巴腺炎的潜在病原菌[65]。

Mycobacterium paraense 帕拉分枝杆菌

Fusco da Costa et al., 2015

【分类学评述】 该菌种在表型上属于慢生长暗产色分枝杆菌，隶属于猿猴分枝杆菌复合群。

【词源和翻译】 “*paraense*”，新拉丁语中性形容词，源自巴西帕拉州(Para)的名字，由“Para”拉丁化而来，菌名翻译为“帕拉分枝杆菌”。

【临床意义】 帕拉分枝杆菌是2015年发表的新菌种，分离于人的痰标本[65]。

Mycobacterium paraffinicum 石蜡分枝杆菌

(ex Davis et al., 1956) Toney et al., 2010

【分类学评述】 该菌种在表型上属于慢生长暗产色分枝杆菌。

【词源和翻译】 “*paraffinicum*”，新拉丁语中性形容词，英文词义为“pertaining to paraffin”，表示“石蜡的”，菌名翻译为“石蜡分枝杆菌”。

【临床意义】 石蜡分枝杆菌有引起人肺部感染的罕见报道[66]。

Mycobacterium parafortuitum 副偶发分枝杆菌

Tsukamura et al., 1965

【分类学评述】 该菌种在2018年被分类为分枝菌酸杆形菌属，见副偶发分枝菌酸杆形菌(*Mycolicibacterium parafortuitum*)。

Mycobacterium paragordonae 副戈登分枝杆菌

Kim et al., 2014

【分类学评述】 该菌种在表型上属于慢生长暗产色分枝杆菌。

【词源和翻译】 “*paragordonae*”，新拉丁语名词属格，由“*para*”和“*gordonae*”组成：“*para*”，希腊语分词，英文词义为“next to, resembling”；“*gordonae*”，新拉丁语名词属格，为戈登分枝杆菌的种名。“*paragordonae*”，英文词义为“next to (*Mycobacterium*) gordonae”，即“亲缘关系接近戈登分枝杆菌的”，菌名翻译为“副戈登分枝杆菌”。

【临床意义】 副戈登分枝杆菌存在于环境水中，也有在局限性或全身性免疫抑制患者中引起肺部感染的报道[67]。

Mycobacterium paraintracellulare 副胞内分枝杆菌

Lee et al., 2016

【分类学评述】 该菌种在表型上属于慢生长暗产色分枝杆菌，隶属于鸟分枝杆菌复合群，曾被描述为胞内分枝杆菌INT-1。

【词源和翻译】 “*paraintracellulare*”，新拉丁语名词属格，由“*para*”和“*intracellulare*”组成：“*para*”，希腊语分词，英文词义为“next to, resembling”；“*intracellulare*”，新拉丁语名词属格，为胞内分枝杆菌的种名。“*paraintracellulare*”，英文词义为“next to (*Mycobacterium*) intracellulare”，表示“亲缘关系接近胞内分枝杆菌的”，菌名翻译为“副胞内分枝杆菌”。

【临床意义】 副胞内分枝杆菌可引起人肺部及呼吸道感染[68]。

Mycobacterium parakoreense 副韩国分枝杆菌

Kim et al., 2013

【分类学评述】 该菌种在2018年被分类为分枝菌酸小杆菌属，见副韩国分枝菌酸小杆菌(*Mycolicibacillus parakoreensis*)。

Mycobacterium parascrofulaceum 副瘰疬分枝杆菌

Turenne et al., 2004

【分类学评述】 该菌种在表型上属于慢生长暗产色分枝杆菌，隶属于猿猴分枝杆菌复合群。

【词源和翻译】 “*parascrofulaceum*”，新拉丁语中性形容词，由“*para*”和“*scrofulaceum*”组成：“*para*”，希腊语分词，英文词义为“like, beside”；“*scrofulaceum*”，拉丁语中性形容词，为瘰疬分枝杆菌的种名。“*parascrofulaceum*”，英文词义为“next to (*Mycobacterium*) parascrofulaceum”，表示“接近于瘰疬分枝杆菌的”，菌名翻译为“副瘰疬分枝杆菌”。

【临床意义】 副瘰疬分枝杆菌是一种机会致病菌，可在免疫力低下患者中引起呼吸道感染[69]。

Mycobacterium paraseoulense 副首尔分枝杆菌

Lee et al., 2010

【分类学评述】 该菌种在表型上属于慢生长暗产

色分枝杆菌,表型及 16S rRNA 测序鉴定与首尔分枝杆菌都难以区分。

【词源和翻译】 “*paraseoulense*”,新拉丁语中性形容词,由“*para*”和“*seoulense*”两个词根组成:“*para*”,希腊语分词,英文词义为“beside, alongside of, near, like”;“*seoulense*”,拉丁语中性形容词,为首尔分枝杆菌的种名。“*paraseoulense*”,英文词义为“like seoulense, referring to the genotypic resemblance of the type strain to Mycobacterium seoulense”,表示“接近首尔分枝杆菌的”,菌名翻译为“副首尔分枝杆菌”。

【临床意义】 副首尔分枝杆菌分离于人的痰标本,但临床意义不明确[70]。

Mycobacterium paraterrae 副土地分枝杆菌

Lee et al., 2016

【分类学评述】 该菌种在 2018 年被分类为分枝菌酸杆菌属,见副土地分枝菌酸杆菌(*Mycolicibacter paraterrae*)。

Mycobacterium paratuberculosis 副结核分枝杆菌

Bergey et al., 1923

【分类学评述】 该菌种已被重新分类为鸟分枝杆菌副结核亚种。

Mycobacterium parmense 帕尔玛分枝杆菌

Fanti et al., 2004

【分类学评述】 该菌种在表型上属于慢生长暗产色分枝杆菌。

【词源和翻译】 “*parmense*”,拉丁语中性形容词,英文词义为“of or belonging to Parma”,源自分离该菌种的地名意大利城市帕尔玛(Parma),由“Parma”拉丁化而来,菌名翻译为“帕尔玛分枝杆菌”。

【临床意义】 帕尔玛分枝杆菌目前仅有一例引起儿童淋巴腺炎的临床报道[71]。

Mycobacterium peregrinum 外来分枝杆菌

(ex Bojalil et al., 1962) Kusunoki and Ezaki, 1992

【分类学评述】 该菌种在 2018 年被分类为分枝菌酸杆形菌属,见外来分枝菌酸杆形菌(*Mycolicibacterium peregrinum*)。

Mycobacterium persicum 波斯分枝杆菌

Shahraki et al., 2017

【分类学评述】 该菌种在表型上属于慢生长光产色(黄色)分枝杆菌。

【词源和翻译】 “*persicum*”,拉丁语中性形容词,英文词义为“of, or belonging to, Persia, the ancient name of Iran”,源自该菌的最初分离地伊朗的古称波斯(Persia),菌名翻译为“波斯分枝杆菌”。

【临床意义】 波斯分枝杆菌是 2017 年发表的新菌种,可引起人的肺部感染[48]。

Mycobacterium phlei 梯牧草分枝杆菌

Lehmann and Neumann, 1899

【分类学评述】 该菌种在 2018 年被分类为分枝菌酸杆形菌属,见梯牧草分枝菌酸杆形菌(*Mycolicibacterium phlei*)。

Mycobacterium phocaicum 富西亚分枝杆菌

Adékambi et al., 2006

【分类学评述】 该菌种在 2018 年被分类为分枝菌酸杆形菌属,见富西亚分枝菌酸杆形菌(*Mycolicibacterium phocaicum*)。

Mycobacterium pinnipedii 鳍脚分枝杆菌

Cousins et al., 2003

【分类学评述】 根据 2018 年的全基因组测序分析数据,鳍脚分枝杆菌与结核分枝杆菌是同一菌种,故重新将鳍脚分枝杆菌修订为结核分枝杆菌的一个变种,见结核分枝杆菌鳍脚变种。

Mycobacterium porcinum 猪分枝杆菌

Tsukamura et al., 1983

【分类学评述】 该菌种在 2018 年被分类为分枝菌酸杆形菌属,见猪分枝菌酸杆形菌(*Mycolicibacterium porcinum*)。

Mycobacterium poriferae 海绵分枝杆菌

Padgitt and Moshier, 1987

【分类学评述】 该菌种在 2018 年被分类为分枝菌酸杆形菌属,见海绵分枝菌酸杆形菌(*Mycolicibacterium poriferae*)。

Mycobacterium pseudoshottsii 假肖茨分枝杆菌

Rhodes et al., 2005

【分类学评述】 该菌种在表型上属于慢生长光产色分枝杆菌。

【词源和翻译】 “*pseudoshottsii*”,新拉丁语名词属格,由“*pseudês*”和“*shottsii*”两个词根组成:“*pseudês*”,希腊语形容词,英文词义为“false”;“*shottsii*”,新拉丁语名词属格,英文词义为

"name of a species"。"*pseudoshottsii*"，英文词义为"a false Mycobacterium shottsii, not the true Mycobacterium shottsii"，即"假的肖茨分枝杆菌"，意指该菌与肖茨分枝杆菌很接近，菌名翻译为"假肖茨分枝杆菌"。

【临床意义】 假肖茨分枝杆菌主要引起鱼类感染，暂未有感染人的报道[72]。

Mycobacterium psychrotolerans 耐冷分枝杆菌

Trujillo et al., 2004

【分类学评述】 该菌种在2018年被分类为分枝菌酸杆形菌属，即耐冷分枝菌酸杆形菌（*Mycolicibacterium psychrotolerans*）。

Mycobacterium pulveris 灰尘分枝杆菌

Tsukamura et al., 1983

【分类学评述】 该菌种在2018年被分类为分枝菌酸杆形菌属，见灰尘分枝菌酸杆形菌（*Mycolicibacterium pulveris*）。

Mycobacterium pyrenivorans 食芘分枝杆菌

Derz et al., 2004

【分类学评述】 该菌种在2018年被分类为分枝菌酸杆形菌属，见食芘分枝菌酸杆形菌（*Mycolicibacterium pyrenivorans*）。

Mycobacterium rhodesiae 罗得西亚分枝杆菌

(ex Tsukamura et al., 1971) Tsukamura et al., 1981

【分类学评述】 该菌种在2018年被分类为分枝菌酸杆形菌属，见罗得西亚分枝菌酸杆形菌（*Mycolicibacterium rhodesiae*）。

Mycobacterium riyadhense 利雅得分枝杆菌

van Ingen et al., 2009

【分类学评述】 该菌种在表型上属于慢生长非产色分枝杆菌。

【词源和翻译】 "*riyadhense*"，新拉丁语中性形容词，英文词义为"pertaining to Riyadh, capital of the Kingdom of Saudi Arabia and origin of the patient from whom the type strain was isolated"，源自分离该菌种的地名沙特阿拉伯王国首都利雅得（Riyadh），由"Riyadh"拉丁化而来，菌名翻译为"利雅得分枝杆菌"。

【临床意义】 利雅得分枝杆菌是一种机会致病菌，可引起人类上额窦炎和免疫力低下患者（如HIV感染者）的呼吸道感染[73]。

Mycobacterium rufum 红色分枝杆菌

Hennessee et al., 2009

【分类学评述】 该菌种在2018年被分类为分枝菌酸杆形菌属，见红色分枝菌酸杆形菌（*Mycolicibacterium rufum*）。

Mycobacterium rutilum 锈色分枝杆菌

Hennessee et al., 2009

【分类学评述】 该菌种在2018年被分类为分枝菌酸杆形菌属，见锈色分枝菌酸杆形菌（*Mycolicibacterium rutilum*）。

Mycobacterium salmoniphilum 嗜鲑鱼分枝杆菌

(ex Ross, 1960) Whipps et al., 2007

【分类学评述】 该菌种在2018年被分类为拟分枝杆菌属，见嗜鲑鱼拟分枝杆菌（*Mycobacteroides salmoniphilum*）。

Mycobacterium saopaulense 圣保罗分枝杆菌

Nogueira et al., 2015

【分类学评述】 该菌种在2018年被分类为拟分枝杆菌属，见圣保罗拟分枝杆菌（*Mycobacteroides saopaulense*）。

Mycobacterium sarraceniae 猪笼草分枝杆菌

Tran and Dahl, 2016

【分类学评述】 该菌种在2018年被分类为分枝菌酸杆形菌属，见猪笼草分枝菌酸杆形菌（*Mycolicibacterium sarraceniae*）。

Mycobacterium saskatchewanense 萨斯喀彻温分枝杆菌

Turenne et al., 2004

【分类学评述】 该菌种在表型上属于慢生长暗产色分枝杆菌，隶属于猿猴分枝杆菌复合群。

【词源和翻译】 "*saskatchewanense*"，新拉丁语中性形容词，英文词义为"of or pertaining to Saskatchewan"，源自分离该菌种的地名加拿大萨斯喀彻温省（Saskatchewan），菌名翻译为"萨斯喀彻温分枝杆菌"。

【临床意义】 萨斯喀彻温分枝杆菌可分离于痰液、胸腔积液，可引起人类呼吸道、胸腹腔感染[74]。

Mycobacterium scrofulaceum 瘰疬分枝杆菌

Prissick and Masson, 1956

【分类学评述】 该菌种在表型上属于慢生长暗产色分枝杆菌。

【词源和翻译】 “*scrofulaceum*”，新拉丁语中性形容词，由“*scrofulae*”和“*-aceum*”两个词根组成：“*scrofulae*”，拉丁语复数名词，英文词义为“a swelling of the glands of the neck, scrofula”；“*-aceum*”，拉丁语中性后缀，英文词义为“of or with”。“*scrofulaceum*”，英文词义为“of or pertaining to scrofula”，表示“瘰疬的”，可能与小儿颈部淋巴结感染有关，菌名翻译为“瘰疬分枝杆菌”。

【临床意义】 瘰疬分枝杆菌的名称来源于淋巴结结核，最初用于颈部淋巴结分枝杆菌感染。直到1980年前，该菌一直是引起儿童颈部感染淋巴结炎的主要致病菌，之后逐步被“鸟分枝杆菌复合群”所代替。该菌种还可引起肺部疾病、结膜炎、骨髓炎、脑膜炎、肉芽肿性肝炎和播散性感染，但较为罕见[48]。

Mycobacterium sediminis 沉积分枝杆菌

Zhang et al., 2013

【分类学评述】 该菌种在2018年被分类为分枝菌酸杆形菌属，见沉积分枝菌酸杆形菌（*Mycolicibacterium sediminis*）。

Mycobacterium senegalense 塞内加尔分枝杆菌

Chamoiseau et al., 1979

【分类学评述】 该菌种在2018年被分类为分枝菌酸杆形菌属，见塞内加尔分枝菌酸杆形菌（*Mycolicibacterium senegalense*）。

Mycobacterium senuense 首尔大学分枝杆菌

Mun et al., 2008

【分类学评述】 该菌种在2018年被分类为分枝菌酸杆菌属，且菌名拼写也发生了变化，见首尔大学分枝菌酸杆菌（*Mycolicibacter senuensis*）。

Mycobacterium seoulense 首尔分枝杆菌

Mun et al., 2007

【分类学评述】 该菌种在表型上属于慢生长暗产色分枝杆菌。

【词源和翻译】 “*seoulense*”，新拉丁语中性形容词，英文词义为“of or pertaining to Seoul”，源自分离该模式菌株的地名韩国首尔（Seoul），由“Seoul”拉丁化而来，菌名翻译为“首尔分枝杆菌”。

【临床意义】 首尔分枝杆菌可引起人类呼吸道等相关感染，但较为罕见[75]。

Mycobacterium septicum 败血分枝杆菌

Schinsky et al., 2000

【分类学评述】 该菌种在2018年被分类为分枝菌酸杆形菌属，见败血分枝菌酸杆形菌（*Mycolicibacterium septicum*）。

Mycobacterium setense 赛特分枝杆菌

Lamy et al., 2008

【分类学评述】 该菌种在2018年被分类为分枝菌酸杆形菌属，见赛特分枝菌酸杆形菌（*Mycolicibacterium setense*）。

Mycobacterium sherrisii 雪莉分枝杆菌

van Ingen et al., 2011

【分类学评述】 该菌种在表型上属于慢生长非产色分枝杆菌，隶属于猿猴分枝杆菌复合群。

【词源和翻译】 “*sherrisii*”，新拉丁语阳性名词属格，英文词义为“of Sherris”，源自临床微生物学家雪莉（John C. Sherris）的名字，以纪念其在临床微生物学领域所做出的贡献，由“Sherris”拉丁化而来，菌名翻译为“雪莉分枝杆菌”。

【临床意义】 雪莉分枝杆菌主要分离于非洲获得性免疫缺陷综合征患者，也有非洲以外地区且患者并未去过非洲的相关报道[76]。

Mycobacterium shigaense 志贺分枝杆菌

Fukano et al., 2018

【分类学评述】 该菌种在表型上属于慢生长暗产色分枝杆菌，在2012年即有该菌的描述，2018年得到国际原核系统学委员会的正式认可，隶属于猿分枝杆菌复合群。

【词源和翻译】 “*shigaense*”，新拉丁语中性形容词，英文词义为“of Shiga Prefecture, the location from which the type strain was first isolated”，源自该菌种模式菌株的分离地地名日本志贺县，菌名翻译为“志贺分枝杆菌”。

【临床意义】 志贺分枝杆菌可以引起免疫力低下患者皮肤结节等肺外感染[77]，其临床报道不多，且主要分布在日本和中国。

Mycobacterium shimoidei 下出分枝杆菌

Tsukamura, 1982

【分类学评述】 该菌种在表型上属于慢生长暗产色分枝杆菌，为嗜热型微生物，最适生长温度为45 ℃。

【词源和翻译】 “*shimoidei*”，新拉丁语阳性名词属格，英文词义为“of Shimoide”，源自最早分离该

M

菌种的日本微生物学家下出(H. Shimoide)的名字,由"Shimoide"拉丁化而来,菌名翻译为"下出分枝杆菌"。

【临床意义】 下出分枝杆菌是一种不常见的机会致病菌,主要引起呼吸道感染,可表现为严重的空洞性肺病,目前全球临床感染为20~30例,主要分布在日本和芬兰[48]。

Mycobacterium shinjukuense 新宿分枝杆菌

Saito et al., 2011

【分类学评述】 该菌种在表型上属于慢生长非产色分枝杆菌,其亲缘关系与结核分枝杆菌接近,采用分子生物学方法容易错误鉴定为结核分枝杆菌[78-80]。

【词源和翻译】 "*shinjukuense*",新拉丁语中性形容词,英文词义为"of or pertaining to Shinjuku ward",源自分离该模式菌种的地名日本东京新宿(Shinjuku),由"Shinjuku"拉丁化而来,菌名翻译为"新宿分枝杆菌"。

【临床意义】 新宿分枝杆菌主要从人类呼吸道标本分离,目前有引起非结核分枝杆菌病(临床表现达到非结核分枝杆菌病诊断标准)并采用抗结核药成功治疗的报道[78-80]。

Mycobacterium shottsii 肖茨分枝杆菌

Rhodes et al., 2003

【分类学评述】 该菌种在表型上属于慢生长非产色分枝杆菌,与假肖茨分枝杆菌亲缘关系密切。

【词源和翻译】 "*shottsii*",新拉丁语阳性名词属格,由"Shotts"拉丁化而来,英文词义为"of Shotts",源自美国细菌学家埃米特肖茨(Shotts)名字,菌名翻译为"肖茨分枝杆菌"。

【临床意义】 肖茨分枝杆菌可引起人类肺部及呼吸道感染等疾病[81]。

Mycobacterium simiae complex 猿猴分枝杆菌复合群

【分类学评述】 目前猿猴分枝杆菌复合群包括猿猴分枝杆菌、中间分枝杆菌、中介分枝杆菌、日内瓦分枝杆菌、三重分枝杆菌、慢生黄分枝杆菌、海德堡分枝杆菌、库比卡分枝杆菌、沼泽分枝杆菌、蒙蒂菲奥里分枝杆菌、帕尔玛分枝杆菌、雪莉分枝杆菌、萨斯喀彻温分枝杆菌、副瘰疬分枝杆菌、佛罗伦分枝杆菌、大口非鲫分枝杆菌、欧洲分枝杆菌、帕拉分枝杆菌和尚未通过国际原核系统学委员会正式认可的阿瓦士分枝杆菌(*Mycobacterium ahvazicum*)[65]。

【临床意义】 猿猴分枝杆菌复合群内的菌种通常被认为是机会致病菌,可能引起发热、肺部感染、慢性淋巴结炎、脊椎炎、肉芽肿性皮肤病等疾病[65]。

Mycobacterium simiae 猿猴分枝杆菌

Karassova et al., 1965

【分类学评述】 该菌种在表型上属于慢生长产色分枝杆菌,隶属于猿猴分枝杆菌复合群。

【词源和翻译】 "*simiae*",拉丁语名词属格,英文词义为"of an ape",表示"猿猴的",意指从恒河猴身上分离的一种非典型分枝杆菌,菌名翻译为"猿猴分枝杆菌"。

【临床意义】 猿猴分枝杆菌被认为是水生病原菌,大多数病例与HIV阳性患者相关,且主要累及肺和网状内皮系统;而HIV阴性患者通常表现为肺部疾病,也有淋巴结病变、皮肤损伤、泌尿生殖道感染和葡萄膜炎等感染的发生[48, 82-83]。

Mycobacterium smegmatis 耻垢分枝杆菌

(Trevisan, 1889) Lehmann and Neumann, 1899

【分类学评述】 该菌种在2018年被分类为分枝菌酸杆形菌属,见耻垢分枝菌酸杆形菌(*Mycolicibacterium smegmatis*)。

Mycobacterium sphagni 泥炭藓分枝杆菌

Kazda et al., 1980

【分类学评述】 该菌种在2018年被分类为分枝菌酸杆形菌属,见泥炭藓分枝菌酸杆形菌(*Mycolicibacterium sphagni*)。

Mycobacterium stephanolepidis 豚鱼分枝杆菌

Fukano et al., 2017

【分类学评述】 该菌种在表型上属于快生长非产色分枝杆菌,但根据2018年分枝杆菌属的最新分类和基因序列的相似性,应被修订为分枝菌酸杆形菌属。

【词源和翻译】 "*stephanolepidis*",拉丁语阳性名词属格,英文词义为"of *Stephanolepis*",即"豚鱼的",意指该菌最初分离于豚鱼,菌名翻译为"豚鱼分枝杆菌"。

【临床意义】 豚鱼分枝杆菌最初分离于鱼类及水样本,临床意义不明[84]。

M

Mycobacterium stomatepiae 大口非鲫（丽鱼）分枝杆菌

Pourahmad et al., 2008

【分类学评述】 该菌种在表型上属于慢生长非产色分枝杆菌，隶属于猿猴分枝杆菌复合群。

【词源和翻译】 “*stomatepiae*”，新拉丁语名词属格，英文词义为“of *Stomatepia*”，即大口非鲫属，为丽鱼科的一个属，因该菌最早从大口非鲫鱼中分离而得名，菌名翻译为“大口非鲫分枝杆菌”，亦翻译为“丽鱼分枝杆菌”。

【临床意义】 大口非鲫（丽鱼）分枝杆菌最初分离于鱼类及水样本，暂无人类感染的报道[81]。

Mycobacterium szulgai 苏加分枝杆菌

Marks et al., 1972

【分类学评述】 该菌种在表型上属于慢生长分枝杆菌，37 ℃时为暗产色，25 ℃时为光产色。

【词源和翻译】 “*szulgai*”，新拉丁语阳性名词属格，由“Szulga”拉丁化而来，英文词义为“of Szulga”，源自波兰的微生物学家苏加（Szulga）的名字，菌名翻译为“苏加分枝杆菌”。

【临床意义】 苏加分枝杆菌可引起人类肺部疾病、呼吸道等相关感染[48]。

Mycobacterium talmoniae 塔尔蒙分枝杆菌

Davidson et al., 2017

【分类学评述】 该菌种在表型上属于慢生长非产色分枝杆菌。

【词源和翻译】 “*talmoniae*”，新拉丁语阴性名词属格，由“Talmon”拉丁化而来，源自美国微生物学家凯西·塔尔蒙（Kathy Talmon）的名字，以纪念她在内布拉斯加州公共卫生实验室做出的贡献，菌名翻译为“塔尔蒙分枝杆菌”。

【临床意义】 塔尔蒙分枝杆菌可引起人类呼吸道等相关感染[82]。

Mycobacterium terrae 土地分枝杆菌

Wayne, 1966

【分类学评述】 该菌种在 2018 年被分类为分枝菌酸杆菌属，见土地分枝菌酸杆菌（*Mycolicibacter terrae*）。

Mycobacterium thermoresistibile 耐高温分枝杆菌

Tsukamura et al., 1966

【分类学评述】 该菌种在 2018 年被分类为分枝菌酸杆形菌属，见耐高温分枝菌酸杆形菌（*Mycolicibacterium thermoresistibile*）。

Mycobacterium timonense 蒂莫分枝杆菌

Ben Salah et al., 2009

【分类学评述】 该菌种在表型上属于慢生长暗产色分枝杆菌，隶属于鸟分枝杆菌复合群。

【词源和翻译】 “*timonense*”，新拉丁语中性形容词，英文词义为“pertaining to la Timone, the name of a hospital in Marseille, France, where the first strains were isolated”，源自首次分离该菌的法国马赛市蒂莫（Timone）医院的名字，由“Timone”拉丁化而来，菌名翻译为“蒂莫分枝杆菌”。

【临床意义】 蒂莫分枝杆菌是鸟分枝杆菌复合群内的菌种，通常被认为是机会致病菌，可在免疫力低下人群引起呼吸道感染，以及呼吸道外的各种感染[13,14,83]。

【抗菌药物敏感性和感染用药】 有文献建议，对于鸟分枝杆菌复合群内的菌种使用抗结核用药方案[13-14]。

Mycobacterium tokaiense 东海分枝杆菌

Tsukamura et al., 1981

【分类学评述】 该菌种在 2018 年被分类为分枝菌酸杆形菌属，见东海分枝菌酸杆形菌（*Mycolicibacterium tokaiense*）。

Mycobacterium triplex 三重分枝杆菌

Floyd et al., 1997

【分类学评述】 该菌种在表型上属于慢生长非产色分枝杆菌，隶属于猿猴分枝杆菌复合群。

【词源和翻译】 “*triplex*”，拉丁语中性形容词，英文词义为“threefold, triple, referring to something consisting of three parts, specifically, the triple-cluster HPLC pattern shown by these isolates”，即“三重，三倍，由三部分组成，特定的以高效液相色谱模式显示的这些菌株”，菌名翻译为“三重分枝杆菌”。

【临床意义】 三重分枝杆菌可引起人类淋巴腺炎、肺部疾病、播散性感染等[65,84]。

Mycobacterium triviale 次要分枝杆菌

Kubica et al., 1970

【分类学评述】 该菌种在 2018 年被分类为分枝菌酸小杆菌属，见次要分枝菌酸小杆菌（*Mycolicibacillus trivialis*）。

Mycobacterium tuberculosis 结核分枝杆菌

(Zopf, 1883) Lehmann and Neumann, 1896

【词源和翻译】 “*tuberculosis*”,新拉丁语名词属格,英文词义为“of tuberculosis”,表示“结核的”,菌名翻译为“结核分枝杆菌”。

【种的特征】 结核分枝杆菌是强抗盐酸乙醇(脱色)杆菌,大小为(0.3~0.6) μm×(1~4) μm,菌体笔直或细长弯曲,呈单个排列,偶尔呈螺旋状。染色不定或不规则,常染成带状或串珠状。在大多数固体培养基上,菌落粗糙,凸起和稠密,表面有结节或褶皱,边缘不整齐;菌落颜色呈灰白色到淡米黄色,甚至黄色。该菌呈线团样平行生长,趋向于盘旋状,无毒型菌落致密程度不高。在液体培养基中不分散生长,一般在表面形成菌膜,随着培养时间延长,菌膜变得厚实和皱褶。在杜氏吐温-白蛋白培养基中分散生长,静置可形成沉淀但极易散开。体外培养在最佳条件下14~15 h 可传代一次。最适生长温度为37 ℃,部分菌株可在30~34 ℃条件下生长。最适pH 6.4~7.0,在含有0.5%(*W/V*)甘油的培养基及5%~10%二氧化碳环境中,可促进其生长。结核分枝杆菌在有氧条件下可生长,急剧转变为厌氧生长时快速死亡,但是通过缓慢的自建的氧气梯度培养时,它们能适应对缺氧的耐受性,并表现出同步悬浮生长。基因组 DNA G+C 含量为65.6 mol%。

【临床意义】 结核分枝杆菌以肺部感染为主,形成慢性炎症、干酪样坏死和空洞形成等特点。肺外感染的临床表现包括颈淋巴结炎、胸膜炎、心包炎、滑膜炎、脑膜炎,以及皮肤、关节、骨和内脏的感染[13-14,84]。

Mycobacterium tuberculosis subsp. *caprae* 结核分枝杆菌山羊亚种

Aranaz et al., 1999

【词源和翻译】 “*caprae*”,拉丁语名词属格,英文词义为“of a goat”,因该菌种最初分离于山羊而得名,菌名翻译为“结核分枝杆菌山羊亚种”。

【临床意义】 结核分枝杆菌山羊亚种的宿主主要是山羊,亦见于绵羊、猪、野猪、赤鹿和狐狸。该菌是引起人结核病的畜源致病菌之一,且易于识别的特性是对吡嗪酰胺敏感,根据分枝杆菌散在分布重复单位(MIRU)基因分型,证实山羊分枝杆菌与经典的牛分枝杆菌分支、鳍脚分枝杆菌、田鼠分枝杆菌及远祖结核分枝杆菌密切相关,但又不同于现代结核分枝杆菌。由于山羊分枝杆菌带有异质性 *RD4* 基因,通过 PCR 方法可将该菌与牛分枝杆菌区分开来,也可通过此方法予以识别突变株[48]。

Mycobacterium tuberculosis subsp. *tuberculosis* 结核分枝杆菌结核亚种

(Zopf, 1883) Aranaz et al., 1999

【临床意义】 见结核分枝杆菌。

Mycobacterium tuberculosis var. *bovis* 结核分枝杆菌牛变种

Karlson and Lessel, 1970

【临床意义】 结核分枝杆菌牛变种可引起牛、鹿和麋鹿等温血动物的结核病,人类感染主要是由吸入受感染牛的飞沫和食用受污染的未经巴氏消毒的乳制品引起。值得注意的是,该菌株在大多数宿主中均无致病性,将该菌的减毒菌株制备为卡介苗,用于结核病预防接种。在结核病高发地区进行预防接种主要是为了防止幼儿传播性疾病,幼儿接种卡介苗可使结核病的发病率降低60%~80%[48]。

Mycobacterium tuberculosis var. *africanum* 结核分枝杆菌非洲变种

Castets et al., 1969

【临床意义】 结核分枝杆菌非洲变种最早从塞内加尔的结核病患者痰液中分离出来,主要在非洲热带地区引起人类结核病;在西非,近一半人类结核病例由该菌种引起,且在患者特点和免疫流行病学特征方面与结核分枝杆菌不同。其他洲的一些国家亦有该菌种感染的病例,且这些病例大部分有非洲居住史[48]。

Mycobacterium tuberculosis var. *pinnipedii* 结核分枝杆菌鳍脚变种

Cousins et al., 2003

【分类学评述】 该菌种曾隶属于结核分枝杆菌复合群,根据2018年的全基因组测序分析数据,鳍脚分枝杆菌与结核分枝杆菌是同一菌种,故重新将鳍脚分枝杆菌修订为结核分枝杆菌的一个变种,即结核分枝杆菌鳍脚变种[4-5]。

【词源和翻译】 “*pinnipedii*”,新拉丁语名词属格,英文词义为“of a pinniped”,表示“鳍脚”的,因该菌首次分离于嗜足类宿主动物而得名,由“pinniped”

拉丁化而来，菌名翻译为“结核分枝杆菌鳍脚变种”。

【临床意义】 结核分枝杆菌鳍脚变种自然宿主是鳍足类动物，也可能是几内亚猪、兔子、牛的致病菌。最近，结核菌素皮肤试验和γ-干扰素释放试验证实鳍脚分枝杆菌感染可在貘间传播，亦可由海狮传给人类，其感染的表现为淋巴结、肺、胸膜、脾的肉芽肿病变，且该病变能够蔓延传播。

Mycobacterium tusciae 托斯卡纳分枝杆菌

Tortoli et al., 1999

【分类学评述】 该菌种在2018年被分类为分枝菌酸杆形菌属，见托斯卡纳分枝菌酸杆形菌（*Mycolicibacterium tusciae*）。

Mycobacterium ulcerans 溃疡分枝杆菌

MacCallum et al., 1950

【分类学评述】 该菌种在表型上属于慢生长暗产色分枝杆菌。基因组学分析比较表明，溃疡分枝杆菌起源于海分枝杆菌，通过一簇携带编码内酯生产基因的毒力质粒的水平转移，以及随后的还原性进化而成。

【词源和翻译】 “*ulcerans*”，新拉丁语分词形容词，英文词义为“making sore, causing to ulcerate”，表示该菌感染可引起酸痛并形成溃疡，由“ulcerate”拉丁化而来，菌名翻译为“溃疡分枝杆菌”。

【临床意义】 溃疡分枝杆菌感染率一直被低估，现认为该菌引起的感染是继结核病和麻风病后的第三大人类分枝杆菌病。在非洲，该病被称为布鲁里（Buruili）溃疡病，在澳大利亚被称为班兹达（Bairnsdale）溃疡。Buruili溃疡病在秘鲁和日本也很常见。溃疡分枝杆菌感染与热带湿地密切相关，易在死水下的泥浆中繁殖。

所有年龄的男性和女性都可能被该菌感染，尤其是15岁以下的孩子。该病最初典型的临床表现是在下肢动脉创伤后皮下出现无痛性肿块。几周后，肿块发展成浅溃疡。溃疡分枝杆菌产生的毒素（内酯）具有免疫调节特性，能够引起细胞坏死。感染的范围从局部结节或溃疡到广泛分布的溃疡或非溃疡病变，包括骨髓炎。如果不及时治疗，常会形成伴有挛缩和瘢痕的肢体畸形。有越来越多的证据表明，溃疡分枝杆菌也会引起野生动物如蜥蜴、负鼠、考拉熊、大鼠、小鼠和牛感染[48]。

Mycobacterium vaccae 奶牛分枝杆菌

Bönicke and Juhasz, 1964

【分类学评述】 该菌种在2018年被分类为分枝菌酸杆形菌属，见奶牛分枝菌酸杆形菌（*Mycolicibacterium vaccae*）。

Mycobacterium vanbaalenii 范巴伦分枝杆菌

Khan et al., 2002

【分类学评述】 该菌种在2018年被分类为分枝菌酸杆形菌属，见范巴伦分枝菌酸杆形菌（*Mycolicibacterium vanbaalenii*）。

Mycobacterium virginiense 弗吉尼亚分枝杆菌

Vasireddy et al., 2017

【分类学评述】 该菌种在表型上属于慢生长非产色分枝杆菌。

【词源和翻译】 “*virginiense*”，新拉丁语中性形容词，英文词义为“of or belonging to the state of Virginia, USA, where the type strain was originally isolated”，源自分离该模式菌种的地名美国弗吉尼亚州（Virginia），由“Virginia”拉丁化而来，菌名翻译为“弗吉尼亚分枝杆菌”。

【临床意义】 弗吉尼亚分枝杆菌分离于环境样本，暂无人类感染的报道[85]。

Mycobacterium vulneris 伤口分枝杆菌

van Ingen et al., 2009

【分类学评述】 该菌种在2018年被分类为分枝菌酸杆形菌属，见伤口分枝菌酸杆形菌（*Mycolicibacterium vulneris*）。

Mycobacterium wolinskyi 沃林斯基分枝杆菌

Brown et al., 1999

【分类学评述】 该菌种在2018年被分类为分枝菌酸杆形菌属，见沃林斯基分枝菌酸杆形菌（*Mycolicibacterium wolinskyi*）。

Mycobacterium xenopi 蟾蜍分枝杆菌

Schwabacher et al., 1959

【分类学评述】 该菌种在表型上属于慢生长暗产色分枝杆菌。

【词源和翻译】 “*xenopi*”，新拉丁语名词属格，英文词义为“of xenopus”，即“蟾蜍”，意指该菌分离于冷血动物蟾蜍的皮损处，菌名翻译为“蟾蜍分枝杆菌”。

【临床意义】 蟾蜍分枝杆菌大多数感染部位为肺部，通常发生于有潜在肺部疾病的成年男性患者，如慢性阻塞性肺疾病、支气管扩张症。肺外感染，如化脓性关节炎、脊柱炎和转移性疾病，在免疫功能低下的个体中也有报道[48]。

Mycobacterium yongonense 莲建分枝杆菌

Kim et al., 2013

【分类学评述】 该菌种已被重新分类为胞内分枝杆菌莲建亚种。

Mycobacterium **分枝杆菌属参考文献**

Mycobacteroides 拟分枝杆菌属 Gupta et al., 2018

【词源和翻译】 "*Mycobacteroides*"，新拉丁语中性名词，由"*-oides*"和"*Mycobacterium*"两个词根组成："*-oides*"，拉丁语中性尾缀，英文词义为"resembling"；"*Mycobacterium*"，新拉丁语中性名词，英文词义为"a bacterial genus"。"*Mycobacteroides*"，英文词义为"a genus resembling *Mycobacterium*"，即"类似于分枝杆菌属的一个属"，菌名翻译为"拟分枝杆菌属"。

一、分类学

拟分枝杆菌属是新分类的一个属，隶属于放线菌纲（Actinobacteria）、棒杆菌目（Corynebacteriales）、分枝杆菌科（Mycobacteriaceae），模式菌种为脓肿拟分枝杆菌。

二、属的特征

拟分枝杆菌属通常被认定属于脓肿-龟分枝杆菌的进化枝，属于快生长的分枝杆菌，形成菌落的时间少于 7 d。该属的表型特征包括：芳香基硫酸酯酶第 3 d 后出现阳性，30 ℃比 35 ℃生长得更好，硝酸盐还原酶试验阴性，不分解铁，且对多黏菌素 B 敏感。其他特征见科的描述。基因组大小为 4.5～5.6 Mbp，基因组 DNA G+C 含量为 63.9～64.8 mol%[1]。

三、属的临床意义

拟分枝杆菌属可引起人的肺部、皮肤和软组织等部位的感染[2-3]。

四、抗菌药物敏感性和感染用药

拟分枝杆菌属的感染用药可以参照 CLSI M24 中"快生长分枝杆菌的 MIC 折点解释标准"，推荐的抗菌药物包括阿米卡星、头孢西丁、环丙沙星、克拉霉素、多西环素（或米诺环素）、利奈唑胺、亚胺培南、莫西沙星、复方磺胺甲噁唑和妥布霉素[4]。有资料显示，某些菌种已有多重耐药菌株分离，应予以警惕。

五、属内菌种

Mycobacteroides abscessus 脓肿拟分枝杆菌

(Moore and Frerichs, 1953) Gupta et al., 2018

【分类学评述】 该菌种在表型上属于快生长非产色分枝杆菌。

M

【词源和翻译】 “*abscessus*”,拉丁语名词属格,英文词义为“of an abscess”,即“形成脓肿的”,意指该菌感染时能形成脓肿,菌名翻译为“脓肿拟分枝杆菌”。

【临床意义】 脓肿拟分枝杆菌可引起获得性皮肤软组织感染、播散性皮肤病、骨和关节感染、肺部感染、角膜感染、中耳炎、导管相关性感染、手术伤口感染及假体感染等,是非结核分枝杆菌中一种重要的临床病原菌。

***Mycobacteroides abscessus* subsp. *abscessus* 脓肿拟分枝杆菌脓肿亚种**

(Moore and Frerichs, 1953) Gupta et al., 2018

【分类学评述】 见脓肿拟分枝杆菌。

【词源和翻译】 见脓肿拟分枝杆菌。

***Mycbacteroides abscessus* subsp. *bolletii* 脓肿拟分枝杆菌博莱(博氏)亚种**

(Adékambi et al., 2006) Gupta et al., 2018

【分类学评述】 该菌种在表型上属于快生长非产色分枝杆菌。

【词源和翻译】 “*bolletii*”,新拉丁语阳性名词属格,英文词义为“of Bollet”,源自著名临床微生物学和分类学家克莱德·博莱特的名字,由“Bollet”拉丁化而来,菌名翻译为“脓肿拟分枝杆菌博莱亚种”,亦简译为“脓肿拟分枝杆菌博氏亚种”。

【临床意义】 脓肿拟分枝杆菌博莱(博氏)亚种与慢性肺炎有关,但是表现为对多种抗菌药物耐药,特别是克拉霉素,但对阿米卡星具有中等耐药性。

***Mycobacteroides abscessus* subsp. *massiliense* 脓肿拟分枝杆菌马西利亚亚种**

(Adékambi et al., 2006) Gupta et al., 2018

【分类学评述】 该菌种在表型上为快生长非产色分枝杆菌,曾隶属于龟-脓肿分枝杆菌复合群(*Mycobacterium chelonae-abscessus* complex)。近年来,有研究显示,该菌种与博氏分枝杆菌(*Mycobacterium bolletii*)为同一菌种,且博氏分枝杆菌具有命名优先权。在 2018 年,分枝杆菌属进一步进行拆分为分枝杆菌属和另外 4 个新的菌属,该菌种目前隶属于分枝菌酸杆形菌属(*Mycolicibacterium*)。基因组学研究表明,该亚种不存在功能基因 *erm*(可诱导大环内酯类药物耐药),以此可区别于博氏亚种;此外,基因组注释了两个 rRNA 操纵子,也与以往分枝杆菌报道的单个 rRNA 操纵子不同。

【词源和翻译】 “*massiliense*”,拉丁语中性形容词,源自菌株分离地马赛(Marseille)的旧称马西利亚(Massilia),菌名翻译为“脓肿拟分枝杆菌马西利亚亚种”。

【临床意义】 脓肿拟分枝杆菌马西利亚亚种可引起呼吸道、皮肤、血流感染,具有重要的临床意义[1]。

***Mycobacteroides chelonae* 龟拟分枝杆菌**

(Bergey et al., 1923) Gupta et al., 2018

【分类学评述】 该菌种在表型上属于快生长非产色分枝杆菌。

【词源和翻译】 “*chelonae*”,新拉丁语名词属格,英文词义为“of a tortoise”,即“龟的”,因该菌最初分离于龟而得名,菌名翻译为“龟拟分枝杆菌”。

【临床意义】 龟拟分枝杆菌可引起 HIV 患者、皮肤、创伤及手术后伤口感染,以及长期应用皮质类固醇激素、化疗、器官移植患者局部或播散性感染,是造成人类感染主要的快生长非结核分枝杆菌[1]。

***Mycobacteroides franklinii* 弗朗克林拟分枝杆菌**

(Nogueira et al., 2015) Gupta et al., 2018

【分类学评述】 该菌种在表型上属于快生长非产色分枝杆菌。

【词源和翻译】 “*franklinii*”,新拉丁语阳性名词属格,因该菌种分离于美国著名政治家及科学家本杰明·弗朗克林(Benjamin Franklin)的家乡宾尼福尼亚州,为纪念本杰明·弗朗克林而得名,由“Franklin”拉丁化而来,菌名翻译为“弗朗克林拟分枝杆菌”。

【临床意义】 弗朗克林拟分枝杆菌可从鼻窦和肺部气道疾病患者身上分离,目前致病机制尚不明确[1]。

***Mycobacteroides immunogenum* 免疫应答拟分枝杆菌**

(Wilson et al., 2001) Gupta et al., 2018

【分类学评述】 该菌种在表型上属于快生长非产色分枝杆菌。

【词源和翻译】 “*immunogenum*”,新拉丁语中性形

M

容词,英文词义为“eliciting an immune response”,意指该菌可诱发免疫应答,菌名翻译为“免疫应答拟分枝杆菌”。

【临床意义】 免疫应答拟分枝杆菌来源于被污染的自动化支气管清洗机和金属加工液,该菌能够在被降解的金属加工液中生长并存活,并且可以耐受用于金属加工液消毒的常规杀菌剂,从而引起过敏性肺炎[1-2]。

***Mycobacteroides salmoniphilum* 嗜鲑鱼拟分枝杆菌**

(Whipps et al., 2007) Gupta et al., 2018

【分类学评述】 该菌种在表型上属于快生长非产色分枝杆菌,亲缘关系与龟拟分枝杆菌接近。

【词源和翻译】 “*salmoniphilum*”,新拉丁语中性形容词,由“*salmo-onis*”和“*philos*”两个词根组成:“*salmo-onis*”,拉丁语名词,英文词义为“a salmon”;“*philos*”,新拉丁语中性名词,英文词义为“loving”。“*salmoniphilum*”,英文词义为“salmon-loving”,即“嗜鲑鱼的”,因该菌从鲑鱼中分离而得名,菌名翻译为“嗜鲑鱼拟分枝杆菌”。

【临床意义】 鲑鱼拟分枝杆菌从鲑鱼和鳟鱼的播散性疾病中分离,暂无人类感染的报道[1,3]。

***Mycobacteroides saopaulense* 圣保罗拟分枝杆菌**

(Nogueira et al., 2015) Gupta et al., 2018

【分类学评述】 该菌种在表型上属于快生长非产色分枝杆菌。

【词源和翻译】 “*saopaulense*”,新拉丁语中性形容词,英文词义为“of or pertaining to the Brazilian state of São Paulo”,因该菌种首次分离于巴西圣保罗州而命名,菌名翻译为“圣保罗拟分枝杆菌”。

【临床意义】 圣保罗拟分枝杆菌是2015年发表的新菌种,最初从两例近视激光手术术后感染性晶体性角膜病变患者的角膜标本中分离得到,可引起人类及动物感染。

***Mycobacteroides* 拟分枝杆菌属参考文献**

Mycolicibacillus 分枝菌酸小杆菌属 Gupta et al., 2018

【词源和翻译】 “*Mycolicibacillus*”,新拉丁语阳性名词,由“*acidum mycolicum*”和“*bacillus*”两个词根组成:“*acidum mycolicum*”,新拉丁语名词,英文词义为“mycolic acid”;“*bacillus*”,拉丁语名词属格,英文词义为“a small staff or rod”。“*Mycolicibacillus*”,英文词义为“a genus of mycolic acid containing (small) rod-shaped bacteria”,表示一种含有分枝菌酸的小杆菌属,是分枝杆菌科内新命名的一个属,菌名翻译为“分枝菌酸小杆菌属”。

一、分类学

分枝菌酸小杆菌属隶属于放线菌纲(Actinobacteria)、棒杆菌目(Corynebacteriales)、分枝杆菌科(Mycobacteriaceae),模式菌种为次要分枝菌酸小杆菌[1]。

二、属的特征

分枝菌酸小杆菌属由慢生长非产色分枝杆菌组成,需要在最佳温度下培养7 d以上才能形成菌落。其他特征见科的描述。基因组大小为3.89~4.08 Mbp,为分枝杆菌科中基因组最小的属,基因组DNA G+C

含量为 69.4 mol%[1]。

三、属的临床意义

分枝菌酸小杆菌属是慢生长非产色分枝杆菌,可从人类肺功能障碍患者呼吸道中分离出来,但致病机制尚不清楚[1-3]。

四、抗菌药物敏感性和感染用药

分枝菌酸小杆菌属细菌是不常见的慢生长分枝杆菌,目前没有足够的数据来制订药敏试验的具体建议,CLSI 建议遵循堪萨斯分枝杆菌的药敏指南,建议进行药敏试验的药物包括利福平、阿米卡星、乙醇丁胺、利福布汀、环丙沙星、莫西沙星、多西环素、克拉霉素、米诺环素、复方磺胺甲噁唑和利奈唑胺等,且通常建议在参考实验室进行操作。

五、属内菌种

***Mycolicibacillus koreensis* 韩国分枝菌酸小杆菌**

(Kim et al., 2012) Gupta et al., 2018

【分类学评述】 该菌种在表型上属于慢生长非产色分枝杆菌。

【词源和翻译】 "*koreensis*",新拉丁语阳性/阴性形容词,英文词义为"of or pertaining to the Republic of Korea, the geographical origin of the type strain",源自模式菌株的分离地韩国(Korea),由"Korea"拉丁化而来,菌名翻译为"韩国分枝菌酸小杆菌"。

【临床意义】 韩国分枝菌酸小杆菌从一名肺功能障碍患者痰液中分离,但致病性尚不明确[1,3]。

***Mycolicibacillus parakoreensis* 副韩国分枝菌酸小杆菌**

(Kim et al., 2013) Gupta et al., 2018

【分类学评述】 该菌种在表型上属于慢生长非产色分枝杆菌,与韩国分枝菌酸小杆菌亲缘关系接近。

【词源和翻译】 "*parakoreensis*",新拉丁语阳性/阴性形容词,由"*para*"和"*koreensis*"两个词根组成:"*para*",希腊语分词,英文词义为"beside, alongside of, near, like";"*koreensis*",新拉丁语形容词属格,英文词义为"of or belonging to Korea, and also a bacterial specific epithet"。"*parakoreensis*",英文词义为"near (*Mycobacterium*), *koreensis* (*koreense*)",表示亲缘关系与韩国分枝菌酸小杆菌接近,菌名翻译为"副韩国分枝菌酸小杆菌"。

【临床意义】 副韩国分枝菌酸小杆菌最初分离于肺部感染症状的患者痰液中,可引起临床肺部及呼吸道感染[1,4]。

***Mycolicibacillus trivialis* 次要分枝菌酸小杆菌**

(Kubica et al., 1970) Gupta et al., 2018

【分类学评述】 该菌种在表型上属于慢生长非产色分枝杆菌。

【词源和翻译】 "*trivialis*",拉丁语阳性/阴性形容词,英文词义为"common, commonplace, vulgar, ordinary, of little importance",表示"共同,老生常谈的,通俗的,普通的,次要的",菌名翻译为"次要分枝菌酸小杆菌"。

【临床意义】 次要分枝菌酸小杆菌可引起临床上手部创伤后的腱鞘炎和肺部疾病[1]。

M

***Mycolicibacillus* 分枝菌酸小杆菌属参考文献**

Mycolicibacter 分枝菌酸杆菌属 Gupta et al., 2018

【词源和翻译】 "*Mycolicibacter*",新拉丁语阳性名词,由"*acidum mycolicum*"和"*bacter*"两个词根组成:"*acidum mycolicum*",新拉丁语名词,英文词义为"mycolic acid";"*bacter*",新拉丁语名词属格,英文词义为"rod"。"*Mycolicibacter*",英文词义为"a genus of mycolic acid containing rod-shaped bacteria",表示一种含有分枝菌酸的杆菌属,是分枝杆菌科内新命名的一个菌属,菌名翻译为"分枝菌酸杆菌属"。

一、分类学

分枝菌酸杆菌属隶属于放线菌纲(Actinobacteria)、棒杆菌目(Corynebacteriales)、分枝杆菌科(Mycobacteriaceae)。模式菌种为土地分枝菌酸杆菌,目前属内约包含 12 个种。

二、属的特征

分枝菌酸杆菌属主要来自以往的土地分枝杆菌复合群的重新分类,属内的菌种大部分为缓慢生长(超过 7 d)的非产色分枝杆菌,也有一些中等生长速度(5~15 d)的菌种。其他特征见科的描述。基因组相对较短,大小为 3.87~5.11 Mbp,基因组 DNA G+C 含量为 66.3~70.3 mol%[1]。

三、属的临床意义

该菌属大多数菌种是非致病性的,但也有一些菌种从动物宿主和临床标本中分离出来。

四、抗菌药物敏感性和感染用药

分枝菌酸杆菌属是不常见的非结核生长分枝杆菌,目前没有足够的数据来制订药敏试验的具体建议,可能可遵循堪萨斯分枝杆菌的药敏指南,供参考。

五、属内菌种

Mycolicibacter algericus 阿尔及利亚分枝菌酸杆菌

(Sahraoui et al., 2011) Gupta et al., 2018

【分类学评述】 该菌种在表型上属于快生长非产色分枝杆菌。

【词源和翻译】 "*algericus*",新拉丁语阳性形容词,英文词义为"of or pertaining to Algeria",源自首次分离该菌种的地名阿尔及利亚,由"Algeria"拉丁化而来,菌名翻译为"阿尔及利亚分枝菌酸杆菌"。

【临床意义】 阿尔及利亚分枝菌酸杆菌最初分离于山羊的肺部损伤样本,其临床意义不明[1-2]。

Mycolicibacter arupensis 阿罗普(临床病理所)分枝菌酸杆菌

(Cloud et al., 2006) Gupta et al., 2018

【分类学评述】 该菌种在表型上属于慢生长非产色分枝杆菌。

【词源和翻译】 "*arupensis*",新拉丁语阳性/阴性形容词属格,源自分离该模式菌株的阿罗普临床与试验病理学研究所,由"Arup"拉丁化而来,菌名翻译为"阿罗普分枝菌酸杆菌",亦有译为"临床病理所分枝菌酸杆菌"。

【临床意义】 阿罗普(临床病理所)分枝菌酸杆菌可从患者肌腱、支气管灌洗液、痰标本及手指伤口中分离,从而引起伤口、肺部及呼吸道感染等相关疾病[1,3]。

Mycolicibacter engbaekii 英格贝克分枝菌酸杆菌

(Tortoli et al., 2013) Gupta et al., 2018

【分类学评述】 该菌种在表型上属于慢生长光产色(粉红色色素)分枝杆菌。

【词源和翻译】 "*engbaekii*",新拉丁语阳性名词属格，为了纪念丹麦分枝杆菌学家 H. C. Engbaek，由“Engbaek”拉丁化而来，菌名翻译为“英格贝克分枝菌酸杆菌”。

【临床意义】 英格贝克分枝菌酸杆菌可从临床患者呼吸道及尿道中分离，致病性尚不明确[1,4]。

Mycolicibacter heraklionensis 赫拉克利翁分枝菌酸杆菌

(Tortoli et al., 2013) Gupta et al., 2018

【分类学评述】 该菌种在表型上属于非产色分枝杆菌，其生长速度介于快生长分枝杆菌与慢生长分枝杆菌之间。

【词源和翻译】 “*heraklionensis*”，新拉丁语阳性/阴性形容词，源自分离该菌的地名希腊克里特岛的赫拉克里翁市(Heraklion)，由“Heraklion”拉丁化而来，菌名翻译为“赫拉克利翁分枝菌酸杆菌”。

【临床意义】 赫拉克利翁分枝菌酸杆菌可引起临床手或手指的腱鞘炎、骨髓炎等，也有报道引起呼吸道感染[1,4]。

Mycolicibacter hiberniae 爱尔兰分枝菌酸杆菌

(Kazda et al., 1993) Gupta et al., 2018

【分类学评述】 该菌种在表型上属于慢生长暗产色(玫瑰红色)分枝杆菌。

【词源和翻译】 “*hiberniae*”，拉丁语名词属格，英文词义为“of Hibernia, the Latin name for Ireland”，源自分离到该菌的地名爱尔兰的拉丁语名称“Hibernia”，由“Hibernia”拉丁化而来，菌名翻译为“爱尔兰分枝菌酸杆菌”。

【临床意义】 爱尔兰分枝菌酸杆菌可从爱尔兰的水生植物、苔藓和土壤中分离得到，暂无人类感染的报道[1]。

Mycolicibacter kumamotonensis 熊本分枝菌酸杆菌

(Masaki et al., 2007) Gupta et al., 2018

【分类学评述】 该菌种在表型上属于慢生长非产色分枝杆菌。

【词源和翻译】 “*kumamotonensis*”，新拉丁语阳性/阴性形容词，英文词义为“of or pertaining to Kumamoto Prefecture in Japan”，源自分离到该菌的地名日本熊本县(Kumamoto)，由“Kumamoto”拉丁化而来，菌名翻译为“熊本分枝菌酸杆菌”。

【临床意义】 熊本分枝菌酸杆菌可引起人类呼吸道感染等疾病[1]。

Mycolicibacter longobardus 伦巴第分枝菌酸杆菌

(Tortoli et al., 2013) Gupta et al., 2018

【分类学评述】 该菌种在表型上属于慢生长非产色分枝杆菌。

【词源和翻译】 “*longobardus*”，新拉丁语形容词属格，源自该菌株的分离地意大利伦巴第(Lombardy)，由“Lombardy”拉丁化而来，菌名翻译为“伦巴第分枝菌酸杆菌”。

【临床意义】 伦巴第分枝菌酸杆菌最初在2006~2009年黎巴嫩和意大利两家不同医院临床肺癌、肺结核、重症肺炎及慢性阻塞性肺疾病患者中分离得到，有报道称该菌可引起人类骨髓炎感染[1,4]。

Mycolicibacter minnesotensis 明尼苏达分枝菌酸杆菌

(Hannigan et al., 2013) Gupta et al., 2018

【分类学评述】 该菌种在表型上属于中等生长速度光产色分枝杆菌。

【词源和翻译】 “*minnesotensis*”，新拉丁语阳性/阴性形容词，源自该菌的分离地美国明尼苏达州(Minnesota)，由“Minnesota”拉丁化而来，菌名翻译为“明尼苏达分枝菌酸杆菌”。

【临床意义】 明尼苏达分枝菌酸杆菌最初分离于美国明尼苏达州北部的水藓沼泽样本，暂无人类感染的报道[1,5]。

Mycolicibacter nonchromogenicus 无色分枝菌酸杆菌

(Tsukamura et al., 1965) Gupta et al., 2018

【分类学评述】 该菌种在表型上属于慢生长非产色分枝杆菌。

【词源和翻译】 “*nonchromogenicus*”，新拉丁语阳性形容词，由“*non*”、“*chroma*”、“*gennaio*”和“*-icus*”四个词根组成：“*non*”，拉丁语副词，英文词义为“not”；“*chroma*”，希腊语名词，英文词义为“color”；“*gennaio*”，希腊语动词，英文词义为“to produce”；“*-icus*”，拉丁语属格后缀。“*nonchromogenicus*”，英文词义为“intended to mean not producing color”，意指该菌种不产生色素，菌名翻译为“无色分枝菌酸杆菌”。

【临床意义】 无色分枝菌酸杆菌主要分离于环境土壤中，有文献报道可能引起获得性免疫缺陷综合征患者菌血症[1]。

Mycolicibacter paraterrae 副土地分枝菌酸杆菌

(Lee et al., 2016) Gupta et al., 2018

【分类学评述】 该菌种在表型上属于慢生长光产色(橙色色素)分枝杆菌。

【词源和翻译】 "*paraterrae*",新拉丁语阴性名词属格,由"*para*"和"*terrae*"两个词根组成:"*para*",希腊语副词,英文词义为"beside";"*terrae*",拉丁语阳性名词,英文词义为"of the earth"。"*paraterrae*",新拉丁语阳性名词,英文词义为"a species similar to members of the *Mycobacterium terrae* complex",表示该菌种与土地分枝菌群亲缘关系密切,菌名翻译为"副土地分枝菌酸杆菌"。

【临床意义】 副土地分枝菌酸杆菌最初分离于韩国一名有肺部感染症状患者的痰标本,其临床致病性与土地分枝菌相似,可造成人类肺部及呼吸道感染等相关疾病[1,6]。

Mycolicibacter senuensis 首尔大学分枝菌酸杆菌

(Mun et al., 2008) Gupta et al., 2018

【分类学评述】 该菌种在表型上属于慢生长非产色分枝杆菌。

【词源和翻译】 "*senuensis*",新拉丁语阳性/阴性形容词,英文词义为"arbitrary name formed from the initial letters of Seoul National University",源自从事该模式菌株分类调查研究的机构韩国首尔大学而得名,由"Seoul"拉丁化而来,菌名翻译为"首尔大学分枝菌酸杆菌"。

【临床意义】 首尔大学分枝菌酸杆菌可引起人类呼吸道等相关感染[1]。

Mycolicibacter terrae 土地分枝菌酸杆菌

(Wayne, 1966) Gupta et al., 2018

【分类学评述】 该菌种在表型上属于慢生长光产色分枝杆菌。

【词源和翻译】 "*terrae*",拉丁语阳性名词,英文词义为"of the earth",意指该菌种最初分离于土壤,菌名翻译为"土地分枝菌酸杆菌"。

【临床意义】 土地分枝菌酸杆菌可引起临床肺部及呼吸道相关感染[1,6]。

***Mycolicibacter* 分枝菌酸杆菌属参考文献**

Mycolicibacterium 分枝菌酸杆形菌属 Gupta et al., 2018

【词源和翻译】 "*Mycolicibacterium*",新拉丁语中性名词,由"*acidum mycolicum*"和"*bacterium*"两个词根组成:"*acidum mycolicum*",新拉丁语名词,英文词义为"mycolic acid";"*bacterium*",新拉丁语中性名词,英文词义为"a small rod"。"*Mycolicibacterium*",英文词义为"a genus of mycolic acid containing rod-shaped bacteria",表示一种含有分枝菌酸的杆形细菌,是分枝杆菌科内新命名的属,菌名翻译为"分枝菌酸杆形菌属"。

一、分类学

分枝菌酸杆形菌属隶属于放线菌纲(Actinobacteria)、棒杆菌目(Corynebacteriales)、分枝杆菌科(Mycobacteriaceae)。模式菌种为偶发分枝菌酸杆形菌,目前属内约包含 88 个种。

二、属的特征

分枝菌酸杆形菌属由快速生长的分枝杆菌组成,它们在初次分离后不到 7 d 的时间就可形成菌落。

菌属内种的表型特征包括缺乏色素沉积、第 3 d 芳香基硫酸酯酶阳性,对铁的吸收和硝酸盐还原试验阳性。其他特征见科的描述。基因组大小为 3.95~8.0 Mbp,基因组 DNA G+C 含量 65.4~70.3 mol%[1]。

三、属的临床意义

分枝菌酸杆形菌属为快生长暗产色分枝杆菌,属内大多数菌种是腐生的,一般认为对人类没有致病性,但也有个别菌种有引起人类感染的报道。

四、抗菌药物敏感性和感染用药

分枝菌酸杆形菌属的感染用药可以参照 CLSI M24 中"快生长分枝杆菌的 MIC 折点解释标准"。

五、属内菌种

Mycolicibacterium agri 田野分枝菌酸杆形菌

(Tsukamura, 1981) Gupta et al., 2018

【分类学评述】 该菌种在表型上属于快生长非产色分枝杆菌。

【词源和翻译】 "*agri*",拉丁语名词属格,英文词义为"of a field",意指该菌最初分离于土壤或田野,菌名翻译为"田野分枝菌酸杆形菌"。

【临床意义】 田野分枝菌酸杆形菌最初分离于环境土壤中,有报道称该菌可引起手或手指的腱鞘炎、骨髓炎和肺部疾病[2]。

Mycolicibacterium aichiense 爱知分枝菌酸杆形菌

(Tsukamura, 1981) Gupta et al., 2018

【分类学评述】 该菌种在表型上属于快生长暗产色分枝杆菌。

【词源和翻译】 "*aichiense*",新拉丁语中性形容词,源自该菌种最早分离地日本爱知县,由"Aichi"拉丁化而来,菌名翻译为"爱知分枝菌酸杆形菌"。

【临床意义】 爱知分枝菌酸杆形菌最初分离于环境土壤中,后续有文献报道可引起人类肺部及呼吸道等相关感染疾病[1]。

Mycolicibacterium alvei 河床分枝菌酸杆形菌

(Ausina et al., 1992) Gupta et al., 2018

【分类学评述】 该菌种在表型上属于快生长非产色分枝杆菌。

【词源和翻译】 "*alvei*",拉丁语名词属格,英文词义为"of the bed of a river",因该菌种最初分离于河床而得名,菌名翻译为"河床分枝菌酸杆形菌"。

【临床意义】 河床分枝菌酸杆形菌分离于环境水、土壤中,也可引起人类呼吸道感染[2]。

Mycolicibacterium anyangense 安阳分枝菌酸杆形菌

(Kim et al., 2015) Gupta et al., 2018

【分类学评述】 该菌种在表型上属于快生长暗产色分枝杆菌。

【词源和翻译】 "*anyangense*",新拉丁语中性形容词,源自分离该菌机构的所在地韩国安阳(Anyang),由"Anyang"拉丁化而来,菌名翻译为"安阳分枝菌酸杆形菌"。

【临床意义】 安阳分枝菌酸杆形菌从韩国当地的牛血液中分离获得(动物源)[3],暂无人类感染的报道。

Mycolicibacterium arabiense 阿拉伯分枝菌酸杆形菌

(Zhang et al., 2013) Gupta et al., 2018

【分类学评述】 该菌种在表型上属于快生长非产色分枝杆菌。

【词源和翻译】 "*arabiense*",新拉丁语中性形容词,因该模式菌株分离于阿拉伯国家阿联酋-迪拜(Dubai)的海滩而得名,由"Arabia"拉丁化而来,菌名翻译为"阿拉伯分枝菌酸杆形菌"。

【临床意义】 阿拉伯分枝菌酸杆形菌是 2013 年发表的新菌种,目前仅报道其分离于海运业领域(环境源)[4],暂无人类临床感染的报道。

Mycolicibacterium arcueilense 阿尔克伊分枝菌酸杆形菌

(Konjek et al., 2016) Gupta et al., 2018

【分类学评述】 该菌种在表型上属于快生长非产色分枝杆菌。

【词源和翻译】 "*arcueilense*",新拉丁语中性形容词,源自大多数分离株的所在地法国巴黎南部的阿尔克伊，由“Arcueil”拉丁化而来，菌名翻译为“阿尔克伊分枝菌酸杆形菌”。

【临床意义】 阿尔克伊分枝菌酸杆形菌是2016年发表的新菌种，最初从配水系统中回收水样分离获得[5]，暂无人类临床感染的报道。

Mycolicibacterium aromaticivorans 噬芳香分枝菌酸杆形菌

(Hennessee et al., 2009) Gupta et al., 2018

【分类学评述】 该菌种在表型上属于快生长非产色分枝杆菌。

【词源和翻译】 “*aromaticivorans*”，新拉丁语分词形容词，由“*aromaticus*”和“*vorans*”两个词根组成：“*aromaticus*”，拉丁语形容词，英文词义为“aromatic, fragrant”；“*vorans*”，拉丁语分词形容词，英文词义为“devourin”。“*aromaticivorans*”，英文词义为“devouring aromatic (compounds)”，源自被多环芳烃污染的土壤样本中分离而得名，菌名翻译为“噬芳香分枝菌酸杆形菌”。

【临床意义】 噬芳香分枝菌酸杆形菌是2009年发表的新菌种，分离于含环境污染物多环芳烃的土壤取样中[6]，暂无人类感染的报道。

Mycolicibacterium aubagnense 欧巴涅分枝菌酸杆形菌

(Adékambi et al., 2006) Gupta et al., 2018

【分类学评述】 该菌种在表型上属于快生长暗产色分枝杆菌。

【词源和翻译】 “*aubagnense*”，新拉丁语中性形容词，源自该菌第一个感染患者的所在城市名法国东南部普罗旺斯山-蓝岸大区罗衲河口省城镇欧巴涅(Aubagne)，由“Aubagne”拉丁化而来，菌名翻译为“欧巴涅分枝菌酸杆形菌”。

【临床意义】 欧巴涅分枝菌酸杆形菌有引起慢性肺炎和败血症的报道[7]。

Mycolicibacterium aurum 金色分枝菌酸杆形菌

(Tsukamura, 1966) Gupta et al., 2018

【分类学评述】 该菌种在表型上属于快生长暗产色素(金黄色色素)分枝杆菌。

【词源和翻译】 “*aurum*”，拉丁语名词，英文词义为“the gold, the color of gold”，意指该菌可产金黄色色素，菌名翻译为“金色分枝菌酸杆形菌”。

【临床意义】 金色分枝菌酸杆形菌有引起导管相关性血流感染的报道[8]。

Mycolicibacterium austroafricanum 南非分枝菌酸杆形菌

(Tsukamura et al., 1983) Gupta et al., 2018

【分类学评述】 该菌种在表型上属于快生长暗产色分枝杆菌。

【词源和翻译】 “*austroafricanum*”，新拉丁语中性形容词，由“*australis*”和“*africanus-a-um*”两个词根组成：“*australis*”，拉丁语形容词，英文词义为“southern”；“*africanus-a-um*”，英文词义为“pertaining to Africa”。“*austroafricanum*”，英文词义为“of or pertaining to South Africa”，源自该菌株的分离地南非(South Africa)，菌名翻译为“南非分枝菌酸杆形菌”。

【临床意义】 南非分枝菌酸杆形菌目前仅分离于环境水中[1]，暂无人类感染的报道。

Mycolicibacterium bacteremicum 菌血症分枝菌酸杆形菌

(Brown-Elliot et al., 2012) Gupta et al., 2018

【分类学评述】 该菌种在表型上属于快生长光产色分枝杆菌。

【词源和翻译】 “*bacteremicum*”，新拉丁语中性形容词，英文词义为“pertaining to bacteremia”，表示“属于菌血症的”，意指其可引起导管相关性血流感染，菌名翻译为“菌血症分枝菌酸杆形菌”。

【临床意义】 菌血症分枝菌酸杆形菌是2012年发表的新菌种，目前有引起导管相关性血流感染的报道[1]。

Mycolicibacterium boenickei 伯尼克分枝菌酸杆形菌

(Schinsky et al., 2004) Gupta et al., 2018

【分类学评述】 该菌种在表型上属于快生长非产色分枝杆菌。

【词源和翻译】 “*boenickei*”，新拉丁语阳性名词属格，英文词义为“of Bönicke, in honor of the contribution of Rudolf Bönicke, a German mycobacteriologist”，源自德国分枝杆菌学家鲁道夫·伯尼克的名字，以纪念他首先发现了偶发分枝杆菌复合群中分枝杆菌的异质性及其在分枝杆菌研究中的贡献，菌名翻译为“伯尼克分枝菌酸杆形菌”。

【临床意义】 伯尼克分枝菌酸杆形菌主要与皮肤、软组织或骨感染有关[9]。

Mycolicibacterium brisbanense 布里斯班分枝菌酸杆形菌

(Schinsky et al., 2004) Gupta et al., 2018

【分类学评述】 该菌种在表型上属于快生长非产色分枝杆菌，属于偶发分枝杆菌第三生物亚种复合群。

【词源和翻译】 "*brisbanense*"，新拉丁语中性形容词，源自该模式菌株的分离地澳大利亚昆士兰的布里斯班(Brisbane)，由"Brisbane"拉丁化而来，菌名翻译为"布里斯班分枝菌酸杆形菌"。

【临床意义】 布里斯班分枝菌酸杆形菌有引起皮肤感染、创伤性伤口和开放性骨折感染等报道[9]。

Mycolicibacterium brumae 冬天分枝菌酸杆形菌

(Luquin et al., 1993) Gupta et al., 2018

【分类学评述】 该菌种在表型上属于快生长非产色分枝杆菌。

【词源和翻译】 "*brumae*"，拉丁语名词属格，英文词义为"of winter"，即"冬天的"，意指该菌株首次分离于冬天，菌名翻译为"冬天分枝菌酸杆形菌"。

【临床意义】 冬天分枝菌酸杆形菌有分离于环境水、土壤及人呼吸道标本，以及引起导管相关性血流感染的报道[10]。

Mycolicibacterium canariasense 加那利分枝菌酸杆形菌

(Jiménez et al., 2004) Gupta et al., 2018

【分类学评述】 该菌种在表型上属于快生长非产色分枝杆菌。

【词源和翻译】 "*canariasense*"，拉丁语中性形容词，源自该菌株分离地西班牙加那利(Canary)群岛，由"Canary"拉丁化而来，菌名翻译为"加那利分枝菌酸杆形菌"。

【临床意义】 加那利分枝菌酸杆形菌分离于临床菌血症患者血液样本，可造成导管相关性血流感染及菌血症[1]。

Mycolicibacterium celeriflavum 快黄分枝菌酸杆形菌

(Shahraki et al., 2015) Gupta et al., 2018

【分类学评述】 该菌种在表型上属于快生长暗产色(黄色色素)分枝杆菌。

【词源和翻译】 "*celeriflavum*"，新拉丁语中性形容词，由"*celer*"和"*flavum*"两个词根组成："*celer*"，拉丁语形容词，英文词义为"rapid"；"*flavum*"，拉丁语中性形容词，英文词义为"yellow"。"*celeriflavum*"，英文词义为"referring to rapid growth and yellow pigmentation features of the species"，意指该菌为快生长产黄色色素分枝杆菌，菌名翻译为"快黄分枝菌酸杆形菌"。

【临床意义】 快黄分枝菌酸杆形菌是2015年发表的新菌种，可从临床肺部感染患者中分离，致病机制尚不清楚[11]。

Mycolicibacterium chitae 千田分枝菌酸杆形菌

(Tsukamura, 1967) Gupta et al., 2018

【分类学评述】 该菌种在表型上属于快生长非产色分枝杆菌。

【词源和翻译】 "*chitae*"，新拉丁语名词属格，英文词义为"of Chita, a place in Japan"，源自该菌的分离地日本千田(Chita)，由"Chita"拉丁化而来，菌名翻译为"千田分枝菌酸杆形菌"。

【临床意义】 千田分枝菌酸杆形菌暂无人类感染的报道，临床意义不明[1]。

Mycolicibacterium chlorophenolicum 氯酚分枝菌酸杆形菌

(Häggblom et al., 1994) Gupta et al., 2018

【分类学评述】 该菌种在表型上属于快生长暗产色分枝杆菌。

【词源和翻译】 "*chlorophenolicum*"，新拉丁语中性形容词，由"*chlorophenol*"和"*-icum*"两个词根组成："*chlorophenol*"，新拉丁语名词，英文词义为"chlorophenol"；"*-icum*"，拉丁语中性尾缀，表示有关联的意思。"*chlorophenolicum*"，英文词义为"related to chlorophenols"，意指该菌株分离于被氯酚污染的泥土，而且能够分解氯酚，菌名翻译为"氯酚分枝菌酸杆形菌"。

【临床意义】 氯酚分枝菌酸杆形菌主要分离于环境(如土壤及海水、湖泊上浮的沉积物)样本中，暂无人类感染的报道[1]。

Mycolicibacterium chubuense 楚布分枝菌酸杆形菌

Gupta et al., 2018

【分类学评述】 该菌种在表型上属于快生长暗产色分枝杆菌。

M

【词源和翻译】 "*chubuense*",新拉丁语中性形容词,英文词义为"of or belonging to Chubu",意指该菌分离于日本中部地区(Chubu)医院的泥土样本,由"Chubu"拉丁化而来,菌名翻译为"楚布分枝菌酸杆形菌"。

【临床意义】 楚布分枝菌酸杆形菌是2018年发表的新菌种,有分离于医院环境土壤中[1],暂无人类感染的报道。

Mycolicibacterium conceptionense 康塞医院分枝菌酸杆形菌

(Tsukamura, 1981) Gupta et al., 2018

【分类学评述】 该菌种在表型上属于快生长光产色分枝杆菌。

【词源和翻译】 "*conceptionense*",新拉丁语中性形容词,英文词义为"of or pertaining to Hôpital de la Conception",源自首次分离该菌种的法国马赛市康塞医院而得名,由"Conception"拉丁化而来,菌名翻译为"康塞医院分枝菌酸杆形菌"。

【临床意义】 康塞医院分枝菌酸杆形菌有从伤口流出液、骨组织活检和切除的皮肤组织中分离,以及引起皮肤及创伤性伤口等相关感染的报道[12]。

Mycolicibacterium confluentis 科富伦特分枝菌酸杆形菌

(Kirschner et al., 1992) Gupta et al., 2018

【分类学评述】 该菌种在表型上属于快生长暗产色素分枝杆菌。

【词源和翻译】 "*confluentis*",现代拉丁语名词属格,英文词义为"of Confluentes, now Koblenz",源自该菌种首次分离地德国科布伦茨(Koblenz)的拉丁名(Confluentes),由"Confluentes"拉丁化而来,菌名翻译为"科富伦特分枝菌酸杆形菌"。

【临床意义】 科富伦特分枝菌酸杆形菌可从环境及健康人群的痰液中分离,临床致病性尚不明确[1]。

Mycolicibacterium cosmeticum 美容品分枝菌酸杆形菌

(Cooksey et al., 2004) Gupta et al., 2018

【分类学评述】 该菌种在表型上属于快生长早期产色分枝杆菌。

【词源和翻译】 "*cosmeticum*",新拉丁语中性形容词,源自希腊语形容词"*kosmetikos*",英文词义为"referring to cosmetics",意指该菌种最初分离于美容品,菌名翻译为"美容品分枝菌酸杆形菌"。

【临床意义】 美容品分枝菌酸杆形菌最初分离于美容品样本中,有临床报道可引起呼吸道感染[1]。

Mycolicibacterium crocinum 沙黄分枝菌酸杆形菌

(Hennessee et al., 2009) Gupta et al., 2018

【分类学评述】 该菌种在表型上属于快生长暗产色(沙黄色色素)分枝杆菌。

【词源和翻译】 "*crocinum*",拉丁语中性形容词,英文词义为"saffron-coloured",意指该菌种产沙黄色色素,菌名翻译为"沙黄分枝菌酸杆形菌"。

【临床意义】 沙黄分枝菌酸杆形菌目前仅分离于环境土壤中[6],暂无人类感染的报道。

Mycolicibacterium diernhoferi 迪尔诺弗分枝菌酸杆形菌

(Tsukamura et al., 1983) Gupta et al., 2018

【分类学评述】 该菌种在表型上属于快生长暗产色分枝杆菌。

【词源和翻译】 "*diernhoferi*",新拉丁语阳性名词属格,英文词义为"of Diernhofer, who originally isolated the organisms",源自该菌种首次分离地迪尔诺弗(Diernhofer),由"Diernhofer"拉丁化而来,菌名翻译为"迪尔诺弗分枝菌酸杆形菌"。

【临床意义】 迪尔诺弗分枝菌酸杆形菌分离于环境土壤中,暂无人类感染的报道[1]。

Mycolicibacterium doricum 多瑞卡分枝菌酸杆形菌

(Tortoli et al., 2001) Gupta et al., 2018

【分类学评述】 该菌种在表型上属于慢生长暗产色分枝杆菌。

【词源和翻译】 "*doricum*",拉丁语中性形容词,源自首次分离该菌株的地方意大利的多瑞卡(Dorica),由"Dorica"拉丁化而来,菌名翻译为"多瑞卡分枝菌酸杆形菌"。

【临床意义】 多瑞卡分枝菌酸杆形菌有引起临床患者脑膜炎、骨髓炎和软组织等相关感染的报道[13]。

Mycolicibacterium duvalii 杜瓦分枝菌酸杆形菌

(Stanford and Gunthorpe, 1971) Gupta et al., 2018

【分类学评述】 该菌种在表型上属于快生长暗产色分枝杆菌。

【词源和翻译】 "*duvalii*",新拉丁语阳性名词属格,英文词义为"of Duval",以分离该菌种的杜瓦教授(Duval)的名字命名,由"Duval"拉丁化而来,菌名翻译为"杜瓦分枝菌酸杆形菌"。

【临床意义】 杜瓦分枝菌酸杆形菌可分离于人类呼吸道标本,临床意义不明[1]。

Mycolicibacterium elephantis 象分枝菌酸杆形菌

(Shojaei et al., 2000) Gupta et al., 2018

【分类学评述】 该菌种在表型上属于快生长非产色分枝杆菌。

【词源和翻译】 "*elephantis*",拉丁语名词属格,英文词义为"of an elephant",因该菌种分离于死于慢性呼吸系统疾病的大象肺脓肿样本而得名,由"elephant"拉丁化而来,菌名翻译为"象分枝菌酸杆形菌"。

【临床意义】 象分枝菌酸杆形菌最初分离于大象肺脓肿样本,但后续发现其在临床中并不罕见,可从临床患者痰液及支气管吸入物中分离,引起肺部及支气管相关感染等疾病[14]。

Mycolicibacterium fallax 假误分枝菌酸杆形菌

Gupta et al., 2018

【分类学评述】 该菌种在表型上属于快生长非产色分枝杆菌。

【词源和翻译】 "*fallax*",拉丁语中性形容词,英文词义为"deceptive",即"假的,难分辨的",因该菌的菌落与结核分枝杆菌菌落相似而得名,菌名翻译为"假误分枝菌酸杆形菌"。

【临床意义】 假误分枝菌酸杆形菌主要分离于环境的土壤中,暂无人类感染的报道[1]。

Mycolicibacterium farcinogenes 产鼻疽分枝菌酸杆形菌

(Chamoiseau, 1973) Gupta et al., 2018

【分类学评述】 该菌种在表型上属于快生长非产色分枝杆菌。

【词源和翻译】 "*farcinogenes*",新拉丁语分词形容词,由"*farcin*"和"*gennaio*"两个词根组成:"*farcin*",法语名词,源自拉丁语名词"*farciminum*",英文词义为"farcy or glanders";"*gennaio*",希腊语动词,英文词义为"produce"。"*farcinogenes*",英文词义为"producing farcy",因该菌能引起马、牛或者其他动物鼻疽病而得名,菌名翻译为"产鼻疽分枝菌酸杆形菌"。

【临床意义】 产鼻疽分枝菌酸杆形菌最初在患鼻疽病的马、牛或者其他动物体内分离,目前有引起呼吸道感染的报道[15]。

Mycolicibacterium flavescens 渐黄分枝菌酸杆形菌

(Bojalil et al., 1962) Gupta et al., 2018

【分类学评述】 该菌种在表型上属于快生长暗产色(黄色色素)分枝杆菌。

【词源和翻译】 "*flavescens*",拉丁语分词形容词,由词根"*flavesco*"变化而来:"*flavesco*",拉丁语动词,英文词义为"to become golden yellow"。"*flavescens*",英文词义为"becoming yellow",即"逐渐变黄的",菌名翻译为"渐黄分枝菌酸杆形菌"。

【临床意义】 渐黄分枝菌酸杆形菌有从患有结核病的豚鼠体内及人体活体组织中分离的报道,临床意义尚不明确[1]。

Mycolicibacterium fluoranthenivorans 食荧蒽分枝菌酸杆形菌

(Hormisch et al., 2006) Gupta et al., 2018

【分类学评述】 该菌种在表型上属于快生长暗产色分枝杆菌。

【词源和翻译】 "*fluoranthenivorans*",新拉丁语分词形容词,由"*fluoranthenum*"和"*vorans*"两个词根组成:"*fluoranthenum*",新拉丁语名词,英文词义为"fluoranthene";"*vorans*",拉丁语分词形容词,英文词义为"devouring"。"*fluoranthenivorans*",英文词义为"digesting fluoranthene",即"消化荧蒽的",意指该菌具有分解荧蒽的能力,菌名翻译为"食荧蒽分枝菌酸杆形菌"。

【临床意义】 食荧蒽分枝菌酸杆形菌目前仅分离于环境土壤,暂无人类感染的报道[1]。

Mycolicibacterium fortuitum complex 偶发分枝菌酸杆形菌复合群

Gupta et al., 2018

【分类学评述】 偶发分枝菌酸杆形菌复合群是指一群表型特征与偶发分枝菌酸杆形菌相类似的菌种,菌种包括:偶发分枝菌酸杆形菌、外来分枝菌酸杆形菌、塞内加尔分枝菌酸杆形菌、赛特分枝菌酸杆形菌、败血分枝菌酸杆形菌、猪分枝菌酸杆形菌、休斯敦分枝菌酸杆形菌、伯尼克分枝菌酸杆形菌、布里斯班分枝菌酸杆形菌、新奥尔良分枝菌酸杆形菌,在表型上属于快生长非产色分枝杆菌。近年来,引入分子生物学方法鉴定到种水平以后，有对该复合群的分类意义提出了较大质疑，但由于既往数据和发表文章使用“群”命名法，所以暂时保留，但随着新技术获得信息越来越多，群命名法可能会被逐渐淘汰。

Mycolicibacterium fortuitum 偶发分枝菌酸杆形菌

(da Costa Cruz, 1938) Gupta et al., 2018

【词源和翻译】 “*fortuitum*”，拉丁语中性形容词，英文词义为“casual, accidental, fortuitous”，即“偶然的”，菌名翻译为“偶发分枝菌酸杆形菌”。

【临床意义】 偶发分枝菌酸杆形菌可引起临床患者肺部、呼吸道、伤口、皮肤及中枢神经多部位感染，是该菌属中最具有代表性的临床病原菌之一。

Mycolicibacterium fortuitum subsp. acetamidolyticum 偶发分枝菌酸杆形菌解乙酰胺亚种

(Tsukamura et al., 1986) Gupta et al., 2018

【词源和翻译】 “*acetamidolyticum*”，新拉丁语中性形容词，由“*acetamidum*”和“*lyticum*”两个词根组成：“*acetamidum*”，新拉丁语中性名词，英文词义为“acetamide”；“*lyticum*”，新拉丁语中性形容词，英文词义为“able to loosen, to dissolve”。“*acetamidolyticum*”，英文词义为“digesting acetamide”，即“分解乙酰胺的”，菌名翻译为“偶发分枝菌酸杆形菌解乙酰胺亚种”。

Mycolicibacterium fortuitum subsp. fortuitum 偶发分枝菌酸杆形菌偶发亚种

(da Costa Cruz, 1938) Gupta et al., 2018

【词源和翻译】 见偶发分枝菌酸杆形菌。

Mycolicibacterium frederiksbergense 腓特烈堡分枝菌酸杆形菌

(Willumsen et al., 2001) Gupta et al., 2018

【分类学评述】 该菌种在表型上属于快生长暗产色分枝杆菌。

【词源和翻译】 “*frederiksbergense*”，新拉丁语中性形容词，英文词义为“of or belonging to Frederiksborg, Denmark”，源自首次分离该菌种的地名丹麦的腓特烈堡（Frederiksborg），由“Frederiksborg”拉丁化而来，菌名翻译为“腓特烈堡分枝菌酸杆形菌”。

【临床意义】 腓特烈堡分枝菌酸杆形菌暂未有人类感染的报道[16]。

Mycolicibacterium gadium 加的斯分枝菌酸杆形菌

(Casal and Calero, 1974) Gupta et al., 2018

【分类学评述】 该菌种在表型上属于快生长暗产色分枝杆菌。

【词源和翻译】 “*gadium*”，拉丁语复数名词属格，英文词义为“of Gades, the modern Cadiz (a town on the Atlantic coast of Spain)”，源自首次分离该菌种的地名，现西班牙大西洋沿岸小镇加的斯（Cadiz）的古拉丁名“Gades”，由“Gades”拉丁化而来，菌名翻译为“加的斯分枝菌酸杆形菌”。

【临床意义】 加的斯分枝菌酸杆形菌分离于临床患者的痰标本，但临床意义尚不明确[1]。

Mycolicibacterium gilvum 浅黄分枝菌酸杆形菌

(Stanford and Gunthorpe, 1971) Gupta et al., 2018

【分类学评述】 该菌种在表型上属于快生长暗产色（浅黄色色素）分枝杆菌。

【词源和翻译】 “*gilvum*”，拉丁语中性形容词，英文词义为“pale yellow”，表示“浅黄的”，意指该菌可产浅黄色色素，菌名翻译为“浅黄分枝菌酸杆形菌”。

【临床意义】 浅黄分枝菌酸杆形菌暂无与人类感染疾病的相关报道，临床意义不明[1]。

Mycolicibacterium hassiacum 黑森分枝菌酸杆形菌

(Schröder et al., 1997) Gupta et al., 2018

【分类学评述】 该菌种在表型上属于快生长暗产色分枝杆菌。

【词源和翻译】 “*hassiacum*”，现代拉丁语中性形容词，源自首次分离该菌的地名德国黑森州（Hassia），由“Hassia”拉丁化而来，菌名翻译为“黑森分枝菌酸杆形菌”。

【临床意义】 黑森分枝菌酸杆形菌分离于临床患者尿液标本，可引起人类尿路感染等疾病[1]。

Mycolicibacterium helvum 淡黄分枝菌酸杆形菌

(Tran and Dahl, 2016) Gupta et al., 2018

【分类学评述】 该菌种在表型上属于中等生长速度暗产色（淡黄色色素）分枝杆菌。

【词源和翻译】 “*helvum*”，拉丁语中性形容词，英文词义为“pale yellow”，表示“淡黄的”，意指该菌能产淡黄色色素，菌名翻译为“淡黄分枝菌酸杆形菌”。

【临床意义】 淡黄分枝菌酸杆形菌目前仅分离于泥炭沼泽的水生植物样本[17]，暂无人类感染的报道。

***Mycolicibacterium hippocampi* 海马分枝菌酸杆形菌**

(Balcázar et al., 2014) Gupta et al., 2018

【分类学评述】 该菌种在表型上属于快生长暗产色分枝杆菌。

【词源和翻译】 "*hippocampi*",拉丁语阳性名词属格,英文词义为"of the seahorse",意指该菌最初分离于海马体内,菌名翻译为"海马分枝菌酸杆形菌"。

【临床意义】 海马分枝菌酸杆形菌是2014年发表的新菌种,分离于海马体内,暂无人类感染的报道[1]。

***Mycolicibacterium hodleri* 霍德勒分枝菌酸杆形菌**

(Kleespies et al., 1996) Gupta et al., 2018

【分类学评述】 该菌种在表型上属于快生长暗产色分枝杆菌。

【词源和翻译】 "*hodleri*",新拉丁语阳性名词属格,来源于霍德勒教授的名字"Christian Hodler",他是萨克森州科学文化部主任,一个自然科学的有力支持者,由"Hodler"拉丁化而来,菌名翻译为"霍德勒分枝菌酸杆形菌"。

【临床意义】 霍德勒分枝菌酸杆形菌最初分离于被氟污染的土壤中,目前暂无人类感染的报道[1]。

***Mycolicibacterium holsaticum* 荷斯坦分枝菌酸杆形菌**

(Richter et al., 2002) Gupta et al., 2018

【分类学评述】 该菌种在表型上属于快生长暗产色分枝杆菌。

【词源和翻译】 "*holsatiacum*",现代拉丁语中性形容词,源自首次分离该菌的地名德国荷斯坦(Holsatia),由"Holsatia"拉丁化而来,菌名翻译为"荷斯坦分枝菌酸杆形菌"。

【临床意义】 荷斯坦分枝菌酸杆形菌暂无人类感染的报道,临床意义不明[1]。

***Mycolicibacterium houstonense* 休斯敦分枝菌酸杆形菌**

(Schinsky et al., 2004) Gupta et al., 2018

【分类学评述】 该菌种在表型上属于快生长非产色分枝杆菌。

【词源和翻译】 "*houstonense*",新拉丁语中性形容词,源自首次分离该菌的地名美国休斯敦(Houston),由"Houston"拉丁化而来,菌名翻译为"休斯敦分枝菌酸杆形菌"。

【临床意义】 休斯敦分枝菌酸杆形菌有引起创伤性伤口感染、皮肤软组织及骨感染等的报道[9]。

***Mycolicibacterium insubricum* 英苏布里分枝菌酸杆形菌**

(Tortoli et al., 2009) Gupta et al., 2018

【分类学评述】 该菌种在表型上属于快生长非产色分枝杆菌。

【词源和翻译】 "*insubricum*",拉丁语中性形容词,源自首次分离前5株该菌(包括模式菌株在内)的地名意大利的英苏布里市(Insubria),由"Insubria"拉丁化而来,菌名翻译为"英苏布里分枝菌酸杆形菌"。

【临床意义】 英苏布里分枝菌酸杆形菌有分离于人的肺部疾病患者的痰液样本中和引起呼吸道感染的报道[18]。

***Mycolicibacterium iranicum* 伊朗分枝菌酸杆形菌**

(Shojaei et al., 2013) Gupta et al., 2018

【分类学评述】 该菌种在表型上属于快生长暗产色分枝杆菌。

【词源和翻译】 "*iranicum*",新拉丁语中性形容词,源自分离该菌的地名伊朗(Iran),由"Iran"拉丁化而来,菌名翻译为"伊朗分枝菌酸杆形菌"。

【临床意义】 伊朗分枝菌酸杆形菌在美国、欧洲和亚洲已经被报道为病原菌,有从呼吸道、伤口和脑脊液培养物中分离,以及引起人类肺部、呼吸道、伤口及中枢神经感染等疾病的报道[19]。

***Mycolicibacterium komossense* 科莫斯分枝菌酸杆形菌**

(Kazda and Müller, 1979) Gupta et al., 2018

【分类学评述】 该菌种在表型上属于快生长暗产色分枝杆菌。

【词源和翻译】 "*komossense*",新拉丁语中性形容词,英文词义为"of or belonging to Komosse",源自该菌种分离于南瑞典地名科莫斯(Komosse)的泥炭藓沼泽而得名,由"Komosse"拉丁化而来,菌名翻译为"科莫斯分枝菌酸杆形菌"。

【临床意义】 科莫斯分枝菌酸杆形菌目前仅分离于环境泥炭沼泽的水生植物,暂无人类感染的报道[1]。

Mycolicibacterium litorale 海滩分枝菌酸杆形菌

(Zhang et al., 2012) Gupta et al., 2018

【分类学评述】 该菌种在表型上属于快生长暗产色分枝杆菌。

【词源和翻译】 “*litorale*”,拉丁语中性形容词,英文词义为“of or belonging to the seashore”,意指该菌从海滩土壤中分离,菌名翻译为“海滩分枝菌酸杆形菌”。

【临床意义】 海滩分枝菌酸杆形菌是2012年发表的新菌种,分离于中国海口的环境土壤样本中[20],目前暂无人类感染的报道。

Mycolicibacterium llatzerense 拉兹分枝菌酸杆形菌

(Gomila et al., 2008) Gupta et al., 2018

【分类学评述】 该菌种在表型上属于快生长非产色分枝杆菌。

【词源和翻译】 “*llatzerense*”,新拉丁语中性形容词,英文词义为“pertaining to Hospital Son Llàtzer”,源自分离该模式菌株的医院所在地拉兹(Llàtzer),由“Llàtzer”拉丁化而来,菌名翻译为“拉兹分枝菌酸杆形菌”。

【临床意义】 拉兹分枝菌酸杆形菌可分离于医院血液透析水中[21],其临床意义不明。

Mycolicibacterium lutetiense 路透分枝菌酸杆形菌

(Konjek et al., 2016) Gupta et al., 2018

【分类学评述】 该菌种在表型上属于快生长非产色分枝杆菌。

【词源和翻译】 “*lutetiense*”,新拉丁语中性形容词,英文词义为“of or belonging to Lutetia, now Paris”,因该菌分离株广泛分布于巴黎水系中而得名,由“Lutetia”拉丁化而来,菌名翻译为“路透分枝菌酸杆形菌”。

【临床意义】 路透分枝菌酸杆形菌是2016年发表的新菌种,分离于巴黎的环境水中[5],临床意义不明。

Mycolicibacterium madagascariense 马达加斯加分枝菌酸杆形菌

(Kazda et al., 1992) Gupta et al., 2018

【分类学评述】 该菌种在表型上属于快生长暗产色分枝杆菌。

【词源和翻译】 “*madagascariense*”,新拉丁语中性形容词,源自分离该菌的地名马达加斯加(Madagascar),由“Madagascar”拉丁化而来,菌名翻译为“马达加斯加分枝菌酸杆形菌”。

【临床意义】 马达加斯加分枝菌酸杆形菌分离于水藓植物样本,暂无人类感染的报道[1]。

Mycolicibacterium mageritense 马德里分枝菌酸杆形菌

(Domenech et al., 1997) Gupta et al., 2018

【分类学评述】 该菌种在表型上属于快生长非产色分枝杆菌。

【词源和翻译】 “*mageritense*”,新拉丁语中性形容词,源自分离该菌的马德里市阿拉伯名“Magerit”,由“Magerit”拉丁化而来,菌名翻译为“马德里分枝菌酸杆形菌”。

【临床意义】 马德里分枝菌酸杆形菌可引起创伤、外科或医疗手术后感染,主要表现为蜂窝织炎和局部脓肿[1]。

Mycolicibacterium malmesburyense 马耳斯比林分枝菌酸杆形菌

(Gcebe et al., 2017) Gupta et al., 2018

【分类学评述】 该菌种在表型上属于快生长暗产色分枝杆菌。

【词源和翻译】 “*malmesburyense*”,新拉丁语中性形容词,英文词义为“pertaining to Malmesbury”,源自分离该模式菌株的地名非洲南部的马耳斯比林,由“Malmesbury”拉丁化而来,菌名翻译为“马耳斯比林分枝菌酸杆形菌”。

【临床意义】 马耳斯比林分枝菌酸杆形菌分离于土壤、水,以及非洲水牛的淋巴结、鼻拭子样本,临床意义尚不明确[22]。

Mycolicibacterium monacense 慕尼黑分枝菌酸杆形菌

(Reischl et al., 2006) Gupta et al., 2018

【分类学评述】 该菌种在表型上属于快生长暗产色(黄色色素)分枝杆菌。

【词源和翻译】 “*monacense*”,现代拉丁语中性形容词,源自首次分离该菌的地名德国慕尼黑(Monacum),由“Monacum”拉丁化而来,菌名翻译为“慕尼黑分枝菌酸杆形菌”。

【临床意义】 慕尼黑分枝菌酸杆形菌分离于健康人群的创伤后感染灶、肺癌和糖尿病患者的支气管肺泡灌洗液、HIV阳性患者的痰液样本等,可引起人类创伤与术后伤口、肺部及全身感染性疾病[1]。

M

Mycolicibacterium montmartrense **蒙马特分枝菌酸杆形菌**

(Konjek et al., 2016) Gupta et al., 2018

【分类学评述】 该菌种在表型上属于快生长非产色分枝杆菌。

【词源和翻译】 "*montmartrense*",新拉丁语中性形容词,源自首次分离该菌的地名蒙马特(Montmartre),由"Montmartre"拉丁化而来,菌名翻译为"蒙马特分枝菌酸杆形菌"。

【临床意义】 蒙马特分枝菌酸杆形菌是2016年发表的新菌种,分离于巴黎的环境水中[5],临床意义不明。

Mycolicibacterium moriokaense **盛冈分枝菌酸杆形菌**

(Tsukamura et al., 1986) Gupta et al., 2018

【分类学评述】 该菌种在表型上属于快生长非产色分枝杆菌。

【词源和翻译】 "*moriokaense*",新拉丁语中性形容词,源自首次分离该菌的地名日本盛冈(Morioka),由"Morioka"拉丁化而来,菌名翻译为"盛冈分枝菌酸杆形菌"。

【临床意义】 盛冈分枝菌酸杆形菌最初分离于环境的土壤样本中,肺结核感染的患者痰液中也有分离,可引起临床肺部及呼吸道感染等相关疾病[23]。

Mycolicibacterium mucogenicum **产黏液分枝菌酸杆形菌**

(Springer et al., 1995) Gupta et al., 2018

【分类学评述】 该菌种在表型上属于快生长非产色分枝杆菌。

【词源和翻译】 "*mucogenicum*",新拉丁语中性形容词,由"*mucus*"、"*gennaio*"和"*-icum*"三个词根组成:"*mucus*",拉丁语名词,英文词义为"mucus";"*gennaio*",希腊语动词,英文词义为"to produce";"*-icum*",拉丁语中性后缀,英文词义为"pertaining to"。"*mucogenicum*",英文词义为"intended to mean producing mucus",表示"容易产生黏液"的,意指大多数菌株在固体琼脂生长的菌落表现为黏液型,菌名翻译为"产黏液分枝菌酸杆形菌"。

【临床意义】 产黏液分枝菌酸杆形菌可引起术后伤口感染、导管脓毒症、血液透析后感染、注射后脓肿、支气管镜相关医院感染暴发和鼓膜置管术后中耳炎,其暴发流行还涉及整容手术,以及中心导管相关性血流感染等疾病[24]。

Mycolicibacterium murale **壁分枝菌酸杆形菌**

(Vuorio et al., 1999) Gupta et al., 2018

【分类学评述】 该菌种在表型上属于快生长暗产色分枝杆菌。

【词源和翻译】 "*murale*",拉丁语中性形容词,英文词义为"of or belonging to a wall",因该菌株从儿童日托中心室内墙壁的建筑材料中分离而得名,菌名翻译为"壁分枝菌酸杆形菌"。

【临床意义】 壁分枝菌酸杆形菌分离于建筑材料,目前暂无人类感染的报道[1]。

Mycolicibacterium neoaurum **新金色分枝菌酸杆形菌**

(Tsukamura, 1972) Gupta et al., 2018

【分类学评述】 该菌种在表型上属于快生长早期产色素(金色)分枝杆菌。

【词源和翻译】 "*neoaurum*",新拉丁语中性名词,由"*neos*"和"*aurum*"两个词根组成:"*neos*",希腊语形容词,英文词义为"new";"*aurum*",拉丁语名词,英文词义为"gold"。"*neoaurum*",英文词义为"a new gold",意指发现的一种可产生金黄色色素的新菌种,菌名翻译为"新金色分枝菌酸杆形菌"。

【临床意义】 新金色分枝菌酸杆形菌最初分离于土壤样本,后证明与临床导管相关性感染有关[8]。

Mycolicibacterium neworleansense **新奥尔良分枝菌酸杆形菌**

(Schinsky et al., 2004) Gupta et al., 2018

【分类学评述】 该菌种在表型上属于快生长非产色分枝杆菌。

【词源和翻译】 "*neworleansense*",新拉丁语中性形容词,源自分离该模式菌株的地名美国新奥尔良(New Orleans),由"New Orleans"拉丁化而来,菌名翻译为"新奥尔良分枝菌酸杆形菌"。

【临床意义】 新奥尔良分枝菌酸杆形菌可造成骨和关节感染,骨髓炎可能发生于开放性骨折、穿刺伤及其他来源的血行传播等,也有文献报道假体膝盖、关节及脊椎骨髓炎的新奥尔良分枝菌酸杆形菌感染[9]。

Mycolicibacterium novocastrense 纽卡斯尔分枝菌酸杆形菌

(Shojaei et al., 1997) Gupta et al., 2018

【分类学评述】 该菌种在表型上属于快生长光产色分枝杆菌。

【词源和翻译】 "*novocastrense*",新拉丁语中性形容词,由"*novus*"和"*castrum*"两个词根组成:"*novus*",拉丁语形容词,英文词义为"new";"*castrum*",拉丁语名词,英文词义为"castle"。"*novocastrense*",英文词义为"of or pertaining to Newcastle",源自分离该菌株的地名英国东北部城市纽卡斯尔(Newcastle),菌名翻译为"纽卡斯尔分枝菌酸杆形菌"。

【临床意义】 纽卡斯尔分枝菌酸杆形菌最初从一名儿童手上缓慢扩散的皮肤肉芽组织活检样本中分离,可引起人类皮肤及伤口感染等相关疾病[25]。

Mycolicibacterium obuense 奥布分枝菌酸杆形菌

(Tsukamura and Mizuno, 1981) Gupta et al., 2018

【分类学评述】 该菌种在表型上属于快生长光产色分枝杆菌。

【词源和翻译】 "*obuense*",新拉丁语中性形容词,英文词义为"of or belonging to Obu,Japan",源自分离该菌的地名日本奥布(Obu),由"Obu"拉丁化而来,菌名翻译为"奥布分枝菌酸杆形菌"。

【临床意义】 奥布分枝菌酸杆形菌分离于环境土壤和人呼吸道痰液样本,临床意义不明[1]。

Mycolicibacterium oryzae 稻分枝菌酸杆形菌

(Ramaprasad et al., 2016) Gupta et al., 2018

【分类学评述】 该菌种在表型上属于快生长暗产色分枝杆菌。

【词源和翻译】 "*oryzae*",拉丁语名词属格,英文词义为"of rice",因该菌最初分离于印度西部山脉的水稻栽培土壤样本而得名,菌名翻译为"稻分枝菌酸杆形菌"。

【临床意义】 稻分枝菌酸杆形菌是2016年发表的新菌种,目前认为其可感染人类巨噬细胞,破坏免疫系统,继而引发相关感染性疾病[26]。

Mycolicibacterium pallens 微黄分枝菌酸杆形菌

Gupta et al., 2018

【分类学评述】 该菌种在表型上属于快生长暗产色(微黄色色素)分枝杆菌。

【词源和翻译】 "*pallens*",拉丁语中性形容词,英文词义为"pale yellow",表示"微黄的",意指该菌可产微黄色色素,菌名翻译为"微黄分枝菌酸杆形菌"。

【临床意义】 微黄分枝菌酸杆形菌最初分离于夏威夷被多环芳烃污染的土壤样本中,暂无人类感染的报道[6]。

Mycolicibacterium parafortuitum 副偶发分枝菌酸杆形菌

(Tsukamura, 1966) Gupta et al., 2018

【分类学评述】 该菌种在表型上属于快生长非产色分枝杆菌。

【词源和翻译】 "*parafortuitum*",新拉丁语中性形容词,由"*para*"和"*fortuitum*"两个词根组成:"*para*",希腊语分词,英文词义为"alongside of or near";"*fortuitum*",拉丁语中性形容词,英文词义为"casual,accidental,and also a specific epithet"。"*parafortuitum*",英文词义为"alongside of *Mycobacterium fortuitum*",意指该菌亲缘关系非常接近偶发分枝杆菌(现分类为偶发分枝菌酸杆形菌),菌名翻译为"副偶发分枝菌酸杆形菌"。

【临床意义】 副偶发分枝菌酸杆形菌与偶发分枝菌酸杆形菌亲缘关系密切,可引起人类创伤后伤口感染及局部皮肤感染等疾病[1]。

Mycolicibacterium peregrinum 外来分枝菌酸杆形菌

(Kusunoki and Ezaki, 1992) Gupta et al., 2018

【分类学评述】 该菌种在表型上属于快生长暗产色分枝杆菌。

【词源和翻译】 "*peregrinum*",拉丁语中性形容词,英文词义为"strange,foreign",表示"陌生的,外来的",菌名翻译为"外来分枝菌酸杆形菌"。

【临床意义】 外来分枝菌酸杆形菌主要感染动物,偶尔引起人的机会性感染[1]。

Mycolicibacterium phlei 梯牧草分枝菌酸杆形菌

(Lehmann and Neumann, 1899) Gupta et al., 2018

【分类学评述】 该菌种在表型上属于快生长暗产色分枝杆菌。

【词源和翻译】 "*phlei*",新拉丁语名词属格,英文词义为"of *Phleum*,of timothy",即"猫尾草属的,梯牧草的",菌名翻译为"梯牧草分枝菌酸杆形菌"。

【临床意义】 梯牧草分枝菌酸杆形菌最初分离于环境植物样本，临床感染罕见，偶见引起腹膜炎、肺部感染、骨髓炎等[1]。

Mycolicibacterium phocaicum 富西亚分枝菌酸杆形菌

(Adékambi et al., 2006) Gupta et al., 2018

【分类学评述】 该菌种在表型上属于快生长非产色分枝杆菌。

【词源和翻译】 "*phocaicum*"，拉丁语中性形容词，英文词义为"Phocœan, referred to Phocaea"，源自模式菌株的发源地富西亚（Phocœan），富西亚是雅典的殖民地，他们的居民脱离波斯统治并建立了富西亚，由"Phocœan"拉丁化而来，菌名翻译为"富西亚分枝菌酸杆形菌"。

【临床意义】 富西亚分枝菌酸杆形菌与慢性肺炎有关[7]。

Mycolicibacterium porcinum 猪分枝菌酸杆形菌

(Tsukamura et al., 1983) Gupta et al., 2018

【分类学评述】 该菌种在表型上属于快生长非产色分枝杆菌。

【词源和翻译】 "*porcinum*"，拉丁语中性形容词，英文词义为"pertaining to swine"，即"猪的"，意指从猪身上分离的，菌名翻译为"猪分枝菌酸杆形菌"。

【临床意义】 猪分枝菌酸杆形菌主要感染动物，也可以通过供水系统引起暴发性的社区获得性或医院获得性感染[1]。

Mycolicibacterium poriferae 海绵分枝菌酸杆形菌

(Padgitt and Moshier, 1987) Gupta et al., 2018

【分类学评述】 该菌种在表型上属于快生长暗产色分枝杆菌。

【词源和翻译】 "*poriferae*"，新拉丁语中性复数名词属格，英文词义为"of the Porifera"，表示"海绵的"，意指该菌从海绵中分离，由"Porifera"拉丁化而来，菌名翻译为"海绵分枝菌酸杆形菌"。

【临床意义】 海绵分枝菌酸杆形菌有在慢性支气管炎患者的痰标本中分离的报道[27]。

Mycolicibacterium psychrotolerans 耐冷分枝菌酸杆形菌

(Trujillo et al., 2004) Gupta et al., 2018

【词源和翻译】 "*psychrotolerans*"，新拉丁语分词形容词，由"*psuchros*"和"*tolerans*"两个词根组成："*psuchros*"，希腊语形容词，英文词义为"cold"；"*tolerans*"，拉丁语分词形容词，英文词义为"tolerating"。"*psychrotolerans*"，英文词义为"cold-tolerating"，表示"承受寒冷的"，意指该菌种可抵抗寒冷，菌名翻译为"耐冷分枝菌酸杆形菌"。

【临床意义】 耐冷分枝菌酸杆形菌最初分离于铀矿附近的池塘水样，后续在心脏术后的心室辅助装置相关性血流感染中分离得到该菌，可引起菌血症[1]。

Mycolicibacterium pulveris 灰尘分枝菌酸杆形菌

(Tsukamura et al., 1983) Gupta et al., 2018

【分类学评述】 该菌种在表型上属于中等生长速度非产色分枝杆菌。

【词源和翻译】 "*pulveris*"，拉丁语名词属格，英文词义为"of dust, referring to the source, house dust"，意指该菌种分离于室内灰尘样本，菌名翻译为"灰尘分枝菌酸杆形菌"。

【临床意义】 灰尘分枝菌酸杆形菌分离于室内的尘土样本[1]，暂无人类感染的报道。

Mycolicibacterium pyrenivorans 食芘分枝菌酸杆形菌

(Derz et al., 2004) Gupta et al., 2018

【分类学评述】 该菌种在表型上属于快生长暗产色分枝杆菌。

【词源和翻译】 "*pyrenivorans*"，新拉丁语分词形容词，由"*pyrenum*"和"*vorans*"两个词根组成："*pyrenum*"，新拉丁语名词，英文词义为"pyrene"；"*vorans*"，拉丁语分词形容词，英文词义为"devouring, destroying"。"*pyrenivorans*"，英文词义为"destroying pyrene"，表示"破坏芘的"，意指该菌种喜好侵食芘，菌名翻译为"食芘分枝菌酸杆形菌"。

【临床意义】 食芘分枝菌酸杆形菌主要分离于被多环芳烃污染多年的土壤，暂无人类感染的报道[1]。

Mycolicibacterium rhodesiae 罗得西亚分枝菌酸杆形菌

(Tsukamura, 1981) Gupta et al., 2018

【分类学评述】 该菌种在表型上属于快生长暗产色分枝杆菌。

【词源和翻译】 “*rhodesiae*”,新拉丁语名词属格,英文词义为“of/from Rhodesia”,源自分离该菌种的地名英属罗得西亚(Rhodesia),由“Rhodesia”拉丁化而来,菌名翻译为“罗得西亚分枝菌酸杆形菌”。

【临床意义】 罗得西亚分枝菌酸杆形菌可引起肺部及呼吸道相关感染[1]。

Mycolicibacterium rufum 红色分枝菌酸杆形菌

(Hennessee et al., 2009) Gupta et al., 2018

【分类学评述】 该菌种在表型上属于快生长暗产色分枝杆菌。

【词源和翻译】 “*rufum*”,拉丁语中性形容词,英文词义为“ruddy or red”,即“红或红色的”,意指菌落的色素沉积,可从夏威夷土壤降解物中分离,菌名翻译为“红色分枝菌酸杆形菌”。

【临床意义】 红色分枝菌酸杆形菌主要分离于环境土壤中[6],目前暂无人类感染的报道。

Mycolicibacterium rutilum 锈色分枝菌酸杆形菌

(Hennessee et al., 2009) Gupta et al., 2018

【分类学评述】 该菌种在表型上属于快生长暗产色分枝杆菌。

【词源和翻译】 “*rutilum*”,拉丁语中性形容词,英文词义为“rust-coloured”,即“铁锈的”,可从夏威夷土壤降解物中分离,菌名翻译为“锈色分枝菌酸杆形菌”。

【临床意义】 锈色分枝菌酸杆形菌是2009年发表的新菌种,分离于环境土壤中[6],目前暂无人类感染的报道。

Mycolicibacterium sarraceniae 猪笼草分枝菌酸杆形菌

(Tran and Dahl, 2016) Gupta et al., 2018

【分类学评述】 该菌种在表型上属于快生长非产色分枝杆菌。

【词源和翻译】 “*sarraceniae*”,新拉丁语阴性名词属格,英文词义为“of *Sarracenia*”,表示该菌种是从此类植物中分离而得名,由“*Sarracenia*”拉丁化而来,菌名翻译为“猪笼草分枝菌酸杆形菌”。

【临床意义】 猪笼草分枝菌酸杆形菌是2016年发表的新菌种,分离于泥炭沼泽的水生植物[17],目前暂无人类感染的报道。

Mycolicibacterium sediminis 沉积分枝菌酸杆形菌

(Zhang et al., 2013) Gupta et al., 2018

【分类学评述】 该菌种在表型上属于快生长非产色分枝杆菌。

【词源和翻译】 “*sediminis*”,拉丁语阴性名词属格,英文词义为“of a sediment”,意指该菌种分离于沉积土中,菌名翻译为“沉积分枝菌酸杆形菌”。

【临床意义】 沉积分枝菌酸杆形菌是2013年发表的新菌种,分离于中国南海海域的沉积物标本[4],暂未见临床感染报道。

Mycolicibacterium senegalense 塞内加尔分枝菌酸杆形菌

(Chamoiseau, 1973) Gupta et al., 2018

【分类学评述】 该菌种在表型上属于快生长非产色分枝杆菌。

【词源和翻译】 “*senegalense*”,新拉丁语中性形容词,英文词义为“of or belonging to the West African Republic of Senegal”,源自分离该菌种的地名西非共和国塞内加尔(Senegal),由“Senegal”拉丁化而来,菌名翻译为“塞内加尔分枝菌酸杆形菌”。

【临床意义】 塞内加尔分枝菌酸杆形菌可引起肺、软组织、骨及导管相关性血流等相关感染,对于医疗及外科手术(包括针刺注射)局部伤口感染的散发病例也有报道[15]。

Mycolicibacterium septicum 败血分枝菌酸杆形菌

(Schinsky et al., 2000) Gupta et al., 2018

【分类学评述】 该菌种在表型上属于快生长非产色分枝杆菌。

【词源和翻译】 “*septicum*”,拉丁语中性形容词,英文词义为“producing a putrefaction”,即“产生腐败物的,败血症的,从血液中分离的菌种”,菌名翻译为“败血分枝菌酸杆形菌”。

【临床意义】 败血分枝菌酸杆形菌可造成导管相关性血流感染,引起人类菌血症或败血症[28]。

Mycolicibacterium setense 赛特分枝菌酸杆形菌

(Lamy et al., 2008) Gupta et al., 2018

【分类学评述】 该菌种在表型上属于快生长非产色分枝杆菌。

【词源和翻译】 “*setense*”,新拉丁语中性形容词,英文词义为“pertaining to Sete (France)”,源自首次分离菌株的地名法国赛特(Sete),由“Sete”拉丁化而来,菌名翻译为“赛特分枝菌酸杆形菌”。

【临床意义】 赛特分枝菌酸杆形菌可引起临床患

者软组织及骨关节感染,造成骨炎及关节炎等相关感染[29]。

Mycolicibacterium smegmatis 耻垢分枝菌酸杆形菌

(Trevisan, 1889) Gupta et al., 2018

【分类学评述】 该菌种在表型上属于快生长暗产色分枝杆菌。

【词源和翻译】 "*smegmatis*",拉丁语名词属格,英文词义为"of smegma",即"耻垢的",菌名翻译为"耻垢分枝菌酸杆形菌"。

【临床意义】 耻垢分枝菌酸杆形菌不会持续停留在任何哺乳动物体内,也不会引起传染性疾病或感染,一般认为是非致病菌[30]。

Mycolicibacterium sphagni 泥炭藓分枝菌酸杆形菌

(Kazda, 1980) Gupta et al., 2018

【分类学评述】 该菌种在表型上属于快生长暗产色分枝杆菌。

【词源和翻译】 "*sphagni*",新拉丁语名词属格,英文词义为"of *Sphagnum*",表示"泥炭藓的",意指该菌寄居在泥炭藓中,菌名翻译为"泥炭藓分枝菌酸杆形菌"。

【临床意义】 泥炭藓分枝菌酸杆形菌最初分离于泥炭藓水生植物样本,暂无人类感染的报道[1]。

Mycolicibacterium thermoresistibile 耐高温分枝菌酸杆形菌

(Tsukamura, 1966) Gupta et al., 2018

【分类学评述】 该菌种在表型上属于快生长暗产色分枝杆菌。

【词源和翻译】 "*thermoresistibile*",新拉丁语中性形容词,由"*thermê*"、"*resisto*"和"*-ile*"三个词根组成:"*thermê*",希腊语名词,英文词义为"heat";"*resisto*",拉丁语动词,英文词义为"to stand back, remain standing, endure";"*-ile*",拉丁语中性后缀,英文词义为"denoting an active quality, able to"。"*thermoresistibile*",英文词义为"able to resist to high temperature",表示"能抵抗高温的",菌名翻译为"耐高温分枝菌酸杆形菌"。

【临床意义】 耐高温分枝菌酸杆形菌可分离于引起慢性肺炎的动物(猫)体内,可引起人类肺部及呼吸道感染等相关疾病[31]。

Mycolicibacterium tokaiense 东海分枝菌酸杆形菌

(Tsukamura, 1981) Gupta et al., 2018

【分类学评述】 该菌种在表型上属于快生长暗产色分枝杆菌。

【词源和翻译】 "*tokaiense*",新拉丁语中性形容词,源自分离该菌的地名日本东海(Tokai)领域,由"Tokai"拉丁化而来,菌名翻译为"东海分枝菌酸杆形菌"。

【临床意义】 东海分枝菌酸杆形菌最初分离于东海的海水样本,暂无人类感染的报道[1]。

Mycolicibacterium tusciae 托斯卡纳分枝菌酸杆形菌

(Tortoli et al., 1999) Gupta et al., 2018

【分类学评述】 该菌种在表型上属于快生长暗产色分枝杆菌。

【词源和翻译】 "*tusciae*",拉丁语名词属格,英文词义为"of Tuscia",源自分离该菌的地名亚特兰大地区的托斯卡纳(Tuscia),由"Tuscia"拉丁化而来,菌名翻译为"托斯卡纳分枝菌酸杆形菌"。

【临床意义】 托斯卡纳分枝菌酸杆形菌可引起人类淋巴腺炎、呼吸道等相关感染,尤其是囊性纤维化疾病[1]。

Mycolicibacterium vaccae 奶牛分枝菌酸杆形菌

(Bönicke and Juhasz, 1964) Gupta et al., 2018

【分类学评述】 该菌种在表型上属于快生长暗产色分枝杆菌。

【词源和翻译】 "*vaccae*",拉丁语名词属格,英文词义为"of a cow",表示"奶牛的",菌名翻译为"奶牛分枝菌酸杆形菌"。

【临床意义】 奶牛分枝菌酸杆形菌可引起温血动物,如牛、犬、猫、猪、鹦鹉、獾、鹿、骆驼科动物、一些食鸟类动物和包括人类在内的灵长类结核病。该菌引起的疾病与结核分枝杆菌所引起的非常相似,除对吡嗪酰胺天然耐药外,治疗方法可参照结核分枝杆菌[1]。

Mycolicibacterium vanbaalenii 范巴伦分枝菌酸杆形菌

(Khan et al., 2002) Gupta et al., 2018

【分类学评述】 该菌种在表型上属于快生长暗产色分枝杆菌。

【词源和翻译】 "*vanbaalenii*",新拉丁语阳性名词属格,英文词义为"of van Baalen",源自美国得克萨斯州航海科学学院实验室范巴伦教授(van

Baalen)的名字,由“van Baalen”拉丁化而来,菌名翻译为“范巴伦分枝菌酸杆形菌”。

【临床意义】 范巴伦分枝菌酸杆形菌最初分离于受到石油污染的沉积物中,暂无人类感染的报道[32]。

Mycolicibacterium vulneris **伤口分枝菌酸杆形菌**

(van Ingen et al., 2009) Gupta et al., 2018

【分类学评述】 该菌种在表型上属于慢生长暗产色分枝杆菌。

【词源和翻译】 “*vulneris*”,拉丁语名词属格,英文词义为“of a wound”,表示该菌从伤口分离,菌名翻译为“伤口分枝菌酸杆形菌”。

【临床意义】 伤口分枝菌酸杆形菌可引起人类淋巴腺炎、伤口感染(犬咬伤)等相关疾病[33]。

Mycolicibacterium wolinskyi **沃林斯基分枝菌酸杆形菌**

(Brown et al., 1999) Gupta et al., 2018

【分类学评述】 该菌种在表型上属于快生长非产色分枝杆菌。

【词源和翻译】 “*wolinskyi*”,新拉丁语阳性名词属格,源自沃林斯基(Wolinsky)教授的名字,以纪念其对非结核分枝杆菌研究做出的重大贡献,由“Wolinsky”拉丁化而来,菌名翻译为“沃林斯基分枝菌酸杆形菌”。

【临床意义】 沃林斯基分枝菌酸杆形菌感染可见于创伤和外科或医疗手术后,如心脏手术、乳房缩小术和整形手术等,可引发骨髓炎,蜂窝织炎和局部脓肿是最常见的临床表现[30]。

Mycolicibacterium **分枝菌酸杆形菌属参考文献**

Mycoplasmataceae 支原体科 Freundt, 1955

【词源和翻译】 “Mycoplasmataceae”,新拉丁语阴性复数名词,源自模式菌属“支原体属”(*Mycoplasma*),由属名“*Mycoplasma*”和科名尾缀“-aceae”组成,科名翻译为“支原体科”。

一、分类学

支原体科在1935年被描述为“Borrelomycetaceae”,在1941年被描述为“Parasitaceae”,在1955年被描述为“Pleuropneumoniaceae”。根据系统发育和进化,支原体科隶属于柔膜门(Tenericutes)、柔膜纲(Mollicutes)、支原体目(Mycoplasmatales),目前包括支原体属和脲原体属(*Ureaplasma*),模式菌属为支原体属。目前认为,以支原体为代表的柔膜纲细菌,是从梭菌样革兰氏阳性菌进化而来,且由于基因缺失而失去细胞壁成分。

二、科的特征

支原体科细菌一般为球形,直径300~800 nm,也可以为纤细的直径均一的分枝长丝。一些菌体具有终端泡或尖端结构,借此可以黏附于特定的表面。支原体科细菌没有细胞壁,仅有细胞膜包绕,这也是支原体科细菌革兰氏染色不着色的原因。大多数情况下兼性厌氧,菌落直径不到1 mm,脲原体菌落甚至更小。典型的菌落形态为“油煎蛋”样或“菜花”状。触酶一般为阴性。化能有机营养,分解糖或精氨酸或者二者兼有,部分菌种必须用尿素作为主要的能量来源。支原体科细菌生长还需要胆固醇或者相关的甾醇类物质。支原体科细菌是多种脊椎动物宿主的共生菌，部分是致病菌。基因组大小为580～1 350 kb。基因组DNA G+C含量为23～40 mol%[1]。

Mycoplasmataceae 支原体科参考文献

Mycoplasma 支原体属 Nowak, 1929

【词源和翻译】 “*Mycoplasma*”，新拉丁语中性名词，由“*mukês*”和“*plasma*”两个词根组成：“*mukês*”，希腊语名词，英文词义为“mushroom or other fungus”；“*plasma*”，希腊语中性名词，英文词义为“anything formed or moulded, image, figure”。“*Mycoplasma*”，英文词义为“fungus form”，表示“类真菌（细丝样）的有形物体”（编者注：跟最初对支原体的认识缺乏和误读有关），菌名翻译为“支原体属”。

一、分类学

支原体属隶属于柔膜门（Tenericutes）、柔膜纲（Mollicutes）、支原体目（Mycoplasmatales）、支原体科（Mycoplasmataceae），模式菌种为蕈菌支原体（*Mycoplasma mycoides*）。该菌属最早由Albert Bernhard Frank于1889年提出，用于描述植物细胞质在被一种“真菌样”微生物体进入后的状态；该菌属被描述的其他名称还包括“*Asterococcus*”、“*Asteromyces*”、“*Borrelomyces*”、“*Bovimyces*”和“*Pleuropneumonia*”等。

最近的研究表明，蕈菌支原体与其他支原体亲缘较远，故需要对当前的支原体属进行重新分类。但需要指出的是，按《国际原核生物命名法》的相关规定，蕈菌支原体是支原体属最早发现和命名的菌种，应保持“蕈菌支原体”的命名不变，而对其他菌种进行重新分类。然而，支原体的名称变化，尤其是肺炎支原体的更名将涉及沿用多年的疾病名称，如“支原体肺炎”。为避免上述名称改变所带来的公共卫生问题，未来的一个可能解决方案是在当前的支原体属内重新定义一个新的模式菌种，并将蕈菌支原体进行重新分类和重新命名[1]。

二、属的特征

革兰氏染色阴性，最大的特点为多形性，可以为球形、卵圆形、烧瓶形，直径300～800 nm；也可以呈扭曲的棒状或细长的束状纤维丝，长度50～500 nm。由于缺乏细胞壁，仅有一层细胞膜包裹，部分具有复杂的内部细胞骨架。部分菌种具有特殊的尖端结构，用于黏附到宿主细胞或其他表面。一般无动力，但是部分菌株具有滑行的能力。需氧或兼性厌氧，允许生长温度为20～45 ℃，最适生长温度为37 ℃，利用蔗糖或精氨酸作为主要能量来源，生长需要胆固醇或甾醇类化合物。菌落直径通常小于1 mm，部分种的菌落表现为中心生长更深周边较浅的“油煎蛋”样。支原体属及相关菌种可以根据其对葡萄糖、精氨酸或尿素的利用进行分类，其中脲原体利用尿素，可与支原体相鉴别。基因组大小为580～1 350 bp，所有菌株都具有编码色氨酸的UGA密码子。该菌属是大部分脊椎动物的共生菌或致病菌。基因组DNA G+C含量为23～40 mol%[2-3]。

三、属的临床意义

支原体属主要存在于呼吸道和泌尿生殖道黏膜，多引起呼吸道和泌尿生殖道感染。在普通人群的社区获得性肺炎中由肺炎支原体引起的约占20%，在学龄前儿童、青少年肺炎中比例更高。生殖支原体和人型支原体是非淋球菌性尿道炎的病因。在分娩或妊娠早期，生殖道内存在的支原体还可以经母体垂直感染婴儿，感染率为18%~55%。一些免疫力低下或受损的患者，支原体属还可能引起肺外和生殖道外感染[4]。

四、抗菌药物敏感性和感染治疗

目前检测支原体属抗菌药物敏感度的试验方法有琼脂稀释法、E-test法、微量肉汤稀释法等。CLSI颁布了检测人类感染支原体的标准化方法，其规定了应用微量肉汤稀释法和琼脂稀释法进行质控及常规检测的方法和MIC折点[5]。由于缺乏细胞壁，因此所有β-内酰胺类药物均无效。此外，该属对磺胺类、甲氧苄啶和利福平天然耐药。该属对红霉素和其他十四、十五元大环内酯类耐药性因种而异。一般认为肺炎支原体对喹诺酮类、四环素类及大环内酯类敏感，然而在中国，肺炎支原体对大环内酯类耐药率达90%以上，临床医生可选择喹诺酮类进行替代治疗。

五、属内菌种

Mycoplasma amphoriforme 土罐形支原体

Pitcher et al., 2005

【词源和翻译】 “*amphoriforme*”，新拉丁语中性形容词，由“*amphori*”和“*-formis-e*”两个词根组成：“*amphori*”拉丁语名词，英文词义为“amphora”，即一种双耳细颈椭圆形的土罐；“*-formis-e*”，拉丁语形容词后缀，源于拉丁语名词“*forma*”，英文词义为“-like, in the shape of”。“*amphoriforme*”，英文词义为“amphora-shaped”，表示“土罐样的，土罐形的”，意指其菌体为烧瓶状或土罐样，菌名翻译为“土罐形支原体”。

【种的特征】 菌体为烧瓶状，可呈低速的滑行运动。在固体培养基上菌落形态多变，可呈油煎蛋样和毛玻璃样。分解葡萄糖，不分解精氨酸。主要生化反应、菌落形态、生长特征和运动特征与肺炎支原体较为相似，故确切的鉴定需依赖分子生物学手段。

【临床意义】 土罐形支原体主要定居于呼吸道，目前仅分离于欧洲和非洲北部。有通过培养和PCR方法，从免疫力缺陷、慢性支气管炎和支气管扩张患者中检出的报道。对于反复分离到该菌的患者进行抗菌药物治疗后，患者的临床症状可得到改善，故初步判定该菌是一种人类病原体，但还需更多研究加以证实[6]。

Mycoplasma buccale 口颊支原体

Freundt et al., 1974 (Approved Lists, 1980)

【词源和翻译】 “*buccale*”，新拉丁语中性形容词，由“*bucca*”和“*-ale*”两个词根组成：“*bucca*”，拉丁语名词，英文词义为“the mouth”；“*-ale*”，拉丁语阴性后缀，英文词义为“pertaining to”。“*buccale*”，英文词义为“buccal”，表示“面颊的，口腔的”，意指其存在于人的口咽部，菌名翻译为“口颊支原体”。

【种的特征】 菌体呈球杆状到丝状变化。固体培养基上菌落呈典型的油煎蛋样。分解精氨酸，不分解葡萄糖。

【临床意义】 口颊支原体是人体口腔和上呼吸道的共栖菌，亦有从猴、猩猩等灵长类动物中分离的报道，暂未发现与人类疾病的相关性。

Mycoplasma faucium 咽支原体

Freundt et al., 1974 (Approved Lists, 1980)

【词源和翻译】 “*faucium*”，拉丁语复数名词属格，英文词义为“of the throat”，表示“咽部的”，意指其最初分离于人的咽部，菌名翻译为“咽支原体”。

【种的特征】 菌体呈球杆状。固体培养基上菌落呈典型的油煎蛋样，但较其他支原体而言，其菌落在琼脂表面的附着较为疏松。可分解精氨酸，不分解葡萄糖。

【临床意义】 咽支原体是人体口腔和上呼吸道的共栖菌，也有从人的慢性胃炎标本和脑脓肿标本中检出其16S rRNA基因的报道，但临床意义有待进一步评价[7]。

Mycoplasma fermentans **发酵支原体**

Edward, 1955 (Approved Lists, 1980)

【词源和翻译】 "*fermentans*"，拉丁语分词形容词，英文词义为"fermenting"，即"发酵的"，菌名翻译为"发酵支原体"。

【种的特征】 菌体呈丝状。固体培养基上菌落呈典型的油煎蛋样。可同时分解葡萄糖和精氨酸。

【临床意义】 发酵支原体可分离于人类的尿液、尿道、直肠、阴茎、子宫颈、阴道、输卵管、羊水、血液、滑膜液和咽喉部；也曾在非洲绿猴的子宫颈和绵羊的阴道检出。该菌与龟头炎、阴道炎、输卵管炎、呼吸窘迫综合征、肺炎、类风湿关节炎有一定关系，也和获得性免疫缺陷综合征、疲劳综合征和纤维肌痛等疾病病程有关。发酵支原体感染的症状在疾病进程中表现不一，传播方式尚未完全明确[8]。

Mycoplasma genitalium **生殖支原体**

Tully et al., 1983

【词源和翻译】 "*genitalium*"，拉丁语复数名词属格，源自拉丁语名词"*genitalia-ium*"，英文词义为"the genitals"，即"生殖器，外阴部"，意指其最初分离于人的泌尿生殖道，菌名翻译为"生殖支原体"。

【种的特征】 菌体为烧瓶状，可呈滑行运动。生长缓慢，在营养丰富的螺原体SP-4培养基上生长需要6周甚至更长时间。分解葡萄糖，不分解精氨酸。目前尚无商品化和标准化的PCR检测方法。

【临床意义】 生殖支原体可从人体的泌尿生殖道、尿液、直肠、滑膜液、结膜和鼻咽部检出，可引起尿道炎、子宫颈炎、子宫内膜炎和盆腔炎等疾病，还可导致不育。生殖支原体通过性接触传播，也可经母婴传播，也有罕见病例报道经气溶胶传播[9]。

Mycoplasma hominis **人型支原体**

(Freundt, 1953) Edward, 1955 (Approved Lists, 1980)

【分类学评述】 该菌种在1953年被描述为"*Micromyces hominis* group Ⅰ"，1955年被描述为现在的人型支原体并于1980年被收录到《核准的细菌名称目录》，被描述的其他名称还包括"*Asterococcus hominis*"和"*Schizoplasma hominis*"[8]。

【词源和翻译】 "*hominis*"，拉丁语名词属格，源自拉丁语名词"*homo-inis*"，英文词义为"of man"，表示"人类"，意指其最初分离于人类，菌名翻译为"人型支原体"。

【种的特征】 菌体为球形或细丝状，动力不明。菌落在固体培养基上呈典型的油煎蛋样。37 ℃时在补充精氨酸的螺原体SP-4培养基中生长良好。分解精氨酸，不分解葡萄糖。有报道显示，某些人型支原体菌株可在普通的血平板上生长[10]。

【临床意义】 人型支原体可从人类泌尿生殖道、羊水、胎盘、脐带血、尿液、精液、血液、脑脊液、滑膜液、支气管肺泡灌洗液、腹水、结膜、骨脓肿和血肿抽吸物检出，可以引起肾盂肾炎、盆腔炎、绒毛膜羊膜炎和女性产后发热；还可引起先天性肺炎、脑膜炎和新生儿脓肿。罕见的病例包括菌血症、关节炎、骨髓炎、脓肿和伤口感染、纵隔炎、肺炎、腹膜炎、假体和导管相关感染及血肿感染等生殖器外病变。传播途径包括性接触、母婴传播，以及异体植入(如导管)或器官移植感染。人型支原体还可以从非人类的灵长类动物中分离得到[8]。

Mycoplasma lipophilum **嗜脂支原体**

del Giudice et al., 1974 (Approved Lists, 1980)

【分类学评述】 该菌种在1968年曾被描述为"*Mycoplasma lipophiliae*"，1974年的菌名拼写修订为"*Mycoplasma lipophilum*"并于1980年被收录到《核准的细菌名称目录》。

【词源和翻译】 "*lipophilum*"，新拉丁语中性形容词，由"*lipos*"和"*philum*"两个词根组成："*lipos*"，希腊语名词，英文词义为"animal fat, lard, tallow"；"*philum*"，新拉丁语中性形容词，源自希腊语中性形容词"*philon*"，英文词义为"friend, loving"。"*lipophilum*"，英文词义为"fat-loving"，表示"喜欢脂肪的"，菌名翻译为"嗜脂支原体"。

【种的特征】 菌体呈多形性，颗粒状。在固体培养基上往往会长出膜状菌落覆盖培养基表面，菌落内部由大量颗粒状拼凑而成。在液体培养基表面生长呈膜状。分解精氨酸,不分解葡萄糖。

【临床意义】 嗜脂支原体最早分离自原发性非典型肺炎患者的上、下呼吸道,但随后在症状相似的非典型肺炎患者中却并未分离到同样的菌株,其致病性尚不明确,传播方式尚未正式确定。另有从猕猴下呼吸道分离的报道[11]。

Mycoplasma orale 口腔支原体

Taylor-Robinson et al., 1964 (Approved Lists, 1980)

【词源和翻译】 "*orale*",新拉丁语中性形容词,由"*os oris*"和"*-ale*"两个词根组成:"*os oris*",拉丁语名词,英文词义为"the mouth";"*-ale*",拉丁语中性后缀,英文词义为"pertaining to"。"*orale*",英文词义为"pertaining to the mouth",即"与口腔有关的",意指其最初分离于人的口腔,菌名翻译为"口腔支原体"。

【种的特征】 菌体为球形或细丝状。菌落在固体培养基上呈典型的油煎蛋样。分解精氨酸,不分解葡萄糖。

【临床意义】 口腔支原体分离自亚临床病患的口腔、免疫受损合并呼吸道疾病患者的痰液,以及免疫受损患者的滑膜液、骨脓肿和脾脏脓肿。作为人体口腔的共生菌,可引起呼吸道炎症、骨髓炎、滑膜炎和免疫受损个体的化脓性感染[12]。

Mycoplasma penetrans 穿透支原体

Lo et al., 1992

【词源和翻译】 "*penetrans*",拉丁语分词形容词,英文词义为"entering, penetrating",表示"能进入的、可穿透的",意指该菌具有穿透进入到哺乳动物细胞内的能力,菌名翻译为"穿透支原体"。

【种的特征】 菌体为烧瓶形,可呈滑行运动。在固体培养基上呈典型的"油煎蛋样"菌落。可同时分解葡萄糖和精氨酸。

【临床意义】 穿透支原体分离自 HIV 阳性患者的尿液,以及 HIV 阴性伴多发性自身免疫综合征患者的血液、呼吸道分泌物、气管中。有学者提出该菌可能是获得性免疫缺陷综合征病程进展中免疫系统调节的辅助因子,但该理论还有待进一步证实。穿透支原体为条件致病菌,经性接触传播[13]。

Mycoplasma pirum 梨形支原体

del Giudice et al., 1985

【词源和翻译】 "*pirum*",拉丁语中性名词,英文词义为"pear",表示"梨形的",意指其菌体多呈梨形,菌名翻译为"梨形支原体"。

【种的特征】 梨形支原体菌体主要呈烧瓶形和梨形,可呈中速滑行运动。菌落在固体培养基上呈典型的油煎蛋样。可同时分解葡萄糖和精氨酸。

【临床意义】 梨形支原体最初分离自体外培养的人白细胞中,后有分离于免疫功能正常人群的直肠、HIV 阳性患者的血液和外周淋巴细胞,但目前尚无致病性相关的研究[14]。

Mycoplasma pneumoniae 肺炎支原体

Somerson et al., 1963 (Approved Lists, 1980)

【分类学评述】 该菌种在 1944 年被描述为"非典型肺炎中可能滤过的病原体"(Filterable agent of primary atypical pneumonia),1963 年被描述为现在的肺炎支原体并于 1980 年被收录到《核准的细菌名称目录》,其被描述的其他名称还包括"*Schizoplasma pneumonia*"。

【词源和翻译】 "*pneumoniae*",新拉丁语阳性名词属格,源自拉丁语名词"*pneumonia*",英文词义为"of pneumonia",表示"肺炎的",意指其最初被认为是非典型肺炎的病原体,菌名翻译为"肺炎支原体"。

【种的特征】 菌体呈高度多形性,最常见的形态为胞体一端具有细长的尖端结构,而另一端呈拖尾细丝状或无拖尾。菌体有动力,当黏附于细胞表面、塑料或玻璃上时可沿细胞终末细胞器方向滑动。在固体培养基上生长的菌落往往缺乏明亮的周边区,仅有凸起圆顶形、颗粒状结构。体外培养时,肺炎支原体在 37 ℃、添加葡萄糖的螺原体 SP-4 培养基中生长最佳。

【临床意义】 肺炎支原体可从人的呼吸道、脑脊液、滑膜液,以及泌尿生殖道分离得到,可引起间质性肺炎、气管-支气管炎、实质性肺炎和咽喉炎,以及脑膜炎、中耳炎、大疱性鼓膜炎、感染性滑膜炎、肾小球性肾炎、胰腺炎、肝炎、心肌炎、心包炎、溶血性贫血和横纹肌溶解症等。人体感染肺炎支原体后,会刺激细胞因子反应紊乱,引起免疫功能障碍,迁延不愈则可能导致哮喘、慢性阻塞性肺疾病、史蒂文斯-约翰逊(Stevens-Johnson)综合征、吉兰-巴雷(Guillain-Barre)综合征、面部神经麻痹和脱髓鞘神经病等疾病。传播方式为经气溶胶(原发性非典型肺炎)或性接触(泌尿生殖道定植)。原发感染最常见的部位是呼吸道,且最典型的临床表现为支气管炎,常伴有上呼吸道感染症状,且约1/3的患者会发展为肺炎;其他部位感染往往继发于呼吸道感染,也可以为原发性感染。目前,肺炎支原体是普通人群社区获得性肺炎最常见的病原体之一,感染无季节性,起病常常比较轻微或者症状不明显,极少数患者发生严重感染甚至死亡[4,15]。

Mycoplasma primatum 灵长类支原体

del Giudice et al., 1971 (Approved Lists, 1980)

【词源和翻译】 "*primatum*",拉丁语复数名词属格,来源于拉丁语名词"*primas-atis*",英文词义为"of chiefs, of primates",即"首领的,灵长动物的",意指其最初分离于人和猴等灵长类动物,菌名翻译为"灵长类支原体"。

【种的特征】 菌体呈球形或球杆形。菌落在固体培养基上呈典型的油煎蛋样。分解精氨酸,不分解葡萄糖。

【临床意义】 灵长类支原体分离自狒狒、非洲绿猴、恒河猴、松鼠猴与人类的口腔和(或)泌尿生殖道,为机会感染致病菌,偶见引起人角膜炎报道[3-4]。

Mycoplasma salivarium 唾液支原体

Edward, 1955 (Approved Lists, 1980)

【分类学评述】 该菌种在1955年被描述为"*Asterococcus salivarius*",1970年被描述为"*Schizoplasma salivarium*"。

【词源和翻译】 "*salivarium*",拉丁语中性形容词,英文词义为"slimy, saliva-like",表示"黏滑的,像唾液样的",意指其与唾液的产生或者性状有关,菌名翻译为"唾液支原体"。

【种的特征】 菌体呈球形或球杆形。菌落在固体培养基上呈典型的油煎蛋样。分解精氨酸,不分解葡萄糖。

【临床意义】 唾液支原体分离自人的口腔、滑液、牙菌斑和下颌骨,以及猪的鼻咽,其被认为是一种条件致病菌,可引起人的关节炎、下颌骨脓肿、牙龈炎和免疫功能低下患者的牙周炎,传播方式是直接接触病患唾液[8]。

Mycoplasma spermatophilum 嗜精子支原体

Hill, 1991

【词源和翻译】 "*spermatophilum*",新拉丁语中性形容词,由"*spermato*"和"*philum*"两个词根组成:"*spermato*",希腊语名词,英文词义为"seed, semen, sperm";"*philum*",新拉丁语中性形容词,源自希腊语中性形容词"*philon*",英文词义为"friend, loving"。"*spermatophilum*",英文词义为"sperm loving",表示"喜欢精子的",意指其最初分离于男性精液和女性子宫颈中,菌名翻译为"嗜精子支原体"。

【种的特征】 菌体呈球形,无动力。在固体培养基上,菌落呈凸起的、扩散的油煎蛋样,且菌落直径常小于其他支原体。分解精氨酸,不分解葡萄糖。

【临床意义】 嗜精子支原体分离于生育力受损患者的精液和子宫颈分泌物,目前是与人类不育有关的致病菌,可影响精子与卵子的结合,能让受精卵在子宫内的顺利着床,传播方式为性接触[16]。

***Mycoplasma* 支原体属参考文献**

M

Myroides 类香味菌属 Vancanneyt et al., 1996

【词源和翻译】 "*Myroides*",新拉丁语阳性名词,由"*muron*"和"*-oides*"两个词根组成:"*muron*",希腊语名词,英文词义为"perfume";"*-oides*",拉丁语后缀,英文词义为"ressembling, similar"。

"*Myroides*",英文词义为"resembling perfume",表示"像香水一样的",意指该菌菌落可散发香水一样的气味,菌名翻译为"类香味菌属"[1]。

一、分类学

类香味菌属隶属于拟杆菌门(Bacteroidetes)、黄杆菌纲(Flavobacteriia)、黄杆菌目(Flavobacteriales)、黄杆菌科(Flavobacteriaceae),模式菌种为香味类香味菌。

二、属的特征

类香味菌属为革兰氏阴性杆菌,大小为 0.5 μm×(1~2) μm,在液体培养基中可变为长杆状或形成长链。无动力,不可滑行亦不可浮游。菌落常为黄色或橙色,大部分菌株会产生特征性的水果气味。需氧,具有严格的呼吸代谢模式,氧气必须作为电荷的终末端受体。在营养琼脂或麦康凯平板上生长良好,血平板上无溶血。在 18~22 ℃和 37 ℃条件下均可生长,但在 5 ℃和 42 ℃条件下不可生长。NaCl 不是生长必需物质,但是在 5% NaCl 条件下才可生长。氧化酶和明胶液化阳性,触酶阳性(部分菌种呈弱阳性)。吲哚试验阴性,不产生硝酸盐,精氨酸和 β-半乳糖苷酶试验阴性,不水解七叶苷,不分解糖类。该菌属细菌吲哚阴性、不分解糖类,可与脑膜脓毒伊丽莎白金菌(*Elizabethkingia meningoseptica*)相鉴别。作为产黄色色素的非发酵菌,该菌属不可滑行,耐盐,37 ℃条件下生长良好,加上脂肪酸位置不同,可与黄杆菌属相鉴定。基因组 DNA G+C 含量为 30~38 mol%[1]。

三、属的临床意义

类香味菌属引起临床感染比较少见,偶尔分离自尿液、伤口、痰液和血液标本。需要注意的是,香味类香味菌有引起蜂窝织炎并进一步发展为菌血症,从而导致严重感染和威胁生命的报道[2]。

四、抗菌药物敏感性和感染用药

类香味菌的临床感染少见,目前没有其抗感染治疗方案的权威资料。一些耐药性监测的数据显示,类香味菌属大部分菌株对青霉素、头孢菌素、氨曲南、碳青霉烯类和氨基糖苷类耐药,且存在多重耐药和全耐药的临床分离株。作为一种非苛养的革兰氏阴性杆菌,可参考 CLSI M100 中"非肠杆菌科细菌的 MIC 折点解释标准"进行药敏判读。

五、属内菌种

Myroides odoratimimus 拟香味类香味菌

Vancanneyt et al., 1996

【词源和翻译】 "*odoratimimus*",新拉丁语名词,由"*odoratus*"和"*mimus*"两个词根组成:"*odoratus*",拉丁语阳性分词形容词,英文词义为"a specific epithet";"*mimus*",拉丁语名词,英文词义为"an imitator"。"*odoratimimus*",英文词义为"imitator of (*Myroides*) *odoratus*",表示一种与香味类香味菌特征相似的菌种,菌名翻译为"拟香味类香味菌"。

【种的特征】 产屈挠菌素型色素,菌落为黄色。菌体可呈滑行运动,扩散型菌落可散发典型的水果香,与粪产碱杆菌相类似。对去铁胺耐受,不能利用 α-羟基丁酸作为唯一碳源,可与香味类香味菌相鉴别。

【临床意义】 拟香味类香味菌是引起医院感染的条件致病菌,已有从人类伤口、尿液、人腿蜕皮、脓液和水样品中分离的报道[3]。

Myroides odoratus 香味类香味菌

(Stutzer, 1929) Vancanneyt et al., 1996

【词源和翻译】 "*odoratus*",拉丁语阳性分词形容词,英文词义为"perfumed",即"香料的,香味的",菌名翻译为"香味类香味菌"。

【种的特征】 产屈挠菌素型色素,菌落为黄色。菌体可呈滑行运动，扩展型菌落可散发典型的水果香，与粪产碱杆菌相类似。对去铁胺耐受，可利用α-羟基丁酸作为唯一碳源，可与拟香味类香味菌相鉴别。

【临床意义】 香味类香味菌是条件致病菌，可引起医院感染，主要分离于尿液，也见于伤口、痰液、血液和耳分泌物，但总体分离率较低。在2001年，首次报道了一例免疫缺陷患者由香味类香味菌引起的蜂窝织炎发展成为菌血症，且此后陆续出现该菌引起蜂窝织炎并发展成为脓毒症休克的报道，可造成严重感染并威胁生命[3-8]。

***Myroides* 类香味菌属参考文献**

M

N

Neisseriaceae 奈瑟菌科 Prévot, 1933 (Approved Lists, 1980)

【词源和翻译】 "Neisseriaceae",新拉丁语阴性复数名词,源自模式菌属"奈瑟菌属"(*Neisseria*),由属名"*Neisseria*"和科名尾缀"-aceae"组成,科名翻译为"奈瑟菌科"。

一、分类学

奈瑟菌科隶属于变形菌门(Proteobacteria)、β-变形菌纲(Betaproteobacteria)、奈瑟菌目(Neisseriales),模式菌属为奈瑟菌属。奈瑟菌科有16个菌属,目前已报道对人致病的菌属有艾肯菌属(*Eikenella*)、金氏菌属(*Kingella*)、奈瑟菌属和西蒙斯菌属(*Simonsiella*)[1]。

二、科的特征

奈瑟菌科细菌为球形,单个、成双或成堆排列,相邻面扁平;有些细菌为球杆状,有时成双排列或呈短链状。革兰氏染色阴性,部分菌种对脱色具有抗性则可能表现为革兰氏阳性。奈瑟菌科细菌有菌毛,没有鞭毛,不可泳动,在液体中没有动力,但是在液体表层可见动力(称为"蹭动")。生长需氧,最适生长温度为32~36 ℃。奈瑟菌科细菌可见荚膜,菌落一般不产色素。该科细菌对营养要求不一,部分菌种对营养要求较高,需要复杂的生长条件;而一些菌种仅在单一碳源和能量来源的培养基上可生长。对人体致病的奈瑟菌科氧化酶、触酶都是阳性,不产吲哚。该科菌种大多数是人和动物黏膜上的定植菌,还有一些存在于环境中。基因组DNA G+C含量为46~67 mol%[2]。

Neisseriaceae 奈瑟菌科参考文献

Neisseria 奈瑟菌属 Trevisan, 1885 (Approved Lists, 1980)

【词源和翻译】 "*Neisseria*",新拉丁语阴性名词,英文词义为"of Nersseria",源自德国微生物学家Albert Nersseria的名字,以纪念他在1989年从淋病患者脓液标本中分离到该病原体,菌名翻译为"奈瑟菌属"。

一、分类学

奈瑟菌属隶属于变形菌门(Proteobacteria)、β-变形菌纲(Betaproteobacteria)、奈瑟菌目(Neisseriales)、奈瑟菌科(Neisseriaceae),模式菌种为淋病奈瑟菌。该菌属最早在1885年被描述为"*Merismopedia*",在1898年被描述为"淋球菌属"(*Gonococcus*)。

二、属的特征

奈瑟菌属为革兰氏阴性球菌,直径0.6~0.9 μm,通常成双排列,连接面平整,除长奈瑟菌和韦弗奈瑟

N

菌形态像 0.5 μm 左右的短杆菌以外，其余菌种多为双球菌或链状。球菌排列有时候呈直角相交，类似于机翼，或者呈四联球状排列。部分菌株有荚膜和菌毛，无芽孢，无鞭毛，也不能泳动。革兰氏阴性，但是对革兰氏染色脱色剂有抗性（容易染成革兰氏阳性）。部分菌株会产生黄色类似胡萝卜色素，部分菌株具有溶血性。多数奈瑟菌对营养要求不高，但是对人致病的淋病奈瑟菌和脑膜炎奈瑟菌都是苛养菌，对不利的环境因素很敏感。最适生长温度为 35~37 ℃，氧化酶阳性，除长奈瑟菌外触酶均为阳性。所有菌株都能产生碳酸酐酶，除淋病奈瑟菌和犬奈瑟菌以外都能还原亚硝酸盐。通过氧化产酸，不发酵糖类，部分菌种可以分解糖类，化能有机营养。不产生外毒素。基因组 DNA G+C 含量为 48~56 mol%[1]。

三、属的临床意义

奈瑟菌属主要定植在哺乳动物黏膜，大多数与人类相关的奈瑟菌是上呼吸道的正常菌群，少数动物源性菌种在人类被咬伤后引起伤口感染。在属内所有菌种中，只有淋病奈瑟菌是绝对致病菌，且在任何部位检出均应视为病原菌[2]。

四、抗菌药物敏感性和感染用药

奈瑟菌属最主要的临床致病菌为淋病奈瑟菌和脑膜炎奈瑟菌。对于淋病奈瑟菌，CLSI 推荐使用含有 1%生长添加剂的 GC 琼脂进行 K-B 法，或者用 E-test 法检测 MIC。由于质粒和染色体介导耐药菌株的不断出现，青霉素、四环素、氟喹诺酮类药物已不再推荐作为淋病奈瑟菌常规感染用药，改为广谱头孢菌素和阿奇霉素治疗。对于脑膜炎奈瑟菌，CLSI 推荐使用含 5%脱纤维羊血的 MH 琼脂进行 K-B 法药敏试验，或者用 E-test 法检测 MIC[3]。脑膜炎奈瑟菌很少产 β-内酰胺酶，通常对青霉素敏感，因此目前多数国家仍将青霉素用作侵袭性脑膜炎球菌病的首选治疗药物。此外，利福平和环丙沙星常作为密切接触患者的预防用药。

五、属内菌种

Neisseria animalis 动物奈瑟菌

Berger，1960（Approved Lists，1980）

【词源和翻译】 "*animalis*"，拉丁语中性名词属格，英文词义为"of an animal"，即"动物的"，意指其最初分离于豚鼠的咽喉中，菌名翻译为"动物奈瑟菌"。

【种的特征】 典型的革兰氏阴性双球菌，形成光滑、圆形、灰白色菌落。发酵蔗糖产酸，不发酵果糖和麦芽糖。

【临床意义】 动物奈瑟菌分离自豚鼠口咽部，尚无人类感染的报道。

Neisseria animaloris 动物口腔奈瑟菌

Vandamme et al.，2006

【词源和翻译】 "*animaloris*"，新拉丁语中性名词属格，由"*animal*"和"*os oris*"两个词根组成："*animal*"，拉丁语名词，英文词义为"an animal"；"*os oris*"，拉丁语名词，英文词义为"the mouth"。"*animaloris*"，英文词义为"of an animal's mouth"，表示"动物口腔的"，意指其最初分离于猫和犬的口腔，菌名翻译为"动物口腔奈瑟菌"。

【种的特征】 革兰氏阴性球杆菌，血平板和巧克力平板上生长良好，通常形成产黄白色色素、不透明、有光泽、溶血的菌落。与其他大多数奈瑟菌不同的是，该菌能在麦康凯平板上生长。精氨酸水解阳性，这一点可与其他奈瑟菌相区别。先前被描述为 CDC EF-4a 群。

【临床意义】 动物口腔奈瑟菌存在于猫和犬的口腔内，可分离于猫、犬咬伤后的伤口中，可能是导致人在猫、犬咬伤后感染的病原菌[4]。

Neisseria bacilliformis 杆状奈瑟菌

Han et al.，2006

【词源和翻译】 "*bacilliformis*"，新拉丁语阴性形容词，由"*bacillus*"和"*-formis*"两个词根组成："*bacillus*"，拉丁语名词，英文词义为"a small staff，a wand"；"*-formis*"，拉丁语后缀，英文词义为"-like，in the shape of"。"*bacilliformis*"，英文词义为"shaped like a small rod"，即"像小杆状的"，意指其菌体为杆状而不同于其他球菌样奈

瑟菌,菌名翻译为“杆状奈瑟菌”。

【种的特征】 革兰氏阴性杆菌,血平板和巧克力平板上生长良好,培养 24 h 后可形成直径 0.5~1 mm 大小,圆形、凸起、光滑、有光泽、浅灰色到浅黄色菌落。在淋病奈瑟菌常用的 Thayer-Martin 平板上生长。氧化酶阳性,触酶和硝酸盐还原试验结果不定,不发酵糖。

【临床意义】 杆状奈瑟菌为条件致病菌,多引起口腔和呼吸道感染,在有诱发危险因素下也可引起血流感染和感染性心内膜炎[5]。

Neisseria cinerea 灰色奈瑟菌

(von Lingelsheim, 1906) Murray, 1939 (Approved Lists, 1980)

【分类学评述】 该菌种在 1906 年被描述为“灰色微球菌”(*Micrococcus cinereus*),1939 年被描述为现名称并于 1980 年被收录到《核准的细菌名称目录》。

【词源和翻译】 “*cinerea*”,拉丁语阴性形容词,英文词义为“similar to ashes, ash-colored, gray”,即“像灰烬般的,灰色的”,意指其形成的菌落为灰色,菌名翻译为“灰色奈瑟菌”。

【种的特征】 该菌菌体较大,成对排列或分散成簇。菌落很小(直径 1.0~1.5 mm),边缘灰白色,略带颗粒。不分解糖,在选择培养基上生长情况不定,易与不发酵葡萄糖的淋病奈瑟菌相混淆,生化鉴定可能会误鉴定为淋病奈瑟菌。

【临床意义】 灰色奈瑟菌常定植于成年人口咽部,有引起婴幼儿眼部感染、血流感染和脑膜炎的报道[6-7]。

Neisseria denitrificans 反硝化奈瑟菌

Berger, 1962 (Approved Lists, 1980)

【分类学评述】 该菌种已被重新分类为伯格菌属(*Bergeriella*),见反硝化伯格菌(*Bergeriella denitrificans*)。

Neisseria dentiae 丹特(丹氏)奈瑟菌

Sneath and Barrett, 1997

【词源和翻译】 “*dentiae*”,新拉丁语阴性名词属格,源自 Vija E. Dent(普拉德利夫人)的名字(以纪念她在牙菌斑中发现奈瑟菌的贡献),由“Dent”拉丁化而来,英文词义为“of Dent”,菌名翻译为“丹特奈瑟菌”,亦简译为“丹氏奈瑟菌”。

【种的特征】 革兰氏阴性小球菌。马血琼脂上的菌落呈透明圆形,35 ℃培养 24 h 后长出直径约 1 mm 菌落,无明显的黄色色素。马血琼脂上菌落不溶血,羊血琼脂可见轻微溶血。氧化酶和触酶均阳性,吲哚阴性,明胶阴性,硝酸盐阴性。

【临床意义】 丹特(丹氏)奈瑟菌最初在奶牛的牙菌斑中发现,该菌能够迅速消耗氧气并改变牙龈的微生态环境,有助于牙菌斑的形成。

Neisseria elongata 长奈瑟菌

Bøvre and Holten, 1970 (Approved Lists, 1980)

【分类学评述】 该菌种目前包括 3 个亚种,即长奈瑟菌长亚种、长奈瑟菌解糖亚种和长奈瑟菌硝酸盐还原亚种。

【词源和翻译】 “*elongata*”,拉丁语阴性分词形容词,英文词义为“prolonged, elongated”,即“延长的,细长的”,意指其菌体为细长杆状而有别于其他奈瑟菌属的菌种,菌名翻译为“长奈瑟菌”。

【种的特征】 革兰氏阴性杆菌,菌体短而细,直径约 0.5 μm,成双的短杆状或短链状排列。生长过程中在亚致死浓度青霉素作用下菌体会明显延长,形成很长的细丝。一般可有菌毛。血平板上菌落光滑、凸起,生长 48 h 后菌落直径 2~3 mm。产色素菌落是半透明、灰白色或淡黄色。

【临床意义】 长奈瑟菌正常情况下定植于人口咽部,目前仅有人类感染的报道,可从支气管吸出物、周围脓肿脓液、尿液中分离,还可能引起感染性心内膜炎[8]。

Neisseria elongata subsp. *elongata* 长奈瑟菌长亚种

(Bøvre and Holten, 1970) Henriksen and Holten, 1976 (Approved Lists, 1980)

【词源和翻译】 见长奈瑟菌。

【临床意义】 见长奈瑟菌。

Neisseria elongata subsp. *glycolytica* 长奈瑟菌解糖亚种

Henriksen and Holten, 1976 (Approved Lists, 1980)

【词源和翻译】 “*glycolytica*”,新拉丁语阴性形容词,由“*glûkus*”和“*lyticus-a-um*”两个词根组成:“*glûkus*”,希腊语形容词,英文词义为“sweet”;“*lyticus-a-um*”,新拉丁语形容词,英文词义为“able to loosen, able to dissolve”。“*glycolytica*”,英文词义为“an ability to attack glucose”,即“可以分解葡萄糖的”,菌名翻译为“长奈瑟菌解糖亚种”。

【临床意义】 长奈瑟菌解糖亚种可引起免疫功能低下患者的菌血症、败血症及心内膜炎[9]。

Neisseria elongata subsp. *nitroreducens* 长奈瑟菌硝酸盐还原亚种

Grant et al., 1991

【词源和翻译】 "*nitroreducens*",新拉丁语分词形容词,由"*nitro-*"和"*reducens*"两个词根组成:"*nitro-*",新拉丁语前缀,即"和硝酸盐有关的";"*reducens*",拉丁语分词形容词,英文词义为"leading back, bringing back and in chemistry converting to a different oxidation state"。"*nitroreducens*",英文词义为"nitrate reducing",即"还原硝酸盐的",菌名翻译为"长奈瑟菌硝酸盐还原亚种"。

【亚种的特征】 基本特征见种的特征,值得注意的是该亚种细菌触酶阴性,不同于其他奈瑟菌属细菌。该菌先前被描述为 CDC M-6 群。

【临床意义】 见长奈瑟菌。

Neisseria flava 黄色奈瑟菌

Bergey et al., 1923 (Approved Lists, 1980)

【分类学评述】 该菌种的模式菌株在菌种保藏的过程中可能出现了差错,其测序的 16S rRNA 基因(HF558370)与豚鼠莫拉菌(*Moraxella caviae*)的相似度高达 99.9%[10]。

【词源和翻译】 "*flava*",拉丁语阴性形容词,英文词义为"yellow",意指该菌菌落呈黄色,菌名翻译为"黄色奈瑟菌"。

【临床意义】 黄色奈瑟菌存在于人的上呼吸道,有引起菌血症、感染性心内膜炎和化脓性脑膜炎的报道[1]。

Neisseria flavescens 浅黄奈瑟菌

Branham, 1930 (Approved Lists, 1980)

【词源和翻译】 "*flavescens*",拉丁语分词形容词,英文词义为"becoming golden yellow, turning light yellow",即"变为金黄色,转成淡黄色的",菌名翻译为"浅黄奈瑟菌"。

【种的特征】 革兰氏阴性球菌,成双或四联排列。菌落呈黄色、光滑、不透明。不分解糖,但可以分解蔗糖产生淀粉样多糖,可利用这一特点在含蔗糖的脑心浸液琼脂上生长的菌落加入含碘溶液检测——如果菌落变成深蓝色,说明碘试验为阳性,证明存在淀粉样多糖。

【临床意义】 浅黄奈瑟菌定植于人口咽部,较少引起感染,偶见感染性心内膜炎的报道[1]。

Neisseria gonorrhoeae 淋病奈瑟菌

(Zopf, 1885) Trevisan, 1885 (Approved Lists, 1980)

【分类学评述】 该菌种在 1879 年被描述为"*Micrococcus der gonorrhoe*",1885 年被描述为"*Merismopedia gonorrhoeae*",1886 年被描述为"淋病微球菌"(*Micrococcus gonorrhoeae*)和"淋球微球菌"(*Micrococcus gonococcus*),1896 年被描述为"淋病双球菌"(*Diplococcus gonorrhoeae*),1898 年被描述为"奈瑟淋球菌"(*Gonococcus neisseri*),其中 1885 年被描述为"淋病奈瑟菌"并于 1980 年被收录到《核准的细菌名称目录》。

【词源和翻译】 "*gonorrhoeae*",新拉丁语名词属格,英文词义为"of gonorrhea",即"淋病的",菌名翻译为"淋病奈瑟菌"。

【种的特征】 革兰氏阴性双球菌,生长营养要求较高,需要巧克力琼脂、温度 35~36 ℃、3%~10% CO_2和相对高的湿度。最低生长温度 30 ℃。培养 48 h 后,菌落直径 0.6~1.0 mm,光滑、不透明、灰白色、凸起,延长培养时间可见黏液型菌落形成。

【临床意义】 淋病奈瑟菌是绝对意义的人类病原体,任何部位检出均具有临床意义。该菌仅感染人类,主要通过性行为进行传播,是淋病的病原菌;还可引起泌尿道、子宫颈、直肠、咽喉部和眼部的黏膜感染,以及胎儿通过产道时可能导致的母婴垂直感染[1-2]。

Neisseria lactamica 乳糖奈瑟菌

Hollis et al., 1969 (Approved Lists, 1980)

【词源和翻译】 "*lactamica*",新拉丁语阴性形容词,由"*lac lactis*"和"*amicus*"两个词根组成:"*lac lactis*",拉丁语名词,英文词义为"milk";"*amicus*",拉丁语形容词,英文词义为"loving, friendly"。"*lactamica*",英文词义为"intended to mean fond of lactose",即"有喜爱乳糖倾向的",意指其可发酵乳糖产酸,菌名翻译为"乳糖奈瑟菌"。

【种的特征】 革兰氏阴性双球菌,菌落小,直径 0.6~1 mm,光滑、半透明、淡黄色、凸起,形似脑膜炎奈瑟菌。该菌可分解葡萄糖、麦芽糖和乳糖,是奈瑟菌属中唯一可以分解乳糖的细菌,可以此与脑膜炎奈瑟菌相鉴别。

【临床意义】 乳糖奈瑟菌是婴幼儿及儿童上呼吸道定植菌,较少致病[11]。

Neisseria macacae 恒河猴奈瑟菌

Vedros et al., 1983

【分类学评述】 基于全基因组测序分析的结果表明,恒河猴奈瑟菌和黏液奈瑟菌是同一菌种,且黏液奈瑟菌具有命名优先权,但有待于国际原核生物系统学委员会的最终确认。

【词源和翻译】 "*macacae*",新拉丁语名词属格,英文词义为"of a monkey",即猴子的,意指该菌最初分离于猕猴(又名恒河猴)的口咽部而得名,菌名翻译为"恒河猴奈瑟菌"。

【种的特征】 革兰氏阴性双球菌,相对面较平整,无动力;能在普通的营养琼脂和 MH 平板上生长,培养 17 h 后菌落直径 1~1.5 mm,略凸起、黄绿色、光泽、边缘整齐。最适生长温度为 35~37 ℃,低于 30 ℃不生长,42 ℃时不生长或微弱生长;5%~8% CO_2可促进其生长。在马血平板和兔血平板上中度溶血,氧化酶阳性,触酶阳性。硝酸盐还原试验生成 N_2而不产生硝酸盐。

【临床意义】 恒河猴奈瑟菌最初分离于猕猴(又名恒河猴)的口咽部,有引起人的感染性心内膜炎的罕见报道[12-13]。

Neisseria meningitidis 脑膜炎奈瑟菌

(Albrecht and Ghon, 1901) Murray, 1929 (Approved Lists, 1980)

【分类学评述】 该菌种在 1887 年被描述为"*Diplokokkus intracellularis meningitides*",1889 年被描述为"*Neisseria weichselbaumii*",1900 年被描述为"*Micrococcus intracellularis*",1901 年被描述为"*Micrococcus meningitidis cerebrospinalis*",1903 年被描述为"脑膜炎微球菌"(*Micrococcus meningitides*),其中 1929 年被描述的"脑膜炎奈瑟菌"在 1980 年被收录到《核准的细菌名称目录》。

【词源和翻译】 "*meningitidis*",新拉丁语名词属格,由"*meninx meningos*"和"*-itis-itidiss*"两个词根组成:"*meninx meningos*",希腊语名词,英文词义为"meninges, membrane covering the brain";"*-itis-itidiss*",拉丁语后缀,英文词义为"inflammation"。"*meningitidis*",英文词义为"of inflammation of the meninges, of meningitis",表示"脑膜炎的,脑炎的",菌名翻译为"脑膜炎奈瑟菌"。

【种的特征】 血平板上即可生长,培养 18h 后长出菌落,边缘整齐,光滑湿润,直径约 1 mm,偶尔呈黏液状,菌落下血琼脂可能为灰绿色。氧化酶、触酶均为阳性,可以分解葡萄糖和麦芽糖。

【临床意义】 脑膜炎奈瑟菌在许多地方引起流行性脑膜炎,尤其是撒哈拉以南的非洲国家。脑膜炎奈瑟菌仅在人类检出,既是定植菌,约 10% 人类口腔和鼻咽黏膜可检出该菌定植生长,同时也具有潜在侵入性感染的可能,主要引起侵袭性脑膜炎球菌病。该病一般表现为脑膜炎、急性脓毒症或二者皆有。其并发症主要有关节炎、心包炎、部分脑或脊髓坏死,偶尔引起急性细菌性结膜炎,也可能引起男性尿道炎[1-2]。

Neisseria mucosa 黏液奈瑟菌

Véron et al., 1959

【分类学评述】 该菌种在 1906 年被描述为"黏液双球菌"(*Diplococcus mucosus*),在 1959 年被描述为"黏液奈瑟菌"并于 1980 年被收录到《核准的细菌名称目录》。

【词源和翻译】 "*mucosa*",拉丁语阴性形容词,英文词义为"slimy",即"黏滑的,泥泞的",意指其菌落多为黏液型,菌名翻译为"黏液奈瑟菌"(编者注:部分文献误译为"黏膜奈瑟菌")。

【分类学评述】 基于全基因组测序分析的结果表明,恒河猴奈瑟菌和干燥奈瑟菌与黏液奈瑟菌是同一菌种,且黏液奈瑟菌具有命名优先权,故恒河猴奈瑟菌和干燥奈瑟菌有可能会重新分类为黏液奈瑟菌的一个亚种,但有待于国际原核生物系统学委员会的最终确认[12]。

【种的特征】 革兰氏阴性双球菌,菌落较大,黏液型,常融合在一起。大多数菌株不产色素,或者浅灰色到浅黄色。可以分解葡萄糖、麦芽糖、果糖和蔗糖。

【临床意义】 黏液奈瑟菌通常定植于人鼻咽部和海豚呼吸道,有引起肺炎(儿童)、菌血症和心内膜炎的报道[1-2]。

Neisseria perflava 深黄奈瑟菌

Bergey et al., 1923

【词源和翻译】 "*perflava*",新拉丁语阴性形容词,由"*per*"和"*flava*"两个词根组成:"*per*",拉丁语介词,英文词义为"very much, very";"*flava*",拉

丁语阴性形容词，英文词义为“flava，yellow”。“*perflava*”，英文词义为“very yellow”，表示“深黄色的”，意指该菌的菌落颜色为深黄色，菌名翻译为“深黄奈瑟菌”。

【临床意义】 深黄奈瑟菌是人体上呼吸道的一种正常定植菌，有引起菌血症、化脓脑膜性和透析相关腹膜炎的报道[1-2]。

Neisseria polysaccharea 多糖奈瑟菌

Riou and Guibourdenche，1987

【分类学评述】 该菌种在1983年的菌名拼写为“*Neisseria polysacchareae*”，1987年根据《国际原核生物命名法》修订为“*Neisseria polysaccharea*”。

【词源和翻译】 “*polysaccharea*”，新拉丁语阴性形容词，由“*polu*”、“*sakchâr*”和“*-ea*”三个词根组成：“*polu*”，希腊语形容词，英文词义为“many”；“*sakchâr*”，希腊语名词，英文词义为“sugar”；“*-ea*”，拉丁语阴性后缀，英文词义为“made of or belonging to”。“*polysaccharea*”，英文词义为“with many saccharides”，表示“具有多种糖类的”，意指该菌可产生大量的胞外多糖，菌名翻译为“多糖奈瑟菌”。

【种的特征】 革兰氏阴性球菌，成双或四联排列，无荚膜。可在选择培养基上生长，37 ℃培养24 h后形成直径约2 mm、浅灰色到黄色、半透明的菌落。在马血琼脂上不溶血。在含有1%或5%蔗糖的固体或液体培养基中可形成大量的多糖，在奈瑟菌属专用培养基上生长需要胱氨酸-半胱氨酸，部分菌株还需要精氨酸。该菌可以分解葡萄糖和麦芽糖产酸，极少分解蔗糖，不能分解果糖、*D*-甘露醇和乳糖。硝酸盐还原试验阳性，不产N_2。

【临床意义】 多糖奈瑟菌定植于儿童鼻咽部，尚无人类感染的报道[1-2]。

Neisseria shayeganii 莎氏奈瑟菌

Wolfgang et al.，2011

【词源和翻译】 “*shayeganii*”，新拉丁语阳性名词属格，源自Mehdi Shayegani博士的名字，以纪念他带领纽约州立卫生院所属Wadsworth中心细菌实验室为公共卫生做出的逾40年的贡献，菌名翻译为“莎氏奈瑟菌”。

【种的特征】 革兰氏阴性球杆菌，兼性厌氧菌，菌落小，圆形、凸起、湿润，边缘整齐，淡黄色至灰色，不溶血。麦康凯平板上不生长。

【临床意义】 莎氏奈瑟菌目前仅两例临床分离报道：一例分离于痰标本；一例分离于手臂伤口中。其临床意义还有待于进一步评估[14]。

Neisseria sicca 干燥奈瑟菌

(von Lingelsheim，1908) Bergey et al.，1923

【分类学评述】 该菌种在1906年被描述为“*Diplococcos pharyngis siccus*”，1908年被描述为“干燥双球菌”(*Diplococcus siccus*)，在1923年被描述为“干燥奈瑟菌”并于1980年被收录到《核准的细菌名称目录》。但基于全基因组测序分析的结果表明，干燥奈瑟菌和黏液奈瑟菌是同一菌种，黏液奈瑟菌具有命名优先权，有待于国际原核生物系统学委员会的最终确认[11]。

【词源和翻译】 “*sicca*”，拉丁语阴性形容词，英文词义为“dry”，表示“干的，干燥的”，意指其菌落往往较干燥，菌名翻译为“干燥奈瑟菌”。

【种的特征】 革兰氏阴性球菌，成双或四联排列。菌落较大，直径约3 mm，灰白色、不透明、干燥、粗糙，在生理盐水中可以自行凝集。部分菌株可产黄色色素，与微黄奈瑟菌(深黄奈瑟菌、黄奈瑟菌)和黏液奈瑟菌形态相近，可以通过血清凝集试验相鉴别。

【临床意义】 干燥奈瑟菌分离自人的鼻咽部、唾液和痰液，为条件致病菌[1-2]。

Neisseria subflava 微黄奈瑟菌

(Flügge，1886) Trevisan，1889

【分类学评述】 该菌种在1886年被描述为“*Micrococcus subflavus*”，在1889年被描述为“微黄奈瑟菌”并于1980年被收录到《核准的细菌名称目录》。

【词源和翻译】 “*subflava*”，新拉丁语阴性形容词，由“*sub*”和“*flava*”两个词根组成：“*sub*”，拉丁语前缀，英文词义为“under，below，slightly”；“*flava*”，拉丁语阴性形容词，英文词义为“yellow”。“*subflava*”，英文词义为“yellowish”，即“微黄色的，淡黄色的”，菌名翻译为“微黄奈瑟菌”。

【分类学评述】 基于全基因组测序分析的结果表明，浅黄奈瑟菌、黄色奈瑟菌、微黄奈瑟菌是同一菌种，且微黄奈瑟菌具有命名优先权，故浅黄奈瑟菌有可能会重新分类为微黄奈瑟菌的亚种，但有待于国际原核生物系统学委员会的最终确认。

【种的特征】 革兰氏阴性球菌，成双或四联排列。

菌落光滑、透明或半透明，常融合在一起，部分菌株产黄色色素。

【临床意义】 微黄奈瑟菌是人类鼻咽部常见共生菌，偶尔引起侵袭性感染，如中枢神经系统感染[1-2]。

Neisseria weaveri 韦弗奈瑟菌

Holmes et al., 1993

【词源和翻译】 "*weaveri*"，新拉丁语阳性名词属格，英文词义为"of Weaver"，源自 Robert E. Weaver 的名字，菌名翻译为"韦弗奈瑟菌"（编者注：该菌亦翻译为"编织奈瑟菌"）。

【种的特征】 从固体斜面和平板上生长菌落涂片时，可见大小不等、较宽大的革兰氏阴性杆菌；液体培养基中菌落涂片可见细菌形成链状或更长的棒状。菌落呈灰白色、光滑、边缘整齐，略带光泽，大小和光滑度常不定。在 35 ℃培养 24 h 后菌落直径为 1～2 mm，培养48 h后菌落直径为 2～4 mm。在羊血平板上可见溶血环。氧化酶和触酶强阳性。不利用碳水化合物，利用亚硝酸盐而不是硝酸盐，羊血平板上生长的菌落苯丙氨酸脱氨酶反应弱阳性。先前被描述为 CDC M-5 群。

【临床意义】 韦弗奈瑟菌是犬的正常口腔菌群，人往往因犬咬伤引起伤口感染[15]。

Neisseria zoodegmatis 动物咬伤奈瑟菌

Vandamme et al., 2006

【词源和翻译】 "*zoodegmatis*"，新拉丁语名词属格，由"*zoon*"和"*degma*"两个词根组成："*zoon*"，希腊语名词，英文词义为"an animal"；"*degma*"，希腊语名词，英文词义为"a bite"。"*zoodegmatis*"，英文词义为"of an animal's bite"，表示"动物咬伤的"，意指其最初分离于犬咬伤的伤口中，菌名翻译为"动物咬伤奈瑟菌"。

【种的特征】 革兰氏阴性球杆菌，菌落光滑、圆形、凸起，边缘整齐，有光泽，溶血。触酶阳性，能同时在室温（18～22 ℃）和 37 ℃条件下生长，能在麦康凯平板上生长。先前被描述为 CDC EF-4b 群。

【临床意义】 动物咬伤奈瑟菌分离于豚鼠口咽部，有因为动物咬伤而引起人类感染的报道[16]。

Neisseria 奈瑟菌属参考文献

Neorickettsia 新立克次体属 Philip et al., 1953

【词源和翻译】 "*Neorickettsia*"，新拉丁语名词属格，由"*neo-*"和"*Rickettsia*"两个词根组成："*neo-*"，希腊语前缀，源自希腊语形容词"neos"，英文词义为"new"；"*Rickettsia*"，新拉丁语名词属格，立克次体目模式属。"*Neorickettsia*"，英文词义为"the new *Rickettsia*"，表示"新的立克次体"，菌名翻译为"新立克次体属"。

一、分类学

新立克次体属隶属于变形菌门（Proteobacteria）、α-变形菌纲（Alphaproteobacteria）、立克次体目（Rickettsiales）、无形小体科（Anaplasmataceae）。模式菌种为蠕虫新立克次体[1]。

二、属的特征

新立克次体属为革兰氏阴性菌，在人类、犬、马或蝙蝠单核细胞与巨噬细胞的细胞质空泡中呈球菌状或多形性，小菌体可为 0.2～0.4 μm 的致密型，而大菌体可为 0.8～1.5 μm 的疏松型。成年吸虫带菌体的组织和其他生长阶段——虫卵、纤毛幼虫、蚴虫、孢子囊、无尾尾蚴、后期囊幼虫，接触到敏感宿主后都能产生传染性，表明该菌既可以通过卵传播，也可以越龄传播。无动力，大部分菌种可以在外周血单核细胞、髓单核细胞系、早幼粒细胞系中培养，部分菌株对实验室小鼠具致病性，可以对犬、马、其他犬科动物和人致病，在不同物种间致病的细菌抗原具有交叉反应性且这些交叉反应蛋白基因序列具有高度同源性。对四环素敏感。基因组大小为860~900 kb。基因组DNA G+C含量为42 mol%[2]。

三、属的临床意义

体外试验证明，新立克次体可以感染宿主动物的单核吞噬细胞和巨噬细胞，感染哺乳动物后新立克次体菌属细菌才能完成整个生命周期。新立克次体属细菌可引起全身的发热性疾病，伴或不伴有淋巴结肿大的血小板减少症和白细胞减少症，还可以引起水样腹泻的肠道表现，尤其是里氏新立克次体[2]。

四、抗菌药物敏感性和感染用药

目前尚无前瞻性对照治疗试验确定抗菌药物对该菌属的抗菌效果。有研究提示该菌属对四环素类抗生素敏感，对β-内酰胺类、氨基糖苷类、大环内酯类、氯霉素或磺酰胺类抗生素不敏感[2]。

五、属内菌种

Neorickettsia helminthoeca 蠕虫新立克次体

Philip et al., 1953

【分类学评述】 该菌种在1953年被描述为"*Neorickettsia hemintheca*"。在1980年，该菌种被收录到《核准的细菌名称目录》，且其菌名拼写按照《国际原核生物命名法》修订为"*Neorickettsia helminthoeca*"。但在目前，该菌种还没有保藏的模式菌株，《伯杰氏系统细菌学手册》指定的16S rRNA基因为*U12457*。

【词源和翻译】 "*helminthoeca*"，新拉丁语阴性形容词，由"*helminth*"和"*oeca*"两个词根组成："*helminth*"，来源于"*helmins-inthos*"，希腊语名词，英文词义为"intestinal-worm"；"*oeca*"，来源于"*oikos*"，希腊语名词，英文词义为"house"。"*helminthoeca*"，英文词义为"worm-dwelling"，即"寄居于蠕虫的"，菌名翻译为"蠕虫新立克次体"。

【临床意义】 蠕虫新立克次体可引起犬科动物的急性和高致命性的鲑鱼中毒病（salmon poisoning disease），该疾病的传播与给犬科动物喂养生鲑鱼，以及鲑鱼体内的一种侏形吸虫（*Nanophyetus*）密切相关。流行病学调查发现，蠕虫新立克次体引起的鲑鱼中毒病主要发生在犬科（犬、郊狼、狐狸），偶尔也见于其他动物的免疫抑制个体。

Neorickettsia risticii 里氏新立克次体

(Holland et al., 1985) Dumler et al., 2001

【分类学评述】 该菌种在1985年被分类为里氏埃里希体（*Ehrlichia risticii*），2001年重新分类为现名称。另按《国际细菌命名学》，里氏新立克次体的模式菌种未保存到两个不同国家的菌种保藏中心，故不是合格发表的菌种。

【词源和翻译】 "*risticii*"，新拉丁语阳性名词属格，英文词义为"of Ristic"，由"Ristic"拉丁化而来，源于Miodrag Ristic的名字，菌名翻译为"里氏新立克次体"。

【临床意义】 里氏新立克次体是波托马克马热或马单核细胞埃里希体病的病原体。

Neorickettsia sennetsu 腺热新立克次体

(Misao and Kobayashi, 1956) Dumler et al., 2001

【分类学评述】 该菌种在1956年被描述为"腺热立克次体"（*Rickettsia sennetsu*）并于1980年被收录到《核准的细菌名称目录》，基名即腺热立克次体。在1984年，该菌种被重新分类为腺热埃里希体（*Ehrlichia sennetsu*），并于2001年又被分类为现在的腺热新立克次体。

【词源和翻译】 "*sennetsu*"，新拉丁语名词，英文词义为"from Japanese, meaning glandular fever"，即"腺热"，菌名翻译为"腺热新立克次体"。

【临床意义】 腺热新立克次体首次分离于一位疑似传染性单核细胞增多症患者外周血中，感染后患者会出现外周血白细胞减少和淋巴细胞异常，临床感染罕见，且尚无死亡和其他严重并发症的报道。

***Neorickettsia* 新立克次体属参考文献**

Nesterenkonia 涅斯捷连科菌属 Stackebrandt et al., 1995

【词源和翻译】 “*Nesterenkonia*”,新拉丁语阴性名词,源于乌克兰微生物学家 Olga Nesterenko 的名字,菌名翻译为“涅斯捷连科菌属”。

一、分类学

涅斯捷连科菌属隶属于放线菌门(Actinobacteria)、微球菌目(Micrococcales)、微球菌科(Micrococcaece),模式菌种为盐生涅斯捷连科菌[1]。

二、属的特征

涅斯捷连科菌属为革兰氏染色阳性菌,短杆状,有时成束排列,或者形似球菌。无荚膜,无芽孢。化能有机营养,严格呼吸型代谢,需氧条件下生长。触酶阳性,中等嗜盐或耐盐。部分菌株嗜碱或者耐碱性,嗜常温菌。肽聚糖类型为 A4α 型(*L*-Lys-Gly-*L*-Glu, *L*-Lys-*L*-Glu 或 *L*-Lys-Gly-*D*-Asp)。菌体有分枝菌酸,呼吸醌类以 MK-7、MK-8、MK-9 为主,磷脂为双磷脂酰甘油、磷脂酰甘油和磷脂酰肌醇,细胞脂肪酸为异式和反异式支链脂肪酸,以 anteiso-$C_{15:0}$和 anteiso-$C_{17:0}$为主。基因组 DNA G+C 含量为 64~72 mol%[2]。

三、属的临床意义

涅斯捷连科菌有一定的嗜盐性,有分离于植物、土壤(尤其是盐碱土)和海水等自然环境标本的报道,暂未发现与人类致病的相关性。

四、抗菌药物敏感性和感染用药

涅斯捷连科菌是一种微球菌,暂无抗菌药物敏感性试验的标准方法和感染用药的权威方案。有文献显示,盐生涅斯捷连科菌对青霉素(10 μg)、头孢噻吩(30 μg)、氯霉素(30 μg)、红霉素(15 μg)、新生霉素(30 μg)和利福平(5 μg)敏感,供参考[1]。

五、属内菌种

Nesterenkonia halobia 盐生涅斯捷连科菌

(Onishi and Kamekura, 1972) Stackebrandt et al., 1995

【分类学评述】 该菌种在 1972 年被描述为“盐生微球菌”(*Micrococcus halobius*)并于 1980 年被收录到《核准的细菌名称目录》,在 1995 年被重新分类为现在的盐生涅斯捷连科菌。

【词源和翻译】 “*halobia*”,新拉丁语阴性形容词,由“*halo*”和“*bios*”两个词根组成:“*hals halos*”,希腊语名词,英文词义为“salt”;“*bios*”,希腊语名词,英文词义为“life”。“*halobia*”,英文词义为“living on salt”,即“生长于盐上的”,菌名翻译为“盐生涅斯捷连科菌”。

【临床意义】 盐生涅斯捷连科菌可分离于植物根茎和咸水中,暂无人类感染的报道。

Nesterenkonia 涅斯捷连科菌属参考文献

Nocardiaceae 诺卡菌科 Castellani and Chalmers, 1919

【词源和翻译】"Nocardiaceae",新拉丁语阴性复数名词,源自模式菌属"诺卡菌属"(*Nocardia*),科名翻译为"诺卡菌科"。

一、分类学

诺卡菌科隶属于放线菌门(Actinobacteria)、放线菌纲(Actinobacteria)、棒杆菌目(Corynebacteriales)。该科共有7个菌属:戈登菌属(*Gordonia*)、*Millisia*、诺卡菌属(*Nocardia*)、红球菌属(*Rhodococcus*)、斯科曼菌属(*Skermania*)、*Smaragdicoccus*、威廉姆斯菌属(*Williamsia*),其中对人致病的属主要有诺卡菌属和红球菌属(*Rhodococcus*)等,模式菌属为诺卡菌属(*Nocardia*)[1]。

二、科的特征

诺卡菌科为革兰氏阳性或者革兰氏染色不定,在生长周期的某些阶段表现为典型的抗酸阳性、无动力的放线菌。部分菌株会形成广泛分枝的菌丝体,这些菌丝体的片段呈球状或杆状;也有一些菌株直接呈现球状或呈杆状—球状/球状—杆状—菌丝体的周期循环;还有部分菌株形成气生菌丝。需氧生长,化能有机营养方式为氧化型。该科细菌用16S rRNA进行测序时必须包含以下特征:核苷酸位置250(U)、316:337(C—G)、418:425(C—G)、580:761(U—A)、559:639(C—G)、662:743(C—G)、987:1218(G—C)和1000:1040(A—U)。诺卡菌科细菌广泛分布于水、陆地中,尤其是土壤、海洋沉积物、食草动物的粪便及污水系统中;部分菌属对动物和人类是条件致病菌,部分菌属是植物的病原菌。基因组DNA G+C含量为63~73 mol%[2]。

Nocardiaceae 诺卡菌科参考文献

Nocardia 诺卡菌属 Trevisan, 1889

【词源和翻译】"*Nocardia*",新拉丁语阴性名词,源自法国微生物学家Edmond Nocard(1850~1903)的名字,以纪念他第一次分离到该菌属菌株,菌名翻译为"诺卡菌属",亦翻译为"奴卡菌属"。

一、分类学

诺卡菌属隶属于放线菌门(Actinobacteria)、放线菌纲(Actinobacteria)、棒杆菌目(Corynebacteriales)、诺卡菌科(Nocardiaceae),模式菌种为星状诺卡菌(*Nocardia asteroids*)[1]。

二、属的特征

诺卡菌属为革兰氏阳性或者革兰氏染色性不定,菌体细长、丝状、杆形、可有分枝,直径0.5~1.0 μm。部分菌株在特定的生长阶段具有抗酸性。无动力,触酶阳性。不论是基生菌丝还是广泛分枝的营养菌丝,通常可以在原位断裂或经机械断裂成球形体或杆状、无动力的单体。菌落形态多变,表面白垩样,无光泽或天鹅绒样、粉末状,也可以为光滑型、颗粒型、不规则型、皱褶型或聚集型。在固体培养基上典型菌落为类胡萝卜色,也可以呈橙色、粉红色、红色,甚至黄色菌落,可能产生水溶性棕色或可扩散的黄色色素。化能有机营养,氧化型代谢细菌。芳基硫酸酯酶阴性。大部分菌株可以在需氧、20~45 ℃条件下生长。诺卡菌属经16S rRNA测序分析后归入棒杆菌目,该菌属广泛分布于水中和陆地上,尤其是土壤、海洋沉淀物和污水系统中。部分菌株可以对人和动物致病。基因组DNA G+C含量为63~72 mol%[1]。

三、属的临床意义

诺卡菌属通常可通过创伤方式的侵入或呼吸道吸入的方式导致人的临床感染,其中创伤相关性感染主要有角膜炎、眼内炎和原发性皮肤病等,而吸入性感染好发于免疫功能低下者,在肺部形成感染灶并血行播散。脑部是最常见的继发感染部位,主要表现为脑脓肿或肉芽肿,播散性感染发生于免疫抑制宿主中20%~30%的病例,包括骨、心、肾、关节、视网膜、皮肤、中枢神经系统感染、腹膜炎和心内膜炎等[2]。此外,有少数导管相关性诺卡菌感染病例的报道。需要注意的是,由于菌种的鉴定不准确,从而导致了诺卡菌多个菌种的临床意义正在重新评估。

四、抗菌药物敏感性和感染用药

对所有认为可能有临床意义的诺卡菌种,应尽可能进行抗菌药物敏感性试验。目前CLSI颁布了诺卡菌、分枝杆菌及其他放线菌药敏试验核准标准修订版,其推荐的诺卡菌药敏试验方法是微量肉汤稀释法。该文件对接种物准备、平板接种、孵育培养及结果解读进行了一系列要求,如培养3~5 d后读取结果,且孵育周期与特定菌种有关。该指南推荐检测的一线药物包括阿米卡星、阿莫西林、阿莫西林/克拉维酸、头孢曲松、妥布霉素、米诺环素、复方磺胺甲噁唑、环丙沙星、克拉霉素、亚胺培南、利奈唑胺;二线药物包括头孢吡肟、头孢噻肟和多西环素。CLSI规定了所有药物的折点和结果解释,同时要求诺卡菌药敏报告必须包含MIC及MIC解释[3]。临床分离率较高的诺卡菌,其预期的抗菌药物敏感性模式见表12。

表12 临床常见诺卡菌预期的抗菌药物敏感性模式

菌种/复合群	阿莫西林/克拉维酸	头孢曲松	亚胺培南	环丙沙星	米诺环素	利奈唑胺	复方磺胺甲噁唑	阿米卡星	妥布霉素	克拉霉素
圣乔治诺卡菌	R	S	S	R	V	S	S	S	ND	R
脓肿诺卡菌	S	S	R	R	V	S	S	S	ND	R
新诺卡菌复合群	R	S	S	R	V	S	S	S	ND	S
德兰士瓦诺卡菌复合群	S/R	S	V	S	V	S	S	R	R	R
皮疽诺卡菌	S	R	V	S	V	S	S	S	R	R
巴西诺卡菌	S	S/R	R	R	S	S	S	S	S	R
假巴西诺卡菌	R	S/R	R	S	R	S	S	S	S	S
豚鼠耳炎诺卡菌	R	R	R	S	V	S	S	S	ND	V

注:S,敏感;R,耐药;V,不定;ND,未检测。

N

诺卡菌对磺胺类药物的体外试验通常敏感，且长久以来大剂量治疗均显示良好的临床效果，因此磺胺类是治疗诺卡菌感染的主要抗菌药物，尤其是长期用药首选，也可以与其他药物联合使用。目前，基于磺胺类药物疗法的用药原则如下。① 依宿主、感染部位及体外药敏活性：首选使用磺胺类，必须治疗6~12个月，而对耐药菌株，首选使用阿米卡星和(或)亚胺培南。② 依感染的严重程度：严重疾病一般使用亚胺培南或磺胺类或头孢噻肟，可联合阿米卡星；不严重的疾病使用口服药物，一般采用复方磺胺甲噁唑静脉注射或米诺环素。③ 肺部：复方磺胺甲噁唑2~4片，10 mg/(kg·d)(甲氧苄啶)，持续3~6周，之后口服(2片，每天2次)持续大于5个月。肺部治疗的其他选择：磺胺异噁唑，磺胺嘧啶，三重磺胺嘧啶，口服2~4片，3~6 g/d，或复方磺胺甲噁唑2片，每天2次，至2片，每天3次。④ 中枢神经系统(如获得性免疫缺陷综合征、严重或播散性疾病)：复方磺胺甲噁唑静脉注射15 mg/(kg·d)(甲氧苄啶)持续3~6周，之后口服(3剂，每天2次)，持续6~12个月。中枢神经系统治疗其他选择：亚胺培南1 000 mg静脉注射，每8 h 1次；或头孢曲松2 g，静脉注射，每12 h 1次；或头孢噻肟2~3 g，静脉注射，每6 h 1次+阿米卡星。⑤ 严重疾病，免疫缺陷宿主，多部位感染：复方磺胺甲噁唑，静脉注射(按上述剂量)+阿米卡星7.5 mg/kg，每12 h 1次(依据级别调整)；或口服磺胺类药物6~12 g/d。⑥ 皮肤感染：复方磺胺甲噁唑1片，每天2次，持续4~6个月。⑦ 对慢性肉芽肿疾病患者：应当接受γ-干扰素+磺胺类药物预防。肺外损伤，可考虑外科清创术或引流。⑧ 治疗后监测疾病复发持续1年[2]。

五、属内菌种

Nocardia abscessus 脓肿诺卡菌

Yassin et al., 2000

【词源和翻译】 “*abscessus*”，拉丁语阳性名词属格，英文词义为“of/from an abscess”，即“脓肿的”，代表该病原体分离部位的临床性状，菌名翻译为“脓肿诺卡菌”。

【临床意义】 脓肿诺卡菌最开始从脓液中分离，此后从肺部、心包液、外伤伤口陆续检出，最近有报道从HIV阳性患者身上发现全身播散性感染[4]。

Nocardia africana 非洲诺卡菌

Hamid et al., 2001

【分类学评述】 该菌种隶属于新诺卡菌复合群，在表型上与新诺卡菌在内的多个菌种难以区分。

【词源和翻译】 “*africana*”，拉丁语阴性形容词，英文词义为“African, of Africa”，即“非洲的”，意指该病原菌最早分离自非洲，菌名翻译为“非洲诺卡菌”。

【临床意义】 非洲诺卡菌有从肺部疾病患者的痰液中分离并引起肺部感染的报道[5]。

Nocardia amikacinitolerans 耐阿米卡星诺卡菌

Ezeoke et al., 2013

【词源和翻译】 “*amikacinitolerans*”，新拉丁语分词形容词，由“*amikacinum*”和“*tolerans*”两个词根组成：“*amikacinum*”，新拉丁语名词，英文词义为“amikacin”；“*tolerans*”，拉丁语分词形容词，英文词义为“tolerating”。“*amikacinitolerans*”，英文词义为“tolerating amikacin”，即“耐阿米卡星的”，意指该菌对阿米卡星耐药，菌名翻译为“耐阿米卡星诺卡菌”。

【临床意义】 耐阿米卡星诺卡菌是2013年发表的新菌种，最初有分离于人眼部标本和支气管肺泡灌洗液的报道，在2019年有2例脑脓肿感染的报道[6]。

Nocardia anaemiae 贫血症诺卡菌

Kageyama et al., 2005

【词源和翻译】 “*anaemiae*”，新拉丁语阴性名词属格，英文词义为“of anaemia”，即“贫血的”，意指该菌分离自一位贫血患者，菌名翻译为“贫血症诺卡菌”。

【临床意义】 贫血症诺卡菌是2005年发表的新菌种，分离于日本一自身免疫性溶血和激素治疗的患者，但具体标本来源不详[7]。

Nocardia aobensis 青田町诺卡菌

Kageyama et al., 2005

【分类学评述】 该菌种隶属于新诺卡菌复合群，在表型上与新诺卡菌在内的多个菌种难以区分。

【词源和翻译】 “*aobensis*”，新拉丁语阳性/阴性形容词，源于该菌初次分离地日本千叶青田町的名称Aoba-cho，菌名翻译为“青田町诺卡菌”。

N

【临床意义】 青田町诺卡菌是2005年发表的新菌种，分离于一日本患者，但具体标本来源不详[8]。

Nocardia araoensis 荒尾诺卡菌

Kageyama et al., 2004

【词源和翻译】 “*araoensis*”，新拉丁语阳性/阴性形容词，源于该菌初次分离地日本荒尾市的名称Arao，菌名翻译为“荒尾诺卡菌”。

【临床意义】 荒尾诺卡菌是2004年发表的新菌种，最初分离于一位肺癌合并肺气肿、放射性肺炎和糖尿病患者的痰标本中，目前有引起皮炎、脑膜炎和脑脓肿的报道[9]。

Nocardia arizonensis 亚利桑那诺卡菌

Lasker et al., 2017

【词源和翻译】 “*arizonensis*”，新拉丁语阳性/阴性形容词，源于该菌初次分离地的地名美国亚利桑那州，菌名翻译为“亚利桑那诺卡菌”。

【临床意义】 亚利桑那诺卡菌是2015年发表的新菌种（2017年获得国际原核生物系统学委员会认可），最初分离于人的下呼吸道标本[10]。

Nocardia arthritidis 关节炎诺卡菌

Kageyama et al., 2005

【词源和翻译】 “*arthritidis*”，新拉丁语阴性名词属格，英文词义为“of arthritis”，即“关节炎的”，意指该菌最初分离于关节炎患者，菌名翻译为“关节炎诺卡菌”。

【临床意义】 关节炎诺卡菌是2005年发表的新菌种，最初分离于一位患有类风湿关节炎和肺诺卡菌病者的痰标本，目前有引起角膜炎和免疫功能低下患者感染的报道[11]。

Nocardia asiatica 亚洲诺卡菌

Kageyama et al., 2004

【词源和翻译】 “*asiatica*”，新拉丁语阴性形容词，英文词义为“of Asia”，即“亚洲的”，源自该菌株初次分离地区的名字，菌名翻译为“亚洲诺卡菌”。

【临床意义】 亚洲诺卡菌是2004年发表的新菌种，最初分离于临床医用材料和诺卡菌病患者的痰标本，目前有引起免疫功能低下患者感染及脑脓肿的报道[12]。

Nocardia asteroids complex 星状诺卡菌复合群

【分类学评述】 星诺卡菌复合群是指一群表型特征与星状诺卡菌相类似的菌种，包括脓肿诺卡菌、圣乔治诺卡菌、皮疽诺卡菌及新诺卡菌等在内的多个菌种。目前认为，星状诺卡菌复合群包含多个明显不同的菌种，其群的定义已不适合临床。

Nocardia asteroides 星状诺卡菌

(Eppinger, 1891) Blanchard, 1896

【分类学评述】 该菌种在1891年被描述为“*Cladothrix asteroides*”和“*Streptothrix eppingerii*”，1892年被描述为“*Streptotrix asteroides*”和“*Oospora asteroides*”，1894年被描述为“星状放线菌”（*Actinomyces asteroides*），1897年被描述为“*Actinomyces eppingeri*”，1902年被描述为“*Discomyces asteroides*”，1912年被描述为“*Actinomyces eppinger*”，1935年被描述为“*Asteroides asteroides*”，1937年被描述为“*Proactinomyces asteroides*”，其中在1896年被描述的“星状诺卡菌”在1980年被收录到《核准的细菌名称目录》。

【词源和翻译】 “*asteroides*”，新拉丁语形容词，源于希腊语形容词“*asteroeides-es*”，英文词义为“star-like”，即“星状的，星形的”，菌名翻译为“星状诺卡菌”。

【临床意义】 星形诺卡菌是以往文献描述的最常分离到的人类致病性诺卡菌菌种，然而迄今为止，对该菌种的临床分离菌株进行分子生物学鉴定后发现，以往鉴定的星状诺卡菌实际为其他已命名或未命名的菌种，而严格意义上的星状诺卡菌感染相对少见[1]。

Nocardia beijingensis 北京诺卡菌

Wang et al., 2001

【词源和翻译】 “*beijingensis*”，新拉丁语阳性/阴性形容词，由拼音“Beijing”拉丁化而来，源自该菌初次分离的地名北京，菌名翻译为“北京诺卡菌”。

【临床意义】 北京诺卡菌最初分离于北京西山污水沟收集的泥土样本中，目前在国内和亚洲其他地区均有引起临床感染的报道[13]。

Nocardia blacklockiae 布莱克洛克（布氏）诺卡菌

Conville et al., 2009

【分类学评述】 该菌种隶属于德兰士瓦诺卡菌复合群，其与群内的德兰士瓦诺卡菌和华莱士诺卡菌等菌种难以区分。

【词源和翻译】 “*blacklockiae*”,新拉丁语阴性名词属格,英文词义为“of Blacklock”,源自 Zeta M. Blackblock 的名字,以纪念他在诺卡菌分类学研究中所做的贡献,菌名翻译为“布莱克洛克诺卡菌”,亦简译为“布氏诺卡菌”。

【临床意义】 布莱克洛克(布氏)诺卡菌是 2009 年发表的新菌种,分离于免疫受损患者的临床标本[14]。

Nocardia brasiliensis 巴西诺卡菌

(Lindenberg, 1909) Pinoy, 1913

【分类学评述】 该菌种在 1909 年被描述为“*Discomyces brasiliensis*”, 1916 年被描述为“*Streptothrix brasiliensis*”, 1920 年被描述为“*Oospora brasiliensis*”, 1923 年被描述为“*Actinomyces brasiliensis*”, 1941 年被描述为“*Actinomyces violaceus* subsp. *brasiliensis*”,其中,在 1913 年被描述的“巴西诺卡菌”于 1980 年被收录到《核准的细菌名称目录》。

【词源和翻译】 “*brasiliensis*”,新拉丁语阳性/阴性形容词,英文词义为“of or pertaining to Brazil”,即“巴西的”,意指该菌首次分离于巴西,菌名翻译为“巴西诺卡菌”。

【临床意义】 巴西诺卡菌在全球各地都有检出报道,是西半球尤其是墨西哥放线菌性足菌肿最常见的病因。此外,该菌还能引起多种皮肤症状,包括蜂窝织炎、脓肿、皮肤淋巴感染等。巴西诺卡菌发病往往与创伤有关,刺伤、猫抓、动物咬伤、蚊虫叮咬后都有可能引起感染。流行病学证据显示,大多数创伤相关性感染发生在免疫功能正常个体,而播散性感染主要发生在免疫功能受损患者中[1]。

Nocardia brevicatena 短链诺卡菌

(Lechevalier et al., 1961) Goodfellow and Pirouz, 1982

【分类学评述】 该菌种在 1961 年被描述为“短链小多孢菌”(*Micropolyspora brevicatena*)并于 1980 年被收录到《核准的细菌名称目录》,在 1982 年被重新分类为现在的短链诺卡菌。

【词源和翻译】 “*brevicatena*”,新拉丁语阴性名词,由“*brevis*”和“*catena*”两个词根组成:“*brevis*”,拉丁语形容词,英文词义为“short”;“*catena*”,拉丁语名词,英文词义为“chain”。“*brevicatena*”,新拉丁语名词,英文词义为“short chain (of spores)”,即“短链(孢子的)”,菌名翻译为“短链诺卡菌”。

【临床意义】 短链诺卡菌暂未有人类感染的报告。

Nocardia carnea 肉诺卡菌

(Rossi Doria, 1891) Castellani and Chalmers, 1913

【分类学评述】 该菌种在 1891 年曾被描述为“*Streptothrix carnea*”。

【词源和翻译】 “*carnea*”,拉丁语阴性形容词,英文词义为“of flesh”,即“肉的,肉体的”,菌名翻译为“肉诺卡菌”。

【临床意义】 肉诺卡菌存在于泥土和空气中,暂未有临床感染报告。

Nocardia concava 凹陷诺卡菌

Kageyama et al., 2005

【词源和翻译】 “*concava*”,拉丁语阴性形容词,英文词义为“concave”,表示“凹陷的”,意指该菌在琼脂平板上凹陷生长,菌名翻译为“凹陷诺卡菌”。

【临床意义】 凹陷诺卡菌是 2005 年发表的新菌种,最初分离于日本一位患者的临床标本,目前有引起肺病及原发性皮肤性感染的报道[15]。

Nocardia corynebacterioides 类棒状诺卡菌

Serrano et al., 1972

【分类学评述】 该菌种已被重新分类为红球菌属(*Rhodococcus*),见类棒菌状红球菌(*Rhodococcus corynebacterioides*)。

Nocardia cyriacigeorgica 圣乔治诺卡菌

corrig. Yassin et al., 2001

【词源和翻译】 “*cyriacigeorgica*”,新拉丁语阴性形容词,由“*cyriacum*”和“*georgica*”两个词根组成:“*cyriacum*”,新拉丁语阴性名词,英文词义为“church”;“*georgica*”,新拉丁语阴性形容词,英文词义为“of or related to St George”。“*cyriacigeorgica*”,英文词义为“related to St George's church”,表示“圣乔治教堂有关的”,因该菌的模式菌株分离于德国西部城市盖尔森基兴,故以该城市的标志性建筑圣乔治教堂而命名,菌名翻译为“圣乔治诺卡菌”(编者注:该菌名有错译为“盖尔森基兴诺卡菌”者)。

【临床意义】 圣乔治诺卡菌——证据显示以前报道为星状诺卡菌的很多菌株几乎都被证实为属于这个种。因此圣乔治诺卡菌可能是最常见的人类诺卡菌病原体,目前从全世界不同国家和不同标本类型中均有报道[16]。

Nocardia elegans 优美(苛养)诺卡菌

Yassin and Brenner, 2005

【分类学评述】 该菌种隶属于新诺卡菌复合群,在表型上与新诺卡菌在内的多个菌种难以区分。

【词源和翻译】 "*elegans*",拉丁语形容词,其词根本义为"elegant",即"优美的",后引申为"纤细和瘦小的"(源自欧洲的一段以瘦为美的历史),此处是指该菌在培养基上的菌落细小,菌名翻译为"优美诺卡菌",亦翻译为"苛养诺卡菌"。

【临床意义】 优美(苛养)诺卡菌是2005年发表的新菌种,最初分离于一肺部感染患者的痰标本,目前有引起关节炎及心肌炎的报道[17]。

Nocardia exalbida 微白诺卡菌

Iida et al., 2006

【词源和翻译】 "*exalbida*",拉丁语阴性形容词,英文词义为"whitish or white",表示"发白的,白色的",意指该菌气生菌丝的颜色为白色,菌名翻译为"微白诺卡菌"。

【临床意义】 微白诺卡菌是2006年发表的新菌种,最初分离于日本一肺诺卡病的支气管肺泡灌洗液标本,目前有引起角膜炎、肺性心脏病及脑脓肿的报道[18]。

Nocardia farcinica 皮疽诺卡菌

Trevisan, 1889

【分类学评述】 该菌种在1891年被描述为"*Streptothrix farcinica*",1892年被描述为"*Bacillus farcinicus*"、"*Oospora farcinica*"和"*Actinomyces farcinicus*",1894年被描述为"*Actinomyces bovis farcinicus*",1899年被描述为"*Streptothrix farcinibovis*",1900年被描述为"*Bacterium nocardi*",1901年被描述为"*Streptothrix nocardii*"和"*Cladothrix farcinica*",1902年被描述为"*Bacillus nocardi*",1941年被描述为"*Discomyces farcinicus*",其中1889年描述的"皮疽诺卡菌"在1980年被收录到《核准的细菌名称目录》。

【词源和翻译】 "*farcinica*",新拉丁语阴性形容词,由"*farcin*"和"*-ica*"两个词根组成:"*farcin*",法语名词,英文词义为"farcy or glanders";"*-ica*",拉丁语后缀。"*farcinica*",英文词义为"relating to farcy",表示"与皮疽病有关的",菌名翻译为"皮疽诺卡菌"。

【临床意义】 皮疽诺卡菌极易引起人的播散性感染(无论患者免疫功能是否受损),且易侵袭到中枢神经系统,目前已有从脑脓肿、血液、支气管肺泡灌洗液、眼部分泌物中分离和引起系统性感染的报道[1]。

Nocardia harenae 河沙诺卡菌

Seo and Lee, 2006

【词源和翻译】 "*harenae*",拉丁语阴性名词属格,英文词义为"of sand",表示"沙滩的",意指该菌株最早分离于沙滩的沙粒中,菌名翻译为"河沙诺卡菌"。

【临床意义】 河沙诺卡菌是2006年发表的新菌种,最初分离于韩国济州岛沙滩的沙石中,目前有引起足菌肿的报道[19]。

Nocardia higoensis 熊本县诺卡菌

Kageyama et al., 2004

【词源和翻译】 "*higoensis*",新拉丁语阳性/阴性形容词,英文词义为"pertaining to Higo",源自该菌模式菌株分离地日本熊本县的传统地理名称,菌名翻译为"熊本县诺卡菌"。

【临床意义】 熊本县诺卡菌是2004年发表的新菌种,最初分离于日本一肺诺卡病患者的痰标本中,目前有引起急性淋巴细胞白血病患儿感染的报道[20]。

Nocardia ignorata 未知诺卡菌

Yassin et al., 2001

【词源和翻译】 "*ignorata*",拉丁语阴性分词形容词,英文词义为"unrecognized, unknown",即"不可识别的,未知的",因该菌最开始被误作分枝杆菌属的质控菌种而得名,菌名翻译为"未知诺卡菌"。

【临床意义】 未知诺卡菌源自一次分枝杆菌的质控样本中,来源未知[21]。

Nocardia inohanensis 千叶诺卡菌

Kageyama et al., 2004

【词源和翻译】 "*inohanensis*",新拉丁语阳性/阴性形容词,英文词义为"of or pertaining to Inohana, Chiba, Japan",源自该菌模式菌株分离地名日本千叶县,菌名翻译为"千叶诺卡菌"。

【临床意义】 千叶诺卡菌是2004年发表的新菌种,

最初分离自墨西哥一名患者的临床标本[22]。

Nocardia kroppenstedtii 克罗彭斯特（克氏）诺卡菌

Jones et al., 2014

【词源和翻译】 "*kroppenstedtii*",新拉丁语阳性名词属格,英文词义为"of Kroppenstedt",源于德国微生物学家 Reiner Kroppenstedt 的名字,以纪念他在放线菌系统学中的杰出贡献,菌名翻译为"克罗彭斯特诺卡菌",亦简译为"克氏诺卡菌"。

【临床意义】 克罗彭斯特(克氏)诺卡菌是 2014 年发表的新菌种,最初分离于一位肺移植患者发生肺部感染后的呼吸道标本,目前有引起眼内炎、脊椎脓肿及脑脓肿的报道[21]。

Nocardia kruczakiae 克鲁切克诺卡菌

Conville et al., 2005

【词源和翻译】 "*kruczakiae*",新拉丁语阴性名词属格,英文词义为"of Kruczak",源自美国 NIH Warren G. Magnuson 中心医学实验室"Patricia Kruczak-Filipov"的名字,以纪念他在分枝杆菌和分枝杆菌学研究中的贡献,菌名翻译为"克鲁切克诺卡菌"。

【临床意义】 克鲁切克诺卡菌是 2005 年发表的新菌种,最初分离于一位免疫受损患者的呼吸道标本,目前有引起眼内炎的报道[23]。

Nocardia mexicana 墨西哥诺卡菌

Rodríguez-Nava et al., 2006

【词源和翻译】 "*mexicana*",新拉丁语阴性形容词,英文词义为"of or pertaining to Mexico",源自该菌株首次分离的地名墨西哥城(Mexico),菌名翻译为"墨西哥诺卡菌"。

【临床意义】 墨西哥诺卡菌是 2006 年发表的新菌种,最初分离于足菌肿的临床标本,目前有引起腱鞘炎、关节炎和脑脓肿的报道[24]。

Nocardia mikamii 米卡米诺卡菌

Jannat-Khah et al., 2010

【词源和翻译】 "*mikamii*",新拉丁语阳性名词属格,英文词义为"of Mikami",即"米卡米诺的",源自"Yuzuru Mikami"的名字,以纪念他为诺卡菌的系统分类学做出的卓越贡献,菌名翻译为"米卡米诺卡菌"。

【临床意义】 米卡米诺卡菌是 2010 年发表的新菌种,分离于美国一肺部感染患者的临床标本[25]。

Nocardia neocaledoniensis 新喀里多利亚诺卡菌

Saintpierre-Bonaccio et al., 2004

【词源和翻译】 "*neocaledoniensis*",新拉丁语阳性/阴性形容词,英文词义为"of or pertaining to New Caledonia",即"新喀里多利亚的",源自该菌株首次分离地法国海外领地新喀里多利亚的名字,菌名翻译为"新喀里多利亚诺卡菌"。

【临床意义】 新喀里多利亚诺卡菌分离自南太平洋中心新喀里多利亚岛屿南端一种褐色、富含高锰酸盐、超镁铁质土壤样本中,暂无人类感染的报道。

Nocardia niigatensis 新潟诺卡菌

Kageyama et al., 2004

【词源和翻译】 "*niigatensis*",新拉丁语阳性/阴性形容词,英文词义为"of or pertaining to Niigata, Japan",即"新潟的",意指该菌株首次分离于日本本州岛中北部新潟县,菌名翻译为"新潟诺卡菌"。

【临床意义】 新潟诺卡菌是 2004 年发表的新菌种,最初分离于皮肤脓肿标本中,在 2009 年有在一肾移植后患者中引起多发性皮肤脓肿的报道[26]。

Nocardia ninae 尼纳诺卡菌

Laurent et al., 2007

【词源和翻译】 "*ninae*",新拉丁语阴性名词属格,英文词义为"of Nina",源自分离到该菌株的患者名字,菌名翻译为"尼纳诺卡菌"。

【临床意义】 尼纳诺卡菌是 2007 年发表的新菌种,分离于人的支气管肺泡灌洗液中[27]。

Nocardia niwae 丹羽诺卡菌

Moser et al., 2011

【词源和翻译】 "*niwae*",新拉丁语阳性名词属格,英文词义为"of Niwa",源于日本兽医及微生物学家 Dr. Hidekazu Niwa 的名字,菌名翻译为"丹羽诺卡菌"。

【临床意义】 丹羽诺卡菌是 2011 年发表的新菌种,分离于人的肺部感染标本[28]。

Nocardia nova complex 新诺卡菌复合群

【分类学评述】 新诺卡菌复合群是指一群表型特征与新诺卡菌相类似的菌种,包括新诺卡菌、非洲诺卡菌、青田町诺卡菌、优美(苛养)诺卡菌、克鲁切克诺卡菌和老兵诺卡菌等菌种,可以在免疫力受损和正常健康人体中引起感染。

Nocardia nova 新诺卡菌

Tsukamura, 1983

【分类学评述】 该菌种隶属于新诺卡菌复合群,其与群内的非洲诺卡菌、青田町诺卡菌、优美(苛养)诺卡菌、克鲁切克诺卡菌和老兵诺卡菌等菌种难以区分。

【词源和翻译】 "*nova*",拉丁语阴性形容词,英文词义为"new",即"新的",菌名翻译为"新诺卡菌"。

【临床意义】 新诺卡菌有从血液、肺、皮肤和软组织、中枢神经系统、关节等多个人体部位分离和引起感染的报道[1]。

Nocardia otitidiscaviarum 豚鼠耳炎诺卡菌

Snijders, 1924

【分类学评述】 该菌种在 1935 年曾被描述为"豚鼠放线菌"(*Actinomyces caviae*)和"豚鼠诺卡菌"(*Nocardia caviae*)。

【词源和翻译】 "*otitidiscaviarium*",新拉丁语复数名词属格,由"*otitis-idis*"和"*cavia*"两个词根组成:"*otitis-idis*",新拉丁语名称,英文词义为"inflammation of the ear";"*cavia*",新拉丁语名称,英文词义为"generic name for cavy, another name for guinea pig"。"*otitidiscaviarium*",英文词义为"of ear disease of guinea pigs",即"豚鼠耳炎(疾病)的",意指该菌最初分离于豚鼠耳炎分泌物中,菌名翻译为"豚鼠耳炎诺卡菌"。

【临床意义】 豚鼠耳炎诺卡菌最早分离自受感染的豚鼠中耳分泌物,目前有引起人的皮肤感染(包括足菌肿)、脑脓肿、脓胸和空洞性肺炎等的报道[1]。

Nocardia paucivorans 寡食诺卡菌

Yassin et al., 2000

【词源和翻译】 "*paucivorans*",新拉丁语分词形容词,由"*paucus*"和"*vorans*"两个词根组成:"*paucus*",拉丁语形容词,英文词义为"little";"*vorans*",拉丁语分词形容词,英文词义为"devouring, eating"。"*paucivorans*",英文词义为"eating little",即"食量小的",因该菌只能利用少数复合物作为碳源和能量来源而得名,菌名翻译为"寡食诺卡菌"。

【临床意义】 寡食诺卡菌最初分离自一位慢性肺病患者呼吸道标本,目前有从一位免疫功能受损的脑诺卡菌病患者脑脊液、一位免疫功能正常患者的颅内脓肿和一位患者二尖瓣赘生物中分离的报道[29]。

Nocardia pneumoniae 肺炎诺卡菌

Kageyama et al., 2004

【词源和翻译】 "*pneumoniae*",新拉丁语阴性名词属格,英文词义为"disease of the lungs",即"肺炎的",菌名翻译为"肺炎诺卡菌"。

【临床意义】 肺炎诺卡菌分离自肺癌、肺气肿和放射性肺炎病史患者的呼吸道标本中[8]。

Nocardia pseudobrasiliensis 假巴西诺卡菌

Ruimy et al., 1996

【词源和翻译】 "*pseudobrasiliensis*",新拉丁语阳性/阴性形容词,由"*pseudês*"和"*brasiliensis*"两个词根组成:"*pseudês*",希腊语形容词,英文词义为"false";"*brasiliensis*",新拉丁语分词形容词,源自巴西诺卡菌(*Nocardia brasiliensis*)的种名。"*pseudobrasiliensis*",英文词义为"a false (*Nocardia*) *brasiliensis*",表示"假的巴西诺卡菌",因该菌与巴西诺卡菌的亲缘关系相近而得名,菌名翻译为"假巴西诺卡菌"。

【临床意义】 假巴西诺卡菌导致的大多数感染发生于免疫功能受损患者,全球多地有相关报道,主要引起皮肤非侵袭性感染[1]。

Nocardia puris 脓液诺卡菌

Yassin et al., 2003

【词源和翻译】 "*puris*",拉丁语中性名词属格,英文词义为"of corrupt matter, pus",即"腐坏物质的,脓液的",意指该菌首次分离于脓液中,菌名翻译为"脓液诺卡菌"。

【临床意义】 脓液诺卡菌是 2003 年发表的新菌种,最初分离于一患者的脓肿标本中,目前有引起眼内炎和角膜炎的报道[30]。

Nocardia shinanonensis 信浓诺卡菌

Matsumoto et al., 2016

【词源和翻译】 "*shinanonensis*",新拉丁语阳性/阴性形容词,英文词义为"pertaining to Shinano which is another name for Nagano prefecture",即"信浓(Shinano),长野县的别称",意指该菌首次分离于日本长野县并以其别称"信浓"命名,菌名翻译为"信浓诺卡菌"。

【临床意义】 信浓诺卡菌是 2016 年发表的新菌种,

N

分离于一位眼内炎患者的房水标本中[31]。

Nocardia shimofusensis 下总诺卡菌

Kageyama et al., 2004

【词源和翻译】 "*shimofusensis*",新拉丁语阳性/阴性形容词,英文词义为"of or pertaining to Shimofusa",即"下总的",意指该菌株首次分离于日本千叶县北部下总地区,菌名翻译为"下总诺卡菌"。

【临床意义】 下总诺卡菌是2004年发表的新菌种,分离于日本Choshi和Chyosei的土壤中。

Nocardia sienata 赭黄色诺卡菌

Kageyama et al., 2004

【词源和翻译】 "*sienata*",新拉丁语阴性形容词,英文词义为"sienna-coloured",即"赭黄色的",因该菌菌落呈赭黄色而得名,菌名翻译为"赭黄色诺卡菌"。

【临床意义】 赭黄色诺卡菌是2004年发表的新菌种,分离于日本一位急性髓系白血病患者的痰标本中[32]。

Nocardia takedensis 武田诺卡菌

Yamamura et al., 2005

【词源和翻译】 "*takedensis*",新拉丁语阳性/阴性形容词,英文词义为"of or pertaining to the Takeda Shrine",即"武田的",因该菌株首次分离于日本本州岛中南部山梨县的甲府市,而该地区以武田神社最为出名,故以此得名,菌名翻译为"武田诺卡菌"。

【临床意义】 武田诺卡菌是2005年发表的新菌种,最初分离于日本本州岛山梨县武田神社附近的护城河采集的沉积物样品,目前有引起皮肤和软组织感染及淋巴管丘疹的报道[33]。

Nocardia terpenica 萜烯诺卡菌

Hoshino et al., 2007

【词源和翻译】 *terpenica*,新拉丁语阴性形容词,由"*terpenum*"和"*-icus-a-um*"两个词根组成:"*terpenum*",新拉丁语名词,英文词义为"terpene";"*-icus-a-um*",拉丁语后缀。"*terpenica*",英文词义为"the ability to produce terpenoid antibiotics",即"能生成萜类抗生素的",菌名翻译为"萜烯诺卡菌"。

【临床意义】 萜烯诺卡菌是2007年发表的新菌种,分离于日本冈山县一位肺诺卡菌病患者的痰标本中[34],目前在国内有引起皮肤播散性感染的报道。

Nocardia testacea 砖色诺卡菌

corrig. Kageyama et al., 2004

【词源和翻译】 "*testacea*",拉丁语阴性形容词,英文词义为"brick-colored",即"砖色的,红砖色的",意指该菌菌落呈砖色,菌名翻译为"砖色诺卡菌"。

【临床意义】 砖色诺卡菌是2004年发表的新菌种,分离于日本一位非结核分枝杆菌感染患者的痰标本。

Nocardia thailandica 泰国诺卡菌

Kageyama et al., 2005

【词源和翻译】 "*thailandica*",新拉丁语阴性形容词,英文词义为"pertaining to Thailand",即"泰国的",源自该菌首次分离地泰国,菌名翻译为"泰国诺卡菌"。

【临床意义】 泰国诺卡菌是2005年发表的新菌种,最初分离自泰国一位患者的脓液标本,目前有引起肺部和眼部感染的报道[35]。

Nocardia transvalensis complex 德兰士瓦诺卡菌复合群

【分类学评述】 德兰士瓦诺卡菌复合群是指一群表型特征与新诺卡菌相类似的菌种,包括德兰士瓦诺卡菌、华莱士诺卡菌和布莱克洛克(布氏)诺卡菌等菌种。

Nocardia transvalensis 德兰士瓦诺卡菌

Pijper and Pullinger, 1927

【分类学评述】 该菌种隶属于德兰士瓦诺卡菌复合群,其与群内的华莱士诺卡菌和布莱克洛克(布氏)诺卡菌等菌种难以区分。

【词源和翻译】 "*transvalensis*",新拉丁语阳性/阴性形容词,英文词义为"of or pertaining to the Transvaal, South Africa",即"德兰士瓦的",因该菌首次分离地地名南非德兰士瓦省而得名,菌名翻译为"德兰士瓦诺卡菌"。

【临床意义】 德兰士瓦诺卡菌最早分离自南非德兰士瓦省一位足菌肿患者的分泌物中,目前报道发现该菌可累及全身多个部位,甚至播散性感染[1]。

Nocardia vermiculata 蠕虫诺卡菌

Kageyama et al., 2005

【词源和翻译】 "*vermiculata*",拉丁语阴性形容词,英文词义为“in the form of worms”，即“以蠕虫形式的”，意指该菌气生菌丝体的形态似蠕虫，菌名翻译为“蠕虫诺卡菌”。

【临床意义】 蠕虫诺卡菌是2005年发表的新菌种，分离于日本一位患者的痰标本中[36]。

Nocardia veterana 老兵诺卡菌

Gürtler et al., 2001

【分类学评述】 该菌种隶属于新诺卡菌复合群，在表型上与新诺卡菌在内的多个菌种难以区分。

【词源和翻译】 “*veterana*”，拉丁语阴性形容词，英文词义为“veteran, old in service (as soldiers)”，即“老兵的”，因该菌首次分离于一家专为老兵服务的医院而得名，菌名翻译为“老兵诺卡菌”。

【临床意义】 老兵诺卡菌分离于一肺损伤患者的肺泡灌洗液中，此后陆续在足菌肿、腹水、脑脓肿、血流感染标本中都有发现[37]。

Nocardia vinacea 酒红诺卡菌

Kinoshita et al., 2002

【词源和翻译】 “*vinacea*”，拉丁语阴性形容词，英文词义为“of or belonging to wine or to the grape”，即“红酒的，葡萄酒的”，因菌落类似红酒或葡萄酒的颜色而得名，菌名翻译为“酒红诺卡菌”。

【临床意义】 酒红诺卡菌是2002年发表的新菌种，最初分离于日本长野县诹访市收集的土壤标本中，目前有引起皮肤感染的报道[38]。

Nocardia vulneris 伤口诺卡菌

Lasker et al., 2015

【词源和翻译】 “*vulneris*”，拉丁语中性名词属格，英文词义为“of a wound”，即“伤口的”，意指该菌最早分离自伤口标本，菌名翻译为“伤口诺卡菌”。

【临床意义】 伤口诺卡菌是2015年发表的新菌种，分离于北美患者的手指和腿部伤口标本[39]。

Nocardia wallacei 华莱士诺卡菌

Conville et al., 2009

【分类学评述】 该菌种隶属于德兰士瓦诺卡菌复合群，其与群内的德兰士瓦诺卡菌和布莱克洛克（布氏）诺卡菌等菌种难以区分。

【词源和翻译】 “*wallacei*”，新拉丁语阳性名词属格，英文词义为“of Wallace”，源自Richard J. Wallace的名字，以纪念他为诺卡菌分类学和药物敏感性研究做出的巨大贡献，菌名翻译为“华莱士诺卡菌”。

【临床意义】 华莱士诺卡菌是德兰士瓦诺卡菌复合群中最常分离到的菌种，可累及身体多个部位或器官[13]。

Nocardia yamanashiensis 山梨诺卡菌

Kageyama et al., 2004

【词源和翻译】 “*yamanashiensis*”，新拉丁语阳性/阴性形容词，英文词义为“of or pertaining to Yamanashi prefecture of Japan”，即“山梨县的”，因该菌种模式菌株分离于日本本州岛中南部山梨县而得名，菌名翻译为“山梨诺卡菌”。

【临床意义】 山梨诺卡菌是2004年发表的新菌种，分离于日本一名女性患者的皮肤脓肿标本[22]，另有引起免疫力低下患者手背硬节的报道[40]。

Nocardia 诺卡菌属参考文献

Nocardiopsaceae 拟诺卡菌科 Rainey et al., 1996

【词源和翻译】 “Nocardiopsaceae”，新拉丁语阴性复数名词，源自模式菌属“拟诺卡菌属”（*Nocardiopsis*），科名翻译为“拟诺卡菌科”。

一、分类学

拟诺卡菌科隶属于放线菌门(Actinobacteria)、放线菌纲(Actinobacteria)、链孢囊菌目(Streptosporangiales)。该科共有 4 个菌属：嗜盐放线孢菌属(*Haloactinospora*)、拟诺卡菌属、链单孢菌属(*Streptomonospora*)、高温双歧菌属(*Thermobifida*),模式菌属为拟诺卡菌属[1]。

二、科的特征

拟诺卡菌科为需氧菌,革兰氏阳性,抗酸染色阴性的放线菌。广泛分枝的基生菌丝可能会产生单个孢子,有时候成串或呈链状排列。气生菌丝可以在叉状分枝的孢子囊上携带单个孢子,或分化成长短不一的链状孢子。该科细菌 16S rRNA 进行测序时必须包含以下特征：核苷酸位置 440：497 (U—U)、485 (G)、501：544 (G—C)、502：543 (A—U)、833：853 (U—G)和 1355：1367 (G—C)。该科细菌分布广泛,泥土中非常常见,尤其是盐水和高盐泥土。基因组 DNA G+C 含量为 64~76 mol%[2-3]。

Nocardiopsaceae 拟诺卡菌科参考文献

Nocardiopsis 拟诺卡菌属 (Brocq-Rousseau, 1904) Meyer, 1976

【词源和翻译】 "*Nocardiopsis*",新拉丁语阴性名词,由"*Nocardia*"和"*opsis*"组成："*Nocardia*",新拉丁语名词属格,放线菌目的菌属名,即诺卡菌属(*Nocardia*)；"*opsis*",希腊语名词属格,英文词义为"appearance"。"*Nocardiopsis*",英文词义为"that which has the appearance of *Nocardia*",表示"与诺卡菌属样外观的微生物",菌名翻译为"拟诺卡菌属"。

一、分类学

拟诺卡菌属隶属于放线菌门(Actinobacteria)、放线菌纲(Actinobacteria)、链孢囊菌目(Streptosporangiales)、诺卡菌科(Nocardiopsaceae),模式菌种为达松维尔(达氏)拟诺卡菌。

二、属的特征

拟诺卡菌属为革兰氏阳性,抗酸染色阴性,需氧且化能有机营养,无动力的丝状放线样排列的杆菌。基生菌丝较长且呈致密分枝状,有时会碎裂成球形或杆状;气生菌丝长而稀疏,分枝或弯曲,或呈不规则锯齿状,往往碎裂成大小不同的孢子,且孢子表面光滑。不分解糖类,无分枝菌酸。生长温度为 10~45 ℃。基因组 DNA G+C 含量为 64~69 mol%[1]。

三、属的临床意义

拟诺卡菌广泛分布于盐水和碱性土壤中,还可在堆制肥料、室内环境、动物和人类来源的医疗材料中发现,偶尔可引起人类的感染。

四、抗菌药物敏感性和感染用药

由于临床感染少见，目前没有其抗感染治疗方案的权威资料，但从亲缘关系和微生物学特性来，理论上可参考 CLSI M24 中“诺卡菌的 MIC 折点解释标准”进行结果判读，以及参考其抗感染治疗方案（含治疗周期）。

五、属内菌种

***Nocardiopsis dassonvillei* 达松维尔（达氏）拟诺卡菌**

（Brocq-Rousseau，1904）Meyer，1976

【分类学评述】 该菌种在 1904 年被描述为“*Streptothrix dassonvillei*”，1911 年被描述为“达松维尔（达氏）诺卡菌（*Nocardia dassonvillei*）”，在 1976 年被描述为“达松维尔（达氏）拟诺卡菌”并于 1980 年被收录到《核准的细菌名称目录》。

【词源和翻译】 “*dassonvillei*”，新拉丁语阳性名词属格，英文词义为“of Dassonville”，源于法国巴斯德研究所微生物学家 Charles Dassonville 的名字，菌名翻译为“达松维尔拟诺卡菌”，亦简译为“达氏拟诺卡菌”。

【临床意义】 拟诺卡菌属感染几乎都是由达松维尔（达氏）拟诺卡菌引起的，包括足菌肿、皮肤感染和血流感染等[2]。

***Nocardiopsis* 拟诺卡菌属参考文献**

Nosocomiicoccus 医院球菌属 Morais et al.，2008

【词源和翻译】 “*Nosocomiicoccus*”，新拉丁语阳性名词，由“*nosocomium*”和“*coccus*”两个词根组成：“*nosocomium*”，拉丁语名词，英文词义为“hospital”；“*coccus*”，新拉丁语阳性名词，源自希腊语名词“*kokkos*”，英文词义为“a coccus a grain，berry”。“*Nosocomiicoccus*”，新拉丁语阳性名词，英文词义为“a coccus isolated in a hospital”，即“从医院分离到的球菌”，翻译为“医院球菌属”。

一、分类学

医院球菌属隶属于厚壁菌门（Firmicutes）、芽孢杆菌纲（Bacilli）、芽孢杆菌目（Bacillales）、葡萄球菌科（Staphylococcaceae），模式菌种为烧瓶医院球菌。

二、属的特征

医院球菌属为革兰氏阳性球菌，无芽孢，无动力。在脑心浸液琼脂平板上培养 48 h 后，长出光滑、凸起、浅黄色的小菌落。初次分离菌株在没有 NaCl 的培养基中会形成大片的融合，在含 NaCl 的培养基中菌落可产生棕色色素。生长温度为 30~45 ℃，最适温度为 37 ℃，可在除查普曼（Chapman）培养基以外的所有平板上生长，其中脑心浸液和 LB 平板生长最好。需氧和微需氧条件下均可生长，但是厌氧条件下不生长。细菌生长不需要盐，但是加入 NaCl 后细菌生长更佳。基因组 DNA G+C 含量为 33.5 mol%[1]。

三、属的临床意义

医院球菌可从医院装生理盐水的瓶子和从免疫缺陷患者大便中检出，暂无临床感染的报道。

四、抗菌药物敏感性和感染用药

对于医院球菌，目前暂无其抗菌药物敏感性和感染用药相关信息，但从该菌与葡萄球菌的亲缘关系来看，理论上可参考葡萄球菌的抗菌药物敏感性方法和感染用药方案。

五、属内菌种

Nosocomiicoccus ampullae 烧瓶医院球菌

Morais et al., 2008

【词源和翻译】 “*ampullae*”，拉丁语阴性名词属格，英文词义为“of a bottle, of a flask”，即“瓶子，烧瓶”，意指该菌首次分离于装有生理盐水的瓶子，菌名翻译为“烧瓶医院球菌”[1]。

【临床意义】 烧瓶医院球菌是2008年发表的新菌种，尚未见人类感染的报道。

Nosocomiicoccus massiliensis 马西利亚医院球菌

Mishra et al., 2016

【词源和翻译】 “*massiliensis*”，拉丁语阳性/阴性形容词，源自菌株分离地马赛（Marseille）的旧称马西利亚（Massilia），菌名翻译为“马西利亚医院球菌”[2]。

【临床意义】 马西利亚医院球菌是2016年发表的新菌种，尚未见人类感染的报道。

***Nosocomiicoccus* 医院球菌属参考文献**

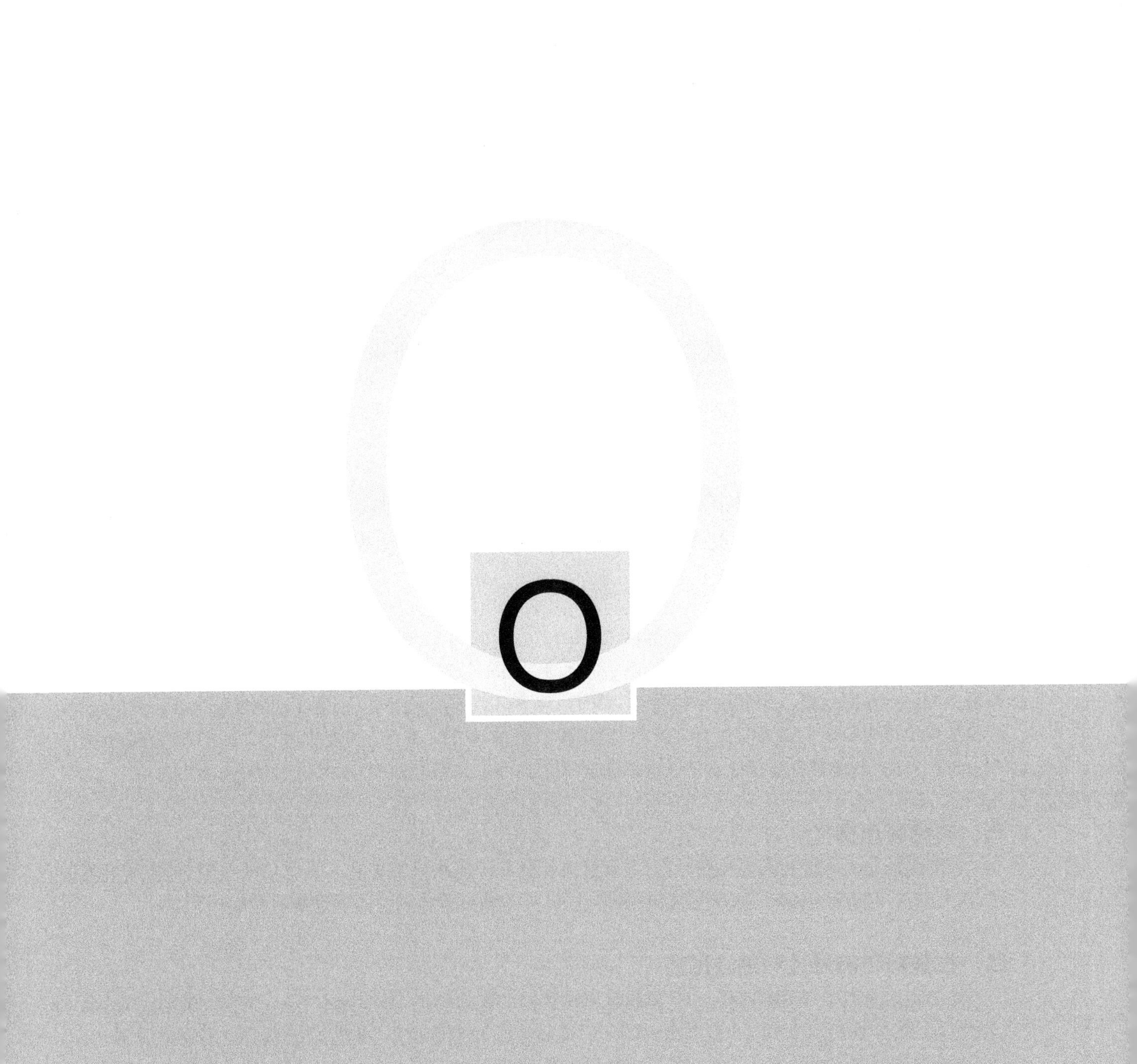
O

Oceanimonas 海单胞菌属 corrig. Brown et al., 2001

【词源和翻译】 "*Oceanimonas*",新拉丁语阴性名词,由"*oceanus*"和"*monas*"两个词根组成:"*oceanus*",拉丁语名词,英文词义为"ocean";"*monas*",拉丁语名词属格,英文词义为"monad,unit"。"*Oceanimonas*",英文词义为"ocean monad",即"海洋单胞体的",菌名翻译为"海单胞菌属"。

一、分类学

海单胞菌属隶属于变形菌门(Proteobacteria)、γ-变形菌纲(Gammaproteobacteria)、气单胞菌目(Aeromonadales)、气单胞菌科(Aeromonadaceae),模式菌种为杜多夫海单胞菌[1]。

二、属的特征

海单胞菌为革兰氏阴性杆菌,大小为(0.7~1.2)μm×(2.0~2.5)μm。两端各有2~3根鞭毛,有动力。需氧菌,在富含营养的琼脂平板上菌落直径为1~3 mm、规则圆形凸起、奶酪色,在含有酪氨酸的培养基中可以产生黑色素。氧化酶和触酶均为阳性,生长不一定需要 Na^+,但在NaCl含量为0%~12%的培养基中均可生长。生长温度为10~45 ℃,最适生长温度为25~28 ℃,当温度低于2 ℃或高于50 ℃时不生长。目前,该菌属表型特征不足以将该菌属鉴定到种。基因组DNA G+C含量为54 mol%[1]。

三、属的临床意义

海单胞菌是一种潜在的人类病原菌,尽管目前仅分离于海水且暂未有人类感染的报道,但有研究发现,其有与气单胞菌(*Aeromonas*)相类似的毒力基因,且动物试验显示对哺乳动物有致病性[2]。

四、抗菌药物敏感性和感染用药

海单胞菌隶属于气单胞菌科,与气单胞菌有相类似的毒力特征,其理论上可参考气单胞菌的抗感染治疗方案,或参考CLSI M45中"气单胞菌的药敏试验方法和判读折点"进行药敏试验。另有资料显示,该菌对氨苄青霉素、林可霉素、(夹)竹桃霉素不敏感,供参考[2]。

五、属内菌种

Oceanimonas baumannii 鲍曼海单胞菌

corrig. Brown et al., 2001

【词源与翻译】 "*baumannii*",新拉丁语阳性名词属格,由"Baumann"拉丁化而来,源自人名Paul and Linda Baumann,以纪念其最先研究该微生物,菌名翻译为"鲍曼海单胞菌"。

【临床意义】 鲍曼海单胞菌可分离于海水,暂无从人类分离的报道。

Oceanimonas doudoroffii 杜多夫海单胞菌

corrig. (Baumann et al., 1972) Brown et al., 2001

【分类学评述】 该菌种在1972年被描述为杜多夫假单胞菌(*Pseudomonas doudoroffii*)并于1980年被收录到《核准的细菌名称目录》,在2001年被分类为现在的杜多夫海单胞菌。

【词源与翻译】 "*doudoroffii*",新拉丁语阳性名词属格,由"Doudoroff"拉丁化而来,源自人名M. Doudoroff,菌名翻译为"杜多夫海单胞菌"。

【临床意义】 杜多夫海单胞菌暂无人类标本分离的报道。

Oceanimonas smirnovii 斯米尔诺夫海单胞菌

Ivanova et al., 2005

【词源与翻译】 "*smirnovii*",新拉丁语阳性名词属格,由"Smirnov"拉丁化而来,源自人名Valery V.

Smirnov，菌名翻译为“斯米尔诺夫海单胞菌”。

【临床意义】 斯米尔诺夫海单胞菌是2005年发表的新菌种，分离于海水中[3]，暂无人类标本分离的报道。

***Oceanimonas* 海单胞菌属参考文献**

Ochrobactrum 苍白杆菌属 Holmes et al., 1988

【词源和翻译】 “*Ochrobactrum*”，新拉丁语中性名词，由“*ochros*”和“*bactrum*”两个词根组成：“*ochros*”，希腊语形容词，英文词为“pale”、“colorless”；“*baktron*”，希腊语名词，英文词义为“a staff”、“stick”、“rod”。“*Ochrobactrum*”，英文词义为“a colorless rod”，表示“无色的杆（菌）”，意指其为一种杆菌且在营养琼脂上不形成色素，菌名翻译为“苍白杆菌属”［编者注：该菌最初被认为是一种无色杆菌样微生物，菌名词源与无色杆菌（*Achromobacter*）相同，均为“colorless rod”，但通常按词根“*ochros*”的希腊语本义译为“苍白杆菌属”］。

一、分类学

苍白杆菌属隶属于变形菌门（Proteobacteria）、α-变形菌纲（Alphaproteobacteria）、根瘤菌目（Rhizobiales）、布鲁菌科（Brucellaceae），模式菌种为人苍白杆菌[1]。

从遗传学的角度上看，布鲁菌属与苍白杆菌属亲缘关系密切[2]，一些生理生化特征亦相似，如脲酶阳性、柯氏染色阳性等，且采用商品化鉴定系统也可能将布鲁菌种误鉴定为人苍白杆菌。需要指出的是，在2020年，苍白杆菌属已合并到布鲁菌属，但鉴于布鲁菌可引起布鲁菌病，在临床意义上与苍白杆菌属有显著的差异，本书仍参照旧的分类进行描述。

二、属的特征

苍白杆菌属为氧化酶阳性、吲哚阴性和胰蛋白酶阳性的革兰氏阴性非发酵菌，最初被描述为一种无色杆菌样菌种。有平行边的两端钝的杆菌，通常单个散在，未发现芽孢。具有周鞭毛，有动力。专性需氧菌，以氧为最终受体进行严格的呼吸型代谢。最适生长温度为20~37 ℃，营养琼脂上的菌落无色素，触酶阳性，不产生吲哚，不水解七叶苷、明胶和DNA。化能有机营养，能利用各种氨基酸、有机酸和碳水化合物为碳源。存在于各种环境中及人的临床标本中。基因组DNA G+C含量为56~69 mol%[1]。

三、属的临床意义

苍白杆菌广泛存在于自然界中，特别是水源和淤泥，部分菌种存在于植物根际土壤中，形成共生根瘤并促进植物的生长。人苍白杆菌和中间苍白杆菌在临床感染中最为常见，被认为是毒力较低的机会致病菌。人苍白杆菌可分离于各种临床标本中，主要引起血流感染，特别是中央静脉插管患者的血流感染；也有透析相关性感染、术后感染和移植感染的报道。中间苍白杆菌亦主要引起血流感染，但不如人苍白杆菌常见，有学者认为，由于中间苍白杆菌与人苍白杆菌表型相近，故部分报道的人苍白杆菌感染实际上可能是由中间苍白杆菌引起。人苍白杆菌和中间苍白杆菌也有在囊性纤维化患者痰标本分离的报道，但其在肺囊性纤维化的作用尚不明确[3]。

其他已有临床分离报道的苍白杆菌种包括嗜血苍白杆菌、假格里朗苍白杆菌和假中间苍白杆菌。但需要注意的是，由于当前生化鉴定系统中通常只包括人苍白杆菌，其他苍白杆菌属细菌的临床感染可能被低估。

四、抗菌药物敏感性和感染用药

作为一种非苛养的革兰氏阴性杆菌，苍白杆菌敏药试验可参考 CLSI M100 中"非肠杆菌科细菌的MIC 折点解释标准"进行药敏判读。从现有的药敏数据来看，临床分离的人苍白杆菌和中间苍白杆菌通常对亚胺培南以外的所有 β-内酰胺类药物，如广谱青霉素类、广谱头孢菌素类、氨曲南和阿莫西林/克拉维酸等耐药。人苍白杆菌和中间苍白杆菌对亚胺培南通常敏感，但近年来，亦有对亚胺培南耐药的人苍白杆菌和中间苍白杆菌的分离报道。人苍白杆菌和中间苍白杆菌对喹诺酮类和复方磺胺甲噁唑通常敏感。对于氨基糖苷类抗菌药物，人苍白杆菌和中间苍白杆菌有一定差别，人苍白杆菌通常为敏感，而中间苍白杆菌中介和耐药率更高[3]。除人苍白杆菌和中间苍白杆菌外，其他苍白杆菌的临床感染不多，还缺乏相关性的抗菌药物敏感性的统计数据。

五、属内菌种

Ochrobactrum anthropi 人苍白杆菌

Holmes et al., 1988

【分类学评述】 在 2020 年，该菌种已合并到布鲁菌属，即人布鲁菌(*Brucella anthropi*)，但鉴于该菌种不引起布鲁菌病，本书仍参照旧的分类进行描述。

【词源和翻译】 "*anthropi*"，新拉丁语阳性名词属格，英文词义为"of a human being"，即"人类的"，菌名翻译为"人苍白杆菌"。

【种的特征】 一种无色杆菌样菌种，最初被描述为无色杆菌 CDC Vd 群。系统发育上与布鲁菌亲缘关系接近，与布鲁菌血清有交叉反应，柯氏染色阳性。脲酶(24 h)阳性，多黏菌素 B 敏感、黏菌素敏感或中介，可与中间苍白杆菌相鉴别。

【临床意义】 人苍白杆菌可分离于各种临床标本中，主要引起血流感染，特别是中央静脉插管患者的血流感染；也有透析相关性感染、术后感染和移植感染的报道，是毒力较低的机会致病菌。有在囊性纤维化患者痰标本分离的报道，但在肺囊性纤维化的作用尚不明确[4]。

Ochrobactrum haematophilum 嗜血苍白杆菌

Kämpfer et al., 2007

【分类学评述】 在 2020 年，该菌种已合并到布鲁菌属，即嗜血布鲁菌(*Brucella haematophila*)，但鉴于该菌种不引起布鲁菌病，本书仍参照旧的分类进行描述。

【词源和翻译】 "*haematophilum*"，新拉丁语中性形容词，由"*haîma-atos*"和"*philus-aum*"两个词根组成："*haîma-atos*"，希腊语名词(拉丁语音译为 haema-atos)，英文词义为"blood"；"*philus-aum*"，来自希腊语形容词"*philos-ê-on*"，英文词义为"friend"，"loving"。"*haematophilum*"，英文词义为"blood-loving"，即"嗜血的"，菌名翻译为"嗜血苍白杆菌"。

【临床意义】 嗜血苍白杆菌是 2007 年发表的新菌种，最初分离于血液标本，临床报道罕见[5]。

Ochrobactrum intermedium 中间苍白杆菌

Velasco et al., 1998

【分类学评述】 在 2020 年，该菌种已合并到布鲁菌属，即中间布鲁菌(*Brucella intermedia*)，但鉴于该菌种不引起布鲁菌病，本书仍参照旧的分类进行描述。

【词源和翻译】 "*intermedium*"，拉丁语中性形容词，英文词义为"that is between"，表示"中间的"，意指其系统发育树的位置处于人苍白杆菌和布鲁菌中间，菌名翻译为"中间苍白杆菌"。

【种的特征】 系统发育上与布鲁菌亲缘关系接近，与布鲁菌血清有交叉反应，柯氏染色阳性。脲酶(24 h)阳性，多黏菌素 B 耐药、黏菌素耐药，可与人苍白杆菌相鉴别。采用生化鉴定系统，其可能被误鉴定为人苍白杆菌、铜绿假单胞菌，或不能鉴定。

【临床意义】 中间苍白杆菌主要引起血流感染，也有从尿液、伤口分泌物和其他类型标本中分离的报道。存在于囊性纤维化患者痰标本中，但在肺囊性纤维化中的作用尚不明确[6]。

Ochrobactrum pseudintermedium 假中间苍白杆菌

Teyssier et al., 2007

【分类学评述】 在2020年，该菌种已合并到布鲁菌属，即假中间布鲁菌（*Brucella pseudintermedia*），但鉴于该菌种不引起布鲁菌病，本书仍参照旧的分类进行描述。

【词源和翻译】 “*pseudintermedium*”，新拉丁语中性形容词，由词根“*pseudês*”和种名“*intermedium*”组成：“*pseudês*”，希腊语形容词，英文词义为“false”；“*intermedium*”，拉丁语中性形容词，英文词义为“intermediate”，即中间苍白杆菌的种名。“*pseudintermedium*”，英文词义为“a false *Ochrobactrum intermedium*”，表示“一个假的中间苍白杆菌”，意指其与中间苍白杆菌亲缘关系接近，菌名翻译为“假中间苍白杆菌”。

【临床意义】 假中间苍白杆菌是2007年发表的新菌种，最初分离于伤口拭子和直肠拭子中，临床报道罕见[7]。

Ochrobactrum pseudogrignonense 假格里朗苍白杆菌

Kämpfer et al., 2007

【分类学评述】 在2020年，该菌种已合并到布鲁菌属，即假格里朗布鲁菌（*Brucella pseudogrignonensis*），但鉴于该菌种不引起布鲁菌病，本书仍参照旧的分类进行描述。

【词源和翻译】 “*pseudogrignonense*”，新拉丁语中性形容词，由词根“*pseudês*”和种名“*grignonense*”组成：“*pseudês*”，希腊语形容词，英文词义为“false”；“*grignonense*”，新拉丁语中性形容词，一个细菌的种名，即“格里朗苍白杆菌（*Ochrobactrum grignonense*）”。“*pseudogrignonense*”，英文词义为“a false（*Ochrobactrum*）*grignonense*”，意指假的格里朗苍白杆菌（*Ochrobactrum grignonense*），菌名翻译为“假格里朗苍白杆菌”。

【临床意义】 假格里朗苍白杆菌是2007年发表的新菌种，最初分离于血液标本，临床报道罕见[5]。

Ochrobactrum 苍白杆菌属参考文献

Odoribacter 臭气杆菌属 Hardham et al., 2008

【词源和翻译】 “*Odoribacter*”，新拉丁语阳性名词，由“*odor*”和“*bacter*”两个词根组成：“*odor*”，拉丁语名词，英文词义为“smell”；“*bacter*”，新拉丁语阳性名词，英文词义为“rod”。“*Odoribacter*”，英文词义为“rod of（bad）smell”，表示（坏）气味杆（菌），菌名翻译为“臭气杆菌属”。

一、分类学

臭气杆菌属隶属于拟杆菌门（Bacteroidetes）、拟杆菌纲（Bacteroidia）、拟杆菌目（Bacteroidales）、紫单胞菌科（Porphyromonadaceae）。模式菌种为内脏臭气杆菌。

二、属的特征

臭气杆菌属为革兰氏阴性厌氧菌，两端渐细，无芽孢、无动力。触酶阳性。菌落在含血的培养基、37 ℃无氧培养7 d后有色素沉着。

三、属的临床意义

臭气杆菌主要分离于犬、猫等人的动物伴侣口腔疾病缝隙标本的厌氧培养，早期与类杆菌混淆在一起；也可分离于人类粪便，被认为是人肠道正常菌群，暂无人类致病的相关报道。

四、抗菌药物敏感性和感染用药

臭气杆菌临床感染少见，目前没有其抗感染治疗方案的权威资料。但作为一种厌氧菌，β-内酰胺/内酰胺酶抑制剂复合药、氯霉素和甲硝唑，通常被认为是有用的抗菌药物。

五、属内菌种

***Odoribacter denticanis* 犬齿臭气杆菌**

Hardham et al., 2008

【词源和翻译】 "*denticanis*"，新拉丁语阳性/阴性名词属格，由"*dens-tis*"和"*canis*"两个词根组成："*dens-tis*"，拉丁语名词，英文词义为"tooth"；"*canis*"，拉丁语名词属格，英文词义为"of a dog"。"*denticanis*"，英文词义为"of the tooth of a dog"，即犬的牙齿，菌名翻译为"犬齿臭气杆菌"。

【临床意义】 犬齿臭气杆菌可分离于犬的牙周感染病灶中，暂无从人类标本分离的报道[1]。

***Odoribacter laneus* 羊毛臭气杆菌**

Nagai et al., 2010

【词源和翻译】 "*laneus*"，拉丁语阳性形容词，英文词义为"woolen"、"soft as wool"，意指其在液体培养基的生长形态和离心后所得沉淀物与羊毛一样的蓬松，菌名翻译为"羊毛臭气杆菌"。

【临床意义】 羊毛臭气杆菌可分离于人的粪便标本中，暂无人类感染的报道[2]。

***Odoribacter splanchnicus* 内脏臭气杆菌**

(Werner et al., 1975) Hardham et al., 2008

【词源和翻译】 "*splanchnicus*"，新拉丁语阳性形容词，由"*splanchna*"和"*-icus*"两个词根组成："*splanchna*"，希腊语复数名词，英文词义为"the innards"；"*-icus*"，拉丁语阳性后缀，英文词义为"pertaining to"。"*splanchnicus*"，英文词义为"tpertaining to the internal organs"，即与内脏有关的，菌名翻译为"内脏臭气杆菌"。

【临床意义】 内脏臭气杆菌初步被认为是人体肠道中的一种正常群菌及潜在的机会致病菌，有从腹部脓肿标本、阑尾外科切除标本，以及盆腔腹膜炎的腹部脓肿和血液中分离的报道[3]。

***Odoribacter* 臭气杆菌属参考文献**

Oerskovia 厄氏菌属 Prauser et al., 1970

【词源和翻译】 "*Oerskovia*"，新拉丁语阴性名词，源自人名"J. Ørskov"，以纪念其首次描述该微生物，菌名翻译为"厄氏菌属"。

一、分类学

厄氏菌属隶属于放线菌门(Actinobacteria)、放线菌纲(Actinobacteria)、微球菌目(Micrococcales)、纤

维单胞菌科(Cellulomonadaceae),模式菌种为骚动厄氏菌。在1982年,斯塔克布兰特(Stackebrandt)等建议对厄氏菌和纤维单胞菌属(*Cellulomonas*)进行合并,并将属内菌种转移到纤维单胞菌属。但在2002年,Stackebrandt等对厄氏菌的分类学地位重新进行了评估,并重新定义了厄氏菌属。目前,该菌属包括4个菌种,即嗜内脏厄氏菌(*Oerskovia enterophila*)、耶纳厄氏菌、少变厄氏菌和骚动厄氏菌。

二、属的特征

厄氏菌属为革兰氏阳性杆菌,但菌体极易脱色。在早期培养中可产生基体菌丝,而后形成不规则弯曲的和棒状的杆状体,可形成"V"形。培养基消耗完后,棒状体变短,甚至变成球状。菌体无芽孢、抗酸染色阴性,动力阳性或阴性。化能有机营养,代谢主要类型为呼吸型,兼性厌氧,可利用碳水化合物产酸,触酶阳性、硝酸盐还原阳性或阴性。分解纤维素。肽聚糖含赖氨酸,多肽桥含有*D*-Ser-*D*-Asp或*L*-Thr-*D*-Asp A4α型。主要脂肪酸是anteiso-$C_{15:0}$、iso-$C_{15:0}$、iso-$C_{16:0}$和anteiso-$C_{17:0}$。菌体均含有半乳糖、鼠李糖、葡萄糖、海藻糖、甘露糖或半乳糖和核糖。基因组DNA G+C含量为72.9~76.5 mol%[1]。

三、属的临床意义

厄氏菌可分离于泥土和节肢动物的肠道中。该菌属中,骚动厄氏菌被报道是一种致病菌,可分离于各种临床标本中,有引起胆囊炎、心内膜炎、眼内炎、角膜炎、脑膜炎、腹膜炎、脓性肾炎和各种菌血症的报道。但有观点认为,厄氏菌属、纤维单胞菌属和纤维微菌属(*Cellulosimicrobium*)通过表型特征难以区分,故各菌种的临床意义还有待于进一步评估。

四、抗菌药物敏感性和感染用药

厄氏菌是一种革兰氏阳性棒杆菌,理论上可采用CLSI M45中"棒杆菌属和其他革兰氏阳性棒杆菌"药敏试验方法和判读折点[2]。在临床上,有使用万古霉素成功治疗多例体外导管和假体相关的厄氏菌感染的报道。

五、属内菌种

Oerskovia enterophila 嗜肠厄氏菌

(Jáger et al., 1983) Stackebrandt et al., 2002

【分类学评述】 该菌种在1983年被分类为嗜肠维纤微菌(*Cellulosimicrobium enterophila*),在2002年被分类为现在的嗜肠厄氏菌。

【词源和翻译】 "*enterophila*",新拉丁语阴性形容词,由"*enteron*"和"*phila*"两个词根组成:"*enteron*",希腊语名词,英文词义为"intestine";"*phila*",新拉丁语阴性形容词,英文词义为"friend, loving"。"*enterophila*",英文词义为"gut-loving",表示"喜好肠道的",可能与该菌种分离于节肢动物肠道有关,菌名翻译为"嗜肠厄氏菌"。

【临床意义】 嗜肠厄氏菌是2002年发表的新菌种,分离于泥土和节肢动物的肠道内[3],暂无人类感染的报道。

Oerskovia jenensis 耶纳厄氏菌

Stackebrandt et al., 2002

【词源和翻译】 "*jenensis*",新拉丁语阳性/阴性形容词,由"Jena"拉丁化而来,源自德国地名"耶纳"(Jena),菌名翻译为"耶纳厄氏菌"。

【临床意义】 耶纳厄氏菌是2002年发表的新菌种,分离于泥土标本中,暂无人类感染的报道。

Oerskovia paurometabola 少变厄氏菌

Stackebrandt et al., 2002

【词源和翻译】 "*paurometabola*",新拉丁语阴性形容词,由"*pauros*"和"*metabolos*"两个词根组成:"*pauros*",希腊语形容词,英文词义为"little";"*metabolos*",英文词义为"changeable"。"*paurometabola*",英文词义为"producing little change",表示"产生微小变化的",菌名翻译为"少变厄氏菌"。

【临床意义】 少变厄氏菌可分离于泥土和其他环境标本中,暂无人类感染的报道。

Oerskovia turbata 骚动厄氏菌

(Erikson, 1954) Prauser et al., 1970

【分类学评述】 该菌种在1954年被描述为骚动诺卡菌(*Nocardia turbata*),在1970年被描述为现在的骚动厄氏菌并于1980年被收录到《核准的细菌名称目录》。

【词源和翻译】 "*turbata*",拉丁语阴性形容词,英文词义为"agitated",即被鼓动的,不安的,菌名翻译为"骚动厄氏菌"。

【种的特征】 经24 h培养后,菌落呈淡黄色至磷黄色、凸起、黏滑;其可以渗透到琼脂("基内菌丝"),直径达1~2 mm。骚动厄氏菌能发酵糖类并迅速产酸,其也表现出强七叶苷反应。尽管API Coryne系统能鉴定该菌,但有通过分子生物学方法发现,一些表型方法鉴定的骚动厄氏菌,实际为芬克纤维微菌(*Cellulosimicrobium funkei*)。

【临床意义】 骚动厄氏菌是一种罕见的人类致病菌,通常来自环境(如土壤),有引起菌血症、导管相关性血流感染、腹膜炎、创伤后眼内炎等报道[4-5];鉴于有采用表型方法将芬克纤维微菌误鉴定为骚动厄氏菌的报道,其临床意义可能还有待于进一步评估。

Oerskovia xanthineolytica 解黄嘌呤厄氏菌

Lechevalier, 1972

【分类学评述】 目前认为,该菌种与纤维素纤维单胞菌(*Cellulomonas cellulans*)为同一菌种,且纤维素单胞菌具有命名优先权。另外,纤维素纤维单胞菌已被重新分类为纤维微菌属(*Cellulosimicrobium*),见纤维素纤维微菌。

***Oerskovia* 厄氏菌属参考文献**

Oligella 寡源菌属 Rossau et al., 1987

【词源和翻译】 "*Oligella*",带小尾缀的新拉丁语阴性名词,由"*oligos*"与"*-ella*"两个词根组成:"*oligos*",希腊语形容词,英文词义为"little","not copious","scanty";"*-ella*",拉丁语小尾缀。"*Oligella*",英文词义为"a small bacterium with limited nutritional properties",即指一种限制性营养属性的小细菌,菌名翻译为"寡源菌属"。

一、分类学

寡源菌属隶属于变形菌门(Proteobacteria)、β-变形菌纲(Betaproteobacteria)、伯克霍尔德菌目(Burkholderiales)、产碱杆菌科(Alcaligenaceae),模式菌种为尿道寡源菌。

二、属的特征

寡源菌属为革兰氏阴性、无荚膜、无芽孢的小杆菌,大多数不超过1 μm且成对存在,不像莫拉菌那样丰满,大多数无动力,但某些解脲寡源菌菌株为周毛菌。营养要求为中度严格,在营养琼脂上进行需氧性化能有机营养,加入酵母自溶物、血清和血液则促进生长。在血平板上比莫拉菌菌落生长慢也明显白,无色素也无气味,不溶血。生化反应较不活跃,仅能利用少数有机物和氨基酸为碳源。不能发酵或氧化碳水化合物。氧化酶阳性,触酶通常也呈阳性,不形成吲哚和硫化氢,不液化明胶。DNA-DNA杂交显示此属在超属水平上与泰勒氏菌属、鲍特氏菌属和产碱菌属有关。基因组DNA G+C含量为46~48 mol%[1]。

三、属的临床意义

寡源菌主要分离于人的泌尿道，也可分离于耳部和足部伤口的脓液、生殖道和阴道拭子标本中。目前认为，寡源菌是人泌尿生殖道的正常栖居菌，尽管致病性不强，但通常认为是一种人类病原菌，与一些复杂的尿路感染有关，并在一些免疫力低下人群中引起血流感染和脓毒血症。但需要注意的，采用常规生化表型方法，难以对该菌属细菌进行准确鉴定，故其临床意义也有待于进一步评估。

四、抗菌药物敏感性和感染用药

抗菌药物敏感性因菌种而异，尿道寡源菌对大多数抗菌药物敏感，包括青霉素，而解脲寡源菌表现出不定的药物敏感模式，它一般对氨苄西林、氯霉素、红霉素、青霉素、四环素、复方磺胺甲噁唑耐药，但对氨基糖苷类、头孢菌素类敏感。

五、属内菌种

Oligella ureolytica 解脲寡源菌

Rossau et al., 1987

【分类学评述】 该菌种被描述为 CDC IVe 群。

【词源和翻译】 “*ureolytica*”，新拉丁语阴性形容词，由“*urea*”和“*lyticus-a-um*”两个词根组成：“*urea*”，新拉丁语名词，英文词义为“urea”；“*lyticus-a-um*”，新拉丁语形容词，来源于希腊语形容词“*lutikos-ê-on*”，英文词义为“able to loosen”、“able to dissolve”。“*ureolytica*”，英文词义为“dissolving (hydrolyzing) urea”，即溶解（水解）尿素，菌名翻译为“解脲寡源菌”。

【种的特征】 解脲寡源菌在血平板上生长缓慢，培养 24 h 后菌落呈针尖状，3 d 后则长出较大菌落。菌落呈白色、不透明、边缘整齐，不溶血。解脲寡源菌是菌体较小、不分解糖类的球杆菌，能快速分解乙二醇产酸，对去铁胺敏感。解脲寡源菌大部分菌株为周生鞭毛运动，所有菌株脲酶强阳性（常在细菌接种几分钟后脲酶反应呈阳性），且还原硝酸盐。

【临床意义】 解脲寡源菌可以从人的尿液标本特别是男性的尿液标本中分离出来，也有在新生儿、老年妇女和癌症患者中引起血流感染的报道[2-3]。

Oligella urethralis 尿道寡源菌

(Lautrop et al., 1970) Rossau et al., 1987

【分类学评述】 该菌种在 1970 年被描述为“尿道莫拉菌”(*Moraxella urethralis*)并于 1980 年被收录到《核准的细菌名称目录》，在 1987 年被重新分类为现在的尿道寡源菌。

【词源和翻译】 “*urethralis*”，新拉丁语阴性形容词，由“*urethra*”和“*-alis*”两个词根组成：“*urethra*”，拉丁语名词，英文词义为“the excretory canal of the urine”，“the urethra”；“*-alis*”，拉丁语阴性后缀，英文词义为“pertaining to”。“*urethralis*”，英文词义为“of or pertaining to the urethra”，即尿道的或关于尿道的，菌名翻译为“尿道寡源菌”。

【种的特征】 尿道寡源菌的菌落比奥斯陆莫拉菌小，不透明至白色。它是菌体较小、不分解糖类的球杆菌，能快速分解乙二醇产酸，对去铁胺敏感。尿道寡源菌无动力，脲酶和硝酸盐还原酶阴性，可还原亚硝酸盐，苯丙氨酸脱氨酶弱阳性。尿道寡源菌和奥斯陆莫拉菌具有相似的生化反应特性。例如，聚 β-羟丁酸积聚、不水解尿素，但是二者可根据亚硝酸盐还原试验及甲酸盐亚甲基丁二酸、脯氨酸和苏氨酸分解产碱相鉴别，尿道寡源菌全部反应均呈阳性。此外，尿道寡源菌对去铁胺敏感，三丁酸酯酶阴性，而奥斯陆莫拉菌则正相反。

【临床意义】 尿道寡源菌常分离于人类尿液标本、泌尿生殖道和耳朵，也有由尿道感染继发血流感染的报道[4]。

Oligella 寡源菌属参考文献

Olsenella 欧尔森菌属 Dewhirst et al., 2001

【词源和翻译】 “*Olsenella*”，新拉丁语阴性名词，来源于挪威的微生物学家“Ingar Olsen”，以纪念其首次介绍了牙龈乳酸杆菌，菌名翻译为“欧尔森菌属”。

一、分类学

欧尔森菌属隶属于放线菌门（Actinobacteria）、红椿杆菌纲（Coriobacteriia）、红椿杆菌目（Coriobacteriales）、奇异菌科（Atopobiaceae），模式菌种为牙龈欧尔森菌[1]。

二、属的特征

欧尔森菌属为革兰氏阳性、小、椭圆、无动力杆菌，单个、成双或呈短链出现。无芽孢，严格厌氧。可发酵葡萄糖，产物是乳酸和醋酸。触酶阴性，不产尿素、吲哚或很少产硝酸盐。基因组 DNA G+C 含量为 63~64 mol%[1]。

三、属的临床意义

欧尔森菌属菌株可分离于人体口腔、人菌血症标本、牛的瘤胃、人和动物的粪便，临床有心内膜炎感染相关性的报道[2-3]。

四、抗菌药物敏感性和感染用药

该菌是一种无芽孢的革兰氏阳性专性厌氧菌，药敏试验推荐琼脂稀释法，且理论上可参考 CLSI M11-A7中“厌氧菌的 MIC 折点解释标准”进行药敏判读，但难以常规开展。有研究显示，青霉素类、β-内酰胺类和包括美罗培南在内的碳青霉烯类抗生素可能有很好的抗菌活性，甲硝唑亦应该是有效的治疗药物，供参考[1]。

五、属内菌种

Olsenella profusa 丰富欧尔森菌

Dewhirst et al., 2001

【词源和翻译】 “*profusa*”，拉丁语阴性分词形容词，英文词义为“profuse”，即极其丰富的，指生物的生长良好，菌名翻译为“丰富欧尔森菌”。

【临床意义】 欧尔森菌属的致病性与口腔中的乳酸杆菌属相似，在牙龋齿损伤处含量丰富，也有在牙周炎患者的牙龈下部出现，以及牙髓感染患者中检出的报道[4]。

Olsenella uli 牙龈欧尔森菌

(Olsen et al., 1991) Dewhirst et al., 2001

【分类学评述】 该菌在 1991 年被 Olsen 等描述为“牙龈乳酸杆菌”（*Lactobacillus uli*），在 2001 年被重新分类为现在的牙龈欧尔森菌。

【词源和翻译】 “*uli*”，新拉丁语名词属格，英文词义为“of the gum”，即牙龈的，菌名翻译为“牙龈欧尔森菌”（编者注：由于 gum 中文词义多样，也有错译为“树胶欧尔森菌”）。

【临床意义】 牙龈欧尔森菌可从牙周炎患者和牙髓感染患者的牙龈沟分离出来，也有从血液标本中分离的报道[4]。

Olsenella 欧尔森菌属参考文献

Oribacterium 口腔杆菌属 Carlier et al., 2004

【词源和翻译】 "*Oribacterium*",新拉丁语中性名词,由"*os oris*"和"*bacterium*"两个词根组成:"*os oris*",拉丁语中性名词,英文词义为"the mouth";"*bacterium*",拉丁语中性名词,英文词义为"a small rod"。"*Oribacterium*",英文词义为"small rod from the mouth",即来源于口腔的小杆菌,菌名翻译为"口腔杆菌属"。

一、分类学

口腔杆菌属隶属于厚壁菌门(Firmicutes)、梭菌纲(Clostridia)、梭菌目(Clostridiales)、毛螺菌科(Lachnospiraceae),模式菌种为瘘管口腔杆菌[1]。

二、属的特征

该菌属为长卵圆形杆菌,大小为(1.2~2.2) μm×(0.45~1) μm,常单个或成双出现,偶尔为短链。有侧鞭毛,可运动。革兰氏染色阳性,但可染成阴性。严格厌氧,不形成芽孢,弱发酵,主要代谢终产物是醋酸和乳酸。基因组 DNA G+C 含量为 42.1~43.3 mol%[1]。

三、属的临床意义

口腔杆菌属菌株主要分离于人的口腔标本和牛瘤胃,与人口腔周边感染和脓肿相关[2]。

四、抗菌药物敏感性和感染用药

该菌是一种无芽孢的革兰氏阳性厌氧菌,青霉素类、β-内酰胺类和包括美罗培南在内的碳青霉烯类抗生素可能有很好的抗菌活性,甲硝唑亦应该是有效的治疗药物,供参考[1]。据文献报道,瘘管口腔杆菌对青霉素、氨苄西林、阿莫西林、替卡西林、美洛西林、亚胺培南、头孢噻吩、头孢西丁、头孢噻肟、拉氧头孢、氯霉素、利福平敏感,对四环素中介,对红霉素和复方磺胺甲噁唑耐药[3]。

五、属内菌种

Oribacterium asaccharolyticum 不解糖口腔杆菌

Sizova et al., 2014

【词源和翻译】 "*asaccharolyticum*",新拉丁语中性形容词,由"*a*"、"*saccharon*"和"*lyticus-a-um*"三个词根组成:"*a*",希腊语前缀,英文词义为"not";"*saccharon*",希腊语名词,英文词义为"sugar";"*lyticus-a-um*",新拉丁语形容词,英文词义为"able to loosen, able to dissolve"。"*asaccharolyticum*",英文词义为"not digesting sugar",即"不分解糖",菌名翻译为"不解糖口腔杆菌"。

【临床意义】 不解糖口腔杆菌可分离于人的口腔中,但临床意义还有待于进一步评价[2]。

Oribacterium parvum 小口腔杆菌

Sizova et al., 2014

【词源和翻译】 "*parvum*",拉丁语中性形容词,英文词义为"small, little",表示"小的",菌名翻译为"小口腔杆菌"。

【临床意义】 小口腔杆菌可分离于人的口腔中,但临床意义还有待于进一步评价[2]。

Oribacterium sinus 瘘管口腔杆菌

Carlier et al., 2004

【词源和翻译】 "*sinus*",拉丁语名词属格,英文词义为"of the sinus",即"窦的",意指分离株的解剖部位为瘘管,菌名翻译为"瘘管口腔杆菌"。

【临床意义】 瘘管口腔杆菌可分离于牙瘘管的脓液中,且有通过 PCR 方法从口腔中检出的报道,但临床意义还有待于进一步评价[3]。

***Oribacterium* 口腔杆菌属参考文献**

Orientia 东方体属 Tamura et al., 1995

【词源和翻译】 "*Orientia*",新拉丁语阴性名词,源自拉丁语名词,英文词义为"the Orient",即东方,指该菌广泛分布于东方,菌名翻译为"东方体属"。

一、分类学

东方体属隶属于变形菌门(Proteobacteria)、α-变形菌纲(Alphaproteobacteria)、立克次体目(Rickettsiales)、立克次体科(Rickettsiaceae),模式菌种为恙虫病东方体。

二、属的特征

东方体属为革兰氏阴性短杆菌,大小为(0.5~0.8) μm×(1.2~3.0) μm,专性胞内寄生菌。每一个细菌均由非常软的细胞壁和细胞膜包围,细胞壁中不含胞壁酸、葡萄糖胺、2-酮-3-脱氧辛酸和羟基脂肪酸,提示细胞壁缺乏肽聚糖和脂多糖。电镜下,细胞壁的外侧面比内侧面厚。不形成鞭毛和芽孢,无黏液层。可用吉姆萨染色,生长于鸡胚的卵黄囊和各种培养细胞系。由吞噬而进入宿主细胞,进入胞质,主要在核周胞质生长,胞内生长的菌体外无电子透明晕环。该菌从宿主细胞释放时被覆宿主细胞膜,类似囊膜病毒的芽生型。双倍增值时间为 9~18 h。最主要的结构蛋白分子大小为 54~58 kDa,此蛋白与 25 kDa 和 28 kDa 蛋白都位于细胞表面,对热不稳定;另一种含量丰富的 60 kDa 蛋白,位于细胞内,属于 GroEL 蛋白群。16S rRNA 序列测定显示该属在系统发育树中形成单独一簇,相似性程度大于 98.5%(进化距离小于 0.015 129)。基因组 DNA G+C 含量为 28.1~30.5 mol%[1]。

三、属的临床意义

东方体属目前得到确认的只有一个种,即羌虫病东方体,但已有临床报道了一种新的东方体,即中东东方体,还有待分类学的最终确认。此微生物仅见于东半球。螨为传播媒介,在雌性成螨与其子代之间可以垂直传递,蜱、虱和跳蚤不作为该菌传播载体。患者血清可在外斐氏反应中与变形菌 OX_K 抗原凝集,但与变形菌 OK_2 和 OX_{19} 抗原不凝集。该菌属与立克次体属都属于立克次体科[2]。

四、抗菌药物敏感性和感染用药

该菌对青霉素完全耐药。据文献报道中东东方体感染的患者经过多西环素 42 d 治疗后痊愈,显示多西环素对该菌体有较好的敏感性[2]。参照《热病:桑福德抗微生物治疗指南(新译第 43 版)》中关于立克次体治疗的推荐,首选多西环素,次选氯霉素和阿奇霉素,供参考[3]。

五、属内菌种

Orientia chuto 中东东方体

Leonard Izzard et al., 2010

【分类学评述】 该菌种在临床中有被描述,但未得到国际原核生物系统学委员会的最终确认。

O

【词源和翻译】 “*chuto*”,不是正式的拉丁语,而是日语,英文词义为“Middle East”,菌名翻译为“中东东方体”。

【临床意义】 该菌种分离于一位在中东国家阿联酋迪拜旅游的52岁女性澳大利亚恙虫病患者的血培养标本,表现为发热、肌肉疼、皮疹和焦痂等恙虫病典型症状,患者有马、猫、犬接触史[2]。

Orientia tsutsugamushi 恙虫病东方体

(Hayashi, 1920) Tamura et al., 1995

【分类学评述】 该菌种在1920年被描述为“*Theileria tsutsugamushi*”,在1931年被描述为恙虫病立克次体(*Rickettsia tsutsugamushi*)并在1980年被收录为《核准的细菌名称名录》,在1995年被重新分类为现在的恙虫病东方体。

【词源和翻译】 “*tsutsugamushi*”,新拉丁语中性名词属格,来源于两个日本表意文字的音译:“*tsutuga*”,即小而危险的东西;“mushi”,即现在称为“螨”的生物。“*tsutsugamushi*”,英文词义为“of a mite disease(of tsutsugamushi)”,即一种螨虫病,学名“恙虫病”,菌名翻译为“恙虫病东方体”。

【临床意义】 恙虫病东方体除了可以引起人类恙虫病外,还可以引起急性脑炎综合征等疾病[4-5]。

Orientia 东方体属参考文献

P

P

Paenalcaligenes 类产碱杆菌属 Kämpfer et al., 2010

【词源和翻译】 “*Paenalcaligenes*”，新拉丁语阳性名词，由“*paene*”和“*Alcaligenes*”两个词根组成：“*paene*”，拉丁语形容词，英文词义为“nearly”、“almost”；“*Alcaligenes*”，新拉丁语阳性名词，英文词义为“a bacterial genus name”。“*Paenalcaligenes*”，英文词义为“almost *Alcaligenes*”，即类似产碱杆菌属，菌名翻译为“类产碱杆菌属”。

一、分类学

类产碱杆菌属隶属变形菌门（Proteobacteria）、β-变形菌纲（Betaproteobacteria）、伯克霍尔德菌目（Burkholderiales）、产碱杆菌科（Alcaligenaceae），模式菌种为人型类产碱杆菌[1]。

二、属的特征

类产碱杆菌属为革兰氏阴性短杆菌，有动力，大小为（1.3～2.0）μm×（0.2～0.8）μm，氧化酶阳性，有氧呼吸代谢。25～30 ℃，在营养琼脂培养基上培养 24 h 后生长良好。基因组 DNA G+C 含量为 57 mol%[1]。

三、属的临床意义

类产碱杆菌可以分离于蘑菇和水虻幼虫肠，人型类产碱杆菌据临床报道最早分离于瑞典老年男性患者的血培养标本，该菌也可分离于截肢患者的尿标本。但由于该菌不在常规表型鉴定的数据库内，故其临床意义还有待进一步评价[1-3]。

四、抗菌药物敏感性和感染用药

类产碱杆菌是一种非苛养的革兰氏阴性杆菌，隶属产碱杆菌科，理论上可参考 CLSI M100 中“非肠杆菌科细菌的 MIC 折点解释标准”来进行药敏判读。

五、属内菌种

Paenalcaligenes hermetiae 水虻类产碱杆菌

Lee et al., 2013

【词源和翻译】 “*hermetiae*”，新拉丁语阴性名词属格，英文词义为“of *Hermetia*”，因分离于水虻（*Hermetia*）幼虫的肠道而得名，菌名翻译为“水虻类产碱杆菌”。

【临床意义】 水虻类产碱杆菌最初在 2013 年分离于水虻幼虫的肠道，暂无分离于人的报道。

Paenalcaligenes hominis 人型类产碱杆菌

Kämpfer et al., 2010

【词源和翻译】 “*hominis*”，拉丁语阳性名词属格，英文词义为“of a human being”，即人类的，该菌种因唯一已知的菌株分离于人类而得名，菌名翻译为“人型类产碱杆菌”。

【临床意义】 人型类产碱杆菌临床分离罕见，仅有两例报道，一例分离于血培养标本，一例分离于尿液标本。

Paenalcaligenes suwonensis 水原类产碱杆菌

Moon et al., 2014

【词源和翻译】 “*suwonensis*”，新拉丁语阳性/阴性形容词，由“Suwon”拉丁化而来，源自韩国地名水原（Suwon），该菌种因分离于该地区而得名，菌名翻译为“水原类产碱杆菌”。

【临床意义】 水原类产碱杆菌于 2014 年分离于韩国水原的土壤标本中，暂无分离自人的报道。

Paenalcaligenes 类产碱杆菌属参考文献

Paenibacillus 类芽孢杆菌属 Ash et al., 1994

【词源和翻译】 "*Paenibacillus*",新拉丁语阳性名词,由"*paene*"和"*bacillus*"两个词根组成:"*paene*",拉丁语形容词,英文词义为"almost";"*bacillus*",拉丁语阳性名词,英文词义为"a rod and also a bacterial genus name (*Bacillus*)"。"*Paenibacillus*",英文词义为"almost a *Bacillus*",表示"类似芽孢杆菌(*Bacillus*)的",菌名翻译为"类芽孢杆菌属"。

一、分类学

类芽孢杆菌属隶属于厚壁菌门(Firmicutes)、芽孢杆菌纲(Bacilli)、芽孢杆菌目(Bacillales)、类芽孢杆菌科(Paenibacillaceae),模式菌种为多黏类芽孢杆菌。该菌属内成员部分菌种的16S rRNA基因序列的类似性低于90%,故存在被拆分和重新分类的可能(同一菌属细菌16S rRNA基因序列通常>95%)[1]。

二、属的特征

类芽孢杆菌属菌体为杆状,革兰氏阳性、阴性或不定,周鞭毛运动,在膨大的芽孢囊中形成椭圆形芽孢。在营养琼脂上不形成可溶性色素,兼性厌氧或严格需氧。几乎所有的菌种触酶均为阳性,幼虫类芽孢杆菌幼虫亚种和尘埃亚种为触酶阴性,氧化酶活性不定。VP试验反应不定,VP肉汤中的pH低于6.0。不产生硫化氢,有的菌种产生吲哚,还原硝酸盐为亚硝酸盐不定。水解酪蛋白、淀粉和尿素的能力不定。分解酪氨酸的能力不定。pH 5.6和50 ℃生长不定,最适生长pH为7.0,19个种(*Paenibacillus macquariensis* 除外)的最适生长温度为28~30 ℃,*Paenibacillus macquariensis* 最适生长温度为20~30 ℃。10% NaCl抑制其生长,有些菌种在含0.001%溶菌酶的培养基中不生长。属内成员中16S rRNA基因序列的类似性在89.6%以上。用引物PAEN515F和1377R进行PCR可扩增16S rRNA基因片段。基因组DNA G+C含量为45~59 mol%[2]。

三、属的临床意义

类芽孢杆菌是一个与人类、动物、植物和环境密切相关的菌种。该菌属细菌广泛存在于自然环境中,且多个菌种可以通过生物固氮、磷增溶、植物激素吲哚-3-醋酸(indole-3-acetic acid, IAA)的产生,以及释放能够获取铁的铁载体来直接促进作物生长。与此同时,还可以产生各种抗菌剂和杀虫剂。例如,多黏类芽孢杆菌可产生多黏菌素。部分菌种可以引起牛奶变质,还可以污染蜂蜜并引起疾病。

目前,已有类芽孢杆菌从各种人类细胞中分离的报道。尽管大多数对宿主无害,但也有一些文献证明了该菌属细菌对人类的致病性。有证据显示,类芽孢杆菌可引起儿科患者的感染,尤其是慢性肾病、镰状细胞病、早产、惠普尔病、脑积水、皮肤癌、慢性间质肾病和急性淋巴母细胞白血病等免疫受损儿科患者的机会性感染;但尚不清楚感染与疾病之间的关系,到底是相关的还是因果关系。另有文献认为,使用静脉药物是引起儿科感染的一个重要危险因素。例如,一些注射药物采用蜂蜜作为溶剂,而这些蜂蜜中污染有类芽孢杆菌,从而可以引起血流感染。除儿科感染外,类芽孢杆菌也可以在其他免疫力低下的老年人群和HIV阳性患者中引起血流感染[2]。此外,有类芽孢杆菌引起严重角膜炎和角膜穿孔的罕见报道[3],且该菌可能在细菌眼内炎中具有与芽孢杆菌属类似的临床意义,并应作为临床危急值进行处理。

四、抗菌药物敏感性和感染用药

类芽孢杆菌与芽孢杆菌亲缘关系密切,且部分菌种是由芽孢杆菌重新分类而来,理论上可采用芽孢杆菌的感染用药方案,或参考 CLSI M45 中"芽孢杆菌的药敏试验方法"进行药敏试验和结果判读。有文献显示,类芽孢杆菌的药敏具有菌株依赖性,部分菌株对诺氟沙星、克林霉素、氨苄西林和替卡西林耐药;治疗成功的药物包括头孢噻肟、头孢曲松,联合阿米卡星和哌拉西林钠/他唑巴坦钠,以及左氧氟沙星等[4]。

五、属内菌种

Paenibacillus alvei 蜂房类芽孢杆菌

(Cheshire and Cheyne, 1885) Ash et al., 1994

【词源和翻译】 "*alvei*",拉丁语阳性名词属格,英文词义为"of a beehive",即蜂房的,菌名翻译为"蜂房类芽孢杆菌"。

【临床意义】 蜂房类芽孢杆菌可以从蜂箱和蜂箱周围的土壤中分离出来,但不是昆虫的致病菌。近来,有关于该菌导致慢性肾病患者尿道感染的个案报道[5]。

Paenibacillus faecis 粪类芽孢杆菌

Clermont et al., 2015

【词源和翻译】 "*faecis*",拉丁语阴性名词属格,英文词义为"from faeces, as the organism was found in human faeces",即来源于粪的,菌名翻译为"粪类芽孢杆菌"。

【临床意义】 粪类芽孢杆菌是 2015 年发表的新菌种,目前尚未见人类感染的报道。

Paenibacillus glucanolyticus 解葡聚糖类芽孢杆菌

(Alexander and Priest, 1989) Shida et al., 1997

【词源和翻译】 "*glucanolyticus*",新拉丁语阳性形容词,由"*glucanum*"和"*lutikos*"两个词根组成:"*glucanum*",新拉丁语名词,英文词义为"glucan (a polysaccharide of *D*-glucose monomers)";"*lutikos*",希腊语形容词,英文词义为"dissolving"。"*glucanolyticus*",英文词义为"hydrolyzing glucose polymers",即水解葡萄糖聚合物,菌名翻译为"解葡聚糖类芽孢杆菌"。

【临床意义】 解葡聚糖类芽孢杆菌存在于土壤中,有从心脏装置相关的心内膜炎感染的血液标本中分离的报道[6]。

Paenibacillus konsidensis 康塞德类芽孢杆菌

Ko et al., 2008

【词源和翻译】 "*konsidensis*",新拉丁语阳性/阴性形容词,英文词义为"pertaining to KONSID",即属于 KONSID(朝鲜研究传染病的网络的英文简称)的,菌名翻译为"康塞德类芽孢杆菌"。

【临床意义】 康塞德类芽孢杆菌为环境菌,有导致血流感染的个案报道[7]。

Paenibacillus larvae 幼虫类芽孢杆菌

(White, 1906) Ash et al., 1994

【词源和翻译】 "*larvae*",拉丁语名词属格,英文词义为"of a ghost"、"of a spectre and in biology of a larva",意指昆虫幼虫的,菌名翻译为"幼虫类芽孢杆菌"。

【临床意义】 幼虫类芽孢杆菌可从患病的蜜蜂幼虫和受感染的蜂蜜、蜂蜡、花粉中分离出来,也可从蜜蜂幼虫的粉状鳞片中分离出来,目前尚未有感染人类的临床报道。

Paenibacillus lentimorbus 慢病类芽孢杆菌

(Dutky, 1940) Pettersson et al., 1999

【词源和翻译】 "*lentimorbus*",新拉丁语阳性名词,由"*lentus*"和"*morbus*"两个词根组成:"*lentus*",拉丁语形容词,英文词义为"slow";"*morbus*",拉丁语名词,英文词义为"a sickness","disease"。"*lentimorbus*",英文词义为"the slow disease",即慢病,菌名翻译为"慢病类芽孢杆菌"。

【临床意义】 慢病类芽孢杆菌有从日本甲虫的患病幼虫中分离出来的报道,目前尚未有感染人类的临床报道。

Paenibacillus macerans 软化类芽孢杆菌

(Schardinger, 1905) Ash et al., 1994

【词源和翻译】 "*macerans*",拉丁语分词形容词,英文词义为"softening by steeping"、"retting",即用

浸泡的方法软化，菌名翻译为“软化类芽孢杆菌”。

【临床意义】 软化类芽孢杆菌主要生存在堆肥植物原料中，目前尚未有感染人类的临床报道。

Paenibacillus pasadenensis 帕萨迪纳类芽孢杆菌

Osman et al., 2006

【词源和翻译】 “*pasadenensis*”，新拉丁语阳性/阴性形容词，源自首次分离的城市名“帕萨迪纳”(Pasadena)，菌名翻译为“帕萨迪纳类芽孢杆菌”。

【临床意义】 帕萨迪纳类芽孢杆菌可从某些进口地板中分离出来，有导致患者呼吸道或伤口感染的报道[8]。

Paenibacillus polymyxa 多黏类芽孢杆菌

(Prazmowski, 1880) Ash et al., 1994

【词源和翻译】 “*polymyxa*”，新拉丁语阴性名词，由“*polu*”和“*myxa*”两个词根组成：“*polu*”，希腊语前缀，英文词义为“many”；“*myxa*”，希腊语名词，英文词义为“slime or mucus”。“*polymyxa*”，英文词义为“much slime”，表示“很多黏液”，菌名翻译为“多黏类芽孢杆菌”。

【临床意义】 多黏类芽孢杆菌存在于土壤中，有从人的血液标本中分离的报道[9]。

Paenibacillus popilliae 日本金龟子类芽孢杆菌

(Dutky, 1940) Pettersson et al., 1999

【词源和翻译】 “*popilliae*”，新拉丁语阴性名词属格，英文词义为“of *Popilliae*”，即日本甲虫学名，菌名翻译为“日本金龟子类芽孢杆菌”。

【临床意义】 日本金龟子类芽孢杆菌有从日本甲虫病幼虫中分离的报道，但目前尚未有感染人类的临床报道。

Paenibacillus provencensis 普罗旺斯类芽孢杆菌

Roux et al., 2008

【词源和翻译】 “*provencensis*”，新拉丁语阴性形容词，源自分离该菌的地名，法国城市“普罗旺斯”(Provence)，菌名翻译为“普罗旺斯类芽孢杆菌”。

【临床意义】 普罗旺斯类芽孢杆菌有分离于脑脊液和细菌性心内膜炎患者心脏瓣膜的报道[10]。

Paenibacillus sanguinis 血液类芽孢杆菌

Roux and Raoult, 2004

【词源和翻译】 “*sanguinis*”，拉丁语阳性名词属格，源自分离该菌的血液标本，菌名翻译为“血液类芽孢杆菌”。

【临床意义】 血液类芽孢杆菌从血液标本中分离出来，可以导致人类血流感染[11]。

Paenibacillus senegalensis 塞内加尔类芽孢杆菌

Mishra et al., 2015

【词源和翻译】 “*senegalensis*”，新拉丁语阳性/阴性形容词，源自分离该菌的国家塞内加尔“Senegal”，菌名翻译为“塞内加尔类芽孢杆菌”。

【临床意义】 塞内加尔类芽孢杆菌是在进行一项旨在培养人类粪便中所有物种的项目时，从塞内加尔健康者的粪便中分离出来的，致病性尚不明确[12]。

Paenibacillus thiaminolyticus 解硫胺素类芽孢杆菌

(Nakamura, 1990) Shida et al., 1997

【词源和翻译】 “*thiaminolyticus*”，新拉丁语阳性形容词，由“*thiaminun*”和“*lyticus-a-um*”两个词根组成：“*thiaminun*”，新拉丁语名词，英文词义为“thiamine”；“*lyticus-a-um*”，新拉丁语形容词，源自希腊语形容词“*lutikos-ê-on*”，英文词义为“able to loosen”、“able to dissolve”。“*thiaminolyticus*”，英文词义为“decomposing thiamine”，表示“分解硫胺素的”，菌名翻译为“解硫胺素类芽孢杆菌”。

【临床意义】 解硫胺素类芽孢杆菌从人类粪便和蜜蜂幼虫中分离出来，有引起人菌血症的个案报道[13]。

Paenibacillus timonensis 蒂莫类芽孢杆菌

Roux and Raoult, 2004

【词源和翻译】 “*timonensis*”，新拉丁语阳性/阴性形容词，源自分离该菌的城市“蒂莫”(Timone)，菌名翻译为“蒂莫类芽孢杆菌”。

【临床意义】 蒂莫类芽孢杆菌从血液标本中分离出来，可以导致人类血流感染[11]。

Paenibacillus turicensis 图列茨类芽孢杆菌

Bosshard et al., 2002

【词源和翻译】 “*turicensis*”，拉丁语阳性/阴性形容词，源自首次分离该菌的地名，即城市苏黎世的拉丁名“图列茨”(Turicum)，菌名翻译为“图列茨类芽孢杆菌”。

【临床意义】 图列茨类芽孢杆菌从脑脊液分流术中

P

分离出来,有导致患者骨头感染的个案报道[9]。

Paenibacillus urinalis **尿液类芽孢杆菌**

Roux et al., 2008

【词源和翻译】 "*urinalis*",拉丁语阳性/阴性形容词,英文词义为"pertaining to urine"、"urinary",表示"尿液的",该菌因分离于尿液而得名,菌名翻译为"尿液类芽孢杆菌"。

【临床意义】 尿液类芽孢杆菌是2008年发表的新菌种,目前尚未见人类感染的报道。

Paenibacillus validus **强壮类芽孢杆菌**

(Nakamura, 1984) Ash et al., 1994

【词源和翻译】 "*validus*",拉丁语阳性形容词,英文词义为"strong"、"vigorous",即"强壮的",菌名翻译为"强壮类芽孢杆菌"。

【临床意义】 强壮类芽孢杆菌是1994年发表的新菌种,最初分离于土壤和河口沉积物,目前尚未有人类感染的报道。

Paenibacillus vulneris **伤口类芽孢杆菌**

Glaeser et al., 2013

【词源和翻译】 "*vulneris*",拉丁语中性名词属格,英文词义为"of a wound",即"伤口",菌名翻译为"伤口类芽孢杆菌"。

【临床意义】 伤口类芽孢杆菌是2013年发表的新菌种,最初分离于患者坏疽伤口[14]。

Paenibacillus **类芽孢杆菌属参考文献**

Pandoraea 潘多拉菌属 Coenye et al., 2000

【词源和翻译】 "*Pandoraea*",新拉丁语阴性名词,源自希腊神话潘多拉之盒,人类疾病的起源,菌名翻译为"潘多拉菌属"。

一、分类学

潘多拉菌属隶属于变形菌门(Proteobacteria)、β-变形菌纲(Betaproteobacteria)、伯克霍尔德菌目(Burkholderiales)、伯克霍尔德菌科(Burkholderiaceae),模式菌种为奸诈潘多拉菌。

二、属的特征

潘多拉菌属为革兰氏阴性无芽孢的直杆菌,大小为(0.5~0.7) μm×(1.5~4.0) μm,单个存在,以单极鞭毛运动。专性需氧菌,触酶阳性,30 ℃和37 ℃可生长。不还原硝酸盐,无β-半乳糖苷酶和DNA酶活性,不液化明胶,不水解七叶苷,不产生吲哚,不水解吐温-80。基因组DNA G+C含量为61.2~64.3 mol%[1]。

三、属的临床意义

潘多拉菌属可以分离于非临床环境的水、土壤、淤泥、脱脂牛奶,人们对这些菌种的关注主要集中在它们作为植物病原体及微生物的生物多样性和生物降解研究方面。该菌属细菌不在常规表型鉴定的数据库范围,可能是其临床报道罕见的一个重要原因。但是,有证据表明,潘多拉菌属的某些种如奸诈潘多拉菌和居肺潘多拉菌可以引起囊状纤维化,也可以分离于血液和慢性阻塞性肺疾病或慢性肉芽肿患者。虽然这些菌种对有基础疾病患者产生不良预后的作用还未明确,但是,最近报道描述1例患者因结节病(sarcoidosis)进行肺移植术后,感染居肺潘多拉菌后从脓毒症发展到多器官功能衰竭,最后死亡的病例,应引起注意[2]。

四、抗菌药物敏感性和感染用药

潘多拉菌隶属于伯克霍尔德菌科,理论上可参考伯克霍尔德菌的感染用药方案。从现有的药敏数据来看,临床分离的绝大部分菌株对氨苄西林、广谱头孢菌素类和氨基糖苷类,如庆大霉素、妥布霉素、丁胺卡那耐药,但对氟喹诺酮类药物的敏感程度不同;另有资料显示,该菌属部分菌株有较为特殊的耐药表型,表现为对亚胺培南敏感而对美洛培南耐药[1]。

五、属内菌种

Pandoraea apista 奸诈潘多拉菌

Coenye et al., 2000

【词源和翻译】 "*apista*",新拉丁语阴性形容词,源自希腊语形容词"*apistos*",英文词义为"disloyal"、"unfaithful"、"treacherous",即"奸诈、不可靠的",菌名翻译为"奸诈潘多拉菌"。

【种的特征】 不还原硝酸盐,可在溴化十六烷基三甲铵琼脂上生长,42 ℃可生长,不在含葡萄糖的氧化发酵试验培养基上生长,不在乙酰胺培养基上生长,可产淀粉酶、磷酰胺酶、精氨酸二水解酶、尿素酶。基因组 DNA G+C 含量为 61.8 mol%。

【临床意义】 奸诈潘多拉菌可慢性定植于囊性纤维化的患者,并可引起严重的肺部感染[3]。

Pandoraea faecigallinarum 鸡粪潘多拉菌

Sahin et al., 2011

【词源和翻译】 "*faecigallinarum*",新拉丁语阴性复数名词属格,由"*faex faecis*"和"*gallinarum*"两个词根组成:"*faex faecis*",拉丁语名词,英文词义为"the dregs"、"faeces";"*gallinarum*",拉丁语复数名词属格,英文词义为"of hens"。"*faecigallinarum*",英文词义为"isolated from faeces of hens",该菌首次分离自鸡的粪便,菌名翻译为"鸡粪潘多拉菌"。

【临床意义】 鸡粪潘多拉菌分离于富含草酸盐的肥料[4],暂无人感染的相关报道。

Pandoraea norimbergensis 纽伦堡潘多拉菌

(Wittke et al., 1998) Coenye et al., 2000

【词源和翻译】 "*norimbergensis*",新拉丁语阳性/阴性形容词,源自首次分离该菌的地名,即城市"纽伦堡"(Nurnberg),菌名翻译为"纽伦堡潘多拉菌"。

【临床意义】 纽伦堡潘多拉菌分离于临床囊性纤维化患者的痰标本,可引起肺部慢性感染[2]。

Pandoraea pnomenusa 肺炎潘多拉菌

Coenye et al., 2000

【词源和翻译】 "*pnomenusa*",新拉丁语阴性形容词,由"*pnoê*"和"*menô*"两个词根组成:"*pnoê*",希腊语名词,英文词义为"breath"、"breathing";"*menô*",希腊语动词,英文词义为"to stay"、"wait"。"*pnomenusa*",即"与肺炎相关的",菌名翻译为"肺炎潘多拉菌"。

【临床意义】 肺炎潘多拉菌可分离于临床囊性纤维化患者的痰标本,可引起肺部慢性感染[2,5]。

Pandoraea pulmonicola 居肺潘多拉菌

Coenye et al., 2000

【词源和翻译】 "*pulmonicola*",新拉丁语阳性/阴性名词,由"*pulmo-onis*"和"*-cola*"两个词根组成:"*pulmo-onis*",拉丁语名词,英文词义为"lung";"*-cola*",拉丁语后缀,源自拉丁语名词"*incola*",英文词义为"inhabitant"、"dweller"。"*pulmonicola*",英文词义为"lung-dweller",表示"居住在肺部或出现在肺部的定居者",菌名翻译为"居肺潘多拉菌"。

【临床意义】 居肺潘多拉菌可分离于临床囊性纤维化患者的痰标本,可引起肺部慢性定植和慢性感染[2]。

Pandoraea sputorum 痰潘多拉菌

Coenye et al., 2000

【词源和翻译】 "*sputorum*",拉丁语中性复数名词,英文词义为"of sputa",表示"痰液的",菌名翻译为"痰潘多拉菌"。

【临床意义】 痰潘多拉菌分离于临床囊性纤维化的患者的痰标本,可引起肺部慢性感染[2]。

P

Pandoraea 潘多拉菌属参考文献

Pantoea 泛菌属 Gavini et al., 1989

【词源和翻译】 "*Pantoea*",新拉丁语阴性名词,英文词义为"(bacteria) from diverse (geographical and ecological) sources",即来自不同地域和生态的细菌,菌名翻译为"泛菌属"。

一、分类学

泛菌属隶属于变形菌门(Proteobacteria)、γ-变形菌纲(Gammaproteobacteria)、肠杆菌目(Enterobacteriales)、肠杆菌科(Enterobacteriaceae),模式菌种为成团泛菌。

二、属的特征

泛菌属为革兰氏阴性、无荚膜、无芽孢的直杆菌,大小为(0.5~1.0)μm×(1.0~3.0)μm,大多数以周鞭毛运动。在营养琼脂上菌落光滑、半透明、边缘整齐、明显或不明显凸起,产生或不产生黄色素。兼性厌氧,氧化酶阴性。可利用木糖、核糖、麦芽糖、半乳糖、甘露糖、果糖、覃糖和甘露醇产酸。基因组 DNA G+C 含量为 49.7~60.6 mol%[1]。

三、属的临床意义

泛菌属菌株可分离于世界各地的植物表面、种子、土壤、水及人体(伤口、血、尿和内部器官)和动物,部分菌种可对植物致病。成团泛菌复合群可分离于临床标本(血、伤口、痰和尿液),临床意义不明。美国俄亥俄州报道的肠杆菌属菌血症和院感菌血症与成团泛菌有关。20 世纪 70 年代,在美国和加拿大由于输液污染成团泛菌发生暴发性的菌血症,造成 378 例感染,40 例死亡[1]。

四、抗菌药物敏感性和感染用药

泛菌属是一种非苛养的肠杆菌目细菌,经验用药可采用第三代头孢菌素类和碳青霉烯类抗菌药物,但通常建议进行常规药敏试验(可参照 CLSI M100 中"肠杆菌科细菌的抑菌圈直径及 MIC 折点解释标准"进行判读),并按照药敏结果用药。该属大多数细菌对氨苄西林和头孢噻吩天然耐药,对氨基糖苷类、羧苄西林、头孢孟多、头孢呋辛和头孢西丁敏感,对青霉素可出现耐药,供参考。

五、属内菌种

Pantoea agglomerans 成团泛菌

(Ewing and Fife, 1972) Gavini et al., 1989

【分类学评述】 该菌种在 1888 年被描述为"*Bacillus agglomerans*",在 1972 年被描述为"成团肠杆菌"(*Enterobacter agglomerans*)并于 1980 年被收录至《核准的细菌名称目录》,在 1989 年被分类为现在的成团泛菌。

【词源和翻译】 "*agglomerans*",拉丁语分词形容词,英文词义为"forming into a ball",表示"形成团块的",意指非产气菌株被半透明鞘膜包被而出现共质体后形成团块,菌名翻译为"成团泛菌"。

【临床意义】 成团泛菌可分离于人类伤口、血液、尿液和内脏器官,可导致伤口、血流及尿路感染,可引起医院感染暴发流行。被植物荆棘和木条刺伤的关节炎患者关节液中曾分离出成团泛菌,也有成团泛菌引起转移性眼内炎的病例报道。可从棉热(cotton fever,静脉吸毒者发生的良性发热性白细胞综合征)患者的血液中分离出成团泛菌,还可从患者用来过滤海洛因的棉花中分离出该菌[1-2]。

Pantoea ananatis 菠萝泛菌

(Serrano, 1928) Mergaert et al., 1993

【词源和翻译】 "*ananatis*",新拉丁语名词属格,英文词义为"of *Ananas*",表示"菠萝的",该菌因分离于菠萝而得名,菌名翻译为"菠萝泛菌"。

【临床意义】 菠萝泛菌分离于植物,暂无感染人的相关报道[3]。

Pantoea brenneri 勃伦那泛菌

Brady et al., 2010

【分类学评述】 该菌种与成团泛菌难以区分,且临床常规方法或仪器鉴定可能会将其误鉴定为成团泛菌。

【词源和翻译】 "*brenneri*",新拉丁语阳性名词属格,英文词义为"of Brenner",源自"Don J. Brenner"的名字,以纪念他鉴别了欧文菌-成团肠杆菌复合体,菌名翻译为"勃伦那泛菌"。

【临床意义】 勃伦那泛菌与成团泛菌难以区分,可能具有与成团泛菌类似的临床意义,但具体还有待进一步评估[4]。

Pantoea citrea 柠檬泛菌

Kageyama et al., 1992

【分类学评述】 该菌种已被重新分类为塔特姆菌属(*Tatumella*),具体见柠檬塔特姆菌(*Tatumella citrea*)。

Pantoea conspicua 显著泛菌

Brady et al., 2010

【分类学评述】 该菌种与成团泛菌难以区分,且临床常规方法或仪器鉴定可能会将其误鉴定为成团泛菌。

【词源和翻译】 "*conspicua*",拉丁语阴性形容词,英文词义为"conspicuous",即"显著的",意指与其他菌株的显著区别,菌名翻译为"显著泛菌"。

【临床意义】 显著泛菌可分离于临床样本及酒精饮料标本中,可能具有与成团泛菌类似的临床意义,但具体还有待进一步评估[4]。

Pantoea cypripedii 杓兰泛菌

(Hori, 1911) Brady et al., 2010

【分类学评述】 该菌种与成团泛菌难以区分,且临床常规方法或仪器鉴定可能会将其误鉴定为成团泛菌。

【词源和翻译】 "*cypripedii*",新拉丁语中性名词属格,英文词义为"of Cypripedium"、"of Cypripedium orchids",即"杓兰属的",菌名翻译为"杓兰泛菌"。

【临床意义】 杓兰泛菌主要分离于植物(桉树),也可分离于临床样本,可能具有与成团泛菌类似的临床意义,但具体还有待进一步评估[4]。

Pantoea dispersa 分散泛菌

Gavini et al., 1989

【词源和翻译】 "*dispersa*",拉丁语阴性分词形容词,英文词义为"spread"、"scattered",即"分散的",菌名翻译为"分散泛菌"。

【临床意义】 分散泛菌可从植物表面、种子和环境中分离,可以引起人的血流感染[1,5]。

Pantoea eucrina 清晰泛菌

Brady et al., 2010

【分类学评述】 该菌种与成团泛菌难以区分,且临床常规方法或仪器鉴定可能会将其误鉴定为成团泛菌。

【词源和翻译】 "*eucrina*",新拉丁语阴性形容词,源自希腊语形容词"*eukrines*",意指可与属内其他种类的菌株清晰区分,菌名翻译为"清晰泛菌"。

【临床意义】 清晰泛菌为条件致病菌,可能具有与成团泛菌类似的致病意义[4]。

Pantoea septica 腐败泛菌

Brady et al., 2010

【分类学评述】 该菌种与成团泛菌难以区分,且临床常规方法或仪器鉴定可能会将其误鉴定为成团泛菌。

【词源和翻译】 "*septica*",新拉丁语阴性形容词,源自希腊形容词"*septikos*",英文词义为"putrefying"、"decaying or septic",即"腐败的",败血症暴发与该类细菌有关,菌名翻译为"腐败泛菌"。

【临床意义】 腐败泛菌与成团泛菌形成复合群,具有与成团泛菌类似的致病意义，但具体还有待进一步评估[4]。

Pantoea stewartii **斯图尔特（斯氏）泛菌**

(Smith, 1898) Mergaert et al., 1993

【词源和翻译】 "*stewartii*"，新拉丁语阳性名词属格，英文词义为"of Stewart"，源自"F. C. Stewart"的名字，菌名翻译为"斯图尔特泛菌"，亦有简译为"斯氏泛菌"。

【临床意义】 斯图尔特（斯氏）泛菌分离于某些植物或甲虫，目前尚未有该菌感染人类的报道。

***Pantoea* 泛菌属参考文献**

Parabacteroides 副拟杆菌属 Sakamoto and Benno, 2006

【词源和翻译】 "*Parabacteroides*"，新拉丁语阳性名词，由"*para*"和"*Bacteroides*"两个词根组成："*para*"，希腊语形容词，英文词义为"beside"；"*Bacteroides*"，新拉丁语阳性名词，为一细菌属名，Sakamoto 和 Benno 于 2006 年将其命名，菌名翻译为"拟杆菌"。"*Parabacteroides*"，英文词义为"resembling the genus *Bacteroides*"，即"类似拟杆菌属的细菌"，菌名翻译为"副拟杆菌属"。

一、分类学

副拟杆菌属隶属于拟杆菌门（Bacteroidetes）、拟杆菌纲（Bacteroidia）、拟杆菌目（Bacteroidales）、紫单胞菌科（Porphyromonadaceae），模式菌种为迪斯塔索（迪氏）副拟杆菌。

二、属的特征

副拟杆菌属为革兰氏阴性的专性厌氧菌，不形成芽孢，无鞭毛，棒状，大小为（0.8～1.6）μm×（1.2～12）μm。EG 琼脂平板上的菌落直径为 1～2 mm，灰色至灰白色，圆形，边缘光滑，稍凸。能够分解糖，主要的最终产物是醋酸和琥珀酸，产生其他酸的量可能较低。生长平板含 20%的胆汁，水解七叶苷，不产吲哚，可产葡萄糖-6-磷酸脱氢酶、6-磷酸葡萄糖酸脱氢酶、苹果酸脱氢酶、谷氨酸脱氢酶。α-岩藻糖苷酶阴性。基因组 DNA G+C 含量为 43～46 mol%[1]。

三、属的临床意义

副拟杆菌属可以分离于纸厂污水的厌氧培养，也可分离于南美洲栗鼠粪便，还有自人类的粪便、临床肠道样本或其他临床样本分离的报道，以及引起人的血液、关节炎、腹膜炎感染的报道[2-4]。

四、抗菌药物敏感性和感染用药

副拟杆菌属是一种专性厌氧菌，药敏试验推荐采用琼脂稀释法，且可参考 CLSI M11-A7"厌氧菌的 MIC 折点解释标准"进行药敏判读，但难以常规开展。有资料显示，该菌对甲硝唑敏感，联合阿莫西林和亚胺培南对该菌也敏感，但对克林霉素的耐药率较高，供参考。

P

五、属内菌种

Parabacteroides distasonis 迪斯塔索（迪氏）副拟杆菌

(Eggerth and Gagnon, 1933) Sakamoto and Benno, 2006

【分类学评述】 该菌 1933 年被 Eggerth 和 Gagnon 描述为"*Bacteroides distasonis*"并于 1980 年被收录至《核准的细菌名称目录》，2006 年被重新分类为现在的迪斯塔索（迪氏）副拟杆菌。

【词源和翻译】 "*distasonis*"，新拉丁语阳性名词属格，源自罗马尼亚微生物学家 A. Distaso 的名字，菌名翻译为"迪斯塔索副拟杆菌"，亦简译为"迪氏副拟杆菌"。

【临床意义】 迪氏副拟杆菌可从人类粪便和其他临床标本中分离出来[1]。

Parabacteroides goldsteinii 戈德斯坦（戈氏）副拟杆菌

(Song et al., 2006) Sakamoto and Benno, 2006

【分类学评述】 该菌种在 2006 年被分类为"*Bacteroides goldsteinii*"，但随后修订为现在的戈德斯坦（戈氏）副拟杆菌。

【词源和翻译】 "*goldsteinii*"，新拉丁语阳性名词属格，源自优秀的传染病医生 Ellie J. C. Goldstein 的名字，以纪念他在厌氧菌方面所做的大量工作，菌名翻译为"戈德斯坦副拟杆菌"，亦简译为"戈氏副拟杆菌"。

【临床意义】 戈德斯坦（戈氏）副拟杆菌从肠源性人类临床标本中分离出来，有引起人类血流感染的报道[2-3]。

Parabacteroides gordonii 戈登副拟杆菌

Sakamoto et al., 2009

【词源和翻译】 "*gordonii*"，新拉丁语阳性名词属格，源自美国微生物学家 Jeffrey I. Gordon 的名字，以纪念他在肠道微生物鉴别方面所做的贡献，菌名翻译为"戈登副拟杆菌"。

【临床意义】 戈登副拟杆菌分离于人血液标本的厌氧培养[4]。

Parabacteroides merdae 粪副拟杆菌

(Johnson et al., 1986) Sakamoto and Benno, 2006

【分类学评述】 该菌 1986 年被 Johnson 等分类为"*Bacteroides merdae*"，2006 年 Sakamoto 和 Benno 重新将其分类为现在的粪副拟杆菌。

【词源和翻译】 "*merdae*"，拉丁语名词属格，英文词义为"of feces"，即"粪便的"，指该菌的分离来源于粪便，菌名翻译为"粪副拟杆菌"。

【临床意义】 粪副拟杆菌从人类粪便或偶尔从其他临床标本中分离出来[1]。

Parabacteroides **副拟杆菌属参考文献**

Paeniclostridium 类梭菌属 Sasi Jyothsna et al., 2016

【词源和翻译】 "*Paeniclostridium*"，新拉丁语阳性名词，由"*paeni*"和"*Clostridium*" 两个词根组成："*paeni*"，拉丁语副词，英文词义为"almost"；"*Clostridium*"，新拉丁语中性名词，为一细菌属名，菌名翻译为"梭状芽孢杆菌"。"*Paeniclostridium*"，英文词义为"almost a *Clostridium*"，即"与梭菌属相似的"，菌名翻译为"类梭菌属"。

一、分类学

类梭菌属隶属于厚壁菌门（Firmicutes）、梭菌纲（Clostridia）、梭菌目（Clostridiales）、梭菌科（Clostridiaceae），

P

模式菌种为戈恩(戈氏)类梭菌。

二、属的特征

类梭菌属为革兰氏阳性杆菌,嗜温性,有内生孢子;有动力,为二分裂繁殖;触酶和氧化酶阴性。专性厌氧菌,生长需要一些有机基质;生长因子和 NaCl 不是生长所必需的。基因组 DNA G+C 含量为 27.8 mol%[1]。

三、属的临床意义

类梭菌可分离于海底沉积物和人类的粪便,可引起创伤、毒性休克、软组织皮肤感染和妇科感染[1-2]。

四、抗菌药物敏感性和感染用药

类梭菌是一种专性厌氧菌,理论上可参考 CLSI M11-A7“厌氧菌的 MIC 折点解释标准”来进行药敏判读,参考梭菌属的抗感染治疗方案,供参考。

五、属内菌种

Paeniclostridium ghonii **戈恩(戈氏)类梭菌**

Sasi Jyothsna et al., 2016

【分类学评述】 该菌种在 1938 年被描述为“*Clostridium ghonii*”并于 1980 年被收录至《核准的细菌名称目录》。

【词源和翻译】 “*ghonii*”,新拉丁语阳性名词属格,源自德国微生物学家 Ghon 教授的名字,以纪念他在该菌特征研究方面所做的贡献,菌名翻译为“戈恩类梭菌”,亦简译为“戈氏类梭菌”。

【临床意义】 戈恩(戈氏)类梭菌分离于海底沉积物,暂无人感染的相关报道[1]。

Paeniclostridium sordellii **索德里(索氏)类梭菌**

Sasi Jyothsna et al., 2016

【分类学评述】 该菌种在 1938 年被描述为“*Clostridium sordellii*”并于 1980 年被收录至《核准的细菌名称目录》。

【词源和翻译】 “*sordellii*”,新拉丁语阳性名词属格,英文词义为“of Sordelli”,源自阿根廷细菌学家 A. Sordelli 教授的名字,以纪念他在该菌特征研究方面所做的贡献,菌名翻译为“索德里类梭菌”,亦简译为“索氏拟梭菌”。

【临床意义】 索德里(索氏)类梭菌最早报道可引起良性水肿,最近有引起致死性感染的报道,需要引起关注[2-3]。

Paeniclostridium **类梭菌属参考文献**

Paraclostridium 副梭菌属 Sasi Jyothsna et al., 2016

【词源和翻译】 “*Paraclostridium*”,带小尾缀的新拉丁语中性名词,由“*para*”和“*Clostridium*”两个词根组成:“*para*”,希腊语介词,英文词义为“next to”、“resembling”;“*Clostridium*”,新拉丁语中性名词,为一细菌属名,菌名翻译为“梭状芽孢杆菌”。“*Paraclostridium*”,英文词义为“next to *Clostridium*”,表示该菌与梭菌有很近的亲缘关系,菌名翻译为“副梭菌属”。

一、分类学

副梭菌属隶属于厚壁菌门(Firmicutes)、梭菌纲(Clostridia)、梭菌目(Clostridiales)、梭菌科(Clostridiaceae),模式菌种为双酶副梭菌[1]。

二、属的特征

副梭菌属为革兰氏阳性杆菌,有内生孢子;有动力,为二分裂繁殖;触酶和氧化酶阴性。专性厌氧菌,生长需要一些有机基质。生长因子和 NaCl 不是生长所必需的。吲哚、硫化氢阳性,硝酸还原阳性,对淀粉和明胶的水解与苯甲酸的利用随菌种而异。细菌含有心磷脂、磷脂酰甘油、磷脂酰乙醇胺、磷脂酰胆碱和未鉴定的氨基酯类等极性脂类。基因组 DNA G+C 含量为 27~30.2 mol%[1]。

三、属的临床意义

副梭菌属可分离于海底沉积物,有引起临床中枢神经系统和淋巴结感染的报道[2]。

四、抗菌药物敏感性和感染用药

副梭菌属是一种专性厌氧菌,理论上可参考 CLSI M11-A7"厌氧菌的 MIC 折点解释标准"来进行药敏判读,可参考梭菌属的抗感染治疗方案,供参考。

五、属内菌种

Paraclostridium bifermentans 双酶副梭菌

Sasi Jyothsna et al., 2016

【分类学评述】 该菌种在 1918 年被 Weinberg 和 Séguin 描述为"*Bacillus bifermentans*",在 1923 年被 Bergey 等描述为"*Clostridium bifermentans*"并于 1980 年被收录至《核准的细菌名称目录》,在 2016 年被分类为现在的双酶副梭菌。

【词源和翻译】 "*bifermentans*",新拉丁语分词形容词,由"*bis*"和"*fermentans*"两个词根组成:"*bis*",拉丁语前缀,英文词义为"twice";"*fermentans*",拉丁语分词形容词,英文词义为"fermenting"。"*bifermentans*",英文词义为"fermenting both carbohydrates and amino acids",即"发酵碳水化合物和氨基酸的",菌名翻译为"双酶副梭菌"。

【临床意义】 双酶副梭菌在印度有分离于脑脓肿和颈淋巴结炎的病例报道[2]。

Paraclostridium bifermentans subsp. *bifermentans* 双酶副梭菌双酶亚种

(Weinberg and Séguin, 1918) Kutsuna et al., 2019

【词源和翻译】 见双酶副梭菌。

【临床意义】 见双酶副梭菌。

Paraclostridium bifermentans subsp. *muricolitidis* 双酶副梭菌小鼠结肠炎亚种

Kutsuna *et al.*, 2019

【词源和翻译】 "*muricolitidis*",新拉丁语名词属格,由"*mus*"和"*colitis*"两个词根组成:"*mus*",拉丁语名词,英文词义为"mouse";"*colitis*",新拉丁语名词,英文词义为"inflammation of the colon"。"*muricolitidis*",英文词义为"of mouse colitis",即"小鼠结肠炎的",菌名翻译为"双酶副梭菌小鼠结肠炎亚种"。

【临床意义】 双酶副梭菌小鼠结肠炎亚种分离于小鼠,暂无人感染的报道[3]。

Paraclostridium 副梭菌属参考文献

P

Paracoccus 副球菌属 Davis, 1969 (Approved Lists, 1980)

【词源和翻译】 "*Paracoccus*",新拉丁语阴性名词,由"*para*"和"*Coccus*"两个词根组成:"*para*",希腊语介词,英文词义为"along side of";"*Coccus*",新拉丁语中性名词,为细菌属名,英文词义为"a grain"、"berry",来源于希腊语名词,英文词义为"kokkos, grain"。"*Paracoccus*",英文词义为"like a *Coccus*",即"像球菌的",菌名翻译为"副球菌属"。

一、分类学

副球菌属隶属于变形菌门(Proteobacteria)、α-变形菌纲(Alphaproteobacteria)、红细菌目(Rhodobacterales)、红细菌科(Rhodobacteraceae),模式菌种为反硝化副球菌。

二、属的特征

副球菌属为革兰氏阴性,直径(0.5~0.9) μm 的球菌或直径(1.1~1.3) μm 的短杆菌,单独、成对或成簇出现。通常无荚膜,不产生孢子,无动力。触酶和氧化酶阳性。有氧代谢,有严格的呼吸代谢。*N*-氧化物(如硝酸盐、亚硝酸盐和一氧化二氮)可用作厌氧条件下呼吸的末端电子受体。硝酸盐通过亚硝酸盐、一氧化氮和一氧化二氮还原为 N_2(反硝化作用)。化学自养生长以 CO_2 为碳源,H_2、甲醇、甲胺或硫代硫酸盐可以作为自由能源的电子供体。基因组 DNA G+C 含量为 64~67 mol%[1]。

三、属的临床意义

副球菌属可分离于水、土壤、污水和污泥中[1],另基于扩增子测序的方法显示,其可能是人体皮肤的正常菌群。

四、抗菌药物敏感性和感染用药

目前,暂无副球菌感染用药的权威方案。有资料显示,反硝化副球菌对氨苄西林、四环素、链霉素、卡那霉素、红霉素、氯霉素、利福平和庆大霉素敏感,对甲氧苄啶耐药[3],供参考。

五、属内菌种

Paracoccus denitrificans 反硝化副球菌

(Beijerinck and Minkman, 1910) Davis, 1969

【词源和翻译】 "*denitrificans*",新拉丁语分词形容词,由"*de*"和"*nitrum*"两个词根组成:"*de*",拉丁语介词,英文词义为"away from";"*nitrum*",拉丁语名词,英文词义为"soda"。"*denitrificans*",英文词义为"denitrifying",即"反硝化的",菌名翻译为"反硝化副球菌"。

【临床意义】 反硝化副球菌主要分离于污水和环境中,暂无使人致病的报道。

Paracoccus yeei 耶氏副球菌

corrig. Daneshvar et al., 2003

【词源和翻译】 "*yeei*",新拉丁语阴性名词,英文词义为"in honour of Robert B. Yee",来源于美国细菌学家 Yeei 的名字,以纪念他对病原性细菌生物学特性研究做出的贡献,菌名翻译为"耶氏副球菌"。

【临床意义】 耶氏副球菌是一种条件致病菌,有引起腹膜透析后腹膜炎、关节炎、角膜感染等报道[2-6]。

***Paracoccus* 副球菌属参考文献**

P

Paraeggerthella 副埃格特菌属 Würdemann et al., 2009

【词源和翻译】 "*Paraeggerthella*",新拉丁语阴性名词,由"*para*"和"*Eggerthella*"两个词根组成:"*para*",希腊语介词,英文词义为"beside"、"alongside of"、"near"、"like";"*Eggerthella*",新拉丁语阴性名词,为一细菌属名,Würdemann 等于 2009 年将其命名为"埃格特菌属"。"*Paraeggerthella*",英文词义为"beside *Eggerthella*",即指发现该菌与埃格特菌属有很近的亲缘关系,菌名翻译为"副埃格特菌属"。

一、分类学

副埃格特菌属隶属于放线菌门(Actinobacteria)、红椿杆菌纲(Coriobacteriia)、埃格特菌目(Eggerthellales)、埃格特菌科(Eggerthellaceae),模式菌种为香港副埃格特菌。

二、属的特征

副埃格特菌属为革兰氏阳性无芽孢短杆或球杆菌,严格厌氧,可形成灰白色、半透明、细小菌落。脂肪酸包括饱和脂肪酸和单不饱和脂肪酸,主要是 $C_{16:0}$和 $C_{18:0}$,主要的呼吸醌为 MK-6。极性脂质包括磷脂、糖脂双磷脂和三糖脂类(GL1、GL2 和 GL4)。不氧化/发酵阿拉伯糖、葡萄糖、甘露糖、棉子糖、海藻糖和木糖。唯一已知的一株菌株的基因组 DNA G+C 含量为 61.1~61.8 mol%[1]。

三、属的临床意义

副埃格特菌属菌株分离于香港一例急性克罗恩病患者的结肠标本和粪便标本,目前在台湾有引起腹内感染和菌血症的报道,目前认为可能与溃疡性结肠炎和菌血症相关[2]。

四、抗菌药物敏感性和感染用药

副埃格特菌属是一种专性厌氧菌,药敏试验推荐琼脂稀释法,且理论上可参考 CLSI M11-A7"厌氧菌的 MIC 折点解释标准"来进行药敏判读,但难以常规开展。有资料显示,该菌属细菌对氨苄西林/舒巴坦、甲硝唑、亚胺培南、美罗培南敏感,对莫西沙星、头孢他啶和哌拉西林/他唑巴坦有超过 80%的敏感率,对青霉素和克林霉素耐药[1-2]。目前,有采用头孢菌素、万古霉素、碳青霉烯类和甲硝唑有效治疗的报道。

五、属内菌种

Paraeggerthella hongkongensis 香港副埃格特菌

(Lau et al., 2006) Würdemann et al., 2009

【分类学评述】 该菌种在 2006 年被分类为香港埃格特菌(*Eggerthella hongkongensis*),在 2009 年被重新分类为香港副埃格特菌。

【词源和翻译】 "*hongkongensis*",新拉丁语阳性/阴性形容词,源自首次发现该菌的地名,即城市"香港"(Hong Kong),菌名翻译为"香港副埃格特菌"。

【临床意义】 香港副埃格特菌有引起溃疡性结肠炎和菌血症的报道[1]。

Paraeggerthella 副埃格特菌属参考文献

P

Paraprevotella 副普雷沃菌属 Morotomi et al., 2009

【词源和翻译】“*Paraprevotella*”,新拉丁语阴性名词,由“*para*”和“*Prevotella*”两个词根组成:“*para*”,希腊语介词,英文词义为“beside”、“next to”;“*Prevotella*”,新拉丁语阴性名词,为一细菌属名,Morotomi等于2009年将其命名为“普雷沃菌”。“*Paraprevotella*”,英文词义为“a genus similar to *Prevotella*”,即一个与普雷沃菌相近的属,菌名翻译为“副普雷沃菌属”。

一、分类学

副普雷沃菌属隶属于拟杆菌门(Bacteroidetes)、拟杆菌纲(Bacteroidia)、拟杆菌目(Bacteroidales)、普雷沃氏菌科(Prevotellaceae),模式菌种为亮白副普雷沃菌。

二、属的特征

副普雷沃菌属为严格厌氧菌,革兰氏阴性,无芽孢,无动力。触酶阳性,可利用各种糖,以琥珀酸和醋酸为主要发酵终产物。主要的细胞脂肪酸为 iso-$C_{15:0}$、anteiso-$C_{15:0}$和 $C_{18:1}$ ω9c。主要的呼吸醌为 MK-10(H_0)和 MK-11(H_0)。基因组 DNA G+C 含量为 48~49 mol%[1]。

三、属的临床意义

副普雷沃菌属主要分离于健康人类的粪便,可作为人肠道微生物正常菌群,对免疫低下人群可能有致病意义[1]。

四、抗菌药物敏感性和感染用药

副普雷沃菌属细菌是一种专性厌氧菌,药敏试验推荐琼脂稀释法,且理论上可参考 CLSI M11-A7“厌氧菌的 MIC 折点解释标准”来进行药敏判读,但难以常规开展。目前,尚无副普雷沃菌属感染用药的权威资料,但从其菌种特征和系统发育亲缘关系上看,理论上可参考普雷沃菌属细菌的感染治疗方案,供参考。

五、属内菌种

Paraprevotella clara 亮白副普雷沃菌

Morotomi et al., 2009

【词源和翻译】“*clara*”,拉丁语阴性形容词,英文词义为“clear”、“bright”、“shining or brilliant”,即“明亮的,闪亮的”,意指该菌株的菌落为亮白色的,菌名翻译为“亮白副普雷沃菌”。

【临床意义】亮白副普雷沃菌从人类粪便中检出,暂无人感染的报道[1]。

Paraprevotella xylaniphila 嗜木糖副普雷沃菌

Morotomi et al., 2009

【词源和翻译】“*xylaniphila*”,新拉丁语阴性形容词,由“*xylanum*”和“*phila*”两个词根组成:“*xylanum*”,新拉丁语名词,英文词义为“xylanum”;“*phila*”,新拉丁语阴性形容词,源自希腊语阴性形容词“*philê*”,英文词义为“loving”。“*xylaniphila*”,英文词义为“xylan-loving”,即“喜爱木糖的”,菌名翻译为“嗜木糖副普雷沃菌”。

【临床意义】嗜木糖副普雷沃菌从人类粪便中检出,暂无人感染的报道[1]。

***Paraprevotella* 副普雷沃菌属参考文献**

Parascardovia 副斯卡多维菌属 Jian and Dong, 2002

【词源和翻译】 "*Parascardovia*",新拉丁语阴性名词,由"*para*"和"*Scardovia*"两个词根组成:"*para*",希腊语介词,英文词义为"beside"、"alongside of"、"near"、"like";"*Scardovia*",新拉丁语阴性名词,为一细菌属名,Jian 和 Dong 于 2002 年将其命名为"斯卡多维菌"。"*Parascardovia*",英文词义为"resembling *Scardovia*",即"类似斯卡多维菌的细菌",菌名翻译为"副斯卡多维菌属"。

一、分类学

副斯卡多维菌属隶属于放线菌门(Actinobacteria)、放线菌纲(Actinobacteria)、双歧杆菌目(Bifidobacteriales)、双歧杆菌科(Bifidobacteriaceae),模式菌种为齿垢副斯卡多维菌[1]。

二、属的特征

副斯卡多维菌属为革兰氏阳性细长小杆菌,抗酸阴性,无芽孢,无动力,严格厌氧生长。葡萄糖发酵产物 *L*-(+)-乳酸和醋酸的摩尔比为 1∶2。基因组 DNA G+C 含量为 54~56 mol%[1]。

三、属的临床意义

副斯卡多维菌属在人类龋齿中发现,副斯卡多维菌是属于双歧杆菌家族的一个新属。该属只有一个菌种,即模式菌种齿垢副斯卡多维菌[1]。

四、抗菌药物敏感性和感染用药

副斯卡多维菌属是一种专性厌氧菌,药敏试验推荐琼脂稀释法,且理论上可参考 CLSI M11-A7"厌氧菌的 MIC 折点解释标准"来进行药敏判读,但难以常规开展,理论上对甲硝唑敏感。

五、属内菌种

Parascardovia denticolens 齿垢副斯卡多维菌

(Crociani et al., 1996) Jian and Dong, 2002

【词源和翻译】 "*denticolens*",新拉丁语分词形容词,由"*dens dentis*"和"*colens*"两个词根组成:"*dens dentis*",拉丁语名词,英文词义为"tooth";"*colens*",拉丁语分词形容词,英文词义为"dwelling"。"*denticolens*",英文词义为"tooth-dwelling",即"定居牙齿的",菌名翻译为"齿垢副斯卡多维菌"。

【临床意义】 齿垢副斯卡多维菌在人龋齿和菌斑中发现。在一项关于双歧杆菌家族的研究中发现,齿垢副斯卡多维菌在人类龋齿和斑块中出现的概率相当[1]。

Parascardovia 副斯卡多维菌属参考文献

P

Parasutterella 副萨特菌属 Nagai et al., 2009

【词源和翻译】 “*Parasutterella*”，新拉丁语阴性名词，由“*para*”和“*Sutterella*”两个词根组成：“*para*”，希腊语介词，英文词义为“beside”、“alongside of”、“near”、“like”；“*Sutterella*”，新拉丁语阴性名词，为一细菌属名，Nagai 等于 2009 年将其命名为“萨特菌”。“*Parasutterella*”，英文词义为“a genus similar to *Sutterella*”，表示“一个与萨特菌相近的属”，菌名翻译为“副萨特菌属”。

一、分类学

副萨特菌属隶属于变形菌门(Proteobacteria)、β-变形菌纲(Betaproteobacteria)、伯克霍尔德菌目(Burkholderiales)、萨特菌科(Sutterellaceae)，模式菌种为人类副萨特菌。

二、属的特征

副萨特菌属为革兰氏阴性球菌或球杆菌，无鞭毛，无芽孢，厌氧生长。氧化酶、脲酶和触酶阴性。在胆汁中生长。不水解七叶苷和明胶，不还原硝酸盐，不产生吲哚。基因组 DNA G+C 含量为 49.8 mol%[1]。

三、属的临床意义

副萨特菌属从人类粪便中分离出来，一般认为是人体肠道正常微生物群[1]。

四、抗菌药物敏感性和感染用药

副萨特菌属是一种专性厌氧菌，药敏试验推荐琼脂稀释法，且理论上可参考 CLSI M11-A7“厌氧菌的 MIC 折点解释标准”来进行药敏判读，但难以常规开展，理论上对甲硝唑敏感。

五、属内菌种

Parasutterella excrementihominis 人粪副萨特菌

Nagai et al., 2009

【词源和翻译】 “*excrementihominis*”，新拉丁语名词属格，由“*excrementum*”和“*homo-inis*”两个词根组成：“*excrementum*”，拉丁语名词，英文词义为“excrement”；“*homo-inis*”，拉丁语名词，英文词义为“human being”、“man”。“*excrementihominis*”，英文词义为“of faeces of a human”，即“人类粪便的”，指该菌分离自人类的粪便，菌名翻译为“人粪副萨特菌”。

【临床意义】 人粪副萨特菌分离自人类粪便，暂无其致病的临床报道[1]。

Parasutterella secunda 第二副萨特菌

Morotomi et al., 2011

【词源和翻译】 “*secunda*”，拉丁语阴性形容词，英文词义为“next to the first”、“the second”，表示“第二的”，意指该菌是该菌属发现的第二菌种，菌名翻译为“第二副萨特菌”。

【临床意义】 第二副萨特菌分离自人类粪便，暂无其致病的临床报道[2]。

***Parasutterella* 副萨特菌属参考文献**

P

Parvimonas 微单胞菌属 Tindall and Euzéby, 2006

【词源和翻译】 “*Parvimonas*”，新拉丁语阴性名词，由“*parvus*”和“*monas*”两个词根组成：“*parvus*”，拉丁语形容词，英文词义为“little”、“small”；“*monas*”，拉丁语阴性名词，英文词义为“a unit”、“monad”。“*Parvimonas*”，英文词义为“a small monad”，表示“一个小的单胞（菌）”，菌名翻译为“微单胞菌属”。

一、分类学

微单胞菌属隶属于厚壁菌门（Firmicutes）、梭菌纲（Clostridia）、梭菌目（Clostridiales）、未指定的科（unassigned），模式菌种为微小微单胞菌。

二、属的特征

微单胞菌属为革兰氏阳性球菌，成对、链状或成团出现，直径为（0.3～0.7）μm。专性厌氧菌、菌体无芽孢。非发酵菌，吲哚阴性，碱性磷酸酶阳性。最适生长温度为 37 ℃，可将蛋白胨和氨基酸分解为醋酸。基因组 DNA G+C 含量为 27～28 mol%[1]。

三、属的临床意义

微单胞菌属暂时只有一个菌种，即微小微单胞菌，是人类口腔正常菌群的一部分，也可能是胃肠道和女性生殖道菌群的一部分。可分离于临床的穿刺液、引流液和血液标本，可引起各类人口腔周边脓肿，也有引起化脓性关节炎、椎间盘炎、骨髓炎、颈脑脓肿的病例报道[2-3]。

四、抗菌药物敏感性和感染用药

有临床报道显示，克林霉素、青霉素、阿莫西林、头孢曲松治疗有效，但缺乏较为规范和翔实的抗生素试验数据。

五、属内菌种

Parvimonas micra 微小微单胞菌

（Prévot，1933）Tindall and Euzéby，2006

【分类学评述】 该菌在 1933 年被描述为“*Micromonas micros*（sic）”，在 1957 年被描述为“*Peptostreptococcus micros*”并于 1980 年被收录至《核准的细菌名称目录》，在 2000 年被正式分类为“*Micromonas micros*”，但名称不合法。另外，Cardon 和 Barker 在 1946 年将该菌描述为“*Diplococcus glycinophilus*”，且 Douglas 在 1957 年将其描述为“*Peptococcus glycinophilus*”，其于 1980 年被收录至《核准的细菌名称目录》中并作为该菌的异型同义词。在 2006 年，该菌种被分类为现在的微小微单胞菌。

【词源和翻译】 “*micra*”，新拉丁语阴性形容词，英文词义为“small”、“little”，即“小的”，菌名翻译为“微小微单胞菌”。

【临床意义】 见属的临床意义。

***Parvimonas* 微单胞菌属参考文献**

P

Pasteurellaceae 巴斯德菌科 Pohl, 1981

【词源和翻译】 “Pasteurellaceae”,新拉丁语阴性复数名词,源自模式菌属“巴斯德菌属”(*Pasteurella*),科名翻译为“巴斯德菌科”。

一、分类学

巴斯德菌科隶属于变形菌门(Proteobacteria)、γ-变形菌纲(gammaproteobacteria)、巴斯德菌目(Pasteurellales)。该科共有6个菌属:放线杆菌属(*Actinobacillus*)、嗜血杆菌属(*Haemophilus*)、隆派恩菌属(*Lonepinella*)、曼海姆菌属(*Mannheimia*)、巴斯德菌属、海豚杆菌属(*Phocoenobacter*)。模式菌属为巴斯德菌属。

二、科的特征

巴斯德菌科细菌为革兰氏阴性菌,直杆状或球状,大小(0.2~0.4) μm×(0.4~2.0) μm,无芽孢,无动力,需氧、微需氧或兼性厌氧,最佳生长温度为37 ℃。大部分触酶、氧化酶和碱性磷酸酶阳性,可还原硝酸盐成亚硝酸盐。哺乳动物和鸟类的专性寄生菌,可定植在呼吸道和消化道的黏膜上,可对人、其他哺乳动物、鸟类和爬行动物致病。基本对青霉素和其他β-内酰胺类抗生素敏感,对磺胺类、红霉素和多黏菌素耐药。基因组DNA G+C含量为37~45 mol%[1]。

Pasteurellaceae 巴斯德菌科参考文献

Pasteurella 巴斯德菌属 Trevisan, 1887

【词源和翻译】 “*Pasteurella*”,带小尾缀的新拉丁语阴性名词,源自“Louis Pasteur”的名字,菌名翻译为“巴斯德菌属”。

一、分类学

巴斯德菌属隶属于变形菌门(Proteobacteria)、γ-变形菌纲(Gammaproteobacteria)、巴斯德菌目(Pasteurellales)、巴斯德菌科(Pasteurellaceae),模式菌种为多杀巴斯德菌。

二、属的特征

巴斯德菌属为革兰氏阴性菌,球状、卵圆形或杆状,大小为(0.3~1.0) μm×(1.0~2.0) μm。单个存在,有时成对或呈短链状,常双极染色(吉姆萨和瑞氏染色),特别在传染动物中的标本。无芽孢,不抗酸,无动力,兼性厌氧菌。生长于22~44 ℃,最适37 ℃,在血平板和巧克力平板形成规则、光滑、凸起、灰色、半透明的圆形菌落，24 h 可见菌落直径 0.5~2 mm，可有 β-溶血，在羊和牛血平板不出现 β-溶血，出现草绿色溶血微黄色菌落。触酶阳性，几乎总是氧化酶阳性，还原硝酸盐为亚硝酸盐，明胶酶阴性，甲基红和 VP 试验阴性，赖氨酸和精氨酸脱羧酶阴性，发酵葡萄糖和其他可发酵化合物，产酸但通常不产气。部分菌种生长需要 V 因子和 X 因子，而且还需要较为复杂的培养基。基因组 DNA G+C 含量为 37.7~45.9 mol%[1]。

三、属的临床意义

巴斯德菌属可寄生于哺乳动物（人体罕见）和鸟的上呼吸道和消化道，多杀巴斯德菌可以分离于反刍动物、猪和兔的呼吸道。该菌属细菌是兽类的致病菌，可引起大范围的动物疾病。多杀巴斯德菌可分为多种血清型，其中 A 型可引起家禽和野鸟的鸟类霍乱，也可引起牛和猪的呼吸系统感染；B 型和 E 型可引起家牛和野水牛的出血性败血病，多发生在东南亚，可造成巨大经济损失；D 型可引起猪的萎缩性鼻炎，而且还可以引起其他种类动物的播散性感染（包括试验动物、猫、犬等）。人类感染相关的巴斯德菌多是通过动物咬伤或接触动物分泌物传染，所包含的菌种有多杀巴斯德菌多杀亚种、多杀巴斯德菌败血症亚种、犬巴斯德菌、咬伤巴斯德菌。与其他机会致病菌一样，巴斯德菌可引起不同临床症状，如坏死性筋膜炎、慢性肺脓肿、心内膜炎、脑膜炎、肺炎类肺部疾病、腹膜炎、败血症、眼周脓肿与蜂窝织炎、肉芽肿性肝炎等[1]。

四、抗菌药物敏感性和感染用药

大多数从人类分离的巴斯德菌菌株都对青霉素敏感。对于局部伤口感染，选择其他 *β*-内酰胺类抗生素也一样有效。对于碳青霉烯类抗生素而言，美罗培南比亚胺培南更有效。大环内酯类药物，尤其是泌尿系统和呼吸道感染，如环丙沙星等喹诺酮类药物在人畜感染中有效。大多数菌株也对四环素类药物敏感。马波沙星可被兽医用于猫、犬的感染治疗，替米考星用于兔子的治疗[1]。

五、属内菌种

Pasteurella aerogenes 产气巴斯德菌

McAllister and Carter，1974

【词源和翻译】 “*aerogenes*”，新拉丁语分词形容词，由“*aêr aeros*”和“*gennao*”两个词根组成：“*aêr aeros*”，希腊语名词，英文词义为“air”；“*gennao*”，希腊语动词，英文词义为“engender”、“produce”。“*aerogenes*”，英文词义为“air-generating”、“gaz-producing”，即“产生气体的”，菌名翻译为“产气巴斯德菌”。

【临床意义】 产气巴斯德菌最开始是从猪身上分离出来的，有该菌引起溃疡或伤口感染及无症状菌尿等的报道[2-3]。

Pasteurella bettyae 蓓蒂巴斯德菌

corrig. Sneath and Stevens，1990

【词源和翻译】 “*bettyae*”，新拉丁语阴性名词属格，源自“Elizabeth（Betty）O. King”的名字，菌名翻译为“蓓蒂巴斯德菌”。

【临床意义】 蓓蒂巴斯德菌从人巴索林腺脓肿和手指感染标本分离出来，有引起人类围产期菌血症和引起免疫缺陷病毒患者的致死性胸膜肺炎病例报道[4-5]。

Pasteurella caballi 马巴斯德菌

Schlater et al.，1990

【词源和翻译】 “*caballi*”，拉丁语阳性名词属格，英文词义为“of a horse”，即“马的”，菌名翻译为“马巴斯德菌”。

【临床意义】 马巴斯德菌是从呼吸道和生殖道感染的马匹及与马接触的人身上获得的，也有从人伤口和被马咬后感染伤口中分离的报道[6-7]。

Pasteurella canis 犬巴斯德菌

Mutters et al.，1985

【词源和翻译】 “*canis*”，拉丁语阳性/阴性名词属格，英文词义为“of a dog”，即“犬的”，菌名翻译为“犬巴斯德菌”。

【临床意义】 该菌种主要是从犬的口腔分离出来，

也有从被犬咬伤的人类伤口、养犬者的肺部感染标本分离出来的报道[8]，有引起人类骨髓炎症的个案报道[9]。

Pasteurella dagmatis 咬伤巴斯德菌

Mutters et al., 1985

【词源和翻译】"*dagmatis*"，新拉丁语名词属格，英文词义为"of/from a bite"，即"咬伤的"，菌名翻译为"咬伤巴斯德菌"。

【临床意义】咬伤巴斯德菌从犬和猫身上分离出来，以及动物咬伤引起的人类局部感染伤口中分离出来；有引起人类败血症及感染性心内膜炎的报道[10]。

Pasteurella multocida 多杀巴斯德菌

(Lehmann and Neumann, 1899) Rosenbusch and Merchant, 1939

【词源和翻译】"*multocida*"，新拉丁语阴性形容词，由"*multus*"和"*caedo*"两个词根组成："*multus*"，拉丁语形容词，英文词义为"many"；"*caedo*"，拉丁语动词，英文词义为"to cut or kill"。"*multocida*"，英文词义为"many killing"，即"多杀的"，该菌为很多动物的致病菌，菌名翻译为"多杀巴斯德菌"。

【临床意义】多杀巴斯德菌多从哺乳动物(包括人类)和鸟类中分离，除了引起多种哺乳动物和鸟类大范围感染外，还是最常见引起人类致病的巴斯德菌，可以引起广泛的人类疾病，如坏死性筋膜炎、慢性肺脓肿、心内膜炎、脑膜炎、肺炎类肺部疾病、腹膜炎、败血症、眼周脓肿与蜂窝织炎、肉芽肿性肝炎等[1]。

Pasteurella multocida subsp. gallicida 多杀巴斯德菌杀禽亚种

Mutters et al., 1985

【词源和翻译】"*gallicida*"，新拉丁语阳性名词，由"*gallus*"和"*-cida*"两个词根组成："*gallus*"，拉丁语名词，英文词义为"a cock"；"*-cida*"，拉丁语后缀，源自拉丁语动词"*caedo*"，英文词义为"murderer"、"killer"。"*gallicida*"，英文词义为"killer of cock"，即"杀公鸡的"，意指该菌为家禽的致病菌，菌名翻译为"多杀巴斯德菌杀禽亚种"。

【临床意义】多杀巴斯德菌杀禽亚种可引起禽类感染，暂无人致病相关报道。

Pasteurella multocida subsp. multocida 多杀巴斯德菌多杀亚种

(Lehmann and Neumann, 1899) Mutters et al., 1985

【词源和翻译】见多杀巴斯德菌。

【临床意义】多杀巴斯德菌多杀亚种可引起猫、犬、猪、鸡等多种动物的感染，目前有引起人类呼吸道感染、慢性鼻窦炎及败血症的报道[11-13]。

Pasteurella multocida subsp. septica 多杀巴斯德菌败血症亚种

Mutters et al., 1985

【词源和翻译】"*septica*"，拉丁语阴性形容词，英文词义为"producing a putrefaction"、"putrefying"、"septic"，即"败血症的"，菌名翻译为"多杀巴斯德菌败血症亚种"。

【临床意义】多杀巴斯德菌败血症亚种可引起动物的多部位感染，甚至脑膜炎，暂未有引起人感染的报道。

Pasteurella pneumotropica 侵肺巴斯德菌

Jawetz, 1950

【词源和翻译】"*pneumotropica*"，新拉丁语阴性形容词，英文词义为"having an affinity for the lungs"，即"对肺有侵袭性的"，菌名翻译为"侵肺巴斯德菌"。

【临床意义】侵肺巴斯德菌可引起鼠类的肺部感染，暂未有引起人感染的报道。

Pasteurella 巴斯德菌属参考文献

Pasteuriaceae 巴氏芽孢菌科 Laurent, 1890

【词源和翻译】 “Pasteuriaceae”,新拉丁语阴性名词,源自模式菌属“巴氏芽孢菌属”(*Pasteuria*),科名翻译为“巴氏芽孢菌科”。

一、分类学

巴氏芽孢菌科隶属于厚壁菌门(Firmicutes)、芽孢杆菌纲(Bacilli)、芽孢杆菌目(Bacillales),模式菌属为巴氏芽孢菌属。科内只包含一个菌属。

二、科的特征

巴氏芽孢菌科细菌革兰氏阳性菌,可二次分枝,形成有隔菌丝体,扩大的菌丝终端最终形成孢子囊和内孢子,无动力,孢子囊和小菌落可以在生水、植物和土壤无脊椎动物内寄生,不能体外培养,但可以在实验室的脊椎动物宿主体内培养[1]。

Pasteuriaceae 巴氏芽孢菌科参考文献

Pasteuria 巴氏芽孢菌属 Metchnikoff, 1888

【词源和翻译】 “*Pasteuria*”,新拉丁语阴性名词,源自法国大学士及科学家“Louis Pasteur”的名字,菌名翻译为“巴氏芽孢菌属”。

一、分类学

巴氏芽孢菌属隶属于厚壁菌门(Firmicutes)、芽孢杆菌纲(Bacilli)、芽孢杆菌目(Bacillales)、巴氏芽孢菌科。模式菌种为分支巴氏芽孢菌。

二、属的特征

巴氏芽孢菌属为革兰氏阳性菌,无动力,可形成内生孢子。可在水蚤和幼虫宿主体内繁殖,形成圆形和椭圆形的营养微菌落(称为菜花样),尔后再形成子代微菌落。孢子囊和小菌落可以在生水、植物、土壤和无脊椎动物内寄生,不能体外培养,但可以在实验室的脊椎动物宿主体内培养。可通过土壤或水生孢子传播,但感染宿主后则不能再复制。基因组 DNA G+C 含量未知[1]。

三、属的临床意义

巴氏芽孢菌属的孢子囊和菌落在淡水、植物体、土壤及无脊椎动物体内的寄生虫体内发现。目前尚

P

未有感染人类的报道。

四、抗菌药物敏感性和感染用药

巴氏孢子菌属与芽孢杆菌属(*Bacillus*)亲缘关系密切,且部分菌种是由芽孢杆菌重新分类而来,理论上可采用芽孢杆菌的感染用药方案,或参考 CLSI M45 中"芽孢杆菌属细菌(不包括炭疽芽孢杆菌)MIC 折点解释标准"进行药敏结果判读。

五、属内菌种

***Pasteuria ramosa* 分枝巴氏芽孢菌**

Metchnikoff, 1888

【词源和翻译】 "*ramosa*",拉丁语阴性形容词,英文词义为"much-branched",即"多分枝的",菌名翻译为"分枝巴氏芽孢菌"。

【种的特征】 分枝巴氏芽孢菌为革兰氏阳性菌,可在水蚤体内的腔道寄生,通常末端之间黏附膨大呈泪滴状,形成两分枝、三分枝或四分枝的形状,末端形成内生孢子,大小为(1.37~1.61)μm×(1.20~1.46)μm,无动力,耐干燥,不耐热,可在池塘淤泥中存活 30 年。营养阶段形成单个的菜花样分叉的菌丝体或微菌落。不能体外培养,可在实验室的脊椎动物宿主体内生长。

【临床意义】 分枝巴氏芽孢菌分离于环境,暂无引起人致病的报道[1]。

***Pasteuria* 巴氏芽孢菌属参考文献**

Pediococcus 片球菌属 Claussen, 1903

【词源和翻译】 "*Pediococcus*",新拉丁语阳性名词,由"*pedium*"和"*coccus*"两个词根组成:"*pedium*",希腊语名词,英文词义为"a plane surface";"*coccus*",新拉丁语阳性名词,源自希腊语阳性名词"*kokkos*",英文词义为"coccus"。"*Pediococcus*",英文词义为"coccus growing in one plane",即"生长在一个平面的球菌",菌名翻译为"片球菌属"。

一、分类学

片球菌属隶属于厚壁菌门(Firmicutes)、芽孢杆菌纲(Bacilli)、乳酸杆菌目(Lactobacillales)、乳酸杆菌科(Lactobacillaceae),模式菌种为有害片球菌。

二、属的特征

片球菌属为革兰氏阳性菌,球形或椭圆形,可以单个、成双、呈四叠垂直排列,但不呈链状排列,大小为 0.5~1.0 μm。无芽孢,无动力,氧化酶和触酶阴性,但部分戊糖片球菌菌株产触酶或假触酶。兼性厌氧菌,最佳生长温度为 25 ℃和 40 ℃,该菌在环境中生产能力强,能产细菌素。葡萄糖通过糖酵解途径成 *D* 或*L*-(+)-乳酸发酵。不产气,不还原硝酸盐。基因组 DNA G+C 含量为 35~44 mol%[1]。

三、属的临床意义

片球菌属通常定植在植物和水果中,部分可以定植在人和动物的消化道,通常在人和动物的粪便中检出,部分可以作为动物鼻腔的定植菌。部分片球菌与人类感染相关,通常认为是条件致病菌,可引起创伤和有基础疾病的人劳累后的感染。

四、抗菌药物敏感性和感染用药

大部分菌株对青霉素、氨苄西林、氨基糖苷类(尤其是庆大霉素和奈替米星)敏感,部分菌株对万古霉素、替考拉宁、喹诺酮和四环素耐药,对氯霉素中敏[1]。

五、属内菌种

Pediococcus acidilactici 乳酸片球菌

Lindner, 1887

【词源和翻译】 "*acidilactici*",新拉丁语名词属格,英文词义为"of lactic acid",即"乳酸的",菌名翻译为"乳酸片球菌"。

【临床意义】 乳酸片球菌是一种产乳酸细菌,可能具有益生菌属性,目前有用于食品工业的乳品发酵,但也有在免疫功能低下患者引起肺炎和菌血症的报道[2-4]。

Pediococcus pentosaceus 戊糖片球菌

Mees, 1934

【词源和翻译】 "*pentosaceus*",新拉丁语阳性形容词,英文词义为"relating to a pentose",即"与戊糖有关的",菌名翻译为"戊糖片球菌"。

【临床意义】 戊糖片球菌可分离于多种食物中,可能具有益生菌属性,但也有引起人感染性心内膜炎的报道[5]。

***Pediococcus* 片球菌属参考文献**

Peptococcus 消化球菌属 Kluyver and van Niel, 1936

【词源和翻译】 "*Peptococcus*",新拉丁语阳性名词,由"*pepto*"和"*coccus*"两个词根组成:"*pepto*",源自希腊语动词"*peptô*",英文词义为"cook, digest";"*coccus*",新拉丁语阳性名词,源自希腊语阳性名词"*kokkos*",英文词义为"a grain berry"。"*Peptococcus*",英文词义为"the digesting coccus",表示"消化的球(菌)",意指一种分离于肠道的与消化有关的球菌,菌名翻译为"消化球菌属"。

一、分类学

消化球菌属隶属于厚壁菌门(Firmicutes)、梭菌纲(Clostridia)、梭菌目(Clostridiales)、消化球菌科(Peptococcaceae),模式菌种为黑色消化球菌[1]。

二、属的特征

消化球菌属是革兰氏阳性球菌,单个、成对或不规则排列。厌氧,无芽孢。化能有机营养,能代谢蛋白胨和

P

氨基酸成为从 C_1~C_6 的普通的支链脂肪酸。主要的呼吸醌是 MK-10。基因组 DNA G+C 含量为 50~51 mol%[1]。

三、属的临床意义

消化球菌是一种厌氧的革兰氏阳性球菌，正常存在于人的肠道、阴道和肚脐，可引起人的感染，且多数情况下为多种厌氧菌的混合感染。但需要注意的是，目前该菌属的多个菌种已重新分类，故其临床意义有待于根据分类学的变化而重新进行评估[1]。

四、抗菌药物敏感性和感染用药

消化球菌属药敏试验可参照 CLSI M100 中"厌氧菌的 MIC 折点解释标准"进行结果判读。尽管琼脂稀释法是厌氧菌药敏试验的金标准，但难以常规开展。从累积的药敏资料来看，消化球菌感染治疗的最佳抗菌药物包括青霉素、阿莫西林、克林霉素、亚胺培南、β-内酰胺类/β-内酰胺酶抑制剂（如阿莫西林/克拉维酸、哌拉西林/他唑巴坦、氨苄西林/舒巴坦），但最近报道有 4%~7%的菌株对 β-内酰胺类和克林霉素耐药[2]。另外，消化球菌感染通常是混合感染，治疗时建议覆盖混合菌群。

五、属内菌种

Peptococcus asaccharolyticus 不解糖消化球菌

（Distaso，1912）Douglas，1957（Approved Lists，1980）

【分类学评述】 该菌种已被重新分类，见不解糖嗜胨菌（*Peptoniphilus asaccharolyticus*）。

Peptococcus heliotrinreducens 还原天芥茉碱消化球菌

corrig. Lanigan，1983

【分类学评述】 该菌种已被重新分类，见还原天芥茉碱斯莱克菌（*Slackia heliotrinireducens*）。

Peptococcus indolicus 吲哚消化球菌

（Christiansen，1934）Sorensen，1975（Approved Lists，1980）

【分类学评述】 该菌种已被重新分类，见吲哚嗜胨菌（*Peptoniphilus indolicus*）。

Peptococcus magnus 大消化球菌

（Prévot，1933）Holdeman and Moore，1972（Approved Lists，1980）

【分类学评述】 该菌种已被重新分类，见大芬戈尔德菌（*Finegoldia magna*）。

Peptococcus niger 黑色消化球菌

（Hall，1930）Kluyver and van Niel，1936（Approved Lists，1980）

【分类学评述】 该菌种在 1930 年被描述为"*Micrococcus niger*"，在 1936 年被重新描述为现在的黑色消化球菌并在 1980 年被收录至《核准的细菌名称目录》。

【词源和翻译】 "*niger*"，拉丁语阳性形容词，英文词义为"black"，表示"黑色的"，菌名翻译为"黑色消化球菌"。

【临床意义】 黑色消化球菌存在于人体体表和与外界相通的体腔，可引起混合性的厌氧菌感染。

Peptococcus prevotii 普雷沃消化球菌

（Foubert and Douglas，1948）Douglas，1957（Approved Lists，1980）

【分类学评述】 该菌种已被重新分类，见普雷沃（普氏）厌氧球菌（*Anaerococcus prevotii*）。

Peptococcus saccharolyticus 解糖消化球菌

（Foubert and Douglas，1948）Douglas，1957（Approved Lists，1980）

【分类学评述】 该菌种已被重新分类，见解糖葡萄球菌（*Staphylococcus saccharolyticus*）。

***Peptococcus* 消化球菌属参考文献**

Peptoniphilus 嗜胨菌属 Ezaki et al., 2001

【词源和翻译】 “*Peptoniphilus*”，新拉丁语阳性名词，由“*peptoni*”和“*philos*”两个词根组成：“*peptoni*”，新拉丁语名词，英文词义为“peptone”；“*philos*”，希腊语阳性形容词，英文词义为“friend，loving”。“*Peptoniphilus*”，英文词义为“friend of peptone”，表示“嗜好蛋白胨的细菌”，因该菌属将蛋白胨作为其主要的能量来源而得名，菌名翻译为“嗜胨菌属”。

一、分类学

嗜胨菌属隶属于厚壁菌门（Firmicutes）、梭菌纲（Clostridia）、梭菌目（Clostridiales），科的分类暂未定，模式菌种为不解糖嗜胨菌。

二、属的特征

嗜胨菌属是革兰氏阳性，无芽孢，专性厌氧球菌。成对，短链，四联，或呈小堆状，无动力。主要的细胞脂肪酸是 $C_{18:1}$，不发酵碳水化合物，在 PYG 培养基中主要的终产物是丁酸。细胞壁的二氨基酸是鸟氨酸，而肽桥为 *D*-谷氨酸。基因组 DNA G+C 含量为 30~34 mol%[1]。

三、属的临床意义

随着分子生物学技术在临床样本检测中的应用，嗜胨菌属的临床重要性逐渐被证实，如慢性创面感染标本中经常能检测到黑尔嗜胨菌、艾弗嗜胨菌和吲哚嗜胨菌。另外，通过焦磷酸测序技术发现，嗜胨菌属细菌糖尿病溃疡和慢性鼻窦炎中的检出率很高[2]。

四、抗菌药物敏感性和感染用药

该菌属药敏试验可参照 CLSI M100 中“厌氧菌的 MIC 折点解释标准”进行结果判读。尽管琼脂稀释法是厌氧菌药敏试验的金标准，但难以常规开展。革兰氏阳性厌氧球菌，青霉素、克林霉素和甲硝唑等通常是有效治疗的首选药物[2]。

五、属内菌种

Peptoniphilus asaccharolyticus 不解糖嗜胨菌

(Distaso, 1912) Ezaki et al., 2001

【分类学评述】 该菌种在 1912 年被描述为“不解糖葡萄球菌”（*Staphylococcus asaccharolyticus*），在 1957 年被重新描述为不解糖消化球菌（*Peptococcus asaccharolyticus*）并在 1980 年被收录至《核准的细菌名称目录》，2001 年被分类为现在的不解糖嗜胨菌。

【词源和翻译】 “*asaccharolyticus*”，新拉丁语阳性形容词，由“*a-*”、“*saccharo*”和“*lyticus*”三个词根组成：“*a-*”，希腊语前缀，英文词义为“not”；“*saccharo*”，源自希腊语名词“*sakchâr*”，英文词义为“sugar”；“*lyticus*”，源自希腊语阳性形容词“*lutikos*”，英文词义为“able to loosen”、“able to dissolve”。“*asaccharolyticus*”，英文词义为“not digesting sugar”，表示“不分解糖的”，菌名翻译为“不解糖嗜胨菌”。

【临床意义】 不解糖嗜胨菌是人体皮肤、泌尿生殖道和肠道的共生菌，也是一种临床常见的条件致病菌，可引起皮肤软组织感染、泌尿生殖道感染、骨关节感染、手术部位感染、腹腔感染和血流感染等，且通常是多种厌氧菌混合感染中的一种[3]。

Peptoniphilus coxii 考克斯嗜胨菌

Citron et al., 2013

【词源和翻译】 “*coxii*”，新拉丁语阳性名词属格，源自美国微生物学家 Mike Cox 的名字，以纪念其对厌氧微生物学的贡献,菌名翻译为"考克斯嗜胨菌"。

【临床意义】 考克斯嗜胨菌是2012年发表的新菌种,目前有分离于包括腿部、背部囊肿、侧腹脓肿、子宫内膜液和扁桃体活检等在内的多种临床标本的报道[4-5]。

Peptoniphilus duerdenii 杜尔登嗜胨菌

Ulger-Toprak et al., 2012

【词源和翻译】 "*duerdenii*",新拉丁语阳性名词属格,源自英国微生物学家 Brian Duerden 的名字,以纪念其对厌氧性细菌学的诸多贡献,菌名翻译为"杜尔登嗜胨菌"。

【临床意义】 杜尔登嗜胨菌是2012年发表的新菌种,最初分离于子宫颈癌患者阴道脓肿标本[6],目前暂无其他感染报道。

Peptoniphilus gorbachii 戈尔巴奇嗜胨菌

Song et al., 2010

【词源和翻译】 "*gorbachii*",新拉丁语阳性名词属格,源自微生物学家 Sherwood Gorbach 的名字,以纪念其对厌氧性细菌学的诸多贡献,菌名翻译为"戈尔巴奇嗜胨菌"。

【临床意义】 戈尔巴奇嗜胨菌是2010年发表的新菌种,分离于糖尿病和神经性疾病患者的下肢感染标本[7],暂无其他分离报道。

Peptoniphilus grossensis 肥胖嗜胨菌

Mishra et al., 2012

【分类学评述】 该菌种通过基因组测序进行描述,但未获得国际原核生物系统学委员会的正式认可。

【词源和翻译】 "*grossensis*",拉丁语阳性/阴性形容词,英文词义为"of gros",源自肥胖的法语形容词,该菌株因分离自一位肥胖患者而得名,菌名翻译为"肥胖嗜胨菌"。

【临床意义】 肥胖嗜胨菌是2012年发表的新菌种,分离于一位肥胖症青年女性的粪便菌群,其临床意义不明确[8]。

Peptoniphilus harei 黑尔嗜胨菌

(Murdoch et al., 1997) Ezaki et al., 2001

【分类学评述】 该菌种在1997年被描述为黑尔消化链球菌(*Peptostreptococcus harei*),被描述的其他名称还包括"*Schleiferella harei*",在2001年被分类为现在的黑尔嗜胨菌。

【词源和翻译】 "*harei*",新拉丁语名词属格,源自英国微生物学家 R. Hare 的名字,菌名翻译为"黑尔嗜胨菌"。

【临床意义】 黑尔嗜胨菌初次从人骶部溃疡脓液中分离得到,常分离于慢性创面感染标本中,也有引起消化道感染、淋巴囊肿、乳腺炎和乳房脓肿的报道。另有研究表明,以往大多数被鉴定为不解糖嗜胨菌的菌株实际上是黑尔嗜胨菌,这两种菌具有相同的生化特征,但可以根据菌落和细胞形态将两种菌加以鉴别[9-12]。

Peptoniphilus indolicus 吲哚嗜胨菌

(Christiansen, 1934) Ezaki et al., 2001

【分类学评述】 该菌种在1934年被描述为"吲哚微球菌"(*Micrococcus indolicus*),在1975年被描述为"吲哚消化球菌"(*Peptococcus indolicus*)并于1980年被收录至《核准的细菌名称目录》,在1983年被分类为吲哚消化链球菌(*Peptostreptococcus indolicus*),在2001年被重新分类为现在的吲哚嗜胨菌。

【词源和翻译】 "*indolicus*",新拉丁语阳性形容词,英文词义为"pertaining to indole",表示"与吲哚有关的",该菌种因具有产吲哚的能力而得名,菌名翻译为"吲哚嗜胨菌"。

【临床意义】 吲哚嗜胨菌最初分离于牛的乳腺炎标本,目前偶尔有从慢性创面感染标本中分离[13],另有报道与细菌性阴道病密切相关[14]。

Peptoniphilus ivorii 艾弗(艾氏)嗜胨菌

(Murdoch et al., 1997) Ezaki et al., 2001

【分类学评述】 该菌种在1997年被分类为艾弗(艾氏)消化链球菌(*Peptostreptococcus ivorii*),在2001年被重新分类为现在的艾弗(艾氏)嗜胨菌。

【词源和翻译】 "*ivorii*",新拉丁语阳性名词属格,源自英国微生物学家 Ivor 的名字,菌名翻译为"艾弗嗜胨菌",亦有译为"艾氏嗜胨菌"。

【临床意义】 艾弗(艾氏)嗜胨菌目前有分离于人类腿部溃疡和引起伤口感染的报道[9, 15]。

Peptoniphilus koenoeneniae 柯龙能(柯氏)嗜胨菌

Ulger-Toprak et al., 2012

【词源和翻译】 "*koenoeneniae*",新拉丁语阴性名词属格,源自芬兰微生物学家和牙科医生 Eija Könönen 的名字,以纪念其对口腔微生物学和厌氧性细菌学的诸多贡献,菌名翻译为"柯龙能嗜胨菌”，亦简译为“柯氏嗜胨菌”。

【临床意义】 柯龙能(柯氏)嗜胨菌是2012年发表的新菌种，分离于人的臀部脓肿标本[16]，暂无其他分离报道。

Peptoniphilus lacrimalis 泪嗜胨菌

(Li et al., 1992) Ezaki et al., 2001

【分类学评述】 该菌种在1992年被分类为泪消化链球菌(*Peptostreptococcus lacrimalis*)，在2001年被描述为“*Schleiferella lacrimalis*”并于2001年被重新分类为现在的泪嗜胨菌。

【词源和翻译】 “*lacrimalis*”，新拉丁语阳性/阴性形容词，由“*lacrima*”和“*-lis*”两个词根组成：“*lacrima*”，拉丁语名词，英文词义为“a tear”；“*-lis*”，拉丁语阳性后缀，英文词义为“pertaining to”。“*lacrimalis*”，英文词义为“pertaining to tears”，表示“与眼泪有关的”，意指该菌首次分离自泪腺，菌名翻译为“泪嗜胨菌”。

【临床意义】 泪嗜胨菌初次分离自人类泪腺脓肿，偶尔可从耳脓肿或其他脓肿部位分离出来；另外，有文献报道可从女性阴道分离，且是女性阴道微生态的组成之一，与持续性细菌性阴道病具有相关性[17]。

Peptoniphilus methioninivorax 噬甲硫氨酸嗜胨菌

Rooney et al., 2011

【词源和翻译】 “*methioninivorax*”，新拉丁语阳性形容词，由“*methionini*”和“*vorax*”两个词根组成：“*methionini*”，新拉丁语名词，英文词义为“methioninum”、“methionine”；“*vorax*”，拉丁语形容词，英文词义为“devouring”、“voracious”。“*methioninivorax*”，英文词义为“glycyl *L*-methionine-consuming”，表示“噬*L*-甘氨酰甲硫氨酸的”，菌名翻译为“噬甲硫氨酸嗜胨菌”。

【临床意义】 噬甲硫氨酸嗜胨菌是2011年发表的新菌种，最初分离于零售店搅碎的牛肉中[18]，暂无人感染的报道。

Peptoniphilus olsenii 欧尔森嗜胨菌

Song et al., 2010

【词源和翻译】 “*olsenii*”，新拉丁语阳性名词属格，源自Ingar Olsen的名字，以纪念其对厌氧微生物学的诸多贡献，菌名翻译为“欧尔森嗜胨菌”。

【临床意义】 欧尔森嗜胨菌是2010年发表的新菌种，分离于糖尿病和神经性疾病患者的下肢感染标本[7]，暂无其他分离报道。

Peptoniphilus timonensis 蒂莫嗜胨菌

Mishra et al., 2015

【词源和翻译】 “*timonensis*”，新拉丁语阳性/阴性形容词，英文词义为“of Timone”，源自该菌属JC401菌株的分离地Timone医院，菌名翻译为“蒂莫嗜胨菌”。

【临床意义】 蒂莫嗜胨菌是2012年发表的新菌种(在2015年获得国际原核生物系统学委员会的正式认可)，分离于健康人的粪便标本[19]，其临床意义还不明确。

Peptoniphilus tyrrelliae 泰瑞尔嗜胨菌

Citron et al., 2013

【词源和翻译】 “*tyrrelliae*”，新拉丁语阴性名词属格，源自Kerin L. Tyrrell的名字，以纪念其对R. M. Alden实验室厌氧性细菌学的贡献，菌名翻译为“泰瑞尔嗜胨菌”。

【临床意义】 泰瑞尔嗜胨菌是2013年发表的新菌种，分离于腿、坐骨手术伤口和直肠周脓肿标本[4]，暂无其他分离报道。

***Peptoniphilus* 嗜胨菌属参考文献**

Peptostreptococcus 消化链球菌属 Kluyver and van Niel, 1936

【词源和翻译】 “*Peptostreptococcus*”，新拉丁语阳性名词，由“*pepto*”和“*Streptococcus*”两个词

P

根组成："*pepto*"，希腊语动词，英文词义为"cook，digest"；"*Streptococcus*"，新拉丁语阳性名词，表示"链球菌属"。"*Peptostreptococcus*"，英文词义为"the digesting *Streptococcus*"，菌名翻译为"消化链球菌属"。

一、分类学

消化链球菌属隶属于厚壁菌门(Firmicutes)、梭菌纲(Clostridia)、梭菌目(Clostridiales)、消化球菌科(Peptococcaceae)，模式菌种为厌氧消化链球菌。

二、属的特征

消化链球菌属为革兰氏阳性球菌，成对、四联、不规则成团或呈链状，无芽孢。厌氧，最适生长温度为37 ℃。化能有机营养，代谢蛋白胨和氨基酸成醋酸，常有异丁酸、丁酸、异戊酸或异己酸。对碳水化合物弱发酵。肽聚糖氨基酸是赖氨酸[1]。

三、属的临床意义

消化链球菌属常见于混合感染，与骨骼、耳朵、眼睛、关节、深颈区和脑部脓肿感染有关，在某些情况下是隐秘性感染(没有明显的初期感染症状)[2]。

四、抗菌药物敏感性和感染用药

消化链球菌是一种无芽孢的革兰氏阳性专性厌氧菌，药敏试验推荐琼脂稀释法，且理论上可参考CLSI M11-A7"厌氧菌的MIC折点解释标准"来进行药敏判读，但难以常规开展。从现有的资料来看，消化链球菌对多种抗菌药物敏感，最佳抗菌药物包括青霉素、阿莫西林、克林霉素、亚胺培南、β-内酰胺类/β-内酰胺酶抑制剂(如阿莫西林/克拉维酸、哌拉西林/他唑巴坦、氨苄西林/舒巴坦)，但也有报道4%~7%的菌株对β-内酰胺类和克林霉素耐药。但在临床上，消化链球菌几乎为混合感染，故治疗时需要经验性覆盖混合菌群[2]。

五、属内菌种

***Peptostreptococcus anaerobius* 厌氧消化链球菌**

(Natvig, 1905) Kluyver and van Niel, 1936 (Approved Lists, 1980)

【分类学评述】 该菌种在1905年被描述为"厌氧链球菌"(*Streptococcus anaerobius*)，在1936年被描述为现在的厌氧消化链球菌，于1980年被收录至《核准的细菌名称目录》。

【词源和翻译】 "*anaerobius*"，新拉丁语阳性形容词，由"*an-*"、"*aero*"和"*bius*"三个词根组成："*an-*"，希腊语前缀，英文词义为"not"；"*aero*"，希腊语名词，英文词义为"air"；"*bius*"，希腊语名词，英文词义为"life"。"*anaerobius*"，英文词义为"not living in air"，表示"不能在空气中生存的"，菌名翻译为"厌氧消化链球菌"。

【临床意义】 厌氧消化链球菌常见于混合感染，包括脑、耳、下颌、胸膜腔、骨盆、泌尿生殖道、腹壁、鼻中隔的脓肿及一系列急性和慢性的伤口感染，也是腹腔和女性泌尿生殖道感染中最常见的革兰氏阳性厌氧球菌之一。此外，其还与各种口腔感染相关，如牙龈炎和牙周炎，也是肛周脓肿的最常见致病菌。尽管以混合感染为主，但厌氧消化链球菌也存在一些单一致病菌感染的病例，如引起血流感染和感染性心内膜炎[2]。

***Peptostreptococcus hydrogenalis* 产氢消化链球菌**

Ezaki et al., 1990

【分类学评述】 该菌种已被重新分类为厌氧球菌属(*Anaerococcus*)，见产氢厌氧球菌(*Anaerococcus hydrogenalis*)。

***Peptostreptococcus magnus* 大消化链球菌**

(Prévot, 1933) Ezaki et al., 1983

【分类学评述】 该菌种已被重新分类为芬戈尔德菌属(*Finegoldia*),见大芬戈尔德菌(*Finegoldia magna*)。

Peptostreptococcus micros 微小消化链球菌

(Prévot, 1933) Smith, 1957 (Approved Lists, 1980)

【分类学评述】 该菌种已被重新分类为微单胞菌属(*Parvimonas*),见微小微单胞菌(*Parvimonas micra*)

Peptostreptococcus lactolyticus 解乳糖消化链球菌

Li et al., 1992

【分类学评述】 该菌种已被重新分类为厌氧球菌属,见解乳糖厌氧球菌(*Anaerococcus lactolyticus*)。

Peptostreptococcus prevotii 普雷沃(普氏)消化链球菌

(Foubert and Douglas, 1948) Ezaki et al., 1983

【分类学评述】 该菌种已被重新分类为厌氧球菌属,见普雷沃(普氏)厌氧球菌(*Anaerococcus prevotii*)。

Peptostreptococcus productus 延长消化链球菌

(Prévot, 1941) Smith, 1957 (Approved Lists, 1980)

【分类学评述】 该菌种已被重新分类为布劳特菌属(*Blautia*),见延长布劳特菌(*Blautia producta*)。

Peptostreptococcus russellii 拉塞尔消化链球菌

Whitehead et al., 2011

【词源和翻译】 "*russellii*",新拉丁语阳性名词属格,源自美国微生物学家 James B. Russell 的名字,以纪念其首次分离出高产氨细菌及其对瘤胃微生物学的贡献,菌名翻译为"拉塞尔消化链球菌"。

【临床意义】 拉塞尔消化链球菌是2011年发表的新菌种,最初分离于猪粪存储池[3],目前有认为其是一种肠道益生菌[4],暂未有人感染的报道。

Peptostreptococcus stomatis 口消化链球菌

Downes et al., 2006

【词源和翻译】 "*stomatis*",新拉丁语名词属格,英文词义为"of the mouth",表示"口的",菌名翻译为"口消化链球菌"。

【临床意义】 口消化链球菌可能是人体消化道的正常菌群,目前主要分离于人体口腔和胃肠道,偶有从人血液标本中分离的报道[5]。

Peptostreptococcus tetradius 四联消化链球菌

(ex Choukévitch, 1911) Ezaki et al., 1983

【分类学评述】 该菌种已被重新分类为厌氧球菌属,见四联厌氧球菌(*Anaerococcus tetradius*)。

Peptostreptococcus vaginalis 阴道消化链球菌

Li et al., 1992

【分类学评述】 该菌种已被重新分类为厌氧球菌属,见阴道厌氧球菌(*Anaerococcus vaginalis*)。

Peptostreptococcus 消化链球菌属参考文献

Phocaeicola 居福西亚菌属 al Masalma et al., 2009

【词源和翻译】 "*Phocaeicola*",新拉丁语阳性名词,由"*phocaea*"和"*-cola*"两个词根组成:"*phocaea*",拉丁语名词,英文词义为"a maritime town of Ionia, modern-day Foça in Turkey";"*-cola*",拉丁语后缀,源自拉丁语名词"*incola*",英文词义为"dweller"。"*Phocaeicola*",英文词义为"an inhabitant of *Phocaea*",表示"福西亚的居民",菌名翻译为"居福西亚菌属"。

P

一、分类学

居福西亚菌属隶属于拟杆菌门(Bacteroidetes)、拟杆菌纲(Bacteroidia)、拟杆菌目(Bacteroidales)、拟杆菌科(Bacteroidaceae),模式菌种脓肿居福西亚菌是目前属内唯一菌种。

二、属的特征

居福西亚菌是革兰氏阴性球杆菌,但着色比较困难。严格厌氧,不形成芽孢。运动活泼,有丛鞭毛。触酶和氧化酶阴性,对胆汁敏感,不分解糖类[1]。

三、属内菌种

***Phocaeicola abscessus* 脓肿居福西亚菌**

al Masalma et al., 2009

【词源和翻译】 "*abscessus*",拉丁语阳性名词属格,英文词义为"of an abscess",表示"脓肿的",菌名翻译为"脓肿居福西亚菌"。

【种的特征】 在斯氏肉汤培养 7 d 后,菌体绝大部分为球杆状,宽 0.3~0.6 μm,长 0.4~0.9 μm;少数呈杆状,宽 0.4~1.7 μm,长 1.2~6.5 μm。培养最适温度为 37 ℃。巧克力平板上培养 7 d 后,菌落呈光滑、凸起、规则、圆形的白色菌落,直径约 1 mm。使用 API ZYM 检测碱性磷酸酶,酸性磷酸酶、萘酚-AS-BI-磷酸水解酶、半乳糖苷酶、β-半乳糖苷酶、N-乙酰-β-氨基葡萄糖苷酶和 α-岩藻糖苷酶为阳性;亮氨酸芳基酰胺酶和 α-葡萄糖苷酶弱阳性;酯酶(C4)、酯解脂酶(C8)、脂肪酶(C14)、缬氨酸芳基酰胺酶、胱氨酸芳基酰胺酶、胰蛋白酶、α-胰凝乳蛋白酶、β-葡糖醛酸糖苷酶、β-葡萄糖苷酶和 α-甘露糖苷酶为阴性。主要细胞脂肪酸是 anteiso-$C_{15:0}$、$C_{16:0}$、iso-$C_{15:0}$ 和 iso-$C_{17:0}$ 3-OH。

【临床意义】 脓肿居福西亚菌是 2009 年发表的新菌种,最初分离于人的脑脓肿标本[2],目前认为可能是人体口腔中的正常菌群,且可能与急性原发性牙髓感染相关[3]。

【抗菌药物敏感性和感染用药】 目前暂无脓肿居福西亚菌的感染用药信息。从系统发育亲缘关系来看,脓肿居福西亚菌隶属于拟杆菌科,甲硝唑、氯霉素和碳青霉烯类抗菌药物可能具有较好的抗菌活性,供参考。

***Phocaeicola* 居福西亚菌属参考文献**

Photobacterium 发光杆菌属 Beijerinck, 1889

【词源和翻译】 "*Photobacterium*",新拉丁语中性名词,由"*photo*"和"*bacterium*"两个词根组成:"*photo*",源自希腊语名词"*phôs-otos*",英文词义为"light";"*bacterium*",拉丁语中性名词,英文词义为"rod or staff"。"*Photobacterium*",英文词义为"light(-producing) bacterium",表示"发光的杆菌",菌名翻译为"发光杆菌属"。

一、分类学

发光杆菌属隶属于变形菌门(Proteobacteria)、γ-变形菌纲(Gammaproteobacteria)、弧菌目(Vibrionales)、弧

菌科（Vibrionaceae），模式菌种为明亮发光杆菌（*Photobacterium phosphoreum*）。

二、属的特征

发光杆菌属是粗大的革兰氏阴性直杆菌，宽 0.8～1.3 μm，长 1.8～2.4 μm。在特定培养的培养条件下积累聚 β-羟丁酸盐，但不能利用外源的单体 β-羟丁酸盐。在旧培养或不利的条件下常见退化型形成，不形成芽孢或小囊胞；存在 1～3 根无鞘鞭毛，可运动，有的则无动力。化能有机营养，可进行呼吸和发酵型代谢，后者为普遍的电子受体。不脱硝，不固定分子氮，发酵葡萄糖产生酸性终产物。生长需要钠离子，大多株生长于含有海水、葡萄糖和 NH_4Cl 的无水盐培养基，其他株还需要甲硫氨酸。除葡萄糖外，都能利用 *D*-甘露糖、果糖和甘油。通常存在于海洋环境和在海洋生物的肠内容物表面，有的可作为海鱼特殊发光器官的共生物。基因组 DNA G+C 含量为 40～44 mol%[1]。

三、属的临床意义

发光杆菌属细菌在海洋环境中广泛存在，已从海水、沉积物、患病海洋动物的皮肤和内脏，以及海洋鱼类的特殊发光器官中分离得到。通常情况下是海洋生物的腐生菌和肠道共生菌。大多数发光杆菌都是无致病性的，部分菌种会导致人类组织破坏和出血，从而引起侵袭性感染，且进展迅速，严重时危及生命[2]。

四、抗菌药物敏感性和感染用药

发光杆菌隶属于弧菌科，药敏试验方法和感染治疗方案建议参考弧菌属，其中药敏试验可参考 CLSI M45 中“弧菌属（包括霍乱弧菌）的抑菌圈直径及 MIC 折点解释标准”进行结果判读，所引起败血症或软组织感染建议用多西环素 100 mg 静脉注射，每 12 h 1 次+头孢他啶 2 g 静脉注射，每 8 h 1 次或氟喹诺酮类（具体应参考药敏结果）。除抗菌药物外，也常需要进行医疗干预，包括冲洗、筋膜切开术和清创（有时甚至是截肢）。

五、属内菌种

Photobacterium damselae 美人鱼发光杆菌

（Love et al., 1982）Smith et al., 1991

【分类学评述】 该菌种在 1982 年被分类为美人鱼弧菌（*Vibrio damselae*），在 1991 年被重新分类为现在的美人鱼发光杆菌。

【词源和翻译】 “*damselae*”，新拉丁语名词属格，英文词义为“of damselfish”，菌名翻译为“美人鱼发光杆菌”。

【临床意义】 美人鱼发光杆菌是一种可严重危及人体生命的重要病原体，可引起软组织感染（蜂窝织炎和坏死性筋膜炎）和菌血症。典型美人鱼发光杆菌伤口感染常发生于渔民，可由鱼鳍、鱼钩或鱼叉造成的穿透伤导致。初诊时，大部分伤口感染无疼痛症状，但数小时内即可进展为严重疾病，如处理不当，病死率高[2]。

Photobacterium fischeri 费舍尔（费氏）发光杆菌

（Beijerinck, 1889）Reichelt and Baumann, 1973（Approved Lists, 1980）

【分类学评述】 该菌种已被重新分类，见费舍尔（费氏）另弧菌（*Aliivibrio fischeri*）。

Photobacterium 发光杆菌属参考文献

P

Photorhabdus 光杆状菌属 Boemare et al., 1993

【词源和翻译】 "*Photorhabdus*",新拉丁语阴性名词,由"*phos photos*"和"*rhabdos*"两个词根组成:"*phos photos*",英文词义为"light";"*rhabdos*",希腊语阴性名词,英文词义为"rod"。"*Photorhabdus*",英文词义为"bioluminescent rod-shaped bacterium",表示"生物发光的杆状细菌",菌名翻译为"光杆状菌属"。

一、分类学

光杆状菌属隶属于变形菌门(Proteobacteria)、γ-变形菌纲(Gammaproteobacteria)、肠杆菌目(Enterobacteriales)、摩根菌科(Morganellaceae),模式菌种为发光光杆状菌。

二、属的特征

光杆状菌属是革兰氏阴性杆菌,不产芽孢,大小为(0.5~2) μm×(1~10) μm,通过周鞭毛运动,菌体形态高度可变。兼性厌氧,同时具有呼吸和发酵两种代谢方式的。最佳生长温度是28 ℃,部分菌种可在37~38 ℃条件下生长。大多数菌株在营养琼脂上特别是在营养丰富的培养基上形成粉色、红色、橙色、黄色或绿色的菌落,在黑暗的环境中可检测到生物发光(光度计或闪烁计数器检测),极少数菌种不发光。触酶阳性,不还原硝酸盐,氧化酶、β-半乳糖苷酶、精氨酸脱羧酶、赖氨酸脱羧酶和鸟氨酸脱羧酶试验阴性,水解明胶。大多数菌株对绵羊和(或)马血溶血,有些菌株在25 ℃时对绵羊血产生少见的环状溶血[1]。

三、属的临床意义

光杆状菌属大部分菌种是定植在昆虫病原性线虫的肠道内,是线虫的共生菌。部分非线虫共生的光杆状菌属细菌,如非共生光杆状菌,可以在37 ℃的温度下生长并引起人类机会性感染。

四、抗菌药物敏感性和感染用药

光杆状菌属是肠杆菌目细菌,经验用药可采用第三代头孢菌素类和碳青霉烯类抗菌药物,但通常建议进行常规药敏试验(可参照CLSI M100中"肠杆菌目细菌的抑菌圈直径及MIC折点解释标准"进行判读),并按照药敏结果用药。

五、属内菌种

Photorhabdus asymbiotica 非共生光杆状菌

Fischer-Le Saux et al., 1999

【词源和翻译】 "*asymbiotica*",新拉丁语阴性形容词,由"*a-*"和"*symbiotica*"两个词根组成:"*a-*",希腊语前缀,英文词义为"not";"*symbiotica*",新拉丁语阴性形容词,源自希腊语名词"*sumbios*"(a companion, partner),英文词义为"living together",表示"共生的"。"*asymbiotica*",英文词义为"not symbiotic",意指该菌种最初分离于人类临床标本而不同于其他昆虫内共生的光杆菌属菌种,菌名翻译为"非共生光杆状菌"(编者注:目前有研究发现该菌种也是病原性线虫的共生菌之一,故非共生光杆状菌的命名与其实际特征可能并不相符)。

【临床意义】 非共生光杆状菌是1999年发表的新菌种,有从美国、澳大利亚、泰国、尼泊尔和欧洲等地区的人类标本中分离的报道,目前认为其是昆虫和人类的病原体,可引起人皮肤软组织的多发性感染和菌血症等[2-6]。

Photorhabdus asymbiotica subsp. *asymbiotica* 非共生光杆状菌非共生亚种

(Fischer-Le Saux et al., 1999) Akhurst et al., 2004

【分类学评述】 该亚种在2004年因非共生光杆状菌南方亚种的分类而自动产生，同时在2018年也因非共生光杆状菌南方亚种重分新类为南方光杆状菌而自动废除。

Photorhabdus asymbiotica subsp. *australis* 非共生光杆状菌南半球亚种

Akhurst et al., 2004

【分类学评述】 该亚种已被重新分类为光杆状菌属的一个种，见南方光杆状菌。

Photorhabdus australis 南方光杆状菌

Akhurst et al., 2004 (Machado et al., 2018)

【分类学评述】 该菌种在2004年被分类为非共生光杆状菌的一个亚种，即非共生光杆状菌南方亚种，但在2018年被重新分类为现在的南方光杆状菌。

【词源和翻译】 "*australis*"，新拉丁语阴性形容词，英文词义为"southern"，即"南方的"，意指该亚种分离自南半球，菌名翻译为"南方光杆状菌"。

【临床意义】 南方光杆状菌是一种昆虫内共生菌，但同时是一种人类病原体，可引起人的皮肤和软组织等部位的多发性感染[7-8]。

Photorhabdus luminescens 发光光杆状菌

(Thomas et al., 1979) Boemare et al., 1993

【分类学评述】 该菌种在1979年被描述为发光致病杆菌（*Xenorhabdus luminescens*）并于1980年被收录至《核准的细菌名称目录》，在1993年被分类为现在的发光光杆状菌。

【词源和翻译】 "*luminescens*"，新拉丁语分词形容词，英文词义为"luminescing"，表示"发光的"，以其发光的特性命名，菌名翻译为"发光光杆状菌"。

【临床意义】 发光光杆状菌自然栖息地为昆虫病源性线虫和印度小杆线虫的肠腔，暂无人类感染的报道。

Photorhabdus temperata 中温光杆状菌

Fischer-Le Saux et al., 1999

【词源和翻译】 "*temperata*"，新拉丁语阴性分词形容词，英文词义为"moderate"，表示"中等的，温和的"，意指该菌属生长于适中温度，菌名翻译为"中温光杆状菌"。

【临床意义】 中温光杆状菌自然栖息地为昆虫病源性线虫 *Heterorhabditis bacteriophora* 和 *Heterorhabditis zealandica* NC 群的肠腔，暂无人类感染的报道。

***Photorhabdus* 光杆状菌属参考文献**

Plesiomonas 邻单胞菌属 corrig. Habs et al., 1962

【词源和翻译】 "*Plesiomonas*"，新拉丁语阴性名词，由"*plesio*"和"*monas*"两个词根组成："*plesio*"，希腊语形容词，英文词义为"near"、"close"、"neighbouring"；"*monas*"，希腊语阴性名词，英文词义为"unit"、"monad"。"*Plesiomonas*"，英文词义为"neighbouring monad (to *Aeromonas*)"，表示"邻近单胞体"（气单胞菌属），菌名翻译为"邻单胞菌属"。

一、分类学

邻单胞菌属隶属于变形菌门（Proteobacteria）、γ-变形菌纲（Gammaproteobacteria）、肠杆菌目（Enterobacteriales）、肠杆菌科（Enterobacteriaceae），模式菌种类志贺邻单胞菌为目前属内唯一菌种。

P

二、属的特征

邻单胞菌属为革兰氏阴性直杆菌，大小为(0.8~1.0) μm×3.0 μm，未见芽孢，有鞭毛，动力阳性。兼性厌氧菌，化能有机营养，具有呼吸和发酵型代谢。分解碳水化合物产酸不产气，大多数菌株可在无机酸盐培养基中以铵盐为唯一的氮源、以葡萄糖为碳源进行生长。氧化酶和触酶阳性，淀粉酶、脂酶和蛋白酶阴性，赖氨酸、鸟氨酸和精氨酸脱羧酶阳性，大多数菌株对弧菌抑制剂 O/129 敏感。基因组 DNA G+C 含量为 51 mol%[1]。

三、属内菌种

Plesiomonas shigelloides 类志贺邻单胞菌

corrig.（Bader，1954）Habs et al.，1962（Approved Lists，1980）

【分类学评述】 该菌种在 1954 年被描述为“类志贺假单胞菌”(*Pseudomonas shigelloides*)，在 1962 年被描述为现在的类志贺邻单胞菌并于 1980 年被收录至《核准的细菌名称目录》。

【词源和翻译】 “*shigelloides*”，新拉丁语阴性形容词，由“*Shigella*”和“*-oides*”两个词根组成：“*Shigella*”，新拉丁语阴性名词，表示“志贺菌属”；“*-oides*”，拉丁语后缀，源自希腊语后缀“*-eides*”，由希腊语名词“*eidos*”演变而来，英文词义为“ressembling，similar”，表示“类似的”。“*shigelloides*”，英文词义为“shigelloides，*Shigella*-like”，表示“类似志贺菌属的”，菌名翻译为“类志贺邻单胞菌”。

【临床意义】 类志贺邻单胞菌可分离于鱼和其他水生物及各种哺乳动物，目前认为其是一种重要的肠道病原菌(可能不属于人的肠道正常菌群)，可引起人的腹泻，且是中国和日本引起旅行者腹泻的重要致病菌。类志贺邻单胞菌引起的胃肠炎有 3 种类型：① 分泌、水泻型；② 侵袭性、痢疾样型；③ 亚急性或慢性型，持续 2 周到 3 个月。尽管相对罕见，但类志贺邻单胞菌也可以引起人类肠道外感染，如肺炎、伤口感染、皮肤软组织感染、腹膜炎、关节感染、菌血症、败血症、脑膜炎和高致死率的感染性休克。流行病学证据显示，水和食物是胃肠道感染的主要传染源，且暴发性感染通常和食用海产品及未处理的水有关，伤口感染则与涉水活动的受伤有关，而菌血症患者通常有某种类型的胃肠道损伤和功能障碍。由于新生儿胃肠道功能不全且免疫系统尚未成熟，故由类志贺邻单胞菌引起的新生儿感染，应特别予以重视[2-4]。

【抗菌药物敏感性和感染用药】 类志贺邻单胞菌药敏试验可采用 K-B 法和肉汤稀释法，具体可参考 CLSI M100 中“肠杆菌目细菌抑菌圈直径及 MIC 折点解释标准”进行结果判读[5]。如果免疫功能正常且感染程度轻微，疾病常呈自限性，持续 2~4 d 后可自愈，不需要使用抗菌药物。若是重度感染，且引起了严重的、长时间的腹泻或伴肠外疾病，则首选环丙沙星 500 mg 口服，每天 2 次，或 400 mg 静脉注射，每 12 h 1 次；或者氧氟沙星 300 mg 口服，诺氟沙星 400 mg，复方磺胺甲噁唑 1 剂口服(如果敏感)，每天 2 次，持续 3 d[6]。

Plesiomonas 邻单胞菌属参考文献

Pluralibacter 多源杆菌属 Brady et al.，2013

【词源和翻译】 “*Pluralibacter*”，新拉丁语阳性名词，由“*plurali*”和“*bacter*”两个词根组成：

"*plurali*",拉丁语形容词,英文词义为"relating to many";"*bacter*",新拉丁语阳性名词,英文词义为"a small rod"。"*Pluralibacter*",英文词义为"a bacteria (rod) from many sources",表示"许多来源的杆菌",菌名翻译为"多源杆菌属"。

一、分类学

多源杆菌属隶属于变形菌门(Proteobacteria)、γ-变形菌纲(Gammaproteobacteria)、肠杆菌目(Enterobacteriales)、肠杆菌科(Enterobacteriaceae),模式菌种为日勾维多源杆菌[1]。

二、属的特征

多源杆菌属为革兰氏阴性菌,呈直杆状,大小为(0.6~1.0)μm×(1.5~2.5)μm。具有周鞭毛,动力阳性,兼性厌氧。最适生长温度是30℃,在36℃时也可生长。在胰蛋白大豆琼脂上菌落呈无色、圆形、凸起、边缘光滑。甲基红、鸟氨酸脱羧酶阳性,精氨酸二氢酶、明胶酶和吲哚阴性。赖氨酸脱羧酶一般呈阳性,可还原硝酸盐,发酵葡萄糖产酸产气。主要脂肪酸为 $C_{16:0}$、$C_{18:1}$ ω7c 和 $C_{17:0}$,且 $C_{16:0}$ 占总数超过30%。基因组 DNA G+C 含量为 57~60 mol%[1]。

三、属的临床意义

多源杆菌属存在于环境中的土壤和污水,可污染食物和化妆品,导致梨树树叶的褐色斑点病,偶尔也可引起人的感染,如肺炎、尿路感染和菌血症等[2-6]。

四、抗菌药物敏感性和感染用药

多源杆菌属是肠杆菌目细菌,经验用药可采用第三代头孢菌素类和碳青霉烯类抗菌药物,但通常建议进行常规药敏试验(可参照 CLSI M100 中"肠杆菌目细菌的抑菌圈直径及 MIC 折点解释标准"进行判读),并按照药敏结果用药。需要注意的是,日勾维多源杆菌已有产超广谱β-内酰胺酶和碳青霉烯酶多重耐药菌株的分离报道[5-6]。

五、属内菌种

Pluralibacter gergoviae 日勾维多源杆菌

(Brenner et al., 1980) Brady et al., 2013

【分类学评述】 该菌种在1980年被分类为日勾维肠杆菌(*Enterobacter gervoviae*),在2013年被重新分类为现在的日勾维多源杆菌。

【词源和翻译】 "*gergoviae*",新拉丁语阴性名词属格,英文词义为"of Gergovie (Gergovia) Highland",表示"日勾维高地",该菌因分离于法国克莱蒙费朗以南数公里的日勾维地区而得名,菌名翻译为"日勾维多源杆菌"。

【临床意义】 日勾维多源杆菌广泛存在于各种环境中,可污染食物和化妆品,并导致食物腐败变质[1];偶尔也可引起人类感染,从而引起肺炎、尿路感染、菌血症和败血症等。目前,有免疫功能低下(肾移植)患者有尿路感染暴发的报道,男性、高龄、使用输尿管和器官移植等是感染的高危因素[3-6]。

Pluralibacter pyrinus 梨多源杆菌

Brady et al., 2013

【分类学评述】 该菌种在1993年被分类为梨肠杆菌(*Enterobacter pyrinus*),在2013年被重新分类为现在的梨多源杆菌。

【词源和翻译】 "*pyrinus*",新拉丁语阳性形容词,由"*pyr*"和"*-inus*"两个词根组成:"*pyr*",拉丁语名词,英文词义为"a pear";"*-inus*",拉丁语阳性后缀,英文词义为"belonging to"。"*pyrinus*",英文词义为"from pears",表示"来源于梨的",意指其分离于褐斑病梨树的病斑,菌名翻译为"梨多源杆菌"。

【临床意义】 梨多源杆菌是2013年发表的新菌种,分离自褐斑病梨树的病斑,目前暂无人感染的报道。

***Pluralibacter* 多源杆菌属参考文献**

Porphyromonas 卟啉单胞菌属 Shah et al., 1988

【词源和翻译】 “*Porphyromonas*”，新拉丁语阴性名词，由“*porphyro*”和“*monas*”两个词根组成：“*porphyro*”，源自希腊语形容词“*porphureos*”，英文词义为“purple”，表示“紫色的”；“*monas*”，希腊语阴性名词，英文词义为“monad, unit”，表示“单胞体”。“*Porphyromonas*”，英文词义为“porphyrin unit (cell)”，表示“紫色的单个(细菌)”，因紫色的希腊语单词音译为“卟啉”，故菌名翻译为“卟啉单胞菌属”，亦有译为“紫单胞菌属”。

一、分类学

卟啉单胞菌属隶属于拟杆菌门(Bacteroidetes)、拟杆菌纲(Bacteroidia)、拟杆菌目(Bacteroidales)、卟啉单胞菌科(Porphyromonadaceae)，模式菌株为不解糖卟啉单胞菌[1]。

二、属的特征

卟啉单胞菌属是革兰氏阴性杆菌或球杆菌，大多数菌细胞在肉汤中很小，为(0.5~0.8) μm×(1.0~3.5) μm，但有时长达4~6 μm。专性厌氧、无芽孢、无动力。在血平板上菌落光滑(很少粗糙)、有光泽、凸起，直径1~3 mm，6~10 d逐渐从边缘向中心变黑，最后全部菌落由亚铁原卟啉的产生而变黑。碳水化合物对生长无明显影响，含氮源物质如胰胨和酵母浸膏可明显的促进生长。最适生长温度为37 ℃。在基础培养基(basal medium, BM)和PYG培养基中主要的发酵产物为正丁酸和醋酸，也可以产生微量的丙酸、异丁酸和异戊酸。产生苹果酸盐脱氢酶和谷氨酸盐脱氢酶，缺乏葡萄糖-6-磷酸盐脱氢酶和6-磷酸葡萄糖酸盐脱氢酶。蛋白质分解能力不定，仅有有限的发酵氨基酸的能力，如天冬氨酸与天冬酰胺，产生吲哚，不能还原硝酸盐成亚硝酸盐，不水解淀粉和七叶苷。细胞壁肽聚糖含有赖氨酸作为二氨基酸；缺乏2-酮-3-脱氧辛酸。主要的呼吸醌是含9或10个异戊二烯单位的不饱和甲基萘醌。非羟化和3-羟化长链脂肪酸存在。非羟化脂肪酸主要为异甲基支链型和少量的直链饱和酸。3-羟脂肪酸为直链饱和型。基因组DNA G+C含量为45~54 mol%[1]。

三、属的临床意义

卟啉单胞菌属细菌可从各种人类和动物来源的临床标本中分离，目前有引起人类牙周炎、脓肿、菌血症和败血症的报道，且可能由口腔感染进而导致严重的、全身性的、侵袭性的感染疾病[2-15]。

四、抗菌药物敏感性和感染用药

该菌属是一种专性厌氧菌，药敏试验推荐琼脂稀释法，且理论上可参考CLSI M11-A7“厌氧菌的MIC折点解释标准”来进行药敏判读，但难以常规开展。目前认为，大多数头孢菌素、克林霉素和大多数喹诺酮对革兰氏阴性厌氧菌的活性较弱，而碳青霉烯类抗生素、某些β-内酰胺环抗生素/β-内酰胺酶抑制剂复合药、氯霉素和甲硝唑可能有效[2]，供参考。

P

五、属内菌种

Porphyromonas asaccharolytica 不解糖卟啉单胞菌

(Holdeman et al., 1970) Shah et al., 1988

【分类学评述】 该菌种在1970年被描述为"*Bacteroides melaninogenicus* subsp. *asaccharolyticus*"，在1970年被描述为不解糖拟杆菌(*Bacteroides asaccharolyticus*)并于1980年被收录至《核准的细菌名称目录》，在1988年被分类为现在的不解糖卟啉单胞菌。

【词源和翻译】 "*asaccharolytica*"，新拉丁语阴性形容词，由"*a-*"、"*saccharo*"和"*lytica*"三个词根组成："*a-*"，希腊语前缀，英文词义为"not"；"*saccharo*"，源自希腊语名词"*sakchâr*"，英文词义为"sugar"；"*lytica*"，源自希腊语阴性形容词"*lutikê*"，英文词义为"able to loosen"、"able to dissolve"。"*asaccharolytica*"，英文词义为"not digesting sugar"，表示"不降解糖的"，菌名翻译为"不解糖卟啉单胞菌"。

【临床意义】 不解糖卟啉单胞菌分离于人的各种临床感染标本，可引起Lemierre综合征(一种开始由口腔感染导致全身侵袭性感染的严重疾病，多发于青少年)、肝脓肿、中重度糖尿病足部感染等[3-4]。

Porphyromonas bennonis 本诺卟啉单胞菌

Summanen et al., 2009

【词源和翻译】 "*bennonis*"，新拉丁语阳性名词属格，源自日本微生物学家Yoshimi Benno的名字，以纪念其为厌氧性细菌学做出的杰出贡献，菌名翻译为"本诺卟啉单胞菌"。

【临床意义】 本诺卟啉单胞菌可从人的感染性伤口和脓肿标本分离，如直肠周围、臀部和腹股沟的皮肤和软组织慢性损伤组织标本等[5]。

Porphyromonas cangingivalis 犬齿龈卟啉单胞菌

Collins et al., 1994

【词源和翻译】 "*cangingivalis*"，新拉丁语阳性/阴性形容词，由"*can*"、"*gingiv*"和"*-alis*"三个词根组成："*can*"，拉丁语名词，英文词义为"dog"；"*gingiv*"，拉丁语名词，英文词义为"gum"；"*-alis*"，拉丁语阴性后缀，表示"与……有关"。"*cangingivalis*"，英文词义为"pertaining to the gums of dogs"，表示"与犬的牙龈有关的"，菌名翻译为"犬齿龈卟啉单胞菌"。

【临床意义】 犬齿龈卟啉单胞菌可引起犬的牙周炎，可从犬咬后感染的伤口中分离[6]。

Porphyromonas canoris 犬嘴卟啉单胞菌

Love et al., 1994

【词源和翻译】 "*canoris*"，新拉丁语中性名词属格，由"*can*"和"*oris*"两个词根组成："*can*"，拉丁语名词，英文词义为"dog"；"*oris*"，拉丁语名词，英文词义为"the mouth"。"*canoris*"，英文词义为"of a dog's mouth"，表示"犬嘴的"，菌名翻译为"犬嘴卟啉单胞菌"。

【临床意义】 犬嘴卟啉单胞菌可引起犬的牙周炎，有从犬咬后感染的伤口中分离的报道[7]。

Porphyromonas cansulci 犬口腔卟啉单胞菌

Collins et al., 1994

【词源和翻译】 "*cansulci*"，拉丁语中性名词属格，由"*can*"和"*sulci*"两个词根组成："*can*"，拉丁语名词，英文词义为"dog"；"*sulci*"，拉丁语名词属格，英文词义为"of a furrow"。"*cansulci*"，英文词义为"of a dog's furrow"，表示"犬犁沟的"，该菌因存在于犬口腔犁沟中的菌群而得名，菌名翻译为"犬口腔卟啉单胞菌"。

【临床意义】 犬口腔卟啉单胞菌分离自犬龈下菌斑[8]，目前尚未见人类感染的报道。

Porphyromonas catoniae 卡托氏卟啉单胞菌

(Moore et al., 1994) Willems et al., 1995

【分类学评述】 该菌种在1994年被分类为卡托氏口腔杆菌(*Oribaculum catoniae*)，在1995年被重新分类为现在的卡托氏卟啉单胞菌。

【词源和翻译】 "*catoniae*"，新拉丁语阴性名词属格，源自美国微生物学家Elizabeth P. Cato的名字，以纪念其对细菌学的贡献，菌名翻译为"卡托氏卟啉单胞菌"。

【临床意义】 卡托卟啉单胞菌可能是人体口腔的正常定植菌，有分离于牙周炎患者和健康人的牙龈缝隙[9]。

Porphyromonas endodontalis 牙髓卟啉单胞菌

(van Steenbergen et al., 1984) Shah et al., 1988

【分类学评述】 该菌种在1984年被分类为牙髓拟

P

杆菌(*Bacteroides endodontalis*),在1988年被重新分类为现在的牙髓卟啉单胞菌。

【词源和翻译】"*endodontalis*",新拉丁语阳性/阴性形容词,由"*endo*"、"*odous*"和"*-alis*"三个词根组成:"*endo*",希腊语副词,英文词义为"within";"*odous*",希腊语阳性名词,英文词义为"tooth";"*-alis*",拉丁语阴性后缀。"*endodontalis*",英文词义为"within teeth",表示"牙齿内部的",菌名翻译为"牙髓卟啉单胞菌"。

【临床意义】牙髓卟啉单胞菌有分离于受感染的牙根管、牙龈和其他口腔部位,目前认为其是导致牙周急性脓肿的优势菌和病原菌,也是导致慢性牙周炎的病原菌之一[10];另有文献报道,该菌产生的正丁酸可激活潜伏的EB病毒[11]。

Porphyromonas gingivalis 牙龈卟啉单胞菌

(Coykendall et al., 1980) Shah et al., 1988

【分类学评述】该菌种在1980年被分类为牙龈拟杆菌(*Bacteroides gingivalis*),在1988年被重新分类为现在的牙龈卟啉单胞菌。

【词源和翻译】"*gingivalis*",新拉丁语阳性/阴性形容词,由"*gingiv*"和"*-alis*"两个词根组成:"*gingiv*",拉丁语名词,英文词义为"gum",表示"牙龈";"*-alis*",希腊语阴性后缀,表示"与……相关"。"*gingivalis*",英文词义为"pertaining to the gums, gingival",表示"与牙龈相关的,牙龈的",菌名翻译为"牙龈卟啉单胞菌"。

【临床意义】牙龈卟啉单胞菌为牙周疾病的主要病原菌之一,且其检出率随着年龄的增加而增加。除了可从牙周炎病例中检出外,还常从坏死性溃疡性龈炎、感染性牙根管、周围植入性损伤、急性舌尖脓肿等疾病的口腔标本,以及身体其他部位的临床标本中分离[12]。

Porphyromonas macacae 猕猴卟啉单胞菌

(Slots et al., 1980) Love, 1995

【分类学评述】该菌种在1980年被分类为产黑色素拟杆菌猕猴亚种(*Bacteroides melaninogenicus* subsp. *macacae*),被分类的其他同义名还包括"*Bacteroides macacae*"和"*Porphyromonas salivosa*",在1995年被重新分类为现在的猕猴卟啉单胞菌。

【词源和翻译】"*macacae*",新拉丁语阴性名词属格,英文词义为"of the macaque",表示"猕猴的",菌名翻译为"猕猴卟啉单胞菌"。

【临床意义】猕猴卟啉单胞菌分离自猫和猴子的口腔、皮下脓肿和脓胸,是人类动物咬伤感染的重要病原体之一[13]。

Porphyromonas somerae 索默(索氏)卟啉单胞菌

Summanen et al., 2006

【词源和翻译】"*somerae*",新拉丁语阴性名词属格,源自芬兰微生物学家Hannele Jousimies-Somer的名字,以纪念其在产色素厌氧革兰氏阴性杆菌和临床常见重要厌氧细菌鉴定中做出的重大贡献,菌名翻译为"索默卟啉单胞菌",亦有简译为"索氏卟啉单胞菌"。

【临床意义】索默(索氏)卟啉单胞菌分离于各种非口腔来源的临床标本中,其中主要为糖尿病患者或其他血管功能不全的患者的慢性足部感染标本。沃兹沃斯医疗中心(VA Wadsworth Medical)中心实验室对从各种临床标本中分离到的58株索默卟啉单胞菌进行统计分析,来源部位依次为腹股沟或骶部脓肿、腹腔脓肿、气管抽吸液、腋窝脓肿、乳突炎、血培养、脑组织感染性头皮[14]。

Porphyromonas uenonis 上野卟啉单胞菌

Finegold et al., 2005

【词源和翻译】"*uenonis*",新拉丁语阳性名词属格,源自日本微生物学家Kazue Ueno的名字,以纪念其在厌氧革兰氏阴性杆菌及常见厌氧细菌研究中做出的诸多贡献,菌名翻译为"上野卟啉单胞菌"。

【临床意义】上野卟啉单胞菌是多种混合感染的菌群之一,多起源于肠道感染,可能是肠道定植菌之一。可从腰部以下的混合感染中检出,如阑尾炎、腹膜炎、藏毛脓肿、卧位骶溃疡感染及细菌性阴道病等[15]。

Porphyromonas 卟啉单胞菌属参考文献

Prevotella 普雷沃菌属 Shah et al., 1990

【词源和翻译】 "*Prevotella*",新拉丁语阴性名词,源自法国微生物学家 A. R. Prévot 的名字(以纪念其在厌氧微生物学上的开创性贡献),菌名翻译为"普雷沃菌属"。

一、分类学

普雷沃菌属隶属于拟杆菌门(Bacteroidetes)、拟杆菌纲(Bacteroidia)、拟杆菌目(Bacteroidales)、普雷沃菌科(Prevotellaceae),模式菌株为产黑色素普雷沃菌。

二、属的特征

普雷沃菌属是革兰氏阴性多形性杆菌,专性厌氧、无芽孢、无动力。血平板上的菌落从极小到直径 2.0 mm,通常圆整、光滑、凸起而有光泽;血平板上的菌落呈透明、混浊、灰、浅棕或黑色,溶血不定。葡萄糖肉汤培养通常混浊并有光滑的或线状沉淀,最终 pH 在 4.5~5.2,在 BM 肉汤中对葡萄糖的利用百分比为 30%~90%。最适生长温度为 37 ℃,但也有菌株生长于 25 ℃和 45 ℃环境中。大多数种的生长为 6.5% NaCl 所抑制,大多数种生长需要氯高铁血红素和 MK-2,20%胆汁酸能抑制生长。在 BM 培养基或 PYG 培养基发酵的主要产物是醋酸和琥珀酸,有时尚有低浓度的异丁酸、异戊酸或乳酸。产苹果酸盐脱氢酶和谷氨酸盐脱氢酶,不产生葡萄糖-6-磷酸盐脱氢酶和 6-磷酸葡萄糖酸盐脱氢酶。蛋白分解能力不一,多数种发酵氨基酸的能力有限。几乎全部的种吲哚阴性,不还原硝酸盐为亚硝酸盐。细胞壁肽聚糖含有内消旋-二氨基庚二酸,主要的呼吸醌是含有 10~13 个异戊二烯单位的不饱和甲基萘醌,既有非羟基脂肪酸,又有 3-羟脂肪酸。非羟基脂肪酸主要是直链饱和的反异物-甲基和异物-甲基的支链型,产生鞘脂。基因组 DNA G+C 含量为 40~52 mol%[1]。

三、属的临床意义

普雷沃菌属细菌是口腔优势微生物,为共生菌,也可以分离于粪便及身体的其他部位。几乎所有的口腔感染标本类型都曾检出过,在许多口腔外感染和脓肿中也有发现普雷沃菌属的报道[2]。

四、抗菌药物敏感性和感染用药

该菌属是一种专性厌氧菌,药敏试验推荐琼脂稀释法,且理论上可参考 CLSI M11-A7"厌氧菌的 MIC 折点解释标准"来进行药敏判读,但难以常规开展。一般来说,碳青霉烯类抗生素、某些 β-内酰胺环抗生素/β-内酰胺酶抑制剂复合药、氯霉素和甲硝唑是最有用的抗厌氧菌药物,有资料显示,普雷沃菌对克林霉素的耐药率最高,可达 20%~70%,其次为莫西沙星(约 19%)[2]。

五、属内菌种

Prevotella amnii 羊水普雷沃菌

Lawson et al., 2008

【词源和翻译】 "*amnii*",新拉丁语阳性名词属格,英文词义为"of the amnion",表示"羊水的",该菌因首次分离自羊水而得名,菌名翻译为"羊水普雷沃菌"。

【临床意义】 羊水普雷沃菌是 2008 年发表的新菌种,最初分离于人的羊水,目前有在女性生殖道、硬脊膜外脓肿物中分离的报道[3-4]。

Prevotella aurantiaca 橘红色普雷沃菌

Sakamoto et al., 2010

【词源和翻译】 "*aurantiaca*",新拉丁语阴性形容词,英文词义为"orange-coloured",表示"橘红色的",菌名翻译为"橘红色普雷沃菌"。

P

【临床意义】 橘红色普雷沃菌是2010年发表的新菌种,最初分离于一牙周炎患者的牙周袋中[5],临床意义还有待于进一步评价。

Prevotella baroniae 巴隆普雷沃菌

Downes et al., 2005

【词源和翻译】 "*baroniae*",新拉丁语阴性名词属格,源自美国微生物学家 Ellen Jo Baron 的名字,以纪念其对临床微生物学的贡献,菌名翻译为"巴隆普雷沃菌"。

【临床意义】 巴隆普雷沃菌是2005年发表的新菌种,目前有在牙髓、牙周感染和牙槽脓肿患者口腔及健康受试者的牙菌斑标本中检出的报道[6]。

Prevotella bergensis 卑尔根普雷沃菌

Downes et al., 2006

【词源和翻译】 "*bergensis*",新拉丁语阳性/阴性形容词,源自首次分离该菌的地名挪威城市卑尔根(Bergen),菌名翻译为"卑尔根普雷沃菌"。

【临床意义】 卑尔根普雷沃菌是2005年发表的新菌种,目前可在皮肤和软组织脓肿的感染部位中分离[7]。

Prevotella bivia 二路普雷沃菌

(Holdeman et al., 1977) Shah et al., 1990

【分类学评述】 该菌种在1977年被描述为"二路拟杆菌"(*Bacteroides bivius*),在1990年被分类为现在的二路普雷沃菌。

【词源和翻译】 "*bivia*",拉丁语阴性形容词,英文词义为"having two ways or passages",表示"有两种通路",因该菌具有同时分解糖和蛋白的活性而得名,菌名翻译为"二路普雷沃菌"。

【临床意义】 二路普雷沃菌通常从泌尿生殖道或腹部感染的患者标本中分离,目前普遍认为是女性阴道的正常菌群之一[8],另有引起糖尿病足部损伤、乳房脓肿和颅内脓肿等报道[9-11]。

Prevotella buccae 颊普雷沃菌

(Holdeman et al., 1982) Shah et al., 1990

【分类学评述】 该菌种在1982年被分类为颊拟杆菌(*Bacteroides buccae*),被分类的其他同义名还包括"*Bacteroides capillus*"和"*Bacteroides pentosaceus*",在1990年被重新分类为现在的颊普雷沃菌。

【词源和翻译】 "*buccae*",拉丁语阴性名词属格,英文词义为"of the mouth",表示"嘴的",意指其分离于口腔,菌名翻译为"颊普雷沃菌"。

【临床意义】 颊普雷沃菌存在于人和动物口腔,是被动物咬伤感染最常见的厌氧菌,也在人的扩散性牙源性感染中扮演着重要角色,另有引起乳腺囊肿和咽后脓肿的报道[12-13]。

Prevotella buccalis 口腔普雷沃菌

(Shah et al., 1982) Shah et al., 1990

【分类学评述】 该菌种在1982年被分类为口腔拟杆菌(*Bacteroides buccalis*),在1990年被重新分类为现在的口腔普雷沃菌。

【词源和翻译】 "*buccalis*",新拉丁语阳性/阴性形容词,由"*bucca*"和"*-alis*"两个词根组成:"*bucca*",拉丁语名词,英文词义为"the mouth";"*-alis*",拉丁语阴性后缀,意为"与……有关的"。"*buccalis*",英文词义为"buccal",表示"口的、口腔的",菌名翻译为"口腔普雷沃菌"。

【临床意义】 口腔普雷沃菌存在于人体口腔,在人的扩散性牙源性感染中扮演着重要角色,也是囊性纤维化患者混合性细菌感染痰标本中的优势菌之一[14]。

Prevotella copri 粪便普雷沃菌

Hayashi et al., 2007

【词源和翻译】 "*copri*",新拉丁语名词属格,源自希腊语名词"*kopros-on*",英文词义为"of/from faeces",表示"源自粪便的",菌名翻译为"粪便普雷沃菌"。

【临床意义】 粪便普雷沃菌是2007年发表的新菌种,分离自人类粪便,目前认为其是人的肠道定植菌,也有报道认为与类风湿关节炎具有相关性[15-16]。

Prevotella corporis 人体普雷沃菌

(Johnson et al., 1983) Shah et al., 1990

【分类学评述】 该菌种在1983年被分类为人体拟杆菌(*Bacteroides corporis*),在1990年被重新分类为现在的人体普雷沃菌。

【词源和翻译】 "*corporis*",拉丁语中性名词属格,英文词义为"of the body",表示"人体的",该菌因首次分离自人体临床标本而得名,菌名翻译为"人体普雷沃菌"。

【临床意义】 人体普雷沃菌有分离于人体口腔,目前也有在非口腔感染部位分离的报道[17-18]。

Prevotella dentalis 牙普雷沃菌

Takada et al., 2010

【词源和翻译】 “*dentalis*”，新拉丁语阴性形容词，由“*dent*”和“*-alis*”两个词根组成：“*dent*”，拉丁语名词，英文词义为“a tooth”；“*-alis*”，拉丁语阳性后缀。*dentalis*，英文词义为“pertaining to teeth”，表示“牙齿有关的”，意指该菌首次分离于牙齿，菌名翻译为“牙普雷沃菌”。

【临床意义】 牙普雷沃菌是2010年发表的新菌种，分离于人类牙根管，目前有1例胸腔积液感染的报道[19]。

Prevotella denticola 栖牙普雷沃菌

(Shah and Collins, 1982) Shah and Collins, 1990

【分类学评述】 该菌种在1982年被分类为栖牙拟杆菌(*Bacteroides denticola*)，在1990年被重新分类为现在的栖牙普雷沃菌。

【词源和翻译】 “*denticola*”，新拉丁语名词，由“*denti*”和“*-cola*”两个词根组成：“*denti*”，拉丁语名词，英文词义为“tooth”；“*-cola*”，拉丁语后缀，源自拉丁语名词“*incola*”，英文词义为“inhabitant”、“dweller”，表示“居民”、“居住者”。“*denticola*”，英文词义为“tooth dweller”，表示“栖息在牙齿”，菌名翻译为“栖牙普雷沃菌”。

【临床意义】 栖牙普雷沃菌是口腔定植菌，经常能在高度龋损伤组织中检出，也是囊性纤维化患者混合性细菌感染痰标本中的优势菌之一，另有引起拔牙后的脑脓肿和心内膜炎的报道[20-21]。

Prevotella disiens 双向普雷沃菌

(Holdeman et al., 1977) Shah et al., 1990

【分类学评述】 该菌种在1977年被描述为“双向拟杆菌”(*Bacteroides disiens*)，在1990年被分类为现在的双向普雷沃菌。

【词源和翻译】 “*disiens*”，新拉丁语分词形容词，英文词义为“going in two different directions”，表示“进入两种不同的方向”，该菌因能同时分解糖类和蛋白质而得名，菌名翻译为“双向普雷沃菌”。

【临床意义】 双向普雷沃菌可从广泛的临床标本中分离出来，主要在女性生殖道分离到，另有引起头颅成形术术后感染的报道[22]。

Prevotella enoeca 栖居普雷沃菌

Moore et al., 1994

【词源和翻译】 “*enoeca*”，新拉丁语阴性形容词，英文词义为“inhabiting”，表示“栖居的”，该菌因栖居于齿龈缝而得名，菌名翻译为“栖居普雷沃菌”。

【临床意义】 栖居普雷沃菌分离自健康牙龈或牙周炎患者的牙龈缝隙[23]，目前尚未有导致人类其他感染的报道。

Prevotella fusca 褐色普雷沃菌

Downes et al., 2011

【词源和翻译】 “*fusca*”，拉丁语阴性形容词，英文词义为“dark-coloured”，表示“深色的”，因模式菌株菌落为褐色而得名，菌名翻译为“褐色普雷沃菌”。

【临床意义】 褐色普雷沃菌是2011年发表的新菌种，分离自牙周炎患者的龈下菌斑标本[24]，目前尚未有导致人类其他感染的报道。

Prevotella heparinolytica 解肝素普雷沃菌

(Okuda et al., 1985) Shah et al., 1990

【分类学评述】 该菌种在1985年被分类为解肝素拟杆菌(*Bacteroides heparinolyticus*)，在1990年被重新分类为现在的解肝素普雷沃菌。

【词源和翻译】 “*heparinolytica*”，新拉丁语阴性形容词，由“*heparin*”和“*lytica*”两个词根组成：“*heparin*”，新拉丁语名词，英文词义为“heparin”；“*lytica*”，新拉丁语形容词，源自希腊语形容词“*lutikos-ê-on*”，英文词义为“able to loosen”、“able to dissolve”，表示“可降解的”。“*heparinolytica*”，英文词义为“heparin dissolving”，表示“可降解肝素的”，菌名翻译为“解肝素普雷沃菌”。

【临床意义】 解肝素普雷沃菌最初分离于人类牙周炎的病变部位，是动物咬伤后伤口感染中比较常见分离的厌氧菌之一[1]。

Prevotella histicola 栖组织普雷沃菌

Downes et al., 2008

【词源和翻译】 “*histicola*”，新拉丁语阴性/阳性名词，由“*histi*”和“*-cola*”两个词根组成：“*histi*”，新拉丁语阳性名词，源自希腊语名词“*histos*”，英文词义为“tissue”；“*-cola*”拉丁语后缀，英文词义为“inhabitant”。“*histicola*”，英文词义为“inhabitant of tissue”，表示“组织中的栖居者”，菌名翻译为“栖组织普雷沃菌”。

【临床意义】 栖组织普雷沃菌是人类肠道的共生菌，与成人复发性扁桃体炎显著相关。有研究显示，栖组织普雷沃菌的含量与多发性硬化的严重程度呈负相关，且可抑制多发性硬化的发作，故

P

有望成为治疗多发性硬化的替代药物[25]。

Prevotella intermedia 中间普雷沃菌

(Holdeman et al., 1970) Shah et al., 1990

【分类学评述】 该菌种在1970年被描述为中间拟杆菌(*Bacteroides intermedius*),被描述的其他同义名还包括产黑色素拟杆菌中间亚种(*Bacteroides melaninogenicus* subsp. *intermedius*),在1990年被分类为现在的中间普雷沃菌。

【词源和翻译】 "*intermedia*",拉丁语阴性形容词,英文词义为"intermediate",表示"中间的",菌名翻译为"中间普雷沃菌"。

【临床意义】 中间普雷沃菌初次分离自人类牙菌斑,与慢性和侵袭性牙周炎高度相关,目前被认为是坏疽性口炎最重要的微生物,有从孕妇及龈炎、坏死溃疡性龈炎、牙周炎、植牙周炎、牙槽骨感染和牙槽脓肿、女性生殖道、腹腔与软组织脓肿、扁桃体周围和咽喉壁脓肿、关节炎患者的关节滑液及血液标本中分离的报道[2]。

Prevotella jejuni 空肠普雷沃菌

Hedberg et al., 2013

【词源和翻译】 "*jejuni*",拉丁语名词属格,英文词义为"of or from the jejunum",表示"来自空肠",因模式菌株首次分离自空肠而得名,菌名翻译为"空肠普雷沃菌"。

【临床意义】 空肠普雷沃菌是2013年发表的新菌种,最初分离自乳糜泻患儿的小肠,可引起腹泻[26]。

Prevotella loescheii 洛舍(洛氏)普雷沃菌

(Holdeman et al., 1982) Shah et al., 1990

【分类学评述】 该菌种在1982年被分类为洛舍(洛氏)拟杆菌(*Bacteroides loescheii*),在1990年被重新分类为现在的洛舍(洛氏)普雷沃菌。

【词源和翻译】 "*loescheii*",新拉丁语阳性名词属格,源自美国口腔微生物学家Walter J. Loesche的名字,菌名翻译为"洛舍普雷沃菌",亦有简译为"洛氏普雷沃菌"。

【临床意义】 洛舍(洛氏)普雷沃菌是口腔的定植菌,有分离自人颅骨脓肿标本和皮肤软组织感染、菌血症、化脓性关节炎、人工关节感染患者的报道[27]。

Prevotella maculosa 小斑点普雷沃菌

Downes et al., 2007

【词源和翻译】 "*maculosa*",拉丁语阴性形容词,英文词义为"speckled",表示"斑点的",该菌因在培养基上的菌落形态而得名,菌名翻译为"小斑点普雷沃菌"。

【临床意义】 小斑点普雷沃菌是2007年发表的新菌种,分离于人的口腔[28]。

Prevotella marshii 马什(马氏)普雷沃菌

Downes et al., 2005

【词源和翻译】 "*marshii*",新拉丁语阳性名词属格,源自英国微生物学家Philip Marsh的名字,以纪念其对口腔微生物学的贡献,菌名翻译为"马什普雷沃菌",亦有简译为"马氏普雷沃菌"。

【临床意义】 马什(马氏)普雷沃菌有分离于牙髓和牙周感染患者的口腔及健康人群龈下牙菌斑标本的报道[1]。

Prevotella massiliensis 马西利亚普雷沃菌

Berger et al., 2005

【词源和翻译】 "*massiliensis*",拉丁语阳性/阴性形容词,源自菌株分离地马赛(Marseille)的旧称马西利亚(Massilia),菌名翻译为"马西利亚普雷沃菌"。

【临床意义】 马西利亚普雷沃菌是2005年发表的新菌种,分离自重症监护室住院患者的血液,其自然栖息地暂未知[29]。

Prevotella melaninogenica 产黑色素普雷沃菌

(Oliver et al., 1921) Shah and Collins, 1990

【分类学评述】 该菌种在1921年被描述为"产黑色素杆菌"(*Bacterium melaninogenicum*),在1939年被描述为产黑色素拟杆菌(*Bacteroides melaninogenicus*),在1980年被收录至《核准的细菌名称目录》,在1990年被分类为现在的产黑色素普雷沃菌。

【词源和翻译】 "*melaninogenica*",新拉丁语阴性形容词,由"*melaninum*"和"*genica*"两个词根组成:"*melaninum*",新拉丁语名词,英文词义为"melanin";"*genica*",新拉丁语形容词,源自希腊语名词"*genetês*",英文词义为"producing"。"*melaninogenica*",英文词义为"melanin producing",表示"产黑色素的",菌名翻译为"产黑色素普雷沃菌"。

【临床意义】 产黑色素普雷沃菌分离自人类牙龈齿缝和临床标本,目前认为其是口腔内外化脓性疾病的病原菌，与成人复发性扁桃体炎显著相关，同时也是囊性纤维化患者混合性细菌感染痰标本中的优势菌之一[30]。

Prevotella micans 闪亮普雷沃菌

Downes et al.，2009

【词源和翻译】 “*micans*”，拉丁语分词形容词，英文词义为“sparkling”，表示“闪亮的”，该菌因菌落在培养基上的形态在不同光线下显得色彩斑斓而得名，菌名翻译为“闪亮普雷沃菌”。

【临床意义】 闪亮普雷沃菌分离自人类口腔，可分离自坏死的牙髓、牙周袋深处的龈下菌斑及牙龈缝隙[31]。

Prevotella multiformis 多形普雷沃菌

Sakamoto et al.，2005

【词源和翻译】 “*multiformis*”，拉丁语阴性形容词，英文词义为“many-shaped”、“multiform”，表示“多种形状的、多形的”，菌名翻译为“多形普雷沃菌”。

【临床意义】 多形普雷沃菌是2005年发表的新菌种，分离自人类慢性牙周炎患者龈下菌斑[32]，暂无分离自其他人类标本的报道。

Prevotella multisaccharivorax 食多糖普雷沃菌

Sakamoto et al.，2005

【词源和翻译】 “*multisaccharivorax*”，新拉丁语阴性形容词，由“*multi*”、“*sacchari*”和“*vorax*”三个词根组成：“*multi*”，拉丁语形容词，英文词义为“many”、“much”；“*sacchari*”，拉丁语形容词，英文词义为“sugar”；“*vorax*”，拉丁语形容词，英文词义为“devouring”、“ravenous”、“voracious”。“*multisaccharivorax*”，英文词义为“liking to eat many sugars”，表示“喜欢食用多种糖类的”，菌名翻译为“食多糖普雷沃菌”。

【临床意义】 食多糖普雷沃菌是2005年发表的新菌种，分离于人类慢性牙周炎患者龈下菌斑，有认为其与慢性根尖牙周炎、急性根尖牙周炎、急性根尖脓肿和牙髓感染有关[6]。

Prevotella nanceiensis 南锡普雷沃菌

Alauzet et al.，2007

【词源和翻译】 “*nanceiensis*”，新拉丁语阳性/阴性形容词，英文词义为“Nanceium”，源自首次分离该菌的地名法国城市南锡（Nancy）的旧称，菌名翻译为“南锡普雷沃菌”。

【临床意义】 南锡普雷沃菌有分离于老年患者的血培养、肺脓肿及支气管肺泡灌洗液标本的报道[33]。

Prevotella nigrescens 变黑普雷沃菌

Shah et al.，1992

【词源和翻译】 “*nigrescens*”，拉丁语分词形容词，英文词义为“becoming black”、“growing dark”，表示“变黑，变暗”，该菌因在血平板上形成的特征性黑色菌落而得名，菌名翻译为“变黑普雷沃菌”。

【临床意义】 变黑普雷沃菌初次分离自人类牙菌斑，可引起孕妇牙龈炎、坏死溃疡性牙龈炎、牙周炎、植牙周炎、牙槽骨感染和牙槽脓肿，是牙槽骨感染和急性牙脓肿抽吸液常见的厌氧菌，也有分离自头部、颈部和胸膜感染、血液、腹部和盆腔等非口腔部位标本的报道[2]。

Prevotella oralis 口普雷沃菌

（Loesche et al.，1964）Shah et al.，1990

【分类学评述】 该菌种在1964年被描述为口拟杆菌（*Bacteroides oralis*）并在1980年被收录至《核准的细菌名称目录》，在1990年被分类为现在的口普雷沃菌。

【词源和翻译】 “*oralis*”，新拉丁语阳性/阴性形容词，由“*or*”和“*-alis*”两个词根组成：“*or*”，拉丁语名词，英文词义为“the mouth”；“*-alis*”，拉丁语阴性后缀，表示“与……有关”。“*oralis*”，英文词义为“pertaining to the mouth”，表示“与口腔有关的”，菌名翻译为“口普雷沃菌”。

【临床意义】 口普雷沃菌分离自人的口腔、下呼吸道和生殖道的感染部位，有引起透析患者的腹膜炎感染的报道[34]。

Prevotella oris 口腔内普雷沃菌

（Holdeman et al.，1982）Shah et al.，1990

【分类学评述】 该菌种在1982年被分类为口腔内拟杆菌（*Bacteroides oris*），在1990年被重新分类为现在的口腔内普雷沃菌。

【词源和翻译】 “*oris*”，拉丁语中性名词属格，英文词义为“of the mouth”，表示“口腔的”，因分离于口腔而得名，菌名翻译为“口腔内普雷沃菌”。

【临床意义】 口腔内普雷沃菌存在于人体的口腔，是牙周病致病菌之一，常分离于严重牙周病[35]。

Prevotella pallens 苍白普雷沃菌

Könönen et al.，1998

P

【词源和翻译】 “*pallens*”,拉丁语分词形容词,英文词义为“being or looking or growing pale”,表示“变暗淡的、变苍白的”,该菌因菌落在血平板上颜色暗淡苍白而得名,菌名翻译为“苍白普雷沃菌”。

【临床意义】 苍白普雷沃菌最初分离自1岁幼儿的唾液中,临床意义不明确[1]。

Prevotella ruminicola 栖瘤胃普雷沃菌

(Bryant et al., 1958) Shah et al., 1990

【分类学评述】 该菌种在1958年被描述为栖瘤胃拟杆菌(*Bacteroides ruminicola*)并在1980年被收录至《核准的细菌名称目录》,在1990年被分类为现在的栖瘤胃普雷沃菌。

【词源和翻译】 “*ruminicola*”,新拉丁语阳性/阴性名词,由“*rumini*”和“*-cola*”两个词根组成:“*rumini*”,拉丁语名词,英文词义为“rumen”,表示“反刍动物的瘤胃”;“*-cola*”,拉丁语后缀,源自拉丁语名词“*incola*”,英文词义为“inhabitant”、“deweller”,表示“居民”。“*ruminicola*”,英文词义为“inhabitant of the rumen”,表示“栖居于瘤胃”,菌名翻译为“栖瘤胃普雷沃菌”。

【临床意义】 栖瘤胃普雷沃菌分离自牛、羊和麋鹿的网状瘤胃,被认为是大多数反刍动物瘤胃中数量较多的细菌之一,也可从鸡的肠道内容物中分离得到。目前暂无人类感染的报道。

Prevotella saccharolytica 解糖普雷沃菌

Downes et al., 2010

【词源和翻译】 “*saccharolytica*”,新拉丁语阴性形容词,由“*saccharo*”和“*lytica*”两个词根组成:“*saccharo*”,希腊语名词,英文词义为“sugar”;“*lytica*”,新拉丁语阴性形容词,源自希腊语形容词“*lutikê*”,英文词义为“able to loosen”、“able to dissolve”,表示“能降解的”。“*saccharolytica*”,英文词义为“breaking down multiple sugars”,表示“降解多种糖类的”,菌名翻译为“解糖普雷沃菌”。

【临床意义】 解糖普雷沃菌是2010年发表的新菌种,最初分离于人类口腔的牙菌斑,可引起青少年的牙周病[36]。

Prevotella salivae 唾液普雷沃菌

Sakamoto et al., 2004

【词源和翻译】 “*salivae*”,拉丁语阳性名词属格,英文词义为“of/from saliva”,表示“来源于唾液的”,因该菌分离自唾液而得名,菌名翻译为“唾液普雷沃菌”。

【临床意义】 唾液普雷沃菌最初分离于慢性牙周炎患者的唾液,目前认为是囊性纤维化患者混合性细菌感染痰标本中的优势菌之一[37]。

Prevotella shahii 夏尔普雷沃菌

Sakamoto et al., 2004

【词源和翻译】 “*shahii*”,新拉丁语阳性名词属格,源自英国微生物学家Haroun N. Shah的名字,以纪念其对拟杆菌属分类学及相关分类学的贡献,菌名翻译为“夏尔普雷沃菌”。

【临床意义】 夏尔普雷沃菌是2004年发表的新菌种,分离自口腔正常菌群,暂无人感染的报道。

Prevotella stercorea 粪普雷沃菌

Hayashi et al., 2007

【词源和翻译】 “*stercorea*”,拉丁语阴性形容词,英文词义为“pertaining to faeces”,表示“与粪便相关的”,菌名翻译为“粪普雷沃菌”。

【临床意义】 粪普雷沃菌最初分离于人类粪便,目前认为是人体肠道的定植菌,暂无人类感染的报道。

Prevotella tannerae 坦纳普雷沃菌

Moore et al., 1994

【分类学评述】 该菌种已被重新分类为拟普雷沃菌属(*Alloprevotella*),见坦纳拟普雷沃菌(*Alloprevotella tannerae*)。

Prevotella veroralis 真口腔普雷沃菌

(Watabe et al., 1983) Shah and Collins, 1990

【分类学评述】 该菌种在1983年被分类为真口腔拟杆菌(*Bacteroides veroralis*),在1990年被分类为现在的真口腔普雷沃菌。

【词源和翻译】 “*veroralis*”,新拉丁语阳性/阴性形容词,由“*veror*”和“*oralis*”两个词根组成:“*veror*”,拉丁语形容词,英文词义为“true”;“*oralis*”,新拉丁语形容词,同时也是一个种名形容词,英文词义为“pertaining to the mouth”。“*veroralis*”,英文词义为“the true (*Prevotella*) *oralis*”,表示“真正的口腔(普雷沃菌)”,菌名翻译为“真口腔普雷沃菌”。

【临床意义】 真口腔普雷沃菌有分离于人类牙龈或龈下菌斑标本,但临床意义还不明确。

P

Prevotella zoogleoformans 动胶普雷沃菌

(Weinberg et al., 1937) Shah and Collins, 1990

【分类学评述】 该菌种在 1937 年被描述为"*Bacterium zoogleiformans*",被描述的其他同义名还包括"*Capsularis zoogleiformans*"和"*Capsularis zoogleoformans corrig*",在 1990 年被分类为现在的动胶普雷沃菌。

【词源和翻译】 "*zoogleoformans*",新拉丁语分词形容词,由"*zoo*"、"*gleo*"和"*formans*"三个词根组成:"*zoo*",希腊语形容词,英文词义为"alive"、"living";"*gleo*",希腊语阳性名词,英文词义为"gum"、"glue";"*formans*",拉丁语分词形容词,英文词义为"forming"。"*zoogleoformans*",英文词义为"forming zoogloea",表示"形成菌胶团的",该菌因能在培养基上形成胶冻状团块而得名,菌名翻译为"动胶普雷沃菌"。

【临床意义】 动胶普雷沃菌分离自人和动物的口腔和肠道,可引起牙周炎[38]。

Prevotella 普雷沃菌属参考文献

Promicromonospora 原小单孢菌属 Krasilnikov et al., 1961 (Approved Lists, 1980)

【词源和翻译】 "*Promicromonospora*",新拉丁语阴性名词,源自"*Proactinomyces*"和"*Micromonospora*"两个细菌属名的拼写,意指该菌具有"*Proactinomyces*"的菌丝分裂趋势,以及小单孢菌属(*Micromonospora*)在基质菌丝上产生单个孢子的特性,菌名翻译为"原小单孢菌属"。

一、分类学

原小单孢菌属隶属于放线菌门(Actinobacteria)、放线菌纲(Actinobacteria)、微球菌目(Micrococcales)、原小单孢菌科(Promicromonosporaceae),模式菌种为柠檬原小单孢菌。

二、属的特征

原小单孢菌属的分隔菌丝分枝(直径为 0.5~1.0 μm)可生长在琼脂表面或渗入琼脂内,进而分裂成不同大小或不同形状的块状物。碎片化后的结果是形成不动的"Y"或"V"形,棒状、球状、厚垣孢子样或孢子形状等部件。它们都可能产生新的菌丝体。菌落形状为饼状而质韧。不同菌株的气生菌丝可能形态不同(有时只能在显微镜下才能识别)。有些为直线状,有些为弧形,有时为疏生分枝,通常分裂成棒状或细长的球状。革兰氏阳性,需氧,抗酸染色阴性,触酶阳性。能氧化代谢葡萄糖,很少发酵。嗜温。肽聚糖为 A4α 型,存在 *D*-葡萄糖→*L*-阿拉伯糖→*L*-赖氨酸变异,分枝菌酸和磷壁酸均缺乏。细胞脂肪酸以 iso 和 anteiso 型(iso-$C_{15:0}$和 anteiso-$C_{15:0}$)等侧链脂肪酸为主导。诊断磷脂以磷脂甘油和一种未确定的含葡萄糖磷脂为代表。主要的甲基萘醌成分是 MK-9(H_4)。该菌属主要发现于土壤。基因组 DNA G+C 含量为 70~75 mol%[1]。

三、属的临床意义

原小单孢菌属细菌主要从土壤或空气中分离,目前认为对人类无致病性[2]。

P

四、抗菌药物敏感性和感染用药

暂无感染用药相关指南。

五、属内菌种

Promicromonospora citrea **柠檬原小单孢菌**

Krasilnikov et al., 1961 (Approved Lists, 1980)

【词源和翻译】 "*citrea*",拉丁语阴性形容词,英文词义为"of or pertaining to the citron-tree",表示"与柠檬树有关的",菌名翻译为"柠檬原小单孢菌"。

【临床意义】 柠檬原小单孢菌主要分离自土壤,也可分离自氢氧化铝凝胶抗酸剂。暂无人类感染的报道。

Promicromonospora **原小单孢菌属参考文献**

Propionibacterium 丙酸杆菌属 Orla-Jensen, 1909

【词源和翻译】 "*Propionibacterium*",新拉丁语中性名词,由"*acidum propionicum*"和"*bacterium*"两个词根组成:"*acidum propionicum*",新拉丁语名词,英文词义为"propionic acid";"*bacterium*",拉丁语中性名词,英文词义为"a small rod"。"*Propionibacterium*",英文词义为"propionic (acid) bacterium",表示"产丙酸的杆菌",意指该菌可分解葡萄糖产生丙酸,菌名翻译为"丙酸杆菌属"。

一、分类学

丙酸杆菌属隶属于放线菌门(Actinobacteria)、放线菌纲(Actinobacteria)、放线菌目(Actinomycetales)、丙酸杆菌科(Propionibacteriaceae),模式菌种为弗洛伊德丙酸杆菌。近年来,原丙酸杆菌属的分类发生了较大的变化。在1994年,无害丙酸杆菌重新分类为无害产丙酸菌(*Propioniferax innocua*),并建立了产丙酸菌属(*Propioniferax*)。2002年,嗜淋巴丙酸杆菌重新分类为嗜淋巴丙酸微菌(*Propionimicrobium lymphophilum*),并建立了丙酸微菌属(*Propionimicrobium*)。在2016年,该菌属菌种继续分类,并划分出3个新的菌属,分别为产丙酸杆菌属(*Acidipropionibacterium*)、皮肤杆菌属(*Cutibacterium*)和假丙酸杆菌属(*Pseudopropionibacterium*),而与人类健康和疾病密切相关的菌种被划分在皮肤杆菌属。目前,丙酸杆菌属仅包括产酸丙酸杆菌、澳大利亚丙酸杆菌、环己基酸丙酸杆菌(*Propionibacterium cyclohexanicum*)、弗洛伊德丙酸杆菌和南特丙酸杆菌[1-2]。

二、属的特征

丙酸杆菌属是革兰氏阳性多形性杆菌,菌体大小为(0.5~0.8) μm×(1~5) μm,常呈类白喉杆菌状或棒状,一端圆一端渐细或尖状,某些细胞也可为球状、叉状或分枝,呈单个、成对或短链,"V"形、"Y"形或像汉字笔画那样成团排列。无动力、无芽孢。化能有机营养,发酵产物包括大量丙酸和醋酸及通常少量的异戊酸、甲酸、琥珀酸或乳酸和二氧化碳。厌氧或耐氧,通常触酶阳性,30~37 ℃生长迅速,菌落可为白、灰、粉、红、黄或橙色。

肽聚糖中的氨基酸为内消旋-二氨基庚二酸或*LL*-二氨基庚二酸。基因组 DNA G+C 含量为 67~71 mol%[1-2]。

三、属的临床意义

丙酸杆菌属在2016年已重新分类，且与人类疾病密切相关的菌种被划分在皮肤杆菌属，故当前丙酸杆菌属的临床意义有待于进一步评估。从现有的资料来看，澳大利亚丙酸杆菌有分离于牛的慢性肉芽肿伤口中的报道[3]；产酸丙酸杆菌有分离于人的口腔，可能与龋齿相关的报道[4]；南特丙酸杆菌在2016年有从人的骨髓炎标本中分离，可能与人的疾病相关[5]。

四、抗菌药物敏感性和感染用药

丙酸杆菌属是一种厌氧的革兰氏阳性杆菌，理论上可参考痤疮皮肤杆菌(*Cutibacterium acnes*)的抗菌药物敏感性方法和感染用药方案。有资料显示，痤疮皮肤杆菌常对青霉素、四环素、氯霉素、红霉素和万古霉素(包括替考拉宁)敏感，感染时首选青霉素，次选克林霉素和万古霉素；甲硝唑或替硝唑对丙酸杆菌属无活性，可作为丙酸杆菌感染的用药参考[6]。

五、属内菌种

Propionibacterium acidifaciens 产酸丙酸杆菌

Downes and Wade, 2009

【词源和翻译】 "*acidifaciens*"，新拉丁语分词形容词，由"*acidum*"和"*facio*"两个词根组成："*acidum*"，新拉丁语名词，英文词义为"an acid"；"*facio*"，拉丁语动词，英文词义为"to produce"。"*acidifaciens*"，英文词义为"acid-producing"，表示"产酸的"，意指该菌可分解葡萄糖产酸，菌名翻译为"产酸丙酸杆菌"。

【临床意义】 产酸丙酸杆菌存在于人的口腔，与龋齿相关[4]。

Propionibacterium acidipropionici 产丙酸丙酸杆菌

Orla-Jensen, 1909

【分类学评述】 该菌种已被重新分类为产丙酸杆菌属，见产丙酸产丙酸杆菌(*Acidipropionibacterium acidipropionici*)。

Propionibacterium acnes 痤疮丙酸杆菌

(Gilchrist, 1900) Douglas and Gunter, 1946

【分类学评述】 该菌种已被重新分类为皮肤杆菌属，见痤疮皮肤杆菌。

Propionibacterium australiense 澳大利亚丙酸杆菌

Bernard et al., 2002

【词源和翻译】 "*australiense*"，新拉丁语中性形容词，源自国家名称"澳大利亚"(Australia)，菌名翻译为"澳大利亚丙酸杆菌"。

【临床意义】 澳大利亚丙酸杆菌分离于牛的慢性肉芽肿伤口中[3]，暂无人的分离报道。

Propionibacterium avidum 贪婪丙酸杆菌

(Eggerth, 1935) Moore and Holdeman, 1969

【分类学评述】 该菌种已被重新分类为皮肤杆菌属，见贪婪皮肤杆菌(*Cutibacterium avidum*)[1]。

Propionibacterium freudenreichii 弗洛伊德丙酸杆菌

van Niel, 1928

【分类学评述】 该菌种在1928年被描述为现在的弗洛伊德丙酸杆菌并于1980年被收录至《核准的细菌名称目录》，被描述的其他同义名还包括"*Bacterium acidi propionicia*"和"*Bacterium acidi propionicid*"。

【词源和翻译】 "*freudenreichii*"，新拉丁语阳性名词属格，由"Freudenreich"拉丁化而来，源自 Edouard von Freudenreich 的名字，以纪念其最初分离出该菌种，菌名翻译为"弗洛伊德丙酸杆菌"。

【临床意义】 弗洛伊德丙酸杆菌可以从各种环境中分离出来，包括生乳、乳制品、土壤和发酵食品及植物饲料，目前认为其在瑞士奶酪的生产和成熟的过程中发挥着核心作用，通常认为其与人的致病性无关。

Propionibacterium innocuum 无害丙酸杆菌

Pitcher and Collins, 1992

【分类学评述】 该菌种已被重新分类为产丙酸菌属，见无害产丙酸菌[7]。

Propionibacterium namnetense 南特丙酸杆菌

Aubin et al., 2016

【词源和翻译】 "*namnetense*"，新拉丁语中性形容词，由"*Namnetum*"拉丁化而来，源自法国地名

P

"南特"(Nantes)的拉丁名"Namnetum",菌名翻译为"南特丙酸杆菌"。

【临床意义】 南特丙酸杆菌是2016年发表的新菌种,分离于人的骨髓炎标本[5],暂无其他人体标本分离报道。

Propionibacterium granulosum **颗粒丙酸杆菌**

(Prévot, 1938) Moore and Holdeman, 1970

【分类学评述】 该菌种已被重新分类为皮肤杆菌属,见颗粒皮肤杆菌(*Cutibacterium granulosum*)。

Propionibacterium lymphophilum **嗜淋巴丙酸杆菌**

(Torrey, 1916) Johnson and Cummins, 1972

【分类学评述】 该菌种已被重新分类为丙酸微菌,见嗜淋巴丙酸微菌。

Propionibacterium propionicum **丙酸丙酸杆菌**

(Buchanan and Pine, 1962) Charfreitag et al., 1988

【分类学评述】 该菌种已被重新分类为假丙酸杆菌属,见丙酸假丙酸杆菌(*Pseudopropionibacterium propionicum*)。

***Propionibacterium* 丙酸杆菌属参考文献**

Propioniferax 产丙酸菌属 Yokota et al., 1994

【词源和翻译】 "*Propioniferax*",新拉丁语阴性名词,由"*acidum propionicum*"和"*ferax*"两个词根组成:"*acidum propionicum*",新拉丁语名词,英文词义为"propionic acid";"*ferax*",拉丁语形容词,英文词义为"fertile"。"*Propioniferax*",英文词义为"propionic acid-producing",表示"产丙酸的",菌名翻译为"产丙酸菌属"。

一、分类学

产丙酸菌属隶属于放线菌门(Actinobacteria)、放线菌纲(Actinobacteria)、放线菌目(Actinomycetales)、丙酸杆菌科(Propionibacteriaceae)。模式菌种无害产丙酸菌为目前属内唯一菌种,之前分类为无害丙酸杆菌(*Propionibacterium innocuum*)。

二、属的特征

产丙酸菌属是革兰氏阳性,抗酸阴性,无动力,非球状的多形性杆菌,成簇或呈"V"形排列。兼性厌氧菌但在有氧环境下也可良好生长。氧化酶和触酶阳性。细胞壁含*LL*-二氨基庚二酸、阿拉伯糖和甘露醇,不含半乳糖。甘氨酸形成肽聚糖的肽间桥。不含分枝菌酸。主要的脂肪酸是iso-$C_{15:0}$和anteiso-$C_{15:0}$。主要的呼吸醌是MK-9(H_4)。基因组DNA G+C含量为59~63 mol%。

三、属内菌种

Propioniferax innocua **无害产丙酸菌**

(Pitcher and Collins, 1992) Yokota et al., 1994

【分类学评述】 该菌种在1991年被描述为无害丙酸杆菌并于1992年获得国际原核生物系统学委员会认可,1994年被重新分类为现在的无害产丙酸菌[1]。

【词源和翻译】 "*innocua*",拉丁语阴性形容词,英文词义为"harmless",表示"无害的",菌名翻译为"无害产丙酸菌"。

【种的特征】 该菌可耐受氧,触酶阳性,吲哚、七叶苷水解试验阴性，硝酸盐还原试验可变。

【临床意义】 无害产丙酸菌目前被认为是一种益生菌，能够分解细菌的生物膜[2]。

【抗菌药物敏感性和感染用药】 该菌种是从丙酸杆菌重新分类而来，理论上可参考丙酸杆菌属（*Propionibacterium*）和皮肤杆菌（*Cutibacterium*）抗菌药物敏感性试验方法和感染用药方案。

Propioniferax 产丙酸菌属参考文献

Propionimicrobium 丙酸微菌属 Stackebrandt et al., 2002

【词源和翻译】 "*Propionimicrobium*"，新拉丁语中性名词，由"*acidum propionicum*"和"*microbium*"两个词根组成："*acidum propionicum*"，新拉丁语名词，英文词义为"propionic acid"；"*microbium*"，新拉丁语中性名词，英文词义为"a microbe"。"*Propionimicrobium*"，英文词义为"propionic acid-producing microbe"，即"产丙酸的微生物"，菌名翻译为"丙酸微菌属"。

一、分类学

丙酸微菌属隶属于放线菌门（Actinobacteria）、放线菌纲（Actinobacteria）、放线菌目（Actinomycetales）、丙酸杆菌科（Propionibacteriaceae），模式菌种嗜淋巴丙酸微菌为目前属内唯一菌种。

二、属的特征

丙酸微菌属为革兰氏阳性菌，菌体呈多形性，大小为(0.5～0.8) μm×(1～2.5) μm，多呈不规则棒状，"V"形、"Y"形或成簇；但也可能呈球状，单个、成对或短链排列。无动力，无芽孢。厌氧，化能有机营养。发酵终产物包括丙酸、醋酸、琥珀酸、异戊酸及少量甲酸。部分菌株触酶阳性。主要的甲基萘醌类是 MK-9(H_4)，肽聚糖含有赖氨酸和天冬氨酸（Lys-Asp 型），主要的脂肪酸是 $C_{18:1}$ ω9c、anteiso-$C_{15:0}$ 和 $C_{16:0}$。基因组 DNA G+C 含量为 53～56 mol%。

三、属内菌种

Propionimicrobium lymphophilum 嗜淋巴丙酸微菌

(Torrey, 1916) Stackebrandt et al., 2002

【分类学评述】 该菌种在 1972 年被描述为现在的嗜淋巴丙酸杆菌并于 1980 年被收录至《核准的细菌名称目录》；被描述的其他同义名还包括 *Bacillus lymphophilus*、嗜淋巴棒杆菌（*Corynebacterium lymphophilum*）和嗜淋巴分枝杆菌（*Mycobacterium lymphophilum*）。

【词源和翻译】 "*lymphophilum*"，新拉丁语中性形容词，由"*lympha*"和"*philum*"两个词根组成："*lympha*"，拉丁语阴性名词，英文词义为"water, clear water, and in biology lymph"；"*philum*"，新拉丁语中性形容词，英文词义为"friend, loving"。"*lymphophilum*"，英文词义为"lymph-loving"，即"喜爱淋巴细胞的"，该菌因人类初次分离于霍奇金淋巴瘤患者的淋巴结，菌名翻译为"嗜淋巴丙酸微菌"。

【种的特征】 在马血平板上培养 4 d 形成 0.5 mm、圆形、枕状凸起、白色光滑的菌落。厌氧菌，在需氧平板表面不生长，但可在需氧营养肉汤的底部

P

生长。发酵侧金盏花醇、赤藓糖醇、果糖、葡萄糖、麦芽糖、核糖、淀粉及肌糖（40%～90%的菌株）产酸。不发酵苦杏仁苷、阿拉伯糖、纤维二糖、半乳糖醇、七叶苷、半乳糖、甘油、糖原、菊粉、乳糖、甘露醇、甘露糖、松三糖、棉子糖、鼠李糖、水杨苷、山梨醇或山梨糖。部分菌株硝酸盐还原试验阳性，不水解七叶苷和明胶，吲哚和乙偶姻阴性，不溶血。可在20%胆汁溶液中微弱生长。细胞壁包含丙氨酸、谷氨酸、赖氨酸和天冬氨酸。细胞壁主要的糖成分是葡萄糖、半乳糖和甘露糖[1]。

【临床意义】 嗜淋巴丙酸微菌是该属目前唯一的种。嗜淋巴丙酸微菌是人类皮肤、生殖道和泌尿道的定植菌，其临床致病性尚不完全清楚。有文献报道，其可引起泌尿系统感染及血流感染[2-3]。

【抗菌药物敏感性和感染用药】 该菌种是从丙酸杆菌重新分类而来，理论上可参考丙酸杆菌属（*Propionibacterium*）和皮肤杆菌抗菌药物敏感性试验方法和感染用药方案。有资料显示，嗜淋巴丙酸微菌对大多数抗菌药物敏感，包括青霉素、氨苄西林、阿莫西林/克拉维酸、头孢西丁、头孢曲松、头孢吡肟、四环素、克林霉素、米诺环素、环丙沙星、左氧氟沙星、亚胺培南、美罗培南、万古霉素等，但对复方磺胺甲嘧唑中介，并且对甲硝唑耐药[2]，供参考。

Propionimicrobium 丙酸微菌属参考文献

Proteus 变形菌属 Hauser, 1885

【词源和翻译】 "*Proteus*"，拉丁语阳性名词，英文词义为"an ocean god able to change himself into different shapes"，即"一个可以将自己变成各种形状的海神"，菌名翻译为"变形菌属"。

一、分类学

变形菌属隶属于变形菌门（Proteobacteria）、γ-变形菌纲（Gammaproteobacteria）、肠杆菌目（Enterobacteriales）、摩根菌科（Morganellaceae），模式菌种为普通变形菌。

二、属的特征

变形菌属是革兰氏阴性直杆菌，大小为（0.4～0.8）μm×（1.0～3.0）μm，以周鞭毛运动，多数菌株以周期性移动迁徙（swarm）生长并产生同心环带，或散布为均一的菌膜。能使苯丙氨酸和色氨酸氧化脱氨。水解尿素。能分解几种单糖或双糖产酸。不能分解肌醇或直链四、五或六羟醇产酸；但通常可分解甘油产酸。硫化氢阳性。基因组 DNA G+C 含量为 38～41 mol%[1]。

三、属的临床意义

变形菌在环境中分布广泛，存在于人和多种动物肠道，也存在于粪肥、土壤和污水中。作为人体消化道的正常定植菌，该菌属细菌在临床上可引起人的感染，包括泌尿系统感染、烧伤伤口感染、手术切口感染、肺炎（通常为医院感染）、菌血症、败血症、假肢或气管镜感染等；也有感染性心内膜炎的报道，但较为罕见。另有研究发现，奇异变形菌、彭纳变形菌、摩根菌和产碱普罗威登菌在腹泻患者大便中分离的概率远远高于正常大便标本的分离概率，故推测这些细菌可能会引起腹泻，但还有待于进一步证实。

需要注意的是，变形菌可分解尿素，可导致尿液 pH(>8.0) 升高和磷酸氨镁结石形成，而磷酸氨镁结石是慢性肾脏感染或阻塞性疾病的病因。故尿液中反复分离到变形菌，应怀疑解剖学异常或结石。此外，有报道，变形菌在糖尿病患者尿液和糖尿病足伤口中，较其他类型患者分离率更高[2-3]。

四、抗菌药物敏感性和感染用药

变形菌是肠杆菌目细菌，经验用药可采用第三代头孢菌素类和碳青霉烯类抗菌药物，但通常建议进行常规药敏试验（可参照 CLSI M100 中“肠杆菌目细菌的抑菌圈直径及 MIC 折点解释标准”进行判读），并按照药敏结果用药。有资料显示，奇异变形菌对四环素、替加环素、呋喃妥因、多黏菌素 B 及黏菌素天然耐药，对复方磺胺甲噁唑、氨苄西林、阿莫西林、哌拉西林、头孢菌素、氨基糖苷类和亚胺培南敏感。彭纳变形菌与普通变形菌对氨苄西林、头孢唑林、头孢噻吩、头孢呋辛、四环素、替加环素、呋喃妥因、多黏菌素 B 及黏菌素天然耐药。大部分菌株对环丙沙星敏感，但也会出现耐药。尽管彭纳变形菌比普通变形菌对青霉素耐药性更加严重，但两者与摩根菌属耐药谱类似，对广谱头孢菌素、头孢西丁、头孢吡肟、氨曲南、氨基糖苷类和亚胺培南敏感[2-4]。

五、属内菌种

Proteus cibarius 食物变形菌

Hyun et al., 2016

【词源和翻译】 “*cibarius*”，拉丁语阳性形容词，英文词义为“pertaining to food”，表示“属于食物的”，意指其最初分离于韩国海鲜酱，菌名翻译为“食物变形菌”。

【临床意义】 食物变形菌是2016年发表的新菌种，最初分离于韩国海鲜酱中，目前有 1 例糖尿病伤口感染的报道。

Proteus hauseri 豪瑟（豪氏）变形菌

O'Hara et al., 2000

【词源和翻译】 “*hauseri*”，新拉丁语阳性名词属格，源自德国微生物学家 Gustav Hauser 的名字，以纪念其在 1885 年提议建立变形菌属，菌名翻译为“豪瑟变形菌”，亦有简译为“豪氏变形菌”。

【种的特征】 该菌种吲哚、脲酶阳性，鸟氨酸脱羧酶阴性，硫化氢试验不定。可发酵麦芽糖、海藻糖产酸，不发酵 *D*-侧金盏花醇、*D*-阿拉伯糖醇和肌醇。

【临床意义】 豪瑟（豪氏）变形菌主要引起人的泌尿道感染，也有分离自人的粪便和伤口感染标本的报道[5-6]。

Proteus mirabilis 奇异变形菌

Hauser, 1885

【词源和翻译】 “*mirabilis*”，拉丁语阳性/阴性形容词，英文词义为“wonderful”、“surprising”，即“奇妙的、惊奇的”，菌名翻译为“奇异变形菌”。

【种的特征】 该菌种硫化氢、脲酶、鸟氨酸脱羧酶阳性，吲哚阴性。发酵海藻糖产酸，不发酵麦芽糖、*D*-侧金盏花醇、*D*-阿拉伯糖醇和肌醇。

【临床意义】 奇异变形菌广泛分布于环境，也是消化道的正常定植菌，通常认为其是一种条件致病菌，可分离于各种临床标本，其中最主要是尿液，也包括有痰液、伤口、血液和脑脊液等，且在糖尿病患者中的感染尤为常见[1]。另有发现，该菌种在腹泻患者大便中分离率远高于正常人群，并认为与腹泻相关，但还有待于证实。

Proteus morganii 摩根变形菌

(Winslow et al., 1919) Yale, 1939

【分类学评述】 该菌种已被重新分类为摩根菌属（*Morganella*），见摩根摩根菌（*Morganella morganii*）。

Proteus myxofaciens 产黏变形菌

Cosenza and Podgwaite, 1966

【分类学评述】 该菌种已被重新分类为科森扎菌属（*Cosenzaea*），见产黏科森扎菌（*Cosenzaea myxofaciens*）。

Proteus penneri 彭纳（彭氏）变形菌

Hickman et al., 1983

【词源和翻译】 “*penneri*”，新拉丁语阳性名词属格，源自加拿大微生物学家 John L. Penner 的名字，以纪念其对变形菌族中三个属的诸多贡献，菌名翻译为“彭纳变形菌”，亦有译为“彭氏变形菌”。

【种的特征】 该菌种脲酶阳性，吲哚、鸟氨酸脱羧

P

酶阴性，硫化氢试验不定。发酵麦芽糖产酸，不发酵 *D*-侧金盏花醇、*D*-阿拉伯糖醇和肌醇，海藻糖发酵试验不定。

【临床意义】 彭纳（彭氏）变形菌是一种条件致病菌，可从人的尿道、血液、伤口、粪便和眼睛中分离，但不如奇异变形菌常见[1]。另有发现，该菌种在腹泻患者大便中的分离率远高于正常人群的分离率，认为其与腹泻相关，但还有待于证实。

Proteus rettgeri **雷极变形菌**

(Hadley et al., 1918) Rustigian and Stuart, 1943

【分类学评述】 该菌种已被重新分类为普罗威登菌属（*Providencia*），见雷极（雷氏）普罗威登菌（*Providencia rettgeri*）。

Proteus vulgaris **普通变形菌**

Hauser, 1885

【词源和翻译】 "*vulgaris*"，拉丁语阳性/阴性形容词，英文词义为"usual"、"common"，即"平常的、普通的"，菌名翻译为"普通变形菌"。

【种的特征】 该菌种吲哚、脲酶阳性，鸟氨酸脱羧酶阴性，硫化氢试验不定。发酵麦芽糖产酸，不发酵 *D*-侧金盏花醇、*D*-阿拉伯糖醇和肌醇，海藻糖发酵试验不定。

【临床意义】 普通变形菌是一种条件致病菌，可从人的尿道、伤口、粪便和呼吸道标本中分离（在伤口和软组织中比尿液标本中更常见），但不如奇异变形菌常见[1]。

***Proteus* 变形菌属参考文献**

Providencia 普罗威登菌属 Ewing, 1962 (Approved Lists, 1980)

【词源和翻译】 "*Providencia*"，新拉丁语阴性名词，源自美国的地名罗德岛（Rhode Island）的普罗维登斯市（Providence），由"Providence"拉丁化而来，菌名翻译为"普罗威登菌属"。

一、分类学

普罗威登菌属隶属于变形菌门（Proteobacteria）、γ-变形菌纲（Gammaproteobacteria）、肠杆菌目（Enterobacteriales）、摩根菌科（Morganellaceae），模式菌种为产碱普罗威登菌[1]。

二、属的特征

普罗威登菌属为革兰氏阴性直杆菌，大小为(0.6~0.8) μm×(1.5~2.5) μm，符合肠杆菌目一般定义，以周鞭毛运动，不发生迁徙，兼性厌氧。可使苯丙氨酸和色氨酸氧化脱氨，从下面一种或多种多羟醇中产酸：肌醇、*D*-甘露醇、侧金盏花醇、*D*-阿拉伯糖醇、赤藓醇。从甘露糖中产酸。吲哚阳性，能利用西蒙枸橼酸盐和 Jordan 酒石酸盐。可从腹泻粪便、尿路感染、伤口、烧伤和菌血症标本中分离。基因组 DNA G+C 含量为 39~42 mol%[1]。

三、属的临床意义

普罗威登菌属可从尿液、喉、会阴、腋窝、便、血液和伤口培养中分离到，在院内获得和长时间住院的感染比社区获得泌尿道感染更为常见，其中斯图尔特（斯氏）普罗威登菌是人类感染最常见的普罗威登菌。斯图尔特（斯氏）普罗威登菌和雷极（雷氏）普罗威登菌是私立疗养院中革兰氏阴性菌血症的常见病原菌，年老、长时间留置导管是感染的高危因素。在某些医疗机构中发现，超过50%的斯图尔特（斯氏）普罗威登菌为产超广谱β-内酰胺酶的多重耐药菌，其中年龄增加、癌前病变、近期住院和使用抗菌药物是危险因素。通常来说，产碱普罗威登菌是一种肠道共生菌，但在针对儿童的多项研究中也发现其可以引起肠内侵袭性胃肠炎，且旅游可能增加风险[2-3]。

四、抗菌药物敏感性和感染用药

普罗威登菌是肠杆菌目细菌，经验用药可采用第三代头孢菌素类和碳青霉烯类抗菌药物，但通常建议进行常规药敏试验（可参照CLSI M100中"肠杆菌目细菌的抑菌圈直径及MIC折点解释标准"进行判读），并按照药敏结果用药。有资料显示，斯图尔特（斯氏）普罗威登菌和雷极（雷氏）普罗威登菌对庆大霉素、妥布霉素、氨苄西林、阿莫西林/克拉维酸、头孢唑林、头孢噻吩、四环素、替加环素、呋喃妥因、多黏菌素B及黏菌素天然耐药。海恩巴赫（海氏）普罗威登菌尽管很少从人体分离到，但对四环素、大多数头孢菌素、庆大霉素和阿米卡星耐药[3-5]。

五、属内菌种

Providencia alcalifaciens 产碱普罗威登菌

（de Salles Gomes，1944）Ewing，1962

【分类学评述】 该菌种在1944年被描述为"*Eberthella alcalifaciens*"，1962年被描述为现在的产碱普罗威登菌并于1980年被收录至《核准的细菌名称目录》。

【词源和翻译】 "*alcalifaciens*"，新拉丁语分词形容词，由"*alcali*"和"*faciens*"两个词根组成："*alcali*"，新拉丁语名词，英文词义为"alkali"；"*faciens*"，拉丁语分词形容词，英文词义为"making"。"*alcalifaciens*"，英文词义为"alkali-producing"，即"产碱的"，菌名翻译为"产碱普罗威登菌"。

【种的特征】 该菌种吲哚阳性，硫化氢、脲酶、鸟氨酸脱羧酶阴性。发酵*D*-侧金盏花醇产酸，不发酵麦芽糖、*D*-阿拉伯糖醇、海藻糖和肌醇。

【临床意义】 产碱普罗威登菌可分离于人体各种部位，其中尿道与粪便多见，其部分菌株对Hep-2细胞具有侵袭性，并能在可逆性肠性成年兔腹泻（RITARD）模型中引起腹泻，且从人类腹泻患者中分离产碱普罗威登菌的概率远远高于正常大便标本，故推测可能是腹泻的病原菌[2-3]。

Providencia burhodogranariea 大红谷仓普罗威登菌

Juneja and Lazzaro，2009

【词源和翻译】 "*burhodogranariea*"，新拉丁语阴性形容词，由"*bu-*"、"*rhodo-*"和"*granaria*"三个词根组成："*bu-*"，希腊语前缀，英文词义为"big"；"*rhodo-*"，希腊语前缀，英文词义为"red"；"*granaria*"，拉丁语名词，英文词义为"a barn"。"*burhodogranariea*"，英文词义为"of the Big Red Barn"，即"大红谷仓的"，来源于举办讨论该细菌的学术会议大楼名称，菌名翻译为"大红谷仓普罗威登菌"。

【临床意义】 大红谷仓普罗威登菌是2009年发表的菌种，分离于果蝇，暂无引起人感染的报道。

Providencia huaxiensis 华西普罗威登菌

Hu et al.，2019

【词源和翻译】 "*huaxiensis*"，新拉丁语阳性/阴性形容词，源自中国四川成都华西医院，由华西的拼音"Huaxi"拉丁化而来，菌名翻译为"华西普罗威登菌"。

【临床意义】 华西普罗威登菌是2019年发表的新菌种，分离于人的直肠拭子[1]，暂无引起人感染的报道。

Providencia heimbachae 海恩巴赫（海氏）普罗威登菌

Mülleret et al.，1986

【词源和翻译】 "*heimbachae*"，新拉丁语阴性名词属格，源自Friederike Heimbach的名字（以纪念其分离出该菌种的12株原始菌株），由"Heimbach"拉丁化而来，菌名翻译为"海恩巴赫普罗威登菌"，亦有译为"海氏普罗威登菌"。

【临床意义】 海恩巴赫（海氏）普罗威登菌有分离于人类的粪便，但临床意义还不明确。

Providencia rettgeri 雷极（雷氏）普罗威登菌

（Hadley，1918）Brenner et al.，1978

P

【分类学评述】 该菌种在1918年被描述为"*Bacterium rettgeri*",在1978年被描述为现在的雷极(雷氏)普罗威登菌并于1980年被收录至《核准的细菌名称目录》。

【词源和翻译】 "*rettgeri*",新拉丁语阳性名词属格,源自美国细菌学家L. F. Rettger的名字(以纪念其在1904年第一次分离到该菌),由"Rettger"拉丁化而来,菌名翻译为"雷极普罗威登菌",亦译为"雷氏普罗威登菌"。

【种的特征】 该菌种吲哚、脲酶阳性,硫化氢、脲酶和鸟氨酸脱羧酶阴性。发酵*D*-侧金盏花醇、*D*-阿拉伯糖醇和肌醇产酸,不发酵麦芽糖和海藻糖。

【临床意义】 雷极(雷氏)普罗威登菌有分离于人体各种标本,尤以尿道最常见。Yoh等使用专门培养基从130例旅行者腹泻患者中分离到9株雷极(雷氏)普罗威登菌,其中8株对Caco-2细胞系有侵袭性,表明它们对人类有潜在的毒力,且其中有5例分离到雷极(雷氏)普罗威登菌的患者出现了呕吐,而分离到其他普罗威登菌的患者则没有出现呕吐[2],故其可能是引起人类腹泻的病原菌。

Providencia rustigianii 拉斯第琼(拉氏)普罗威登菌

Hickman-Brenner et al., 1983

【词源和翻译】 "*rustigianii*",新拉丁语阳性名词属格,源自Robert Rustigian的名字,以纪念其对变形菌属的早期研究,菌名翻译为"拉斯底琼普罗威登菌",亦有简译为"拉氏普罗威登菌"。

【种的特征】 该菌种吲哚阳性,硫化氢、脲酶和鸟氨酸脱羧酶阴性。不发酵麦芽糖、*D*-侧金盏花醇、*D*-阿拉伯糖醇、海藻糖和肌醇。

【临床意义】 拉斯第琼(拉氏)普罗威登菌分离于人类的粪便标本,但临床意义还不明确。

Providencia sneebia 斯尼普罗威登菌

Juneja and Lazzaro, 2009

【词源和翻译】 "*sneebia*",新拉丁语阴性形容词,英文词义为"of University SNEEB",即"斯尼大学",该菌因在康奈尔大学收集到的一系列非正式学术信息在斯尼大学进行了广泛深入的探讨而得名,菌名翻译为"斯尼普罗威登菌"。

【临床意义】 斯尼普罗威登菌是2009年发表的新菌种,分离于果蝇,暂无人感染的报道。

Providencia stuartii 斯图尔特(斯氏)普罗威登菌

(Buttiaux et al., 1954) Ewing, 1962

【分类学评述】 该菌种在1954年被描述为斯图尔特(斯氏)变形菌(*Proteus stuartii*),在1962年被描述为现在的斯图尔特(斯氏)普罗威登菌并于1980年被收录至《核准的细菌名称目录》。

【词源和翻译】 "*stuartii*",新拉丁语阳性名词属格,源自美国细菌学家C. A. Stuart的名字,以纪念其对普罗威登菌属早期做了大量的研究工作,菌名翻译为"斯图尔特普罗威登菌",亦有简译为"斯氏普罗威登菌"。

【种的特征】 该菌种吲哚阳性,硫化氢、鸟氨酸脱羧酶阴性,脲酶试验不定。发酵海藻糖、肌醇产酸,不发酵麦芽糖、*D*-侧金盏花醇和*D*-阿拉伯糖醇。

【临床意义】 斯图尔特(斯氏)普罗威登菌分离于各种人体标本中,其中以尿道最常见[2]。

Providencia vermicola 居线虫普罗威登菌

Somvanshi et al., 2006

【词源和翻译】 "*vermicola*",新拉丁语阳性/阴性名词,由"*vermis*"和"*-cola*"两个词根组成:"*vermis*",拉丁语名词,英文词义为"worm";"*-cola*",拉丁语后缀,源自拉丁语名词"*incola*",英文词义为"inhabitant"、"dweller"。"*vermicola*",英文词义为"inhabitant of worms (*Steinernema thermophilum*)",即"蠕虫的寄生虫(热斯氏线虫)",菌名翻译为"居线虫普罗威登菌"。

【临床意义】 居线虫普罗威登菌是2006年发表的新菌种,分离于侵染昆虫的线虫,也可分离于腹泻患者的粪便标本[6],但临床意义还不明确。

Providencia 普罗威登菌属参考文献

Pseudochrobactrum 假苍白杆菌属 Kämpfer et al., 2006

【词源和翻译】 "*Pseudochrobactrum*",新拉丁语中性名词,由"*pseudês*"和"*Ochrobactrum*"两个词根组成:"*pseudês*",希腊语形容词,英文词义为"false";*Ochrobactrum*,新拉丁语中性名词,为 Holmes 在 1988 年新命名的菌属,即"苍白杆菌属"。"*Pseudochrobactrum*",英文词义为"false *Ochrobactrum*",即"假苍白杆菌属",菌名翻译为"假苍白杆菌属"。

一、分类学

假苍白杆菌属隶属于变形菌门(Proteobacteria)、α-变形菌纲(Alphaproteobacteria)、根瘤菌目(Rhizobiales)、布鲁菌科(Brucellaceae),模式菌种为不解糖假苍白杆菌。该菌属与布鲁菌属、苍白菌属、类苍白杆菌属(*Paenochrobactrum*)和伪苍白杆菌属(*Falsochrobactrum*)在系统发生上的亲缘关系相接近。

二、属的特征

假苍白杆菌是一种革兰氏阴性和氧化酶阳性的需氧的非发酵菌。菌体无鞭毛无动力,不产生芽孢。醌系统主要由泛醌 Q-10 组成。聚胺复合物包括作为主要化合物的亚精胺和腐胺、1,3-二氨基丙烷和少量的精氨。主要的极性脂质有磷脂酰乙醇胺、磷脂酰单甲基乙醇胺、磷脂酰甘油、双磷脂酰甘油和磷脂酰胆碱。脂肪酸包含大量的 $C_{18:1}$ ω7c、中量的 $C_{18:0}$和 $C_{19:0}$ cyclo ω8c。根据 Baily 的研究,该菌属与流产布鲁杆菌和羊布鲁杆菌特异性抗原反应阴性。基因组 DNA G+C 含量为 51 mol%[1]。

三、属的临床意义

假苍白杆菌属为 2006 年发现的新菌属,以往多被错误鉴定为苍白杆菌属,其临床意义有待于进一步评估。从现有的资料来看,假苍白杆菌可引起儿童的血流感染[1-3],但具体原因不明。

四、抗菌药物敏感性和感染用药

假苍白杆菌是一种非苛养的革兰氏阴性杆菌,常规药敏试验可参照 CLSI M100 中"其他非肠杆菌目细菌的 MIC 折点解释标准"进行操作。从现有的研究资料来看,其致病性较弱,且对抗菌药物普遍敏感[2-4]。

五、属内菌种

Pseudochrobactrum asaccharolyticum 不解糖假苍白杆菌

Kämpfer et al., 2006

【词源和翻译】 "*asaccharolyticum*",新拉丁语中性形容词,由"*a*"、"*saccharon*"和"*lyticus-a-um*"三个词根组成:"*a*",希腊语前缀,英文词义为"not";"*saccharon*",希腊语名词,英文词义为"sugar";"*lyticus-a-um*",源自希腊语形容词"*lutikos-ê-on*",新拉丁语形容词,英文词义为"able to loosen"、"able to dissolve"。"*asaccharolyticum*",英文词义为"not digesting sugar",即"不分解糖的",菌名翻译为"不解糖假苍白杆菌"。

【种的特征】 在 25~30 ℃ R2A 琼脂培养基、大豆酪蛋白琼脂平板、营养琼脂和麦康凯平板上生长良好,培养 24 h 可在血平板上形成约 2 mm 边缘整齐的米黄色、半透明、光滑菌落。可水解 *L*-脯氨酸,大部分不分解糖类,部分可缓慢分解葡萄糖和木糖产酸,对铁胺敏感,不产生脲酶,硝酸盐还原酶和亚硝酸盐还原酶阴性。该菌种不在当前常用鉴定系统的数据库范围,而采用表型方法,可能会误鉴定为人苍白杆菌[1]。

P

【临床意义】 不解糖假苍白杆菌可能是一种致病力较弱的条件致病菌，有分离于膝关节抽取物、伤口和眼拭子和血培养标本的报道[1]。

Pseudochrobactrum saccharolyticum **解糖假苍白杆菌**

Kämpfer et al., 2006

【词源和翻译】 "*saccharolyticum*"，新拉丁语中性形容词，由"*saccharon*"和"*lyticus-a-um*"两个词根组成："*saccharon*"，希腊语名词，英文词义为"sugar"；"*lyticus-a-um*"，源自希腊语形容词"*lutikos-ê-on*"，新拉丁语形容词，英文词义为"able to loosen"、"able to dissolve"。"*saccharolyticum*"，英文词义为"digesting sugar"，即"分解糖"，菌名翻译为"解糖假苍白杆菌"。

【种的特征】 在25~30 ℃ R2A琼脂培养基、大豆酪蛋白琼脂平板、营养琼脂和麦康凯平板上生长良好，培养24 h可在血平板上形成约2 mm边缘整齐的米黄色、半透明、光滑菌落。可水解*L*-脯氨酸，能分解大多数糖类，对铁胺敏感，不产生脲酶，硝酸盐还原酶和亚硝酸盐还原酶阴性。该菌种不在当前常用鉴定系统的数据库范围，而采用表型方法，可能会误鉴定为人苍白杆菌[1]。

【临床意义】 解糖假苍白杆菌可能是一种致病力较弱的条件致病菌，可分离于儿童血培养标本，且初步推断与儿童静脉留置针和静脉插管有关[3]。

Pseudochrobactrum **假苍白杆菌属参考文献**

Pseudocitrobacter 假柠檬酸杆菌属 Kämpfer et al., 2014

【词源和翻译】 "*Pseudocitrobacter*"，新拉丁语阳性名词，由"*pseudês*"和"*Citrobacter*"两个词根组成："*pseudês*"，希腊语形容词，英文词义为"false"；"*Citrobacter*"，新拉丁语阳性名词，为Werkman和Gillen在1932年新命名的菌属，即"柠檬酸杆菌属"。"*Pseudocitrobacter*"，英文词义为"the false *Citrobacter*"，即"假的柠檬酸杆菌属"，菌名翻译为"假柠檬酸杆菌属"。

一、分类学

假柠檬酸杆菌属隶属于变形菌门(Proteobacteria)、γ-变形菌纲(Gammaproteobacteria)、肠杆菌目(Enterobacteriales)、肠杆菌科(Enterobacteriaceae)，模式菌种为粪假柠檬酸杆菌。需要注意的是，该菌属最初根据生物学表型被鉴定为柠檬酸杆菌属，但16S rRNA基因序列比较显示，该菌与柠檬酸杆菌属、克吕沃尔菌属、泛菌属、肠杆菌属和拉乌尔菌属的同源性只有97%~98.3%，且在进化树上形成一个独立的簇，故将其从柠檬酸杆菌属中独立出来。

二、属的特征

假柠檬酸杆菌属是革兰氏阴性短杆菌，长2~3 μm，宽约1 μm。兼性厌氧，触酶阳性，氧化酶阴性，动力阳性，不溶血。发酵葡萄糖、*L*-阿拉伯糖、乳糖、*D*-麦芽糖、*D*-甘露糖、*L*-鼠李糖、水杨苷、*D*-海藻糖和*D*-木糖产酸。不发酵蔗糖、*D*-蜜二糖、*D*-侧金盏花醇、*D*-阿拉伯醇、*D*-半乳糖醇、*D*-赤藓糖醇、*L*-肌醇和*D*-山梨醇。七叶苷和半乳糖苷反应阳性，脲酶阴性。不产乙偶姻。精氨酸水解酶阴性、赖氨酸脱羧酶和鸟氨酸脱羧酶可变。吲哚和

P

硫化氢阴性。硝酸盐还原试验阳性。脂肪酸以包含大量的 $C_{16:0}$、三环 $C_{17:0}$ 和 $C_{18:1}$ ω7c，以及 $C_{16:1}$ ω7c/2-OH $C_{15:0}$ ISO、3-OH $C_{14:0}$/$C_{16:1}$ ISO I、$C_{14:0}$ 和 $C_{12:0}$ 为特征。基因组 DNA G+C 含量为 54.2~57.1 mol%[1]。

三、属的临床意义

假柠檬酸杆菌通常分离于粪便标本，由于既往采用生物学表型鉴定存在误鉴定为柠檬酸杆菌属的可能，故临床意义还有待于进一步评价。

四、抗菌药物敏感性和感染用药

假柠檬酸杆菌属是一种肠杆菌目细菌，经验用药可采用第三代头孢菌素类和碳青霉烯类抗菌药物，但通常建议进行常规药敏试验（可参照 CLSI M100 中"肠杆菌目细菌的抑菌圈直径及 MIC 折点解释标准"进行判读），并按照药敏结果用药。从现有的资料来看，假柠檬酸杆菌属的准确鉴定非常重要，因为当前分离的 4 株菌种，其中 3 株产 NDM-1 型碳青霉烯酶，而另外 1 株表型也非常相似。分离出的 3 株粪假柠檬酸杆菌产 NDM-1 型碳青霉烯酶，对 β-内酰胺类抗生素广泛耐药。另外，对所有的喹诺酮类、氯霉素、复方磺胺甲噁唑、磷霉素和妥布霉素耐药，对庆大霉素、阿米卡星、替加环素、黏菌素和呋喃妥因敏感。人假柠檬酸杆菌只对氨苄西林、头孢氨苄、复方磺胺甲噁唑、萘啶酸和磷霉素耐药，其中对磷霉素可能为天然耐药[2-3]。

五、属内菌种

Pseudocitrobacter anthropi 人假柠檬酸杆菌

Kämpfer et al., 2014

【词源和翻译】 "*anthropi*"，新拉丁语阳性名词属格，英文词义为"of a human being"，即"人的"，意指其分离于人的临床标本，菌名翻译为"人假柠檬酸杆菌"。

【种的特征】 人假柠檬酸杆菌发酵棉子糖产酸，不发酵 *D*-甘露醇。赖氨酸脱羧酶和鸟氨酸脱羧酶弱阳性。

【临床意义】 人假柠檬酸杆菌在 2014 年有 1 例报道，分离于巴基斯坦联合军事医院住院患者的粪便标本[1]。

Pseudocitrobacter faecalis 粪假柠檬酸杆菌

Kämpfer et al., 2014

【词源和翻译】 "*faecalis*"，新拉丁语阳性形容词，由"*faex faecis*"和"*-alis*"两个词根组成："*faex faecis*"，拉丁语名词，英文词义为"dregs"；"*-alis*"，拉丁语阳性后缀，英文词义为"pertaining to"。"*faecalis*"，英文词义为"fecal"，表示"粪便的"，菌名翻译为"粪假柠檬酸杆菌"。

【种的特征】 粪假柠檬酸杆菌发酵 *D*-甘露醇产酸，不发酵棉子糖。赖氨酸脱羧酶和鸟氨酸脱羧酶阴性。

【临床意义】 粪假柠檬酸杆菌有 3 株分离报道，均来自人的粪便标本[1]。

***Pseudocitrobacter* 假柠檬酸杆菌属参考文献**

Pseudoflavonifractor 假解黄酮菌属 Carlier et al., 2010

【词源和翻译】 "*Pseudoflavonifractor*"，新拉丁语阳性名词，由"*pseudês*"和"*Flavonifractor*"组成：

P

"*pseudês*",希腊语形容词,英文词义为"false";"*Flavonifractor*",新拉丁语阳性名词,为 Carlier 在 2010 年命名的一个菌属,即"解黄酮菌属"。"*Pseudoflavonifractor*",英文词义为"false *Flavonifractor*",即"假的解黄酮菌属",菌名翻译为"假解黄酮菌属"。

一、分类学

假解黄酮菌属隶属于厚壁菌门(Firmicutes)、梭菌纲(Clostridia)、梭菌目(Clostridiales)、梭菌科(Clostridial),模式菌种多毛假解黄酮菌为目前属内唯一菌种。

二、属的特征

假解黄酮菌属严格厌氧,革兰氏阴性,无动力,不产生芽孢,直或弯曲杆菌。分类学上位于梭菌科的第四簇群。

三、属内菌种

Pseudoflavonifractor capillosus 多毛假解黄酮菌

(Tissier, 1908) Carlier et al., 2010

【分类学评述】 该菌种在 1908 年被描述为"*Bacillus capillosus*",在 1938 年被描述为"*Ristella capillosa*",在 1949 年被描述为"*Pseudobacterium capillosum*",在 1957 年被描述为多毛拟杆菌(*Bacteroides capillosus*)并于 1980 年被收录到《核准的细菌名称目录》,在 2010 年被重新分类为现在的多毛假解黄酮菌。

【词源和翻译】 "*capillosus*",拉丁语阳性形容词,英文词义为"full of hair"、"very hairy",即"充满头发、非常多毛",菌名翻译为"多毛假解黄酮菌"。

【种的特征】 多毛假解黄酮菌长 1.6~7.1 μm,主要以单个、成双或短链状排列。培养 48 h,厌氧平板上形成直径 0.5 mm 圆形,微啮蚀,无色,半透明的针尖状菌落。浓度约 0.02% 的吐温-80 可刺激其生长,但 20% 的胆汁可抑制其生长。最佳生长温度 37~45 ℃,不分解糖。微弱发酵葡萄糖、纤维二糖、果糖、半乳糖、乳糖、麦芽糖、甘露糖、淀粉和蔗糖。水解七叶苷,不还原硝酸盐,吲哚和硫化氢阴性,不液化明胶,不产卵磷脂酶和脂肪酶。不分解槲皮黄酮。胰蛋白胨葡萄糖酵母(tryptone glucose yeast, TGY)肉汤培养可检测到醋酸和琥珀酸。主要的细胞脂肪酸是 $C_{14:0}$ 和 $C_{16:0}$。基因组 DNA G+C 含量为 60 mol%[1]。

【临床意义】 多毛假解黄酮菌存在于人类的粪便,有引起新生儿败血症的报道[2]。

【抗菌药物敏感性和感染用药】 有资料显示,多毛假解黄酮菌对阿莫西林、头孢噻肟、头孢噻肟+利福平、头孢噻肟+维拉帕米耐药,对阿莫西林/克拉维酸、亚胺培南敏感。另外,根据希腊对拟杆菌属和普雷沃菌属的流行病学研究数据,多毛解黄酮菌对抗生素的敏感率分别是莫西沙星(33%)、青霉素(2%)、哌拉西林/他唑巴坦(97%)、头孢西丁(72%)、亚胺培南(100%)、克林霉素(68%)、甲硝唑(98%)[3-4],供参考。

Pseudoflavonifractor 假解黄酮菌属参考文献

Pseudoglutamicibacter 假谷氨酸杆菌属 Busse, 2016

【词源和翻译】 "*Pseudoglutamicibacter*",新拉丁语阳性名词,由词根"*pseudês*"和菌名"*Glutamicibacter*"组成:"*pseudês*",希腊语形容词,英文词义为"false";"*Glutamicibacter*",新拉丁语阳性名词,为细菌属名,即"谷氨酸杆菌属"。"*Pseudoglutamicibacter*",英文词义为"false *Glutamicibacter*",即"假的谷氨酸菌杆菌属",菌名翻译为"假谷氨酸杆菌属"。

一、分类学

假谷氨酸杆菌属隶属于放线菌门(Actinobacteria)、放线菌纲(Actinobacteria)、微球菌目(Micrococcales)、微球菌科(Micrococcaceae),模式菌种为卡氏假谷氨酸杆菌[1]。

二、属的特征

假谷氨酸杆菌属是一种不规则的革兰氏阳性棒杆状菌。醌系统主要由 MK-8(H_2)组成。主要的极性脂质有二磷酸甘油、磷脂酰甘油和二甘露基二酰甘油。主要的脂肪酸包含 anteiso-$C_{15:0}$、iso-$C_{16:0}$和 anteiso-$C_{17:0}$,基因组 DNA G+C 含量为 60 mol%[1]。

三、属的临床意义

假谷氨酸杆菌属可能是环境污染菌,但以下情况应视为有临床意义:① 从正常无菌部位标本分离到;② 从尿液标本中分离到且其为唯一的细菌,细菌计数>10^5/mL,或者是优势菌,且细菌总量>10^5/mL;③ 正确采集的临床标本中分离到,为优势菌群,且革兰氏染色直接镜检观察到不规则杆状及白细胞的强反应。

四、抗菌药物敏感性和感染用药

假谷氨酸杆菌属是一种不规则的革兰氏阳性棒杆状菌,理论上可采用 CLSI M45 中"棒杆菌(包括白喉棒杆菌)MIC 折点解释标准"进行药敏结果判读。目前,暂无谷氨酸杆菌属细菌感染用药的权威信息,但鉴于该菌属是由节杆菌属重新分类而来,故理论上可参考节杆菌属的相关药敏资料,供参考。

五、属内菌种

Pseudoglutamicibacter albus 白色假谷氨酸杆菌

(Wauters et al., 2000) Busse, 2016

【分类学评述】 该菌种在 2000 年被分类为白色节杆菌(*Arthrobacter albus*),在 2016 年被重新分类为现在的白色假谷氨酸杆菌。

【词源和翻译】 "*albus*",拉丁语阳性形容词,英文词义为"white",表示"白的",意指该菌菌落呈白色,菌名翻译为"白色假谷氨酸杆菌"。

【临床意义】 白色假谷氨酸杆菌有从受感染者的外科伤口、严重静脉炎患者的尿液和血液中以及从植入型心律转复除颤器中分离的报道[2-3]。

Pseudoglutamicibacter cumminsii 卡明斯(卡氏)假谷氨酸杆菌

(Funke et al., 1997) Busse, 2016

【分类学评述】 该菌种在 1997 年被分类为卡明斯(卡氏)节杆菌(*Arthrobacter cumminsii*),在 2016 年被重新分类为现在的卡明斯(卡氏)假谷氨酸杆菌。

【词源和翻译】 "*cumminsii*",新拉丁语阳性名词属格,源自美国著名的微生物学家 Cecil S. Cummins 的名字,以纪念其作为化学分类学先驱者所做出的贡献,菌名翻译为"卡明斯假谷氨酸

P

杆菌”，亦有译为“卡氏假谷氨酸杆菌”。

【临床意义】 卡明斯(卡氏)假谷氨酸杆菌可分离于多种人类标本，包括尿路感染、皮肤感染、慢性耳漏、羊水感染、阴道感染、跟骨骨髓炎、大腿深部组织感染、慢性子宫颈炎、血流感染和腿创伤标本等[4-5]。

***Pseudoglutamicibacter* 假谷氨酸杆菌属参考文献**

Pseudomonas 假单胞菌属 Migula, 1894

【词源和翻译】 “*Pseudomonas*”，新拉丁语阴性名词，由“*pseudês*”和“*monas*”两个词根组成：“*pseudês*”，希腊语形容词，英文词义为“false”；“*monas*”，希腊语阴性名词，英文词义为“a unit”、“monad”。“*Pseudomonas*”，英文词义为“false monad”，即“假的单胞体”，菌名翻译为“假单胞菌属”。

一、分类学

假单胞菌属隶属于变形菌门(Proteobacteria)、γ-变形菌纲(Gammaproteobacteria)、假单胞菌目(Pseudomonadales)、假单胞菌科(Pseudomonadaceae)，模式菌种为铜绿假单胞菌。近年来，假单胞菌属的分类变化较大(表13)，其最初根据rRNA-DNA同源性而划分为假单胞菌属rRNA Ⅰ～rRNA Ⅴ 等5个群，除rRNA Ⅰ仍然为假单胞菌属，rRNA Ⅱ～rRNA Ⅴ群均重新分类，目前新的分类为伯克霍尔德菌属(*Burkholderia*)、窄食单胞菌属(*Stenotrophomonas*)、罗尔斯顿菌属(*Ralstonia*)、食酸菌属(*Acidovorax*)、短波单胞菌属(*Brevundimonas*)、代尔夫特菌属(*Delftia*)和丛毛单胞菌属(*Comamonas*)等。

表13 常见假单胞菌的分类和命名变化

假单胞菌群	从前的命名的种名	目前命名的种名
rRNA Ⅰ群	浅黄金色单胞菌(*C. luteola*)	浅黄假单胞菌(*P. luteola*)
	栖稻黄色单胞菌(*F. oryzihabitans*)	栖稻假单胞菌(*P. oryzihabitans*)
rRNA Ⅱ群	洋葱假单胞菌(*P. cepacia*)	洋葱伯克霍尔德菌(*B. cepacia*)
	唐菖蒲假单胞菌(*P. gladioli*)	唐菖蒲伯克霍尔德菌(*B. gladioli*)
	鼻疽假单胞菌(*P. mallei*)	鼻疽伯克霍尔德菌(*B. mallei*)
	假鼻疽假单胞菌(*P. peseudomallei*)	假鼻疽伯克霍尔德菌(*B. peseudomallei*)
	皮克特(皮氏)假单胞菌(*P. pickettii*)	皮克特(克氏)罗尔斯顿菌(*R. pickettii*)
rRNA Ⅲ群	敏捷假单胞菌(*P. facilis*)	敏捷食酸菌(*A. facilis*)
	德氏假单胞菌(*P. delafieldii*)	德氏食酸菌(*A. delafieldii*)
	食酸假单胞菌(*P. acidovorans*)	食酸代尔夫特菌(*D. acidovorans*)
	土生假单胞菌(*P. terrigena*)	土生丛毛单胞菌(*C. terrigena*)
rRNA Ⅳ群	缺陷假单胞菌(*P. diminuta*)	缺陷短波单胞菌(*B. diminuta*)
	泡囊假单胞菌(*P. vesicularis*)	泡囊短波单胞菌(*B. vesicularis*)
rRNA Ⅴ群	嗜麦芽假单胞菌(*P. maltophilia*)	嗜麦芽窄食单胞菌(*S. maltophilia*)

注：*C.* 即 *Chryseomonas*；*F.* 即 *Flavimonas*。

二、属的特征

假单胞菌属是革兰氏阴性,直的或略弯曲的杆菌,但非螺旋形,大小为(0.5~1.0) μm×(1.5~5.0) μm,许多种都可以积累聚β-羟丁酸盐为碳源即嗜苏丹黑颗粒。菌体不产生菌柄,无菌鞘,不产生芽孢,以一或几根极毛运动,罕见不运动者。有的种也形成短波的侧毛。需氧菌,以氧为最终电子受体进行呼吸型代谢,在一定情况下可以以硝酸盐作为替代的电子受体,使之可厌氧生长。不产生黄单胞菌素,大多数种在酸性条件(pH 4.5)不生长,大多数种不需要有机生长因子。氧化酶阳性或阴性,触酶阳性。化能有机营养,有的种兼性化能自养,能利用H_2或CO为能源。广泛分布于自然界。有的对人、动物或植物有致病性。基因组DNA G+C含量为58~70 mol%[1]。

三、属的临床意义

假单胞菌属中某些种极具多样性,其栖息范围广泛,该属大多数细菌常以生物膜的形式附着在物体表面而使得物体表面黏滑。尽管浮游态细菌数量可能非常少,但即使在最低营养环境下,细菌总体数量(生物膜型和浮游型)仍然非常高。在医疗机构中,该菌可以见于下水道、淋浴喷头、呼吸机和牙医所用的冷却钻牙设备的水中[2]。

四、抗菌药物敏感性和感染用药

假单胞菌属(尤其是铜绿假单胞菌)对多种抗生素天然耐药,且具有通过不同染色体位点突变或基因水平转移获得质粒、转座子、整合子所携带的耐药基因而发展为耐药的能力。因此,初次分离的敏感菌株在治疗3~4 d后可能发生耐药,应反复测试菌株的药敏情况。目前,铜绿假单胞菌常规药敏试验可采用CLSI M100中"铜绿假单胞菌的抑菌圈直径及MIC折点解释标准",而其他假单胞菌可采用"其他非肠杆菌目细菌MIC折点解释标准"进行结果判读[3]。

五、属内菌种

Pseudomonas acidovorans **食酸假单胞菌**

den Dooren de Jong, 1926

【分类学评述】 该菌种已被重新分类为代尔夫特菌属,见食酸代尔夫特菌(*Delftia acidovorans*)。

Pseudomonas aeruginosa **铜绿假单胞菌**

(Schroeter, 1872) Migula, 1900

【分类学评述】 该菌种在1872年被描述为"*Bacterium aeruginosum*",在1884年被描述为"*Bacillus aeruginosus*",在1885年被描述为"*Bacillus aeruginosus*",在1886年被描述为"*Bacillus pyocyaneus*",在1895年被描述为"*Pseudomonas pyocyanea*",在1896年被描述为"*Bacterium pyocyaneum*",在1930年被描述为"*Pseudomonas polycolor*",在1900年被描述为现在的铜绿假单胞菌并于1980年被收录到《核准的细菌名称目录》。

【词源和翻译】 "*aeruginosa*",拉丁语阴性形容词,英文词义为"full of copper rust"、"verdigris"、"hence green",即"充满铜锈而变成绿色",菌名翻译为"铜绿假单胞菌"。

【种的特征】 铜绿假单胞菌菌落具有特殊气味,菌落常扁平、边缘完整或不规则、锯齿状,有时可见金属光泽,还可产生绿脓素或脓褐素。该菌还可以出现黏液型、侏儒型(小菌落变异型)菌落。黏液型菌落在囊性纤维化患者的呼吸道标本中尤为常见。42 ℃条件下可生长,菌落产生金属光泽,氧化酶、精氨酸阳性,三糖铁试验呈斜面碱性/下层无变化[2]。

【临床意义】 铜绿假单胞菌很少定植于健康人的咽部、肠道和皮肤,但对于在水中长时间游泳和潜水者的外耳例外。当铜绿假单胞菌从正常无菌部位如血液、胸腔积液或关节液检出时,一般认为是真正的感染菌。然而,有时如果患者病情不严重而无进一步感染的风险,则应考虑为假性感染。暴发流行来源的调查应包括对用于皮肤消毒或类似

P

操作的消毒剂的培养。其一般可引起以下感染：① 中性粒细胞减少患者的感染；② 囊性纤维化患者的感染；③ 呼吸机相关性肺炎和医院感染；④ 烧伤创面感染、慢性伤口感染和糖尿病足感染；⑤ 毛囊炎、外耳炎和感染性角膜炎感染。另外，该菌还可引起脑膜炎、脓毒症、心内膜炎和骨髓炎等。感染的风险因素包括粒细胞缺乏、糖尿病、皮肤烧伤、囊性纤维化及获得性免疫缺陷综合征[2]。

【抗菌药物敏感性和感染用药】 铜绿假单胞菌对阿莫西林/克拉维酸、氨苄西林/舒巴坦、头孢噻肟、头孢曲松、厄他培南、四环素、复方磺胺甲噁唑、替加环素等抗生素天然耐药，且具有通过不同染色体位点突变或水平获得质粒、转座子、整合子所携带的耐药基因而发展为耐药的能力。目前，对于铜绿假单胞菌，其推荐的治疗原则至少包括：① 需要采用包括患者隔离等感染控制措施，以预防铜绿假单胞菌尤其是多重耐药和泛耐药的铜绿假单胞菌在医院内的传播。② 在已知药物敏感性的情况下，对于严重感染患者的经验性治疗，推荐使用两类有协同作用的抗菌药物大剂量联合用药（β-内酰胺类+氨基糖苷类），且囊性纤维化患者、孕妇、烧伤患者及重症患者需要大剂量氨基糖苷类药物治疗，另对于获得性免疫缺陷综合征患者的感染，可能需要更长的疗程以防止慢性感染和复发。③ 对于慢性肺部疾病（如囊性纤维化）患者感染，除抗菌药物治疗外，还推荐痰液雾化和体位引流等辅助治疗方法。④ 对于感染性心内膜炎，除抗菌药物治疗外，还需要外科介入治疗清除病灶。

目前，对于铜绿假单胞菌的临床感染，在已知药物敏感性的情况下，《ABX 指南》推荐：① 头孢吡肟 2 g，静脉注射，每 8 h 1 次；或头孢他啶 2 g，静脉注射，每 8 h 1 次；或哌拉西林 3~4 g，静脉注射，每 4 h 1 次（对产 β-内酰胺酶的假单胞菌无效）；或替卡西林 3~4 g，静脉注射，每 4 h 1 次（对产 β-内酰胺酶的假单胞菌无效时）。② 亚胺培南 500 mg~1 g，静脉注射，每 6 h 1 次；或美罗培南 1 g，静脉注射，每 8 h 1 次；或多利培南 500 mg，静脉注射，每 8 h 1 次。③ 环丙沙星 400 mg，静脉注射，每 8 h 1 次；或 750 mg，口服，每 12 h 1 次（对轻症感染）；由于耐药率升高，单药经验治疗不是明智的选择。④ 氨曲南 2 g，静脉注射，每 6~8 h 1 次。⑤ 多黏菌素 B，静脉注射，0.75~125 mg/kg，每 12 h 1 次。⑥ 庆大霉素或妥布霉素 1.7~2.0 mg/kg，静脉注射，每 8 h 1 次；或 5~7 mg/kg，静脉注射，每天 1 次；或阿米卡星 25 mg/kg，静脉注射（在大多数医院监测的结果，铜绿假单胞菌的敏感性阿米卡星>妥布霉素>庆大霉素），每 12 h 1 次，常与其他抗菌药物联合使用（首选 β-内酰胺类药物）。

Pseudomonas alcaligenes 产碱假单胞菌

Monias, 1928 (Approved Lists, 1980)

【词源和翻译】 “*alcaligenes*”，新拉丁语分词形容词，由“*alcali*”和“*-genes*”两个词根组成：“*alcali*”，新拉丁语名词，英文词义为“alkali”；“*-genes*”，新拉丁语后缀，英文词义为“producing”。“*alcaligenes*”，英文词义为“alkali-producing”，即“产碱的”，菌名翻译为“产碱假单胞菌”。

【种的特征】 产碱假单胞菌菌落不具特征性。相比于其他的假单胞菌，产碱假单胞菌生化反应不活泼，与其他生化反应不活泼的革兰氏阴性杆菌的区别在于氧化酶阳性，有动力且能在麦康凯平板上生长。该菌可在 42 ℃条件下生长，不发酵果糖。

【临床意义】 产碱假单胞菌可能是一种罕见的条件致病菌，目前有引起骨髓移植受体导管相关性心内膜炎的报道[2]。

Pseudomonas aureofaciens 金黄假单胞菌

Kluyver, 1956 (Approved Lists, 1980)

【词源和翻译】 “*aureofaciens*”，新拉丁语分词形容词，由“*aureus*”和“*faciens*”两个词根组成：“*aureus*”，拉丁语形容词，英文词义为“golden”；“*faciens*”，拉丁语分词形容词，英文词义为“making”。“*aureofaciens*”，英文词义为“making golden”，即“黄金制造的”，菌名翻译为“金黄假单胞菌”。

【临床意义】 金黄假单胞菌是从植物（如大豆）的根系分离出来的一种生防细菌，可用来防治核盘菌（*Sclerotinia sclerotiorum*）引起的植物菌核病，另有发现其产生的挥发性有机化合物对多种植物病原真菌具有广谱的抗真菌活性，暂无人类感染的报道[4-6]。

Pseudomonas cepacia 洋葱假单胞菌

(ex Burkholder, 1950) Palleroni and Holmes, 1981

【分类学评述】 该菌种已被重新分类，见洋葱伯克霍尔德菌（*Burkholderia cepacia*）。

Pseudomonas delafieldii 德拉菲尔德（德氏）假单胞菌

Davis, 1970 (Approved Lists, 1980)

【分类学评述】 该菌种已被重新分类，见德拉菲尔德（德氏）食酸菌（*Acidovorax delafieldii*）。

Pseudomonas diminuta 缺陷假单胞菌

Leifson and Hugh, 1954 (Approved Lists, 1980)

【分类学评述】 该菌种已被重新分类，见缺陷短波单胞菌（*Brevundimonas diminuta*）。

Pseudomonas facilis 敏捷假单胞菌

(Schatz and Bovell, 1952) Davis, 1969 (Approved Lists, 1980)

【分类学评述】 该菌种已被重新分类，见敏捷食酸菌（*Acidovorax facilis*）。

Pseudomonas fluorescens 荧光假单胞菌

Migula, 1895 (Approved Lists, 1980)

【分类学评述】 该菌种在1886年被描述为"*Bacillus fluorescensliquefaciens*"，1889年被描述为"*Bacillus fluorescens*"，1896年被描述为"*Bacterium fluorescens*"，1909年被描述为"*Liquidomonas fluorescens*"，其中在1895年被描述为现在的荧光假单胞菌并于1980年被收录至《核准的细菌名称目录》。

【词源和翻译】 "*fluorescens*"，新拉丁语分词形容词，英文词义为"fluorescing"，即"发生荧光的"，菌名翻译为"荧光假单胞菌"。

【种的特征】 菌落形态不具有特征性的，但硝酸盐还原试验阴性，不能分解木糖产酸，4 ℃条件下可生长，可水解明胶（大多数菌株需要4~7 d才能水解明胶）。

【临床意义】 荧光假单胞菌可在4 ℃条件下生长，一般从腐败的食物（鸡蛋、腌肉、鱼和牛奶等）中分离得到，也可以从临床标本中分离得到，可引起输血后感染和假菌血症（多为标本采集过程中污染）暴发等[2]。

Pseudomonas gladioli 唐菖蒲假单胞菌

Severini, 1913 (Approved Lists, 1980)

【分类学评述】 该菌种已被重新分类，见唐菖蒲伯克霍尔德菌（*Burkholderia gladioli*）。

Pseudomonas luteola 浅黄假单胞菌

Kodama et al., 1985

【词源和翻译】 "*luteola*"，带小尾缀的拉丁语阴性形容词，英文词义为"yellowish"，即"淡黄色的"，菌名翻译为"浅黄假单胞菌"。

【种的特征】 浅黄假单胞菌可以通过氧化酶阴性及产生一种细胞内非扩散黄色色素与其他假单胞菌进行鉴别，菌落通常为粗糙、皱缩、黏附性或罕见光滑型菌落。可水解邻硝基苯*β-D*-吡喃半乳糖苷和七叶苷。

【临床意义】 浅黄假单胞菌在罕见情况下会引起人类感染，已经有各种类型感染的病例报道，包括菌血症、蜂窝织炎、骨髓炎、腹膜炎、心内膜炎、术后脑膜炎和眼内炎等[7]。

Pseudomonas mallei 鼻疽假单胞菌

(Zopf, 1885) Redfearn et al., 1966 (Approved Lists, 1980)

【分类学评述】 该菌种已被重新分类，见鼻疽伯克霍尔德菌（*Burkholderia mallei*）。

Pseudomonas maltophilia 嗜麦芽假单胞菌

(ex Hugh and Ryschenkow, 1961) Hugh, 1981

【分类学评述】 该菌种已被重新分类，见嗜麦芽窄食单胞菌（*Stenotrophomonas maltophilia*）

Pseudomonas marginalis 边缘假单胞菌

(Brown, 1918) Stevens, 1925 (Approved Lists, 1980)

【分类学评述】 该菌种在1918年被描述为"*Bacterium marginale*"，1925年被描述为现在的边缘假单胞菌并于1980年被收录到《核准的细菌名称目录》。

【词源和翻译】 "*marginalis*"，新拉丁语阴性形容词，由"*margo marginis*"和"*-alis*"两个词根组成："*margo marginis*"，拉丁语名词，英文词义为"edge"、"margin"；"*-alis*"，拉丁语阴性后缀，英文词义为"pertaining to"。"*marginalis*"，英文词义为"marginal"，即"边缘的"，菌名翻译为"边缘假单胞菌"。

【临床意义】 边缘假单胞菌是一种植物病原菌，可引起草莓的花枯病，暂无人类感染的报道。

Pseudomonas mendocina 门多萨假单胞菌

Palleroni, 1970 (Approved Lists, 1980)

【词源和翻译】 "*mendocina*"，新拉丁语阴性形容词，源自首次分离该菌的地名，阿根廷的门多萨省（Mendoza），菌名翻译为"门多萨假单胞菌"。

【种的特征】 菌落光滑、无皱缩、扁平，可产生棕黄

P

色色素。硝酸盐还原试验阳性,精氨酸双水解酶阳性,不水解乙酰胺和淀粉。

【临床意义】 门多萨假单胞菌可从水和土壤样品中分离出来,较少引起人类疾病,目前有引起人的血流感染、心内膜炎和脑膜炎的感染报道[8]。

Pseudomonas mesophilica 嗜中温假单胞菌

Austin and Goodfellow, 1979 (Approved Lists, 1980)

【分类学评述】 该菌种已被重新分类,见嗜中温甲基杆菌(*Methylobacterium mesophilicum*)。

Pseudomonas monteilii 蒙特假单胞菌

Elomari et al., 1997

【词源和翻译】 "*monteilii*",新拉丁语阳性名词属格,源自法国微生物学家 Henri Monteil 的名字,菌名翻译为"蒙特假单胞菌"。

【种的特征】 蒙特假单胞菌不能还原硝酸盐为亚硝酸盐或产氮气,也不能水解明胶,不发酵木糖产酸。

【临床意义】 蒙特假单胞菌可从人的粪便、胆汁、胎盘、支气管分泌物、胸腔积液和尿液中分离,目前被认为是一种人类病原菌,有引起支气管扩张和腹股沟肉芽肿性淋巴结炎的报道[9-10]。

Pseudomonas mosselii 摩斯(摩氏)假单胞菌

Dabboussi et al., 2002

【词源和翻译】 "*mosselii*",新拉丁语阳性名词属格,源自荷兰微生物学家 David A. A. Mossel 的名字,以纪念其在医学和食品微生物学方面的贡献,菌名翻译为"摩斯假单胞菌",亦有译为"摩氏假单胞菌"。

【种的特征】 摩斯(摩氏)假单胞菌不能还原硝酸盐为亚硝酸盐或产氮气,也不能水解明胶,但大多数菌株可分解明胶(92%),可以此与蒙特假单胞菌区别。

【临床意义】 摩斯(摩氏)假单胞菌是 2002 年发表的新菌种,分离于人的临床标本,目前认为是条件致病菌,可引起人的急性和慢性感染[11]。

Pseudomonas oryzihabitans 栖稻假单胞菌

Kodama et al., 1985

【词源和翻译】 "*oryzihabitans*",新拉丁语分词形容词,由"*oryza*"和"*habitans*"两个词根组成:"*oryza*",拉丁语名词,英文词义为"rice";"*habitans*",拉丁语分词形容词,英文词义为"inhabiting"、"dwelling"。"*oryzihabitans*",英文词义为"rice-inhabiting",即"稻米储藏的地方",菌名翻译为"栖稻假单胞菌"。

【种的特征】 栖稻假单胞菌可以通过氧化酶阴性及产生一种细胞内非扩散黄色色素与其他假单胞菌进行鉴别,菌落通常为粗糙、皱缩、黏附性或罕见光滑型菌落。但不水解邻硝基苯 *β-D*-吡喃半乳糖苷和七叶苷。

【临床意义】 栖稻假单胞菌有引起插管相关性菌血症、慢性腹膜透析患者的腹膜炎、蜂窝织炎、脓肿、伤口感染和神经外科手术后的脑膜炎感染的报道[12]。

Pseudomonas paucimobilis 少动假单胞菌

Holmes et al., 1977 (Approved Lists, 1980)

【分类学评述】 该菌种已被重新分类,见少动鞘氨醇单胞菌(*Sphingomonas paucimobilis*)。

Pseudomonas pickettii 皮克特(皮氏)假单胞菌

Ralston et al., 1973 (Approved Lists, 1980)

【分类学评述】 该菌种已被重新分类,见皮克特(皮氏)罗尔斯顿菌(*Ralstonia pickettii*)。

Pseudomonas pseudoalcaligenes 假产碱假单胞菌

Stanier, 1966 (Approved Lists, 1980)

【分类学评述】 该菌种与 1941 年描述的嗜油假单胞菌(*Pseudomonas oleovorans*)是同一菌种,且嗜油假单胞菌具有命名优先权。

【词源和翻译】 "*pseudoalcaligenes*",新拉丁语分词形容词,由"*pseudês*"、"*alcali*"和"*-genes*"三个词根组成:"*pseudês*",希腊语形容词,英文词义为"false";"*alcali*",新拉丁语名词,英文词义为"alkali";"*-genes*",新拉丁语后缀,英文词义为"producing"。"*pseudoalcaligenes*",英文词义为"false alkali-producing",即"假产碱的",菌名翻译为"假产碱假单胞菌"。

【种的特征】 相比于其他的假单胞菌,假产碱假单胞菌生化反应不活泼,与其他生化反应不活泼的革兰氏阴性杆菌的区别在于氧化酶阳性,有动力且能在麦康凯平板上生长。可发酵果糖产酸。

【临床意义】 假产碱假单胞菌可以在碱性条件下生长,利用氰化物、氰酸盐或各种腈作为唯一的氮源,并可降解工业废水中剧毒物质,目前广泛应用于采矿、珠宝和金属加工等行业[13-14],暂未发现与人类疾病的相关性。

P

Pseudomonas pseudomallei 假鼻疽假单胞菌

(Whitmore, 1913) Haynes, 1957 (Approved Lists, 1980)

【分类学评述】 该菌种已被重新分类，见假鼻疽伯克霍尔德菌(*Burkholderia pseudomallei*)。

Pseudomonas putida 恶臭假单胞菌

(Trevisan, 1889) Migula, 1895 (Approved Lists, 1980)

【分类学评述】 该菌种在1886年被描述为"*Bacillus fluorescens putidus*"，1889年被描述为"*Bacillus putidus*"，1895年被描述为现在的恶臭假单胞菌并于1980年被收录到《核准的细菌名称目录》。该菌种曾被描述的其他同义名还包括"*Pseudomonas eisenbergii*"、"*Pseudomonas convexa*"、"*Pseudomonas incognita*"、"*Pseudomonas ovalis*"、"*Pseudomonas rugosa*"和"*Pseudomonas striata*"。

【词源和翻译】 "*putida*"，拉丁语阴性形容词，英文词义为"stinking"、"fetid"，即"恶臭的"，菌名翻译为"恶臭假单胞菌"。

【种的特征】 菌落形态不具有特征性，硝酸盐还原试验阴性，发酵木糖产酸，4 ℃条件下生长不定，不水解明胶。

【临床意义】 恶臭假单胞菌为鱼的一种致病菌，常从腐败的鱼中检出，可作为人类咽部的正常菌群，是人类少见的条件致病菌，偶从人类尿道感染、皮肤感染和骨髓炎标本中分离出，分泌物有腥臭味[2]。

Pseudomonas stutzeri 施徒泽（施氏）假单胞菌

(Lehmann and Neumann, 1896) Sijderius, 1946 (Approved Lists, 1980)

【分类学评述】 该菌种在1895年被描述为"*Bacillus denitrificans* Ⅱ"，在1946年被描述为现在的施徒泽(施氏)假单胞菌并于1980年被收录到《核准的细菌名称目录》，其被描述的其他同义名还包括"*Bacterium stutzeri*"、"*Bacillus nitrogenes*"、"*Bacillus stutzeri*"、"*Achromobacter sewerinii*"、"*Achromobacter stutzer*"和"*Pseudomonas stanier*"。

【词源和翻译】 "*stutzeri*"，新拉丁语阳性名词属格，源自Stutzer的名字，菌名翻译为"施徒泽假单胞菌"，亦简译为"施氏假单胞菌"。

【种的特征】 施徒泽(施氏)假单胞菌大多数菌落呈特殊的干燥、皱缩样形态，类似于类鼻疽伯克霍尔德菌，菌落可凹陷或黏附于平板上，呈浅褐色到棕色，菌落难以移动并且较难调制菌悬液。精氨酸双水解酶阴性，不发酵乳糖产酸，可水解淀粉。

【临床意义】 施徒泽(施氏)假单胞菌不是导致人类感染的常见病原菌，但可引起免疫缺陷者的菌血症、HIV阳性患者的脑膜炎、酗酒者的肺炎及骨髓炎，以及医源性的感染如白内障术后眼内炎、污染的透析液导致血液透析患者的菌血症。另外，还能从伤口、插管患者的呼吸道和尿路中分离到该菌，但该菌在这些疾病中的致病作用尚不清楚[2]。

Pseudomonas syringae 丁香假单胞菌

van Hall, 1902 (Approved Lists, 1980)

【词源和翻译】 "*syringae*"，新拉丁语阴性名词属格，源自丁香花(*Syringa*)的名字，菌名翻译为"丁香假单胞菌"。

【临床意义】 丁香假单胞菌是引起植物致病的重要病原菌，约被细分为50个亚种，暂无人类感染的报道。

Pseudomonas veronii 威隆假单胞菌

Elomari et al., 1996

【词源和翻译】 "*veronii*"，新拉丁语阳性名词属格，源自著名法国微生物学家M. M. Véron的名字，以纪念其在分类学和医学微生物学方面的贡献，菌名翻译为"威隆假单胞菌"。

【种的特征】 硝酸盐还原试验阴性，不水解乙酰胺，不发酵乳糖、麦芽糖，36 ℃条件下不生长。

【临床意义】 威隆假单胞菌最初分离自天然矿泉水，有引起人类肠道炎症性假瘤的报道[15]。

Pseudomonas vesicularis 泡囊假单胞菌

(Büsing et al., 1953) Galarneault and Leifson, 1964

【分类学评述】 该菌种已被重新分类，见泡囊短波单胞菌(*Brevundimonas vesicularis*)。

Pseudomonas 假单胞菌属参考文献

P

Pseudonocardia 假诺卡菌属 Henssen, 1957 (Approved Lists, 1980)

【词源和翻译】 "*Pseudonocardia*",新拉丁语阴性名词,由"*pseudês*"和"*Nocardia*"两个词根组成:"*pseudês*",希腊语形容词,英文词义为"false";"*Nocardia*",新拉丁语阴性名词,为 Trevisan 在 1889 年命名的一个菌属,源自法国兽医 Edmond Nocard (1850~1903) 的名字,以纪念其首次分离出该菌属的菌种,即"诺卡菌属"。"*Pseudonocardia*",英文词义为"false *Nocardia*",即"假的诺卡菌属",菌名翻译为"假诺卡菌属"。

一、分类学

假诺卡菌属隶属于放线菌门(Actinobacteria)、放线菌纲(Actinobacteria)、假诺卡菌目(Pseudonocardiales)、假诺卡菌科(Pseudonocardiaceae),模式菌种为嗜热假诺卡菌。

二、属的特征

假诺卡菌属为革兰氏阳性菌,无抗酸性。需氧,无动力,触酶阳性。基内菌丝分枝形成的放线菌丝可碎裂成棒杆状。菌丝的厚薄和分枝程度各不相同。形成的气生菌丝可能是无繁殖能力的,碎裂成椭圆形或近方形的孢子呈链状排列,或者两个或两个以上孢子呈链状排列。基内菌丝和气生菌丝可能出现倾向于顶端或中间膨大位置等不同方向的细胞分裂。孢子通常是光滑的,由基内菌丝和(或)气生菌丝向顶出芽和(或)向基分裂形成(断裂生殖),或者是在营养菌丝的纵向成对和在气生菌丝的单个或纵向成对形成。在某些菌种中,菌丝体被一个致密的外层覆盖。可在含有多种有机物的平板上生长。有些菌种是兼性自养生物。细胞壁包含内消旋-二氨基庚二酸、阿拉伯糖和半乳糖。主要的甲基萘醌类是 MK-8 (H_4),主要的脂肪酸是异构支链十六烷酸,不含分枝菌酸。不同菌种之间的极性脂质可能包括以下任何一种:磷脂酰胆碱、磷脂酰乙醇胺、磷脂酰甘油、磷脂酰甲基乙醇胺和含氨基葡萄糖磷脂。基因组 DNA G+C 含量为 68~79 mol%[1]。

三、属的临床意义

假诺卡氏菌属目前没有确切的临床意义,自养假诺卡菌偶尔有报道是免疫功能低下患者的条件致病菌。另外,科威特有报道部分未准确鉴定的假诺卡菌属与过敏性疾病相关。

四、抗菌药物敏感性和感染用药

目前,对假诺卡菌属的药敏试验研究很少,如临床分离出假诺卡菌属,可根据实际用药情况进行药敏试验,或参照诺卡菌药敏试验。其中,自养假诺卡菌对庆大霉素、米诺环素、利福平、链霉素和万古霉素敏感,对红霉素、夫西地酸、青霉素耐药。

五、属内菌种

Pseudonocardia thermophila 嗜热假诺卡菌

Henssen, 1957 (Approved Lists, 1980)

【词源和翻译】 "*thermophila*",新拉丁语阴性形容词,由"*thermê*"和"*phila*"两个词根组成:"*thermê*",希腊语名词,英文词义为"heat";"*phila*",源自希腊阴性形容词"*philê*",新拉丁语阴性形容词,英文词义为"friend"、"loving"。"*thermophila*",英文词义为"heat loving",即"喜爱高温的",菌名翻译为"嗜热假诺卡菌"。

【种的特征】 嗜热假诺卡菌一般可从腐烂的肥料中分离(如牛粪),在营养琼脂和酵母菌培养基中生长良好,不能在麦康凯平板上生长,黄色菌落,上层覆盖稀疏的气生菌丝,在 28~60 ℃条件下可生长(最适宜生长温度为 40~50 ℃)。分解酪蛋白

P

和淀粉，不液化明胶，产生硫化氢，分解半乳糖、肌醇、麦芽糖、棉子糖和1,2-丙二醇产酸，不分解甘露糖、甲基*D-D*-葡萄糖苷和蔗糖[1]。

【临床意义】 嗜热假诺卡菌可分解牛粪中的各种纤维素，暂无人类感染的报道。

Pseudonocardia autotrophica 自养假诺卡菌

(Takamiya and Tubaki, 1956) Warwick et al., 1994

【分类学评述】 该菌种在1956年被描述为"*Streptomyces autotrophicus*"，1986年被描述为"*Amycolata autotrophica*"，在1961年被描述为"自养诺卡菌"(*Nocardia autotrophica*)并于1980年被收录到《核准的细菌名称目录》，在1994年被重新分类为现在的自养假诺卡菌。

【词源和翻译】 "*autotrophica*"，新拉丁语阴性形容词，由"*autos*"和"*trophica*"两个词根组成："*autos*"，希腊语代词，英文词义为"himself"；"*trophica*"，源自希腊阴性形容词"*trophikê*"，新拉丁语阴性形容词，英文词义为"nursing"、"tending"、"feeding"。"*autotrophica*"，英文词义为"self-nourishing"，表示"自养的"，其因具备利用 H_2 和二氧化碳生长的能力而得名，菌名翻译为"自养假诺卡菌"。

【种的特征】 自养假诺卡菌能将维生素 D_3 转化为羟基化活性形式，如1,25-二羟维生素 D_3。可产生磷酸酶和硫化氢。不水解七叶皂苷。降解睾酮和吐温-20、吐温-40、吐温-60和吐温-80，不降解酪蛋白、明胶或淀粉。可分解半乳糖、肌醇、甘露糖、甲基*D-D*-葡萄糖苷、1,2-丙二醇和蔗糖产酸。液体培养基中黄色到棕色的基内菌丝可破裂形成大小不等的方形孢子，白色到奶油色的气生菌丝分化成长链的圆柱形到椭圆形孢子。菌丝生长呈"之"字形，菌丝片段膨胀。菌丝体中形成纵隔和横隔。最适生长温度为10～37 ℃，42 ℃条件下不生长[2]。

【临床意义】 自养假诺卡菌能转化维生素 D_3，临床感染罕见或暂无人类感染的报道(编者注：有研究认为其是免疫功能低下患者的条件致病菌，但未查阅到具体文献)。

Pseudonocardia 假诺卡菌属参考文献

Pseudopropionibacterium 假丙酸杆菌属 Goodfellow et al., 2012

【词源和翻译】 "*Pseudopropionibacterium*"，新拉丁语中性名词，由"*pseudes*"和"*Propionibacterium*"两部分组成："*pseudes*"，希腊语形容词，英文词义为"false"；"*Propionibacterium*"，新拉丁语名词，为一细菌属名，即丙酸杆菌属。"*Pseudopropionibacterium*"，英文词义为"a false *Propionibacterium*"，即"假的丙酸杆菌属"，菌名翻译为"假丙酸杆菌属"

一、分类学

假丙酸杆菌属隶属于放线菌门(Actinobacteria)、放线菌纲(Actinobacteria)、丙酸杆菌目(Propionibacteriales)、丙酸杆菌科(Propionibacteriaceae)，模式菌种为丙酸假丙酸杆菌[1]。

二、属的特征

该菌属主要特征与丙酸杆菌属一致，属的分类主要依赖16S rRNA基因和其他分子生物学特征。可分解葡萄糖产醋酸、丙酸、乳酸和琥珀酸。基因组DNA G+C含量为61.8 mol%[1]。

P

三、属的临床意义

假丙酸杆菌细菌可分离于人类的口腔，可能是口腔正常菌群的一部分，目前有引起口腔和眼部类似放线菌病样感染的报道[2]。

四、抗菌药物敏感性和感染用药

假丙酸杆菌隶属于丙酸杆菌科，理论上可参考痤疮皮肤杆菌（*Cutibacterium acnes*）的抗菌药物敏感性方法和感染用药方案。有资料显示，痤疮皮肤杆菌常对青霉素、四环素、氯霉素、红霉素和万古霉素（包括替考拉宁）敏感，感染时首选青霉素，次选克林霉素和万古霉素，但甲硝唑或替硝唑无活性，上述资料可作为假丙酸杆菌的感染用药参考。

五、属内菌种

Pseudopropionibacterium propionicum 丙酸假丙酸杆菌

Scholz and Kilian，2016

【分类学评述】 该菌种在1962年被描述为“*Actinomyces propionicus*”，在1969年被描述为丙酸蛛网菌（*Arachnia propionica*）并于1980年被收录到《核准的细菌名称目录》。1988年，该菌种被重新分类为丙酸丙酸杆菌（*Propionibacterium propionicum*），2016年该菌种被重新分类为现在的丙酸假丙酸杆菌。

【词源和翻译】 “*propionicum*”，带后缀“*-icum*”的新拉丁语中性形容词，源自拉丁语名词“*acidum propionicum*”，英文词义为“pertaining to propionic acid”，表示“与丙酸有关的”，意指其可分解葡萄糖产生丙酸，菌名翻译为“丙酸假丙酸杆菌”。

【临床意义】 丙酸假丙酸杆菌是口腔正常菌群的一部分，能够引起口腔和眼部类似放线菌病样感染，致病性与衣氏放线菌和格拉斯放线菌感染相类似[1-2]。

Pseudopropionibacterium rubrum 红色假丙氨酸杆菌

Saito et al.，2018

【词源和翻译】 “*rubrum*”，拉丁语中性形容词，英文词义为“red colored”，表示“红色的”，意指其菌落产红色色素，菌名翻译为“红色假丙酸杆菌”。

【临床意义】 红色假丙氨酸杆菌是2018年发表的新菌种，分离于人的牙龈沟[3]，暂无其他分离报道。

Pseudopropionibacterium 假丙酸杆菌属参考文献

Pseudoramibacter 假枝杆菌属 Willems and Collins，1996

【词源和翻译】 “*Pseudoramibacter*”，新拉丁语阳性名词，由“*pseudês*”、“*ramus*”和“*bacter*”三个词根组成：“*pseudês*”，希腊语形容词，英文词义为“false”；“*ramus*”，拉丁语阳性名词，英文词义为“a branch”；“*bacter*”，新拉丁语阳性名词，英文词义为“rod”、“staff”。“*Pseudoramibacter*”，英文词义为“false branching rod”，即“假的分枝杆（菌）”，菌名翻译为“假枝杆菌属”。

P

一、分类学

假枝杆菌属隶属于厚壁菌门(Firmicutes)、梭菌纲(Clostridia)、梭菌目(Clostridiales)、真杆菌科(Eubacteriaceae),模式菌种不解乳假枝杆菌为目前属内的唯一菌种[1]。

二、属的特征

假枝杆菌属为革兰氏阳性菌,杆状,成对存在,类似展翅飞鸟,簇集或汉字样,无动力,触酶阴性,不产生芽孢。严格厌氧,可发酵碳水化合物,发酵的终产物为甲酸、醋酸、丁酸、已酸和 H_2。细胞壁胞壁质为 A 型,胞壁的二氨基酸为内消旋-二氨基庚二酸。基因组 DNA G+C 含量为 45~47 mol%[1]。

三、属内菌种

Pseudoramibacter alactolyticus 不解乳假枝杆菌

(Prévot and Taffanel, 1942) Willems and Collins, 1996

【分类学评述】 该菌种在 1942 年被描述为"*Ramibacterium alactolyticum*",1947 年被描述为"*Ramibacterium dentium*"和"*Ramibacterium pleuriticum*",在 1970 年被描述为"不解乳优杆菌"(*Eubacterium alactolyticum*)并于 1980 年被收录到《核准的细菌名称目录》。1996 年,该菌种被重新分类为现在的不解乳假枝杆菌[2]。

【词源和翻译】 "*alactolyticus*",新拉丁语阳性形容词,由"*a*"、"*lac lactis*"和"*lyticus*"三个词根组成:"*a*",希腊语介词,英文词义为"not";"*lac lactis*",拉丁语名词,英文词义为"milk";"*lyticus*",源自希腊语阳性形容词"*lutikos*",新拉丁语阳性形容词,英文词义为"able to loosen"、"able to dissolve"。"*alactolyticus*",英文词义为"not milk digesting",即"不分解牛奶的",菌名翻译为"不解乳假枝杆菌"。

【种的特征】 不解乳假枝杆菌可发酵葡萄糖产酸,触酶、吲哚、硝酸盐还原试验阴性,不水解七叶苷和精氨酸。

【临床意义】 不解乳假枝杆菌是口腔正常菌群之一,可在牙根管炎、老年龋齿患者和硝苯地平诱导心血管疾病患者的牙龈中过度生长,引起牙科相关疾病。该菌种可引起脑和(或)中枢神经系统的感染,还可引起各种脓肿感染,如化脓性胸膜炎,颈静脉蜂窝织炎,术后伤口、肺、肠道和口腔的脓肿[3]。

【抗菌药物敏感性和感染用药】 有资料显示,不解乳假枝杆菌对氯霉素、克林霉素、红霉素、青霉素和四环素敏感[3],供参考。

***Pseudoramibacter* 假枝杆菌属参考文献**

Psychrobacter 冷杆菌属 Juni and Heym, 1986

【词源和翻译】 "*Psychrobacter*",新拉丁语阳性名词,由"*psuchros*"和"*bacter*"两个词根组成:"*psuchros*",希腊语形容词,英文词义为"cold";"*bacter*",新拉丁语阳性名词,英文词义为"rod"。"*Psychrobacter*",英文词义为"a rod that grows at low temperatures",即"一种在低温环境下生长的棒杆菌",菌名翻译为"冷杆菌属"。

P

一、分类学

冷杆菌属隶属于变形菌门(Proteobacteria)、γ-变形菌纲(Gammaproteobacteria)、假单胞菌目(Pseudomonadales)、莫拉菌科(Moraxellaceae),模式菌种为不动冷杆菌[1]。

二、属的特征

冷杆菌属为革兰氏阴性菌,需氧性,无动力、无色素、无芽孢,触酶阳性、氧化酶阳性,球杆菌,大小为(0.9~1.3) μm×(1.5~3.8) μm,球状者倾向卵形,而杆状者从极短到较长,有的株杆状中稍膨胀。多数菌株嗜冷,可在5 ℃条件下生长,适温为20 ℃左右,35~37 ℃通常不生长,而某些在35~37 ℃生长良好的菌株通常在5 ℃条件下不生长。在心浸液琼脂上菌落光滑而混浊。基因组DNA G+C含量为44 mol%[1]。

三、属的临床意义

冷杆菌属可从公海、深海、冰川、鸟粪、鱼的皮和鳃、家禽的皮、各种食品、辐照食品、空气污染物和各种人类来源的临床标本中分离,目前认为其是一种条件致病菌,有引起人的伤口感染、菌血症和脑膜炎的报道[2-10]。

四、抗菌药物敏感性和感染用药

有文献资料显示,大部分冷杆菌属细菌对青霉素耐药,而对其他大多数抗菌药物敏感[2],供参考。

五、属内菌种

Psychrobacter cibarius 食物冷杆菌

Jung et al., 2005

【词源和翻译】 “*cibarius*”,拉丁语阳性形容词,英文词义为“pertaining to food”,表示“属于食物的”,意指其最初分离于韩国海鲜酱,菌名翻译为“食物冷杆菌”。

【临床意义】 食物冷杆菌是2016年发表的新菌种,最初分离于韩国海鲜酱中,目前有1例从伤口脓肿中分离的报道[3-4]。

Psychrobacter faecalis 粪冷杆菌

Kämpfer et al., 2002

【词源和翻译】 “*faecalis*”,新拉丁语阳性/阴性形容词,由“*faex faecis*”和“*-alis*”两个词根组成:“*faex faeci*”,拉丁语名词,英文词义为“dregs”;“*-alis*”,拉丁语阳性后缀,英文词义为“pertaining to”。“*faecalis*”,英文词义为“fecal”,即“粪便的”,菌名翻译为“粪冷杆菌”。

【种的特征】 粪冷杆菌可发酵葡萄糖、木糖和乙二醇产酸,吐温-80水解试验、三丁酸酯酶和硝酸盐还原试验阳性,脲酶阴性,亚硝酸盐还原酶阳性。

【临床意义】 粪冷杆菌是2002年发表的新菌种,最初分离于鸽子的粪便,目前认为是一种条件致病菌,有从人的各种标本包括鼻咽、角膜、外阴炎、伤口、胸膜、骨癌、腺体活检和脑脊液标本中分离的报道[4]。

Psychrobacter immobilis 不动冷杆菌

Juni and Heym, 1986

【词源和翻译】 “*immobilis*”,拉丁语阳性/阴性形容词,英文词义为“immovable”、“motionless”,即“不动的、静止的”,菌名翻译为“不动冷杆菌”。

【种的特征】 不动冷杆菌脲酶阳性,亚硝酸盐还原酶阴性。但近期一项研究显示,以前鉴定的不动冷杆菌几乎所有的菌株事实上属于粪冷杆菌和肺炎冷杆菌[4]。

【临床意义】 不动冷杆菌的临床分离少见,但有引起败血症和新生儿脑膜炎等致命性感染的报道[4-7]

Psychrobacter nivimaris 海雪冷杆菌

Heuchert et al., 2004

【词源和翻译】 “*nivimaris*”,新拉丁语中性名词属格,由“*nix*”和“*maris*”两个词根组成:“*nix*”,拉丁语阴性名词,英文词义为“snow”;“*maris*”,拉丁语中性名词属格,英文词义为“of the sea”。“*nivimaris*”,英文词义为“marine snow”,意指其分离于南大西洋的海雪中,菌名翻译为“海雪冷杆菌”。

【临床意义】 海雪冷杆菌是2004年发表的新菌种，最初分离于南大西洋的海雪中，目前有1例人的引流物标本中分离出海雪冷杆菌的报道[4]。

Psychrobacter phenylpyruvicus 苯丙酮酸冷杆菌

(Bøvre and Henriksen, 1967) Bowman et al., 1996

【分类学评述】 该菌种在1957年被描述为"*Moraxella polymorpha*"，在1967年被描述为"*Moraxella phenylpyruvica*"并于1980年被收录到《核准的细菌名称目录》。在1996年，该菌种被重新分类为现在的苯丙酮酸冷杆菌。

【词源和翻译】 "*phenylpyruvicus*"，新拉丁语阳性形容词，英文词义为"pertaining to phenylpyruvic acid, the product of deamination of phenylalanine by this organism"，即"该细菌可使苯基丙氨酸脱氨变为苯丙酮酸"，菌名翻译为"苯丙酮酸冷杆菌"。

【种的特征】 吐温-80可显著促进该菌种生长，其能够在补充0.1%吐温-80的12% NaCl胰蛋白酶大豆肉汤培养基中生长，脲酶阳性，亚硝酸盐还原酶阴性，苯丙氨酸脱氨酶阳性。

【临床意义】 苯丙酮酸冷杆菌是一种条件致病菌，有分离于人类的血液，并有因生食海产品而导致菌血症感染的报道[4]。

Psychrobacter pulmonis 肺炎冷杆菌

Vela et al., 2003

【词源和翻译】 "*pulmonis*"，拉丁语阳性名词属格，英文词义为"of the lung"，即"肺部的意思"，意指其最初分离于羔羊的肺部，菌名翻译为"肺炎冷杆菌"。

【种的特征】 肺炎冷杆菌不发酵糖类，发酵乙二醇产酸，吐温-80酯酶、三丁酸酯酶和硝酸盐还原试验阳性，脲酶阴性，亚硝酸盐还原酶阳性。

【临床意义】 肺炎冷杆菌最初分离于羔羊的肺部，目前有从人的口和血液标本中分离得到的报道[4, 8]。

Psychrobacter sanguinis 血冷杆菌

Wirth et al., 2012

【词源和翻译】 "*sanguinis*"，拉丁语阳性名词属格，英文词义为"of blood, in recognition of the original isolation source"，即"最初分离于人类血液中"，菌名翻译为"血冷杆菌"。

【种的特征】 吐温-80可显著促进血冷杆菌生长，但其不能够在补充0.1%吐温-80的12% NaCl胰蛋白酶大豆肉汤培养基中生长，约1/3菌株苯丙氨酸脱氨酶阳性。

【临床意义】 血冷杆菌是一种条件致病菌，有引起人的菌血症、脑膜炎及与海洋接触后伤口感染的报道[9-11]。

Psychrobacter 冷杆菌属参考文献

R

Rahnella 拉恩菌属 Izard et al., 1981

R

【词源和翻译】 "*Rahnella*",带小尾缀的新拉丁语阴性名词,源自德裔美国微生物学家 Otto Rahn 的名字,以纪念其在 1937 年提出肠杆菌科的命名,菌名翻译为"拉恩菌属"。

一、分类学

拉恩菌属隶属于变形菌门(Proteobacteria)、γ-变形菌纲(Gammaproteobacteria)、肠杆菌目(Enterobacteriales)、耶尔森菌科(Yersiniaceae),模式菌种为水生拉恩菌。

二、属的特征

拉恩菌属是小杆状细菌,(0.5~0.7) μm×(2~3) μm,符合肠杆菌科定义。36 ℃无动力,25 ℃有动力。可还原硝酸盐为亚硝酸盐,发酵葡萄糖产酸,大多数菌株产气。赖氨酸和鸟氨酸脱羧酶及精氨酸双水解酶阴性,苯丙氨酸脱氨酶弱阳性,多数菌株甲基红阳性,全部菌株 VP 试验阳性,发酵多种碳水化合物,包括乳糖、麦芽糖、鼠李糖、棉子糖和水杨素。存在于淡水中,偶从人的临床标本中分出,但临床意义尚不明确。基因组 DNA G+C 含量为 51~56 mol%[1]。

三、属的临床意义

拉恩菌属通常从淡水中分离,同时也能在蜗牛的肠道和各种环境中分离到,包括土壤和植物的根系。有时也可从食物和人体的临床标本中分离得到,包括急性胃肠炎患者的粪便、伤口感染、菌血症和败血症等标本[2-6]。

四、抗菌药物敏感性和感染用药

拉恩菌属是一种肠杆菌目细菌,经验用药可采用第三代头孢菌素类和碳青霉烯类抗菌药物,但通常建议进行常规药敏试验(可参照 CLSI M100 中"肠杆菌目细菌的抑菌圈直径及 MIC 折点解释标准"进行判读),并按照药敏结果用药。从现有的资料来看,水生拉恩菌除了对阿莫西林、替卡西林、头孢唑林和头孢呋辛耐药外,对其他大多数头孢菌素类抗生素,以及左旋氧氟沙星、环丙沙星、庆大霉素、阿米卡星、氨苄西林、氨曲南、亚噻吩胺培南、美罗培南和多黏菌素 B 等均敏感,供参考。

五、属内菌种

Rahnella aquatilis 水生拉恩菌

Izard et al., 1981

【词源和翻译】 "*aquatilis*",拉丁语阴性形容词,英文词义为"living"、"growing"、"found in water"、"aquatic",即"能在水中生存、生长或找到的,水生的",菌名翻译为"水生拉恩菌"。

【种的特征】 水生拉恩菌可发酵葡萄糖产气,发酵蔗糖、*L*-阿拉伯糖、海藻糖产酸,VP 试验阳性。

【临床意义】 水生拉恩菌很少感染免疫力正常的人群,目前有引起人手术后伤口感染、肾移植后尿路感染、血流感染和新生儿败血症等报道[4-5]。

Rahnella 拉恩菌属参考文献

Ralstonia 罗尔斯顿菌属 Yabuuchi et al., 1996

【词源和翻译】 "*Ralstonia*",带小尾缀的新拉丁语阴性名词,源自美国细菌学家"E. Ralston"的名字,以纪念其第一次描述皮氏假单胞菌,菌名翻译为"罗尔斯顿菌属"。

一、分类学

罗尔斯顿菌属隶属于变形菌门(Proteobacteria)、β-变形菌纲(Betaproteobacteria)、伯克霍尔德菌目(Burkholderiales)、伯克霍尔德菌科(Burkholderiaceae),模式菌种为皮克特(皮氏)罗尔斯顿菌。

二、属的特征

罗尔斯顿菌属是革兰阴性杆菌,无芽孢。以单极鞭毛或周鞭毛运动,或无鞭毛、动力阴性。对营养要求简单,能够在普通蛋白胨培养基上生长。通常为需氧菌,有严格的呼吸代谢类型,氧是其末端电子受体。大多数菌种的菌落颜色为米黄色。氧化酶阳性,触酶阳性。赖氨酸和鸟氨酸脱羧酶阴性。泛醌Q-8主要的呼吸醌类型。细胞脂质含有一种在甘油残基-2位有2-羟脂肪酸的磷脂酰乙醇胺。细胞脂肪酸的主要成分是 $C_{16:0}$,$C_{18:1}$ ω9/$C_{18:1}$ ω7c 的混合物,以及 $C_{14:0}$ 3-OH。

三、属的临床意义

罗尔斯顿菌属包含植物病原体、人类病原体、氢氧化细菌和金属抗性细菌。目前认为,罗尔斯顿菌是一种机会致病菌,可分离自临床标本和医院环境,可引起散发和暴发的医院感染,另有证据显示其可能与人肺部的囊性纤维化有关[2-9]。

四、抗菌药物敏感性和感染用药

罗尔斯顿菌是一种非苛养的革兰氏阴性杆菌,可依据CLSI M100"其他非肠杆菌目细菌MIC折点解释标准"来进行药敏结果判读。有文献资料显示,几乎所有的皮克特(皮氏)罗尔斯顿菌对头孢他啶、环丙沙星、头孢噻肟、氧氟沙星、美罗培南、米诺环素、复方磺胺甲噁唑和四环素敏感,对氨曲南、庆大霉素、替卡西林/克拉维酸耐药。危险罗尔斯顿菌除了对四环素耐药以外,其他的药敏谱与皮克特(皮氏)罗尔斯顿菌类似。对于解甘露醇罗尔斯顿菌,有文献报道其对阿米卡星、庆大霉素、妥布霉素、氨苄西林、氨苄西林/舒巴坦、阿莫西林/克拉维酸、哌拉西林、替卡西林/克拉维酸、头孢唑林、头孢他啶、头孢西丁、氨曲南耐药,对头孢噻肟和头孢吡肟中介,对头孢曲松、哌拉西林/他唑巴坦、亚胺培南、环丙沙星、左旋氧氟沙星和复方磺胺甲噁唑敏感[1-9]。

五、属内菌种

Ralstonia eutropha 富养罗尔斯顿菌

(Davis 1969) Yabuuchi et al., 1996

【分类学评述】 该菌种已被重新分类为沃特斯菌属(*Wautersia*),见富养沃特斯菌(*Wautersia eutropha*)。另有研究发现,富养沃特斯菌与杀手贪铜菌(*Cupriavidus necator*)为同一种,且杀手贪铜菌拥有命名优先权。

Ralstonia insidiosa 危险罗尔斯顿菌

Coenye et al., 2003

【词源和翻译】 "*insidiosa*",拉丁语阴性形容词,英文词义为"deceitful"、"dangerous",意指这些看似无害的环境微生物可分离自人体,并可能引起人类的感染,菌名翻译为"危险罗尔斯顿菌"。

【种的特征】 该菌种对多黏菌素耐药性不明确,触酶、氧化酶阳性,硝酸盐还原试验阳性,不发酵葡萄糖[4]。

【临床意义】 危险罗尔斯顿菌可从囊性纤维化患者的呼吸道、河和池塘的水、土壤、活性污泥分离

R

到，同时也存在于配水系统、实验室纯化水系统，可能是一种少见的条件致病菌，有引起免疫力低下患者血流感染的报道[4]。

Ralstonia mannitolilytica 解甘露醇罗尔斯顿菌

corrig. de Baere et al., 2001

【词源和翻译】 “*mannitolilytica*”，新拉丁语阴性形容词，由“*mannitolum*”和“*lytica*”两个词根组成：“*mannitolum*”，新拉丁语名词，英文词义为“mannitol”；“*lytica*”，源自希腊语阴性形容词“*lutikê*”，新拉丁语阴性形容词，英文词义为“able to loosen”、“able to dissolve”。“*mannitolilytica*”，英文词义为“cleaving mannitol”，即“分解甘露醇的”，菌名翻译为“解甘露醇罗尔斯顿菌”。

【种的特征】 该菌种对多黏菌素耐药，氧化酶阳性，硝酸盐还原试验、赖氨酸脱羧酶阴性，可水解吐温-80，脲酶阳性，发酵 *L*-阿拉伯糖、*D*-阿拉伯糖醇、葡萄糖、乳糖、麦芽糖、甘露醇、木糖产酸，不发酵肌醇、蔗糖。

【临床意义】 解甘露醇罗尔斯顿菌是罗尔斯顿菌属中常从临床标本中分离的菌种，有资料显示其在囊性纤维化患者的分离率是皮克特(皮氏)罗尔斯顿菌的2倍以上，此外还有引起各种医院感染，包括散发和暴发血流感染和透析相关感染的报道[5-7]。

Ralstonia pickettii 皮克特（皮氏）罗尔斯顿菌

(Ralston et al., 1973) Yabuuchi et al., 1996

【分类学评述】 该菌种在1973年被描述为“皮克特(皮氏)假单胞菌”(*Pseudomonas pickettii*)并于1980年被收录到《核准的细菌名称目录》，另在1973年有“皮克特(皮氏)伯克霍尔德菌”(*Burkholderia pickettii*)的描述，在1996年被重新分类为现在的皮克特(皮氏)罗尔斯顿菌。

【词源和翻译】 “*pickettii*”，新拉丁语阳性名词属格，英文词义为“of Pickett”，源自美国微生物学家 M. J. Pickett 的名字(以纪念其在微生物学中的贡献)，由“Pickett”拉丁化而来，菌名翻译为“皮克特罗尔斯顿菌”，亦译为“皮氏罗尔斯顿菌”。

【种的特征】 该菌种对多黏菌素耐药，氧化酶阳性，触酶可变，硝酸盐还原试验、水解吐温-80、脲酶阳性，赖氨酸脱羧酶阴性，发酵 *L*-阿拉伯糖、葡萄糖、木糖产酸，不发酵 *D*-阿拉伯糖醇、肌醇、甘露醇和蔗糖[4]。

【临床意义】 皮克特(皮氏)罗尔斯顿菌可分离于土壤、水、人类以及动物的肠道，是该属最常见引起人类感染的菌种。早期的报道发现，该菌可分离自各种临床标本并引起各种感染，包括菌血症、脑膜炎、心内膜炎、骨髓炎；也可分离自囊性纤维化患者的呼吸道并与囊性纤维化有关；另外，有在假性菌血症患者和医院感染暴发中检出该菌种的报道，且感染发生的危险因素包括静脉注射受污染药物、“无菌”水、生理盐水、氯己定溶液、呼吸治疗溶液和静脉导管等。尽管认为该菌种的毒力低，但越来越多的报道发现，该菌种感染可导致人的死亡[5, 8-9]。

***Ralstonia* 罗尔斯顿菌属参考文献**

Raoultella 拉乌尔菌属 Drancourt et al., 2001

【词源和翻译】 “*Raoultella*”，带小尾缀的新拉丁语阴性名词，源自法国马赛梅雷德雷纳大学的法国细菌学家 Didier Raoult 的名字，菌名翻译为“拉乌尔菌属”。

一、分类学

拉乌尔菌属隶属于变形菌门(Proteobacteria)、γ-变形菌纲(Gammaproteobacteria)、肠杆菌目

(Enterobacteriales)、肠杆菌科(Enterobacteriaceae),模式菌种为植生拉乌尔菌。

二、属的特征

拉乌尔菌属是革兰氏阴性,无动力,有荚膜的杆菌。兼性厌氧,10 ℃条件下可生长是此菌属的特征。氧化酶阴性,触酶阳性,多数种能以枸橼酸盐与葡萄糖为主要的碳源,发酵葡萄糖产酸产气,多数菌种可产生2,3-丁二醇,VP试验阳性[1]。

三、属的临床意义

拉乌尔菌属一般栖息于自然环境(水、土壤、植物),是一种机会性细菌,在肿瘤和免疫力低下的患者中,通常引起胆道感染、肺炎和菌血症等,其中解鸟氨酸拉乌尔菌和植生拉乌尔菌是拉乌尔菌属中最常见的人类病原体[1-10]。

四、抗菌药物敏感性和感染用药

拉乌尔菌属是肠杆菌目细菌,经验用药可采用第三代头孢菌素类和碳青霉烯类抗菌药物,但通常建议进行常规药敏试验(可参照CLSI M100中“肠杆菌目细菌的抑菌圈直径及MIC折点解释标准”进行判读),并按照药敏结果用药。有资料显示,拉乌尔菌属对阿米卡星、大多数头孢菌素类抗生素(除头孢西丁敏感性较差)、环丙沙星、庆大霉素、亚胺培南、美罗培南、复方磺胺甲噁唑、哌拉西林/他唑巴坦、阿莫西林/克拉维酸、四环素、氨曲南等抗生素敏感性较好,而对氨苄西林均不敏感[2]。值得注意的是,目前有产碳青霉烯酶多重耐菌株的临床分离报道[7]。

五、属内菌种

Raoultella ornithinolytica 解鸟氨酸拉乌尔菌

(Sakazaki et al., 1989) Drancourt et al., 2001

【分类学评述】 该菌种在1989年被描述为“解鸟氨酸克雷伯菌”(*Klebsiella ornithinolytica*),在2001年重新分类为现在的解鸟氨酸拉乌尔菌。

【词源和翻译】 “*ornithinolytica*”,新拉丁语阴性形容词,由“*ornithinum*”和“*lytica*”两个词根组成:“*ornithinum*”,新拉丁语中性名词,英文词义为“ornithine”、“an amino acid”;“*lytica*”,源自希腊语阴性形容词“*lutikê*”,新拉丁语阴性形容词,英文词义为“able to loosen”、“able to dissolve”。“*ornithinolytica*”,英文词义为“ornithine dissolving”,即“分解鸟氨酸的”,菌名翻译为“解鸟氨酸拉乌尔菌”。

【种的特征】 该菌种吲哚、鸟氨酸脱羧酶、丙二酸盐、β-半乳糖苷酶阳性,VP试验可变,可在10 ℃环境下生长、44 ℃生长不明,发酵*D*-松三糖产酸。

【临床意义】 解鸟氨酸拉乌尔菌可分离自伤口、尿道和血液标本,可引起糖尿病足的感染、尿路感染、胆囊炎和败血症感染等[3-6]。

Raoultella planticola 植生拉乌尔菌

(Bagley et al., 1982) Drancourt et al., 2001

【分类学评述】 该菌种在1982年被描述为“植生克雷伯菌(*Klebsiella planticola*)”并于1980年被收录到《核准的细菌名称目录》,在2001年被重新分类为现在的植生拉乌尔菌。

【词源和翻译】 “*planticola*”,新拉丁语阳性/阴性名词,由“*planta*”和“*-cola*”两个词根组成:“*planta*”,拉丁语阴性名词,英文词义为“any vegetable production that serves to propagate the species, a young plant, a plant”;“*-cola*”,拉丁语后缀,英文词义为“dweller”。“*planticola*”,英文词义为“plant-dweller”,即“植物的寄居者”,菌名翻译为“植生拉乌尔菌”。

【种的特征】 该菌种VP试验、丙二酸盐、β-半乳糖苷酶阳性,吲哚可变,鸟氨酸脱羧酶阴性,可在10 ℃环境下生长,44 ℃不生长,不发酵*D*-松三糖。

【临床意义】 植生拉乌尔菌是一种条件致病菌,也是拉乌尔菌属中最常见的人类病原体之一,可引起人的肺炎、尿路感染和血流感染等[8-9]。

R

Raoultella terrigena 土生拉乌尔菌

(Izardet al., 1981) Drancourt et al., 2001

【分类学评述】 该菌种在1981年被描述为“土生克雷伯菌”(*Klebsiella terrigena*)并于1980年被收录到《核准的细菌名称目录》,在2001年被重新分类为现在的土生拉乌尔菌。

【词源和翻译】 “*terrigena*”,拉丁语阳性或阴性名词,英文词义为“child of the earth”,即“土壤的孩子”,意指该菌分离自土壤中,菌名翻译为“土生拉乌尔菌”。

【种的特征】 该菌种VP试验、丙二酸盐、*β*-半乳糖苷酶阳性,吲哚、鸟氨酸脱羧酶阴性,可在10 ℃环境下生长,44 ℃不生长,发酵*D*-松三糖产酸。

【临床意义】 土生拉乌尔菌存在于水源和土壤中,很少引起人类感染,但作为一种条件致病菌,有引起感染性心内膜炎、败血症和新生儿尿路感染等的报道[9-10]。

***Raoultella* 拉乌尔菌属参考文献**

Rhizobium 根瘤菌属 Frank, 1889

【词源和翻译】 “*Rhizobium*”,新拉丁语中性名词,由“*rhiza*”和“*bios*”两个词根组成:“*rhiza*”,希腊语名词,英文词义为“a root”;“*bios*”,希腊语阳性名词,英文词义为“life”。“*Rhizobium*”,英文词义为“that which lives in a root”,即“生活在树根部的细菌”,菌名翻译为“根瘤菌属”。

一、分类学

根瘤菌属隶属于变形菌门(Proteobacteria)、α-变形菌纲(Alphaproteobacteria)、根瘤菌目(Rhizobiales)、根瘤菌科(Rhizobiaceae),模式菌种为豌豆根瘤菌(*Rhizobium leguminosarum*)[1]。

二、属的特征

根瘤菌属是革兰氏阴性杆菌,大小为(0.5~0.9) μm×(1.2~3.0) μm,在不同的生长情况下常呈多形性,通常含有聚*β*-羟丁酸盐颗粒,在相差显微镜下显示折光,由单极或次极鞭毛或2~6根周鞭毛运动,少数株有菌毛。需氧菌,以氧为最终电子受体,呈呼吸型代谢,常可在低于1.0 kPa的氧压下生长良好,适温25~30 ℃,最适pH 6~7。菌落圆形,凸起,半透明,隆起而黏液质,在酵母浸膏-甘露醇无机盐琼脂上3~5 d后菌落直径通常为2~4 mm。在肉汤中震荡培养2 d或3 d可出现明显混浊。化能有机营养,可以众多的碳水化合物和有机酸盐为碳源,不形成气体,不利用纤维素和淀粉,在含甘露醇或其他碳水化合物的无机盐培养基中产酸,生长于碳水化合物培养基中通常伴有丰富的胞外多糖黏液形成。可以铵盐、硝酸盐、亚硝酸盐和大多数氨基酸作为氮源。有的菌株可以在含有无维生素的酪蛋白水解物的简单无机盐培养基中生长,很少利用蛋白胨,不水解酪素和琼脂,有的菌需要生物素或其他水溶性维生素,不产生3-酮糖苷。该菌的特点是能侵入温带和某些热带豆科植物的根毛中刺激产生根瘤,并作为胞内共生者。全部菌株表现宿主范围亲和性(宿主特异性),且可参与固定大气氮成为可被宿主植物利用的结合型氮。基因组DNA G+C含量为59~64 mol%[1]。

R

三、属的临床意义

根瘤菌属是常见的土壤和植物病原体，很少引起人类感染，且感染多见于免疫功能低下的患者[1-2]。

四、抗菌药物敏感性和感染用药

放射根瘤菌是一种非苛养的革兰氏阴性杆菌，可依据 CLSI M100“其他非肠杆菌目细菌 MIC 折点解释标准”来进行药敏结果判读。有资料显示，该菌属细菌对复方磺胺甲噁唑、头孢曲松、头孢吡肟、亚胺培南、环丙沙星、庆大霉素、妥布霉素和阿米卡星敏感，对氨苄西林/舒巴坦中介，对氨苄西林、哌拉西林/他唑巴坦耐药[1-3]，供参考。

五、属内菌种

***Rhizobium radiobacter* 放射根瘤菌**

(Beijerinck and van Delden, 1902) Young et al., 2001

【分类学评述】 该菌种在 1902 年被描述为“*Bacillus radiobacter*”，1905 年被描述为“*Bacterium radiobacter*”，1933 年被描述为“*Rhizobium radiobacter*”，1934 年被描述为“*Achromobacter radiobacter*”，1939 年被描述为“*Alcaligenes radiobacter*”，1949 年被描述为“*Pseudomonas radiobacter*”，其中，在 1993 年被描述为“放射土壤杆菌(*Agrobacterium radiobacter*)”，并于 1980 年被收录到《核准的细菌名称目录》，在 2001 年被重新分类为现在的放射根瘤菌。

【词源和翻译】 “*radiobacter*”，新拉丁语阳性名词，由“*radius*”和“*bacter*”两个词根组成：“*radius*”，拉丁语名词，英文词义为“a beam or ray”；“*bacter*”，新拉丁语名词，英文词义为“a rod”、“staff”。“*radiobacter*”，英文词义为“ray rod”，即“具有放射性的杆菌”，菌名翻译为“放射根瘤菌”。

【临床意义】 放射根瘤菌是临床少见分离的一种机会致病菌，可引起人的菌血症、腹膜炎和脊椎炎等[2-6]。

***Rhizobium* 根瘤菌属参考文献**

Rhodococcus 红球菌属 Zopf, 1891

【词源和翻译】 “*Rhodococcus*”，新拉丁语阳性名词，由“*rhodon*”和“*coccus*”两个词根组成：“*rhodon*”，希腊语名词，英文词义为“the rose”；“*coccus*”，新拉丁语阳性名词，英文词义为“coccus”。“*Rhodococcus*”，英文词义为“a red coccus”，即“一种红色的球菌”，菌名翻译为“红球菌属”。

一、分类学

红球菌属隶属于放线菌门(Actinobacteria)、放线菌纲(Actinobacteria)、放线菌目(Actinomycetales)、诺卡菌科(Nocardiaceae)，模式菌种为紫红红球菌。

二、属的特征

红球菌属为革兰氏阳性菌，在生长的某个时期部分有抗酸性。从杆状到形成蔓延的分枝的基丝，所有的菌株形态发生周期是从球形或短杆状时期开始的，菌种不同，所表现出复杂程度不一的连续的形态变化以完成生长周期，即球菌发芽成短杆菌，形成边缘凸起的丝状体，产生蔓延的分枝菌丝，由于杆菌、丝状体和菌丝的断裂再次形成球菌或短杆菌。有的菌株产生薄弱的镜下可见的气生菌丝，它可分枝，或由不分枝的菌丝体结合并向上伸出形成气生菌丝束。红球菌无动力，不形成分生孢子和芽孢。需氧菌，化能有机营养，氧化型代谢。触酶阳性，大多数株在标准的实验室培养基上于 30 ℃条件下生长良好，有的菌株需要硫胺素。菌落粗糙、光滑或黏液性，颜色呈浅黄、奶油色、黄、橙或红，虽也有无色的变异发生。芳基硫酸酯酶阴性，对溶菌酶敏感，不分解酪蛋白、纤维素、几丁质、弹性蛋白或木聚糖。能以广泛的有机化合物作为唯一的碳源和能源进行生长。细胞壁肽聚糖含有大量二氨基庚二酸、阿拉伯糖和半乳糖。此菌属含有双磷脂酰甘油、磷脂酰乙醇胺和磷脂酰肌醇甘露糖苷，主要的呼吸醌是 8 个或 9 个异戊二烯单位的二氢甲基萘醌，大量直链不饱和脂肪酸和结核硬脂酸，以及 32~66 个碳和多至 4 个双键的分枝菌酸，分枝菌酸酯经热解气相色谱释放含 12~18 个碳的脂肪酸酯。基因组 DNA G+C 含量为 63~72 mol%[1]。

三、属的临床意义

红球菌属广泛分布于各种水域和陆地中，尤其是草食动物粪便、土壤和海洋沉积物中。部分为动物（包括人类）的条件致病菌，其余为是植物性病原体[1-12]。

四、抗菌药物敏感性和感染用药

红球菌属药敏试验采用肉汤稀释法，具体可依据 CLSI M24 中"诺卡菌属和其他需氧放线菌的 MIC 折点解释标准"进行结果判读，但难以常规开展。有研究者认为，对于马红球菌，可采用商品化的革兰氏阳性菌药敏卡（前提是药敏卡包括该菌的关键抗菌药物万古霉素和利福平），培养 24 h 后判读结果，且结果应报告为"推断性的"，可借用金黄色葡萄球菌的药敏折点。对于其临床感染，有推荐可使用亚胺培南、万古霉素和喹诺酮类药物进行治疗[12-14]，供参考。

五、属内菌种

Rhodococcus aurantiacus 橙色红球菌

（ex Tsukamura and Mizuno，1971）Tsukamura and Yano，1985

【分类学评述】 该菌种已被重新分类为冢村菌属（*Tsukamurella*），见微代谢冢村菌（*Tsukamurella paurometabola*）。

Rhodococcus corynebacterioides 类棒菌状红球菌

（Serrano et al.，1972）Yassin and Schaal，2005

【分类学评述】 该菌种在 1972 年被描述为"类棒菌状诺卡菌"（*Nocardia corynebacterioides*）并于 1980 年被收录到《核准的细菌名称目录》，在 2005 年被重新分类为现在的类棒菌状红球菌[3]。

【词源和翻译】 "*corynebacterioides*"，新拉丁语阳性形容词，由"*Corynebacterium*"和"*-oides*"两个词根组成："*Corynebacterium*"，新拉丁语中性名词，为 Lehmann 和 Neumann 在 1896 年命名的一个菌属，由希腊语名词"*korune*"和拉丁语中性名词"*bacterium*"组成，英文词义为"a club bacterium"，翻译为"棒杆菌属"；"*-oides*"，希腊语后缀，英文词义为"similar to"。"*corynebacterioides*"，英文词义为"similar to *Corynebacterium*"，即"与棒杆菌相似的"，菌名翻译为"类棒菌状红球菌"。

【临床意义】 类棒菌状红球菌可能是一种罕见的机会致病菌，有引起人的败血症感染报道[3]。

Rhodococcus equi 马红球菌

（Magnusson，1923）Goodfellow and Alderson，1977

【分类学评述】 2014 年的研究显示，该菌种与霍格棒杆菌（*Corynebacterium hoagii*）是同一菌种，且霍格棒杆菌具有命名优先权。因此，按照《国际原核生物命名法》,霍格棒杆菌应该与马红球菌合并,即霍格红球菌(*Rhodococcus hoagii*)。但由于马红球菌是重要的医学细菌,它的更名将涉及大量的医学书籍和医学文献,这一更名并没有得到临床微生物学家和临床医生的支持,故也有建议仍保留马红球菌作为正确的分类名称[4]。

【词源和翻译】 "*equi*",拉丁语阳性名词属格,英文词义为"of a horse",即"马的",该菌因可引起马的肺炎而得名,菌名翻译为"马红球菌"。

【临床意义】 马红球菌广泛分布于自然界中,是一种少见的条件致病菌。通常不易感染健康人群,其感染健康人群尤其是儿童的唯一途径是外伤感染导致的皮下组织损伤;而对于严重免疫力低下的患者(尤其是HIV感染、使用皮质类固醇和器官移植患者),与动物接触(尤其是马)是马红球菌感染的重要诱因,感染的方式包括肺部感染(包括肺炎、肺脓肿和肺部空洞的坏死)、血行性播散感染(脑、骨、皮下组织),以及伤口感染、眼睛感染、腹膜炎、腹部脏器脓肿、菌血症、骨髓炎和脑脓肿等感染,其中吸入性的肺部感染及血流感染是最常见的感染方式,且血性播散感染常于治疗后复发[5]。

【抗菌药物敏感性和感染用药】 对于马红球菌临床感染,《ABX指南》推荐:万古霉素1 g,静脉注射,每12 h 1次(对于体重>70 kg的应按15 mg/kg,每12 h 1次计算用量)或加上亚胺培南500 mg,每6 h 1次。利福平600 mg,口服,每天1次;或环丙沙星750 mg,口服,每天2次;或红霉素500 mg,口服,每天4次。口服/维持治疗(渗透清除后),环丙沙星750 mg,口服,每天2次;或红霉素500 mg,口服,每天4次。建议避免使用青霉素/头孢菌素,因为它们易产生耐药性。另有报道显示,利奈唑胺体外药敏试验有效,但无临床使用报告;其他报道有效的药物还包括阿奇霉素、复方磺胺甲噁唑、氯霉素和克林霉素。大的脓肿/坏死性肺炎可在使用抗菌药物的基础上联合手术切除治疗。治疗疗程推荐至少4周或直至渗出消失,或免疫受损患者推荐治疗至少8周。非HIV患者采用抑制性治疗3~6个月,HIV患者通常终身治疗。

Rhodococcus erythropolis 红城红球菌

(Gray and Thornton, 1928) Goodfellow and Alderson, 1979

【分类学评述】 该菌种在1928年被描述为"*Mycobacterium erythropolis*",1979年被描述为现在的红城红球菌并于1980年被收录到《核准的细菌名称目录》。

【词源和翻译】 "*erythropolis*",新拉丁语阴性名词,由"*eruthros*"和"*polis*"两个词根组成:"*eruthros*",希腊语形容词,英文词义为"red";"*polis*",希腊语后缀名词,英文词义为"a city"。"*erythropolis*",英文词义为"red city",即"红色的城市",菌名翻译为"红城红球菌"。

【临床意义】 红城红球菌可能是一种罕见的机会致病菌,有引起白血病的儿童血流感染和败血症的报道[6-7]。

Rhodococcus fascians 束红球菌

(Tilford, 1936) Goodfellow, 1984

【分类学评述】 该菌种在1936年被描述为"*Phytomonas fascians*",1939年被描述为"*Bacterium fascians*",1949年被描述为"*Pseudobacterium fasciens*",其中,在1942年被描述为"束棒杆菌"(*Corynebacterium fascians*),并于1980年被收录到《核准的细菌名称目录》。1984年,该菌种被重新分类为现在的束红球菌。

【词源和翻译】 "*fascians*",拉丁语分词形容词,英文词义为"binding together"、"bundling",即"捆绑的",菌名翻译为"束红球菌"。

【临床意义】 束红球菌属于植物病原体,有在器官植移患者中引起罕见血流感染的报道[8]。

Rhodococcus globerulus 圆红球菌

Goodfellow et al., 1985

【词源和翻译】 "*globerulus*",新拉丁语阳性形容词,英文词义为"globular",即"圆球的",菌名翻译为"圆红球菌"。

【临床意义】 圆红球菌可应用于污染土壤的修复,目前有在近视眼激光手术矫正后引起角膜炎及器官植移患者中引起罕见血流感染的报道[9-10]。

Rhodococcus hoagii 霍格红球菌

(Morse, 1912) Kämpfer et al., 2014

【分类学评述】 该菌种在1923年即被描述为霍格棒杆菌(*Corynebacterium hoagii*),但根据2014年的研究显示,该菌种与马红球菌是同一菌种,故对两者进行了合并,并形成了一个

R

新的霍格红球菌。因此，对于一些 MALDI-TOF 质谱鉴定的霍格红球菌，应报告为马红球菌。

【词源和翻译】 “*hoagii*,”，拉丁语阳性名词属格，源自该菌分离者“Louis Hoag”的名字，菌名翻译为“霍格红球菌”。

【临床意义】 见马红球菌。

【抗菌药物敏感性和感染用药】 见马红球菌。

Rhodococcus gordoniae 戈登红球菌

Jones et al., 2004

【词源和翻译】 “*gordoniae*”，新拉丁语阴性名词属格，源自著名的微生物分类学家 Ruth Gordon 的名字，菌名翻译为“戈登红球菌”。

【临床意义】 戈登红球菌分离自土壤，有引起下眼睑肉芽肿感染的报道[11]。

Rhodococcus rhodochrous 紫红红球菌

(Zopf, 1891) Tsukamura, 1974 (Approved Lists, 1980)

【分类学评述】 该菌种在 1891 年被描述为紫红葡萄球菌（*Staphylococcus rhodochrous*），在 1974 年被描述为现在的紫红红球菌，并于 1980 年被收录到《核准的细菌名称目录》。

【词源和翻译】 “*rhodochrous*”，新拉丁语阳性形容词，英文词义为“rose colored”，即“玫瑰红的”，菌名翻译为“紫红红球菌”。

【临床意义】 紫红红球菌有引起角膜溃疡的罕见感染报道[12]。

***Rhodococcus* 红球菌属参考文献**

Rickettsiaceae 立克次体科 Pinkerton, 1936

【词源和翻译】 “Rickettsiaceae”，新拉丁语阴性复数名词，源自模式菌属“立克次体属”（*Rickettsia*），科名翻译为“立克次体科”。

一、分类学

立克次体科隶属于变形菌门（Proteobacteria）、α-变形菌纲（Alphaproteobacteria）、立克次体目（Rickettsiales），该科共有 2 个菌属：东方体属（*Orientia*）、立克次体属（*Rickettsia*）。

二、科的特征

立克次体科是革兰氏阴性菌，双球形，也可以为棒状或球状，无鞭毛，无芽孢。严格胞内寄生，尚不能在无细胞的人工培养基上生长，与节肢动物密切相关。一些菌种可寄生在人和其他脊椎动物中，引起由节肢动物（如虱子、跳蚤、蜱和螨虫）传播的疾病（如人类的斑疹伤寒和相关疾病）。有些被限制在无脊椎动物宿主中作为病原体或共生体。基因组 DNA G+C 含量为 29~33 mol%[1]。

Rickettsiaceae 立克次体科参考文献

R

Rickettsia 立克次体属 da Rocha-Lima, 1916

【词源和翻译】 “*Rickettsia*”，新拉丁语阴性名词，源自 Howard Taylor Ricketts 的名字（以纪念其首次描述了斑疹热和斑疹伤寒，并在斑疹伤寒研究中不幸感染伤寒而献身），由“Ricketts”拉丁化而来，菌名翻译为“立克次体属”。

一、分类学

立克次体属隶属于变形菌门（Proteobacteria）、α-变形菌纲（Alphaproteobacteria）、立克次体目（Rickettsiales）、立克次体科（Rickettsiaceae），为立克次体目（Rickettsiales）和立克次体科（Rickettsiaceae）的模式菌属，模式菌种为普氏立克次体。

二、属的特征

立克次体属是成对短杆状，大小为（0.3~0.5）μm×（0.8~2.0）μm。立克次体的外膜有典型的革兰氏阴性菌的双层肽聚糖内膜结构和双层外膜结构。细胞周围通常被蛋白质微假膜层（microcapsular）和黏液层所包围。用吉姆尼茨（Giménez）染色后呈鲜红色。立克次体是严格的细胞内寄生的生物体，主要存在于真核宿主细胞的细胞质中，并在宿主细胞质中以二分裂的方式分裂。但立克次体的斑点热群也可存在于真核宿主细胞的细胞核中。立克次体与节肢动物（蜱、螨、跳蚤、虱子和其他昆虫）密切相关，以维持其在自然界的生存。它们的自然周期通常包括脊椎动物和无脊椎动物宿主。对某些立克次体来说，节肢动物既是一个宿主，又是一个载体。从受感染的雌性媒介受精卵传播到下一代是许多物种维持的基本机制。离开宿主后，立克次体通常是不稳定的，但其可在节肢动物宿主的粪便中高度稳定存在。某些蛋白质和蔗糖能保持外膜完整性，维护渗透压和 ATP 水平的试剂可以增强立克次体的稳定性。立克次体最好速冻并在-50 ℃以下环境中储存。立克次体在 56 ℃条件下可被迅速灭活。立克次体通过枸橼酸循环从谷氨酸的代谢中获得能量，但不利用葡萄糖。它们能够运输和代谢磷酸化合物，但不合成或降解单磷酸核苷。立克次体是人类斑疹伤寒和斑点热的病原体[1]。

三、属的临床意义

感染立克次体通常会出现发热、头痛、播散性感染反应性肌痛、休克，偶有口腔溃疡、心肌炎及肝损害等症状，称为立克次体病（rickettsiosis）。被立克次体感染的蜱虫叮咬后皮肤可出现焦痂，也有表现为多发黑斑、斑丘疹或水疱疹；严重病例可出现周边坏疽（落基山斑疹热和斑疹伤寒症除外）。目前，立克次体病主要分为 4 群：斑点热群、伤寒群、过度群和丛林伤寒群，其中丛林伤寒群恙虫病立克次体已经重新分为东方体属。

斑点热群包括：立氏立克次体、康诺尔立克次体、非洲立克次体、帕氏立克次体、西伯利亚立克次体、日本立克次体、黑龙江立克次体、霍氏立克次体和斯洛伐克立克次体等。可引起落基山斑点热、南欧斑疹热、非洲蜱咬热、美国蜱咬热、北亚蜱传斑疹伤寒、日本斑点热、远东蜱传立克次体病、弗林德斯岛斑点热和蜱传淋巴结病等。

伤寒群包括普氏立克次体和伤寒立克次体。普氏立克次体是流行性斑疹伤寒的病原体，由虱传播，通常与卫生状况差有关，在全球范围内均有流行。伤寒立克次体是鼠/地方性斑疹伤寒的病原体，由鼠、蚤传播，在全球范围内均有流行[2]。

过渡群包括小蛛立克次体、南方立克次体和猫立克次体，可引起立克次体痘、昆士兰蜱传斑疹伤寒和蚤传斑点热。

需要注意的是，由于目前的检测手段有限，且用于诊断的血清学分析方法缺乏特异性（病原体之间有相当多的交叉反应），故总体而言，立克次体临床感染存在被误诊和低估的可能。

四、抗菌药物敏感性和感染用药

多西环素或另一种四环素类抗生素用于立克次体和恙虫病东方体感染治疗药物，以及氯霉素作为替代药物的支持性数据主要来自经验治疗、回顾性病例研究和一些前瞻性研究。除外抗微生物药物对这些专性细胞内寄生的细菌在感染动物或鸡胚中作用活性的历史研究，抗微生物药物在细胞培养基中的有效性研究支持氟喹诺酮类、交沙霉素、阿奇霉素、克拉霉素等作为替代药物。事实上，在某些情况下，几种氟喹诺酮类药物、交沙霉素和阿奇霉素已成功用于治疗南欧斑疹热，但尚不能推荐更多立克次体病患者使用。在临床试验中，环丙沙星等氟喹诺酮类药物、阿奇霉素、克拉霉素已有效地治疗了地中海斑点热患者。鼠斑疹伤寒患者回顾性研究表明，环丙沙星是一种有效的药物。氟喹诺酮类药物治疗康诺尔立克次体感染应该考虑其毒性作用。氯霉素、交沙霉素已分别用于落基山斑疹热和南欧斑疹热妊娠期患者。据报道，泰国丛林斑疹伤寒患者对多西环素、氯霉素反应差，但可对阿奇霉素产生耐药性。因此，临床实验室通常不常规进行抗微生物药物敏感度检测，然而氟喹诺酮类药物可能加重立克次体感染[2]。

五、属内菌种

Rickettsia aeschlimannii 艾希里曼（艾氏）立克次体

Beati et al., 1997

【词源和翻译】 “*aeschlimannii*”，新拉丁语阳性名词属格，源自瑞士动物学家“Andre Aeschlimann”的名字，由“Aeschlimann”拉丁化而来，菌名翻译为“艾希里曼立克次体”，亦有译为“艾氏立克次体”。

【临床意义】 艾希里曼（艾氏）立克次体于1997年第一次在摩洛哥的边缘璃眼蜱（*Hyalomma marginatum*）中分离到。目前只有两例感染的报道，其中一例报道于2002年，为摩洛哥旅行回来的法国患者，初发于脚踝的溃疡处；另外一例报道于2016年，为欧洲本地感染的希腊人，直接在患者的肝组织测序中检出[3-4]。

Rickettsia africae 非洲立克次体

Kelly et al., 1996

【词源和翻译】 “*africae*”，拉丁语阳性名词属格，源于首次分离该菌的地名“非洲”（Africa），由“Africa”拉丁化而来，菌名翻译为“非洲立克次体”。

【临床意义】 非洲立克次体是非洲蜱咬热的病原体，其感染后临床症状轻微，引发的皮肤皮疹可能稀疏，或成水疱，或缺失，但很多患者都有多个焦痂和淋巴结肿大。在临床上，对于非洲旅行归来的发热，符合上述临床表现应怀疑非洲立克次体感染，但应与南欧斑疹热鉴别，后者可引起更严重的感染性疾病[1-2]。

Rickettsia akari 小虫立克次体

Huebner et al., 1946 (Approved Lists, 1980)

【词源和翻译】 “*akari*”，新拉丁语名词属格，源自希腊语名词“*akari*”，英文词义为“of a mite”，表示“小虫的”，意指其存在于啮齿动物的血异刺皮螨（*Allodermanyssus sanguineus*）并通过叮咬传播立克次体痘（rickettsial pox），菌名翻译为“小虫立克次体”。

【临床意义】 小虫立克次体最初分离自啮齿类，目前认为是人类立克次体痘的病原体，偶伴发肝炎[5]。

Rickettsia australis 南方立克次体

Philip, 1950 (Approved Lists, 1980)

【词源和翻译】 “*australis*”，拉丁语阳性/阴性形容词，英文词义为“southern”，即“南方的”，菌名翻译为“南方立克次体”（编者注：部分文献将该菌译为“澳大利亚立克次体”，但此处表示其位于地球的南半球，故应译为“南方立克次体”）。

【临床意义】 南方立克次体首次于1944～1945年从两名昆士兰北部草原上散布的森林进行野外演习的军事队员血液中分离，后确认该病原体在沿着昆士兰和悉尼东南海岸附近有分布，目前认为可由昆士兰蜱引发人类的蜱传斑疹伤寒，且全环硬蜱(*Ixodes holcyclus*)也被认为是传染媒介之一[6]。

Rickettsia bellii 贝尔(贝氏)立克次体

Philip et al., 1983

【词源和翻译】 “*bellii*”,新拉丁语阳性名词属格,源自立克氏体研究专家“E. John Bell”的名字(以纪念他首次分离出该病原体),由“Bell”拉丁化而来,菌名翻译为“贝尔立克次体”,亦有译为“贝氏立克次体”。

【临床意义】 贝尔(贝氏)立克次体某些菌株可能在田鼠体内发生有限的复制,但不能连续传代,且不会引起小鼠和豚鼠致病,目前认为其对人无致病性且暂无人类感染的报道[1-2]。

Rickettsia canadensis 加拿大立克次体

McKiel et al., 1967

【分类学评述】 该菌种在1967年描述为“*Rickettsia canada*”,而后在1997年根据细菌的命名法则,修订为现在的加拿大立克次体。

【词源和翻译】 “*canadensis*”,新拉丁语阴性形容词,源自该细菌首次分离的地名加拿大(Canada),由“Canada”拉丁化而来,菌名翻译为“加拿大立克次体”。

【临床意义】 加拿大立克次体有血清学证据证明其可能导致人类感染[1]。

Rickettsia conorii 康诺尔(康氏)立克次体

Brumpt, 1932 (Approved Lists, 1980)

【词源和翻译】 “*conorii*”,新拉丁语阳性名词属格,源自“A. Conor”的人名(以纪念其与“A. Brush”共同对南欧斑疹热病首次进行描述),由“Conor”拉丁化而来,菌名翻译为“康诺尔立克次体”,亦有译为“康氏立克次体”。

【临床意义】 康诺尔(康氏)立克次体是南欧斑疹热的病原体。流行病学资料显示,康诺尔(康氏)立克次体是斑点热群中地理分布最广的立克次体,已从与地中海接壤的地区、黑海、以色列、肯尼亚和北境中部其他地区、南非和印度地区有分离或检出,且临床感染因发病的地理位置而存在多个名称,如地中海斑点热、以色列斑点热、阿斯特拉罕热和印度蜱传斑疹伤寒。该菌种对人具有致病性,但人类感染该菌的严重程度各不相同,其中1%~5%的住院患者可发展为严重感染。对于康诺尔(康氏)立克次体感染,蜱虫叮咬是最主要的传播途径,但也可能通过拍死皮肤或结膜的蜱虫而感染,其中棕狗蜱和血红扇头蜱是主要的传播媒介[7]。

Rickettsia felis 猫立克次体

Bouyer et al., 2001

【词源和翻译】 “*felis*”,拉丁语阴性名词属格,英文释义为“of the cat”,表示“猫的”,因其存在于猫身上的跳蚤即猫栉首蚤 *Ctenocephalides felis* 中而得名,菌名翻译为“猫立克次体”。

【临床意义】 猫立克次体可引起虱传斑点热(flea-borne spotted fever),感染的症状从非特异性流感样疾病(发热、肌痛和头痛)到伴有斑丘疹的严重多系统疾病,另可引起广泛的血管炎,其猫栉首蚤是最重要的传播媒介[8]。

Rickettsia heilongjiangensis 黑龙江立克次体

Fournier et al., 2006

【分类学评述】 该菌种在2000年描述为“*Rickettsia heilongjiangii*”,而后在2006年根据《国际原核生物命名法》修订为现在的黑龙江立克次体。

【词源和翻译】 “*heilongjiangensis*”,新拉丁语阳性/阴性名词,源自中国的黑龙江省,因其首次分离于黑龙江的森林革蜱(*Dermacentor silvarum*)中而得名,由拼音“Heilongjiang”拉丁化而来,菌名翻译为“黑龙江立克次体”。

【临床意义】 黑龙江立克次体被认为是一种新兴的病原体,可引起远东蜱传斑点热(Far-East tick-borne spotted fever),目前在中国东北、俄罗斯远东地区和日本均有患者被诊断出该立克次体病。大多数患者感染后伴有发热、发冷、头痛、头晕、肌痛、关节痛和厌食症,后来大多数患者在蜱虫附着处出现黄斑或黄斑丘疹和淋巴结肿大,且几乎一半的患者肝大伴有谷丙转氨酶和(或)谷草转氨酶活性增加[9]。

Rickettsia helvetica 瑞士立克次体

Beati et al., 1993

【词源和翻译】 “*helvetica*”,拉丁语阴性形容词,源自该菌株首次分离地名瑞士(Switzerland)的新拉丁语名称“Helvetia”,菌名翻译为“瑞士立克次体”。

【临床意义】 瑞士立克次体在网纹革蜱(*Dermacentor reticulatus*)及其他蜱中检出,被认为是一个可疑但未经证实的人类病原菌,尽管最初被认为对人类和许多动物是无害的,但个别病例报告表明它能够引发人类的一种非特异性的发热,且在2010年有1例蜱虫叮咬引起人脑膜炎的报道[10]。

Rickettsia honei 霍恩(霍氏)立克次体

Stenos et al., 1998

【词源和翻译】 "*honei*",拉丁语阳性名词属格,源自澳大利亚立克次体学家"Frank Sandland Hone"的名字(以纪念其在立克次体学所做的开拓性研究),由"Hone"拉丁化而来,菌名翻译为"霍恩立克次体",亦有译为"霍氏立克次体"。

【临床意义】 霍氏立克次体被认为以候鸟作为广泛传播的媒介并引起弗林德斯岛斑点热(Flinders Island spotted fever),目前主要在澳大利亚和亚洲流行[1-2]。

Rickettsia japonica 日本立克次体

Uchida et al., 1992

【词源和翻译】 "*japonica*",新拉丁语阴性形容词,源自该菌株首次分离的地名日本,菌名翻译为"日本立克次体"。

【临床意义】 日本立克次体是日本斑点热(Japanese spotted fever)的病原体,有从蜱虫、野生动物和人类患者分离的报道,且过去10年已经在韩国、菲律宾、泰国和中国引起人类发病[11],目前已经从台湾革蜱(*Dermacentor taiwanensis*)、*Haemaphysalis hystericis*、*Haemaphysalis cornigera*、*Haemaphysalis flava*、长角血蜱(*Haemaphysalis longicornis*)、*Haemaphysalis fromosensis*、*Haemaphysalis megaspinosa*、硬蜱(*Ixodes ricinus*)等至少8种蜱中检出,但确切的宿主尚不明确[12]。

Rickettsia massiliae 马西利亚立克次体

Beati and Raoult, 1993

【词源和翻译】 "*massiliae*",拉丁语阴性名词属格,源自菌株分离地马赛(Marseille)的旧称马西利亚(Massilia),菌名翻译为"马西利亚立克次体"。

【临床意义】 马西利亚立克次体是一种斑点热病原体,有从扇头蜱属(*Rhipicephalus*)、硬蜱和刻点血蜱(*Haemaphysalis punctata*)中检出,以及通过蜱虫叮咬眼睑引起马西利亚立克次体感染的病例报道[13]。

Rickettsia monacensis 慕尼黑立克次体

Simser et al., 2002

【词源和翻译】 "*monacensis*",现代拉丁语阳性/阴性形容词,源自该菌株首次分离地德国城市慕尼黑(Munich)的现代拉丁语名词"Monacum",菌名翻译为"慕尼黑立克次体"。

【临床意义】 慕尼黑立克次体是2002年发表的新菌种,最初从德国慕尼黑的硬蜱中分离[14],后有从地中海斑点热患者中检出的报道,可引起人的不适、头痛、关节疼痛、非瘙痒弥散性黄斑皮疹或红斑性皮疹等典型症状,目前在意大利、克罗地亚和韩国都有类似地中海斑点热感染的病例报道[15]。

Rickettsia parkeri 帕克(帕氏)立克次体

Lackman et al., 1965 (Approved Lists, 1980)

【词源和翻译】 "*parkeri*",新拉丁语阳性名词属格,源自落基山实验室创始人"Ralph R. Parker"的名字,由"Parker"拉丁化而来,菌名翻译为"帕克立克次体",亦有译为"帕氏立克次体"。

【临床意义】 帕克(帕氏)立克次体是美国蜱咬热(American tick bite fever)的病原体,且斑点钝眼蜱(*Amblyomma maculatum*)是主要的传播载体。该菌种感染人体后,患者首先出现发热、头痛、全身不适和稀疏的斑丘疹或脓疱皮疹,而后表现为坏死和溃烂,且在被蜱虫叮咬部位发生结痂病变,再紧随其后的是一系列发热、头痛、不适和稀疏的斑丘疹或脓疱皮疹。美国蜱咬热的发病率未知,但在美国,从2004年首次确诊至2016年6月,共有39例被报道或经疾病预防与控制中心确认,且其中的一些非典型的立克次体病病例是由该菌种引起[16]。

Rickettsia peacockii 皮考克(皮氏)立克次体

Niebylski et al., 1997

【词源和翻译】 "*peacockii*",新拉丁语阳性名词属格,源自备受尊敬的立克次体研究专家"M. G. Peacock"的名字,由"Peacock"拉丁化而来,菌名翻译为"皮考克立克次体",亦有译为"皮氏立克次体"。

【临床意义】 皮考克(皮氏)立克次属于斑点热群立克次体之一,是落基山木蜱(*Dermacentor andersoni*)的共生菌。该菌存在于木蜱的卵巢,尚不能人工培育,实验条件下不能感染哺乳动物细胞。

Rickettsia prowazekii 普罗瓦兹克(普氏)立克次体

da Rocha-Lima, 1916 (Approved Lists, 1980)

R

【词源和翻译】 "*prowazekii*"，新拉丁语阳性名词属格，源自细菌学家"Stanislav von Prowazek"的名字(以纪念其生前对斑疹伤寒病因学研究的重要贡献，后来在斑疹伤寒研究中不幸感染而献身)，由"Prowazek"拉丁化而来，菌名翻译为"普罗瓦兹克立克次体"，亦简译为"普氏立克次体"。

【临床意义】 普罗瓦兹克(普氏)立克次体是一种重要的人类病原体，可引起原发性的虱传斑疹伤寒，其低感染剂量的感染能力、在虱子粪便中可稳定存活的能力(可存活几个月)及气溶胶传播的风险，曾引起人类历史上严重的流行性斑疹伤寒并被作为潜在生化武器而进行研究。流行病学资料显示，人虱是主要的传播载体，且疾病的发生与不洁生活环境和高人群密度有关，目前在全球范围内均有流行；另在美国，东南飞鼠也可以作为中间载体引发零星的散发感染[17]。

Rickettsia rhipicephali 扇头蜱立克次体

(ex Burgdorfer et al., 1978) Weiss and Moulder, 1988

【词源和翻译】 "*rhipicephali*"，新拉丁语阳性名词属格，英文词义为"of *Rhipicephalus*"，表示"扇头蜱属的"，源自其天然蜱虫宿主"血红扇头蜱"(*Rhipicephalus sanguineus*)的名字，由"*Rhipicephalus*"演变而来，菌名翻译为"扇头蜱立克次体"。

【临床意义】 扇头蜱立克次体有在扇头蜱中检出，暂无人感染的报道[18]。

Rickettsia rickettsii 立克次(立氏)立克次体

(Wolbach, 1919) Brumpt, 1922 (Approved Lists, 1980)

【分类学评述】 该菌种在1919年被描述为"*Dermacentroxenus rickettsii*"，在1922年被描述为现在的立克次(立氏)立克次体并于1980年被收录到《核准的细菌名称目录》。

【词源和翻译】 "*rickettsii*"，新拉丁语阳性名词属格，源自细菌学家"Howard Taylor Ricketts"的名字，以纪念其在落基山斑点热病原学研究中的贡献，由"Ricketts"拉丁化而来，菌名翻译为"立克次立克次体"，亦有简译为"立氏立克次体"。

【临床意义】 立克次(立氏)立克次体为落基山斑疹热的病原体，主要疫区为美国落基山脉，但感染地区几乎遍及全美(阿拉斯加州例外)，其感染的经典三联症为发热、头痛和皮疹，且由于发病迅速而难以诊断。目前在美国，每年有400~1 500例病例报道，90%的病例通常在前驱症状如全身乏力、肌痛、头痛和发热3~5 d之后出现皮疹，重症感染患者可出现心源性肺水肿和立克次体脑病，伴昏迷和惊厥等严重表现，预后不良。流行病学资料显示，落基山斑疹热好发于春末到初秋季节，蜱是主要的传播媒介，其中美国犬蜱(变异革蜱)、落基山硬蜱(安氏革蜱)是主要的节肢动物传播媒介，在亚利桑那州也有经红扇头蜱传播的报道[19]。

Rickettsia sibirica 西伯利亚立克次体

Zdrodovskii, 1948 (Approved Lists, 1980)

【词源和翻译】 "*sibirica*"，新拉丁语阴性形容词，源自该菌株首次分离地地名西伯利亚(Siberia)，由"Siberia"拉丁化而来，菌名翻译为"西伯利亚立克次体"。

【临床意义】 西伯利亚立克次体是一种北亚蜱传斑疹伤寒的病原体，最初报道于亚洲的西伯利亚，目前在北欧和南非等全球多个地区有感染报道，传播媒介主要是矩头蜱属(*Dermacentor*)和血蜱属(*Haemaphysalis*)[20]。

Rickettsia slovaca 斯洛伐克立克次体

Sekeyová et al., 1998

【词源和翻译】 "*slovaca*"，新拉丁语阴性形容词，源自该菌株首次分离地的地名斯洛伐克(Slovakia)，菌名翻译为"斯洛伐克立克次体"。

【临床意义】 斯洛伐克立克次体是蜱传淋巴结病(tick-borne lymphadenopathy)的病原体，往往引起人头皮焦痂和颈部淋巴结肿大，其最初在斯洛伐克中部边缘革蜱中发现。流行病学资料显示，人类感染斯洛伐克立克次体的季节性高峰期发生在冬季和春季，即边缘革蜱活动增多的季节，但目前也有从欧洲网纹革蜱中检出的报道[21]。

Rickettsia tsutsugamushi 恙虫病立克次体

(Hayashi, 1920) Ogata, 1931 (Approved Lists, 1980)

【分类学评述】 该菌种已被重新分类为东方体属，见恙虫病东方体(*Orientia tsutsugamushi*)。

Rickettsia typhi 伤寒立克次体

(Wolbach and Todd, 1920) Philip, 1943 (Approved Lists, 1980)

【词源和翻译】 "*typhi*"，新拉丁语名词属格，英文词义为"of typhus"，表示"伤寒的"，意指其引起鼠/地方性斑疹伤寒，菌名翻译为伤寒立克次体（*Rickettsia typhi*）。

【临床意义】 伤寒立克次体是鼠型斑疹伤寒的病原体，具有低剂量引发感染的特征，其中鼠虱是主要的传播载体，且虱粪经由皮肤或黏膜接触或气溶胶吸入亦可引起感染，过半数患者在感染后出现皮疹，且许多患者出现咳嗽和胸部影像学浸润阴影等肺炎症状，重症患者有出现惊厥、昏迷、肾衰竭和呼吸衰竭，其中约10%住院患者需要收入重症监护室治疗[1-2]。

R

Rickettsia 立克次体属参考文献

Robinsoniella 鲁滨逊菌属 Cotta et al., 2009

【词源和翻译】 "*Robinsoniella*"，新拉丁语阴性名词，源自细菌学家"Isadore M. Robinson"的名字（以纪念其在猪细菌学所做的许多贡献），由"Robinson"拉丁化而来，菌名翻译为"鲁滨逊菌属"。

一、分类学

鲁滨逊菌属隶属于壁厚菌门（Firmicutes）、梭状芽孢杆菌纲（Clostridia）、梭菌目（Clostridiales）、毛螺菌科（Lachnospiraceae），模式菌种皮奥里亚鲁滨逊菌目前为属内唯一菌种。

二、属的特征

鲁滨逊菌属为革兰氏阳性厌氧菌，可形成芽孢，卵形到短棒状，单个或成对排列。细胞壁胞壁质的主要鉴别二氨基酸是内消旋-二氨基庚二酸没有呼吸醌。极性脂质包括氨基磷脂、氨基磷脂、双磷脂酰甘油、糖脂、磷脂、磷脂酰乙醇胺和磷脂甘油，主要的长链细胞脂肪酸组成包括一个复杂的混合的饱和直链、单不饱和和异甲基分枝酸，主要代谢产物为醋酸酯和琥珀酸酯，但未发现丁酸。除了一系列的碳水化合物外，还可以观察到葡萄糖刺激生长。基因组 DNA G+C 含量为 49 mol%[1]。

三、属内菌种

***Robinsoniella peoriensis* 皮奥里亚鲁滨逊菌**

Cotta et al., 2009

【词源和翻译】 "*peoriensis*"，新拉丁语阳性/阴性形容词，源自该菌株首次分离的地名美国伊利诺伊州（Illinois）的"皮奥里亚"（Peoria），由"Peoria"拉丁化而来，菌名翻译为"皮奥里亚鲁滨逊菌"。

【种的特征】 该菌种除具有属的特征外，还具有以下特征。产生孢子不引起细胞肿胀。用快速 API 32A 和 API ZYM 鉴定系统以下反应阳性：*N*-乙酰-*β*-*D*-氨基葡萄糖苷酶、*α*-阿拉伯糖苷酶、*α*-半乳糖苷酶、*β*-半乳糖苷酶、*α*-葡萄糖苷酶、*β*-葡萄糖苷酶、*β*-葡萄糖醛酸苷酶、*α*-岩藻糖苷酶、酸性磷酸酶、酯酶（C_4）（弱）、酯解脂酶（C_8）（弱）和萘酚-AS-BI-磷酸水解酶反应阳。硝酸盐还原阴性，不产生吲哚。细胞壁糖由葡萄糖、半乳糖、鼠李糖和大量的核糖组成[1]。主要的长链脂肪酸是 $C_{13:0}$ 3-OH、$C_{14:0}$、$C_{16:0}$、$C_{16:1}$ ω7c，iso-$C_{17:1}$ 和 $C_{18:1}$ ω7c。基因组 DNA G+C 含量为 48.7 mol%。

【临床意义】 皮奥里亚鲁滨逊菌是2009年发表的新菌种，最初分离自瑞典一位79岁的老妇人脚跟的深部伤口，目前有分离自猪和其他动物的胃肠道标本中及造成土壤污染的报道，另有分离自胰腺癌患者血培养和引起血流感染的报道，有认为肠黏膜屏障的破坏是造成其感染的主要原因[1-3]。

【抗菌药物敏感性和感染用药】 皮奥里亚鲁滨逊菌是厌氧革兰氏阳性球菌，有药敏试验表明其对青霉素和克林霉素耐药，但对哌拉西林/他唑巴坦和甲硝唑敏感[1-3]，供参考。

R

Robinsoniella 鲁滨逊菌属参考文献

Rochalimaea 罗卡利马体属 (Macchiavello, 1947) Krieg, 1961 (Approved Lists, 1980)

【词源和翻译】 “*Rochalimaea*”，新拉丁语阴性名词，源自细菌学家 H. da Rocha-Lima 的名字，以纪念其对立克次体病病因学所做的许多贡献，菌名翻译为“罗卡利马体属”。

一、分类学

该菌隶属于变形菌门(Proteobacteria)、α-变形菌纲(Alphaproteobacteria)、根瘤菌目(Rhizobiales)、巴尔通体科(Bartonellaceae)。但在 1999 年，该菌属合并到巴尔通体属(*Bartonella*)[1]。

二、属的特征

见巴尔通体属。

三、属内菌种

Rochalimaea elizabethae 伊丽莎白罗卡利马体

Daly et al., 1993

【分类学评述】 该菌种已合并到巴尔通体属，见伊丽莎白巴尔通体(*Bartonella elizabethae*)。

Rochalimaea henselae 汉森（汉氏）罗卡利马体

Regnery et al., 1992

【分类学评述】 该菌种已合并到巴尔通体属，见汉森(汉氏)巴尔通体(*Bartonella henselae*)。

Rochalimaea quintana 五日热罗卡利马体

(Schmincke, 1917) Krieg, 1961 (Approved Lists, 1980)

【分类学评述】 该菌种已合并到巴尔通体属，见五日热巴尔通体(*Bartonella quintana*)。

Rochalimaea vinsonii 文森（文氏）罗卡利马体

Weiss and Dasch, 1982

【分类学评述】 该菌种已合并到巴尔通体属，见文森(文氏)巴尔通体(*Bartonella vinsonii*)。

Rochalimaea 罗卡利马体属参考文献

Roseburia 罗斯伯里菌属 Stanton and Savage, 1983

R

【词源和翻译】 “*Roseburia*”,新拉丁语阴性名词,源自美国微生物学家 Theodor Rosebury 的名字,以纪念其对当地微生物研究所做的许多贡献,菌名翻译为“罗斯伯里菌属”。

一、分类学

罗斯伯里菌属隶属于厚壁菌门(Firmicutes)、梭菌纲(Clostridia)、梭菌目(Clostridiales)、毛螺菌科(Lachnospiraceae),模式菌种为盲肠罗斯伯里菌。

二、属的特征

罗斯伯里菌属革兰氏染色不定。稍微弯曲的杆菌,0.5 μm×(1.5~5) μm,单独和成对排列,无芽孢。根据 16S rDNA 测序归类为梭状芽孢杆菌亚门 XIVa 集群。在 37 ℃时,通过沿凹侧插入或偶尔沿着细胞的一端插入多个鞭毛而快速移动。通过扫描电子显微镜或相差显微镜发现其具有末端鞭毛。严格厌氧。化能有机营养。以碳水化合物葡萄糖、纤维二糖、蔗糖、棉子糖、蔗糖、*D*-木糖为碳源和能源。水解和发酵淀粉。厌氧条件生长,培养基中含挥发性脂肪酸、酵母提取物、胰蛋白胨、无机盐、氯化血红素、葡萄糖和维生素,需要 95% N_2、5% CO_2或 100% CO_2。可从葡萄糖和醋酸盐中发酵产生 H_2、CO_2 和大量丁酸。可产生乳酸、甲酸和微量乙醇。醋酸盐、碳水化合物可能会刺激其生长。触酶阴性。

三、属的临床意义

罗斯伯里菌属定植于哺乳动物肠道,一般从小鼠盲肠黏膜和人粪便中分离,属于肠道的共生菌之一,产生短链脂肪酸,特别是丁酸盐,可影响结肠运动、免疫自稳,有抗炎性能。可影响各种代谢途径,并与多种疾病(包括肠易激综合征、肥胖、2 型糖尿病、神经系统疾病和过敏)有关,可作为病理改变的生物学标志物,如胆囊结石形成的标志物,还可作为植物系统的益生菌[1-2]。

四、抗菌药物敏感性和感染用药

罗斯伯里菌属是厌氧的革兰氏阴性杆菌,药敏试验推荐琼脂稀释法,且理论上可参考 CLSI M11-A7“厌氧菌的 MIC 折点解释标准”来进行药敏判读,但难以常规开展。通常认为,甲硝唑、青霉素类、β-内酰胺类和包括美罗培南在内的碳青霉烯类抗菌药物对该类型厌氧菌有很好的抗菌活性[1-5],供参考。

五、属内菌种

Roseburia cecicola 盲肠罗斯伯里菌

Stanton and Savage, 1983

【词源和翻译】 “*cecicola*”,新拉丁语名词,由“*cecum*”和“*-cola*”两个词根组成:“*cecum*”,新拉丁语名词,英文词义为“caecum”;“*-cola*”,拉丁语后缀,来源于拉丁语名词“*incola*”,英文词义为“dweller”、“inhabitant”。“*cecicola*”,英文词义为“caecum-dweller”,表示“盲肠定居者”,意指定植于盲肠,菌名翻译为“盲肠罗斯伯里菌”。

【临床意义】 盲肠罗斯伯里菌分离于鼠的盲肠,尚未见对人致病[3]。

Roseburia intestinalis 小肠罗斯伯里菌

Duncan et al., 2002

【词源和翻译】 “*intestinalis*”,新拉丁语阳性/阴性形容词,英文词义为“intestine”,表示“小肠的”,意指源自肠道(分离的细菌),菌名翻译为“小肠罗斯伯里菌”。

【临床意义】 小肠罗斯伯里菌分离于人的肠道，是肠道主要的正常菌群，有助于保护结肠黏膜免受炎症和炎性肠病的影响，但其潜在的机制尚不清楚[4-5]。

***Roseburia* 罗斯伯里菌属参考文献**

R

Roseomonas 玫瑰单胞菌属 Rihs et al., 1998

【词源和翻译】 “*Roseomonas*”，新拉丁语阴性名词，由“*roseus*”和“*monas*”两个词根组成：“*roseus*”，拉丁语形容词，英文词义为“rosy”、“rose-colored”、“pink”；“*monas*”，拉丁语阴性名词，英文词义为“a monad”、“unit”。“*Roseomonas*”，英文词义为“a pink-pigmented unit (bacterium)”，即“粉红色的细菌”，菌名翻译为“玫瑰单胞菌属”。

一、分类学

玫瑰单胞菌属隶属于变形菌门(Proteobacteria)、α-变形菌纲(Alphaproteobacteria)、红螺菌目(Rhodospirillales)、醋杆菌科(Acetobacteraceae)，模式菌种为吉拉迪(吉氏)玫瑰单胞菌。

二、属的特征

玫瑰单胞菌属为革兰氏阴性菌，需氧，椭圆球菌，或短棒状。单个排列，偶尔成对或短链排列。可以在含或不含5%羊血的胰酪胨大豆琼脂、含或不含5%兔血的心浸液琼脂、巧克力琼脂和缓冲BCYE琼脂上生长。大多数菌株可在麦康凯琼脂上生长。在25 ℃、30 ℃和35 ℃条件下都可以生长，多数菌株可在42 ℃条件下生长，最佳生长温度为35 ℃。在超过6% NaCl的培养基中不生长。菌落生长速度较慢，在BCYE琼脂上培养72 h后出现微小的、有光泽、完整且常为黏液型菌落，并有淡粉色色素。触酶和脲酶阳性，氧化酶和活力不定，不产生吲哚。基因组DNA G+C含量为65~71 mol%[1-2]。

三、属的临床意义

玫瑰单胞菌属是粉红色非发酵菌，广泛分离于空气、水和土壤等环境中，也有分离于健康人的皮肤并作为益生菌而用于特应性皮炎的治疗，目前认为其是一种罕见的机会致病菌，可引起伤口感染、渗出液、脓肿、尿路感染、连续流动的腹膜透析液、骨感染、导管相关性血流感染和败血症等，且皮肤是主要的感染来源[1-4]。

四、抗菌药物敏感性和感染用药

玫瑰单胞菌属于非发酵菌。有资料显示，玫瑰单胞菌对阿米卡星、亚胺培南、环丙沙星和替卡西林大多敏感；对头孢曲松、三甲氧苄氨嘧啶和氨苄西林的敏感性较低，而对头孢吡肟耐药，并且在导管相关的感染中，除非被感染的导管被移除，否则很难根除[5-6]，供参考。

R

五、属内菌种

Roseomonas cervicalis 颈玫瑰单胞菌

Rihs et al., 1998

【词源和翻译】 “*cervicalis*”,拉丁语阳性/阴性名词属格,英文词义为“pertaining to cervix”,即“属于子宫颈的”,菌名翻译为“颈玫瑰单胞菌”。

【临床意义】 颈玫瑰单胞菌最初于1980年从美国新泽西州一名妇女的子宫颈中分离出来,目前认为其对人类有致病性,可引起泌尿生殖系统、眼睛和其他部位的感染[7]。

Roseomonas fauriae 福尔玫瑰单胞菌

Rihs et al., 1998

【分类学评述】 目前认为,福尔玫瑰单胞菌与巴西固氮螺菌(*Azospirillum brasilense*)为同一菌种,且巴西固氮螺菌具有命名优先权[8]。

【词源和翻译】 “*fauriae*”,新拉丁语阴性名词属格,源自Yvonne Faur的名字,以纪念其首次分离该菌,菌名翻译为“福尔玫瑰单胞菌”。

【临床意义】 见巴西固氮螺菌。

Roseomonas gilardii 吉拉迪(吉氏)玫瑰单胞菌

Rihs et al., 1998

【分类学评述】 吉拉迪(吉氏)玫瑰单胞菌是1998年发表的菌种,目前包括2个亚种,即吉拉迪(吉氏)玫瑰单胞菌吉拉迪(吉氏)亚种和吉拉迪(吉氏)玫瑰单胞菌玫瑰亚种。

【词源和翻译】 “*gilardii*”,新拉丁语阳性名词属格,源自“Gerald L. Gilardi”的名字,以纪念其首次对这类细菌进行描述所做出的贡献,菌名翻译为“吉拉迪玫瑰单胞菌”,亦简译为“吉氏玫瑰单胞菌”。

【临床意义】 吉拉迪(吉氏)玫瑰单胞菌最初分离于环境水中,目前认为对人类有致病性,有引起人的菌血症、脑脓肿及连续腹膜透析的腹膜炎等的报道[9-10]。

Roseomonas gilardii subsp. gilardii 吉拉迪(吉氏)玫瑰单胞菌吉拉迪(吉氏)亚种

(Rihs et al., 1998) Han et al., 2003

【词源和翻译】 见吉拉迪(吉氏)玫瑰单胞菌。

【临床意义】 见吉拉迪(吉氏)玫瑰单胞菌。

Roseomonas gilardii subsp. rosea 吉拉迪(吉氏)玫瑰单胞菌玫瑰亚种

Han et al., 2003

【词源和翻译】 “*rosea*”,新拉丁语阴性形容词,英文词义为“rose-colored”、“rosy”,即“玫瑰色的”,菌名翻译为“吉拉迪(吉氏)玫瑰单胞菌玫瑰亚种”。

【临床意义】 见吉拉迪(吉氏)玫瑰单胞菌。

Roseomonas mucosa 黏液玫瑰单胞菌

Han et al., 2003

【词源和翻译】 “*mucosa*”,拉丁语阴性形容词,英文词义为“slimy”、“mucous”,即“黏滑的、黏液的”,菌名翻译为“黏液玫瑰单胞菌”。

【临床意义】 黏液玫瑰单胞菌是玫瑰单胞菌属最常见的菌种,对人类具有致病性,最常见的是肿瘤等免疫力低下患者和导管相关性的血流感染,另有报道可引起视网膜下脓肿、牙根管炎、心内膜炎等[11-13]。

Roseomonas 玫瑰单胞菌属参考文献

Rothia 罗斯(罗氏)菌属 Georg and Brown, 1967 (Approved Lists, 1980)

【词源和翻译】 “*Rothia*”,新拉丁语阴性名词属格,源自Genevieve D. Roth的名字,以纪念其在这类微生物基础研究中所做出的贡献,菌名翻译为“罗斯菌属”,亦简译为“罗氏菌属”。

R

一、分类学

罗氏菌属隶属于放线菌门(Actinobacteria)、放线菌纲(Actinobacteria)、微球菌目(Micrococcales)、微球菌科(Micrococcaceae),模式菌种为龋齿罗氏菌。

二、属的特征

罗氏菌属为革兰氏阳性,球形,类白喉棒杆菌或丝状菌,通常直径可达 1 μm,不规则肿胀和棒状末端可粗达 5 μm,单一球形、类白喉棒杆菌样,或丝状或两者的混合形式生长。无动力、无芽孢、不抗酸。培养 4~7 d 后成熟的菌落直径 2~6 mm,白色或奶油色,光滑或粗糙,通常质地柔软但可能干燥易碎或呈黏液状。生长最适温度为 30~37 ℃,触酶通常为阳性。化能有机营养。发酵碳水化合物。葡萄糖发酵的主要产物是乳酸。不产生丙酸。细胞壁肽聚糖型为 A3α 型,含有丙氨酸、谷氨酸、赖氨酸,但不含有二氨基庚二酸。细胞壁的糖包括果糖、半乳糖、葡萄糖。基因组 DNA G+C 含量为 54~60 mol%[1]。

三、属的临床意义

罗氏菌特别是龋齿罗氏菌和黏滑罗氏菌常见于人类口腔和咽部,被认为对人类有一定的致病性,尤其是对儿童具有较低的毒性。

四、抗菌药物敏感性和感染用药

罗氏菌是一种不规则的革兰氏阳性杆菌,推荐采用微量肉汤稀释法进行药物敏感性试验,且可采用 CLSI M45 中“棒杆菌属细菌(包括白喉棒杆菌)的 MIC 折点解释标准”进行药敏结果判读。有资料显示,氨基糖苷类对部分龋齿罗氏菌的 MIC 值高,而青霉素显示了良好的体外活性,供参考。

五、属内菌种

Rothia aeria 空气罗氏菌

Li et al., 2004

【词源和翻译】 “*aeria*”,拉丁语阴性形容词,源自“air”一词,因模式菌株分离自俄罗斯和平号空间站(the Mir space station)的空气样本而得名,菌名翻译为“空气罗氏菌”。

【临床意义】 空气罗氏菌主要存在于口腔,目前认为是一种机会性病原体,可在新生儿和其他免疫缺陷患者中引起呼吸道感染、血流感染和感染性心内膜炎等。另需要注意的是,空气罗氏菌与诺卡菌属在形态学上非常相似,应注意鉴别[2-4]。

Rothia dentocariosa 龋齿罗氏菌

(Onishi, 1949) Georg and Brown, 1967

【分类学评述】 该菌种在 1949 年被描述为“*Actinomyces dentocariosus*”,1957 年被描述为“*Nocardia dentocariosus*”,1960 年被描述为“*Nocardia salivae*”,1967 年被描述为现在的龋齿罗氏菌,并于 1980 年被收录到《核准的细菌名称目录》。

【词源和翻译】 “*dentocariosa*”,新拉丁语阴性形容词,由“*dens dentis*”和“*cariosus-a-um*”两个词根组成:“*dens dentis*”,拉丁语名词,英文词义为“tooth”;“*cariosus-a-um*”,拉丁语形容词,英文词义为“decayed”、“rotten”。“*dentocariosa*”,英文词义为“tooth-decaying”,表示“龋齿的”,菌名翻译为“龋齿罗氏菌”。

【临床意义】 龋齿罗氏菌是一种正常的口腔共生菌,被认为是一种低毒性的细菌。通常与龋齿和牙周病有关,它可引起免疫力缺陷患者的多种临床表现,包括引发角膜感染、关节炎、肺炎、血流感染和败血症等。另有引起感染性心内膜炎病例的报道,且潜在心脏疾病是诱发感染的危险因素,而在健康人群罕见[5-6]。

Rothia mucilaginosa 黏滑罗氏菌

(Bergan and Kocur, 1982) Collins et al., 2000

【分类学评述】 该菌种在 1900 年被描述为“*Micrococcus mucilaginosus*”,在 1982 年被分类为

R

黏滑口腔球菌(*Stomatococcus mucilaginosus*),在2000年被重新分类为现在的黏滑罗氏菌。

【词源和翻译】 "*mucilaginosa*",拉丁语阴性形容词,英文词义为"slimy",即"黏滑的",菌名翻译为"黏滑罗氏菌"。

【临床意义】 黏滑罗氏菌是口咽部和上呼吸道的正常菌群,一般不致病,通常只会引起免疫缺陷患者的感染,包括肺炎和其他下呼吸道感染(肺脓肿、肋膜积脓)、血流感染和脑膜炎等[7-9]。

***Rothia* 罗斯(罗氏)菌属参考文献**

Ruminococcus 瘤胃球菌属 Sijpesteijn, 1948

【词源和翻译】 "*Ruminococcus*",新拉丁语阳性名词,由"*rumen-inis*"和"*coccus*"组成:"*rumen-inis*",拉丁语名词,英文词义为"the rumen";"*coccus*",新拉丁语阳性名词,来源于希腊语阳性名词"*kokkos*",英文词义为"coccus"。"*Ruminococcus*",英文词义为"coccus of the rumen",即"瘤胃的球菌",菌名翻译为"瘤胃球菌属"。

一、分类学

瘤胃球菌属隶属于厚壁菌门(Firmicutes)、梭菌纲(Clostridia)、梭菌目(Clostridiales)、瘤胃球菌科(Ruminococcaceae),模式菌种为生黄瘤胃球菌。

二、属的特征

瘤胃球菌属是革兰氏阳性球菌,大小为(0.3~1.5) μm×(0.7~1.8) μm,成双或链状排列,部分有1~3根鞭毛,有动力,无芽孢,其细胞壁结构是革兰氏阳性菌特性,但许多菌株常染成革兰氏阴性,最佳生长温度为37~52 ℃,严格厌氧,生长需要发酵糖类,不产吲哚,触酶阴性。基因组DNA G+C含量为39~47 mol%[1]。

三、属的临床意义

瘤胃球菌属可分离自人和动物的瘤胃、大肠或盲肠,大多无致病意义,但活泼瘤胃球菌被认为一种不常见的人类病原菌,有引起关节感染和血流感染的报道[1-8]。

四、抗菌药物敏感性和感染用药

瘤胃球菌属是一种专性厌氧菌,药敏试验推荐琼脂稀释法,且理论上可参考CLSI M11-A7"厌氧菌的MIC折点解释标准"来进行药敏判读,但难以常规开展。一般认为,β-内酰胺酶类、β-内酰胺酶类/β-内酰胺酶抑制剂复合药、头孢菌素类、碳青霉烯类和氯霉素等抗菌药物对厌氧革兰氏阳性球菌通常敏感,且青霉素、克林霉素和甲硝唑通常为首选用药,供参考。

五、属内菌种

***Ruminococcus flavefaciens* 生黄瘤胃球菌**

Sijpesteijn, 1948 (Approved Lists, 1980)

【词源和翻译】 "*flavefaciens*",新拉丁语分词形容词,由"*flavus*"和"*faciens*"组成:"*flavus*",英文词义为

"yellow",即"黄色的";"*faciens*",英文词义为"producing"。"*flavefaciens*",英文词义为"yellow-producing",即"生产黄色的",菌名翻译为"生黄瘤胃球菌"。

【临床意义】 生黄瘤胃球菌分离自不同种动物的瘤胃,暂无人感染的报道。

Ruminococcus gnavus 活泼瘤胃球菌

Moore et al., 1976 (Approved Lists, 1980)

【分类学评述】 该菌种在1976年被描述为现在的活泼瘤胃球菌并于1980年被收录到《核准的细菌名称目录》,被描述的其他同义名还有"*Mediterraneibacter gnavus*"。

【词源和翻译】 "*gnavus*",拉丁语阳性形容词,英文词义为"busy"、"active",即"活泼的",菌名翻译为"活泼瘤胃球菌"。

【临床意义】 活泼瘤胃球菌被认为是一种不常见的人类病原菌,有引起关节感染和血流感染的报道,感染的风险因素包括关节置换手术、肠道疾病和肿瘤相关疾病[2-7]。

Ruminococcus gauvreauii 戈夫罗(戈氏)瘤胃球菌

Domingo et al., 2008

【词源和翻译】 "*gauvreauii*",新拉丁语阳性名词属格,源自加拿大皇家内科医学院院士、魁北克市拉瓦尔大学前微生物系主任 Léo Gauvreau 博士的名字,菌名翻译为"戈夫罗瘤胃球菌",亦简译为"戈氏瘤胃球菌"。

【临床意义】 戈夫罗(戈氏)罗瘤胃球菌分离自人的粪便标本,目前认为其是人体肠道的正常菌群之一[8],暂无人感染的报道。

Ruminococcus lactaris 哺乳瘤胃球菌

Moore et al., 1976

【词源和翻译】 "*lactaris*",拉丁语阳性形容词,英文词义为"suckling"、"milk-drinking",即"哺乳的",菌名翻译为"哺乳瘤胃球菌"。

【临床意义】 哺乳瘤胃球菌分离自人的粪便标本,暂无人感染的报道。

Ruminococcus 瘤胃球菌属参考文献

S

Salinicoccus 盐水球菌属 Ventosa et al., 1990

【词源和翻译】 “*Salinicoccus*”，新拉丁语阳性名词，由“*salinus*”和“*coccus*”两个词根组成：“*salinus*”，拉丁语形容词，英文词义为“saline”；“*coccus*”，新拉丁语名词，源自希腊语名词“*kokkos*”，英文词义为“a grain or berry”。“*Salinicoccus*”，英文词义为“saline coccus”，即“盐水球菌”，菌名翻译为“盐水球菌属”。

一、分类学

盐水球菌属隶属于厚壁菌门（Firmicutes）、杆菌纲（Bacilli）或厚壁菌纲（Firmibacteria）、芽孢杆菌目（Bacillales）、葡萄球科（Staphylococcaceae），模式菌种为玫瑰盐水球菌。

二、属的特征

盐水球菌属是革兰氏阳性球状，直径 0.5～2.5 μm；单个、成对、四联或成团排列。无动力，无芽孢。菌落圆形，光滑，产生粉红色或橙色不扩散性色素。严格需氧。触酶和氧化酶阳性。中度嗜盐。最佳 NaCl 浓度为 4%～10%，在 0%～25% NaCl 的培养基中生长。生长温度为 4～49 ℃，最适温度为 30～37 ℃，生长 pH 为 6～11.5，最佳 pH 为 7～9.5。主要的呼吸醌是 MK-6。细胞壁含有 *L*-赖氨酸-甘氨酸 5 型的胞壁质，相当于 A3α 型细胞壁肽聚糖型。基因组 DNA G+C 含量为 45.6～51.2 mol%[1]。

三、属的临床意义

盐水球菌属菌株主要分离于盐田、盐碱地和盐湖及盐性物质，暂无人类感染的报道[2]。

四、抗菌药物敏感性和感染用药

该菌属暂无人致病相关报道，暂无感染用药的相关信息。从系统发育关系来看，该菌属为葡萄球菌科细菌，如有临床感染，理论上可参考葡萄球菌属的药敏试验方法和感染用药方案，供参考。

五、属内菌种

***Salinicoccus roseus* 玫瑰盐水球菌**

Ventosa et al., 1990

【词源和翻译】 “*roseus*”，新拉丁语阳性形容词，英文词义为“rose colored”，即“玫瑰红的”，菌名翻译为“玫瑰盐水球菌”。

【临床意义】 玫瑰盐水球菌分离于西班牙的盐田、腌肉和腌马皮[3]，暂无人类感染的报道。

***Salinicoccus* 盐水球菌属参考文献**

Salinivibrio 盐水弧菌属 Mellado et al., 1996

【词源和翻译】 "*Salinivibrio*",新拉丁语阳性名词,由"*salinus*"和"*vibro*"两个词根组成:"*salinus*",拉丁语形容词,英文词义为"saline";"*vibro*",拉丁语阴性名词,英文词义为"move rapidly to and from, vibrate"。"*Salinivibrio*",英文词义为"saline *Vibrio*",即"盐水弧菌",菌名翻译为"盐水弧菌属"。

S

一、分类学

盐水弧菌属隶属于变形菌门(Proteobacteria)、γ-变形菌纲(Gammaproteobacteria)、弧菌目(Vibrionales)、弧菌科(Vibrionaceae),模式菌种为肋生盐水弧菌。

二、属的特征

盐水弧菌属是革兰氏阴性弯曲杆菌,大小为(1.5~3.2) μm×0.5 μm,单个存在,有时连接成"S"形或螺状。由单极鞭毛运动,不形成芽孢。菌落圆形,凸起,浑浊,奶酪色,肉汤中均匀混浊。中等嗜盐,生长温度为5~45 ℃(最适温度37 ℃),生长pH为5~10(最适pH 7.5),37 ℃时生长的海盐浓度为0.5%~20%(最适10%)。兼性厌氧菌,产生触酶和氧化酶。分解葡萄糖产酸不产气,液化明胶但不水解淀粉,VP试验和精氨酸脱羧酶试验阳性,吲哚、β-半乳糖苷酶、赖氨酸脱羧酶和鸟氨酸脱羧酶试验阴性。基因组DNA G+C含量为49.4~50.5 mol%[1]。

三、属的临床意义

盐水弧菌是一种中度嗜盐菌,主要分离于腌制食品和盐水中,暂无人类感染的报道。

四、抗菌药物敏感性和感染用药

盐水弧菌暂无人致病相关报道和无感染用药的相关信息。但从系统发育关系来看,该菌属为弧菌科细菌,如有临床感染,理论上可参考弧菌科属的药敏试验方法和感染用药方案,供参考。

五、属内菌种

Salinivibrio costicola 肋生盐水弧菌

(Smith, 1938) Melladoet al., 1996

【分类学评述】 该菌种在1938年被描述为肋生弧菌(*Vibrio costicola*)并于1980年被收录到《核准的细菌名称目录》,在1996年被重新分类为现在的肋生盐水弧菌。

【词源和翻译】 "*costicola*",新拉丁语名词,由"*costa*"和"*-cola*"两个词根组成:"*costa*",拉丁语名词,英文词义为"rib";"*-cola*",拉丁语后缀,英文词义为"inhabitant"、"dweller",源自拉丁语名词"*incola*"。"*costicola*",英文词义为"rib dweller",表示"在肋骨寄生的",菌名翻译为"肋生盐水弧菌"。

【临床意义】 肋生盐水弧菌分离自高盐环境和腌制的食物,还可存在于盐水栖息地,如盐渍土壤中。有研究表明,肋生盐水弧菌可将咖啡因生物转化为可可碱,暂无人类感染的报道[2]。

***Salinivibrio* 盐水弧菌属参考文献**

Salmonella 沙门菌属 Lignieres, 1900

【词源和翻译】 “*Salmonella*”，新拉丁语阴性名词（带小尾缀），源自美国细菌学家“D. E. Salmon”的名字，菌名翻译为“沙门菌属”。

一、分类学

沙门菌属隶属于变形菌门（Proteobacteria）、γ-变形菌纲（Gammaproteobacteria）、肠杆菌目（Enterobacteriales）、肠杆菌科（Enterobacteriaceae），模式菌种亚利桑那沙门菌（*Salmonella choleraesuis*）目前已修订为肠沙门菌。

二、属的特征

沙门菌属是革兰氏阴性直杆菌，大小为(0.7～1.5) μm×(2～5) μm，符合肠杆菌科的一般特征。通常有动力（周鞭毛），兼性厌氧。菌落直径一般为 2～4 mm。硝酸盐还原为亚硝酸盐，通常是由 *D*-葡萄糖产气，在三糖铁琼脂上产生硫化氢，吲哚阴性。枸橼酸盐通常被用作唯一的碳源。赖氨酸和鸟氨酸脱羧酶反应通常阳性，脲酶阴性，不能使用苯丙氨酸和色氨酸氧化脱氨。通常不发酵蔗糖、水杨素、肌醇和苦杏仁苷，不产生脂酶和脱氧核糖核酸酶。对人有致病性，引起肠热病、胃肠炎和败血症；也可能感染除人类以外的许多动物物种。某些血清型有严格的宿主适应。基因组 DNA G+C 含量为 50～53 mol%[1]。

三、属的临床意义

沙门菌病通过粪便污染水和食物，在没有中间宿主的情况下在人与人之间传播。在卫生条件较差的发展中国家，发病率较高。沙门菌分为伤寒沙门菌和非伤寒沙门菌，非伤寒沙门菌主要分离自禽肉、蛋类及奶制品，是引起食源性感染的主要病原细菌。非伤寒沙门菌属和空肠弯曲菌是最常见的两种肠道致病细菌。若出现多地区同时暴发，常由污染源头的某地区产品广泛输送至其他地区引起（例如，美国 2008～2009 年由商品花生酱引发的大规模暴发）。伤寒沙门菌仅由人接触的水、食物或排泄物中获得。伤寒沙门菌（引起肠热症）仅定植于人体，在发展中国家常见，病死率达到 15%。沙门菌感染后可出现定植、急性胃肠炎、肠热症（非腹泻）及局部感染等多种症状。沙门菌感染血、尿或粪便培养阳性。骨髓被认为是检测伤寒沙门菌最为敏感的标本。

由伤寒沙门菌引起的肠热症体温达 39～40 ℃，常伴有乏力、腹痛、头痛。可能出现腹泻，但并不常见。可出现玫瑰色斑点状皮疹。出现心动过缓，可能出现肝脾大、白细胞减少伴淋巴细胞增多。肝功能检查通常异常。出现呕吐，腹部绞痛、腹泻、血便等急性胃肠炎症状，潜伏期 8～48 h，常于 3～7 d 自愈。

四、抗菌药物敏感性和感染用药

对于没有合并症的沙门菌胃肠炎，不推荐微生物药物治疗。然而出于监测目的，抗微生物耐药谱的测定往往是有价值的，应定期监测沙门菌对抗微生物耐药性的进展和传播。相比之下，适当的抗微生物药物治疗对于侵袭性沙门菌和伤寒患者是至关重要的，应尽快报告这些菌株的药物敏感性。未经治疗的伤寒热病例病死率>10%，若伤寒热患者经过了恰当的抗生素治疗则病死率<10%。然而，随着沙门菌尤其是沙门菌伤寒血清型对一种或多种抗微生物药物耐药水平不断上升，使得选择合适的抗生素治疗成为难题。特别是降低和治疗失败的病例数量越来越多。沙门菌不同血清型的抗微生物耐药性各不相同，耐药性是一个特别值得关注的问题。沙门菌的常规药敏试验可参照 CLSI M100 中“肠杆菌目细菌的抑菌圈直径及 MIC 折点解释标准”进行操作。CLSI 建议对肠道外感染分离的沙门菌及所有的伤寒血清

型、副伤寒血清型、乙型副伤寒、丙型副伤寒应检测萘啶酸和环丙沙星的敏感性，也为沙门菌单独制定了较低的“氟喹诺酮类 MIC 折点解释标准”。此外，对于肠道外分离的沙门菌应该检测和报告氯霉素和广谱头孢菌素的敏感性。沙门菌无须报告对第一代和第二代头孢菌素、头霉素类和氨基糖苷类抗生素敏感，因为这些药物在临床治疗上无效[2]。

五、属内菌种

Salmonella bongori 邦戈尔沙门菌

(le Minor et al., 1985) Reeves et al., 1989

【分类学评述】 该菌种在 1987 年被描述为“*Salmonella enterica* subsp. *bongori*”，其中，1985 年被描述为“猪霍乱沙门菌邦戈尔亚种”(*Salmonella choleraesuis* subsp. *bongori*)，并被收录到《核准的细菌名称目录》，在 1989 年被重新分类为现在的邦戈尔沙门菌。

【词源和翻译】 “*bongori*”，新拉丁语阳性名词属格，源自乍得共和国(Chad)一个小镇的名字邦戈尔(Bongor)，菌名翻译为“邦戈尔沙门菌”。

【临床意义】 邦戈尔沙门菌主要分离于冷血动物和环境，常常与爬行动物有关，但偶尔也可引起人类致病。在人类感染病例中，主要症状包括恶心、发热、呕吐、腹痛、腹泻和急性肠炎[3]。

Salmonella enterica 肠沙门菌

(ex Kauffmann and Edwards, 1952) le Minor and Popoff, 1987

【分类学评述】 该菌种在 1927 年被描述为“*Salmonella choleraesuis*”，1987 年被描述为现在的肠沙门菌，并被收录到《核准的细菌名称目录》。目前，该菌已经分为 6 个亚种：肠沙门菌肠炎亚种(*Salmonella enterica* subsp. *enterica*)，通常称为亚种Ⅰ；肠沙门菌撒拉姆亚种(*Salmonella enterica* subsp. *salamae*)，通常称为亚种Ⅱ；肠沙门菌亚利桑那亚种(*Salmonella enterica* subsp. *arizonae*)，通常称为亚种Ⅲa；肠沙门菌双亚利桑那亚种(*Salmonella enterica* subsp. *diarizonae*)，通常称为亚种Ⅲb；肠沙门菌豪顿亚种(*Salmonella enterica* subsp. *houtenae*)，通常称为亚种Ⅳ；肠沙门菌印度亚种(*Salmonella enterica* subsp. *indica*)，通常称为亚种Ⅵ。模式菌是肠沙门菌肠炎亚种[4-5]。

【词源和翻译】 “*enteric*”，新拉丁语阴性形容词，由“*enteron*”和“*-icus-a-um*”两个词根组成：“*enteron*”，希腊语名词，英文词义为“gut”；“*-icus-a-um*”，希腊语尾缀。“*enteric*”，英文词义为“pertaining to the gut”，表示“肠道的”，菌名翻译为“肠沙门菌”。

【临床意义】 肠沙门菌是人类食物中毒的常见原因，也可能导致更严重的疾病，如伤寒。

Salmonella enterica serotype *paratyphi* 肠沙门菌副伤寒血清型

【词源和翻译】 “*paratyphi*”，新拉丁语阳性名词属格，由“*para*”和“*tuphos*”两个词根组成：“*para*”，希腊语介词，英文词义为“beside”、“alongside of”、“near”、“like”，即“旁边的”；“*tuphos*”，希腊语名词，英文词义为“fever accompanied by stuport”。“*paratyphi*”，英文词义为“of a typhoid-like infection”，意指一种类似伤寒的感染，菌名翻译为“肠沙门菌副伤寒血清型”。

【临床意义】 肠沙门菌副伤寒血清型分为甲型副伤寒血清型、乙型副伤寒血清型和丙型副伤寒血清型，可引起类似伤寒热的症状。甲型副伤寒血清型和丙型副伤寒血清型感染在美国很少见。乙型副伤寒血清型是一种多变的血清型，既可以引起副伤寒热，也可引起肠胃炎。

Salmonella enterica serotype *typhi* 肠沙门菌伤寒血清型

【词源和翻译】 “*typhi*”，新拉丁语名词属格，英文词义为“of typhoid”，即“伤寒的”，菌名翻译为“肠沙门菌伤寒血清型”。

【临床意义】 肠沙门菌伤寒血清型引起伤寒热，该病表现为严重的血流感染，常见于发展中国家。伤寒热的典型症状为持续性高热和头痛，成人无腹泻症状，幼儿的症状更轻，可仅表现为非特异性发热。人是沙门伤寒血清型的唯一宿主。伤寒热感染剂量低(<10^3的细菌量)，潜伏期长(1~6 周)。可通过人与人接触或食入被粪便污染的食物和水而传播。

Salmonella enterica serotype *typhimurium* 肠沙门菌鼠伤寒血清型

【词源和翻译】 “*typhimurium*”，新拉丁语复数名词属格，由“*tuphos*”和“*murium*”两个词根组成：“*tuphos*”，希腊语名词，英文词义为“fever accompanied by stuport”；“*murium*”，拉丁语复数名词属格，英文词义为“of mice”。“*typhimurium*”，英文词义为“of typhoid of mice”，意指能引起老鼠伤寒的，菌名翻译为“肠沙门菌鼠伤寒血清型”。

【临床意义】 肠沙门菌鼠伤寒血清型是引起急性胃肠炎的主要病原菌之一，也是微生物遗传学发展的一种非常重要的细菌，具有广泛的宿主，是目前世界各国分离率最高的菌型之一。该菌能引起各种家禽和哺乳动物的传染病，也可引起人类感染，具有重要的公共卫生意义。鼠伤寒病例与人类人口特征（5 岁以下儿童所占人口比例）、气候（年平均降雨量和年平均温度）和土地覆盖（城市和常绿阔叶林所占比例）有关[6]。

Salmonella 沙门菌属参考文献

Scardovia 斯卡多维（斯氏）菌属 Jian and Dong, 2002

【词源和翻译】 “*Scardovia*”，新拉丁语阳性名词，源自意大利细菌学家 Vittorio Scardovi 的名字，以纪念其为人类认识双歧杆菌做出的贡献，菌名翻译为“斯卡多维菌属”或“斯氏菌属”。

一、分类学

斯卡多维菌属隶属于放线菌门（Actinobacteria）、放线菌纲（Actinobacteria）、双歧杆菌目（Bifidobacteriales）、双歧杆菌科（Bifidobacteriaceae），模式菌种为意外斯卡多维菌[1]。

二、属的特征

斯卡多维菌属为革兰氏阳性、小的球形或形态可变的杆菌。不耐酸，无芽孢，无动力，厌氧。发酵葡萄糖产生 *L*-(+)-乳酸和醋酸，可发酵葡聚糖。基因组 DNA G+C 含量为(45±1) mol%[1]。

三、属的临床意义

在人龋齿和牙菌斑中可检出该菌，其可能在促进龋齿形成过程（产酸）和减少牙菌斑形成（葡聚糖酶活性）方面发挥作用[1-5]。

四、抗菌药物敏感性和感染用药

斯卡多维菌属为是一种专性厌氧菌，药敏试验推荐琼脂稀释法，且理论上可参考 CLSI M11-A7“厌氧菌的 MIC 折点解释标准”来进行药敏判读，但难以常规开展。一般认为，青霉素类、β-内酰胺类、包括美罗培南在内的碳青霉烯类及万古霉素等，对厌氧的无芽孢的革兰氏阳性杆菌有很好的抗菌活性，供参考。

五、属内菌种

Scardovia inopinata 意外斯卡多维菌

(Crociani et al., 1996) Jian and Dong, 2002

【分类学评述】 该菌种在 1996 年被分类为意外双歧杆菌（*Bifidobacterium inopinatum*），在 2002 年

被重新分类为现在的意外斯卡多维菌。

【词源和翻译】 “*inopinata*”，拉丁语阳性形容词，英文词义为“unexpected”，即“意外的、想不到的”，菌名翻译为“意外斯卡多维菌”。

【临床意义】 意外斯卡多维菌不但可从人类龋齿和牙菌斑中分离出来，而且还能在人类的胃中发现[2-4]。

Scardovia wiggsiae 魏格斯（魏氏）斯卡多维菌

Downes et al., 2011

【词源和翻译】 “*wiggsiae*”，新拉丁语阳性名词属格，源自美国细菌学家 Lois Wiggs 的名字，以纪念其在厌氧微生物所做出的贡献，菌名翻译为“魏格斯斯卡多维菌”，也有译作“魏氏斯卡多维菌”。

【临床意义】 魏格斯（魏氏）斯卡多维菌可从人类龋齿中分离，认为其含量与儿童龋齿的发生率有密切的相关性。另外，有在静脉注射吸毒患者的手臂伤口分泌物中分离出该菌种的报道[5]。

***Scardovia* 斯卡多维（斯氏）菌属参考文献**

S

Segniliparus 脂肪酸慢出菌属 Butler et al., 2005

【词源和翻译】 “*Segniliparus*”，新拉丁语阴性名词，由“*segnis*”和“*liparos*”两个词根组成：“*segnis*”，拉丁语形容词，英文词义为“slow”；“*liparos*”，希腊语形容词，英文词义为“fat”、“fatty”。“*Segniliparus*”，英文词义为“the slow fatty one”，即“缓慢脂肪酸”，以表明具有缓慢反应的脂肪酸，即用高效液相色谱检测脂肪酸时最后洗脱出来的霉酚酸，菌名翻译为“脂肪酸慢出菌属”。

一、分类学

脂肪酸慢出菌属隶属于放线菌门（Actinobacteria）、放线菌纲（Actinobacteria）、放线菌目（Actinomycetales）、脂肪酸慢出菌科（Segniliparaceae），模式菌种为光滑脂肪酸慢出菌[1]。

二、属的特征

脂肪酸慢出菌属是需氧、抗酸染色阳性、无动力、短或长的直放线菌。不形成球菌，分枝不明显。无菌毛或鞭毛。在分枝杆菌属培养基中生长，但不在心浸液琼脂中生长。在巧克力琼脂中呈嵌入在表面式生长，并呈黏液状。二分裂式分裂。细菌包含非氧化，非极性 α 分枝菌酸。在 22 ℃可生长 3~4 d，但 45 ℃且 pH 6.6 时，生长受到抑制。最佳生长温度是 33 ℃。菌落无色素，不能光照产色，无气味。基因组 DNA G+C 含量为 68~72 mol%[1]。

三、属的临床意义

脂肪酸慢出菌属被认为是一种新兴的人类病原体，可以引起免疫功能低下的患者甚至是免疫功能正常的患者肺部囊性纤维化、细支气管炎和肺炎等[2-3]。

四、抗菌药物敏感性和感染用药

脂肪酸慢出菌属菌株的药敏试验可能需要使用米氏 7H9 肉汤（Middlebrook 7H9 肉汤），药敏试验可参照 CLSI M24 中"诺卡菌属和其他需氧放线菌的 MIC 折点解释标准"。有资料发现，褶皱脂肪酸慢出菌菌株对亚胺培南、利福平、磺胺甲嘧唑、复方磺胺甲嘧唑敏感，对阿米卡星、阿莫西林/克拉维酸、头孢曲松、环丙沙星、克拉霉素、二甲胺四环素和妥布霉素耐药或中介[3-4]。

五、属内菌种

Segniliparus rotundus **光滑脂肪酸慢出菌**

Butler et al., 2005

【词源和翻译】 "*rotundus*"，拉丁语阴性形容词，英文词义为"rounded"、"referring to the smooth"、"round-domed colony forms"，即"光滑，圆形的菌落"，菌名翻译为"光滑脂肪酸慢出菌"。

【临床意义】 光滑脂肪酸慢出菌是 2005 年发表的新菌种，目前有引起囊性纤维化患者和支气管扩张患者肺炎感染的报道[2-3]。

Segniliparus rugosus **褶皱脂肪酸慢出菌**

Butler et al., 2005

【词源和翻译】 "*rugosus*"，拉丁语阴性形容词，英文词义为"wrinkled, in reference to the wrinkled-rough colony morphology"，即"皱巴巴、粗糙的菌落形态"，菌名翻译为"褶皱脂肪酸慢出菌"。

【临床意义】 褶皱脂肪酸慢出菌是 2005 年发表的新菌种，目前有主要引起囊性纤维化患者肺炎感染和非囊性纤维化支气管扩张症患者肺炎感染的报道[3-4]。

***Segniliparus* 脂肪酸慢出菌属参考文献**

Selenomonas 月形单胞菌属 von Prowazek, 1913 (Approved Lists, 1980)

【词源和翻译】 "*Selenomonas*"，新拉丁语阴性名词，由"*selênê*"和"*monas*"两个词根组成："*selênê*"，希腊语名词，英文词义为"the moon"；"*monas*"，拉丁语阴性名词，英文词义为"a unit"、"monad"。"*Selenomonas*"，新拉丁语阴性名词，英文词义为"moon (-shaped) monad"，即"月亮形状的单细胞生物"，菌名翻译为"月形单胞菌属"。

一、分类学

月形单胞菌属隶属于厚壁菌门(Firmicutes)、阴皮菌纲(Negativicutes)、月形单胞菌目(Selenomonadales)、月形单胞菌科(Selenomonadaceae)，模式菌种为生痰月形单胞菌[1]。

二、属的特征

月形单胞菌属为革兰氏阴性菌，弯曲，螺旋杆，大小通常为(0.9~1.1) μm×(3~6) μm。两端通常渐细而钝圆，呈短肾-新月形或弧形。长的细胞和细胞链通常是螺旋状的，无荚膜。以主动的翻滚方式运动；鞭毛(多达 16 根)在细胞分裂区的凹侧中心附近直线排列成束。严格厌氧。最适生长温度为 35~40 ℃；最高温度达 45 ℃；最低温度达 20~30 ℃。化能有机营养，发酵型代谢。以碳水化合物和乳酸作为发酵底物。发酵葡萄糖主要产生醋酸、丙酸、二氧化碳和(或)乳酸，可以产生少量的 H_2 和琥珀酸。触酶阴性。基因组 DNA G+C 含量为 40~61 mol%[1]。

三、属的临床意义

月形单胞菌属是一种从口腔及胃部分离的条件致病菌,可引起牙周炎、囊性纤维化和菌血症[2-6]。

四、抗菌药物敏感性和感染用药

月形单胞菌是一种专性厌氧菌,理论上可参考 CLSI M11-A7“厌氧菌的 MIC 折点解释标准”来进行药敏判读,但目前尚缺乏其抗菌药物敏感性试验方案和感染用药的相关信息。

S

五、属内菌种

Selenomonas artemidis 阿蒂米斯月形单胞菌

Moore et al., 1987

【词源和翻译】 “*artemidis*”,拉丁语阴性名词属格,源于月亮女神“Artemis”的名字,表示新月形状的细胞,菌名翻译为“阿蒂米斯月形单胞菌”。

【临床意义】 阿蒂米斯月形单胞菌最初分离自牙龈,可能是人体口腔的正常菌群,目前有引起菌血症的报道[1-2]。

Selenomonas dianae 黛安娜月形单胞菌

Moore et al., 1987

【词源和翻译】 “*dianae*”,拉丁语阴性名词属格,源于月亮女神“Diana”的名字,因菌体可呈新月形状而得名,菌名翻译为“黛安娜月形单胞菌”。

【临床意义】 黛安娜月形单胞菌最初分离自牙龈[2],可能是人体口腔的正常菌群,暂无人的感染报道。

Selenomonas flueggei 福里格(福氏)月形单胞菌

Moore et al., 1987

【词源和翻译】 “*flueggei*”,新拉丁语阳性名词属格,源于早期的德国细菌学家 Flügge 的名字,菌名翻译为“福里格月形单胞菌”,亦有译为“福氏月形单胞菌”。

【临床意义】 福里格(福氏)月形单胞菌最初分离自牙龈[2],可能是人体口腔的正常菌群,暂无人的感染报道。

Selenomonas infelix 不幸月形单胞菌

Moore et al., 1987

【词源和翻译】 “*infelix*”,拉丁语阴性形容词,英文词义为“unfortunate”、“unlucky”,即“不幸的”,菌名翻译为“不幸月形单胞菌”。

【临床意义】 不幸月形单胞菌最初分离自牙龈,可能是人体口腔的正常菌群,目前有引起菌血症的报道[1, 3]。

Selenomonas noxia 有害月形单胞菌

Moore et al., 1987

【词源和翻译】 “*noxia*”,拉丁语阴性形容词,英文词义为“harmful”,即“有害的”,菌名翻译为“有害月形单胞菌”。

【临床意义】 有害月形单胞菌最初分离自牙龈,目前认为与慢性牙周炎和侵袭性牙周炎病变有关[1, 4]。

Selenomonas sputigena 生痰月形单胞菌

(Flügge, 1886) Boskamp, 1922 (Approved Lists, 1980)

【分类学评述】 该菌种在 1886 年被描述为“*Spirillum sputigenum*”,在 1940 年被描述为“*Vibrio sputigenus*”,其中在 1922 年被描述为现在的生痰月形单胞菌并于 1980 年被收录到《核准的细菌名称目录》。

【词源和翻译】 “*sputigena*”,新拉丁语阴性形容词,由“*sputum*”和“*gennaô*”两个词根组成:“*sputum*”,拉丁语阴性名词,英文词义为“spit”、“sputum”;“*gennaô*”,希腊语动词,英文词义为“produce”、“engender”。“*sputigena*”,英文词义为“sputum-producing”,即“产生痰的”,菌名翻译为“生痰月形单胞菌”。

【临床意义】 目前,有生痰月形单胞菌引起人的坏死性溃疡性牙龈炎、广泛性牙周炎、急性口腔脓肿和败血症的报道[5-7]。

***Selenomonas* 月形单胞菌属参考文献**

Serratia 沙雷菌属 Bizio, 1823 (Approved Lists, 1980)

【词源和翻译】 "*Serratia*",新拉丁语阴性名词,源自意大利物理学家 Serafino Serrati 的名字,菌名翻译为"沙雷菌属"。

一、分类学

沙雷菌属隶属于变形菌门(Proteobacteria)、γ-变形菌纲(Gammaproteobacteria)、肠杆菌目(Enterobacteriales)、耶尔森菌科(Yersiniaceae),模式菌种为黏质沙雷菌。

二、属的特征

沙雷菌属为革兰氏阴性直杆菌,大小为(0.5~0.8) μm×(0.9~2) μm,两端钝圆。符合肠杆菌科的一般定义。具有周鞭毛。兼性厌氧,一般不需要生长因子。营养琼脂上的菌落通常不透明呈白色,部分菌种的菌落呈红色或粉红色。几乎所有的菌株都能在 10~36 ℃、pH 5~9、含有 0%~4% NaCl 条件下生长。触酶强阳性。通过糖酵解途径发酵葡萄糖。可发酵果糖、半乳糖、麦芽糖、甘露醇、*D*-甘露糖、核糖和海藻糖作为碳源。基因组 DNA G+C 含量为 52~60 mol%[1]。

三、属的临床意义

沙雷菌属可定植于人体呼吸道、泌尿生殖道及消化道(但在新生儿外的健康人群中不常见),但在健康人群中通常不引起感染。目前,该菌属细菌可引起人的术后伤口感染、导管相关菌血症、感染心内膜炎、骨炎(罕见,多见于注射吸毒人群)和肺炎(通常为医源性感染)等疾病,其中黏质沙雷菌为人类常见致病菌,而其他沙雷菌如液化沙雷菌、深红沙雷菌和气味沙雷菌等则罕有引起人类感染的报道。目前,黏质沙雷菌有引起医院感染暴发,尤其在新生儿病房的报道,其中手手接触是最主要的传播途径,但也可通过医疗器械和静脉输液传播,且医疗设备污染是重要传播原因[1-3]。

四、抗菌药物敏感性和感染用药

沙雷菌是肠杆菌目细菌,经验用药可采用第三代头孢菌素类和碳青霉烯类抗菌药物,但通常建议进行常规药敏试验(可参照 CLSI M100 中"肠杆菌目细菌的抑菌圈直径及 MIC 折点解释标准"进行判读),并按照药敏结果用药。有资料显示,该菌属细菌对氨苄西林、大环内酯类及第一代头孢菌素天然耐药,且有多重耐药和泛耐药菌株的临床分离报道[4],应予以重视。

五、属内菌种

Serratia entomophila 嗜虫沙雷菌

Grimont et al., 1988

【词源和翻译】 "*entomophila*",新拉丁语阴性形容词,由"*entomon*"和"*phila*"两个词根组成:"*entomon*",希腊语名词,英文词义为"insect";"*phila*",新拉丁语阴性形容词,源自希腊语阴性形容词"*philê*",英文词义为"friend"、"loving"。"*entomophila*",英文词义为"insect loving",即"喜欢虫的",菌名翻译为"嗜虫沙雷菌"。

【临床意义】 嗜虫沙雷菌分离于患有黄褐病的新西兰草地蛴螬(*Costelytra zealandica*)的幼虫和自然环境中,目前尚未见人类感染的报道。

Serratia ficaria 无花果沙雷菌

Grimont et al., 1981

【词源和翻译】 "*ficaria*",拉丁语阴性形容词,英文词义为"of or belonging to figs",即"无花果的",因该菌最早分离自无花果而得名,菌名翻译为"无花果沙雷菌"。

【临床意义】 无花果沙雷菌最初分离自无花果，偶尔可在其他植物中分离，目前有引起人的眼内膜炎、菌血症和胆囊脓肿的报道[5-6]。

Serratia fonticola 居泉沙雷菌

Gavini et al., 1979 (Approved Lists, 1980)

【词源和翻译】 "*fonticola*"，新拉丁语阳性/阴性名词，由"*fonti*"和"*-cola*"两个词根组成："*fonti*"，源自拉丁语名词"*fons fontis*"，英文词义为"spring"、"fountain"；"*-cola*"，拉丁语后缀，源自拉丁语名词"*incola*"，英文词义为"dweller"。"*fonticola*"，英文词义为"spring-dweller"，即"定居泉水的"，菌名翻译为"居泉沙雷菌"。

【临床意义】 居泉沙雷菌最初分离自饮用水、土壤和污水中，目前有引起人类胆道感染、大腿脓肿、化脓性膝关节炎及菌血症的报道[7-8]。

Serratia grimesii 格兰姆斯（格氏）沙雷菌

Grimont et al., 1983

【词源和翻译】 "*grimesii*"，新拉丁语阳性名词属格，源自 Grimes 的名字，菌名翻译为"格兰姆斯沙雷菌"，亦有简译为"格氏沙雷菌"。

【临床意义】 格兰姆斯（格氏）沙雷菌为食源性传播细菌，目前有引起医院感染的报道[9]。

Serratia liquefaciens 液化沙雷菌

(Grimes and Hennerty, 1931) Bascomb et al., 1971 (Approved Lists, 1980)

【分类学评述】 该菌种在 1931 年被描述为"*Aerobacter liquefaciens*"，在 1971 年被描述为现在的液化沙雷菌并于 1980 年被收录到《核准的细菌名称目录》。

【词源和翻译】 "*liquefaciens*"，拉丁语分词形容词，英文词义为"making liquid"、"dissolving"，即"使液化、溶解的"，菌名翻译为"液化沙雷菌"。

【临床意义】 液化沙雷菌常引起医院感染，目前有引起人类输血性感染、角膜溃疡、脑膜炎及血栓性静脉炎的报道[10]。

Serratia marcescens 黏质沙雷菌

Bizio, 1823 (Approved Lists, 1980)

【分类学评述】 该菌种在 1823 年被描述为现在的黏质沙雷菌并于 1980 年被收录到《核准的细菌名称目录》，目前包括 2 个亚种，即黏质沙雷菌黏质亚种和黏质沙雷菌佐久亚种。

【词源和翻译】 "*marcescens*"，拉丁语分词形容词，英文词义为"becoming weak"、"fading away"，即"变虚弱、消退"，意指其产生的红色色素在传代过程中易消失，目前临床常翻译为"黏质沙雷菌"，但有根据词源学译为"褪色沙雷菌"。

【临床意义】 黏质沙雷菌是医院获得性感染的病原体，目前有引起人类呼吸道感染、眼部感染、尿路感染、心内膜炎、脑膜炎及菌血症等报道[1]。

Serratia marcescens subsp. *marcescens* 黏质沙雷菌黏质亚种

(Bizio, 1823) Ajithkumar et al., 2003

【词源和翻译】 见黏质沙雷菌。

【临床意义】 见黏质沙雷菌。

Serratia marcescens subsp. *sakuensis* 黏质沙雷菌佐久亚种

Ajithkumar et al., 2003

【词源和翻译】 "*sakuensis*"，新拉丁语阳性/阴性形容词，源自首次菌株分离的地名——日本长野县佐久（Saku），由"Saku"拉丁化而来，菌名翻译为"黏质沙雷菌佐久亚种"。

【临床意义】 黏质沙雷菌佐久亚种初次分离于生活污水处理池中，是唯一可形成芽孢的沙雷菌属菌种[11-12]，暂无人类感染的报道。

Serratia nematodiphila 嗜线虫沙雷菌

Zhang et al., 2009

【词源和翻译】 "*nematodiphila*"，新拉丁语阴性形容词，由"*nematodum*"和"*philusaum*"两个词根组成："*nematodum*"，新拉丁语名词，英文词义为"nematode"；"*philusaum*"，新拉丁语形容词，源自希腊语形容词"*philos-ê-on*"，英文词义为"friend"、"loving"。"*nematodiphila*"，英文词义为"nematode-loving"，即"喜欢线虫的"，因该菌喜欢定居在崇明拟异小杆线虫（*Heterorhabditidoides chongmingensis*）的肠道而得名，菌名翻译为"嗜线虫沙雷菌"。

【临床意义】 嗜线虫沙雷菌初次分离于崇明拟异小杆线虫的肠道内，可作为蚊媒传播疾病防治的新型细菌杀虫剂[13-14]，暂无人类感染的报道。

Serratia odorifera 气味沙雷菌

Grimont et al., 1978 (Approved Lists, 1980)

【词源和翻译】 "*odorifera*"，拉丁语阴性形容词，英文词义为"bringing or spreading odors"、"fragrant"、"odoriferous"，即"传播气味、香味、气味的"，菌名翻译为"气味沙雷菌"。

【临床意义】 气味沙雷菌最初来源于植物，偶分离自植物或食物，目前认为是罕见机会感染病原体，有引起人类尿路感染、肺炎、菌血症及肝脓肿的报道[15-16]。

Serratia plymuthica 普利茅斯沙雷菌

(Lehmann and Neumann, 1896) Breed et al., 1948 (Approved Lists, 1980)

【分类学评述】 该菌种在1896年被描述为"*Bacterium plymuthicum*"，在1948年被描述为现在的普利茅斯沙雷菌，并于1980年被收录到《核准的细菌名称目录》。

【词源和翻译】 "*plymuthica*"，新拉丁语阴性形容词，源自英国的地名普利茅斯(Plymouth)，菌名翻译为"普利茅斯沙雷菌"。

【临床意义】 普利茅斯沙雷菌有引起人的烧伤感染、慢性骨髓炎、菌血症和败血症感染的报道[17-18]。

Serratia proteamaculans 变形斑沙雷菌

(Paine and Stansfield, 1919) Grimont et al., 1978 (Approved Lists, 1980)

【分类学评述】 该菌种在1919年被描述为"*Pseudomonas proteamaculans*"，在1948年被描述为"*Xantomonas proteamaculan*"，在1966年被描述为"*Erwinia proteamaculans*"，在1978年被描述为现在的变形斑沙雷菌并于1980年被收录到《核准的细菌名称目录》。

【词源和翻译】 "*proteamaculans*"，新拉丁语分词形容词，由"*protea*"和"*maculo*"两个词根组成："*protea*"，新拉丁语名词，英文词义为"a plant generic name"；"*maculo*"，拉丁语动词，英文词义为"to spot"。"*proteamaculans*"，英文词义为"spotting *protea*"，即"山龙眼树的斑点"，菌名翻译为"变形斑沙雷菌"。

【临床意义】 变形斑沙雷菌存在于自然环境中，如植物、野生啮齿动物、昆虫和水中，有引起人致命性肺炎的报道[19]。

Serratia rubidaea 深红沙雷菌

(Stapp, 1940) Ewing et al., 1973 (Approved Lists, 1980)

【分类学评述】 该菌种在1940年被描述为"*Bacterium rubidaeum*"，在1973年被描述为现在的深红沙雷菌并于1980年被收录到《核准的细菌名称目录》。

【词源和翻译】 "*rubidaea*"，新拉丁语阴性形容词，源自植物——覆盆子的学名"*Rubus idaeus*"，菌名翻译通常为"深红沙雷菌"，但从词源的角度应译为"覆盆子沙雷菌"。

【临床意义】 深红沙雷菌存在土壤、水和食物中，通常不致病，但当患者的免疫力下降时可能会引起侵袭性感染，如肺部感染、外伤性感染和菌血症[1, 20]。

Serratia ureilytica 解脲沙雷菌

Bhadra et al., 2005

【词源和翻译】 "*ureilytica*"，新拉丁语阴性形容词，由"*urea*"和"*lyticus-a-um*"两个词根组成："*urea*"，新拉丁语名词，英文词义为"urea"；"*lyticus-a-um*"，新拉丁语形容词，源自拉丁语形容词"*lutikos-ê-on*"，英文词义为"able to loosen"、"able to dissolve"。"*ureilytica*"，英文词义为"urea-dissolving"，即"溶解尿素的"，菌名翻译为"解脲沙雷菌"。

【临床意义】 解脲沙雷菌初次分离于哈西马拉的托尔萨河的河水中[21]，暂无人类感染的报道。

Serratia 沙雷菌属参考文献

Shewanella 希瓦菌属 MacDonell and Colwell, 1986

【词源和翻译】 "*Shewanella*"，新拉丁语阴性名词(带小尾缀)，源自 James Shewan 的名字，以纪念其在鱼类微生物研究方面做出的贡献，菌名翻译为“希瓦菌属”。

S

一、分类学

希瓦菌属隶属于变形菌门（Proteobacteria）、γ-变形菌纲（Gammaproteobacteria）、交替单胞菌目（Alteromonadales）、希瓦菌科（Shewanellaceae），模式菌种为腐败希瓦菌。

二、属的特征

希瓦菌属是革兰氏阴性直或弯的杆菌，大小为（0.5～0.8）μm×（0.7～2）μm。无芽孢和微囊。单一的极生鞭毛。菌落常呈淡黄褐色至粉红色、橙色。氧化酶和触酶阳性。有机化能异养。兼性厌氧。氧在有氧生长过程中被用作电子受体。厌氧环境能利用广泛的电子受体进行呼吸生长。大多数菌株能从硫代硫酸盐中形成硫化氢。可能需要钠离子促进生长。主要脂肪酸为 iso-$C_{13:0}$、$C_{14:0}$、$C_{15:0}$、iso-$C_{15:0}$、$C_{16:1}$ ω7c、$C_{16:0}$和 $C_{17:1}$ ω8c。几个物种也可以形成大量 ω-3 脂肪酸的二十碳五烯酸（$C_{20:5}$ ω3c）。基因组 DNA G+C 含量为 38～54 mol%[1]。

三、属的临床意义

希瓦菌属常从临床样品、冷冻肉、黄油、切削油、淡水、淡水沉积物、河口、盐沼、海藻、海水、海洋沉积物、鱼类、海洋无脊椎动物、海冰、海洋雪和深海海洋水域中分离出来[1]。

四、抗菌药物敏感性和感染用药

希瓦菌属是非苛养的革兰氏阴性菌，药敏试验推荐采用肉汤稀释法，且理论上可参考 CLSI M100“其他非肠杆菌目细菌 MIC 折点解释标准”来进行药敏结果判读[2]。有资料显示，除对青霉素和头孢菌素耐药外，该菌属细菌通常对大多数革兰氏阴性杆菌抗菌药物敏感[1]，供参考。

五、属内菌种

Shewanella algae 海藻希瓦菌

Simidu et al.，1990

【词源和翻译】 “*algae*”，拉丁语阴性名词属格，英文词义为“of an alga”，即“海藻的”，菌名翻译为“海藻希瓦菌”。

【临床意义】 海藻希瓦菌是一种海洋微生物，目前有引起人类皮肤和软组织感染、眼部感染、中耳炎、骨髓炎、腹膜炎和败血症的报道[1]。

Shewanella putrefaciens 腐败希瓦菌

（Lee et al.，1981）MacDonell and Colwell，1986

【分类学评述】 该菌种在 1931 年被描述为“*Achromobacter putrefaciens*”，1941 年被描述为“*Pseudomonas putrefaciens*”，1981 年被描述为“腐败交替单胞菌”（*Alteromonas putrefaciens*），并于 1980 年被收录到《核准的细菌名称目录》，在 1986 年被重新分类为现在的腐败希瓦菌。

【词源和翻译】 “*putrefaciens*”，拉丁语分词形容词，英文词义为“making rotten”、“putrefying”，即“使腐烂、腐败的”，菌名翻译为“腐败希瓦菌”。

【临床意义】 腐败希瓦菌是一种海洋微生物，目前有引起人类皮肤和软组织感染、肺部感染、中耳炎及菌血症的报道[3-4]。

***Shewanella* 希瓦菌属参考文献**

Shigella 志贺菌属 Castellani and Chailmers, 1919

【词源和翻译】"*Shigella*",带小尾缀"*-lla*"的新拉丁语阴性名词,由"Shiga"拉丁化而来,源自日本细菌学家K. Shiga的名字,以纪念其首次发现了痢疾志贺菌,菌名翻译为"志贺菌属"。

S

一、分类学

志贺菌属隶属于变形菌门(Proteobacteria)、γ-变形菌纲(Gammaproteobacteria)、肠杆菌目(Enterobacteriales)、肠杆菌科(Enterobacteriaceae),模式菌种为痢疾志贺菌。

二、属的特征

志贺菌属是革兰氏阴性杆菌,菌体呈直杆状,大小为(1~3) μm×(0.7~1.0) μm。与肠杆菌科其他细菌类似,无动力,不产色素。兼性厌氧,有呼吸型也有发酵型代谢。触酶阳性(痢疾志贺氏菌除外),氧化酶阴性。化能有机营养,发酵葡萄糖不产气(少量例外产气),不能利用柠檬酸盐和丙二酸盐为唯一的碳源,不生长于氰化钾培养基,不产生硫化氢。基因组DNA G+C含量为49~53 mol%[1]。

三、属的临床意义

志贺菌可引起出血性腹泻(痢疾)和非血性腹泻。志贺菌病一般开始是水样腹泻并伴有发热、腹部痉挛性疼痛等症状,进而可发展为典型痢疾(排出少量的含有血液、黏液或脓液的粪便)。志贺菌病引起的溃疡一般局限在大肠和直肠,通常病变范围不会超过固有层,也可发生血流感染,但罕见。

志贺菌的4个血清群都可引起痢疾,痢疾志贺菌血清型1型可引起特别严重的感染,可能与其产生的志贺毒素相关。志贺菌尤其是宋内志贺菌偶尔会引起无症状的感染。志贺菌病常见的并发症包括与痢疾志贺菌感染相关的溶血尿毒综合征和福氏志贺菌感染反应性关节炎或赖特(Reiter)慢性关节炎[2]。

四、抗菌药物敏感性和感染用药

志贺菌属常规药敏试验可参照CLSI M100中"肠杆菌目细菌的抑菌圈直径及MIC折点解释标准"进行操作。值得注意的是,CLSI建议常规只需要报告氨苄西林、复方磺胺甲噁唑和氟喹诺酮对志贺菌的敏感性结果,同时提示对志贺菌不报告第一代头孢菌素、第二代头孢菌素、头霉素类和氨基糖苷类抗生素的药敏结果,因为这些药物往往临床治疗无效。

氨苄西林和复方磺胺甲噁唑,这两个安全的药物曾经最常用于治疗小儿宋内志贺菌感染,由于在美国已广泛耐药,不再作为经验治疗的药物。目前大环内酯类,特别是阿奇霉素正在被用于治疗这类感染,但是对于志贺菌尚没有药敏试验的解释标准。对于痢疾志贺菌血清型1型菌株来说,向临床报告药敏结果尤其重要,这类细菌导致的感染通常由国际旅行引起,所去地区的大多数菌株都是多重耐药菌,在亚洲和非洲的许多地区,痢疾志贺菌血清型1型对当地的所有抗微生物药物耐药,包括萘啶酸,在亚洲还报道了对氟喹诺酮耐药的菌株[3-4]。

五、属内菌种

Shigella boydii 鲍氏志贺菌

Ewing, 1949 (Approved Lists, 1980)

【词源和翻译】"*boydii*",新拉丁语阳性名词属格,源自英国细菌学家John Boyd的名字,菌名翻译为"鲍氏志贺菌"。

【临床意义】鲍氏志贺菌是人类和灵长类动物的肠道病原体,可引起细菌性痢疾,症状轻重不一。人类是主要宿主,部分患者可长期携带[2]。

Shigella dysenteriae 痢疾志贺菌

Castellani and Chalmers, 1919 (Approved Lists, 1980)

【词源和翻译】 "*dysenteriae*",拉丁语阴性名词属格,英文词义为"of dysentery",表示"痢疾的",意指其可引起细菌性痢疾,菌名翻译为"痢疾志贺菌"。

【临床意义】 痢疾志贺菌主要发现于发展中国家,在美国,该菌罕见,但为归国旅行者的常见致病菌。痢疾志贺菌血清型1型是志贺菌属中传播最广、引起临床疾病最严重的细菌。仅痢疾志菌血清型1型合成的真正的志贺毒素:一种与溶血尿毒综合征相关的神经毒素和肠毒素,所有志贺菌属均分泌肠毒素,从而导致水性腹泻。痢疾志菌血清型1型潜伏时间为6~8 d或2~4 d,临床症状与同属其他菌种相似但更为严重[2]。

Shigella flexneri 福氏志贺菌

Castellani and Chalmers, 1919 (Approved Lists, 1980)

【词源和翻译】 "*flexneri*",新拉丁语阳性名词属格,源自美国细菌学家Simon Flexner的名字,由"Flexner"拉丁化而来,菌名翻译为"福氏志贺菌"。

【临床意义】 福氏志贺菌是人类和灵长类动物的肠道病原体,引起细菌性痢疾,症状轻重不一。人类是主要宿主,少数情况下患者可长期携带。人类白细胞抗原-B27的患者感染该菌可并发Reiter's慢性关节炎[2]。

Shigella sonnei 宋内志贺菌

Weldin, 1927 (Approved Lists, 1980)

【词源和翻译】 "*sonnei*",新拉丁语阳性名词属格,源自丹麦细菌学家Carl Sonne的名字,由"Sonne"拉丁化而来,菌名翻译为"宋内志贺菌"。

【临床意义】 宋内志贺菌为人类和灵长类动物的肠道病原体,可引起细菌性痢疾,症状轻重不一。人类是主要宿主,少数情况下患者可长期携带。宋内志贺菌通常比其他志贺菌引起的症状要轻,偶尔会引起无症状感染[2]。

Shigella 志贺菌属参考文献

Shimwellia 西姆惠菌属 Priest and Barker, 2010

【词源和翻译】 "*Shimwellia*",新拉丁语阴性名词,源自J. L. Shimwell的名字(以纪念其首次分离出该细菌),由"Shimwell"拉丁化而来,菌名翻译为"西姆惠菌属"。

一、分类学

西姆惠菌属隶属于变形菌门(Proteobacteria)、γ-变形菌纲(Gammaproteobacteria)、肠杆菌目(Enterobacteriales)、肠杆菌科(Enterobacteriaceae),模式菌种为假变形西姆惠菌(*Shimwellia pseudoproteus*)。

二、属的特征

西姆惠菌属是革兰氏阴性杆菌,菌体呈直杆状,无动力,单个排列。需氧或兼性厌氧,最佳生长温度为30 ℃,最佳生长pH为4.5~8.0。氧化酶阴性,触酶阳性,还原硝酸盐,能发酵葡萄糖产酸不产气,不发酵乳糖和甘露醇,不利用丙二酸酯,不在氰化钾培养基上生长,不产生硫化氢。基因组DNA G+C含量为47~49 mol%[1]。

三、属的临床意义

西姆惠菌属是一种环境菌,有在酿制的啤酒中分离的报道,与啤酒酵母具有相关性,暂无人类感染的报道。

四、抗菌药物敏感性和感染用药

西姆惠菌是肠杆菌目细菌,经验用药可采用第三代头孢菌素类和碳青霉烯类抗菌药物,但通常建议进行常规药敏试验(可参照 CLSI M100 中“肠杆菌目细菌的抑菌圈直径及 MIC 折点解释标准”进行判读),并按照药敏结果用药。

五、属内菌种

Shimwellia blattae 蟑螂西姆惠菌

(Burgess et al., 1973) Priest and Barker, 2010

【分类学评述】 该菌种在 1973 年被描述为蟑螂埃希菌(*Escherichia blattae*)并于 1980 年被收录到《核准的细菌名称目录》,在 2010 年被重新分类为现在的蟑螂西姆惠菌。

【词源和翻译】 “*blattae*”,拉丁语阴性名词属格,英文词义为“of the cockroach”,表示“蟑螂的”,菌名翻译为“蟑螂西姆惠菌”。

【临床意义】 蟑螂西姆惠菌是啤酒酿制过程中的污染菌,与啤酒酵母具有相关性,暂无人类感染的报道。

***Shimwellia* 西姆惠菌属参考文献**

Shuttleworthia 沙特尔沃思菌属 Downes et al., 2002

【词源和翻译】 “*Shuttleworthia*”,新拉丁语阴性名词,源自英国著名微生物学家 Cyril Shuttleworth 的名字,由“Shuttleworth”拉丁化而来,菌名翻译为“沙特尔沃思菌属”。

一、分类学

沙特尔沃思菌属隶属于厚壁菌门(Firmicutes)、梭菌纲(Clostridia)、梭菌目(Clostridiales)、毛螺菌科(Lachnospiraceae),模式菌种卫星沙特尔沃思菌为目前属内唯一菌种。

二、属的特征

沙特尔沃思菌属是革兰氏阳性、微弯曲的短杆菌,大小为(1~3) μm×(0.7~1.0) μm,单独或成对排列。无芽孢,无动力。专性厌氧,最佳生长温度为 30~37 ℃。在肉汤培养基中生长良好,可发酵的碳水化合物可刺激其生长。触酶阴性,分解葡萄糖的主要终产物为醋酸盐、丁酸盐和乳酸盐,水解七叶苷,产生吲哚,不还原硝酸盐,不水解精氨酸和尿素,不液化明胶,存在 20%胆汁时可生长。基因组 DNA G+C 含量为 51 mol%[1]。

三、属内菌种

Shuttleworthia satelles 卫星沙特尔沃思菌

Downes et al., 2002

【词源和翻译】 “*satelles*”,拉丁语阳性/阴性名词,英文词义为“a satelliteor attendant upon a distinguished person”,意指在陈旧培养物中可出现卫星样外观,菌名翻译为“卫星沙特尔沃思菌”。

【临床意义】 卫星沙特尔沃思菌是一种口腔定植菌，有引起人类牙髓感染及心内膜炎的报道[2-4]。

【抗菌药物敏感性和感染用药】 卫星沙特尔沃思菌是一种专性厌氧菌，药敏试验推荐琼脂稀释法，且理论上可参考 CLSI M11-A7"厌氧菌的 MIC 折点解释标准"来进行药敏判读，但难以常规开展。从系统发育亲缘关系来看，卫星沙特尔沃思菌隶属于梭菌目，可能可参考梭菌属（*Clostridium*）的感染治疗方案，供参考。

Shuttleworthia 沙特尔沃思菌属参考文献

S

Siccibacter 干燥杆菌属 Petursdottir and Kristjansson, 1999

【词源和翻译】 "*Siccibacter*"，新拉丁语阳性名词，由"*siccus*"和"*bacter*"两个词根组成："*siccus*"，拉丁语阳性形容词，英文词义为"dry"，干燥的；"*bacter*"，新拉丁语阳性名词，英文词义为"rod"。"*Siccibacter*"，英文词义为"dry rod"，菌名翻译为"干燥杆菌属"。

一、分类学

干燥杆菌属隶属于变形菌门（Proteobacteria）、α-变形菌纲（Alphaproteobacteria）、肠杆菌目（Enterobacterales）、肠杆菌科（Enterobacteriaceae），模式菌种为图列茨干燥杆菌。

二、属的特征

干燥杆菌属是革兰氏阴性杆菌，大小为（1～2）μm×（0.6～0.8）μm。有动力，需氧，最适生长温度为25～30 ℃，最适生长 pH 为7，能生长在0%～10%的 NaCl 中，最适 NaCl 浓度为1%～3%，硫酸铵和尿素是其生长的唯一碳源。氧化酶阳性，触酶阳性，水解酪氨酸，不水解琼脂、酪蛋白、纤维素、菊糖，水解七叶苷，分解乳糖、甘露醇和木糖醇，不产生吲哚，不产生硫化氢。基因组 DNA G+C 含量为 58.5 mol%[1]。

三、属的临床意义

干燥杆菌属一般分离于果汁粉、婴儿奶粉、婴儿奶粉生产环境、调料品、药草和一些干制食品。目前没有证据证明干燥杆菌会因婴幼儿配方奶粉引起新生儿侵袭性感染的公共卫生问题，但鉴于其与阪崎克洛诺菌（*Cronobacter sakazakii*）有较近的亲缘关系，仍应警惕其作为潜在食源性致病菌引起新生儿感染的可能。

四、抗菌药物敏感性和感染用药

干燥杆菌属隶属于肠杆菌科，经验用药可采用第三代头孢菌素类和碳青霉烯类抗菌药物，但通常建议进行常规药敏试验（可参照 CLSI M100 中"肠杆菌目细菌的抑菌圈直径及 MIC 折点解释标准"进行判读[2]），并按照药敏结果用药。有资料显示，图列茨干燥杆菌对磷霉素耐药，对氨苄西林、阿莫西林/克拉维酸、哌拉西林/他唑巴坦、头孢呋辛酯、头孢西丁、头孢噻肟、头孢他啶、头孢吡肟、氨曲南、亚胺培南、美罗培南、阿米卡星、庆大霉素、环丙沙星、莫西沙星、替加环素和复方磺胺甲噁唑敏感[2]，供参考。

五、属内菌种

Siccibacter turicensis 图列茨干燥杆菌

Jackson et al., 2015

【词源和翻译】 "*turicensis*",拉丁语阳性/阴性形容词,源自首次分离该菌的地名苏黎世(Turicum/Zurich),菌名翻译为"图列茨干燥杆菌"。

【临床意义】 图列茨干燥杆菌可从多种食品中分离出来,其可能具有与阪崎克洛诺菌相类似的临床意义,如引起新生儿的坏死性小肠结肠炎、菌血症、败血症和脑膜炎等,但还有待于进一步确认,另有引起唇角炎的感染报道[3]。

S

Siccibacter 干燥杆菌属参考文献

Simonsiella 西蒙斯菌属 Schmid, 1922

【词源和翻译】 "*Simonsiella*",新拉丁语阴性名词,"*-lla*"为拉丁语小尾缀,源自 H. Simons 的名字,以纪念其对该菌属研究做出的贡献,菌名翻译为"西蒙斯菌属"。

一、分类学

西蒙斯菌属隶属于变形菌门(Proteobacteria)、β-变形菌纲(Betaproteobacteria)、奈瑟菌目(Neisseriales)、奈瑟菌科(Neisseriaceae),模式菌种为米勒(米氏)西蒙斯菌。

二、属的特征

西蒙斯菌属为革兰氏染色阴性菌,单个细菌长度为0.5~1.3 μm,宽度为2.0~8.0 μm,多由若干个单个细菌形成丝状体(常由8个单个菌体组成),丝状体的长度约10 μm,甚至超过50 μm,单个细丝的端部为圆形,菌体弯曲形成新月形的凹凸不对称,当丝状体的平坦侧与表面接触时,整个长丝在长轴方向上滑动运动。需氧,最佳生长温度为37 ℃,有些可酵解碳水化合物产酸。基因组 DNA G+C 含量为41~55 mol%[1]。

三、属的临床意义

西蒙斯菌属可以在上消化道、口腔黏膜和呼吸道的脱落细胞学标本中分离到,通常被认为是口腔正常菌群。虽然其致病力较低,但依然可以在人口腔溃疡和牙囊肿新生儿胃液中分离出来[2]。

四、抗菌药物敏感性和感染用药

暂无感染用药的相关信息。从系统发育亲缘关系来看,西蒙斯菌属隶属于奈瑟菌科,故可能可参考奈瑟菌属(*Neisseria*)的感染用染方案,供参考。

五、属内菌种

Simonsiella muelleri 米勒(米氏)西蒙斯菌

Schmid, 1922 (Approved Lists, 1980)

【词源和翻译】 "*muelleri*",新拉丁语阳性名词属格,源自 R. Müller 的名字(以纪念其第一次描述了这个细菌的特征），菌名翻译为“米勒西蒙斯菌”，亦有简译为“米氏西蒙斯菌”。

【临床意义】 米勒（米氏）西蒙斯菌一般分离于人的口腔，通常被认为是人体口腔正常菌群，目前有从牙囊肿新生儿胃液中分离的报道[3]。

***Simonsiella* 西蒙斯菌属参考文献**

S

Slackia 斯莱克菌属 Wade et al., 1999

【词源和翻译】 “*Slackia*”，新拉丁语阴性名词，源自英国杰出微生物学家和牙科研究者 Geoffrey Slack 的名字，菌名翻译为“斯莱克菌属”。

一、分类学

斯莱克菌属隶属于放线菌门（Actinobacteria）、红蝽菌纲（Coriobacteriia）、红蝽菌目（Coriobacteriales）、红蝽菌科（Coriobacteriaceae），模式菌种为小（弱生）斯莱克菌。

二、属的特征

斯莱克菌属是革兰氏阳性球菌，呈球杆状或短杆状，无动力，不产生芽孢。专性厌氧。能水解精氨酸，不产生触酶、脲酶和吲哚，不水解七叶苷，对胆汁敏感，5%的精氨酸能刺激其生长，不发酵糖。基因组 DNA G+C 含量为 60~64 mol%[1]。

三、属的临床意义

斯莱克菌属细菌存在于人和动物的消化道，其中小斯莱克菌被认为属于人类口腔微生物菌群[2]，有引起人体多个部位感染的报道，其中主要为混合感染，但也有单一血流感染的报道[3-7]。

四、抗菌药物敏感性和感染用药

斯莱克菌属是一种专性厌氧菌，药敏试验推荐琼脂稀释法，且理论上可参考 CLSI M11-A7“厌氧菌的 MIC 折点解释标准”来进行药敏判读，但难以常规开展。有资料显示，小（弱生）斯莱克菌对氨苄西林、青霉素、阿莫西林/克拉维酸、甲硝唑敏感，对复方磺胺甲噁唑耐药[3]，供参考。

五、属内菌种

Slackia exigua 小（弱生）斯莱克菌

Poco et al., 1996

【词源和翻译】 “*exigua*”，拉丁语阴性形容词，英文词义为“scanty”、“small”，表示“该菌生长不良或菌落细小”，菌名翻译为“小斯莱克菌”，另有译为“弱生斯莱克菌”。

【临床意义】 小（弱生）斯莱克菌属于人类口腔微生物群，多数与牙周炎、牙髓感染、牙槽脓肿有关。口腔外感染较少见，但有肠源性脓肿的报道（腹部伤口脓肿 1 例、臀部脓肿 2 例、腹内阑尾穿孔脓肿 1 例、绒毛膜脓肿 1 例），且均存在与需氧菌混合感染的情况；另有引起下巴脓肿、乳腺脓肿、手指甲沟炎脓肿、扁桃体周围脓肿、肺脓肿、血流感染和化脓性脑膜炎等的报道[3-7]。

***Slackia heliotrinireducens* 还原天芥茉碱斯莱克菌**

(Lanigan, 1983) Wade et al., 1999

【分类学评述】 该菌种在 1983 年被分类为还原天芥茉碱消化球菌,在 1999 年被重新分类为现在的还原天芥茉碱斯莱克菌。

【词源和翻译】 "*heliotrinireducens*",新拉丁语分词形容词,由"*heliotrinum/heliotrine*"和"*reducens*"两个词根组成:"*heliotrinum/heliotrine*",新拉丁语名词,英文词义为"a pyrrolizidine alkaloid";"*reducens*",拉丁语分词形容词,英文词义为"leading back, bringing backand in chemistry converting to a different oxidation state"。"*heliotrinireducens*",英文词义为"the organisms ability to bring about oxidative cleavage of the heliotrine molecule",表示"具有氧化分裂天芥茉碱能力的微生物",菌名翻译为"还原天芥茉碱斯莱克菌"。

【临床意义】 还原天芥茉碱斯莱克菌分离于绵羊瘤胃[8],暂无人类感染的报道。

***Slackia* 斯莱克菌属参考文献**

Sneathia 斯尼思菌属 Collins et al., 2002

【词源和翻译】 "*Sneathia*",新拉丁语阴性名词,源自英国微生物学家 Peter H. A. Sneath 的名字,以纪念其对微生物系统的杰出贡献,菌名翻译为"斯尼思菌属"。

一、分类学

斯尼思菌属隶属于梭杆菌门(Fusobacteria)、梭杆菌纲(Fusobacteria)、梭杆菌目(Fusobacteriales)、纤毛菌科(Leptotrichiaceae),模式菌种为需血斯尼斯菌。

二、属的特征

斯尼思菌属为革兰氏阴性杆菌,可以呈现多形性,而且可以观察到细丝。无动力,无芽孢。厌氧,但有的细菌在二氧化碳环境下可以缓慢生长。生长条件苛刻,需要血清或血液生长,最适生长温度为 35~37 ℃。触酶阴性,氧化酶阴性,水解七叶苷,不水解淀粉,产生β-葡萄苷酸酶,不产生吲哚,亚硝酸盐还原试验阴性,发酵葡萄糖产酸不产气,乳酸、甲酸和少量醋酸是葡萄糖代谢的最终产物,也可产生琥珀酸,不发酵核糖和麦芽糖。基因组 DNA G+C 含量为 22~25 mol%[1]。

三、属的临床意义

斯尼思菌属为男性和女性泌尿生殖道的正常菌群,但也可以引起多种临床感染性疾病,包括细菌性阴道病、子痫前期、早产、自然流产、产后菌血症和其他侵袭性感染,同时与性传播疾病和子宫颈癌也有显著的相关性[2]。

四、抗菌药物敏感性和感染用药

斯尼思菌属是一种专性厌氧菌,药敏试验推荐琼脂稀释法,且理论上可参考 CLSI M11-A7"厌氧菌的 MIC 折点解释标准"来进行药敏判读,但难以常规开展。有资料显示,斯尼思菌属对萘夫西林、氯霉素、米诺环素、利福平、甲硝唑和万古霉素 MIC 值较低,而对氨苄西林、环丙沙星、萘啶酸、四环素、红霉素、克林霉素和卡那霉素 MIC 值较高[3],应谨慎选用,供参考。

五、属内菌种

***Sneathia amnii* 羊水斯尼斯菌**

Harwich et al., 2012

【词源和翻译】 "*amnii*",新拉丁语名词属格,英文词义为"of the amnion",表示"羊水的",该菌因最早从羊水中分离而得名,菌名翻译为"羊水斯尼斯菌"。

【临床意义】 羊水斯尼斯菌可引起女性生殖道感染性疾病(包括细菌性阴道病、宫内死胎和流产感染)、菌血症、新生儿脑膜炎、肾移植患者尿道感染、关节炎等[3]。

***Sneathia sanguinegens* 需血斯尼斯菌**

Collins et al., 2002

【词源和翻译】 "*sanguinegens*",新拉丁语分词形容词,由"*sanguis*"和"*egens*"两个词根组成:"*sanguis*",拉丁语名词,英文词义为"blood";"*egens*",拉丁语分词形容词,英文词义为"needing"、"being in need"。"*sanguinegens*",英文词义为"needing blood",表示"需要血液的",菌名翻译为"需血斯尼斯菌"。

【临床意义】 需血斯尼斯菌可引起女性各种生殖道感染、产后菌血症、输卵管积脓、心内膜炎及新生儿脓毒症等[4]。

***Sneathia* 斯尼思菌属参考文献**

Solobacterium 细小杆菌属 Kageyama and Benno, 2000

【词源和翻译】 "*Solobacterium*",新拉丁语中性名词,由"*solus*"和"*bacterium*"两个词根组成:"*solus*",拉丁语形容词,英文词义为"alone"、"only"、"single"、"sole";"*bacterium*",拉丁语中性名词,英文词义为"a rod"。"*Solobacterium*",英文词义为"sole bacterium",表示"唯一的细菌",菌名翻译为"细小杆菌属"。

一、分类学

细小杆菌属隶属于梭杆菌门(Fusobacteria)、梭杆菌纲(Fusobacteria)、梭杆菌目(Fusobacteriales)、丹毒丝菌科(Erysipelotrichaceae),模式菌种莫尔(莫氏)细小杆菌为目前属内唯一菌种。

二、属的特征

细小杆菌属为革兰氏阳性杆菌,大小为 0.2 μm×(0.4~0.7) μm,单个存在,无动力,无芽孢。厌氧,在

100%二氧化碳培养箱中，在 EG 琼脂平板上，37 ℃培养 2 d 出现菌落。发酵葡萄糖产酸，发酵产物主要是醋酸、乳酸、丁酸和少量的丙酮酸，比较 16S rDNA 序列分析显示菌株是梭菌的成员，16S rDNA 序列与梭菌族 XVI 成员最相似。基因组 DNA G+C 含量为 37~39 mol%[1]。

三、属内菌种

***Solobacterium moorei* 莫尔（莫氏）细小杆菌**

Kageyama and Benno，2000

【词源和翻译】 “*moorei*”，新拉丁语阳性名词属格，源自美国微生物学家 W. E. C.(Ed) Moore 的名字，菌名翻译为“莫尔细小杆菌”，也有简译为“莫氏细小杆菌”。

【临床意义】 莫氏细小杆菌为人类肠道定植菌，目前被认为是引起口臭的致病菌之一。同时与口腔脓肿、牙周病、腹部脓肿、皮肤软组织脓肿、菌血症有关[2-3]。

【抗菌药物敏感性和感染用药】 目前暂无莫尔（莫氏）细小杆菌的药敏试验方法和感染用药资料。从系统发育关系来看，莫尔（莫氏）细小杆菌隶属于丹毒丝菌科，且与猪红斑丹毒丝菌（*Erysipelothrix rhusiopathiae*）具有较近的亲缘关系，故对于细小杆菌属的临床感染，理论上可参考猪红斑丹毒丝菌的感染用药和药敏试验方案，以及 CLSI M45 中“猪红斑丹毒丝菌的 MIC 折点解释标准”的药敏判读方法。尽管暂无莫尔（莫氏）细小杆菌的药敏资料，但在丹毒丝菌科，有猪红斑丹毒丝菌、线形霍尔德曼菌（*Holdemania filiformis*）和乳酸杆菌属（*Lactobacillus*）菌株对万古霉素耐药的报道，故存在万古霉素耐药的可能，供参考。

***Solobacterium* 细小杆菌属参考文献**

Sphingobacterium 鞘氨醇杆菌属 Yabuuchi et al.，1983

【词源和翻译】 “*Sphingobacterium*”，新拉丁语中性名词，由“*sphingo-*”和“*bacterium*”两个词根组成：“*sphingo-*”，新拉丁语前缀，英文词义为“pertaining to sphingosine”；“*bacterium*”，拉丁语中性名词，英文词义为“a rod”。“*Sphingobacterium*”，英文词义为“a sphingosine-containing bacterium”，表示“含鞘氨醇的细菌”，菌名翻译为“鞘氨醇杆菌属”。

一、分类学

鞘氨醇杆菌属隶属于拟杆菌门（Bacteroidetes）、鞘氨醇杆菌纲（Sphingobacteriia）、鞘氨醇杆菌目（Sphingobacteriales）、鞘氨醇杆菌科（Sphingobacteriaceae），模式菌种为食醇鞘氨醇杆菌。

二、属的特征

鞘氨醇杆菌属为革兰氏阴性直杆菌，无芽孢，无鞭毛但存在滑动运动。化能有机营养，没有特殊的生长因子要求，菌落于室温下经过几天便可发黄。触酶阳性，不产生吲哚和乙酰甲基甲醇，无蛋白分解能力，不液化明胶，对碳水化合物氧化产酸而不发酵。该菌属细胞脂中含有（神经）鞘氨醇磷脂，它的 *N*-脂酰鞘氨醇部分主要是支链二羟饱和 $C_{17:0}$（神经）鞘氨醇，而主要的酸是 i-2-OH-$C_{15:0}$。基因组 DNA G+C 含量为 39~42 mol%[1]。

三、属的临床意义

鞘氨醇杆菌属分布于土壤、水等环境中，可以引起多种临床感染性疾病，包括伤口感染、脑膜炎、菌血症及脓肿等，但毒力相对较低且很少引起重症感染[1-3]。

四、抗菌药物敏感性和感染用药

鞘氨醇杆菌属细菌通常对氨基糖苷类和多黏菌素 B 耐药，体外对喹诺酮类和复方磺胺甲噁唑敏感。其对 β-内酰胺类药物的敏感性不定，需要对单个分离菌株进行药敏试验[2]。

S

五、属内菌种

Sphingobacterium mizutaii 水谷鞘氨醇杆菌

Yabuuchi et al.，1983

【词源和翻译】 “*mizutaii*”，新拉丁语阳性名词属格，源自日本儿科医生 Shunsuke Mizuta 的名字，以纪念其从一个脑膜炎早产儿脑脊液中第一次分离出该细菌，菌名翻译为“水谷鞘氨醇杆菌”。

【临床意义】 水谷鞘氨醇杆菌是鞘氨醇杆菌属中唯一吲哚阳性的菌种，有分离于人的伤口、血液和脑脊液标本的报道[2]。

Sphingobacterium multivorum 多食鞘氨醇杆菌

Yabuuchi et al.，1983

【词源和翻译】 “*multivorum*”，新拉丁语中性形容词，由“*multus*”和“*vorum*”两个词根组成：“*multus*”，拉丁语形容词，英文词义为“many”；“*vorum*”，拉丁语名词后缀，英文词义为“devouring”。“*multivorum*”，英文词义为“produces acid from many carbohydrates”，表示“从多种碳水化合物中产酸的”，菌名翻译为“多食鞘氨醇杆菌”。

【临床意义】 多食鞘氨醇杆菌是最常见于人类感染的菌种，可从各种临床标本中分离，但很少引起重症感染（腹膜炎和脓毒症）[2]。

Sphingobacterium spiritivorum 食醇鞘氨醇杆菌

Yabuuchi et al.，1983

【词源和翻译】 “*spiritivorum*”，新拉丁语中性形容词，由“*spiritus*”和“*-vorus*”两个词根组成：“*spiritus*”，拉丁语名词，英文词义为“spirit”；“*-vorus*”，拉丁语形容词，英文词义为“devouring”、“eating”。“*spiritivorum*”，英文词义为“spirit-devouring”，表示“吞食烈酒的”，菌名翻译为“食醇鞘氨醇杆菌”。

【临床意义】 食醇鞘氨醇杆菌有在人的尿液血液标本中分离的报道[2]。

Sphingobacterium thalpophilum 嗜温鞘氨醇杆菌

Takeuchi and Yokota，1993

【词源和翻译】 “*thalpophilum*”，新拉丁语中性形容词，由“*thalpos*”和“*philum*”两个词根组成：“*thalpos*”，希腊语名词，英文词义为“warmth”、“heat”；“*philum*”，新拉丁语中性形容词，英文词义为“friend”、“loving”。“*thalpophilum*”，英文词义为“warmth-loving”，表示“喜欢温暖环境的”，菌名翻译为“嗜温鞘氨醇杆菌”。

【临床意义】 嗜温鞘氨醇杆菌有从人的伤口、血液、眼分泌物和脓肿标本中分离的报道[2]。

Sphingobacterium 鞘氨醇杆菌属参考文献

Sphingomonas 鞘氨醇单胞菌属 Yabuuchi et al., 1990

【词源和翻译】 "*Sphingomonas*",新拉丁语阴性名词,由"*sphingo*"和"*monas*"两个词根组成:"*sphingo*",新拉丁语前缀,英文词义为"sphingosine";"*monas*",拉丁语阴性名词,英文词义为"unit"、"monad"。"*Sphingomonas*",英文词义为"a sphingosine containing monad",表示"一个含有鞘氨醇的单细胞生物",菌名翻译为"鞘氨醇单胞菌属"。

一、分类学

鞘氨醇单胞菌属隶属于变形菌门(Proteobacteria)、α-变形菌纲(Alphaproteobacteria)、鞘氨醇单胞菌目(Sphingomonadales)、鞘氨醇单胞菌科(Sphingomonadaceae),模式菌种为少动鞘氨醇单胞菌。

二、属的特征

鞘氨醇单胞菌属是革兰氏阴性菌,直杆状或卵形,无芽孢。某些菌种有菌毛,可在菌体之间形成花环状聚集。大多数物种可通过出芽、二分裂和不对称分裂方式进行繁殖。部分菌种无动力,部分有动力,动力阳性菌株可通过极鞭毛运动和进行滑行运动。大多数物种都能水解七叶苷。菌落颜色因种的不同而不同,有黄色、红色,或橙色到白色/无色等多种类型。细胞壁脂质成分为鞘脂,而非脂多糖。主要细胞脂肪酸为 $C_{18:1}$、$C_{16:0}$和 $C_{17:1}$。主要的呼吸醌类型是泛醌 Q-10,含少量的 Q-9 和 Q-8。主要的多胺是高精脒(homospermidine)和对称-高精脒。基因组 DNA G+C 含量为 60.7~72.2(mol%)[1]。

三、属的临床意义

鞘氨醇单胞菌广泛分布于环境中,包括各种水体中,目前认为是一种机会致病菌,有引起脑膜炎、败血症、腹膜炎和新生儿感染的报道,对动物的致病性尚不清楚[2]。

四、抗菌药物敏感性和感染用药

鞘氨醇单胞菌属大部分菌株对黏菌素耐药,所有菌株对万古霉素敏感,这对于革兰氏阴性非发酵杆菌来说是特例,常规药敏试验可参照 CLSI M100 中"其他非肠杆菌目细菌的 MIC 折点解释标准"进行操作。有资料显示,该菌属大部分菌株对四环素、氯霉素、复方磺胺甲噁唑和氨基糖苷类药物敏感,而对其他抗菌药物如氟喹诺酮类的敏感性则存在差异[3],供参考。

五、属内菌种

Sphingomonas parapaucimobilis 副少动鞘氨醇单胞菌

Yabuuchi et al., 1990

【词源和翻译】 "*parapaucimobilis*",新拉丁语阳性/阴性形容词,由"*para*"和"*paucimobilis*"两个词根组成:"*para*",希腊语介词,英文词义为"alongside of"、"near"、"like";"*paucimobilis*",新拉丁语阴性形容词,英文词义为"specific epithet of *Sphingomonas paucimobilis*"。"*parapaucimobilis*",英文词义为"like (*Sphingomonas*) *paucimobilis*",表示"类似少动鞘氨醇单胞菌的",菌名翻译为"副少动鞘氨醇单胞菌"。

【临床意义】 副少动鞘氨醇单胞菌有在人的痰液、尿液和阴道标本中分离出来的报道[2]。

Sphingomonas paucimobilis 少动鞘氨醇单胞菌

(Holmes et al., 1977) Yabuuchi et al., 1990

【分类学评述】 该菌种在 1977 年被描述为少动假单胞菌(*Pseudomonas paucimobilis*)并于 1980 年

被收录到《核准的细菌名称目录》，在 1990 年被分类为现在的少动鞘氨醇单胞菌。

【词源和翻译】 "*paucimobilis*"，新拉丁语阳性/阴性形容词，由"*paucus*"和"*mobilis*"两个词根组成："*paucus*"，拉丁语形容词，英文词义为"few"、"little"；"*mobilis*"，拉丁语形容词，英文词义为"movable"、"mobile"。"*paucimobilis*"，英文词义为"few motile cells"，表示"少动细胞的"，菌名翻译为"少动鞘氨醇单胞菌"。

【临床意义】 少动鞘氨醇单胞菌可分离于各种临床标本，包括血液、脑脊液、尿液、伤口、阴道和子宫颈分泌物，也可从医院的各种环境中分离[2]。

S

Sphingomonas 鞘氨醇单胞菌属参考文献

Spirochaetaceae 螺旋体科 Swellengrebel, 1907

【词源和翻译】 "Spirochaetaceae"，新拉丁语阴性复数名词，源自模式菌属"螺旋体属"（*Spirochaeta*）；科名翻译为"螺旋体科"。

一、分类学

螺旋体科隶属于螺旋体门（Spirochaetes）、螺旋体纲（Spirochaetia）、螺旋体目（Spirochaetales）。该科共有 4 个菌属：疏螺旋体属（*Borrelia*）、脊螺旋体属（*Cristispira*）、螺旋体属、密螺旋体属（*Treponema*）。

二、科的特征

螺旋体科的菌体呈螺旋状，直径为 0.1～0.3 mm，长度为 3.5～250 mm，菌体不像短螺旋体那样有钩端，周鞭毛在细胞的每一端插入到末端，并沿细胞中部的大部分长度延伸。多糖中的二氨基甲酸是1-鸟氨酸。有动力，厌氧或兼性厌氧。以碳水化合物或氨基酸作为碳和能源，不能以长链脂肪酸作为能量来源。基因组 DNA G+C 含量为 36～66 mol%[1]。

Spirochaetaceae 螺旋体科参考文献

Spiroplasma 螺原体属 Yabuuchi et al., 1990

【词源和翻译】 "*Spiroplasma*"，新拉丁语中性名词，由"*speira*"和"*plasma*"两个词根组成：

“*speira*”,希腊语名词,英文词义为“a coil”、“spiral”;“*plasma*”,希腊语中性名词,英文词义为“something formed or molded,a form,figure”。“*Spiroplasma*”,英文词义为“spiral form”,表示“螺旋样”,菌名翻译为“螺原体属”。

一、分类学

螺原体属隶属于柔膜菌门(Tenericutes)、柔膜菌纲(Mollicutes)、虫原体目(Entomoplasmatales)、螺原体科(Spiroplasmataceae),模式菌种为柑橘螺原体。

二、属的特征

螺原体属细菌的菌体呈多形性,可呈螺旋形、非螺旋长丝状、球形或卵圆形。不同形态菌体的大小差异亦非常明显,螺旋形大小通常为(100~200) nm ×(3~5) μm,部分菌种菌体较短,长度为(1~2) μm;而球形菌体的直径为300 nm。螺旋形通常出现在指数生长期,但在一些菌种的停滞期也可以持续存在;且在某些情况下,螺旋细胞可能盘绕得很紧,或者线圈的振幅可能会出现连续变化。球形和非螺旋长丝状则通常出生在停滞期,但在次优生长培养基的所有生长期中不存在;且在某些菌种的特定时期,球形也可以是繁殖形式。螺旋丝有动力,可进行扭曲运动和抽搐运动,且通常表现出明显的旋转运动。细胞膜有纤维丝,但没有鞭毛、周质纤维丝和其他运动细胞器。在固体培养基上的菌落经常是扩散的,具有不规则的性状和边界,反映了活性生长期间细胞的运动性。菌落聚集程度依赖于琼脂浓度,菌落直径为0.1~0.4 mm。由非运动变体或突变体形成的菌落,或生长在营养不足的培养基上,菌落直径通常是200 μm或更小。一些菌种(如*Spiroplasma platyhelix*)在生长过程中,几乎看不到螺旋样,仅显示出很小的旋转或弯曲运动。运动快速增长的螺旋体的菌落是分散的,通常与邻近初始菌落形成“卫星菌落”,在液体培养基中可能会产生轻微的混浊。水解葡萄糖产酸,可水解精氨酸,不水解尿素、熊果苷和七叶苷。通常在300~800 mOsm渗透压情况下最适合一些螺旋体生长,且含有支原体肉汤、血清和其他补充剂的培养基是初次分离所必需的,但在适应培养环境后,菌体的生长不需要如此复杂的培养基。基因组DNA G+C含量为24~31 mol%[1-2]。

三、属的临床意义

大多数螺原体是昆虫、蛛形纲动物、甲壳类动物或植物的共生体,少数种类是植物、昆虫和甲壳类动物的病原体[3]。目前已有引起人类感染的报道,包括肺炎和血流感染等侵袭性感染。

四、抗菌药物敏感性和感染用药

目前,暂无螺原体的药敏试验和感染用药信息。但从微生物学特性和系统发育亲缘关系来看,螺原体隶属于柔膜菌纲,故理论上可采用支原体的药敏试验方法和感染用药方案;另外,由于缺乏细菌细胞壁成分,故头孢菌素等作用于细菌细胞壁的抗菌药物治疗无效,供参考。

五、属内菌种

Spiroplasma citri 柑橘螺原体

Saglio et al., 1973 (Approved Lists, 1980)

【词源与翻译】 “*citri*”,新拉丁语阴性名词属格,源自柑橘的属名“*Citrus*”,英文词义为“of *Citrus*”,意指寄生在柑橘上的细菌,菌名翻译为“柑橘螺原体”。

【临床意义】 柑橘螺原体是地中海地区和加州柑橘顽固性疾病的病原菌,也是美国的辣根病的病原菌,可通过昆虫进行植物与植物之间的传播,目前暂未发现与人类疾病的相关性[4]。

***Spiroplasma* 螺原体属参考文献**

S

Staphylococcaceae 葡萄球菌科 Schleifer and Bell, 2010

【词源和翻译】 "Staphylococcaceae",新拉丁语阴性复数名词,源自模式菌属"葡萄球菌属"(*Staphylococcus*),科名翻译为"葡萄球菌科"。

一、分类学

葡萄球菌科隶属于厚壁菌门(Firmicutes)、芽孢杆菌纲(Bacilli)、芽孢杆菌目(Bacillales)。该科共有4个菌属:葡萄球菌属、酱球菌属(*Jeotgalicoccus*)、巨大球菌属(*Macrococcus*)和盐水球菌属(*Salinicoccus*)。其中葡萄球菌属为医学相关菌属。孪生球菌属(*Gemella*)之前分类于葡萄球菌科,但其触酶、氧化酶阴性,富含直链饱和脂肪酸和单不饱和脂肪酸,与其他葡萄球菌科存在差异,故已从葡萄球菌科剔除,且科的地位待定。

二、科的特征

葡萄球菌科的菌体呈球形,直径为0.5~1.5 μm,单个存在,在多个平面上分裂,形成不规则的葡萄状簇,革兰氏阳性,无动力,细胞壁含有肽糖和茶氨酸,在肽聚糖中存在的二氨基酸是*L*-赖氨酸。兼性厌氧,解糖葡萄球菌除外。在好氧条件下生长得更快、更丰富,通常触酶阳性,氧化酶阳性,大多数菌株在10% NaCl、18~40 ℃条件下生长,可进有氧呼吸和发酵型代谢,一些物种主要是呼吸型而另一些物种主要是发酵型。可以以碳水化合物和氨基酸作为碳源和能源,可发酵多种碳水化合物产酸,对大多数菌株来说,葡萄糖发酵的主要产物是乳酸,在有氧气的条件下,主要产物是醋酸和CO_2。营养需求可变,大多数需要氮的有机来源,如某些氨基酸和B族维生素。基因组DNA G+C含量为27~41 mol%[1]。

Staphylococcaceae 葡萄球菌科参考文献

Staphylococcus 葡萄球菌属 Rosenbach, 1884 (Approved Lists, 1980)

【词源和翻译】 "*Staphylococcus*",新拉丁语阳性名词,由"*staphulê*"和"*coccus*"两个词根组成:"*staphulê*",希腊语名词,英文词义为"bunch of grapes";"*coccus*",新拉丁语阳性名词,英文词义

为“coccus”。“*Staphylococcus*”，英文词义为“the grape like coccus”，表示“葡萄样的球菌”，菌名翻译为“葡萄球菌属”。

一、分类学

葡萄球菌属隶属于厚壁菌门（Firmicutes）、厚壁菌纲（Firmibacteria）、芽孢杆菌目（Bacillales）、葡萄球菌科（Staphylococcaceae），模式菌种为金黄色葡萄球菌[1]。

S

二、属的特征

葡萄球菌属是革兰氏阳性球菌，直径0.5～1.5 μm，单个、成对、四联排列，其特征是多于一个平面分裂而形成不规则的团聚。无动力、无芽孢，细胞壁含有肽聚糖和磷壁酸，肽聚糖中的二氨基酸为*L*-赖氨酸。兼性厌氧（厌氧种 *S. saccharolyticus* 除外），在有氧条件下生长快而丰盛，通常触酶阳性，多数种在10% NaCl下可生长，可在18～40 ℃温度下生长。化能有机营养，进行呼吸型和发酵型代谢，某些种主要为呼吸型而另一些主要为发酵型。电子传递系统中有不饱和甲基萘醌、细胞色素a和细胞色素b（个别菌种还存在细胞色素c），多数种有类胡萝卜色素。以碳水化合物和（或）氨基酸为能源，可对各种碳水化合物进行需氧利用并产酸，大多数菌种葡萄糖发酵的主要产物为乳酸。基因组DNA G+C含量为30～39 mol%[1]。

三、属的临床意义

大多数葡萄球菌是人体皮肤和黏膜表面的正常菌群，并具有促进皮肤伤口愈合和抑制病菌生长等作用[2-3]，当创伤或侵入性医疗使皮肤黏膜屏障破坏后，某些菌种和菌株也可以成为机会致病菌，并引起人的感染。在葡萄球菌属中，常引起人感染的病原菌包括金黄色葡萄球菌、表皮葡萄球菌、溶血葡萄球菌、腐生葡萄球菌和路邓（里昂）葡萄球菌等。但根据凝固酶试验，葡萄球菌属细菌可分为三大类：金黄色葡萄球菌、其他凝固酶阳性或凝固酶试验可变的葡萄球菌和凝固酶阴性葡萄球菌[4]。

金黄色葡萄球菌是引起人类和动物感染的首要病原菌，目前认为是一个复合群，包括金黄色葡萄球菌和银白色葡萄球菌。尽管也存在于健康人的皮肤和黏膜中，但金黄色葡萄球菌复合群在人体表面的定植密度通常比较低；而人体鼻腔可能是金黄色葡萄球菌复合群的重要储存器，在个别无症状的健康人群和慢性鼻炎患者中，其鼻腔中存在着大量的金黄色葡萄球菌，并成为医院感染和传播的重要来源。在临床上，金黄色葡萄球菌可引起各种类型的临床感染，严重时危及患者生命[4]。

除金黄色葡萄球菌外，其他凝固酶阳性或凝固酶试验可变的葡萄球菌还包括金黄色葡萄球菌厌氧亚种、艾格尼丝葡萄球菌、中间葡萄球菌、假中间葡萄球菌、海豚葡萄球菌、猪葡萄球菌和施雷弗（施氏）葡萄球菌凝聚亚种等，其通常是各种动物皮肤表面的正常菌群，偶尔可导致动物宿主感染，也可以引起人的罕见感染[5]。

凝固酶阴性葡萄球菌也逐步被认为是医院感染的重要病原菌。尽管很少引起正常组织的感染，且感染特征是轻微（亚急性或慢性相关）和很少危及生命的，但凝固酶阴性葡萄球菌是医院中央和外周血管内导管相关血流感染的最常见病原体，且在医院内菌血症感染中排在首位。凝固酶阴性葡萄球菌引起异物相关感染最重要的发病机制是其能够在装置表面形成厚的多层生物膜[6]。在所有的凝固酶阴性葡萄球菌中，路邓（里昂）葡萄球菌比较特殊，其感染与金黄色葡萄球菌感染相似（尤其是在不常见的人工瓣膜心内膜炎合并自体瓣膜心内膜炎病例中），而不同于其他的凝固酶阴性葡萄球菌[7]。表皮葡萄球菌和溶血葡萄球菌则通常被称为中间致病性葡萄球菌，主要引起伴有诱发因素的患者，如免疫缺陷和（或）存在内源或外源植入体的患者医院感染。腐生葡萄球菌也被归类到中间致病性葡萄球菌组，但与女性的特殊尿道结构和生态特征有关，且很少引起年轻男性或男孩感染。已有报道其他凝固酶阴性葡萄球菌，还包括头葡萄球菌、产色葡萄球菌、科恩（科氏）葡萄球菌、人葡萄球菌、巴斯德葡萄球菌、佩滕科夫葡萄球菌、沃纳（沃氏）葡萄球菌和木糖葡萄球菌等，可引起异物相关感染。除此之外，其他一些凝固酶阴性葡萄球菌，如在食品中存在的肉葡萄球菌、香料葡萄球菌、鱼发酵葡萄球菌、马葡萄球菌涂散亚种等，被认为是非致病葡萄球菌，但近年来也有引起人感染的罕见报道，应予以注意。

总而言之，葡萄球菌是人体皮肤和黏膜表面的正常菌群，也是重要的病原菌。除金黄色葡萄球菌外，凝固酶阴性葡萄球菌也可引起人体各个部位的感染。例如，① 导管相关性血流感染：最常见于静脉导管、血管植入和心脏瓣膜（在所有凝固酶阴性葡萄球菌感染中占30%～40%）。② 脑脊液分流：脑膜炎。③ 腹膜透析导管：腹膜炎。④ 人工关节：脓毒性关节炎。⑤ 人工或天然心脏瓣膜：心内膜炎。⑥ 胸骨切除术后：骨髓炎。⑦ 植入物（乳房、阴茎、心脏起搏器）和其他假肢装置：局部感染。⑧ 眼手术后：眼内炎。⑨ 手术部位感染。在临床标本中培养到葡萄球菌时，尤其是凝固酶阴性葡萄球菌时，需要结合患者的临床症状和表现，以确定是污染菌、定植菌还是病原菌。一般来说，两次以上血培养阳性，或者在异物表面上大量生长，可作为判断凝固酶阴性葡萄球菌感染的重要依据[4, 8]。

四、抗菌药物敏感性和感染用药

葡萄球菌是引起人类和动物感染的重要病原菌，常规药敏试验可采用K-B法和肉汤稀释法，具体可依据CLSI M100中"葡萄球菌属的抑菌圈直径及MIC折点解释标准"进行结果判读。葡萄球菌药敏试验的一个重要任务就是检测对甲氧西林的耐药性。目前，CLSI推荐使用头孢西丁（30 g）K-B法检测甲氧西林耐药的金黄色葡萄球菌和路邓（里昂）葡萄球菌（抑菌环直径≤21 mm表示耐药，而对于其他凝固酶阴性葡萄球菌，抑菌环直径<25 mm表示耐药）；但需要指出的是，头孢西丁抑菌直径不适合假中间葡萄球菌，而推荐使用苯唑西林K-B法。甲氧西林耐药性检测，也可以使用微量肉汤稀释法，苯唑西林或头孢西丁均可用于检测*mecA*介导的甲氧西林耐药的金黄色葡萄球菌和路邓（里昂）葡萄球菌（头孢西丁MIC≥8 μg/mL为耐药；苯唑西林MIC≥4 μg/mL为耐药）。对于其他凝固酶阴性葡萄球菌，*mecA*可以通过较低的苯唑西林MIC折点进行预测（苯唑西林MIC≥0.5 μg/mL为耐药）。另外，对于小菌落变异株（small colony variations, SCV），其低生长率和繁殖速度会阻碍K-B法和自动化仪器确定这些菌株的敏感度，此时可以通过检测其*mecA*基因判断葡萄球菌分离株甲氧西林的耐药性。

一般而言，对于青霉素敏感的葡萄球菌，青霉素是最有效的化学药物。而对青霉素耐药且苯唑西林敏感的葡萄球菌，则应选择对青霉素酶稳定的青霉素类、β-内酰胺类/β-内酰胺酶抑制剂复合制剂和头孢菌素进行治疗。对青霉素过敏或慢性肾衰竭的患者，可以选择克林霉素或万古霉素进行治疗；但由于万古霉素缺乏杀菌作用，且在降低死亡率和细菌敏感方面不如β-内酰胺类药物，故不推荐用于治疗由葡萄球菌引起的严重感染。对于苯唑西林耐药葡萄球菌（methicillin resistant *Staphylococcus*, MRS）菌株，其对所有β-内酰胺类，包括青霉素、碳青霉烯和头孢菌素耐药（除了新的第五代头孢菌素），因此需要选择万古霉素和一些新的抗菌药物，如利奈唑胺、达托霉素、特拉万星、替加环素和第五代头孢菌素（头孢托罗和头孢洛林）。

尽管罕见，但也存在万古霉素耐药葡萄球菌（vancomycin-resistant *Staphylococcus*, VRS）或万古霉素耐药金黄色葡萄球菌（vancomycin-resistant *Staphylococcus aureus*, VRSA）临床分离株，并且，由于K-B法结果不可靠，CLSI或EUCAST都不建议使用K-B法检测糖肽类药物的敏感度。根据CLSI指南，通过筛查试验如参考方法即微量肉汤稀释法，金黄色葡萄球菌MIC≥8 μg/mL和凝固酶阴性葡萄球菌MIC≥32 μg/mL，可作为万古霉素耐药的一个筛选依据。目前，商品的自动化鉴定药敏系统和含万古霉素（6 μg/mL）脑心浸液筛选平板均能可靠地检测万古霉素耐药金黄色葡萄球菌菌株（MIC≥16 μg/mL）。而对于万古霉素中介葡萄球菌（vancomycin intermediate-resistant *Staphylococcus*, VIS），常规药敏试验方法包括自动化方法，检测结果不可靠且易被低估。根据CLSI指南，万古霉素中介葡萄球菌定义为万古霉素MIC值为4～8 μg/mL，而对于凝固酶阴性葡萄球菌中介定义为MIC 8～16 μg/mL。对于万古霉素

MIC≥8 μg/mL 的金黄色葡萄球菌分离株，CLSI 建议送往参考实验室。

只有少数未经证实的研究和案例报告支持联合用药治疗严重的葡萄球菌感染，推荐氨基糖苷类、利福平、磷霉素、复方磺胺甲噁唑、夫西地酸联合糖肽类和β-内酰胺类使用。所以必须仔细进行风险-效益评估，以明确药物之间的相互作用和不良反应。由于对利福平、夫西地酸、磷霉素耐药的菌株发展迅速，所以这些化合物不能单独使用。由于大多数临床分离的凝固酶阴性葡萄球菌对甲氧西林耐药，大多数凝固酶阴性葡萄球菌感染需要万古霉素治疗或者新的适当药物，作用于细胞壁的抗菌药物（β-内酰胺类和万古霉素）与利福平联合应用显示协同作用，但这种组合不推荐用于导管相关性血流感，异物相关感染治疗仍然面临挑战，且通常需要移除导管。

五、属内菌种

Staphylococcus agnetis 艾格尼丝葡萄球菌

Taponen et al., 2012

【分类学评述】 该菌种是一种凝固酶试验呈可变阳性的葡萄球菌。

【词源和翻译】 “*agnetis*”，新拉丁语阴性名词属格，源自芬兰兽医 Agnes Sjöberg 的名字，以纪念其不惧男同事的反对进入兽医行业并成为欧洲第一位女兽医，菌名翻译为“艾格尼丝葡萄球菌”。

【临床意义】 艾格尼丝葡萄球菌是 2012 年发表的新菌种，最初分离于牛乳房的感染灶中，可引起亚临床或轻度的牛乳腺炎，也有文献认为其是肉鸡养殖业的潜在病原菌[9-10]，暂无人的感染报道。

Staphylococcus argenteus 银白色葡萄球菌

Tong et al., 2015

【分类学评述】 该菌种是一种凝固酶阳性葡萄球菌，隶属于金黄色葡萄球菌复合群。

【种的特征】 除菌落不产金黄色色素，其他特征与金黄色葡萄球菌相类似，且常规方法难以与金黄色葡萄球菌区分。

【词源和翻译】 “*argenteus*”，拉丁语阳性形容词，英文词义为“silver”、“silvery”，表示“银白色的”，意指其菌落不产生金黄色色素，菌名翻译为“银白色葡萄球菌”。

【临床意义】 银白色葡萄球菌是从不产色素金黄色葡萄球菌中重新分类而来，可引起人的各种感染，但有研究者认为，其毒力较金黄色葡萄球菌弱[11-12]。

【抗菌药物敏感性和感染用药】 可参考金黄色葡萄球菌。

Staphylococcus arlettae 阿尔莱特葡萄球菌

Schleifer et al., 1985

【分类学评述】 该菌种是一种凝固酶阴性葡萄球菌。

【词源和翻译】 “*arlettae*”，新拉丁语阴性名词属格，源自 Arlette van de Kerckhove 的名字，以纪念其多年研究这种细菌和相关菌种的贡献，菌名翻译为“阿尔莱特葡萄球菌”。

【临床意义】 阿尔莱特葡萄球菌分离自烟草发酵的环境、家禽的皮肤和鼻孔、山羊皮肤、马的皮肤、牛的乳头皮肤（可能与牛的乳腺炎相关）[13]，且有 1 例风湿性心脏病患者血流感染的报道[14]。

Staphylococcus aureus complex 金黄色葡萄球菌复合群

【分类学评述】 目前包括金黄色葡萄球菌、银白色葡萄球菌和施韦策葡萄球菌。

【临床意义】 金黄色葡萄球菌和银白色葡萄球菌来源于人类，可引起人的各种感染，而施韦策葡萄球菌目前仅分离于非人的灵长类动物[10]。

Staphylococcus aureus 金黄色葡萄球菌

Rosenbach, 1884 (Approved Lists, 1980)

【分类学评述】 该菌种是一种凝固酶阳性葡萄球菌，在 1884 年被描述为现在的金黄色葡萄球菌并于 1980 年被收录到《核准的细菌名称目录》，曾被描述的其他同义名还包括“*Staphylococcus pyogenes aureus*”、“*Staphlococcus pyogenes citreus*”、“*Micrococcus aureus*”和“*Micrococcus pyogenes*”。目前，该菌种包括两个亚种，即金黄色葡萄球菌金黄色亚种和金黄色葡萄球菌厌氧亚种。

【词源和翻译】 “*aureus*”，拉丁语阳性形容词，英文词义为“golden”，表示“金黄色的”，菌名翻译为“金黄色葡萄球菌”。

【种的特征】 金黄色葡萄球菌为革兰氏阳性球菌，

球形，无动力，无芽孢，直径0.5~1.5 μm，呈单个、成对、四联或短链状排列，由于葡萄球菌在多个平面分裂，因此呈不规则簇状排列，似葡萄串状，细胞壁中含肽聚糖和磷壁酸。需氧或兼性厌氧，营养要求不高，最适生长温度为35 ℃，最适pH为7.4，产生金黄色脂溶性色素，在血琼脂平板上菌落呈金黄或黄色，菌落周围有明显的透明溶血。触酶阳性，氧化酶阴性，凝固酶阳性，联苯胺试验阳性，碱性磷酸酶阳性，有些菌株脲酶阳性。基因组DNA G+C含量为30~39 mol%。

【临床意义】 金黄色葡萄球菌是引起人类和动物感染的重要病原菌，可产生多种外在毒力因子如黏附素、酶和毒素，以逃避宿主的免疫反应。由金黄色葡萄球菌引起的疾病大致可以划分为毒素性疾病和化脓性感染，且按感染部位分为以下几种：

（1）皮肤软组织感染：疾病谱包括从浅部组织感染（如脓疱病、毛囊炎、疖或痈、汗腺炎、脓皮病和伤口感染）、深部组织感染（如脓肿、乳腺炎、蜂窝织炎和脓性肌炎）、严重时危及生命的坏死性筋膜炎和肌炎、骨感染（如骨髓炎，最常见的是椎体继发菌血症/椎间盘炎）以及深部器官脓肿（包括肝、脾、肾和硬膜外隙感染，常由菌血症血行播散途径引起）。

（2）血流感染：最主要的危险是血管内导管，应拔除，但任何部位的金黄色葡萄球菌感染都可侵入血流，并导致血流感染，且先天性或获得性宿主免疫缺陷患者和异物的存在可能会导致严重的全身性感染。

（3）心脏感染：6%~25%金黄色葡萄球菌菌血症可引起心内膜炎，包括原生的和人工的心脏瓣膜炎。

（4）植入装置：包括起搏器的线和袋及人工关节等生物被膜相关感染。

（5）肺部感染：包括社区获得性肺炎、医院内获得性肺炎或继血流感染之后的肺炎及脓毒性肺栓塞（与右心内膜炎相关）等。

（6）中枢神经系统：术后脑膜炎及与菌血症/心内膜炎相关的脑膜炎或大脑炎等。

（7）胃肠炎：如葡萄球菌食物中毒或毒素相关性胃肠炎，是由食入一种或多种被相对耐热肠毒素污染的食品引起，一般在食物摄入后2~6 h出现恶心、呕吐、腹部痉挛、腹泻等症状，但通常在8~12 h后症状消失。

（8）葡萄球菌烫伤样皮肤综合征：由表皮剥脱毒素（表皮剥脱毒素A和B）引起，除了全身90%或更多的皮肤严重剥落外，还包括局部形成水疱的天疱疮，通常发生在新生儿和儿童。

（9）中毒性休克综合征：与葡萄球菌的定植或感染相关，且该葡萄球菌中毒性休克综合征毒素通常呈阳性，或在少见情况下，葡萄球菌肠毒素（主要是葡萄球菌肠毒素B或C家族）的热稳定毒素超抗原阳性；中毒性休克综合征临床诊断标准是高热、快速发生的低血压，弥漫性斑状红皮疹、脱屑多发生在发病1~2周后，累及3种以上的系统或器官；中毒性休克综合征最初报道均为儿童，后发现也与女性月经期使用高吸收性卫生棉条有关；再后来由于卫生棉条的吸收性和化学成分改进，月经期中毒性休克综合征发病率降低，而在20世纪80年代后，非月经中毒性休克综合征发病率一直不变；尽管通常无法确定感染源，但非月经中毒性休克综合征通常与手术部位感染或软组织感染有关。

（10）慢性长期反复发作的感染：通常由小菌落变异株引起；目前认为，小菌落变异株是细胞内持久性存在的适应表型，已有从慢性骨髓炎、脓肿、异物感染及伴有慢性呼吸道感染的囊性纤维化患者中分离的报道。

【抗菌药物敏感性和感染用药】 按《ABX指南》，金黄色葡萄球菌不同感染部位的用药方案包括：

（1）菌血症：① 应尽可能清除病灶并排除心内膜炎；② 甲氧西林敏感金黄色葡萄球菌（methicillin-sensitive *Staphylococcus aureus*，MSSA）（首选）甲氧西林或萘夫西林2 g，静脉注射，每4 h 1次，且非危及生命的青霉素过敏的备选头孢唑林2 g，静脉注射，每8 h 1次；对于有生命威胁的青霉素过敏（荨麻疹/过敏反应）考虑苯唑西林/萘夫西林脱敏；③ 甲氧西林耐药金黄色葡萄球菌（methicillin-resistant *Staphylococcus aureus*，MRSA）或有生命威胁的青霉素过敏：万古霉素15~20 mg/kg，每12 h 1次，严重感染时考虑25~30 mg/kg的负荷剂量；④ 万古霉素过敏或治疗失败的备选：每天达托霉素6 mg/kg，静脉注射（FDA批准用于金黄色葡萄球菌的菌血症和右心内膜炎，大多数情况下首选），部分专家建议严重感染时使用较高剂量每天8~12 mg/kg，或利奈唑胺 600 mg，静脉注射/口服，每 12 h 1 次（非 FDA 批准用于金黄色葡萄球菌菌血症），或奎奴普汀/达福普汀 75 mg/kg，静脉注射，每 12 h 1 次（非 FDA 批准用于金黄色葡萄球菌菌血症），或复方磺胺甲噁唑 5 mg/kg，静脉注射，每 8～12 h 1 次（非 FDA 批准用于金黄色葡萄球菌菌血症）；⑤ 治疗时间：28 d 是标准的疗程（伴骨髓炎硬膜外脓肿最少 42 d），如果患者符合以下标准应考虑用药 14 d。采用超声心动图排除心内膜炎，患者体内没有植入假体（如人工心脏瓣膜、心脏装置或人工关节），血培养采集 2～4 d 后初步培养为阴性，患者在 72 h 内给予适当治疗后退热，排除转移性疾病。

（2）心内膜炎，原生瓣膜：① 应尽可能排除感染病灶，且如果出现神经系统症状或持续性头痛需要进行脑部和中枢神经系统血管成像。② 患者如持续血培养阳性，且出现心力衰竭或栓塞性疾病的征兆时，建议行心脏手术。③ 患者如出现背疼，需要进行脊柱成像。④ MSSA（首选），原生瓣膜，左侧：苯唑西林或萘夫西林 2 g，静脉注射，每 4 h 1 次，4～6 周，最初 3～5 d 可选庆大霉素辅助 1 mg/kg，静脉注射，每 8 h 1 次；非危及生命的青霉素的备选头孢唑林 2 g，静脉注射，每 8 h 1 次，最初 3～5 d 可选庆大霉素辅助 1 mg/kg，静脉注射，每 8 h 1 次，协同使用庆大霉素不会增加死亡率，但与肾毒性相关，避免在肌酐清除率基线下降、糖尿病、老年患者中使用。⑤ MSSA，原生瓣膜，右侧，除了脓毒性肺栓塞之外仅在无获得性免疫缺陷综合征、人工血管或栓塞性疾病时：苯唑西林或萘夫西林 2 g，静脉注射，每 4 h 1 次，±庆大霉素 1 mg/kg，静脉注射，每 8 h 1 次，持续 14 d；协同使用庆大霉素不会增加死亡率，但与肾毒性相关，应避免在肌酐清除率基线水平下降、糖尿病、老年患者中使用；备选（口服疗法仅用于静脉吸毒瘾君子，三尖瓣心内膜炎）：如果菌株对环丙沙星和利福平两种药敏感，环丙沙星 750 mg，口服，每天 2 次，+利福平 300 mg，口服，每天 2 次，持续 28 d；备选（患者如果对青霉素过敏，危及生命）：头孢唑林/萘夫西林脱敏或万古霉素 5～20 mg/kg，静脉注射，每 12 h 1 次（考虑负荷剂量 25～30 mg/kg）。⑥ MRSA，原生瓣膜，右侧或左侧：万古霉素 5～20 mg/kg，静脉注射，每 12 h 1 次，持续 4～6 周；备选：达托霉素每天 6 mg/kg，静脉注射，持续 4～6 周；有些专家建议较高剂量每天 8～12 mg/kg。

（3）软组织感染：① 任何部位收集的术后引流液；抗菌药物用于严重/进展迅速的感染，出现全身性疾病的征象或症状、糖尿病或其他重要的免疫抑制、老年人、局部脓肿难以引流、初始切开并引流缺乏应答（也需要对切开引流进行再次评估）、广泛相关的蜂窝织炎。② 一般不需要静脉滴注抗菌药物，除非严重感染，伴菌血症或全身中毒。③ 静脉滴注抗菌药物的选择同菌血症（除了达托霉素剂量每天 4 mg/kg）。④ MSSA（口服）：头孢菌素 500 mg，口服，每天 4 次，双氯西林 500 mg，口服，每天 4 次，克林霉素 300～450 mg，口服，每天 3 次，阿莫西林/克拉维酸 875 mg，口服，每天 2 次。⑤ MRSA（口服并检测药物敏感性）：克林霉素 300～450 mg，口服，每天 3 次，复方磺胺甲噁唑 1～2 倍剂量，口服，每天 2 次，米诺环素 100 mg，口服，每天 2 次或利奈唑胺 600 mg，口服，每天 2 次。⑥ 治疗时间：取决于病情，5～10 d。⑦ 复发的软组织感染：关于手部卫生及个人卫生的教育（如定期洗澡，不共用个人物品、清洁的个人运动器材，避免剃须）。⑧ 考虑非定殖的复发软组织感染：2%莫匹罗星软膏涂在鼻孔处，每天 2 次，持续 5 d，±葡萄糖酸氯己定和异丙醇制剂清洗，此方法的效果尚未证实。⑨ 对于复发性的软组织感染：一些医生将利福平增加到 MRSA 的口服药中；利福平绝对不能单独使用，该方法的效果也尚未证实。

（4）人工瓣膜性心内膜炎：① 如超声心动图未显示人工心脏瓣膜上的赘生物，经食管超声心动图建议应用于所有菌血症。② MSSA，人工瓣膜：使用苯唑西林或萘夫西林 2 g，静脉注射，每 4 h 1 次，持续 6 周，在最初 2 周内加庆大霉素 1 mg/kg，静脉注射，每 8 h 1 次，血培养显示清除后加上利福平 300 mg，口服，每 8 h 1 次，持续 6 周，需要确定对上述抗菌药物的敏感性。③ MRSA，人工瓣膜：使用万古霉素 15～20 mg/kg，静脉注射，每 12 h 1 次，持续 6 周（考虑负荷剂量 25～30 mg/kg），在最初 2 周加庆大霉素 1 mg/kg，静脉注射，每 8 h 1 次，血培养显示清除后加利福平 300 mg，口服，每 8 h 1 次。持续 6 周，需要确定对上述抗菌药物的敏感性。

(5) 中毒性休克综合征: ① 清除金黄色葡萄球菌定植或感染的病灶。② 通过给予水化±升压药来稳定血压。③ MSSA: 苯唑西林或萘夫西林 2 g,静脉注射,每 12 h 1 次,加上庆大霉素 600 mg,静脉注射,每 8 h 1 次。④ MRSA: 万古霉素 15~20 mg/kg,每 12 h 1 次,加上庆大霉素 600 mg(如果敏感),静脉注射,每 8 h 1 次,或利奈唑胺 600 mg,静脉注射/口服,每 12 h 1 次。⑤ 考虑静脉注射免疫球蛋白。

(6) 肺炎: ① 达托霉素会被肺泡表面活性物质灭活,因此不能用于肺部感染;除此之外的其他抗菌药物的选择同菌血症。② 治疗时间: 取决于病情的严重程度,大多数呼吸机相关性肺炎治疗需要维持 8 d;坏死性肺炎通常需要更长的疗程,≥14 d;菌血症性肺炎,需要至少 14 d。

(7) 脑膜炎: ① 难治性感染,考虑鞘内使用万古霉素,每天 5~20 mg。② MRSA: 万古霉素 15~20 mg/kg,静脉注射,每 12 h 1 次(考虑负荷剂量 25 ~ 30 mg /kg),争取谷浓度达 20 μg/mL;或备选利奈唑胺 600 mg,静脉注射,每 12 h 1 次(至少)。③ MSSA: 萘夫西林或苯唑西林 2 g,静脉注射,每 4 h 1 次,或备选(采用敏感性数据指导)复方磺胺甲噁唑 4~5 mg/kg,每 8 h 1 次。

(8) 后续: ① 菌血症或心内膜炎的患者,需要进一步行血培养以确认菌血症的痊愈。② 心内膜炎治疗失败: 可采用其菌血症治疗失败的备选方案,或根据情况进行心脏手术治疗。③ 对于有严重的金黄色葡萄球菌感染的患者,使用万古霉素,谷浓度水平应为 15~20 μg/mL(中枢神经系统感染和严重肺炎时采用 20 μg/mL)。④ 万古霉素 MIC 为 15~20 μg/mL 引起的严重 MRSA 感染,使用万古霉素治疗无效,应考虑备选抗菌药物(如达托霉素);一些研究显示在这种情况下使用万古霉素预后差[8]。

Staphylococcus aureus subsp. *anaerobius* 金黄色葡萄球菌厌氧亚种

de la Fuente et al., 1985

【分类学评述】 该亚种是一种动物来源的凝固酶阳性葡萄球菌。

【词源和翻译】 "*anaerobius*",新拉丁语阳性形容词,由"*an*"、"*aeraeros*"和"*bios*"三个词根组成: "*an*",希腊语前缀,英文词义为"not"; "*aeraeros*",希腊语名词,英文词义为"air"; "bios",希腊语名词,英文词义为"life"。"*anaerobius*",英文词义为"not living in air",表示"不在空气中生存的",菌名翻译为"金黄色葡萄球菌厌氧亚种"。

【临床意义】 金黄色葡萄球菌厌氧亚种可引起羊和山羊的特殊淋巴结炎,但对老鼠、兔子或豚鼠没有致病性,且暂无人感染的报道[15]。

Staphylococcus aureus subsp. *aureus* 金黄色葡萄球菌金黄色亚种

de la Fuente et al., 1985

【词源和翻译】 见金黄色葡萄球菌。

【临床意义】 见金黄色葡萄球菌。

Staphylococcus auricularis 耳葡萄球菌

Kloos and Schleifer, 1983

【分类学评述】 该菌种是一种凝固酶阴性葡萄球菌。

【词源和翻译】 "*auricularis*",拉丁语阳性形容词,英文词义为"pertaining to the ear",表示为"与耳朵有关的",意指该菌首次分离于外耳(外耳道),菌名翻译为"耳葡萄球菌"。

【临床意义】 耳葡萄球菌最初分离于包括人类在内的灵长类动物的外耳道中,目前有引起人的腹膜炎、外耳炎、尿道感染、皮肤和软组织感染、菌血症及心内膜炎的报道[16]。

Staphylococcus capitis 头葡萄球菌

Kloos and Schleifer, 1975 (Approved Lists, 1980)

【分类学评述】 该菌种是一种凝固酶阴性葡萄球菌。

【词源和翻译】 "*capitis*",拉丁语中性名词属格,英文词义为"of the head",表示"头",该菌因分离于头部,是头部皮肤的优势菌而得名,菌名翻译为"头葡萄球菌"(编者注: 之前也有译为"头状葡萄球菌",但从词源的角度上看为错误翻译)。

【临床意义】 头葡萄球菌经常在成年人头部及头部外的其他区域,如前额、脸、眉毛和外耳道等部位,目前认为是异物相关感染的病原菌,可引起菌血症、脑膜炎、心内膜炎、迟发性脓毒症和人工关节感染等临床感染,且在新生儿中引起严重的败血症,故新生儿血培养中检出时应特别注意[17-20]。

Staphylococcus capitis subsp. _capitis_ 头葡萄球菌头亚种

Bannerman and Kloos, 1991

【词源和翻译】 见头葡萄球菌。

【临床意义】 见头葡萄球菌。

Staphylococcus capitis subsp. _urealyticus_ 头葡萄球菌解脲亚种

Bannerman and Kloos, 1991

【词源和翻译】 "*urealyticus*",新拉丁语阳性形容词,由"*urea*"和"*lyticus*"两个词根组成:"*urea*",新拉丁语阴性名词,英文词义为"urea";"*lyticus*",新拉丁语阳性形容词,英文词义为"able to loosen"、"able to dissolve"。"*urealyticus*",英文词义为"urea dissolving",表示"溶解尿素的",菌名翻译为"头葡萄球菌解脲亚种"。

【临床意义】 见头葡萄球菌。

Staphylococcus caprae 山羊葡萄球菌

Devriese et al., 1983

【分类学评述】 该菌种是一种凝固酶阴性葡萄球菌。

【词源和翻译】 "*caprae*",拉丁语阴性名词属格,英文词义为"of a goat",表示"山羊的",因最初分离于山羊奶中而得名,菌名翻译为"山羊葡萄球菌"。

【临床意义】 山羊葡萄球菌最初从山羊奶中分离,目前认为是健康人体皮肤、指甲和鼻黏膜的定植菌,有引起人类骨和关节感染、尿道感染、耳部感染、腹膜炎、眼内炎、肺炎、心内膜炎、脑膜炎及菌血症的报道[21-22]。

Staphylococcus carnosus 肉葡萄球菌

Schleifer and Fischer, 1982

【分类学评述】 该菌种是一种凝固酶阴性葡萄球菌。

【词源和翻译】 "*carnosus*",拉丁语阳性形容词,英文词义为"pertaining to flesh",表示"与肉有关的",菌名翻译为"肉葡萄球菌"。

【临床意义】 肉葡萄球菌存在于食物中,目前认为是非致病葡萄球菌,暂未有人的感染报道。

Staphylococcus carnosus subsp. _carnosus_ 肉葡萄球菌肉亚种

Probst et al., 1998

【词源和翻译】 见肉葡萄球菌。

【临床意义】 肉葡萄球菌肉亚种初次从干香肠中分离出来,是一种生产干香肠的发酵剂,可用于食品和奶制品发酵,目前认为是非致病葡萄球菌,暂未有人的感染报道。

Staphylococcus carnosus subsp. _utilis_ 肉葡萄球菌有益亚种

Probst et al., 1998

【词源和翻译】 "*utilis*",拉丁语阳性/阴性形容词,英文词义为"useful",表示"有益的",菌名翻译为"肉葡萄球菌有益亚种"。

【临床意义】 肉葡萄球菌有益亚种初次从发酵的海鲜酱汁中分离出来,与发酵食品和奶制品有关,暂未有人的感染报道。

Staphylococcus chromogenes 产色葡萄球菌

Hájek et al., 1987

【分类学评述】 该菌种被认为凝固酶阴性葡萄球菌,但存在凝固酶阳性分离株[23]。

【词源和翻译】 "*chromogenes*",新拉丁语分词形容词,由"*chroma*"和"*gennaio*"两个词根组成:"*chroma*",希腊语名词,英文词义为"color";"*gennaio*",希腊语动词,英文词义为"produce"。"*chromogenes*",英文词义为"producing color",表示"产生颜色的",菌名翻译为"产色葡萄球菌"。

【临床意义】 产色葡萄球菌有从家禽、猪和牛中分离和引起牛、羊的乳腺炎的报道,目前认为是一种条件致病菌,可引起人的异物相关感染[23]。

Staphylococcus cohnii 科恩(科氏)葡萄球菌

Schleifer and Kloos, 1975

【分类学评述】 该菌种是一种凝固酶阴性葡萄球菌,目前包括两个亚种,即科恩葡萄球菌科恩亚种和科恩葡萄球菌解脲亚种。

【词源和翻译】 "*cohnii*",新拉丁语阳性名词属格,源自德国植物学家和细菌学家 Ferdinand Cohn 的名字,由"Cohn"拉丁化而来,菌名翻译为"科恩葡萄球菌",亦有简译为"科氏葡萄球菌"。

【临床意义】 科恩(科氏)葡萄球菌有从人类和其他灵长类动物的皮肤中分离,目前认为是一种异物相关感染病原菌,可引起导管相关性菌血症、外科假体感染、急性胆囊炎、脑脓肿、心内膜炎、肺炎、尿路感染和化脓性关节炎,且通常表现为多重耐药,对甲氧西林的耐药率接近 90%[24]。

Staphylococcus cohnii subsp. *cohnii* 科恩葡萄球菌科恩亚种

Kloos and Wolfshohl, 1991

【词源和翻译】 见科恩(科氏)葡萄球菌。

【临床意义】 见科恩(科氏)葡萄球菌。

Staphylococcus cohnii subsp. *urealyticus* 科恩葡萄球菌解脲亚种

Kloos and Wolfshohl, 1991

【词源和翻译】 “*urealyticus*”,新拉丁语阳性形容词,由“*urea*”和“*lyticus*”两个词根组成:“*urea*”,新拉丁语阴性名词,英文词义为“urea”;“*lyticus*”,新拉丁语阳性形容词,源自希腊语阳性形容词“*lutikos*”,英文词义为“able to loosen”、“able to dissolve”。“*urealyticus*”,英文词义为“urea dissolving”,表示“溶解尿素的”,意指其脲酶阳性,菌名翻译为“科恩葡萄球菌解脲亚种”。

【临床意义】 科恩葡萄球菌解脲亚种从人类和其他灵长类动物的皮肤中分离,目前有越来越多的证据表明,其是一种重要的医院感染和农场动物感染的潜在病原体[25-26]。

Staphylococcus condimenti 香料葡萄球菌

Probst et al., 1998

【分类学评述】 该菌种是一种凝固酶阴性葡萄球菌。

【词源和翻译】 “*condimenti*”,拉丁语中性名词属格,英文词义为“of a spice”,表示“香料的”,菌名翻译为“香料葡萄球菌”。

【临床意义】 香料葡萄球菌最初从酱料中分离,且传统观点认为其是食品和奶制品中的非致病葡萄球菌,但近年来有引起手术伤口感染并继发血流感染、软组织感染和脑膜炎等罕见的临床感染报道[27-29],应予以注意。

Staphylococcus cornubiensis 康奴比亚葡萄球菌

Murray et al., 2018

【分类学评述】 该菌种是一种凝固酶阳性葡萄球菌,隶属于中间葡萄球菌群。

【词源和翻译】 “*cornubiensis*”,拉丁语阳性/阴性形容词,源自地名康沃尔(Cornwall)的中世纪名称康奴比亚(Cornubia),菌名翻译为“康奴比亚葡萄球菌”。

【临床意义】 康奴比亚葡萄球菌是2018年发表的新菌种,有分离于人的皮肤和引起伤口感染的报道[30],但具体来源未知。

Staphylococcus delphini 海豚葡萄球菌

Varaldo et al., 1988

【分类学评述】 该菌种是一种动物来源的凝固酶阳性葡萄球菌,隶属于中间葡萄球菌群。

【词源和翻译】 “*delphini*”,拉丁语阳性名词属格,英文词义为“of a dolphin”,表示“海豚的”,菌名翻译为“海豚葡萄球菌”。

【临床意义】 海豚葡萄球菌最初分离于水族馆中圈养的海豚的皮肤损伤标本,后陆续有分离于鸟类、食肉动物和其他哺乳动物(如马和猫),并被认为是动物脓皮病最常见的病原菌之一,目前也有从人的伤口标本中分离和引起伤口感染的罕见报道[31]。

Staphylococcus devriesei 德弗里斯(德氏)葡萄球菌

Supré et al., 2010

【分类学评述】 该菌种是一种凝固酶阴性葡萄球菌。

【词源和翻译】 “*devriesei*”,新拉丁语阳性名词属格,源自比利时微生物学家 dr Luc A. Devriese 的名字,以纪念其对葡萄球菌分类研究的贡献,菌名翻译为“德弗里斯葡萄球菌”,亦有简译为“德氏葡萄球菌”。

【临床意义】 德弗里斯(德氏)葡萄球菌有从牛的乳房中分离和引起牛乳腺炎的报道[32],暂无人类感染的报道。

Staphylococcus epidermidis 表皮葡萄球菌

Evans, 1916 (Approved Lists, 1980)

【词源和翻译】 “*epidermidis*”,新拉丁语阴性名词属格,英文词义为“of the epidermis”,即“表皮的”,意指其分离于人体表皮,菌名翻译为“表皮葡萄球菌”。

【临床意义】 表皮葡萄球菌存在于人体皮肤中,偶尔也会在其他哺乳动物(特别是那些与人类有密切联系的动物)皮肤表面分离出,目前认为是人体体表最常见的定植菌之一,尤其在潮湿部位,如腋窝、腹股沟、会阴、前鼻孔和足趾等部位的定植较常见,且部分菌株在保护皮肤健康和促进伤口愈合中起作用[2];但同时也是公认的医院感染病原菌和临床最常分离的凝固酶阴性葡萄球菌,因毒力低于金黄色葡萄球菌而被称为中间致病性葡萄球菌,可引起人的手术伤口感染、导管相关性血流感染、免疫缺陷患者的内源性感染和异物相关感染等,并且是人工血管移植相关感染、假体和脑脊液分流术相关感染的主要病原菌[4]。

Staphylococcus equorum **马葡萄球菌**

Schleifer et al., 1985

【分类学评述】 该菌种是一种凝固酶阴性葡萄球菌。

【词源和翻译】 "*equorum*",拉丁语复数名词属格,英文词义为"of horses",表示"马的",菌名翻译为"马葡萄球菌"。

【临床意义】 马葡萄球菌最初从健康的马身上分离出,后发现其是欧洲发酵食品中微生物群的常见组成部分(包括发酵肉制品和涂熟半硬奶酪),且传统观点认为其是非致病葡萄球菌,但目前有引起人类眼部感染、伤口感染、颈椎感染、脑膜炎及菌血症的报道[33-34]。

Staphylococcus equorum subsp. *equorum* **马葡萄球菌马亚种**

Place et al., 2003

【词源和翻译】 见马葡萄球菌。

【临床意义】 见马葡萄球菌。

Staphylococcus equorum subsp. *linens* **马葡萄球菌涂散亚种**

Place et al., 2003

【词源和翻译】 "*linens*",拉丁语分词形容词,英文词义为"smearing",表示"涂散的",因该菌从涂抹的红奶酪中分离而命名,菌名翻译为"马葡萄球菌涂散亚种"。

【临床意义】 见马葡萄球菌。

Staphylococcus felis **猫葡萄球菌**

Igimi et al., 1989

【分类学评述】 该菌种是一种凝固酶阴性葡萄球菌。

【词源和翻译】 "*felis*",拉丁语阴性名词属格,英文词义为"of a cat",表示"猫的",意指其最初分离于猫的感染标本,菌名翻译为"猫葡萄球菌"。

【临床意义】 猫葡萄球菌存在于猫身上的各种感染部位,并具有某些葡萄球菌的毒力基因,有认为存在与宠物猫密切接触并引起人皮肤感染的风险[35]。

Staphylococcus fleurettii **弗勒雷特(弗氏)葡萄球菌**

Vernozy-Rozand et al., 2000

【分类学评述】 该菌种是一种凝固酶阴性葡萄球菌。

【词源和翻译】 "*fleurettii*",新拉丁语阳性名词属格,源自法国微生物学家 Jean Fleurette 的名字,以纪念其对葡萄球菌分类学的贡献,菌名翻译为"弗勒雷特葡萄球菌",也有译为"弗氏葡萄球菌"。

【临床意义】 弗勒雷特(弗氏)葡萄球菌最初分离于羊奶奶酪中,目前认为是与发酵食品和奶制品有关的非致病葡萄球菌,暂未有人的感染报道。

Staphylococcus gallinarum **鸡葡萄球菌**

Devriese et al., 1983

【分类学评述】 该菌种是一种凝固酶阴性葡萄球菌。

【词源和翻译】 "*gallinarum*",拉丁语复数名词属格,英文词义为"of hens",表示"鸡的",菌名翻译为"鸡葡萄球菌"。

【临床意义】 鸡葡萄球菌最初分离于家禽的鼻孔和皮肤中标本,目前有在免疫力低下人群中引起菌血症及外伤性眼内炎的报道[36]。

Staphylococcus haemolyticus **溶血葡萄球菌**

Schleifer and Kloos, 1975 (Approved Lists, 1980)

【分类学评述】 该菌种是一种凝固酶阴性葡萄球菌。

【词源和翻译】 "*haemolyticus*",新拉丁语阳性形容词,由"*haîma*"和"*lyticus*"两个词根组成:"*haîma*"(拉丁语翻译为 haema),希腊语名词,英文词义为"blood";"*lyticus*",由希腊语"lutikos"拉丁化而来,新拉丁语阳性形容词,英文词义为"able to loosen"、"able to dissolve"。"*haemolyticus*",英文词义为"blood-dissolving",表示"溶血的",菌名翻译为"溶血葡萄球菌"。

【临床意义】 溶血葡萄球菌存在于人类和其他灵长类动物皮肤表面,目前是公认的医院感染病原菌,因毒力低于金黄色葡萄球菌而被称为中间致病性葡萄球菌,在凝固酶阴性葡萄球菌所引起的临床感染中仅次于表皮葡萄球菌,主要引起伴有诱发因素患者的感染,如免疫缺陷患者的内源性感染或外源植入体患者的异物相关感染等[4]。

Staphylococcus hominis 人葡萄球菌

Kloos and Schleifer, 1975 (Approved Lists, 1980)

【分类学评述】 该菌种是一种凝固酶阴性葡萄球菌。

【词源和翻译】 "*hominis*",拉丁语阳性名词属格,英文词义为"of a human being",表示"人的",该菌因最常在人皮肤上分离而得名,菌名翻译为"人葡萄球菌"。

【临床意义】 人葡萄球菌是人体皮肤表面正常菌群,易分离于腋窝及耻骨区高处的大汗腺内,且部分菌株在保护皮肤健康和促进伤口愈合中起作用[37],但同时也是临床上常见分离的仅次于表皮葡萄球菌和溶血葡萄球菌外的凝固酶阴性葡萄球菌,可引起关节炎、骨髓炎、腹膜炎、败血症、心内膜炎及各种异物相关感染[4]。

Staphylococcus hominis subsp. *hominis* 人葡萄球菌人亚种

Kloos et al., 1998

【词源和翻译】 见人葡萄球菌。

【临床意义】 见人葡萄球菌。

Staphylococcus hominis subsp. *novobiosepticus* 人葡萄球菌耐新生霉素败血亚种

Kloos et al., 1998

【词源和翻译】 "*novobiosepticus*",新拉丁语阳性形容词,由"*novobiocinum*"和"*septicus*"两个词根组成:"*novobiocinum*",新拉丁语名词,英文词义为"novobiocin";"*septicus*",拉丁语形容词,英文词义为"septic"。"*novobiosepticus*",英文词义为"resistant to novobiocin and growing in blood",表示"抵抗新生霉素并在血液中生长",菌名翻译为"人葡萄球菌耐新生霉素败血亚种"。

【临床意义】 人葡萄球菌耐新生霉素败血亚种是人体皮肤表面的正常菌群,目前有引起伤口感染、血流感染、败血症及在新生儿病房院感暴发的报道,且在恶性肿瘤患者血流感染中常表现为多重耐药[38-40]。

Staphylococcus hyicus 猪葡萄球菌

Devriese et al., 1978 (Approved Lists, 1980)

【分类学评述】 该菌种是一种凝固酶可变阳性的葡萄球菌。

【词源和翻译】 "*hyicus*",新拉丁语阳性形容词,英文词义为"pertaining to a pig",表示"与猪有关的",菌名翻译为"猪葡萄球菌"。

【临床意义】 猪葡萄球菌可从家禽、牛、猪的皮肤分离得到,主要引起猪的渗出性皮炎,目前也偶有引起免疫功能低下患者的椎间盘炎、伤口感染、菌血症及毒素休克综合征的报道,且多发生于家养殖场(如养猪)的工人中[41]。

Staphylococcus intermedius group 中间葡萄球菌群

【分类学评述】 中间葡萄球菌群是一组凝固酶阳性的葡萄球菌,包括中间葡萄球菌、假中间葡萄球菌、海豚葡萄球菌、康奴比亚葡萄球菌和熊葡萄球菌,其表型特征相类似,且常规生化试验难以正确区分[42-43]。

【临床意义】 中间葡萄球菌群为动物皮肤黏膜的正常定植菌,可引起动物宿主的感染,但同时也是一种人畜共患的条件致病菌,可引起皮肤软组织感染、免疫功能低下患者伤口感染、关节炎、异物相关感染(如导管相关性血流感染)和脑脓肿等。在当前中间葡萄球菌群的5个菌种中,人的感染主要由中间葡萄球菌和假中间葡萄球菌引起,且与犬、牛、羊、马等动物的密切接触有关。有证据显示,假中间葡萄球菌在动物中的存在比中间葡萄球菌更为广泛,且之前表型鉴定的中间葡萄球菌实际为假中间葡萄球菌,而中间葡萄球菌主要存在于鸽子中[42-43]。

Staphylococcus intermedius 中间葡萄球菌

Hájek, 1976 (Approved Lists, 1980)

【分类学评述】 该菌种是一种动物来源的凝固酶阳性葡萄球菌,隶属于中间葡萄球菌群。

【词源和翻译】 "*intermedius*",拉丁语阳性形容词,英文词义为"in between"、"intermediate",表示"中间的",该菌因同时具有金黄色葡萄球菌和表皮葡萄球菌的某些特性而得名,菌名翻译为"中间葡萄球菌"。

【临床意义】 见中间葡萄球菌群。

Staphylococcus kloosii 克洛斯(克氏)葡萄球菌

Schleifer et al., 1985

【分类学评述】 该菌种是一种凝固酶阴性葡萄球菌。

【词源和翻译】 "*kloosii*",新拉丁语阳性名词属格,源自 Wesley E. Kloos 的名字,以纪念其对葡萄球菌系统学所做的贡献,菌名翻译为"克洛斯葡萄球菌”,亦有简译为“克氏葡萄球菌”。

【临床意义】 克洛斯(克氏)葡萄球菌有从松鼠、浣熊、负鼠、猪、羊和马等各种动物的皮肤中分离,目前有引起人类菌血症的报道[44]。

Staphylococcus lentus 缓慢葡萄球菌

Schleifer et al., 1983

【分类学评述】 该菌种是一种凝固酶阴性葡萄球菌。

【词源和翻译】 “*lentus*”,拉丁语阳性形容词,英文词义为“slow”,表示“慢的”,意指其生长缓慢,菌名翻译为“缓慢葡萄球菌”。

【临床意义】 缓慢葡萄球菌可从山羊和绵羊的乳房中分离得到,目前有引起人类伤口感染、尿道感染、人工关节感染、腹膜炎、慢性鼻窦炎及脑膜炎的报道[45-46]。

Staphylococcus lugdunensis 路邓(里昂)葡萄球菌

Freney et al., 1988

【分类学评述】 该菌种是一种凝固酶阴性葡萄球菌。

【词源和翻译】 “*lugdunensis*”,拉丁语阳性/阴性形容词,源自首次分离该菌的地名法国城市里昂的拉丁名“Lugdun”(音译为路邓),菌名翻译为“路邓葡萄球菌”,亦译为“里昂葡萄球菌”。

【临床意义】 路邓(里昂)葡萄球菌是人类皮肤微生物群的一个组成部分,主要与身体下部和四肢有关,特别是在潮湿的部位,如腹股沟、会阴和大拇趾指甲下及高达67%人的口腔中;另外,在鼻腔中也有发现,但比在以上部位出现的频率要低。目前认为,路邓(里昂)葡萄球菌一种具有侵袭性致病潜能的皮肤共生菌,其引起临床感染十分广泛,包括皮肤和软组织感染、骨和关节感染、假肢关节感染、血管导管相关感染和脓肿等,且在所有的凝固酶阴性葡萄球菌中,路邓(里昂)葡萄球菌比较特殊,其引起的感染与金黄色葡萄球菌感染相似而与其他凝固酶阴性葡萄球菌不同,尤其是在不常见的人工瓣膜心内膜炎合并自体瓣膜心内膜炎病例中,死亡率可达40%[7]。

Staphylococcus lutrae 水獭葡萄球菌

Foster et al., 1997

【分类学评述】 该菌种是一种动物源性的凝固酶阳性葡萄球菌。

【词源和翻译】 “*lutrae*”,拉丁语阴性名词属格,英文词义为“of an otter”,表示“水獭的”,菌名翻译为“水獭葡萄球菌”。

【临床意义】 水獭葡萄球菌是1997年发表的菌种,分离于死去的水獭,目前暂无其他分离报道。

Staphylococcus massiliensis 马西利亚葡萄球菌

al Masalma et al., 2010

【分类学评述】 该菌种是一种凝固酶阴性葡萄球菌。

【词源和翻译】 “*massiliensis*”,拉丁语形容词,源自菌株分离地马赛(Marseille)的旧称马西利亚(Massilia),菌名翻译为“马西利亚葡萄球菌”。

【临床意义】 马西利亚葡萄球菌可能是人类皮肤正常菌群的一部分,目前有引起人类脑脓肿的报道[47]。

Staphylococcus microti 田鼠葡萄球菌

Nováková et al., 2010

【分类学评述】 该菌种是一种凝固酶阴性葡萄球菌。

【词源和翻译】 “*microti*”,新拉丁语阳性名词属格,英文词义为“of microtus”,表示“田鼠的”,菌名翻译为“田鼠葡萄球菌”。

【临床意义】 田鼠葡萄球菌可从啮齿动物和食虫哺乳动物中分离得到,暂无人类感染的报道。

Staphylococcus muscae 蝇葡萄球菌

Hájek et al., 1992

【分类学评述】 该菌种是一种凝固酶阴性葡萄球菌。

【词源和翻译】 “*muscae*”,拉丁语阴性名词属格,英文词义为“of a fly”,表示“苍蝇的”,菌名翻译为“蝇葡萄球菌”。

【临床意义】 蝇葡萄球菌从与牛有关的苍蝇中分离得到,暂无人类感染的报道。

Staphylococcus nepalensis 尼泊尔葡萄球菌

Spergser et al., 2003

【分类学评述】 该菌种是一种凝固酶阴性葡萄球菌。

【词源和翻译】 “*nepalensis*”,新拉丁语阳性/阴性形容词,源自首次分离该菌的地名尼泊尔,菌名翻译为“尼泊尔葡萄球菌”。

【临床意义】 尼泊尔葡萄球菌从患有呼吸系统疾

病的山羊中分离得到，也有分离于人的尿液[48]，另有1例Boerhaave综合征患者菌血症感染的报道[49]。

Staphylococcus pasteuri 巴斯德葡萄球菌

Chesneau et al., 1993

【分类学评述】 该菌种是一种凝固酶阴性葡萄球菌。

【词源和翻译】 “*pasteuri*”，拉丁语阳性名词属格，源自法国微生物学家Louis Pasteur的名字，以纪念其对葡萄球菌研究所做的贡献；也指法国巴黎的巴斯德研究所，菌名翻译为“巴斯德葡萄球菌”。

【临床意义】 巴斯德葡萄球菌从人类、动物和食物中分离得到，可污染血液制品，有引起人的插管相关性尿道感染、血流感染和感染性心内膜炎等的报道[50-51]。

Staphylococcus petrasii 彼德拉斯葡萄球菌

Roman Pantůček et al., 2013

【分类学评述】 该菌种是一种凝固酶阴性葡萄球菌。

【词源和翻译】 “*petrasii*”，新拉丁语阳性名词属格，源自捷克微生物学家Petr Petráš先生的名字，以纪念其对葡萄球菌分类学所做的贡献，菌名翻译为“彼德拉斯葡萄球菌”。

【临床意义】 彼德拉斯葡萄球菌是2013年发表的新菌种，分离于人的临床标本，目前有引起外耳道感染的报道[52]。

Staphylococcus pettenkoferi 佩滕科夫葡萄球菌

Trülzsch et al., 2007

【分类学评述】 该菌种是一种凝固酶阴性葡萄球菌。

【词源和翻译】 “*pettenkoferi*”，新拉丁语阳性名词属格，源自德国卫生和公共卫生领域先驱Max von Pettenkofer的名字，以纪念其对葡萄球菌研究以及卫生事业所做的贡献，菌名翻译为“佩滕科夫葡萄球菌”。

【临床意义】 佩滕科夫葡萄球菌是人类皮肤正常菌群的一部分，目前有引起人类伤口感染、滑囊炎、菌血症、骨髓炎及感染性休克的报道[53-54]。

Staphylococcus piscifermentans 鱼发酵葡萄球菌

Tanasupawat et al., 1992

【分类学评述】 该菌种是一种凝固酶阴性葡萄球菌。

【词源和翻译】 “*piscifermentans*”，新拉丁语分词形容词，由“*piscis*”和“*fermentans*”两个词根组成：“*piscis*”，拉丁语名词，英文词义为“fish”；“*fermentans*”，拉丁语分词形容词，英文词义为“fermenting”。“*piscifermentans*”，新拉丁语分词形容词，英文词义为“fish fermenting”，表示“鱼发酵的”，菌名翻译为“鱼发酵葡萄球菌”。

【临床意义】 鱼发酵葡萄球菌分离自发酵的虾和鱼，与发酵食品和奶制品有关，一般认为是非致病葡萄球菌。

Staphylococcus pseudintermedius 假中间葡萄球菌

Devriese et al., 2005

【分类学评述】 该菌种是一种动物来源的凝固酶阳性葡萄球菌，隶属于中间葡萄球菌群。

【词源和翻译】 “*pseudintermedius*”，新拉丁语阳性形容词，由“*pseudês*”和“*intermedius*”两个词根组成：“*pseudês*”，希腊语形容词，英文词义为“false”；“*intermedius*”，拉丁语阳性形容词，英文词义为“intermediate”。“*pseudintermedius*”，英文词义为“a false (*Staphylococcus*) intermedius”，表示“一个假的中间葡萄球菌”，意指与中间葡萄球菌的表型高度相似，菌名翻译为“假中间葡萄球菌”。

【临床意义】 假中间葡萄球菌被认为是被严重低估的病原菌[55]，其在动物中的存在比中间葡萄球菌更为广泛，且之前表型鉴定的中间葡萄球菌实际为假中间葡萄球菌，其他临床意义见中间葡萄球菌群。

Staphylococcus pulvereri 普尔沃（普氏）葡萄球菌

Zakrzewska-Czerwika et al., 1995

【分类学评述】 该菌种与小牛葡萄球菌为同一菌种，且小牛葡萄球菌具有命名优先权。

【词源和翻译】 “*pulvereri*”，新拉丁语阳性名词属格，源自德国微生物学家Gerhard Pulverer的名字，以纪念其在临床微生物学中对葡萄球菌感染研究所做的贡献，菌名翻译为“普尔沃葡萄球菌”，亦有简译为“普氏葡萄球菌”。

【临床意义】 见小牛葡萄球菌。

Staphylococcus rostri 猪鼻葡萄球菌

Riesen and Perreten, 2010

【分类学评述】 该菌种是一种凝固酶阴性葡萄球菌。

【词源和翻译】 “*rostri*”，拉丁语阳性名词属格，英文词义为“of a pig's snout”，表示“猪鼻的”，该菌因从健康猪的鼻子中分离出来而得名，菌名翻译为“猪鼻葡萄球菌”。

【临床意义】 猪鼻葡萄球菌是2010年发表的菌种，分离于猪的鼻腔，暂无人的感染报道。

S

Staphylococcus saccharolyticus 解糖葡萄球菌

(Foubert and Douglas, 1948) Kilpper-Bälz and Schleifer, 1984

【分类学评述】 该菌种是一种严格厌氧的凝固酶阴性葡萄球菌，其在1948年被描述为“*Micrococcus saccharolyticus*”，在1957年被描述为解糖消化球菌(*Peptococcus saccharolyticus*)并于1980年被收录到《核准的细菌名称目录》，在1984年被重新分类为现在的解糖葡萄球菌。

【词源和翻译】 “*saccharolyticus*”，新拉丁语阳性形容词，由“*sakchâr*”和“*lyticus*”两个词根组成：“*sakchâr*”，希腊语名词，英文词义为“sugar”；“*lyticus*”(源自希腊语阳性形容词 *lutikos*)，新拉丁语阳性形容词，英文词义为“able to loosen”、“able to dissolve”。“*saccharolyticus*”，英文词义为“sugar-digesting”，表示“消化糖的”，菌名翻译为“解糖葡萄球菌”。

【临床意义】 解糖葡萄球菌是人体皮肤的正常菌群，主要分布于前额，偶尔也可从人的临床感染标本中分离，并引起伤口感染、肺炎、骨髓感染、人工关节感染、血流感染和感染性心内膜炎等[56]。

Staphylococcus saprophyticus 腐生葡萄球菌

Shaw et al., 1951

【分类学评述】 该菌种是一种凝固酶阴性葡萄球菌，目前包括两个亚种，即腐生葡萄球菌牛亚种和腐生葡萄球菌腐生亚种。

【词源和翻译】 “*saprophyticus*”，新拉丁语阳性形容词，由“*sapros*”、“*phyton*”和“*-icus*”三个词根组成：“*sapros*”，希腊语形容词，英文词义为“putrid”；“*phyton*”，希腊语名词，英文词义为“plant”；“*-icus*”，拉丁语阳性后缀。“*saprophyticus*”，英文词义为“saprophytic”、“growing on dead tissues”，表示“可在坏死组织上生长的”，菌名翻译为“腐生葡萄球菌”。

【临床意义】 见腐生葡萄球菌腐生亚种腐生葡萄球菌牛亚种。

Staphylococcus saprophyticus subsp. *bovis* 腐生葡萄球菌牛亚种

Hájek et al., 1996

【词源和翻译】 “*bovis*”，拉丁语名词属格，英文词义为“of a cow”，表示“牛的”，菌名翻译为“腐生葡萄球菌牛亚种”。

【临床意义】 腐生葡萄球菌牛亚种最初分离于健康的牛鼻孔中，暂无人的感染报道。

Staphylococcus saprophyticus subsp. *saprophyticus* 腐生葡萄球菌腐生亚种

Hájek et al., 1996

【词源和翻译】 见腐生葡萄球菌。

【临床意义】 腐生葡萄球菌腐生亚种分离于人类和动物的皮肤，且更多存在于年轻女性直肠和泌尿系统，是年轻健康、性活跃妇女急性、复发性尿路感染的常见病原体，很少引起年轻男性感染[4]。

Staphylococcus schleiferi 施雷弗（施氏）葡萄球菌

Freney et al., 1988

【分类学评述】 该菌种是一种凝固酶试验呈可变阳性的葡萄球菌，目前包括两个亚种，其中施雷弗葡萄球菌施雷弗亚种凝固酶阴性，而施雷弗葡萄球菌凝聚亚种凝固酶阳性。

【词源和翻译】 “*schleiferi*”，新拉丁语阳性名词属格，源自德国微生物学家 Karl Heinz Schleifer 的名字，以纪念其对革兰氏阳性菌分类研究所做的贡献，菌名翻译为“施雷弗葡萄球菌”，亦有简译为“施氏葡萄球菌”。

【临床意义】 见施雷弗葡萄球菌施雷弗亚种。

Staphylococcus schleiferi subsp. *schleiferi* 施雷弗葡萄球菌施雷弗亚种

Igimi et al., 1990

【词源和翻译】 见施雷弗葡萄球菌。

【临床意义】 施雷弗葡萄球菌施雷弗亚种是犬皮肤表面的正常菌群，也是犬的病原菌，偶尔也可从人的临床标本分离得到，有引起人的皮肤软组织感染、外伤伤口感染、尿道感染、异物相关感染、菌血症、骨髓炎和婴儿脑膜炎等的报道[57-59]。

Staphylococcus schleiferi subsp. *coagulans* 施雷弗葡萄球菌凝聚亚种

Igimi et al., 1990

【词源和翻译】 "*coagulans*",拉丁语分词形容词,英文词义为"curdling"、"coagulating",表示"凝结的",意指凝固酶阳性,菌名翻译为"施雷弗葡萄球菌凝聚亚种"。

【临床意义】 施雷弗葡萄球菌凝聚亚种是犬皮肤表面的正常菌群,也是犬的病原菌,可引起人的外伤伤口感染、异物相关感染和血流感染等[57-59]。

Staphylococcus sciuri 松鼠葡萄球菌

Kloos et al., 1976

【分类学评述】 该菌种是一种凝固酶阴性葡萄球菌,目前包括三个亚种,分别是松鼠葡萄球菌松鼠亚种、松鼠葡萄球菌肉亚种和松鼠葡萄球菌啮齿亚种。

【词源和翻译】 "*sciuri*",拉丁语阳性名词属格,英文词义为"of the squirrel",表示"松鼠的",菌名翻译为"松鼠葡萄球菌"。

【临床意义】 见松鼠葡萄球菌松鼠亚种和松鼠葡萄球菌肉亚种。

Staphylococcus sciuri subsp. *sciuri* 松鼠葡萄球菌松鼠亚种

Kloos et al., 1976

【词源和翻译】 见松鼠葡萄球菌。

【临床意义】 松鼠葡萄球菌松鼠亚种可从松鼠、草原田鼠、红袋鼠、海豚等动物分离得到,有引起人类感染,包括伤口感染、心内膜炎、眼内炎、腹膜炎、尿道感染及败血症性休克的报道[60-63]。

Staphylococcus sciuri subsp. *carnaticus* 松鼠葡萄球菌肉亚种

Kloos et al., 1997

【词源和翻译】 "*carnaticus*",新拉丁语阳性形容词,英文词义为"pertaining to meat",表示"与肉相关的",菌名翻译为"松鼠葡萄球菌肉亚种"。

【临床意义】 松鼠葡萄球菌肉亚种可分离自豚鼠、瓶鼻海豚、牛和牛肉中,目前有偶引起人类感染(如皮肤感染、尿道感染及血流感染)的报道[60-63]。

Staphylococcus sciuri subsp. *rodentium* 松鼠葡萄球菌啮齿亚种

Kloos et al., 1997

【词源和翻译】 "*rodentium*",拉丁语复数名词属格,英文词义为"of rodents",表示"啮齿动物的",菌名翻译为"松鼠葡萄球菌啮齿亚种"。

【临床意义】 松鼠葡萄球菌啮齿亚种有从松鼠、老鼠和鲸等动物中分离,也偶有从人的鼻孔、伤口和生殖标本中分离的报道[60-63]。

Staphylococcus simiae 猴葡萄球菌

Pantucek et al., 2005

【分类学评述】 该菌种是一种凝固酶阴性葡萄球菌。

【词源和翻译】 "*simiae*",拉丁语阳性/阴性名词属格,英文词义为"of a monkey",表示"猴子的",菌名翻译为"猴葡萄球菌"。

【临床意义】 猴葡萄球菌是2005年发表的菌种,分离于猴的粪便中,暂无人类感染的报道。

Staphylococcus simulans 模仿葡萄球菌

Kloos and Schleifer, 1975

【分类学评述】 该菌种是一种凝固酶阴性葡萄球菌。

【词源和翻译】 "*simulans*",拉丁语分词形容词,英文词义为"imitating",表示"模仿的",因该菌与某些凝固酶阳性葡萄球菌如金黄色葡萄球菌较相似而得名,菌名翻译为"模仿葡萄球菌"。

【临床意义】 模仿葡萄球菌偶尔可在人类和其他灵长类动物的皮肤上分离,人类感染少见,但有引起人类皮肤和软组织感染、尿道感染、肺炎、胸膜脓肿、骨髓炎及菌血症的报道[64-65]。

Staphylococcus stepanovicii 斯德潘罗夫葡萄球菌

Hauschild et al., 2012

【分类学评述】 该菌种是一种凝固酶阴性葡萄球菌。

【词源和翻译】 "*stepanovicii*",新拉丁语阳性名词属格,源自塞尔维亚微生物学家 Srdjan Stepanovic 的名字,以纪念其对葡萄球菌成员研究所做的贡献,菌名翻译为"斯德潘罗夫葡萄球菌"。

【临床意义】 斯德潘罗夫葡萄球菌是2012年发表的新菌种,分离于啮齿动物和食虫哺乳类动物,暂无人类感染的报道。

Staphylococcus succinus 琥珀葡萄球菌

Lambert et al., 1998

【分类学评述】 该菌种是一种凝固酶阴性葡萄球菌。

【词源和翻译】 "*succinus*",拉丁语阳性形容词属格,英文词义为"of amber",表示"琥珀的",菌名翻译为"琥珀葡萄球菌"。

【临床意义】 见琥珀葡萄球菌琥珀亚种和琥珀葡萄球菌干酪亚种。

Staphylococcus succinus subsp. _succinus_ 琥珀葡萄球菌琥珀亚种

Place et al., 2003

【词源和翻译】 见琥珀葡萄球菌。

【临床意义】 琥珀葡萄球菌琥珀亚种是2003年发表的新菌种,最初在多米尼加的琥珀中发现,目前也有从植物和土壤中分离的报道,暂无人类感染的报道。

Staphylococcus succinus subsp. _casei_ 琥珀葡萄球菌干酪亚种

Place et al., 2003

【词源和翻译】 "*casei*",拉丁语中性名词属格,英文词义为"of cheese",表示"奶酪的",意指该菌种是从奶酪上分离出来的,菌名翻译为"琥珀葡萄球菌干酪亚种"。

【临床意义】 琥珀葡萄球菌干酪亚种是2003年发表的新菌种,最初在表面成熟的奶酪中发现,与发酵食品和奶制品有关,暂无人的感染报道。

Staphylococcus vitulinus 小牛葡萄球菌

Webster et al., 1994

【分类学评述】 该菌种是一种凝固酶阴性葡萄球菌。

【词源和翻译】 "*vitulinus*",拉丁语阳性形容词,英文词义为"of a calf",表示"小牛的",菌名翻译为"小牛葡萄球菌",与"普尔沃(普氏)葡萄球菌"为同种异名菌。

【临床意义】 小牛葡萄球菌可分离自各种动物(马、松田鼠、巨头鲸)和肉类(小牛肉、牛肉、鸡肉、羊肉)中,暂无人的感染报道。

Staphylococcus warneri 沃纳(沃氏)葡萄球菌

Kloos and Schleifer, 1975

【分类学评述】 该菌种是一种凝固酶阴性葡萄球菌。

【词源和翻译】 "*warneri*",新拉丁语阳性名词属格,源自塞尔维亚微生物学家Arthur Warner的名字,以纪念其第一次分离出该细菌所做的贡献,菌名翻译为"沃纳葡萄球菌",亦有译为"沃氏葡萄球菌"。

【临床意义】 沃纳(沃氏)葡萄球菌可从人类和非人类灵长类动物的皮肤分离,是各种猴子和猿猴的皮肤与鼻黏膜上的主要葡萄球菌之一,也是人体皮肤表面正常菌群之一,偶有引起人的关节炎、异物相关感染、血流感染和感染性心内膜炎等的报道;另外,有研究认为其可引起精子的凝集和导致精子死亡,并可能是女性不明原因不孕的原因之一[66-68]。

Staphylococcus xylosus 木糖葡萄球菌

Schleifer and Kloos, 1975 (Approved Lists, 1980)

【分类学评述】 该菌种是一种凝固酶阴性葡萄球菌。

【词源和翻译】 "*xylosus*",新拉丁语阳性形容词,英文词义为"belonging to xylose",表示"木糖的",菌名翻译为"木糖葡萄球菌"。

【临床意义】 木糖葡萄球菌可从哺乳动物分离出来,包括人类和其他灵长类动物;也存在于环境中,经常从肉制品中分离出来,与肉类和乳制品的发酵相关;可引起人的感染,主要引起人类尿道感染,偶有引起化脓性关节炎、骨髓炎、菌血症和感染性心内膜炎等的报道[54]。

Staphylococcus 葡萄球菌属参考文献

Stenotrophomonas 窄食单胞菌属 Palleroni and Bradbury, 1993

【词源和翻译】 “*Stenotrophomonas*”,新拉丁语阴性名词,由“*stenos*”、“*trophos*”和“*monas*”三个词根组成:“*stenos*”,希腊语形容词,英文词义为“narrow”;“*trophos*”,希腊语名词,英文词义为“feeder”、“rearer”、“one who feeds”;“*monas*”,希腊语阴性名词,英文词义为“a unit”、“monad”。“*Stenotrophomonas*”,英文词义为“a unit feeding on few substrates”,表示“以少量底物为食的单位(菌落)”,菌名翻译为“窄食单胞菌属”。

S

一、分类学

窄食单胞菌属隶属于变形菌门(Proteobacteria)、γ-变形菌纲(Gammaproteobacteria)、黄单胞菌目(Xanthomonadales)、黄单胞菌科(Xanthomonadaceae),模式菌种为嗜麦芽窄食单胞菌。

二、属的特征

窄食单胞菌属是革兰氏阴性杆菌,大小为 0.5 μm×1.5 μm,直杆或呈弯曲的棒状,单独或成对排列,以极鞭毛运动,可产生菌毛,无聚羟丁酸盐颗粒,也不水解胞外的多聚物。菌落光滑,边缘整齐,呈绿、灰或淡黄色,时间久可能会变成深棕色。需氧,具有氧气作为电子受体的严格呼吸型代谢,能还原硝酸盐,卵黄反应阴性,液化明胶,脂酶(吐温-80)阳性,最适生长温度 35 ℃,菌株生长需要甲硫氨酸,但并非普遍特征,触酶阳性,氧化酶阴性。营养谱有限,试验的 146 个有机化合物,只有 24 种可作为碳源或能源供其生长,不利用多羟醇、芳香化合物或胺类生长,可利用的有机化合物为葡萄糖、甘露糖、蔗糖、覃糖、麦芽糖、纤维二糖、乳糖、水杨素、醋酸盐、丙酸盐、戊酸盐、丙二酸盐、琥珀酸盐等。基因组 DNA G+C 含量为 66.1~67.7 mol%[1]。

三、属的临床意义

窄食单胞菌属是一类存在于水、土壤、植物根际及植物表面(包括水果和蔬菜)的环境微生物。因为能在含水的环境中生存,也是医院感染常见的条件致病菌[2]。

四、抗菌药物敏感性和感染用药

嗜麦芽窄食单胞菌对多种抗生素天然耐药,对 β-内酰胺类的耐药至少由两种 β-内酰胺酶介导,其中一种为锌离子依赖型,并耐受 β-内酰胺酶抑制剂,该酶可导致亚胺培南耐药。嗜麦芽窄食单胞菌的常规药敏试验可参照 CLSI M100 中“嗜麦芽窄食单胞菌的抑菌圈直径及 MIC 折点解释标准”进行操作。美国许多实验室仅评估复方磺胺甲噁唑的抗菌活性,必要时再加试其他抗生素如米诺环素、头孢他啶、替卡西林/克拉维酸及环丙沙星或左氧氟沙星等。在感染期间,其耐药性可以快速发展。氨基糖苷类和喹诺酮类耐药性是由外膜蛋白突变所致。一项有关囊性纤维化患者临床标本分离株的研究显示,多西环素的体外抗菌活性最强。复方磺胺甲噁唑一般都有抗菌活性,在治疗中常与替卡西林/克拉维酸、米诺环素或者哌拉西林/他唑巴坦等联合应用。其他用药组合包括环丙沙星与替卡西林/克拉维酸、环丙沙星和哌拉西林/他唑巴坦,或者多西环素与替卡西林/克拉维酸等也可能有效。文献报道替加环素体外表现出良好的抗菌活性[3]。

五、属内菌种

Stenotrophomonas maltophilia 嗜麦芽窄食单胞菌

(Hugh, 1981) Palleroni and Bradbury, 1993

【分类学评述】 该菌种在 1961 年被描述为嗜麦芽假单胞菌(*Pseudomonas maltophilia*),在 1981 年被分类为嗜麦芽黄单胞菌（*Xanthomonas maltophilia*），在1993年被分类为现在的嗜麦芽窄食单胞菌。

【词源和翻译】 "*maltophilia*"，新拉丁语阴性名词，由"*maltum*"和"*philia*"两个词根组成："*maltum*"，新拉丁语名词，英文词义为"malt"；"*philia*"，希腊语名词，英文词义为"friendship"。"*maltophilia*"，英文词义为"friend of malt"，表示"麦芽的朋友"，菌名翻译为"嗜麦芽窄食单胞菌"。

【种的特征】 嗜麦芽窄食单胞菌为革兰氏阴性杆菌，大小为（0.4～0.7）μm×（0.7～1.8）μm，单个或成对排列，直杆状，有2根或多根极端丛鞭毛，有动力，无芽孢。专性需氧，营养要求不高，可在普通琼脂平板、血琼脂平板和麦康凯琼脂平板上生长，最适生长温度为30～37 ℃，4 ℃不生长，近半数菌株42 ℃生长。细菌在血琼脂平板上35 ℃培养18～24 h，形成圆形、光滑、湿润、浅黄色菌落，培养48 h菌落增大，可呈黄色、绿色或灰白色，菌落中心可有变透明的趋势，称为"猫眼"现象。精氨酸双水解酶阴性，鸟氨酸脱羧酶阴性，赖氨酸脱羧酶阳性，不产生吲哚，不溶血，水解明胶，发酵葡萄糖、乳糖、蔗糖、麦芽糖产酸，不能水解甘露醇，产硫化氢[1]。

【临床意义】 嗜麦芽窄食单胞菌是一种机会致病菌，通常对健康人群不致病。该菌是高发病率和高病死率的重要的院内病原菌，特别是对于免疫功能低下或受损的患者及需要通气支持的重症监护患者。最近几年，人类感染发生率有所增加。目前已报道的各种临床综合征包括菌血症、肺炎、尿路感染、眼部感染、心内膜炎、脑膜炎、软组织和伤口感染、乳突炎、附睾炎、胆管炎、骨软骨炎、滑囊炎和腹膜炎。脓毒血症可伴有坏疽性深脓疱病，后者是一种常与铜绿假单胞菌和弧菌属某些种有关的皮肤损害。在囊性纤维化患者中，由嗜麦芽窄食单胞菌引起呼吸道感染的发生率似乎也有所增加[2]。

***Stenotrophomonas* 窄食单胞菌属参考文献**

Streptobacillus 链杆菌属 Levaditi et al., 1925

【词源和翻译】 "*Streptobacillus*"，新拉丁语阳性名词，由"*streptos*"和"*bacillus*"两个词根组成："*streptos*"，希腊语形容词，英文词义为"twisted"、"curved"；"*bacillus*"，拉丁语阳性名词，英文词义为"a small rod"。"*Streptobacillus*"，英文词义为"a twisted or curved small rod"，表示"扭曲或弯曲的小杆（菌）"，菌名翻译为"链杆菌属"。

一、分类学

链杆菌属隶属于梭杆菌门（Fusobacteria）、梭杆菌纲（Fusobacteria）、梭杆菌目（Fusobacteriales）、梭杆菌科（Fusobacteriaceae），模式菌种为念珠状链杆菌。

二、属的特征

链杆菌属是革兰氏阴性杆菌，末端圆形或尖形，单独或形成长链状，无动力，无芽孢。能够厌氧生长或有氧生长，最适生长温度为35～37 ℃，需要在血清、腹水或在血液中生长。触酶阴性，氧化酶阴性，不产生吲哚，发酵葡萄糖产酸而不产气，不能将硝酸盐还原为亚硝酸盐。基因组 DNA G+C 含量为 24～26 mol%[1]。

三、属的临床意义

链杆菌属主要致病菌是念珠状链杆菌，是鼠咬热的病原菌[2]。

四、抗菌药物敏感性和感染用药

念珠状链杆菌对青霉素和四环素敏感，它们为主要治疗药物，同时其对碳青霉烯类、氨曲南、克林霉素、红霉素和四环素敏感；对氨基糖苷类和氟喹诺酮类中敏，而对黏菌素和复方磺胺甲噁唑耐药。针对念珠状链杆菌心内膜炎患者，需要选择高剂量青霉素和一种氨基糖苷类抗生素联合治疗；氨基糖苷类抗生素可以加强对细胞壁缺陷的 L 型念珠状链杆菌的抗菌作用[2]。

五、属内菌种

Streptobacillus moniliformis 念珠状链杆菌

Levaditi et al., 1925

【分类学评述】 该菌种在 1925 年被描述为现在的念珠状链杆菌并于 1980 年被收录到《核准的细菌名称目录》，其被描述的其他同义名还包括“*Streptothrix muris ratti*”、“*Nocardia muris*”、“*Actinomyces muris ratti*”、“*Haverhillia multiformis*”、“*Actinomyces muris*”、“*Asterococcus muris*”、“*Proactinomyces muris*”、“*Haverhillia moniliformis*”和“*Actinobacillus muris*”。

【词源和翻译】 “*moniliformis*”，新拉丁语阳性/阴性形容词，由“*monile*”和“*formis*”两个词根组成：“*monile*”，拉丁语名词，英文词义为“necklace”；“*formis*”，拉丁语阳性后缀，英文词义为“in the shape of”。“*moniliformis*”，英文词义为“necklace-shaped”，表示“项链形状的”，菌名翻译为“念珠状链杆菌”。

【种的特征】 念珠状链杆菌为革兰氏阴性杆菌，胞体尾端呈圆形或尖状，单独排列或呈波浪形的链状，无动力，无芽孢，不溶血，细菌转化为 L 相或过渡期变体可能在培养过程中自发发生，能够在有氧、5% CO_2或厌氧环境下生长，在血琼脂和巧克力琼脂上生长，但不能在麦康凯琼脂上生长，培养需要血清或抑制液，生长最佳温度为 35～37 ℃。发酵葡萄糖产酸不产气，α 糜蛋白酶、酯酶（C4）、酯解脂酶（C8）、亮氨酸芳基酰胺酶和萘酚-AS-BI-磷酸水解酶阳性，而 *N*-乙酰基-β-氨基葡萄糖苷酶、酸性磷酸酶、碱性磷酸酶、胱氨酸芳基酰胺酶、α-岩藻糖苷酶、α-半乳糖苷酶、β-半乳糖苷酶、α-葡萄糖苷酶、β-葡萄糖苷酶、β-葡萄糖苷酸酶、脂肪酶（C14）、α-甘露糖苷酶、胰蛋白酶和缬氨酸芳基酰胺酶阴性。触酶阴性，细胞色素氧化酶阴性[1]。

【临床意义】 念珠状链杆菌引起的鼠咬热是一种全身性疾病，首发症状为发热和寒战，然后是游走性，有时甚至是化脓性的多发性关节炎和四肢斑丘疹。罕见的并发症包括感染性心内膜炎、心肌炎或心包炎、肺炎、败血症和脓肿[2]。

Streptobacillus 链杆菌属参考文献

Streptococcaceae 链球菌科 Deibel and Seeley, 1974

【词源和翻译】 "Streptococcaceae",新拉丁语阴性复数名词,源自模式菌属"链球菌属"(*Streptococcus*),由属名"*Streptococcus*"与科名尾缀"-aceae"组成,科名翻译为"链球菌科"。

一、分类学

链球菌科隶属于厚壁菌门(Firmicutes)、芽孢杆菌纲(Bacilli)、乳酸杆菌目(Lactobacillales),该科包括乳球菌属(*Lactococcus*)、*Lactovum* 和链球菌属。

二、科的特征

链球菌科的划分是基于16S rDNA基因序列分析技术,该科细菌为触酶阴性的革兰氏阳性菌,菌体呈卵圆形或球状,兼性厌氧菌,无芽孢,生长需要 CO_2,细胞壁含有赖氨酸。基因组DNA G+C含量为33~46 mol%[1]。

Streptococcaceae 链球菌科参考文献

Streptococcus 链球菌属 Rosenbach, 1884

【词源和翻译】 "*Streptococcus*",新拉丁语阳性名词,由"*strepto*"和"*coccus*"两个词根组成:"*strepto*",希腊语形容词,英文词义为"pliant";"*coccus*",新拉丁语阳性名词,源自希腊语名词"*kokkos*",英文词义为"coccus"。"*Streptococcus*",英文词义为"pliant coccus",表示"易弯曲的球(菌)",其最初命名可能与其菌体末端易扭曲成矛头状有关,因为菌体常串联成链状,约定俗成地翻译为"链球菌属"。

一、分类学

链球菌属隶属于厚壁菌门(Firmicutes)、芽孢杆菌纲(Bacilli)、乳酸杆菌目(Lactobacillales)、链球菌科(Streptococcus),模式菌种为化脓性链球菌。

二、属的特征

链球菌属是革兰氏阳性球菌,直径不足2 μm,在液体培养基中易呈链状生长。链球菌细胞壁主要成分是肽聚糖,氨基糖包括葡萄糖胺与胞壁酸,可变成分为半乳糖。多种碳水化合物、表面蛋白抗原与磷壁酸附着于细胞壁,这些特征构成链球菌种内与种间差异。链球菌为兼性厌氧菌,由于缺乏血红蛋白化合,链球菌无法进行呼吸代谢。一些草绿色链球菌群与肺炎链球菌需要在5% CO_2条件下才能充分生长,许多链球菌在5% CO_2环境中生长得更佳。对于大多数链球菌而言,最适生长温度为37 ℃左右,而像乳房链球菌一类的链球菌,在10 ℃低温条件下也可以生长。链球菌生长营养要求复杂,通常需要在培养基上添加全血或血清。糖与其他碳水化合物以发酵方式进行代谢,乳酸是主要的代谢终产物。在液体培养基中加入糖或其他碳水化合物虽可促进链球菌生长,但易导致培养基 pH 下降,如果培养基不是较强的缓冲体系(如 Tod Hewitt 肉汤),链球菌生长将会受到抑制。所有的链球菌可产生亮氨酸氨基肽酶。除了动物源性的负鼠链球菌,其他所有链球菌均触酶阴性。多数链球菌属的菌种基因组 DNA G+C 含量为 34~46 mol%[1]。

三、属的临床意义

链球菌可致人类感染,也可感染多种动物,包括哺乳动物与鱼类。链球菌常常是黏膜组织的共生菌,偶尔也是一过性皮肤微生物群。有些链球菌菌种表现出高毒力,但即使是高致病性链球菌菌种也常常会作为定植菌。链球菌感染可通过多种途径传播,致病链球菌(化脓链球菌与肺炎链球菌)主要通过飞沫或直接接触传播,定植在感染部位,随后细菌增殖引发相关部位感染。链球菌不引起经典的人畜共患病,多数链球菌种都有各自适宜的宿主,但可以引起动物与人之间的传染[2]。

四、抗菌药物敏感性和感染用药

CLSI M100 中将链球菌分为肺炎链球菌、草绿色链球菌群和 β-溶血群三组。β-溶血群包括大菌落的化脓性菌株、携带有 A(化脓性链球菌)、C 或 G 群抗原和 B 群抗原(无乳链球菌)。草绿色链球菌群包括 5 个群组:变异链球菌群、唾液链球菌群、牛链球菌群、咽峡炎链球菌群(以前也称为“米勒链球菌群”)和缓症链球菌群,咽峡炎链球菌群包括 A、C、F 和 G 群抗原的 β-溶血小菌落。肺炎链球菌常规药敏试验可参照 CLSI M100 中“肺炎链球菌的抑菌圈直径及 MIC 折点解释标准”进行操作,β-溶血群的常规药敏试验可参照 CLSI M100 中“链球菌 β-溶血群的抑菌圈直径及 MIC 折点解释标准”进行操作,草绿色链球菌群的常规药敏试验可参照 CLSI M100 中“链球菌草绿色群的抑菌圈直径及 MIC 折点解释标准”进行操作[3]。

β-溶血链球菌:青霉素是化脓链球菌感染经验治疗的首选抗生素,与肺炎链球菌及其他 α-溶血链球菌相比,化脓链球菌对青霉素均敏感。报道所称的化脓链球菌菌株对青霉素敏感度均降低,尚未得到参考实验室的证实。但是,对于无乳链球菌,情况并非如此,在亚洲与美国均报道出青霉素敏感度下降的无乳链球菌。这些菌株检出青霉素结合蛋白 PBPZX 突变。超过 10%患者疑似或明确对青霉素过敏,此时,大环内酯类抗生素经常作为替代治疗方案。大环内酯类的耐药率与临床应用情况有关。耐药率存在区域性差异,多由不同地区使用抗生素情况不同所致。化脓链球菌与无乳链球菌菌株大环内酯类抗生素的耐药率在美国与欧洲均增高。目前,尚未发现有糖肽类敏感率降低的化脓链球菌。因为化脓链球菌对于青霉素均敏感,使用青霉素治疗化脓链球菌与无乳链球菌感染时,如仅考虑临床需求,无须开展青霉素药敏或者其他 β-内酰类抗生素药敏试验。目前,虽然有研究发现了对青霉素敏感降低的无乳链球菌,但较为少见,尚不足更改上述建议。大环内酯类的药敏试验应使用红霉素,因为检测红霉素可预测阿奇霉素、克拉霉素及地红霉素的耐药性与敏感性。对青霉素严重过敏的妊娠妇女,一旦分离到无乳链球菌,应检测红霉素与克林霉素是否耐药。药敏试验应包括结构性及诱导性克林霉素耐药,首选双纸片扩散法。为与最近 CLSI 推荐的变化保持一致,报告结果时仅报告克林霉素的耐药结果。无乳链球菌药敏试验的选药原则:首选青霉素,其次可选择红霉素、氯霉素、克林霉素、氧氟沙星、万古霉素等抗生素。化脓链球菌药敏试验的选药原则:首选青霉素,其次可选择头孢菌素、红霉素、氯霉素、克林霉素、氧氟沙星、万古霉素、头孢曲松等抗生素[2,4]。

肺炎链球菌与草绿色链球菌群:考虑到肺炎链球菌与其他 α-溶血链球菌青霉素耐药变化,许多国家不再将青霉素作为其经验治疗用药。仅当肺炎链球菌与其他 α-溶血链球菌青霉素药敏试验显示敏感时,才优先选择青霉素。肺炎链球菌青霉素耐药是青霉素结合蛋白改变所致。最新 CLSI 标准中定义的非脑膜炎来源的肺炎链球菌菌株的判断折点[≤2 μg/mL,敏感(S);4~8 μg/mL,中介(I);≥8 μg/mL,

耐药(R)]发生变化,肺炎链球菌的不敏感率仍然维持较低水平(5.9%)。该菌青霉素药敏可采用1 μg苯唑西林进行纸片扩散试验。根据目前的CLSI指南,一旦苯唑西林抑菌圈直径≤19 mm,提示青霉素敏感度降低,应采用MIC法确认是否敏感。肺炎链球菌对于其他β-内酰类抗生素的药敏情况,推荐使用MIC法检测。肺炎链球菌感染应该根据当前的指南进行治疗。根据临床情况,抗生素治疗的选择包括青霉素、广谱头孢菌素、大环内酯类、氟喹诺酮类抗生素及万古霉素。缓症链球菌与唾液链球菌等草绿色链球菌的青霉素耐药菌率有所增高,在最近发表的研究中草绿色链球菌对大环内酯类耐药率高达29%。氟喹诺酮用于治疗肺炎链球菌感染不断增加,随之而来的是氟喹诺酮耐药的肺炎链球菌菌株数增高。此类耐药阶梯式出现,是由DNA拓扑异构酶Ⅳ(ParC)和(或)DNA旋转酶(GyrA)亚单位突变所致。最近几年耐药菌株的增加,提示对之密切监测的重要性,因菌株耐药所致的左氧氟沙星临床治疗失败已见报道。万古霉素耐药的肺炎链球菌未见报道。然而,有报道称分离出了万古霉素耐药的牛链球菌。香港链球菌对奥普托欣、多黏菌素B和杆菌肽耐药,对青霉素、万古霉素、氧氟沙星、左旋氧氟沙星和新生霉素敏感[2,4]。

S

五、属内菌种

Streptococcus adjacens 毗邻链球菌

Bouvet et al., 1989

【分类学评述】 该菌种现已分类为颗粒链菌属(*Granulicatella*),见毗邻颗粒链菌(*Granulicatella adiacens*)。

Streptococcus agalactiae 无乳链球菌

Lehmann and Neumann, 1896 (Approved Lists, 1980)

【词源和翻译】 "*agalactiae*",新拉丁语阴性名词属格,源自希腊语名词"*agalactia*",英文词义为"of agalactia",表示"泌乳缺乏的、无乳的",菌名翻译为"无乳链球菌"。

【种的特征】 无乳链球菌为革兰氏阳性球菌,单个、成双、链状排列,长短不一。在血琼脂平板上35 ℃条件下培养18~24 h,形成灰白色、表面光滑、有乳光、圆形、β-溶血的菌落。部分菌株无β-溶血环。触酶试验阴性,分解海藻糖,不分解山梨醇,马尿酸钠、CAMP和VP试验阳性,七叶苷和6.5% NaCl试验均为阴性。基因组DNA G+C含量为34 mol%。

【临床意义】 无乳链球菌最早认为是牛乳腺炎病原菌,后发现它常寄生在产妇生殖道,能引起早发性和晚发性新生儿感染,可导致脓毒症、肺炎、脑膜炎;还可引起孕妇产褥期和免疫抑制成年患者感染,导致肺炎、菌血症、脑膜炎、心内膜炎、尿路感染、皮肤与软组织感染和骨髓炎[2]。

Streptococcus alactolyticus 不解乳糖链球菌

Farrow et al., 1985

【词源和翻译】 "*alactolyticus*",新拉丁语阳性形容词,由"*a-*"、"*lac lactis*"和"*lyticus-a-um*"三个词根组成:"*a-*",希腊前缀,英文词义为"not";"*lac lactis*",拉丁语名词,英文词义为"milk";"*lyticus-a-um*",新拉丁语形容词,源自希腊形容词"*lutikos-ê-on*",英文词义为"able to loosen"或"able to dissolve"。"*alactolyticus*",英文词义为"not milk digesting",表示"无法分解牛乳",菌名翻译为"不解乳糖链球菌"。

【临床意义】 不解乳糖链球菌分离自猪的肠道和小鸡的粪便,偶有引起人的心内膜炎及新生儿败血症的报道[5-6]。

Streptococcus anginosus group 咽峡炎链球菌群

【分类学评述】 咽峡炎链球菌群包括3种差异较大的链球菌菌种,即咽峡炎链球菌、星座链球菌、中间链球菌(含新命名的2个亚种,即咽峡炎链球菌威利亚种与星座链球菌维堡亚种);群内所有菌种均为小菌落(菌落≤0.5 mm),可呈现出不同类型的溶血特性(α、β、γ)。

【临床意义】 咽峡炎链球菌群包括咽峡炎链球菌、星座链球菌与中间链球菌等,是口咽部、泌尿生殖道及胃肠道微生物菌群的共生菌,与脑部、口咽部或者腹腔的脓肿形成密切相关,此类细菌作为导致侵入性感染的病原菌,人们对其认识尚不足。此外,最近研究提示咽峡炎链球菌群是囊性纤维化患者呼吸道感染的新兴病原菌。已有报道称某一种菌种与特定的感染部位关系密切,如咽峡炎链球菌经常自泌尿生殖道或消化道的样本分离,而星座链球菌常自呼吸道分离,中间链球菌最多见于脑部或肝的脓肿[2]。

Streptococcus anginosus **咽峡炎链球菌**

(Andrewes and Horder, 1906) Smith and Sherman, 1938

【词源和翻译】 "*anginosus*",新拉丁语阳性形容词,英文词义为"pertaining to angina",表示"咽峡炎相关的",菌名翻译为"咽峡炎链球菌"。

【种的特征】 咽峡炎链球菌为革兰氏阳性小球菌,直径为0.5~1.0 μm,呈短链状排列,在马血琼脂上形成0.5~2.0 mm大小的白色或半透明,凸起菌落,有些为0.5~1.0 mm的白色不光滑菌落,生长需要厌氧条件或CO_2,在需氧条件下生长受抑制,大部分菌落在血平板上呈α-溶血或不溶血,部分呈β-溶血。大部分菌株革兰氏血清抗原分群显示拥有A、C、G或F群抗原。基因组DNA G+C含量为38~40 mol%。

【临床意义】 咽峡炎链球菌主要分离自人口腔龋齿、上呼吸道和阴道,目前有引起人类皮肤和软组织感染、脓肿、心内膜炎及菌血症的报道[2]。

Streptococcus anginosus subsp. *anginosus* **咽峡炎链球菌咽峡炎亚种**

(Andrewes and Horder, 1906) Jensen et al., 2013

【词源和翻译】 见咽峡炎链球菌。

【临床意义】 见咽峡炎链球菌。

Streptococcus anginosus subsp. *whileyi* **咽峡炎链球菌威利亚种**

Jensen et al., 2013

【词源和翻译】 "*whileyi*",新拉丁语阳性名词属格,英文词义为"of Whiley",源自细菌学家Robert Whiley的名字,以纪念其对链球菌属分类学地位的理解和分类单元的首次确认所做的贡献,菌名翻译为"咽峡炎链球菌威利亚种"。

【临床意义】 见咽峡炎链球菌。

Streptococcus australis **南方链球菌**

Willcox et al., 2001

【词源和翻译】 "*australis*",拉丁语阳性形容词,英文词义为"of the south"或"southern",表示"南方的",这跟该菌分离的地域相关,菌名翻译为"南方链球菌"。

【临床意义】 南方链球菌分离于儿童口腔,有作为老年患者侵袭性疾病的致病菌在囊性纤维化患者的肺部中检出的报道[7]。

Streptococcus bovis group **牛链球菌群**

【分类学评述】 牛链球菌群的分类在过去发生了重大的变化。这些变化缘自DNA-DNA复性的研究(DNA-DNA reassociation study),结果表明,人源性牛链球菌不同生物型的菌株间有相当大的异质性。目前,认为牛链球菌群有4种DNA族。DNA Ⅰ族(cluster)包括动物来源的牛链球菌与马肠链球菌菌株,研究表明这些菌株属同一菌种,早期的菌种名——马肠链球菌被正式采用来命名DNA Ⅰ族。DNA Ⅱ族包含解没食子链球菌,含3个亚种:解没食子链球菌解没食子亚种(以前称为牛链球菌生物型Ⅰ),解没食子链球菌巴斯德亚种(以前称为牛链球菌生物型Ⅱ-2),以及解没食子链球菌马其顿亚种。DNA Ⅲ族包含小儿链球菌(以前称为牛链球菌生物型Ⅱ-1),其中包括2个亚种:小儿链球菌小儿亚种与小儿链球菌大肠亚种[以前称为路透链球菌(*Streptococcus lutetiensis*)]。DNA Ⅳ族包括不解乳酸链球菌。

【临床意义】 牛链球菌群经常从菌血症、脓毒症及心内膜炎患者的血培养标本中检出。血培养检出牛链球菌群的不同菌种的临床意义如下:① 解没食子链球菌解没食子亚种与胃肠道疾病有关,如结肠癌及慢性肝病;② 解没食子链球菌巴斯德亚种与脑膜炎相关[6]。

Streptococcus bovis **牛链球菌**

Orla-Jensen, 1919 (Approved Lists, 1980)

【分类学评述】 2003年的一项研究认为,牛链球菌与马肠链球菌是同一菌种,且马肠链球菌具有命名优先权。

【词源和翻译】 "*bovis*",拉丁语名词属格,英文词义为"of a cow",表示"与牛相关的",指该菌最初分离于动物牛身上,菌名翻译为"牛链球菌"。

【临床意义】 牛链球菌是反刍动物和人类肠道的正常定植菌,目前有引起人类脑膜炎、菌血症和细菌性心内膜炎的报道,有更多的资料显示人粪便携带该菌量的水平增加与人的胃肠疾病有潜在联系[8]。

Streptococcus canis **犬链球菌**

Devriese et al., 1986

【词源和翻译】 "*canis*",拉丁语名词属格,英文词义为"of a dog",表示"与犬相关的",指该菌最初

S

分离于动物犬身上,菌名翻译为“犬链球菌”

【临床意义】 犬链球菌可分离于犬的皮肤、上呼吸道、肛门和生殖器,也分离于牛的乳房和母猫的生殖道,可引起动物的感染,包括引起犬的毒素性休克和坏死性筋膜炎。目前有引起人类皮肤和软组织感染、尿道感染、骨关节感染、肺炎、心内膜炎及菌血症的报道[9-10]。

S

Streptococcus constellatus 星座链球菌

(Prévot, 1924) Holdeman and Moore, 1974 (Approved Lists, 1980)

【分类学评述】 该菌种在1924年被描述为星座双球菌(*Diplococcus constellatus*),在1974年被描述为现在的星座链球菌并于1980年被收录到《核准的细菌名称目录》。

【词源和翻译】 “*constellatus*”,拉丁语阳性形容词,英文词义为“starred”或“studded with stars”,表示“缀满着星星般”,菌名翻译为“星座链球菌”。

【临床意义】 星座链球菌是人类口腔和上呼吸道的定植菌,目前有引起人类心内膜炎、脓肿及菌血症的报道[11]。

Streptococcus constellatus subsp. *constellatus* 星座链球菌星座亚种

(Prévot, 1924) Whiley et al., 1999

【词源和翻译】 见星座链球菌。

【临床意义】 星座链球菌星座亚种可引起人的心内膜炎、动脉内膜炎、脓肿及菌血症,但其引起的感染在解剖学上位点分布较咽炎亚种会更加散在[11]。

Streptococcus constellatus subsp. *pharyngis* 星座链球菌咽炎亚种

Whiley et al., 1999

【词源和翻译】 “*pharynngis*”,新拉丁语名词属格,源自希腊语名词“*pharugx pharuggos*”,英文词义为“of the throat”,表示“咽喉相关的”,意指该菌最初分离于咽喉部炎症患者,菌名翻译为“星座链球菌咽炎亚种”。

【临床意义】 星座链球菌咽炎亚种引起的感染部位倾向于喉部,主要分离于人喉部感染(咽炎),也有分离于腹部包块的报道[11]。

Streptococcus constellatus subsp. *viborgensis* 星座链球菌维堡亚种

Jensen et al., 2013

【词源和翻译】 “*viborgensis*”,新拉丁语阳性/阴性形容词,源自首次发现该菌株的地名丹麦小镇维堡(Viborg),由“Viborg”拉丁化而来,隶属于星座链球菌,菌名翻译为“星座链球菌维堡亚种”。

【临床意义】 星座链球菌维堡亚种分离于人的喉部,但与人感染的相关性还不明确[11]。

Streptococcus criceti 仓鼠链球菌

corrig. Coykendall, 1977 (Approved Lists, 1980)

【词源和翻译】 “*criceti*”,新拉丁语阳性名词属格,英文词义为“of the hamster”,表示“与仓鼠相关的”,指该菌最初分离于仓鼠类动物身上,菌名翻译为“仓鼠链球菌”。

【临床意义】 仓鼠链球菌可分离于仓鼠、野鼠和人的口腔,尚未见人类感染的报道。

Streptococcus cristatus 嵴链球菌

corrig. Handley et al., 1991

【词源和翻译】 “*cristatus*”,拉丁语阳性形容词,英文词义为“ornamented by a crest”,表示“如山嵴般修饰”,菌名翻译为“嵴链球菌”。

【临床意义】 嵴链球菌分离于人的喉部和口腔龋齿,目前有引起人类化脓性关节炎、心内膜炎及菌血症的报道[12-13]。

Streptococcus defectives 缺陷链球菌

Bouvet et al., 1989

【分类学评述】 该菌种已被重新分类为乏养菌属(*Abiotrophia*),见缺陷乏养菌(*Abiotrophia defectiva*)。

Streptococcus devriesei 德弗里斯(德氏)链球菌

Collins et al., 2004

【词源和翻译】 “*devriesei*”,新拉丁语阳性名词属格,英文词义为“of Devriese”,源自比利时微生物学家Luc A. Devriese的名字,以纪念其对链球菌属相关菌株的细菌分类学所做的杰出贡献,由“Devriese”拉丁化而来,菌名翻译为“德弗里斯链球菌”,亦有简译为“德氏链球菌”。

【临床意义】 德弗里斯(德氏)链球菌是2004年发表的新菌种,分离于马的牙齿,但与人感染的相关性还不明确。

Streptococcus didelphis 负鼠链球菌

Rurangirwa et al., 2000

【词源和翻译】 “*didelphis*”,新拉丁语阴性名词属格,源自美国一种负鼠类属,英文词义为"of the opossum",表示"与负鼠相关的",因该菌种分离于负鼠而得名,菌名翻译为"负鼠链球菌"。

【临床意义】 负鼠链球菌分离于负鼠化脓性皮炎和肝纤维化的组织标本,但与人感染的相关性还不明确。

Streptococcus downei 道恩链球菌

Whiley et al., 1988

【词源和翻译】 "*downei*",新拉丁语阳性名词属格,英文词义为"of Downe",源自首次分离模式菌株的地方,一个名为"Downe"的英国肯特郡村庄,由"Downe"拉丁化而来,菌名翻译为"道恩链球菌"。

【临床意义】 道恩链球菌分离于猴子(食蟹猕猴)的牙菌斑,单独作用时在无菌小鼠中可引起龋齿,但与人感染的相关性还不明确。

Streptococcus dysgalactiae 停乳链球菌

(ex Diernhofer, 1932) Garvie et al., 1983

【分类学评述】 按照基因型和表型差异将停乳链球菌分为两种,所有 β-溶血的 C 群、L 群及人致病性 G 群链球菌划分为停乳链球菌似马亚种,而 α-溶血的动物源性 C 群链球菌划分为停乳链球菌停乳亚种。

【词源和翻译】 "*dysgalactiae*",新拉丁语阴性名词属格,由"*dys*"和"*galaktos*"两个词根组成:"*dys*",希腊语前缀形容词,英文词义为"bad"、"hard";"*galaktos*",希腊语名词,英文词义为"milk"。"*dysgalactiae*",英文词义为"loss or impairment of milk",即"会导致乳汁分泌丢失或损耗的",菌名翻译为"停乳链球菌"。

【种的特征】 停乳链球菌为革兰氏阳性球菌,呈短或中长链状,最适生长 pH 为 4.7~4.9,在血琼脂上形成 α-溶血菌落,最佳生长温度为 37 ℃,在 10 ℃或 45 ℃条件下不生长,在 60 ℃条件下存活不超过 30 min,基因组 DNA G+C 含量为 39~40 mol%。

【临床意义】 停乳链球菌似马亚种可引起人和家畜的多种类型感染,停乳链球菌停乳亚种则主要存在于动物[2]。

Streptococcus dysgalactiae subsp. *dysgalactiae* 停乳链球菌停乳亚种

(Garvie et al., 1983) Vandamme et al., 1996

【词源和翻译】 见停乳链球菌。

【临床意义】 停乳链球菌停乳亚种常分离于牛乳腺炎标本,也可分离于乳头伤口和牛的阴道。

Streptococcus dysgalactiae subsp. *equisimilis* 停乳链球菌似马亚种

Vandamme et al., 1996

【词源和翻译】 "*equisimilis*",新拉丁语阳性/阴性形容词,由"*equi*"和"*similis*"两个词根组成:"*equi*",拉丁语名词属格,英文词义为"of a horse",也表示马链球菌;"*similis*",拉丁语形容词,英文词义为"resembling"。"*equisimilis*",英文词义为"resembling *Streptococcus equi*",表示"与马链球菌相似的",菌名翻译为"停乳链球菌似马亚种"。

【临床意义】 停乳链球菌似马亚种是多种动物的上呼吸道和生殖道的定植菌,可引起人和家畜的多种类型感染,可从人上呼吸道感染、皮肤感染、软组织感染及侵入性感染(坏死性筋膜炎)、菌血症、心内膜炎标本分离到。菌株主要来源为人类宿主,多见于人际传播。停乳链球菌似马亚种所致感染的类型与化脓链球菌相似。停乳链球菌似马亚种感染菌株含有类似化脓链球菌的毒力基因,如 emm 样基因,可从以下感染中分离出来,其可导致上呼吸道感染、皮肤感染、软组织感染及侵入性感染,如坏死性筋膜炎、链球菌中毒性休克综合征、菌血症及心内膜炎。但是,目前还没有令人信服的研究能够证实停乳链球菌似马亚种可以导致猩红热。停乳链球菌可导致与化脓链球菌相似的肾小球肾炎与急性风湿热,相关病例已见报道,如马链球菌兽瘟亚种感染后致肾小球肾炎,以及停乳链球菌似马亚种感染后出现肾小球肾炎与急性风湿热[2]。

Streptococcus equi 马链球菌

Sand and Jensen, 1888 (Approved Lists, 1980)

【词源和翻译】 "*equi*",拉丁语阳性名词属格,英文词义为"of a horse",表示"与马相关的",意指该菌最初分离于马匹身上,菌名翻译为"马链球菌"。

【临床意义】 马链球菌可引起人和动物的感染,有分离于马的下颌腺和上呼吸道黏脓性分泌物及引起牛乳腺炎的报道。

Streptococcus equi subsp. *equis* 马链球菌马亚种

(Sand and Jensen, 1888) Farrow and Collins, 1985

S

【词源和翻译】 见马链球菌。

【临床意义】 马链球菌马亚种分离于患马腺疫的马，目前有引起一例免疫功能低下患者菌血症、脑膜炎、硬膜下积脓的报道[14]。

Streptococcus equi subsp. *zooepidemicus* 马链球菌兽瘟亚种

(ex Frost and Englebrecht, 1936) Farrow and Collins, 1985

【词源和翻译】 "*zooepidemicus*"，新拉丁语阳性形容词，由"*zoon*"、"*epidemios*"和"*-icus*"三个词根组成："*zoon*"，希腊语名词，英文词义为"an animal"；"*epidemios*"，希腊语形容词，英文词义为"among the people"；"*-icus*"，拉丁语阳性后缀词，用于各种意义的后缀。"*zooepidemicus*"，英文词义为"prevalent among animals"，表示"动物间传播的流行病(兽瘟)"，菌名翻译为"马链球菌兽瘟亚种"。

【临床意义】 马链球菌兽瘟亚种分离于患病动物的血液、炎性分泌物和伤口，可引起牛的乳腺炎，也可分离于食用污染的乳制品引起感染的人类，目前有引起人类肺炎、关节炎、肾炎、菌血症及脑膜炎的报道[15]。

Streptococcus equinus 马肠链球菌

Andrewes and Horder, 1906 (Approved Lists, 1980)

【词源和翻译】 "*equinus*"，拉丁语阳性形容词，英文词义为"of or belonging to horses"，表示"与马相关的"，意指该菌最初分离于马肠部位，菌名翻译为"马肠链球菌"。

【临床意义】 马肠链球菌主要分离于动物，包括牛、马、绵羊和其他反刍动物的消化道，可引起人类心内膜炎、菌血症，可能与结直肠癌有关[16]。

Streptococcus ferus 野生链球菌

(ex Coykendall, 1977) Coykendall, 1983

【词源和翻译】 "*ferus*"，拉丁语阳性形容词，英文词义为"wild"，表示"野外的(与菌株分离于野外老鼠有关)"，菌名翻译为"野生链球菌"。

【临床意义】 野生链球菌分离于小猪的扁桃体和鼻甲，也可分离于野生老鼠，与人感染的相关性还不明确。

Streptococcus gallolyticus 解没食子链球菌

Osawa et al., 1996

【分类学评述】 解没食子链球菌目前分为3个亚种，即解没食子链球菌解没食子亚种、解没食子链球菌巴斯德亚种和解没食子链球菌马其顿亚种。

【词源和翻译】 "*gallolyticus*"，新拉丁语阳性形容词，由"*gallatum*"和"*lyticus-a-um*"两个词根组成："*gallatum*"，新拉丁语名词，英文词义为"gallate"；"*lyticus-a-um*"，新拉丁语形容词，源自希腊形容词"*lutikos-ê-on*"，英文词义为"able to loosen"、"able to dissolve"。"*gallolyticus*"，英文词义为"gallate-digesting"，表示"能分解没食子酸酯"，菌名翻译为"解没食子链球菌"。

【临床意义】 解没食子链球菌主要分离于各种动物的消化道、奶制品，目前有引起结肠癌患者心内膜炎及菌血症的报道[17-18]。

Streptococcus gallolyticus subsp. *gallolyticus* 解没食子链球菌解没食子亚种

(Osawa et al., 1996)

【词源和翻译】 见解没食子链球菌。

【临床意义】 解没食子链球菌解没食子亚种分离于各类有袋类动物(考拉熊、袋鼠、帚尾袋貂、负鼠)和哺乳动物的消化道及患败血症的鸽子，目前有引起人类心内膜炎、脑膜炎及菌血症的报道[19]。

Streptococcus gallolyticus subsp. *pasteurianus* 解没食子链球菌巴斯德亚种

(Poyart et al., 2002) Schlegel et al., 2003

【词源和翻译】 "*pasteurianus*"，新拉丁语阳性形容词，由"Pasteur"拉丁化而来，英文词义为"of Pasteur"，与首次对该模式菌株进行表征描述的巴斯德研究所有关，菌名翻译为"解没食子链球菌巴斯德亚种"。

【临床意义】 解没食子链球菌巴斯德亚种菌株分离于各种人感染标本，目前有引起人类尿路感染、胆道感染、肺炎、腹膜炎、脓肿、心内膜炎及菌血症的报道[20]。

Streptococcus gordonii 戈登链球菌

Kilian et al., 1989

【词源和翻译】 "*gordonii*"，新拉丁语阳性名词属格，英文词义为"of Gordon"，源自英国微生物学家 Mervyn H. Gordon 的名字，由"Gordon"拉丁化而来，以纪念其首次通过发酵试验对草绿色链球菌进行分类所做的杰出贡献，菌名翻译为"戈登链球菌"。

【临床意义】 戈登链球菌分离于人口腔龋齿和咽部,目前有引起人类腹膜炎、化脓性关节炎、肺炎、心内膜炎及菌血症的报道[21-22]。

Streptococcus hongkongensis **香港链球菌**

Lau et al., 2013

【词源和翻译】 "*hongkongensis*",新拉丁语阳性/阴性形容词,英文词义为"of or belonging to Hong Kong",因该菌种模式菌株首次分离于香港而得名,菌名翻译为"香港链球菌"。

【临床意义】 香港链球菌分离于中国香港一名右手拇指刺穿伤患者的感染组织,也有分离自海洋的比目鱼的报道[23]。

Streptococcus hyovaginalis **猪阴道链球菌**

Devriese et al., 1997

【词源和翻译】 "*hyovaginalis*",新拉丁语阳性/阴性形容词,由"*hus huos*"、"*vagina*"和"*-alis*"三个词根组成:"*hus huos*",希腊语名词,英文词义为"pig";"*vagina*",拉丁语名词,英文词义为"sheath"、"vagina";"*-alis*",拉丁语阳性后缀词,后缀表示用于修饰或说明。"*hyovaginalis*",英文词义为"associated with pig vaginas",表示"与猪阴道有关的",因该菌首次分离于猪阴道而得名,菌名翻译为"猪阴道链球菌"。

【临床意义】 猪阴道链球菌与猪相关,尤其是猪阴道的液体,但致病性还不清楚。

Streptococcus infantarius **小儿链球菌**

Schlegel et al., 2000

【分类学评述】 该菌种目前包含2个亚种,即小儿链球菌大肠亚种和小儿链球菌小儿亚种。

【词源和翻译】 "*infantarius*",拉丁语阳性形容词,英文词义为"with infants",表示"与婴幼儿有关",菌名翻译为"小儿链球菌"。

【临床意义】 小儿链球菌分离于食物(乳制品和冷冻豌豆),目前有引起人类心内膜炎、脑膜炎及菌血症的报道[6,24]。

Streptococcus infantarius subsp. *coli* **小儿链球菌大肠亚种**

Schlegel et al., 2003

【词源和翻译】 "*coli*",拉丁语阳性名词属格,英文词义为"of colon",表示"结肠的",因该菌最初分离于小儿结肠内而得名,菌名翻译为"小儿链球菌大肠亚种"。

【临床意义】 小儿链球菌大肠亚种有引起人类尿道感染、腹泻、心内膜炎、脑膜炎及菌血症的报道[6,24]。

Streptococcus infantarius subsp. *infantarius* **小儿链球菌小儿亚种**

Schlegel et al., 2003

【词源和翻译】 见小儿链球菌。

【临床意义】 见小儿链球菌。

Streptococcus infantis **婴儿链球菌**

Kawamura et al., 1998

【词源和翻译】 "*infantis*",拉丁语名词属格,英文词义为"of a human infant",表示"婴幼儿有关的",因该菌常分离于婴幼儿而得名,菌名翻译为"婴儿链球菌"。

【临床意义】 婴儿链球菌菌株分离于人的牙齿表面和咽部,但致病性还不清楚。

Streptococcus iniae **海豚链球菌**

Pier and Madin, 1976 (Approved Lists, 1980)

【词源和翻译】 "*iniae*",新拉丁语名词属格,英文词义为"of Inia"或"of the dolphin",表示"海豚的",意指菌株最初分离于动物海豚身上,菌名翻译为"海豚链球菌"。

【临床意义】 海豚链球菌菌株最早分离于亚马孙河淡水海豚(亚马孙河豚)的脓性病灶,后发现也可引起多种鱼类的脑膜脑炎,与水产农场的疾病暴发有关,可发生鱼与人之间的传播,目前有引起人类皮肤和软组织感染、肺炎、关节炎、心内膜炎及骨髓炎的报道[25]。

Streptococcus intermedius **中间链球菌**

Prévot, 1925

【分类学评述】 在临床上,中间链球菌、星座链球菌和咽峡炎链球菌统称为米勒链球菌群,但米勒链球菌不是正式的分类学名称。并且,Coykendall等证实,中间链球菌与咽峡炎链球菌是同一菌种,且咽峡炎链球菌具有命名优先权,故现将中间链球菌、星座链球菌和咽峡炎链球菌统一为咽峡炎链球菌群。

【词源和翻译】 "*intermedius*",拉丁语阳性形容词,英文词义为"intermediate",表示"中间的",菌名翻译为"中间链球菌"。

【临床意义】 中间链球菌通常定植于口腔、呼吸道及胃肠道,主要引起脑和颈脓肿、脓胸及肝脓肿,偶见引起皮肤和软组织感染、呼吸道感染、心内膜炎、心包炎及菌血症[26-27]。

Streptococcus lactarius 乳链球菌

Martín et al., 2011

【词源和翻译】 “*lactarius*”,拉丁语阳性形容词,英文词义为“of or belonging to milk”,表示“乳汁的或与乳汁相关的”,因该菌种首次分离于人乳中而得名,菌名翻译为“乳链球菌”。

【临床意义】 乳链球菌是2011年发表的新菌种,最初分离于健康女性的乳汁[28],目前有一例引起泌乳性乳腺炎的报道[29]。

Streptococcus macacae 猕猴链球菌

Beighton et al., 1984

【词源和翻译】 “*macacae*”,新拉丁语阴性名词属格,英文词义为“of macaque”,表示“猕猴的或与猕猴相关的”,该菌种因首次分离于猕猴而得名,菌名翻译为“猕猴链球菌”。

【临床意义】 猕猴链球菌菌株分离于食蟹猕猴的口腔样本,最早从牙菌斑中分离,尚未见人类感染的报道。

Streptococcus massiliensis 马西利亚链球菌

Glazunova et al., 2006

【词源和翻译】 “*massiliensis*”,拉丁语阳性/阴性形容词,源自菌株分离地马赛(Marseille)的旧称马西利亚(Massilia),菌名翻译为“马西利亚链球菌”。

【临床意义】 马西利亚链球菌分离于法国马赛蒂莫(Timone)医院重症监护室的一位脑水肿男性患者的血液标本[30]。

Streptococcus mitis group 缓症链球菌群

【分类学评述】 缓症链球菌群包括缓症链球菌、血链球菌、副血链球菌、戈登链球菌、嵴链球菌、口腔链球菌、婴儿链球菌、泛口腔链球菌、南方链球菌、寡发酵链球菌、马西利亚链球菌、中华链球菌、鼠口腔链球菌、假肺炎链球菌、肺炎链球菌,以及新命名的提谷那链球菌与乳链球菌。上述菌种构成缓症链球菌群,其分类方法与命名在过去很混乱。现在进行了一些改变,将最初缓症链球菌模式菌株重新分类划为戈登链球菌,随后规定了新的缓症链球菌模式菌株为NCTC12261ᵀ。

【临床意义】 缓症链球菌群的各种链球菌多数是口腔、消化道、女性生殖道的常规定植菌群。该群链球菌可为正常皮肤的一过性定植菌群,从血培养中分离出的此类菌可能是污染菌。与此同时,这些菌也是细菌性心内膜炎中最常见病原菌,可以从感染的心瓣膜分离到,在少数情况下,也可从人工心瓣膜感染中分离到。因此,需要对临床状况进行小心评估,这是正确解释缓症链球菌群自血培养分离的临床意义的关键所在。对于粒细胞缺乏症患者,化疗后出现免疫抑制,缓症链球菌群的链球菌菌种常可以引起此类患者致命的脓毒症与肺炎。青霉素高耐药菌株比例的增加导致对此类感染的治疗更趋复杂[2]。

Streptococcus mitis 缓症链球菌

Andrewes and Horder, 1906

【词源和翻译】 “*mitis*”,拉丁语阳性形容词,英文词义为“mild”,表示“轻缓的或缓缓的”,意指菌株引起的临床症状较轻缓,菌名翻译为“缓症链球菌”。

【临床意义】 缓症链球菌分离于人口腔龋齿(牙菌斑和口腔黏膜表面)和咽部,缓症链球菌1型生物变型是牙齿形成牙菌斑早期的定植菌之一,是引起免疫受损的患者致死感染的重要病原菌;缓症链球菌2型生物变型的临床意义还需要进一步研究。缓症链球菌是细菌性心内膜炎中最常见病原菌,可以从感染的心瓣膜中分离到。对于粒细胞缺乏症患者,化疗后常出现免疫抑制,此时缓症链球菌常可以引起患者致命的脓毒症和肺炎[2]。

Streptococcus morbillorum 麻疹链球菌

Holdeman and Moore, 1974

【分类学评述】 该菌种已被重新分类为孪生球菌属(*Gemella*),见麻疹孪生球菌(*Gemella morbillorum*)。

Streptococcus mutans group 变异链球菌群

【分类学评述】 变异链球菌群包括变异链球菌、表兄链球菌、仓鼠链球菌、鼠链球菌、道恩链球菌,还包括很多目前仅从动物中分离到的链球菌种,如野生链球菌、猕猴链球菌、猪阴道链球菌及德氏链球菌。

变异链球菌是最多见的人临床样本分离菌种,通常自口腔分离。仓鼠链球菌、鼠链球菌及道恩链球菌偶尔可分离自人体样本,此外其他变异链球菌群的链球菌中野生链球菌、猕猴链球菌、猪阴道链球菌及德氏链球菌仅可以从动物中检出。变异链球菌是龋齿的首要病原菌，具有传播性，有 85% 18 岁人群至少罹患过一次龋齿。在西方人群中，正常生活状态下，变异链球菌在 2~3 周岁末期开始永久定植。母婴分离菌株间的分子生物学研究表明，婴儿的变异链球菌通常来自母亲，婴儿的定植率也有赖于母亲携带的菌量。对血培养的链球菌进行分析表明，变异链球菌是变异链球菌群中最常见的致菌血症菌种[2]。

Streptococcus mutans 变异链球菌

Clarke, 1924 (Approved Lists, 1980)

【词源和翻译】 "*mutans*"，拉丁语分词形容词，英文词义为"changing"，表示"改变的或变异的"，菌名翻译为"变异链球菌"。

【临床意义】 变异链球菌菌株分离于口腔龋齿早期牙齿表面的定植菌（牙菌斑），最大可能来源于饮食，也可以从粪便中分离。变异链球菌是龋齿的首要病原菌，感染具有可传播性[2]，偶见引起心内膜炎及菌血症的报道。

Streptococcus oligofermentans 寡发酵链球菌

Tong et al., 2003

【词源和翻译】 "*oligofermentans*"，新拉丁语分词形容词，由"*oligo*"和"*fermentans*"两个词根组成："*oligos*"，希腊语形容词，英文词义为"little"、"scanty"；"*fermentans*"，拉丁语分词形容词，英文词义为"fermenting"。"*oligofermentans*"，英文词义为"fermenting few compounds"，表示"发酵少数复合物的"，菌名翻译为"寡发酵链球菌"。

【临床意义】 寡发酵链球菌是人牙菌斑和唾液的定植菌，目前有引起人类心内膜炎的报道[31]。

Streptococcus oralis 口腔链球菌

Bridge and Sneath, 1982

【词源和翻译】 "*oralis*"，新拉丁语分词形容词，由"*os oris*"和"*-alis*"两个词根组成："*os oris*"，希腊语名词，英文词义为"mouth"；"*-alis*"，拉丁语阳性后缀词，英文词义为"suffix denoting pertaining to"。"*oralis*"，英文词义为"pertaining to the mouth"、"of the mouth"，表示"口腔的或与口腔相关的"，意指菌株首次分离于口腔中，菌名翻译为"口腔链球菌"。

【临床意义】 口腔链球菌分离于人口腔，是牙菌斑的基本定植菌，目前有引起人类心内膜炎、脑膜炎、脓胸、脑脓肿及菌血症的报道[32]。

Streptococcus orisratti 鼠口腔链球菌

Zhu et al., 2000

【词源和翻译】 "*orisratti*"，新拉丁语名词属格，由"*oris*"和"*ratti*"两个词根组成："*oris*"，拉丁语名词属格，英文词义为"mouth"；"*ratti*"，新拉丁语名词属格，英文词义为"of the rat"。"*orisratti*"，英文词义为"of the mouth of the rat"，表示"与鼠口腔相关的"，意指菌株首次分离于鼠类口腔中，菌名翻译为"鼠口腔链球菌"。

【临床意义】 鼠口腔链球菌分离于实验室小鼠牙齿的表面，与人感染的相关性还不明确。

Streptococcus parasanguinis 副血链球菌

Whiley et al., 1990

【词源和翻译】 "*parasanguinis*"，新拉丁语阳性名词属格，由"*para-*"和"*sanguinis*"两个词根组成："*para-*"，希腊语前缀词，英文词义为"alongside of or near"；"*sanguinis*"，拉丁语名词属格，英文词义为"of the blood, and also a specific epithet"。"*parasanguinis*"，英文词义为"alongside of *Streptococcus sanguinis*"，表示"与血链球菌相邻的"，意指其在进化关系上与血链球菌近源，菌名翻译为"副血链球菌"。

【临床意义】 副血链球菌主要定植于牙表面，可分离于人类临床标本，包括喉部、血液、尿液标本，目前有引起人类肺部感染、动脉炎、亚急性心内膜炎及菌血症的报道[33]。

Streptococcus parvulus 极小链球菌

Cato, 1983

【分类学评述】 该菌种已被重新分类为陌生菌属（*Atopobium*），见极小陌生菌（*Atopobium parvulum*）。

Streptococcus peroris 泛口腔链球菌

Kawamura et al., 1998

【词源和翻译】 "*peroris*"，新拉丁语中性名词属格，由"*per*"和"*oris*"两个词根组成："*per*"，拉丁语介词，英文词义为"through"；"*oris*"，拉丁语名词，英文词义为"oral cavity"。"*peroris*"，英文词义为"pertaining to the oral cavity"，表示"与口腔相关的"，意指菌株广泛分布于口腔中，菌名翻译为"泛口腔链球菌"。

【临床意义】 泛口腔链球菌可分离于人牙齿表面

和咽喉部,有分离于血液的报道[34]。

Streptococcus pneumoniae 肺炎链球菌

(Klein, 1884) Chester, 1901 (Approved Lists, 1980)

【分类学评述】 该菌种在1884年被描述为“肺炎微球菌”(*Micrococcus pneumoniae*),在1901年被描述为现在的肺炎链球菌并在1980年被收录到《核准的细菌名称目录》。

【词源和翻译】 “*pneumoniae*”,新拉丁语阴性名词属格,英文词义为“of pneumonia”,表示“与肺炎相关的”,意指菌株感染常常引起肺部炎症疾病,菌名翻译为“肺炎链球菌”。

【种的特征】 典型菌体呈矛头状、成对排列。菌落有自溶现象,呈脐窝状,具有宽大的草绿色溶血环。奥普托欣敏感、胆汁溶菌阳性、菊糖阳性。肺炎链球菌主要与α-溶血链球菌相鉴别。以奥普托欣敏感性试验、胆汁溶菌试验和菊糖发酵试验最为常用,必要时可做小鼠毒力试验加以鉴别。在上述试验中,肺炎链球菌均应阳性,而α-溶血链球菌呈阴性。基因组DNA G+C含量为38.5 mol%。

【临床意义】 肺炎链球菌是社区获得性肺炎最常分离的呼吸道病原菌,可以从30%的社区获得性肺炎病例的血培养中检出肺炎链球菌。肺炎链球菌也是儿童与成人脑膜炎患者的重要病原菌,发病率与死亡率均较高。肺炎链球菌所致的感染最常见的是大叶性肺炎、中耳炎和支气管肺炎。肺炎链球菌所致其他的感染包括鼻窦炎与腹膜炎,以及少见的心内膜炎。肺炎链球菌定植于上呼吸道,特别在儿童中更易定植,无感染的指征。随着预防肺炎链球菌的感染,成人可采用23价荚膜多糖疫苗的广泛使用,侵入性肺炎链球菌感染数量大为下降,但是侵入性感染与非侵入性感染的肺炎链球菌血清型也随之变化。近来,13价联合疫苗的引入导致了疫苗所含的血清型的肺炎链球菌在儿童鼻咽部定植率也普遍下降[2]。

Streptococcus porcinus 豕链球菌

Collins et al., 1985

【词源和翻译】 “*porcinus*”,拉丁语阳性形容词,英文词义为“of a hog”或“pertaining to pigs”,表示“与猪(豕)相关的”,意指菌株常分离于猪类身上,菌名翻译为“豕链球菌”。

【临床意义】 豕链球菌菌株通常与猪的颈部淋巴结脓肿有关,目前有引起育龄女性生殖道感染及早产的报道[35]。

Streptococcus pseudopneumoniae 假肺炎链球菌

Arbique et al., 2005

【词源和翻译】 “*pseudopneumoniae*”,新拉丁语阴性名词属格,由“*pseudês*”和“*pneumoniae*”两个词根组成:“*pseudês*”,希腊语形容词,英文词义为“false”;“*pneumoniae*”,新拉丁语名词,英文词义为“a bacterial specific epithet”。“*pseudopneumoniae*”,英文词义为“a false *Streptococcus pneumoniae*”,即“一种假的肺炎(链球菌)”,菌名翻译为“假肺炎链球菌”。

【种的特征】 假肺炎链球菌的基因序列与肺炎链球菌相似,且抗原检查、基因探针和用PCR扩增特征性基因均不能将其与肺炎链球菌鉴别开,但该菌的菌体无荚膜、胆汁溶菌试验阴性,在CO_2环境中对奥普托欣耐药,可与肺炎链球菌相鉴别。

【临床意义】 假肺炎链球菌菌株分离于人的呼吸道、血液和脑脊液标本。近年来,国内亦有通过质谱和测序的鉴定方法,从痰液和血液中分离到假肺炎链球菌,与人的呼吸道感染相关[36]。

Streptococcus pseudoporcinus 假豕链球菌

Bekal et al., 2007

【词源和翻译】 “*pseudoporcinus*”,新拉丁语阳性形容词,由“*pseudês*”和“*porcinus*”两个词根组成:“*pseudês*”,希腊语形容词,英文词义为“false”;“*porcinus*”,拉丁语形容词,英文词义为“of a swine”。“*pseudoporcinus*”,英文词义为“a false *Streptococcus porcinus*”,表示“一种假的猪链球菌(豕链球菌)”,意指该菌的菌落特征和临床意义与猪链球菌相似,菌名翻译为“假豕链球菌”。

【临床意义】 假豕链球菌分离于女性泌尿生殖道,目前有引起人类伤口感染、蜂窝织炎、肺炎、心内膜炎及菌血症的报道[37]。

Streptococcus pyogenes 化脓链球菌

Rosenbach, 1884 (Approved Lists, 1980)

【词源和翻译】 “*pyogenes*”,新拉丁语阳性形容词,由“*puon*”和“*-genes*”两个词根组成:“*puon*”,希腊语名词,由拉丁文“pyum”转译过来,英文词义为“discharge from a sore, pus”;“*-genes*”,希腊语

后缀，源自希腊语动词“gennaô”，英文词义为“producing”。“pyogenes”，英文词义为“pus-producing”，表示“产脓的”，菌名翻译为“化脓链球菌”。

【种的特征】 化脓链球菌是临床上最重要的链球菌，属A群、β-溶血链球菌。革兰氏阳性球菌，固体培养基上呈单个或双个排列，较少呈链状排列，肉汤培养基中呈长链状排列，从脓液、尿液或痰液等标本上直接涂片镜检，呈单个、成双或短链状排列。在血琼脂平板上35 ℃培养18~24 h，形成较小、圆形、凸起、β-溶血的灰白色菌落。触酶试验阴性，分解葡萄糖，不分解菊糖，杆菌肽敏感，吡咯烷酮芳基酰胺酶试验阳性，胆汁溶解和CAMP试验阴性，对奥普托欣耐药。基因组DNA G+C含量为34.5~38.5 mol%。

【临床意义】 化脓链球菌定植于人的咽部和皮肤等部位，具有复杂的毒力机制，化脓链球菌是引起化脓性感染的主要病原菌，致病力最强，可引起浅表和深部感染，包括痈、蜂窝织炎、急性咽炎、丹毒、脓疱疮、猩红热、医源性伤口感染和产后感染等，此外其感染后也可发生急、慢性风湿热和急性肾小球肾炎等严重变态反应性并发症。上呼吸道与皮肤损伤处是该菌感染的主要部位，是咽炎和脓疱病的最常见病因，也是产褥热与产后脓毒症的常见病原。该菌可产生一种或多种红疹外毒素，引起密集的红斑砂纸样的皮疹，称为猩红热，可导致全身性毒素效应和链球菌中毒性休克综合征。链球菌中毒性休克综合征最多见于幼儿（特别是伴发水痘的患者）与老年人群。其他有链球菌中毒性休克综合征风险的人群包括患糖尿病、慢性心肺疾病、HIV感染及静脉吸毒或乙醇成瘾者。接触链球菌中毒性休克综合征患者的人群发生严重侵入性感染的风险据估计是普通人群的200倍，但是大多数的接触者表现为无症状定植[2]。

Streptococcus ratti 鼠链球菌

Coykendall, 1977 (Approved Lists, 1980)

【词源和翻译】 “*ratti*”，新拉丁语阳性名词属格，英文词义为“of the rat”，表示“鼠的或与鼠相关的”，意指常分离于鼠等啮齿类动物，菌名翻译为“鼠链球菌”。

【临床意义】 鼠链球菌分离于实验室小鼠和人的口腔，属于变异链球菌群的一个血清变种，尚未见人类感染的报道。

Streptococcus salivarius group 唾液链球菌群

【分类学评述】 该复合群包括人分离的唾液链球菌、前庭链球菌、嗜热链球菌，其中嗜热链球菌从奶制品中分离。整个唾液链球菌群与牛链球菌群密切相关。有些现在划分为牛链球菌群的链球菌，如小儿链球菌与不解乳糖链球菌，以前曾归属于唾液链球菌群。

【临床意义】 唾液链球菌群最初自口腔与血液中分离，嗜热链球菌仅见于奶制品。唾液链球菌，多次报道为菌血症、心内膜炎及脑膜炎（偶尔为医源性）的致病菌，而前庭链球菌多与人类感染无明确关系。血培养分离出唾液链球菌某种程度上与肿瘤生成有关。

Streptococcus salivarius 唾液链球菌

Andrewes and Horder, 1906 (Approved Lists, 1980)

【词源和翻译】 “*salivarius*”，拉丁语阳性形容词，英文词义为“slimy”、“salivary”，表示“唾液的、唾液腺的”，该菌种因常分离于唾液类标本而得名，菌名翻译为“唾液链球菌”。

【临床意义】 唾液链球菌分离于男性或动物的口腔龋齿，主要分离于舌部和唾液，也可分离于粪便，目前有引起免疫力低下患者关节炎、腹膜炎、心内膜炎、脑膜炎及菌血症的报道[38-39]。

Streptococcus sanguinis 血链球菌

White and Niven, 1946 (Approved Lists, 1980)

【词源和翻译】 “*sanguinis*”，拉丁语阳性名词属格，英文词义为“of the blood”，表示“血液的”，该菌种因首次分离于血液标本而得名，菌名翻译为“血链球菌”。

【临床意义】 血链球菌可分离于人口腔，是牙菌斑的主要定植菌，目前有引起人类化脓性关节炎、肉芽肿、心内膜炎、脑脓肿、脑膜炎及菌血症的报道[40]。

Streptococcus sinensis 中华链球菌

Woo et al., 2002

【词源和翻译】 “*sinensis*”，新拉丁语阳性形容词，英文词义为“pertaining to China”，表示“与中国相关的”，因该菌模式菌株首次在中国被分离鉴定而得名，菌名翻译为“中华链球菌”。

【临床意义】 中华链球菌有引起人类心内膜炎及

S

菌血症的报道[41]。

Streptococcus sobrinus 表兄链球菌

Coykendall, 1983

【词源和翻译】 “*sobrinus*”,拉丁语阳性名词,英文词义为“a cousin-german”,表示“表或(堂)兄、弟、姐、妹”,这里侧重指母亲那边的堂兄弟姐妹,说明这菌种与链球菌之间存在着较远距离的菌种间关系,菌名翻译为“表兄链球菌”。

【临床意义】 表兄链球菌是人牙齿表面的定植菌,主要引起人类龋齿,尤其是儿童[42]。

Streptococcus suis 猪链球菌

Kilpper-Bälz and Schleifer, 1987

【词源和翻译】 “*suis*”,拉丁语阳性/阴性名词属格,英文词义为“of a pig”,表示“猪的”,意指菌株首次分离于猪,菌名翻译为“猪链球菌”。

【临床意义】 猪链球菌是重要的猪致病菌,人的感染与人和猪密切接触有关,且主要由32、33、34血清型引起,属于传染病范畴,目前有引起人类腹泻、腹膜炎、关节炎、蜂窝织炎、肺炎、脑膜炎、败血症及毒素休克综合征的报道[43]。

Streptococcus thermophilus 嗜热链球菌

Orla-Jensen, 1919 (Approved Lists, 1980)

【词源和翻译】 “*thermophilus*”,新拉丁语阳性形容词,由“*therme*”和“*philus-a-um*”两个词根组成:“*therme*”,希腊语名词,英文词义为“hot”;“*philus-a-um*”,新拉丁语形容词,源自希腊语形容词“*philos-ê-on*”,英文词义为“friend”、“loving”。“*thermophilus*”,英文词义为“heat-loving”,表示“喜热的”,该菌因可耐受或适宜较高的发酵和加工温度(40~45 ℃)而得名,菌名翻译为“嗜热链球菌”。

【临床意义】 嗜热链球菌分离于乳制品,是一种益生菌[44],对人致病性尚不明确。

Streptococcus tigurinus 提谷那链球菌

Zbinden et al., 2012

【词源和翻译】 “*tigurinus*”,拉丁语阳性形容词,由“Tigurum”拉丁化而来,英文词义为“of or pertaining to Tigurum”,源自首次分离该菌种的地名瑞士海尔维希亚的提谷那(Tigurum)地区,菌名翻译为“提谷那链球菌”。

【临床意义】 提谷那链球菌有引起人类心内膜炎、脑膜炎及椎间盘炎的报道[45]。

Streptococcus uberis 乳房链球菌

Diernhofer, 1932 (Approved Lists, 1980)

【词源和翻译】 “*uberis*”,拉丁语中性名词属格,英文词义为“of an udder”,表示“乳房的或与乳房相关的”,意指该菌首次分离于乳腺内,菌名翻译为“乳房链球菌”。

【临床意义】 乳房链球菌分离于牛的皮肤和唇部、生牛奶和乳房组织,目前有引起人类尿道感染、化脓性关节炎、眼内炎、心内膜炎、肝脓肿及菌血症的报道[46-47]。

Streptococcus vestibularis 前庭链球菌

Whiley and Hardie, 1988

【词源和翻译】 “*vestibularis*”,新拉丁语阳性形容词,由“*vestibulum*”和“*-aris*”两个词根组成:“*vestibulum*”,拉丁语名词,英文词义为“entrance hall or forecourt”;“*-aris*”,拉丁语阳性后缀,英文词义为“suffix denoting pertaining to”。“*vestibularis*”,英文词义为“pertaining to the vestibule of the mouth where the organism was originally isolated”,意指“最先分离于口腔前庭部位”,菌名翻译为“前庭链球菌”。

【临床意义】 前庭链球菌可分离于人的口腔龋齿的口腔前庭黏膜,目前有引起人类椎间盘炎、心内膜炎、肝脓肿及菌血症的报道[48-49]。

***Streptococcus* 链球菌属参考文献**

Streptomyces 链霉菌属 Waksman and Henrici, 1943

【词源和翻译】 "*Streptomyces*",新拉丁语阳性名词,由"*streptos*"和"*mykes*"两个词根组成:"*streptos*",希腊语形容词,英文词义为"pliant"、"bent";"*mykes*",希腊语阳性名词,英文词义为"fungus"。"*Streptomyces*",英文词义为"pliant or bent fungus",表示"链状的霉菌",因该菌菌体常串联成链状而得名,菌名翻译为"链霉菌属"。

一、分类学

链霉菌属隶属于放线菌门(Actinobacteria)、放线菌纲(Actinobacteria)、链霉菌目(Streptomycetales)、链霉菌科(Streptomycetaceae),模式菌种为白色链霉菌。

二、属的特征

链霉菌是一种革兰氏阳性丝状放线菌,直径为0.5~2.0 μm,可形成分枝状菌丝,无横隔,无鞭毛,改良抗酸染色为阴性。链霉菌属细菌绝大部分为腐生的需氧菌,大部分菌株生长最适温度为25~55 ℃,也有嗜热与嗜冷菌种,生长最适pH为6.5~8.0。在复合培养基上形成青苔状或黄油状坚韧菌落,菌落常有明显的泥土味,培养初期形成的菌落表面相对光滑,边缘整齐,不易挑起;但后期可发育出气生菌丝,使菌落表面显现絮状、颗粒状、粉末状或天鹅绒样,并且不同的菌落颜色不同,包括白色、褐色、灰色、棕色和黑色等。菌落产生的色素与培养基成分和培养条件有关,链霉菌菌丝纤细、分枝、无隔、多核,菌丝发达,分营养菌丝和气生菌丝,后者成熟后发育成孢子丝,其形态多样(直、弯曲、螺旋等),可裂生大量分生孢子进行散播和繁殖。链霉菌属为需氧菌,从有机化合物中氧化获得能量。许多菌株能产生一种或多种抗生素。触酶阳性,能利用葡萄糖,有较强的淀粉、蛋白质水解能力,分解酪蛋白,对溶菌酶敏感,芳香硫酸酯酶阴性。基因组DNA G+C含量为66~78 mol%[1]。

三、属的临床意义

链霉菌属广泛分布在土壤和肥料中,只有少部分种对人和动物致病,最常见感染性疾病为足菌肿,可引起皮肤、皮下组织甚至骨组织的慢性、破坏性、进行性的感染,其中最常提及的病原菌为索马里链霉菌,但鉴于许多报告所采用的鉴定方法,尚不能完全排除有其他链霉菌菌种。在一些热带和亚热带地区,其可引起的地方性的严重疾病,导致畸形、残疾甚至截肢,少数报道提示链霉菌属其他菌种偶尔也可致病,分子生物学方法菌株鉴定表明,比基尼链霉菌及热普通链霉菌可致菌血症。从非足菌肿损伤部位分离到的大多数链霉菌属菌株可能由污染或定植所致,但该属微生物偶尔也可引起足菌肿以外的其他疾病。由于获权威组织认可描述的链霉菌菌种数量巨大,且许多菌种缺乏有关临床意义的信息,大多数感染病例鉴定至属水平就可能可以满足临床需要[2]。

四、抗菌药物敏感性和感染用药

链霉菌属药敏试验可参照CLSI M24中"诺卡菌属和其他需氧放线菌的MIC折点解释标准"进行操作,该标准对接种物准备、平板接种、孵化培养及结果解读方法进行了概述。推荐用于所有需氧放线菌初始药敏试验的抗菌药物包括阿米卡星、阿莫西林/克拉维酸、头孢曲松、环丙沙星、克拉霉素、亚胺培南、利奈唑胺、米诺环素、复方磺胺甲噁唑和妥布霉素,二次药敏试验可考虑的药物包括头孢吡肟、头孢噻肟和多西环素。

在一项临床标本来源链霉菌抗菌药物敏感性研究中,92株链霉菌100%对阿米卡星和利奈唑胺敏感,77%对米诺环素敏感,67%对亚胺培南敏感,51%对克拉霉素和阿莫西林/克拉维酸敏感,供参考[2]。

五、属内菌种

Streptomyces albus 白色链霉菌

(Rossi Doria, 1891) Waksman and Henrici, 1943

【词源和翻译】 “*albus*”,拉丁语阳性形容词,英文词义为“white”,表示“白色的”,菌名翻译为“白色链霉菌”。

【临床意义】 白色链霉菌是一种可合成潜在抗真菌化合物的微生物,目前有引起免疫功能低下(系统性红斑狼疮、长期使用激素)患者肺结节的报道[3-4]。

Streptomyces avermitilis 阿维菌素链霉菌

(ex Burg et al., 1979) Kim and Goodfellow, 2002

【词源和翻译】 “*avermitilis*”,新拉丁语阳性形容词,英文词义为“intended to mean avermectin producer”,表示“产阿维菌素的”,菌名翻译为“阿维菌素链霉菌”。

【临床意义】 阿维菌素链霉菌主要用于合成阿维菌素,一种被广泛使用的农用或兽用杀菌、杀虫、杀螨剂。该菌来源于日本静冈县的土壤标本,暂无人类感染的报道[5]。

Streptomyces bikiniensis 比基尼链霉菌

Johnstone and Waksman, 1947 (Approved Lists, 1980)

【词源和翻译】 “*bikiniensis*”,新拉丁语阳性形容词,英文词义为“of or pertaining to Bikini Atoll”,表示“比基尼环礁的或与比基尼环礁相关的”,因该菌首次分离于太平洋中西部马绍尔群岛北部的珊瑚岛而得名,菌名翻译为“比基尼链霉菌”。

【临床意义】 比基尼链霉菌可用于合成生物稳定的硒纳米棒,增强硒的抗癌活性。该菌来源不明,目前有一例引起骨肉瘤患者菌血症的报道[6-7]。

Streptomyces cinereoruber 烬灰红链霉菌

Corbaz et al., 1957 (Approved Lists, 1980)

【词源和翻译】 “*cinereoruber*”,新拉丁语阳性形容词,由“*cinereus*”和“*ruber*”两个词根组成:“*cinereus*”,拉丁语形容词,英文词义为“similar to ashes, ash-colored”;“*ruber*”,拉丁语形容词,英文词义为“red”。“*cinereoruber*”,英文词义为“ashy red”,表示“红灰色的”,菌名翻译为“烬灰红链霉菌”

【临床意义】 烬灰红链霉菌目前分离于在1例严重慢性阻塞性肺疾病同时合并流感嗜血杆菌和烬灰红链霉菌肺部感染患者的报道[8]。

Streptomyces erythraeus 红霉素链霉菌

(Waksman, 1923) Waksman and Henrici, 1948

【分类学评述】 该菌种在1948年被描述为现在的红霉素链霉菌,并于1980年被收录到《核准的细菌名称目录》,被描述的其他同义名还包括“*Actinomyces erythreus*”。

【词源和翻译】 “*erythraeus*”,拉丁语阳性形容词,英文词义为“reddish”、“referring to colony color”,表示“红色的”,意指菌落的颜色,菌名翻译为“红霉素链霉菌”。

【临床意义】 红霉素链霉菌主要用于合成红霉素,该菌种来源不明,暂无人类感染的报道。

Streptomyces griseus 灰色链霉菌

(Krainsky, 1914) Waksman and Henrici, 1948

【词源和翻译】 “*griseus*”,新拉丁语阳性形容词,英文词义为“gray”,表示“灰色的”,菌名翻译为“灰色链霉菌”。

【临床意义】 灰色链霉菌最初是从草莓根部分离出来的,作为抑制枯萎病的微生物制剂[9]。目前有引起人类肺部感染、足菌肿及脑脓肿的报道[10-11]。

Streptomyces lincolnensis 林肯链霉菌

Mason et al., 1963

【词源和翻译】 “*lincolnensis*”,新拉丁语阳性形容词,英文词义为“of or belonging to Lincoln”,意指该菌初次分离自该地的土壤中,位于美国内布拉斯加州靠近林肯市一个名为“Gehring”的地区,菌名翻译为“林肯链霉菌”。

【临床意义】 林肯链霉菌主要用于合成林可霉素。暂无人类感染的报道[12]。

Streptomyces nodosus 结节链霉菌

Trejo, 1961

【词源和翻译】 “*nodosus*”,拉丁语阳性形容词,英文词义为“knotty”,表示“多结节的”,菌名翻译为“结节链霉菌”。

【临床意义】 结节链霉菌主要用于合成抗真菌药物两性霉素B。该菌来源不明,暂无人类感染的报道[13]。

S

Streptomyces somaliensis 索马里链霉菌

(Brumpt 1906) Waksman and Henrici, 1948

【分类学评述】 该菌种在1906年被描述为"*Indiella somaliensis*",在1948年被描述为现在的索马里链霉菌并在1980年被收录到《核准的细菌名称目录》。

【词源和翻译】 "*somaliensis*",新拉丁语阳性/阴性形容词,英文词义为"of or pertaining to Somalia",表示"索马里的或与索马里相关的",意指该菌首次发现于索马里国家,菌名翻译为"索马里链霉菌"。

【临床意义】 索马里链霉菌可分离于深海的海水标本,主要用于合成抗癌药物菲特霉素(Fredericamycin)A,目前有引起人类足菌肿及腹膜炎的报道[14]。

Streptomyces sudanensis 苏丹链霉菌

Quintana, 2008

【词源和翻译】 "*sudanensis*",新拉丁语阳性/阴性形容词,英文词义为"of or pertaining to Sudan",表示"苏丹的或与苏丹相关的",意指该菌首次发现于苏丹,菌名翻译为"苏丹链霉菌"。

【临床意义】 苏丹链霉菌来源不明,目前有引起人类足菌肿的报道[15]。

Streptomyces thermovulgaris 热普通链霉菌

Henssen, 1957 (Approved Lists, 1980)

【词源和翻译】 "*thermovulgaris*",新拉丁语阳性形容词,由"*thermê*"和"*vulgaris*"两个词根组成:"*thermê*",希腊语名词,英文词义为"heat";"*vulgaris*",拉丁语形容词,英文词义为"common"。"*thermovulgaris*",新拉丁语阳性形容词,英文词义为"heat、common",表示"热的、普通的",菌名翻译为"热普通链霉菌"。

【临床意义】 热普通链霉菌有在1例克罗恩病患者中引起菌血症的报道[16-17]。

Streptomyces venezuelae 委内瑞拉链霉菌

Ehrlich et al., 1948 (Approved Lists, 1980)

【词源和翻译】 "*venezuelae*",新拉丁语阳性名词属格,英文词义为"of Venezuela",表示"委内瑞拉的",因该菌首次发现于委内瑞拉而得名,菌名翻译为"委内瑞拉链霉菌"。

【临床意义】 委内瑞拉链霉菌主要用于合成聚酮化合物、聚酮非核糖体肽复合物及氨基糖苷类抗生素[18],其来源不明,且暂未有人的感染报道。

***Streptomyces* 链霉菌属参考文献**

Sulfurospirillum 硫化螺旋菌属 Schumacher et al., 1993

【词源和翻译】 "*Sulfurospirillum*",新拉丁语中性名词,由"*sulfur*"和"*spirillum*"两个词根组成:"*sulfur*,",拉丁语名词,英文词义为"sulfur";"*spirillum*",新拉丁语中性名词,英文词义为"a short spiral"。"*Sulfurospirillum*",英文词义为"a spirillum that reduces elemental sulfur",表示"一种降解硫元素的螺旋菌",菌名翻译为"硫化螺旋菌属"。

一、分类学

硫化螺旋菌属隶属于变形菌门(Proteobacteria)、ε-变形菌纲(Epsilonproteobacteria)、弯曲菌目(Campylobacterales)、弯曲菌科(Campylobacteraceae),模式菌种为德莱伊硫化螺旋菌。

二、属的特征

硫化螺旋菌属是革兰氏阴性杆菌，大小为(0.1～0.5) μm×(1.0～3.0) μm，细长呈弧形或螺旋状，成对细胞呈“S”形或海鸥肢状，而长链细胞形成螺旋状，不形成芽孢，具有极生的多根鞭毛或侧鞭毛，以多根极鞭毛呈箭状运动。产生氧化酶但不产生吲哚，也不分解糖，在缺氧的条件下可发酵富马酸盐，生长温度为8～36 ℃。能量来源是氨基酸代谢和呼吸。基因组 DNA G+C 含量为 49 mol%[1-2]。

三、属内菌种

***Sulfurospirillum deleyianum* 德莱伊硫化螺旋菌**

Schumacher et al., 1993

【词源和翻译】 “*deleyianum*”，新拉丁语中性形容词，由单词“DeLey”拉丁化而来，源自微生物学家 J. DeLey 的名字，以纪念其对细菌系统学中遗传分析所做的杰出贡献，菌名翻译为“德莱伊硫化螺旋菌”。

【临床意义】 德莱伊硫化螺旋菌分离于德国马克的萨姆隆淡水湖的沉积物[3]，暂无人类感染的报道。

【抗菌药物敏感性和感染用药】 由于该菌对人和动物不致病，没有相关报道。

***Sulfurospirillum* 硫化螺旋菌属参考文献**

Sutterella 萨特菌属 Wexler et al., 1996

【词源和翻译】 “*Sutterella*”，带小尾缀的新拉丁语阴性名词，由“Sutter”拉丁化而来，源自一位在沃兹沃斯厌氧菌实验室(Wadsworth Anaerobe)工作 20 年且受人尊敬的专家“Vera Sutter”的名字，以纪念其对厌氧性微生物学所做的杰出贡献，菌名翻译为“萨特菌属”。

一、分类学

萨特菌属隶属于变形菌门(Proteobacteria)、β-变形菌纲(Betaproteobacteria)、伯克霍尔德菌目(Burkholderiales)、产碱菌科(Alcaligenaceae)，模式菌种为华德萨特菌。

二、属的特征

萨特菌属是革兰氏阴性直杆菌，大小为(0.5～1) μm×(1～3) μm，在微氧环境(2%和 6% O_2)或厌氧条件下生长，脲酶阴性、氧化酶阴性、吲哚醋酸酯阴性，能抵抗 20%胆汁纸片，不分解糖。在需氧条件下培养基中加入含有甲酸和延胡索酸盐时，不还原四氯四氮唑(tetrazolium tetrachloride)[1]。

三、属的临床意义

该菌属分离于胃肠道，属于肠道菌群，也可引起人的胃肠道感染。

四、抗菌药物敏感性和感染用药

95%萨特菌株对阿莫西林/克拉维酸、替卡西林/克拉维酸、头孢噻吩、头孢曲松、克林霉素敏感。85%~95%菌株对哌拉西林、哌拉西林/他唑巴坦、头孢唑肟、环丙沙星、诺氟沙星、阿奇霉素、克拉霉素、红霉素、罗红霉素,部分菌株可能对甲硝唑耐药,供参考。

五、属内菌种

Sutterella parvirubra 小红萨特菌

Sakon et al., 2008

【词源和翻译】 "*parvirubra*",新拉丁语阴性形容词,由"*parus*"和"*ruber-bra-brum*"两个词根组成:"*parus*,",拉丁语形容词,英文词义为"small";"*ruber-bra-brum*",拉丁语形容词,英文词义为"red"。"*parvirubra*",英文词义为"small and red",表示"小的、红的",意指与菌体的大小和菌落的颜色形态相关,菌名翻译为"小红萨特菌"。

【临床意义】 小红萨特菌菌株分离于人的粪便,属于肠道正常菌群[2],尚未见人类感染的报道。

Sutterella wadsworthensis 华德萨特菌

Wexler et al., 1996

【词源和翻译】 "*wadsworthensis*",新拉丁语阳性/阴性形容词,英文词义为"pertaining to Wadsworth",表示"与华德萨有关的",该菌因在西洛杉矶(West Los Angeles)退伍军人医院华德萨厌氧菌实验室(wadsworth anaerobe laboratories)被鉴定而得名,菌名翻译为"华德萨特菌"。

【临床意义】 华德萨特菌有在一例炎症性肠病患者中引起胃肠道感染的报道[3]。

***Sutterella* 萨特菌属参考文献**

Suttonella 萨顿菌属 Dewhirst et al., 1990

【词源和翻译】 "*Suttonella*",带小尾缀的新拉丁语阴性名词,源自澳大利亚微生物学专家 R. G. A. Sutton 的名字,由"Sutton"拉丁化而来,菌名翻译为"萨顿菌属"。

一、分类学

萨顿菌属隶属于变形菌门(Proteobacteria)、γ-变形菌纲(Gammaproteobacteria)、心杆菌目(Cardiobacteriales)、心杆菌科(Cardiobacteriaceae),模式菌种为产吲哚萨顿菌。

二、属的特征

萨顿菌属是革兰氏阴性、长直杆菌,但倾向于抵抗脱色,大小为 1.0 μm×(2~3) μm,两端钝圆,偶见成对、成团或呈链状排列。在血平板中 37 ℃条件下培养 48 h 形成半透明小菌落,在麦康凯平板上不生长。通常试验中无动力,但部分可有菌毛而表现为搐动性。虽属于需氧菌,但由于其在高湿度与高 CO_2 环境下,生长速度得以增强,使得该菌更倾向于兼性厌氧。氧化酶阳性(用四甲基对苯二胺测试时),触酶阴性，吲哚阳性（活性较弱），脲酶阴性，DNA 酶为阴性，鸟氨酸和赖氨酸脱羧酶阴性，碱性磷酸酶阳性，胰蛋白酶（*N*-苯甲酰基-L_1-精氨酸-2-萘基酰胺）阴性，磷酸水解酶（萘酚-AS-BI-磷酸酯）阴性。化能有机营养，属于发酵型代谢，在果糖、葡萄糖、麦芽糖、*D*-甘露糖和蔗糖代谢分解中产酸不产气。麦芽糖试验反应弱且晚（28 d 时表现为阳性），但麦芽糖试验快速法（4~24 h）测定一般为阴性。不还原亚硝酸盐，产硫化氢（由醋酸铅法测定，而非三糖铁法）。该菌属是根据核酸分析于 1990 年成立的新属，基因组 DNA G+C 含量为 49 mol%[1]。

三、属的临床意义

萨顿菌主要分离于鸟类，但有临床引起人腹膜炎、心内膜炎等的报道[2]。

四、抗菌药物敏感性和感染用药

人类中分离出萨顿菌极为少见，其药物敏感性类似于 HACEK 细菌群。药敏试验可参照 CLSI M45 中“HACEK 菌：凝聚杆菌属（之前的嗜沫嗜血杆菌、副嗜沫嗜血杆菌、惰性嗜血杆菌都划入凝聚杆菌属）、伴放线杆菌、心杆菌属、侵蚀艾肯菌和金氏菌属的 MIC 折点解释标准”进行操作，该标准中明确规定 HACEK 细菌群需要常规检测 *β*-内酰胺酶，由于 HACEK 细菌群少见且一般生长不良，所以相关的药敏试验数据有限。HACEK 细菌群成员对超广谱头孢菌素和氟喹诺酮类药物敏感，但体外试验对氨苄西林和青霉素往往是敏感的。美国心脏协会的相关指南指出，治疗由 HACEK 细菌群细菌引起的感染性心内膜炎时，应视为氨苄西林耐药。阳离子校正的马欣二氏溶解马血培养基微量肉汤稀释法可用于 HACEK 细菌群药敏检测，但一些分离株需要孵育 48 h 的阳性对照孔才有足够的浊度[2-5]。

五、属内菌种

Suttonella indologenes 产吲哚萨顿菌

（Snell and Lapage，1976）Dewhirst et al.，1990

【分类学评述】 该菌种在 1976 年被描述为产吲哚金杆菌（*Kingella indologenes*）并于 1980 年被收录到《核准的细菌名称目录》。在 1990 年，该菌种重新被分类为现在的产吲哚萨顿菌。

【词源和翻译】 “*indologenes*”，新拉丁语分词形容词，由“*indolum* ”和“*-genes*”两个词根组成：“*indolum*”，新拉丁语名词，英文词义为“indole”；“*-genes*”，新拉丁语后缀，源自希腊动词“*gennaô*”，英文词义为“producing”。“*indologenes*”，新拉丁语形容词，英文词义为“indole-producing”，表示“产吲哚的”，因该菌具有产生吲哚的特性而得名，菌名翻译为“产吲哚萨顿菌”。

【临床意义】 产吲哚萨顿菌最早分离于野生鸟类（蓝山雀），通常定植于上呼吸道黏膜，目前有引起人类眼部感染、心内膜炎和腹膜炎的报道[6-8]。

Suttonella 萨顿菌属参考文献

T

Tannerella 坦纳菌属 Sakamoto et al., 2002

【词源和翻译】 “*Tannerella*”,带小尾缀的新拉丁语阴性名词,由“Tanner”拉丁化而来,源自美国微生物专家“Anne C. R. Tanner”的名字,以纪念她对牙周病研究做出的杰出贡献,菌名翻译为“坦纳菌属”。

一、分类学

坦纳菌属隶属于拟杆菌门(Bacteroidetes)、拟杆菌纲(Bacteroidia)、拟杆菌目(Bacteroidales)、卟啉单胞菌科(Porphyromonadaceae),模式菌种福赛斯坦纳菌为目前属内唯一菌种。

二、属的特征

坦纳菌属是革兰氏阴性杆菌,形态多样,大小为(0.3~0.5) μm×(1~30) μm。厌氧,无动力,多数菌株生长时需要 *N*-乙酰谷氨酸(部分菌株除外)。20%胆汁可抑制生长,代谢产物主要为醋酸、丁酸、异戊酸、丙酸和苯醋酸;可以生成少量的异丁酸和琥珀酸。能水解七叶苷,产吲哚量不定,胰蛋白酶活性为阳性,存在葡萄糖-6-磷酸脱氢酶、6-磷酸葡萄糖酸脱氢酶、苹果酸脱氢酶和谷氨酸脱氢酶途径[1]。

三、属内菌种

Tannerella forsythia 福赛斯坦纳菌

corrig. (Tanner et al., 1986) Sakamoto et al., 2002

【分类学评述】 该菌种于1986年被描述为福赛斯拟杆菌(*Bacterioides forsythus*)并被收录到《核准的细菌名称目录》。在2002年被重新分类为现在的福赛斯坦纳菌。

【词源和翻译】 “*forsythia*”,新拉丁语阴性名词属格,源自首次发现菌株的地名福赛斯(Forsyth)牙科中心,菌名翻译为“福赛斯坦纳菌”。

【临床意义】 福赛斯坦纳菌最初分离于人类的口腔中,是感染牙槽的优势菌之一,可从人工植牙周围检出,还能从扁桃体隐窝中分离到,主要与牙周炎、牙根管感染、植入周围炎有关。福赛斯坦纳菌是喉头切除后行声带修复术的患者人工声带上形成生物膜的主要厌氧菌之一。该菌也能从细菌性阴道病患者的阴道标本、类风湿关节炎和银屑病关节炎患者的滑液标本中检出[2]。

【抗菌药物敏感性和感染用药】 该菌属是一种专性厌氧菌,药敏试验推荐琼脂稀释法,且理论上可参考 CLSI M11-A7“厌氧菌的 MIC 折点解释标准”来进行药敏判读,但难以常规开展。有资料显示,四环素局部用药可以有效地治疗福赛斯坦纳菌引起的牙周炎,供参考[3-4]。

Tannerella 坦纳菌属参考文献

Tatlockia 塔特洛克菌属 Garrity et al., 1980

【词源和翻译】 “*Tatlockia*”,新拉丁语阴性名词,由“Tatlock”拉丁化而来,源自微生物专家“Hugh Tatlock”的名字,以纪念其首次分离到塔特洛克菌,菌名翻译为“塔特洛克菌属”。

一、分类学

塔特洛克菌属隶属于变形菌门(Proteobacteria)、γ-变形菌纲(Gammaproteobacteria)、军团菌目(Legionellales)、军团菌科(Legionellaceae)。尽管有正式发表的论文,但业内并未广泛接受塔特洛克菌属这一名称,目前仍认为军团菌属是正确的分类名称[1-2]。

二、属内菌种

***Tatlockia maceachernii* 麦基彻恩(马氏)塔特洛克菌**

(Brenner et al., 1985) Fox et al., 1991

【分类学评述】 目前的正确分类为军团菌属(*Legeionella*),见麦基彻恩(马氏)军团菌(*Legeionella maceachernii*)。

***Tatlockia micdadei* 米克戴德塔特洛克菌**

Garrity et al., 1980

【分类学评述】 目前的正确分类为军团菌属,见米克戴德军团菌(*Legeionella micdadei*)。

***Tatlockia* 塔特洛克菌属参考文献**

T

Tatumella 塔特姆菌属 Hollis et al., 1982

【词源和翻译】 "*Tatumella*",带小尾缀的新拉丁语阴性名词,由"Tatum"拉丁化而来,源自美国细菌学家"Harvey Tatum"的名字,以纪念她对具有重要医学意义的发酵和非发酵菌的分类和鉴定所做的巨大贡献,菌名翻译为"塔特姆菌属"。

一、分类学

塔特姆菌属隶属于变形菌门(Proteobacteria)、γ-变形菌纲(Gammaproteobacteria)、肠杆菌目(Enterobacteriales)、肠杆菌科(Enterobacteriaceae),模式菌种为唾沫塔特姆菌。

二、属的特征

塔特姆菌属是革兰氏阴性小杆菌,大小为(0.6~0.8) μm×(0.9~3) μm,符合肠杆菌科的一般定义。36 ℃条件下无动力,当生长于25 ℃环境时,超过一半的菌株以极鞭毛、次极鞭毛或侧鞭毛进行运动。兼性厌氧,触酶阳性(活性较弱且缓慢),氧化酶阴性,无色素。原培养物在实验室培养基中常数周内死亡,该菌在25 ℃时比在36 ℃时生物活性更高,发酵葡萄糖时产酸不产气,能将硝酸盐还原成亚硝酸盐。生化活性不强,苯丙氨酸脱氨酶阳性,蔗糖、海藻糖和*D*-甘露糖的发酵试验阳性,VP试验(Coblentz法)阳性;吲哚、甲基红、VP试验、枸橼酸盐利用(Simmons)、硫化氢试验(三糖铁)、尿素水解、赖氨酸脱羧酶、精氨酸二水解酶、鸟氨酸脱羧酶、氰化钾试验、丙二酸盐利用、三角果素水解、β-半乳糖苷酶、明胶水解(22 ℃)、脂肪酶(玉米油)、DNA酶等生化试验呈阴性;不发酵乳糖、*D*-甘露糖醇、肌醇、*D*-山梨醇、*L*-阿拉伯糖、棉子糖、*L*-鼠李糖、麦芽糖、*D*-木糖、纤维二糖、α-甲基-*D*-葡萄糖苷、赤藓糖醇和*D*-阿拉伯糖醇等。

基因组 DNA G+C 含量为 53~54 mol%[1]。

三、属的临床意义

塔特姆菌属是临床实验室很少分离到的肠杆菌目细菌，多为条件致病菌，主要引起免疫功能不全的患者感染，且普遍认为其在临床标本中暂时寄生或与其他细菌共生。目前有分离于各种临床样本，如血液、尿液、喉部、咽部、导气管、痰和粪便标本的报道，也有引起新生儿脓毒症的报道[1]。

四、抗菌药物敏感性和感染用药

塔特姆菌是肠杆菌目细菌，经验用药可采用第三代头孢菌素类和碳青霉烯类抗菌药物，但通常建议进行常规药敏试验（可参照 CLSI M100 中“肠杆菌目细菌的抑菌圈直径及 MIC 折点解释标准”进行判读[2]），并按照药敏结果用药。有资料显示，该菌属对多黏菌素、萘啶酸、磺胺嘧啶、庆大霉素、链霉素、卡那霉素、四环素、氯霉素、羧苄西林、氨苄西林、头孢菌素敏感，但与其他肠杆菌科细菌不同的是，其对青霉素也敏感[3]，供参考。

五、属内菌种

Tatumella ptyseos 唾沫（痰）塔特姆菌

Hollis et al., 1982

【词源和翻译】 “*ptyseos*”，新拉丁语名词属格，英文词义为“of/from a spitting”，因该菌来源于人的唾沫标本（或至少文献来源于痰标本）而得名，菌名翻译为“唾沫塔特姆菌”，也有译为“痰塔特姆菌”。

【临床意义】 唾沫（痰）塔特姆菌是一种罕见的食源性、机会性病原体，首次分离自呼吸道标本，目前有引起新生儿败血症、菌血症和尿路感染的报道[3]。

Tatumella citrea 柠檬塔特姆菌

（Kageyama et al., 1992）Brady et al., 2010

【分类学评述】 该菌种在 1992 年被分类柠檬泛菌（*Pantoea*），在 2010 年被重新分类为现在柠檬塔特姆菌。

【词源和翻译】 “*citrea*”，新拉丁语阴性形容词，英文词义为“belonging to the citrus tree”，因指其最初分离于柠檬树标本，菌名翻译为“柠檬塔特姆菌”。

【临床意义】 柠檬塔特姆菌目前仅分离于柠檬树，暂无人类感染的报道。

***Tatumella* 塔特姆菌属参考文献**

Tetragenococcus 四生球菌属 Collins et al., 1993

【词源和翻译】 “*Tetragenococcus*”，新拉丁语阳性名词，由“*tetra*”、“*-genes*”和“*coccus*”三个词根组成：“*tetra*”，希腊语前缀，英文词义为“four”；“*-genes*”，希腊语后缀，源自希腊动词“*gennaô*”，英文词义为“producing or forming”；“*coccus*”，新拉丁语阳性名词，源自希腊阳性名词“*kokkos*”，英文词义为“coccus”。“*Tetragenococcus*”，英文词义为“tetrad arrangement of cocci”，表示“四联排列的球菌”，菌名翻译为“四生球菌属”。

一、分类学

四生球菌属隶属于厚壁菌门（Firmicutes）、芽孢杆菌纲（Bacilli）、乳酸杆菌目（Lactobacillales）、肠球菌科（Enterococcaceae），模式菌种为嗜盐四生球菌（*Tetragenococcus halophilus*）。

二、属的特征

四生球菌属是革兰氏阳性菌，无动力，呈球形或卵圆形，在两个平面中以直角划分形成四分体，可成对或单个存在，特别是在早期或中期生长。大小约 0.5 μm×1.0 μm，触酶和氧化酶阴性。同型发酵葡萄糖时无 CO_2 和色素生成，属化能有机营养生物，兼性厌氧。细菌嗜盐性生长，可在 1%～25% NaCl 存在条件下生长，细菌培养最适 pH 为 7.0～8.0、5%～10%的 NaCl 浓度及 25～35 ℃环境下生长；当在 pH 小于 4.5、大于 10 与高于 45 ℃时细菌不生长。该属包含 4 个菌种，分别是嗜盐四生球菌（ATCC 33315）、韩国四生球菌（DSM 16501；KCTC 3924）、盐渍四生球菌（ATCC 33315）、孤独四生球菌（DSM 5634）。基因组 DNA G+C 含量为 34～36 mol%[1]。

T

三、属的临床意义

四生球菌最早分离于盐性食物，如凤尾鱼、酱油、腌制盐水、鱼酱，提示该菌属广泛分布于环境，包括高盐的碳水化合物，但与牛奶和乳制品关系不大。有引起临床感染的报道，但没有详细的药敏和抗生素使用报道，对植物和动物不致病[2]。

四、抗菌药物敏感性和感染用药

据第 11 版《临床微生物手册》中有关触酶阴性的革兰氏阳性球菌抗菌药物敏感性试验介绍，该菌的抗菌药物敏感性试验一般使用稀释法。K-B 法的应用、E-test 法与肉汤或琼脂扩散法的相关性研究较少甚至没有数据，故没有专门针对四生球菌属的标准稀释法或 MIC 解释标准，这也导致很难准确评估四生球菌属的药物敏感谱。除了对万古霉素敏感外，该菌属与片球菌属具有相似的表型特征，建议可借用 CLSI M45 中“片球菌属的 MIC 折点解释标准”评价四生球菌属[2-3]。

五、属内菌种

Tetragenococcus solitarius 孤独四生球菌

（Collins et al.，1989）Ennahar and Cai，2005

【分类学评述】 该菌种在 1989 年被分类为孤独肠球菌（*Enterococcus solitarius*），在 2005 年，被重新分类为现在的孤独四生球菌[4]。

【词源和翻译】 “*solitarius*”，拉丁语阳性形容词，英文词义为“alone”、“lonely”、“solitary”，表示“孤独的”，菌名翻译为“孤独四生球菌”。

【临床意义】 孤独四生球菌最早分离于人的样本，但在临床分离中并不常见，分离标本类型不详，是引起感染的条件致病菌[4]。

***Tetragenococcus* 四生球菌属参考文献**

Terrisporobacter 土孢杆菌属 Gerritsen et al.，2014

【词源和翻译】 “*Terrisporobacter*”，拉丁语阳性名词，由“*terra*”、“*spora*”和“*bacter*”三个词根组成：

"*terra*",拉丁语名词,英文词义为"soil";"*spora*",希腊语阴性名词,英文词义为"a seed and in biology a spore";"*bacter*",新拉丁语阳性名词,英文词义为"rod"。"*Terrisporobacter*",英文词义为"a spore-forming rod found in soil",表示"土壤里发现可形成孢子的杆菌",菌名翻译为"土孢杆菌属"。

一、分类学

土孢杆菌属隶属于厚壁菌门(Firmicutes)、芽孢杆菌纲(Bacilli)、真杆菌目(Eubacteriales)、梭菌科(Clostridium),模式菌种为乙二醇土孢杆菌。

二、属的特征

土孢杆菌属是革兰氏阳性或革兰氏染色可变菌,菌体直或微弯的杆菌,单个或成双排列。厌氧菌,动力阳性,所有菌种均能形成孢子。基因组 DNA G+C 含量为 25~30 mol%[1]。

三、属的临床意义

土孢杆菌属原属于梭菌属,2014 年重新分类为土孢杆菌属。最早分离于小鼠的胃肠道[1]。

四、抗菌药物敏感性和感染用药:

土孢杆菌是一种专性厌氧菌,药敏试验推荐琼脂稀释法,且理论上可参考 CLSI M11-A7"厌氧菌的 MIC 折点解释标准"来进行药敏判读,但难以常规开展。有利用厌氧菌的 E-test 显示,该菌对哌拉西林/他唑巴坦、甲硝唑、莫西沙星、美罗培南、克林霉素有较低的 MIC 值,而对头孢西丁、头孢曲松和亚胺培南的 MIC 值较高,临床使用莫西沙星和甲硝唑的联合治疗可达到治愈效果[2-3],供参考。

五、属内菌种

Terrisporobacter glycolicus 乙二醇土孢杆菌

Gerritsen et al., 2014

【分类学评述】 该菌种在 1963 年被描述为乙二醇梭菌(*Clostridium glycolicum*)并于 1980 年被收录到《核准的细菌名称目录》,在 2014 年被重新分类为现在的乙二醇土孢杆菌。

【词源和翻译】 "*glycolicus*",新拉丁语阳性形容词,由"*glycol*"和"*-icus*"两个词根组成:"*glycol*",新拉丁语名词,英文词义为"glycol";"*-icus*",拉丁语形容词后缀,英文词义为"related to"、"belonging to"。"*glycolicus*",英文词义为"referring to the ability to ferment ethylene glycol",指可发酵乙二醇的,菌名翻译为"乙二醇土孢杆菌"。

【临床意义】 乙二醇土孢杆菌是临床少见的病原菌,可引起脑脓肿、骨关节感染和血流感染,一般作为混合感染的厌氧性感染,也有单独引起深部手术伤口感染的病例报道[2]。

***Terrisporobacter* 土孢杆菌属参考文献**

Tetrathiobacter 连四硫酸杆菌属 Ghosh et al., 2005

【词源和翻译】 "*Tetrathiobacter*",新拉丁语阳性名词,由"*tetra*"、"*thium*"和"*bacter*"三个词根组

成："*tetra*"，希腊语形容词，英文词义为"four"；"*thium*"，希腊语名词，英文词义为"sulfur"；"*bacter*"，新拉丁语阳性名词，英文词义为"a rod"。"*Tetrathiobacter*"，英文词义为"a tetrathionate-oxidizing bacterium"，表示"一个连四硫酸盐氧化的杆菌"，因该菌具有氧化多种还原性的硫化合物或硫代硫酸盐，使之转化为连四硫酸盐并最终产酸的能力而得名，菌名翻译为"连四硫酸杆菌属"。

一、分类学

连四硫酸杆菌属隶属于变形菌门（Proteobacteria）、β-变形菌纲（Betaproteobacteria）、伯克霍尔德菌目（Burkholderales）、产碱杆菌科（Alcaligenaceae），模式菌种为克什米尔连四硫酸杆菌。在 2009 年，Gibello 提出将"克什米尔连四硫酸杆菌"归入颇陌菌属（*Advenella*）并命名为"克什米尔颇陌菌"（*Advenella kashmirensi*）。根据《国际原核生物命名法》，微生物学家同意将"连四硫酸杆菌属"重新分类为颇陌菌属[1]。

二、属的特征

见颇陌菌属。

三、属内菌种

***Tetrathiobacter kashmirensis* 克什米尔连四硫酸杆菌**

Ghosh et al., 2005

【分类学评述】 该菌种已被重新分类为颇陌菌属，即克什米尔颇陌菌[2]。

***Tetrathiobacter* 连四硫酸杆菌属参考文献**

Thermoactinomyces 高温放线菌属 Tsilinsky, 1899

【词源和翻译】 "*Thermoactinomyces*"，新拉丁语阳性名词，由"*thermos*"、"*akits-inos*"和"*mykês*"三个词根组成："*thermos*"，希腊语形容词，英文词义为"hot"；"*aktis-inos*"，希腊语名词，英文词义为"ray"、"beam"；"*mykês*"，希腊语阳性名词，英文词义为"a mushroom"、"any thing shaped like a mushroom"。"*Thermoactinomyces*"，新拉丁语阳性名词，英文词义为"heat (loving) ray fungus"，表示"嗜热放射性真菌"，菌名翻译为"高温放线菌属"。

一、分类学

高温放线菌属隶属于厚壁菌门（Firmicutes）、芽孢杆菌纲（Bacilli）、芽孢杆菌目（Bacillales）、高温放线菌科（Thermoactinomycetaceae），模式菌种为普通高温放线菌。

二、属的特征

高温放线菌属是革兰氏阳性需氧菌，不耐酸，化能有机营养。气生菌丝丰富，呈白色，发育良好的分枝和隔膜底物有菌丝体生成，内生孢子是无梗的，可单独生长在气生菌丝、基底菌或未分枝的短孢子上。嗜热，在 55 ℃条件下生长良好，而非 30 ℃，壁肽聚糖含有内消旋-二氨基庚二酸，但无特征性糖，系统发育最近的是 *Laceyella*。基因组 DNA G+C 含量为 48 mol%[1]。

三、属的临床意义

高温放线菌主要分离于土壤和泥土中，也可分离于蔬菜堆肥、干草、麦秆、谷粒、蔗渣、棉花、蘑菇堆肥中，还可分离于加湿器、空调或直接从空气中分离。可能是外源性变应性肺泡炎（过敏性肺炎）的病原体。

T

四、抗菌药物敏感性和感染用药

CLSI 最近发布了需氧放线菌药敏试验核准标准修订版，其推荐的诺卡菌和其他需氧放线菌药敏试验方法是微量肉汤稀释法。CLSI 文件对接种物准备、平板接种、孵化培养及结果解读方法进行了概述，诺卡菌药敏试验需要培养 3~5 d 后判读结果，且孵育周期与特定受试菌种类有关。推荐用于所有需氧放线菌初始药敏试验的抗菌药物包括阿米卡星、阿莫西林/克拉维酸、头孢曲松、环丙沙星、克拉霉素、亚胺培南、利奈唑胺、米诺环素、复方磺胺甲噁唑和妥布霉素，二次药敏试验可考虑的药物包括头孢吡肟、头孢噻肟和多西环素。CLSI 文件列出了用于诺卡菌菌株药敏检测的所有药物的折点和判读标准，同时要求在给医生的药敏报告上应提供 MIC 及 MIC 结果解释，文件也指出诺卡菌药敏折点也能用于其他需氧放线菌，但报告时应注明其属于推断性的。高温放线菌药敏试验可参照 CLSI M24 中“诺卡菌属和其他需氧放线菌的 MIC 折点解释标准”进行操作，供参考。

五、属内菌种

***Thermoactinomyces vulgaris* 普通高温放线菌**

Tsilinsky, 1899 (Approved Lists, 1980)

【词源和翻译】 “*vulgaris*”，拉丁语阳性/阴性形容词，英文词义为“common”，指普通的，菌名翻译为“普通高温放线菌”。

【临床意义】 普通高温放线菌分离于冰岛的一处深海热泉，无临床致病性报道，可作为抗生素开发研究的基础[2]。

***Thermoactinomyces* 高温放线菌属参考文献**

Tissierella 蒂西耶菌属 Collins and Shah, 1986

【词源和翻译】 “*Tissierella*”，带小尾缀的新拉丁语阴性名词，英文词义为“named after P. H. Tissier”，源自第一次描述该菌属 Tissier 博士的名字，菌名翻译为“蒂西耶菌属”。

一、分类学

蒂西耶菌属隶属于厚壁菌门(Firmicutes)、梭菌纲(Clostridia)、梭菌目(Clostridiales),科名暂未定,模式菌种为尖锐蒂西耶菌。

二、属的特征

蒂西耶菌属为革兰氏阴性杆菌,严格厌氧,无芽孢,微弱或者不发酵糖类。基因组 DNA G+C 含量为 28 mol%。

三、属的临床意义

蒂西耶菌属常分离于婴儿或成人的粪便、厌氧培养的动物和人的标本。

四、抗菌药物敏感性和感染用药

蒂西耶菌是一种专性厌氧菌,药敏试验推荐琼脂稀释法,且理论上可参考 CLSI M11-A7"厌氧菌的 MIC 折点解释标准"来进行药敏判读,但难以常规开展。从系统发育亲缘关系来看,该菌种理论上可参考拟杆菌属感染用药方案;另有资料显示该菌属对 β-内酰胺类抗生素、氯霉素、利福平和甲硝唑敏感[1],供参考。

五、属内菌种

***Tissierella praeacuta* 尖锐蒂西耶菌**

(Tissier, 1908) Collins and Shah, 1986

【分类学评述】 该菌种在 1970 年被描述为"尖锐类杆菌"(*Bacteroides praeacutus*)并于 1980 年被收录到《核准的细菌名称目录》,在 1986 年重新分类为现在的尖锐蒂西耶菌。被描述的其他同义名还包括"*Coccobacillus praeacutus*"、"*Zuberella praeacuta*"和"*Fusobacterium praeacutum*"。

【词源和翻译】 "*praeacuta*",新拉丁语阴性形容词,英文词义为"sharpened to a point"、"sharpened",表示"尖锐的",菌名翻译为"尖锐蒂西耶菌"。

【种的特征】 尖锐蒂西耶菌有周鞭毛,动力阳性杆菌,呈单个或成双分布,大小为(0.6~0.9) μm×(2~8) μm。在血平板上形成小的、圆形、低凸起、灰色、光滑菌落。最佳生长温度为 37 ℃。不产吲哚和尿素,产硫化氢。基因组 DNA G+C 含量为 28 mol%。

【临床意义】 尖锐蒂西耶菌分离于婴儿或成人的粪便、坏疽伤口、肺脓肿和血液标本[1]。

***Tissierella* 蒂西耶菌属参考文献**

Tolumonas 甲苯单胞菌属 Fischer-Romero et al., 1996

【词源和翻译】 "*Tolumonas*",新拉丁语阴性名词,由"*toluolum*"和"*monas*"两个词根组成:"*toluolum*",新拉丁语名词,英文词义为"toluol",德语词义为"toluene";"*monas*",拉丁语阴性名

词，英文词义为“monad unit”。“*Tolumonas*”，英文词义为“toluene-producing unit”，表示“产甲苯的单胞体”，菌名翻译为“甲苯单胞菌属”。

一、分类学

甲苯单胞菌属隶属于变形菌门（Proteobacteria）、γ-变形菌纲（Gammaproteobacteria）、气单胞菌目（Aeromonadales）、气单胞菌科（Aeromonadaceae），模式菌种为金湖甲苯单胞菌。

二、属的特征

甲苯单胞菌为革兰氏阴性杆状细菌，常单个或成对排列。无动力，兼性厌氧菌。在厌氧条件下培养时，触酶和氧化酶阴性；在需氧条件下培养时，触酶阳性而氧化酶阴性。当存在额外的碳源条件下，细菌可由苯丙氨酸、苯基醋酸、苯基乳酸和苯基丙酮酸来生产甲苯；而当苯基丙氨酸被酪氨酸取代时，则产生苯酚。细菌在有氧条件下，最适生长温度为 22 ℃，最适生长 pH 为 7.2，能将 PYG 培养基中的碳水化合物发酵产生乙醇、醋酸和甲酸；在厌氧条件下，以 *D*-阿拉伯糖、*D*-纤维二糖、*D*-果糖、*D*-葡萄糖、糖原、菊糖、麦芽糖、*D*-甘露糖、*D*-木糖、蜜二糖、*D*-棉子糖、鼠李糖、水杨苷、蔗糖、*D*-海藻糖、*D*-甘露醇和 *D*-山梨醇作为碳源；不产脂肪酶、卵磷脂酶、脲酶、核酸外切蛋白酶、吲哚和硫化氢。基因组 DNA G+C 含量为 49 mol%[1]。

三、属的临床意义

甲苯单胞菌属菌株分离于水底的缺氧沉积物或缺氧的水中，暂无人类感染的报道。

四、抗菌药物敏感性和感染用药

目前暂无甲苯单胞菌临床分离和感染用药方案的相关数据，但从系统发育亲缘关系来看，其隶属于气单胞菌科，故理论上可参考气单胞菌的药敏试验方法和感染用药方案。

五、属内菌种

***Tolumonas auensis* 金湖甲苯单胞菌**

Fischer-Romero et al., 1996

【词源和翻译】 “*auensis*”，新拉丁语阳性/阴性形容词，英文词义为“pertaining to Lake Au”，表示金湖，即该菌第一次被发现的位置，菌名翻译为“金湖甲苯单胞菌”。

【临床意义】 金湖甲苯单胞菌分离于瑞士苏黎世市金湖（Lake Au）的湖底沉积物，暂无人类感染的报道[2]。

***Tolumonas* 甲苯单胞菌属参考文献**

Trabulsiella 特拉布斯菌属 McWhorter et al., 1992

【词源和翻译】 “*Trabulsiella*”，带小尾缀的新拉丁语阴性名词，源自巴西细菌学家 L. R. Trabulsi 的名字，以纪念他在肠杆菌科肠道致病性研究中做出的重要贡献，菌名翻译为“特拉布斯菌属”。

一、分类学

特拉布斯菌属隶属于变形菌门（Proteobacteria）、γ-变形菌纲（Gammaproteobacteria）、肠杆菌目（Enterobacteriales）、肠杆菌科（Enterobacteriaceae），模式菌种为关岛特拉布斯菌。

二、属的特征

特拉布斯菌属是革兰氏阴性杆菌，氧化酶阴性，动力阳性，可发酵糖类，不产色素，与肠杆菌科细菌特征相似，生化反应不稳定，重复性不好。与沙门菌的生化反应很相似，曾被疑似沙门菌送美国疾病预防控制中心鉴定，但与沙门菌 O 和 H 血清均不凝集。缓慢发酵乳糖，产硫化氢。基因组 DNA G+C 含量为 55.5~55.7 mol%[1]。

三、属的临床意义

特拉布斯菌属分离于真空吸尘器尘土、土壤和人类粪便。尽管在腹泻患者的粪便中可发现该菌，但还不能证明其与腹泻有关，且基于表型可能将此菌误鉴定为沙门菌。

四、抗菌药物敏感性和感染用药

特拉布斯菌属隶于肠杆菌科，经验用药可采用第三代头孢菌素类和碳青霉烯类抗菌药物，但通常建议进行常规药敏试验（可参照 CLSI M100 中“肠杆菌目细菌的抑菌圈直径及 MIC 折点解释标准”进行判读），并按照药敏结果用药。有资料显示，特拉布斯菌属对多黏菌素、萘啶酸、庆大霉素、链霉素、卡那霉素、四环素、氯霉素、碳青霉烯类敏感，对青霉素、氨苄西林、头孢噻吩耐药，对磺胺嘧啶和羧苄西林的耐药性可变[2]，供参考。

五、属内菌种

***Trabulsiella guamensis* 关岛特拉布斯菌**

McWhorter et al., 1992

【词源和翻译】 “*guamensis*”，新拉丁语阳性/阴性形容词，由单词“Guam”拉丁化而来，英文词义为“pertaining to Guam”，与细菌首次分离的地方“Guam”有关，这是太平洋的密克罗尼西亚群岛中一个最大的岛屿，菌名翻译为“关岛特拉布斯菌”，1992 年以前称其为 CDC 肠群 90。

【临床意义】 分离于环境样本、食物和人的粪便，但没发现与腹泻和肠道感染有关，该菌的临床意义不明确[3]。

***Trabulsiella* 特拉布斯菌属参考文献**

Treponema 密螺旋体属 Schaudinn, 1905 (Robinson, 1948)

【分类学评述】 该菌属在 1948 年被描述为密螺旋体属，被描述的其他同义名还包括“*Spironema*”和

"*Microspironema*"。

【词源和翻译】 "*Treponema*"，新拉丁语中性名词，由"*trepô*"和"*nema*"两个词根组成："*trepô*"，希腊语动词，英文意思为"to turn"；"*nema*"，希腊语中性名词，英文意思为"a thread"。"*Treponema*"，英文词义为"a turning thread"，表示"一条扭曲的线"，因其有8～14个较细密而规则的螺旋，故约定俗成地翻译为"密螺旋体属"，并以此与含有3～10个稀疏而不规则螺旋的疏螺旋体属(*Borrelia*)相区别。

T

一、分类学

密螺旋体隶属于螺旋体门(Spirochaetes)、螺旋体纲(Spirochaetia)、螺旋体目(Spirochaetales)、螺旋体科(Spirochaetaceae)，模式菌种为苍白密螺旋体。

二、属的特征

密螺旋体为革兰氏染色阴性，但用革兰氏和吉姆萨染色大部分着色不佳，用银浸染法染色，菌体着色好，最好的观察方法是暗视野或相差显微镜。密螺旋体菌体为螺旋形，大小为(0.1～0.7) μm×(1～20) μm，螺旋形紧密可规则或不规则。在原生质体的末端有一个或多个周鞭毛(称为轴纤维或轴丝)，原生质体中在细胞膜下可见与周鞭毛平行的胞质丝。在不利的培养条件或环境中形成球形，也见于陈旧培养基中。动力阳性，细菌在液体培养基中做旋转运动，在高黏度的介质[含1%(*W/V*)的甲基纤维素]中做直线运动，在半固体和固体介质中，细胞呈弯曲运动，有时称为爬行运动。严格厌氧或微需氧，本属中与人体病原菌(苍白密螺旋体亚种、斑点病密螺旋体)和兔病原体(兔梅毒密螺旋体)密切相关的菌种为微需氧。除了苍白密螺旋体苍白亚种可在一个组织培养系统中有限繁殖外，其他致病密螺旋体都不能在人工培养基或组织培养中连续培养，可利用多种糖类或氨基酸作为碳和能量源。需要厌氧培养的密螺旋体触酶和氧化酶均为阴性，而有些种类需要血清中的长链脂肪酸才能生长。基因组 DNA G+C 含量为37～54 mol%[1]。

三、属的临床意义

密螺旋体可引起性病梅毒、地方性密螺旋体病、雅司病(yaws)、品他病(pinta)等，其中苍白密螺旋体(尤其是苍白亚种)可引起系统性感染，如果不进行治疗可迁延数年甚至数十年。另外，部分密螺旋体还可见于人和其他哺乳动物的口腔、直肠和生殖器，也可见于素食昆虫的肠内容物，可引起人的牙龈炎、牙周病和动脉粥样硬化等。

四、抗菌药物敏感性和感染用药

由于缺乏体外培养体系，不能开展苍白密螺旋体的常规抗菌药敏试验。通常认为，苍白密螺旋体对青霉素高度敏感，头孢曲松体外试验也显示出良好的活性，使用足够剂量的头孢曲松可有效治疗早期梅毒，推荐用于梅毒的替代治疗。四环素作为二线药物，推荐用于治疗青霉素过敏的梅毒患者，多西环素半衰期长和脑脊液渗透力强，因此效果优于四环素。喹诺酮类对苍白密螺旋体抗菌活性较低。大环内酯类的红霉素和阿奇霉素均出现耐药导致治疗失败的案例，因此较少用于治疗。

五、属内菌种

Treponema pallidum 苍白密螺旋体

Schaudinn and Hoffmann, 1905 (Approved Lists, 1980)

【分类学评述】 该菌种在1905年被描述为现在的苍白密螺旋体并于1980年被收录到《核准的细菌名称目录》，其他被描述的同义名还包括"*Spirochaeta* pallida"、"*Spironema pallidum*"、"*Microspironema pallidum*"和"*Spirillum pallidum*"。

【词源和翻译】 "*pallidum*"拉丁语中性形容词，英文词义为"pale"、"pallid"，即"苍白的"，菌名翻译为"苍白密螺旋体"（编者注：密螺杆菌属中大多数菌种，革兰氏染色和吉姆萨染色均不易着色，需要采用暗视野相差显微镜进行观察；苍白密螺旋的命名，可能与其菌体透明、不易着色的特性有关），亦有根据其引起的疾病"梅毒"命名，菌名翻译为"梅毒密螺旋体"。

【种的特征】 苍白密螺旋体是一种微需氧微生物，在氧浓度 3%～5%的体外环境中具有最佳复制能力。对干燥、高温和高压氧非常不耐受。生长缓慢，在兔体内的倍增时间为 30～33 h。细菌大小为(6～20) μm×0.2 μm。细胞膜结构与革兰氏阴性菌明显不同，不能通过革兰氏染色着色，也不能在亮视野显微镜下观察，常通过暗视野相差显微镜观察来进行诊断。其包含 3 个亚种，且在形态学上与斑点病密螺旋体相同，临床鉴别主要依赖于各自的地理分布、流行病学、临床表现和宿主方面的差异。基因组 DNA G+C 含量为 52.4～53.7 mol%。

【临床意义】 苍白密螺旋体有 3 个亚种，是螺旋体菌属中唯一可以通过性接触传播及母婴垂直传播、可突破血脑屏障的密螺旋体，可以引起性病梅毒。其在全球范围内广泛分布，主要通过性传播，也可以先天获得，但很少通过输血或器官移植传播。其中，苍白密螺旋体苍白亚种可引起地方性梅毒，主要疫源地在非洲的撒哈拉以南和中东部地区等气候干热国家，可通过接触患者皮肤和黏膜的感染灶或通过共用餐具而传播。苍白密螺旋体极细亚种可引起雅司病，主要发生在非洲、亚洲、拉丁美洲和西太平洋热带贫困地区[2]。

Treponema pallidum subsp. *endemicum* 苍白密螺旋体地方性亚种

Schaudinn and Hoffman, 1905

【词源和翻译】 "*endemiccum*"，新拉丁语中性形容词，英文词义为"endemic"，源自希腊语形容词"*endemoson*"，英文词义为"native"、"dwelling in place"，表示"地方性的"，菌名翻译为"苍白密螺旋体地方性亚种"。

【临床意义】 见苍白密螺旋体。

Treponema pallidum subsp. *pallidum* 苍白密螺旋体苍白亚种

Schaudinn and Hoffman, 1905

【词源和翻译】 见苍白密螺旋体。

【临床意义】 见苍白密螺旋体。

Treponema pallidum subsp. *pertenue* 苍白密螺旋体极细亚种

Castellani, 1905

【分类学评述】 该菌名在一些许多医学文献中广泛使用，但目前的正确分类名称为极细螺旋体（*Treponema pertenue*）。

【词源和翻译】 "*pertenue*"，拉丁语中性形容词，英文词义为"very thin"、"slender"，表示"极细的"，菌名翻译为"苍白密螺旋体极细亚种"。

【临床意义】 见苍白密螺旋体。

Treponema amylovorum 噬淀粉密螺旋体

Wyss et al., 1997

【词源和翻译】 "*amylovorum*"，新拉丁语中性形容词，由"*amulon*"和"*-vorum*"两个词根组成："*amulon*"，希腊语名词，英文词义为"starch"；"*-vorum*"，拉丁语中性后缀，源自拉丁语动词"*voro*"，英文词义为"devouring"。"*amylovorum*"，英文词义为"starch devouring"，表示"吞噬淀粉的"，因其可以分解淀粉等糖类而得名，菌名翻译为"噬淀粉密螺旋体"。

【种的特征】 噬淀粉密螺旋体中等大小，专性厌氧，螺旋状，动力阳性，有 6 条鞭毛，每端 3 条，在低黏度的液体培养基中做旋转、弯曲运动，但不做直线运动，在高黏度培养基中呈直线运动或在表面爬行运动，在添加 1%人血清和抗体的瑞士苏黎世口腔微生物与免疫专利培养基（Oral Microbiology and Immunology Zürich patent medium supplemented with 1% human serum and antibiotics, OMIZ-Pat/HuS）琼脂平板培养 5 d 可形成致密、奶白色、光滑、直径 3 mm 大小的菌落。触酶阴性。与其他密螺旋体的区别点在于体积大小、鞭毛数量和快速弯曲运动。基因组 DNA G+C 含量未知[3]。

【临床意义】 噬淀粉密螺旋体是可分离自人体口腔的厌氧密螺旋体，由于其在易出血的炎性牙龈组织中具备逃避补体介导杀伤作用的能力，在牙周袋有强大的增殖力，可出现一定程度的血行播散,但侵袭力远不及苍白密螺旋体。

Treponema carateum 斑点病密螺旋体

(ex Brumpt, 1939) Smibert, 1984

【词源和翻译】 "*carateum*",新拉丁语中性形容词,源自新拉丁语名词"*carate*",一种在南美洲流行的螺旋体皮肤病,即斑点病,英文词义为"of carate",表示"斑点病的",意指其可引起品他病(也称斑点病,一种热带美洲和加勒比海地区的一种螺旋体皮肤病),菌名翻译为"斑点病密螺旋体"(编者注:本菌种暂无可供研究的模式菌株,故暂未获得国际原核生物系统学委员会的认可)。

【种的特征】 斑点病密螺旋体流行于中美洲和南美洲,形态学上与苍白密螺旋体相同。但目前无可供研究的模式菌株及测序的 16S rRNA 基因序列。基因组 DNA G+C 含量未知。

【临床意义】 斑点病密螺旋体是引起皮肤品他病的病原菌,主要见于中美洲和南美洲的半干旱温暖地区,可通过人与人的非性行为的接触传播,通常见于儿童或青少年。品他病只局限于皮肤,疾病早期原发灶出现角化、带色素的丘疹或斑,可出现弥散性皮损和局部淋巴结肿大;疾病晚期出现皮肤色素改变(色素加深或减退)。品他病的早期损害为小丘疹,在经历 1 周~4 个月潜伏期后出现二期病变,二期病变为品他疹,通常出现在 2~6 个月,三期病变包括界线清楚的深色、浅色、无色或者变色的斑块[4]。

Treponema denticola 齿垢密螺旋体

(ex Flügge, 1886) Chan et al., 1993

【词源和翻译】 "*denticola*",新拉丁语名词,由"*dens dentis*"和"*-cola*"两个词根组成:"*dens dentis*",拉丁语名词,英文词义为"tooth";"*-cola*"拉丁语后缀,英文词义为"inhabitant dweller"。"*denticola*",新拉丁语名词,英文词义为"tooth dweller",表示"定居于牙齿(齿垢)的",意指该菌正常栖居于口腔,并可以引起严重的牙周病,菌名翻译为"齿垢密螺旋体"。

【种的特征】 齿垢密螺旋体为小到中等的螺旋体,有 2~4 条端鞭毛,运动快速,在蛋白胨酵母浸膏培养基上厌氧培养生长良好,最佳生长 pH 为 6.5~8.0,最佳生长温度为 30~42 ℃。基因组 DNA G+C 含量为 37.9 mol%。

【临床意义】 齿垢密螺旋体分离于人和黑猩猩的口腔龋齿洞,目前有引起人类牙周炎的报道[5]。

Treponema lecithinolyticum 解卵磷脂密螺旋体

Wyss et al., 1999

【词源和翻译】 "*lecithinolyticum*",新拉丁语中性形容词,由"*lekithos*"和"*lyticus-a-um*"两个词根组成:"*lekithos*",希腊语名词,英文词义为"egg yolk";"*lyticus-a-um*",新拉丁语形容词,源自希腊语形容词"*lutikos-ê-on*",英文词义为"able to loosen"、"able to dissolve"。"*lecithinolyticum*",英文词义为"effecting the breakdown of egg yolk",即"可溶解蛋黄的",因该菌可以产生磷脂酶 A 和磷脂酶 C 来分解蛋黄中的卵磷脂而得名,菌名翻译为"解卵磷脂密螺旋体"。

【种的特征】 解卵磷脂密螺旋体为专性厌氧、螺旋状、动力阳性的密螺旋体,细菌大小为(5±0.7) μm×(0.15±0.3) μm,有 2 条周鞭毛和 1 条端鞭毛,在液体培养基中做弯曲和旋转运动,不能做直线运动,在高黏度培养基中做直线运动或在表面做爬行运动。在无二棕榈酰磷脂酰胆碱的瑞士苏黎世口腔微生物与免疫专利培养基(Oral Microbiology and Immunology Zürich patent medium without dipalmitoyl phosphatidylcholine, OMIZ-Pat-w/oPC)37 ℃培养 7 d 可形成奶白色、扩散开的、直径3 mm 的菌落。基因组 DNA G+C 含量未知。

【临床意义】 解卵磷脂密螺旋体分离于人口腔的龈下菌斑,目前有引起人类牙周炎和快速进行性牙周炎的报道[6]。

Treponema maltophilum 嗜麦芽糖密螺旋体

Wyss et al., 1996

【词源和翻译】 "*maltophilum*",新拉丁语中性形容词,由"*maltosum*"和"*philum*"两个词根组成:"*maltosum*",新拉丁语名词,英文词义为"maltose";"*philum*",新拉丁语中性形容词,源自希腊语中性形容词"*philon*",英文词义为"friend"、"loving"。"*maltophilum*",英文词义为"intended to mean maltose loving",表示"喜爱麦芽糖的",意指其可以分解麦芽糖,菌名翻译为"嗜麦芽糖密螺旋体"。

【种的特征】 嗜麦芽糖密螺旋体为专性厌氧、螺旋状、动力阳性的密螺旋体,细菌大小为(5±0.7) μm×(0.2±0.3) μm,有 2 条周鞭毛,一端 1 条端鞭毛，在低黏度液体培养基做幅度在2 μm内的旋转运动，不能做直线运动，在高黏度培养基中做直线运动或在表面做爬行运动。在OMIZ-Pat琼脂平板培养5 d形成直径在3 mm内的奶白色扩散型菌落。基因组DNA G+C含量未知。

【临床意义】 嗜麦芽糖密螺旋体有引起人类牙周炎的报道[7]。

Treponema medium 中间密螺旋体

Umemoto et al., 1997

【词源和翻译】 "*medium*"，拉丁语中性形容词，英文词义为"intermediate"，表示"中间的、不大也不小"，意指在密螺旋体属中，其菌体尺寸介于中间，菌名翻译为"中间密螺旋体"。

【种的特征】 中间密螺旋体为革兰氏阴性、厌氧、螺旋状、动力阳性、中等大小的密螺旋体，细菌大小为(5～16) μm×(0.2～0.3) μm，有5～7条周鞭毛，一端1条端鞭毛，可做直线或旋转运动。最佳生长温度37 ℃，在琼脂平板上可形成白色、半透明菌落。基因组DNA G+C含量为51 mol%。

【临床意义】 中间密螺旋体有引起人类牙周炎的报道[8]。

Treponema parvum 小密螺旋体

Wyss et al., 2001

【词源和翻译】 "*parvum*"，拉丁语中性形容词，英文词义为"small"，即"小的"，菌名翻译为"小密螺旋体"。

【种的特征】 小密螺旋体为小的、专性厌氧、螺旋状、动力阳性的密螺旋体，细菌大小为(0.8～1.0) μm×(0.18～0.3) μm，有2条周鞭毛，一端1条端鞭毛，在低黏度液体培养基做震荡、弯曲和旋转运动，不能做直线运动，在高黏度培养基中做直线运动。在OMIZ-Pat/Hus琼脂平板37 ℃培养5 d可形成直径在3 mm内的奶白色扩散型菌落。基因组DNA G+C含量未知。

【临床意义】 小密螺旋体分离于人牙周伤口的龈下菌斑，目前有引起人类牙周炎及牙龈炎的报道[9]。

Treponema pectinovorum 食果胶密螺旋体

Smibert and Burmeister, 1983

【词源和翻译】 "*pectinovorum*"，新拉丁语中性形容词，由"*pectinum*"和"*-vorum*"两个词根组成："*pectinum*"，新拉丁语名词，英文词义为"pectin"；"*-vorum*"，拉丁语中性后缀，源自拉丁语动词"*voro*"，英文词义为"devouring"。"*pectinovorum*"，英文词义为"pectin devouring, pectin destroying"，表示"贪食果胶的、破坏果胶的"，菌名翻译为"食果胶密螺旋体"。

【种的特征】 食果胶密螺旋体为专性厌氧、螺旋状、动力阳性的密螺旋体，细菌大小为(7～15) μm×(0.28～0.30) μm，可做旋转和直线运动，在口腔密螺旋体分离(oral treponenie isolation, OTI)培养基培养4～5 d可形成白色、半透明、中央较致密的菌落，延长培养时间菌落可增大，最佳生长温度37 ℃。基因组DNA G+C含量为39 mol%。

【临床意义】 食果胶密螺旋体分离于人体口腔龋齿洞，主要见于青少年的龈下菌斑、严重牙周疾病、试验导致齿龈炎的龈下菌斑，其虽然不是最常见的口腔密螺旋体，但在青少年牙周炎分离率高[10]。

Treponema pertenue 极细密螺旋体

(Castellani, 1905) Castellani and Chalmers, 1910

【分类学评述】 在许多医学文献中，仍以苍白密螺旋体极细亚种进行描述。

【词源和翻译】 见苍白密螺旋体极细亚种。

【临床意义】 见苍白密螺旋体。

Treponema putidum 恶臭密螺旋体

Wyss et al., 2004

【词源和翻译】 "*putidum*"，拉丁语中性形容词，英文词义为"rotten"、"decaying"、"stinking"、"fetid"，表示"腐烂的、恶臭的"，菌名翻译为"恶臭密螺旋体"。

【种的特征】 恶臭密螺旋体为专性厌氧、螺旋状、动力阳性的密螺旋体，细菌大小为(10±3) μm×(0.25±1.5) μm，有4条周鞭毛，一端2条端鞭毛，在低黏度液体培养基中做震荡、弯曲和旋转运动，不能做直线运动，在高黏度培养基中做直线运动。37 ℃培养5 d在OMIZ-Pat上形成3 mm大小、奶白色、致密、光滑菌落。基因组DNA G+C含量未知。

【临床意义】 恶臭密螺旋体分离于人口腔龋齿洞，目前有引起人类牙周炎及牙龈炎的报道[11]。

Treponema socranskii 索氏密螺旋体

Smibert et al., 1984

【词源和翻译】 “*socranskii*”，新拉丁语阳性名词属格，源自福赛斯牙科中心高级研究员 Sigmund S. Socransky 的名字，由“Socransky”拉丁化而来，菌名翻译为“索氏密螺旋体”。

【种的特征】 索氏密螺旋体为专性厌氧、螺旋状、动力阳性的密螺旋体，细菌大小为(6~15) μm×(0.16~0.18) μm，末端弯曲呈钩状，有 2 条周鞭毛，一端 1 条端鞭毛，在培养基中可做旋转或直线运动，在半固体培养基中暗视野显微镜下可见蛇形运动。在 OTI 培养基上培养 7~10 d 可形成白色、半透明、有微致密中心、边缘不规则的菌落，延迟培养时间菌落可扩大。最佳生长温度为 37 ℃。

【临床意义】 索氏密螺旋体常分离于牙龈缝隙和牙龈沟，也见于健康人的齿龈，是最常见的口腔密螺旋体，目前有引起人类牙周炎及牙龈炎的报道[12]。

Treponema vincentii **文森特（文林）密螺旋体**

(ex Brumpt, 1922) Smibert, 1984

【分类学评述】 该菌种有临床分离和命名，且暂未获得国际原核生物系统学委员会的认可。

【词源和翻译】 “*vincentii*”，新拉丁语阳性名词属格，源自法国军医 Jean-Hyacinthe Vincent (1862~1950) 的名字，由“Vincent”拉丁化而来，菌名翻译为“文森特密螺旋体”，亦译为“文林密螺旋体”。

【种的特征】 文森特(文林)密螺旋体为浅而不规则的螺旋，两端各有 4~6 根鞭毛，运动快速，在 N-9 培养基培养 2 周可形成 12~15 mm 的白色菌落，专性厌氧，生长需要动物血清或腹水，不同于其他密螺旋体的是其可以产脂多糖。最适生长 pH 为 6.5~7.5，最适生长温度为 25~45 ℃。基因组 DNA G+C 含量未知。

【临床意义】 文森特(文林)密螺旋体分离于人的口腔[13]，尚未见人类感染的报道。

***Treponema* 密螺旋体属参考文献**

Tropheryma 养障菌属 la Scola et al., 2001

【词源和翻译】 “*Tropheryma*”，新拉丁语阴性名词，由“*trophê*”和“*eruma*”两个词根组成：“*trophê*”，希腊语名词，英文词义为“nourishment”、“food”；“*eruma*”，希腊语中性名词，英文词义为“fence”、“a defence against”、“barrier”。“*Tropheryma*”，英文词义为“barrier to nourishment”，即“营养不良或营养障碍”，该菌因人感染后可引起营养不良等临床表现而得名，菌名翻译为“养障菌属”，又可翻译为“营养不良菌属”。

一、分类学

养障菌属隶属于放线菌门(Actinobacteria)、放线杆菌纲(Actinobacteria)、微球菌目(Micrococcales)、纤维单胞菌科(Cellulomonadaceae)，模式菌种惠普尔养障菌为目前属内唯一菌种。

二、属的特征

菌体为直的、规则的短杆菌，平均大小为(0.2~0.25) μm×(1.0~2.5) μm，在人成纤维细胞作用下可呈链状或索状。菌体染色不一致，感染组织来源的菌株革兰氏染色阳性，而培养的菌株革兰氏染色阴性，齐-内抗酸染色阴性，过碘酸希夫染色阳性(呈红色)。标准微生物培养基上不生长，试验动物生长未有报道，与成纤维细胞的联合组织培养可以生长，添加了氨基酸的无污染组织培养基中也可生长，可位于培养的完整细胞的胞内和胞外。在 37 ℃、5% CO_2 的环境中生长，厌氧和完全需氧的环境下生长情况未知。无动力。生长非常缓慢，估计每代菌的培养周期为 28～96 h。用电镜观察感染组织，细菌细胞对称地环绕在细胞外膜。由于缺少可测定的生化反应特征，DNA 序列分析是最适合的鉴定技术，最常使用的基因位点是 16S rRNA 基因和 16S～23S rRNA 的基因间隔区（Genbank 序号为 X99636）。基因组 DNA G+C 含量为 46 mol%[1]。

三、属内菌种

Tropheryma whipplei 惠普尔养障菌

la Scola et al.，2001

【词源和翻译】 "*whipplei*"，新拉丁语阳性名词属格，源自 George Whipple 的名字命名，以纪念他最早发现的营养不良临床综合征（现称为惠普尔病）患者，菌名翻译为"惠普尔养障菌"。

【种的特征】 惠普尔养障菌为革兰氏阴性短杆菌，直径 0.23～0.3 μm，长 0.8～1.7 μm，抗酸染色阴性，动力阴性，无鞭毛，基因组 DNA G+C 含量为 59.4 mol%[2]。

【临床意义】 惠普尔养障菌属于人的条件致病菌，人是唯一感染自然宿主。感染后可引起惠普尔病，惠普尔病为一种系统性感染综合征，症状包括发热、体重下降、腹泻、多发性腺体病和多发性关节炎。偶尔可与部分心脏疾病相关，如心肌炎、心包炎、心内膜炎；与中枢神经系统疾病相关，如痴呆、昏睡症、神经功能缺失；也与眼部疾病相关，如葡萄膜炎[3]。

【抗菌药物敏感性和感染用药】 惠普尔养障菌在体外对多种抗生素敏感，包括青霉素、大环内酯类、四环素、利福平、氯霉素、复方磺胺甲噁唑，环丙沙星治疗无效，头孢曲松和庆大霉素对胞外菌有高水平活性，对胞内菌没有活性，对甲氧苄啶耐药。如果不及时治疗，全身性惠普尔病是致命的，目前推荐包括初始治疗，即注射广谱头孢菌素、碳青霉烯类或大剂量青霉素可完全清除中枢神经系统中的菌，再口服复方磺胺甲噁唑 1 年，大部分患者在治疗 7～21 d 出现实质性临床好转，并可完全康复，但也有治疗失败的报道。一个高效的杀菌活性替代疗法是联合应用羟氯喹和多西环素 1 年，随后终身服用多西环素[4]。

***Tropheryma* 养障菌属参考文献**

Trueperella 储珀菌属 Yassin et al.，2011

【词源和翻译】 "*Trueperella*"，带小尾缀的新拉丁语阴性名词，源自德国微生物家 Hans Georg Trüper 的名字，菌名的中文翻译为"储珀菌属"或"隐秘杆菌属"。

一、分类学

储珀菌属隶属于放线菌门（Actinobacteria）、放线杆菌纲（Actinobacteria）、放线菌目（Actinomycetales）、放线菌科（Actinomycetaceae），模式菌种为化脓储珀菌。

二、属的特征

储珀菌属是革兰氏阳性、无动力、无芽孢的球杆菌或短杆菌,呈单个、成双("V"字形、"T"字形或平行排列)或成堆分布。细菌大小因培养基的不同而不同,为(0.2~0.9) μm×(0.3~2.5) μm。在24 h肉汤培养基中细菌为革兰氏阳性,但随着培养时间增加,细菌颜色不确定。绵羊血平板培养24 h后菌落呈针尖大小、β-溶血,培养48~72 h形成直径为0.5~1.5 mm、凸起、圆形、边缘半透明的菌落。需氧或兼性厌氧生长,严格发酵葡萄糖酵母膏肉汤,主要代谢产物为乳酸,还有少量醋酸盐和琥珀酸盐。全细胞特征性的糖是鼠李糖和葡萄糖,没有分枝菌酸。基因组DNA G+C含量为56~66 mol%[1]。

三、属的临床意义

储珀菌是家畜的条件致病菌,通常由内源和共生菌引起感染,感染可以在动物与动物、动物与人及人与人之间传播,属内不同种的毒力、宿主特异性、致病损伤类型不同。人感染主要分离于喉部感染、皮肤伤口、败血症,可有或无脓肿形成;可形成深层脓肿、软组织和眼眶的蜂窝织炎、外科伤口感染与足部伤口感染和心内膜炎。

四、抗菌药物敏感性和感染用药

储珀菌是一种革兰氏阳性的不规则棒杆菌,命名未修订前为隐秘杆菌。按CLSI M45-A2标准,可参考"棒杆菌属和其他革兰氏阳性棒形菌药敏试验方法和判断折点"。从现有的资料来看,伯纳德储珀菌对碳青霉烯类、头孢类、克林霉素、大环内酯类、青霉素、四环素和万古霉素敏感,对复方磺胺甲噁唑耐药。但溶血储珀菌有青霉素治疗耐受的报道,也有对环丙沙星、万古霉素、大环内酯类耐药的报道。第三代头孢菌素对化脓储珀菌敏感,青霉素治疗效果好;动物治疗时对四环素、大环内酯类和磺胺类耐药,但对β-内酰胺类抗生素敏感[2]。

五、属内菌种

Trueperella bernardiae 伯纳德储珀菌

(Funke et al., 1995) Yassin et al., 2011

【分类学评述】 伯纳德储珀菌在1995年被分类为伯纳德放线菌(*Actinomyces bernardiae*)并被收录到《核准的细菌名称目录》,在1997年被分类为伯纳德隐秘杆菌(*Arcanobacterium bernardiae*),在2011年被分类为现在的伯纳德储珀菌。

【词源和翻译】 "*bernardiae*",新拉丁语阴性名词属格,源自加拿大微生物家Kathryn A. Bernard的名字,以纪念她在无芽孢革兰氏阳性杆菌研究中的贡献,菌名翻译为"伯纳德储珀菌"。

【种的特征】 CAMP试验阴性,唯一不同的生化反应是分解葡萄糖不产酸,其他见属的特征。基因组DNA G+C含量为63~66 mol%。

【临床意义】 伯纳德储珀菌有引起人类眼部感染、尿路感染、脓毒性关节炎、假关节感染、脓肿及菌血症的报道[3-5]。

Trueperella pyogenes 化脓储珀菌

Yassin et al., 2011

【分类学评述】 该菌种在1918年被描述为"化脓棒杆菌"(*Corynebacterium pyogenes*)并于1980年被收录到《核准的细菌名称目录》。在2011年,该菌种被分类为现在的化脓储珀菌。该菌种被描述的其他同义名还包括"化脓放线菌"(*Actinomyces pyogenes*)、"化脓隐秘杆菌"(*Arcanobacterium pyogenes*)和"化脓棒杆菌"(*Bacillus pyogenes*)。

【词源和翻译】 "*pyogenes*",新拉丁语分词形容词,由"*pyon*"和"*-genes*"两个词根组成:"*pyon*",希腊语名词,英文词义为"discharge from a sore, pus";"*-genes*"新拉丁语后缀,英文词义为"producing"。"*pyogenes*",英文词义为"pus-producing",即产脓的,菌名翻译为"化脓储珀菌"。

【种的特征】 与储珀菌属一致,CAMP试验阴性。

【临床意义】 化脓储珀菌主要分离于人和家畜的

各类化脓性疾病的标本，因此推测该菌可能是恒温动物黏膜表面的共生细菌。目前有引起人类急性咽炎、尿道炎、关节炎、地方性腿部溃疡及菌血症的报道[6-7]。

***Trueperella* 储珀菌属参考文献**

T

Tsukamurella 冢村菌属 Collins et al., 1988

【词源和翻译】 “*Tsukamurella*”，带小尾缀“-lla”的新拉丁语阴性名词，源自著名日本微生物家 Michio Tsukamura 的名字，菌名翻译为“冢村菌属”。

一、分类学

冢村菌属隶属于放线菌门（Actinobacteria）、放线杆菌纲（Actinobacteria）、放线菌目（Actinomycetales）、棒杆菌亚目（Corynebateriaceae）、冢村菌科（Tsukamurellaceae），模式菌种为微代谢冢村菌。

二、属的特征

冢村菌属是革兰氏阳性、呈直或微弯的杆菌或球杆菌，成对或成堆分布，也可呈假菌丝体形态。部分抗酸染色阳性，无动力，无芽孢。需氧菌，氧化代谢利用营养。罗琴培养基和心脑浸液琼脂上菌落粗糙、干燥、扁平，可有褶皱，白色、黄色到棕黄色或米黄色，不形成气生菌丝。触酶阳性，芳香基硫酸酯酶阴性，溶菌酶耐药。基因组 DNA G+C 含量为 68~78 mol%[1]。

三、属的临床意义

冢村菌可引起偶发的社区获得性和医院获得性感染，但由于培养鉴定困难常被漏检或误鉴定。该菌属常引起皮肤感染、脑膜炎、肺炎和导管相关性菌血症（尤其是中心静脉）、连续腹透患者的腹膜炎、膝盖假体感染、获得性免疫缺陷综合征患者的腔隙性肺炎。大部分冢村菌感染发生在免疫受损患者，尤其是慢性肺病患者，文献报道最多见的引起感染的是微代谢冢村菌。

四、抗菌药物敏感性和感染用药

冢村菌属细菌的菌体有分枝菌酸，抗酸染色呈阳性，但对常用的抗结核药物耐药。例如，仁川冢村菌对链霉素、异烟肼、乙胺丁醇、利福平、对氨基水杨酸、丙硫异烟肼、卷曲霉素和环丝氨酸耐药；微代谢冢村菌对乙胺丁醇、5-氟尿嘧啶、丝裂霉素 C 和苦味酸耐药，对博来霉素敏感；肺冢村菌对链霉素、异烟肼、乙胺丁醇、利福平、对氨基水杨酸、丙硫异烟肼、卷曲霉素和环丝氨酸耐药；溶酪氨酸冢村菌对链霉素、异烟肼、利福平、乙胺丁醇、对氨基苯甲酸、丙硫异烟肼、卷曲霉素、环丝氨酸耐药。

作为一种需氧放线菌，药敏试验可参照 CLSI M24 中“诺卡菌属和其他需氧放线菌的 MIC 折点解释标准”进行操作。由于临床感染少见，目前没有其抗感染治疗方案的权威资料[2]。

五、属内菌种

Tsukamurella hongkongensis 香港冢村菌

Teng et al., 2016

【词源和翻译】 “*hongkongensis*”,新拉丁语阳性/阴性形容词,英文词义为“of or belonging to Hong Kong”,即“香港的或属于香港的”,因该菌种模式菌株分离于香港而得名,菌名翻译为“香港冢村菌”。

【种的特征】 香港冢村菌为革兰氏阳性无芽孢菌。无动力,需氧,在含5%脱纤维哥伦比亚羊血平板生长良好,形成直径2 mm,橘色到红色的干燥、粗糙菌落,37 ℃需氧培养48 h后边缘出现不规则扩散生长,在37 ℃和42 ℃条件下可生长,在10 ℃条件下不生长,最高耐受5% NaCl。可在心脑浸液琼脂、营养琼脂、胰酶大豆琼脂、巧克力琼脂和麦康凯琼脂上生长。触酶阳性,细胞色素氧化酶阴性。基因组DNA G+C含量为(71.3±2.1) mol%。

【临床意义】 香港冢村菌首次分离于香港一名25岁男性左眼角膜炎患者的角膜刮片,参考菌株分离于香港一名35岁男性导管相关性菌血症的血培养标本[3]。

Tsukamurella inchonensis 仁川冢村菌

Yassin et al., 1995

【词源和翻译】 “*inchonensis*”,新拉丁语阳性/阴性形容词,源自该菌标准菌株首次分离地韩国仁川(Inchon),菌名翻译为“仁川冢村菌”。

【种的特征】 仁川冢村菌抗酸染色阳性,无芽孢和气生菌丝。在罗琴培养基上生长良好,稀释接种2 d内可见菌株生长,菌落为褐橙色、粗糙,可在24 ℃、31 ℃和45 ℃条件下生长,可在没有结晶紫的麦康凯平板上生长,可耐受5% NaCl和对硝基苯甲酸。基因组DNA G+C含量为72 mol%。

【临床意义】 仁川冢村菌有引起人类菌血症的报道[4]。

Tsukamurella paurometabola 微代谢冢村菌

(Steinhaus, 1941) Collins et al., 1988

【分类学评述】 该菌种在1941年被描述为微代谢棒杆菌(*Corynebacterium paurometabolum*)并在1980年被收录到《核准的细菌名称目录》,在1988年被发现与橙色红球菌(*Rhodococcus aurantiacus*)是同一菌种且被重新分类现在的微代谢冢村菌。

【词源和翻译】 “*paurometabola*”,新拉丁语阴性形容词,由“*pauros*”和“*metabolos*”两个词根组成:“*pauros*”,希腊语形容词,英文词义为“little”;“*metabolos*”,希腊语形容词,英文词义为“changeable”。“*paurometabola*”,英文词义为“little changeable”,即“微代谢的”,菌名翻译为“微代谢冢村菌”。

【种的特征】 微代谢冢村菌为直或微弯杆菌,大小为(0.5~0.8) μm×(1.0~5) μm,呈单个、成对或成堆分布,有时呈球杆菌。菌落小,直径为0.5~2.0 mm,凸起、边缘整齐,有时呈假根状、稍干但易乳化、白色或橘色。生长温度为10~35 ℃,超过45 ℃不生长,60 ℃ 15 min可使其死亡。严格需氧。对乙胺丁醇(5 pg/ml)、氟尿嘧啶(20 pg/mL)、丝裂霉素C(10 pg/mL)和苦味酸(0.2%, wthol)耐药,对博来霉素(5 pg/mL)敏感。基因组DNA G+C含量为67~68 mol%。

【临床意义】 微代谢冢村菌分离于人的痰标本和臭虫的菌胞体与卵巢,目前有引起人类菌血症的报道[5]。

Tsukamurella pulmonis 肺冢村菌

Yassin et al., 1996

【词源和翻译】 “*pulmonis*”,拉丁语名词属格,英文词义为“of the lung”,即“肺的”,该菌因分离于肺而得名,菌名翻译为“肺冢村菌”。

【种的特征】 肺冢村菌为革兰氏阳性厌氧杆菌,抗酸染色弱阳性,生长后期呈长杆菌、分成独立生长的三段,不形成芽孢和气生菌丝。在罗琴培养基和脑心浸液琼脂上生长良好,菌落呈奶油色、粗糙,生长温度为24 ℃、31 ℃和37 ℃,45 ℃不生长。可在没有结晶紫的麦康凯平板上生长,可耐受5% NaCl和对硝基苯甲酸。基因组DNA G+C含量为69.8 mol%。

【临床意义】 肺冢村菌首次分离于92岁肺结核女性患者[6],目前有引起人类社区获得性肺炎及菌血症的报道[7-8]。

Tsukamurella sinensis 中华冢村菌

Teng et al., 2016

【词源和翻译】 “*sinensis*”,新拉丁语阳性/阴性形容词，英文词义为"of or pertaining to China"，即"中华的或属于中华的"，意指该菌分离于中国，菌名翻译为"中华冢村菌"。

【种的特征】 中华冢村菌为革兰氏阳性杆菌，无动力，无芽孢。触酶阳性，细胞色素氧化酶阴性。需氧，在含5%脱纤维哥伦比亚羊血平板生长良好，菌落直径2 mm，白色，干燥，粗糙，37 ℃需氧培养48 h后边缘出现不规则扩散生长，在37 ℃条件下生长，在10 ℃和42 ℃条件下不生长，对NaCl浓度最高耐受到4%，可在心脑浸液琼脂、营养琼脂、胰酶大豆琼脂、巧克力琼脂生长，但在麦康凯琼脂上不生长。基因组DNA G+C含量为(70.9±2.2) mol%。

【临床意义】 中华冢村菌首次分离于中国香港一名60岁男性右眼结膜炎患者的结膜拭子[3]。

Tsukamurella spumae 泡沫冢村菌

Nam et al., 2003

【词源和翻译】 "*spumae*"，拉丁语阴性名词属格，英文词义为"of foam"，即"泡沫的(指细菌存在于污泥植物的泡沫中)"，菌名翻译为"泡沫冢村菌"。

【种的特征】 泡沫冢村菌种的特征与属特征一致，但在基因型和生物型上存在独特性，以前常被错误鉴定为微代谢冢村菌。

【临床意义】 泡沫冢村菌分离于下活化的下水道污泥泡沫[9]，目前有引起人类中耳炎及角膜炎的报道[10]。

Tsukamurella strandjordii 斯氏冢村菌

Kattar et al., 2002

【词源和翻译】 "*strandjordii*"，新拉丁语阳性名词属格，源自华盛顿大学检验医学系创始人Paul Strandjord的名字，他在1969～1994年担任系主任，菌名翻译为"斯氏冢村菌"。

【种的特征】 斯氏冢村菌为革兰氏阳性长杆菌，改良的金氏染色法抗酸弱阳性。严格需氧、在胰酶大豆琼脂、米氏7H11琼脂、营养琼脂和无结晶紫的麦康凯琼脂上48 h可大量生长，菌落粗糙、黄褐色到黄色，直径为2～5 mm。可在28 ℃和35 ℃条件下生长，但在42 ℃条件下不生长。不水解黄嘌呤、次黄嘌呤或酪氨酸，半定量触酶和68 ℃热稳定触酶阳性。

【临床意义】 斯氏冢村菌分离于一例患急性髓系白血病的5岁女孩的血培养标本[11]。

Tsukamurella tyrosinosolvens 溶酪氨酸冢村菌

Yassin et al., 1997

【词源和翻译】 "*tryosinosolvens*"，新拉丁语分词形容词，由"*tyrosinum*"和"*solvens*"两个词根组成："*tyrosinum*"，新拉丁语名词，英文词义为"tryosine"；"*solvens*"，拉丁语分词形容词，英文词义为"dissolving"。"*tryosinosolvens*"，英文词义为"tyrosine dissolving"，即"溶解酪氨酸的"，因该菌种具有水解酪氨酸的能力而得名，菌名翻译为"溶酪氨酸冢村菌"。

【种的特征】 溶酪氨酸冢村菌为革兰氏阳性需氧杆菌，抗酸弱阳性，培养后期呈长杆菌，菌体分为三段，可独立生长。不形成芽孢和气生菌丝，在脑心浸液琼脂稀释接种培养2 d可见菌落生长，菌落黄色、干燥、粗糙。可在24 ℃、31 ℃和37 ℃条件下生长，但在45 ℃条件下不生长，基因组DNA G+C含量为(73.6±0.03) mol%。

【临床意义】 溶酪氨酸冢村菌有引起人类伤口感染、眼部感染、腹膜炎、肺炎、肉芽肿、脓肿及菌血症的报道[12-13]。

Tsukamurella 冢村菌属参考文献

Turicella 苏黎世菌属 Funke et al., 1994

【词源和翻译】 "*Turicella*"，带小尾缀的新拉丁语阴性名词，源自该菌属第一次分离的城市瑞士苏黎世(Zurich)的拉丁名"Tuicum",菌名翻译为"苏黎世菌属"。

一、分类学

苏黎世菌属隶属于放线菌门(Actinobacteria)、放线杆菌纲(Actinobacteria)、放线菌目(Actinomycetales)、棒杆菌亚目(Corynebacterineae)、棒杆菌科(Corynebacteriaceae),模式菌种耳炎苏黎世菌为目前属内唯一菌种。

二、属的特征

苏黎世菌属是革兰氏阳性,无动力,无芽孢的类白喉杆菌,呈单个、"V"形或平行。在绵羊血平板37 ℃条件下培养 48 h 后菌落呈圆形、凸起、奶白色,直径为 1.0~2.0 mm。触酶阳性、氧化酶阴性,呼吸代谢。细胞壁含有二氨基庚二酸、果胶糖和半乳糖,不产分枝菌酸。基因组 DNA G+C 含量为 65~72 mol%[1]。

三、属内菌种

Turicella otitidis 耳炎苏黎世菌

Funke et al., 1994

【词源和翻译】 "*otitidis*",新拉丁语名词属格,由"*ous*"和"*itis*"两个词根组成:"*ous*",希腊语名词,英文词义为"ear";"*-idis*",新拉丁语后缀,为炎症部位名字的后缀。"*otitidis*",英文词义为"of inflammation of the ear",即"耳炎的"(感染部位),菌名翻译为"耳炎苏黎世菌"。1994 年以前称为 CDC ANF-1 群棒杆菌。

【种的特征】 耳炎苏黎世菌为革兰氏阳性,无动力,无芽孢,类白喉样杆菌,呈单个、"V"形或平行排列,菌落圆形、凸起、奶油色,37 ℃培养 48 h 后绵羊血平板上菌落直径为 1.0~2.0 mm,触酶阳性,氧化酶阴性。基因组 DNA G+C 含量为 65~72 mol%[2]。

【临床意义】 耳炎苏黎世菌分离于瑞士苏黎世的 1~5 岁儿童急性耳炎患者的中耳流出物,可以是正常儿童耳道的正常菌群,目前有引起人类掌跖湿疹、外耳道炎、中耳乳突炎、发热菌血症、耳及脑脓肿的报道[3]。

【抗菌药物敏感性和感染用药】 对氨曲南、复方磺胺甲噁唑、磷霉素、呋喃妥因、吡哌酸天然耐药。对红霉素和克林霉素耐药,对 β-内酰胺类抗生素的 MIC 通常 ≤0.03 μg/mL,另有文献报道可能对万古霉素、多黏菌素 B 和氯霉素敏感[4]。

Turicella 苏黎世菌属参考文献

Turicibacter 苏黎世杆菌属 Bosshard et al., 2002

【词源和翻译】 "*Turicibacter*",新拉丁语阳性名词,由"*turicum*"和"*bacter*"两个词根组成:"*turicum*",拉丁语名词,源自城市苏黎世的拉丁名;"*bacter*",新拉丁语阳性名词,英文词义为"a rod"。"*Turicibacter*",英文词义为"a rod-shaped organism from Zürich",即"来自苏黎世的杆菌",源自该菌属第一次分离地地名瑞士城市苏黎世,菌名翻译为"苏黎世杆菌属"。

一、分类学

苏黎世杆菌属隶属于厚壁菌门(Firmicutes)、丹毒丝菌纲(Erysipelotrichia)、丹毒丝菌目(Erysipelotrichales)、丹毒丝菌科(Erysipelotrichaceae),模式菌种血苏黎世杆菌为目前属内唯一菌种。

二、属的特征

苏黎世杆菌属为革兰氏阳性、无芽孢、不规则的长杆菌,可呈链状排列,大小为(0.5~2.0) μm×(0.7~7.0) μm。菌落灰白向上凸起,边缘不规则波纹状扩散。化能有机营养菌,严格厌氧,发酵型代谢。可在25~46 ℃条件下生长,最佳生长温度为37 ℃。最佳生长pH为7.5,低于6.5或高于8.0均不能生长。触酶和氧化酶均为阴性,可利用麦芽糖和5-酮基葡萄糖酸,可激活α-葡萄糖苷酶、α-半乳糖苷酶和β-半乳糖苷酶,不利用硝酸盐,不产吲哚,发酵代谢主要产物是乳酸盐。基因组DNA G+C含量为36.9 mol%。系统发生分析显示与其他细菌相关性低(只有88% 16S rDNA相似),明确显示该菌为低基因组DNA G+C含量革兰氏阳性菌分支的一个新菌种,与柔膜体纲相邻[1]。

三、属内菌种

Turicibacter sanguinis 血苏黎世杆菌

Bosshard et al., 2002

【词源和翻译】 “*sanguinis*”,拉丁语名词属格,英文词义为“of blood”,即“血的”,提示该菌分离自血培养标本,菌名翻译为“血苏黎世杆菌”。

【临床意义】 血苏黎世杆菌是苏黎世杆菌属的唯一菌种,分离于一名35岁急性阑尾炎伴发热的男性患者的厌氧血培养标本[1]。

【抗菌药物敏感性和感染用药】 从系统发育关系来看,血苏黎世杆菌隶属于丹毒丝菌科且与猪红斑丹毒丝菌(*Erysipelothrix rhusiopathiae*)具有较近的亲缘关系,故对于苏黎世杆菌的临床感染,理论上可参考猪红斑丹毒丝菌的感染用药和药敏试验方案,以及CLSI M45中“猪红斑丹毒丝菌的MIC折点解释标准”的药敏判读方法。有资料显示,血苏黎世杆菌对青霉素、万古霉素、卡拉霉素敏感,对多黏菌素耐药[1],供参考。

Turicibacter 苏黎世杆菌属参考文献

Turneriella 特纳菌属 Levett et al., 2005

【词源和翻译】 “*Turneriella*”,带小尾缀的新拉丁语阴性名词,源自英国微生物家Leslie Turner的名字,为了纪念其在细螺旋体病研究中的巨大贡献,菌名翻译为“特纳菌属”。1993年以前称为*Turneria*。

一、分类学

特纳菌属隶属于螺旋体门(Spirochaetes)、螺旋体纲(Spirochaetia)、钩端螺旋体目(Leptospirales)、钩端螺旋体科(Leptospiraceae),模式菌种小特纳菌为目前属内唯一菌种。

二、属的特征

特纳菌属为革兰氏阴性杆菌，菌体弯曲或螺旋形，大小为 0.3 μm×(3.5~7.5) μm，波幅在 0.3~0.5 μm，动力阳性，专性需氧，氧化酶阳性，不染色在暗视野和相差显微镜下可见。最佳生长温度为 28~30 ℃，在 13 ℃、30 ℃和 37 ℃条件下缓慢生长，半固体培养基生长最佳，基因组 DNA G+C 含量为 47~48 mol%[1]。

三、属内菌种

T

***Turneriella parva* 小特纳菌**

(Hovind-Hougen et al., 1982) Levett et al., 2005

【分类学评述】 该菌种在 1982 年被分类为小钩端螺旋体(*Leptospira parva*)并被收录到《核准的细菌名称目录》。在 2005 年，该菌种被重新分类为现在的小特纳菌。

【词源和翻译】 "*parva*"，拉丁语阴性形容词，英文词义为"small"，即"小的"，菌名翻译为"小特纳菌"。

【临床意义】 小特纳菌可分离于污染的培养基、自来水和母猪的子宫，尚未见人类感染的报道。

【抗菌药物敏感性和感染用药】 该菌属细菌来源于污染的培养基和动物，临床感染少见或暂无相关报道，故目前没有其抗感染治疗方案的权威资料。从系统发育关系来看，该菌属细菌与钩端螺旋体属(*Leptospira*)亲缘关系密切，故可能具有钩端螺旋体属相类似的抗菌药敏谱，供参考[2]。

***Turneriella* 特纳菌属参考文献**

U

Ureaplasma 脲原体属 Shepard et al., 1974

【词源和翻译】 "*Ureaplasma*",新拉丁语中性名词,由"*urea*"和"*plasma*"组成:"*urea*",新拉丁语阴性名词,英文词义为"urea",即"尿素";"*plasma*",希腊语中性名词,英文词义为"anything formed or moulded, image, figure, form",即"体"。"*Ureaplasma*",英文词义为"urea form",即"脲原体",菌名翻译为"脲原体属"。

一、分类学

脲原体属隶属于柔膜菌门(Tenericutes)、柔膜菌纲(Mollicutes)、支原体目(Mycoplasmatales)、支原体科(Mycoplasmataceae),模式菌种为解脲脲原体。

U

二、属的特征

脲原体属是直径500 nm的球菌,在指数生长时可呈现球杆状,无鞭毛,无动力,兼性厌氧。在固体培养基上可形成非常小的菌落,呈微小的油煎蛋样菌落或花椰菜头菌落。生长最佳pH为6.0~5.5,最佳温度为35~37 ℃。与支原体相似的是脲原体缺少氧依赖的烟酰胺腺嘌呤二核苷酸氧化酶活性,与支原体不同的是脲原体缺少己糖激酶和精氨酸脱氨酶活性,但独特之处是其能产强效脲酶,且需要尿素,可水解尿素为CO_2和NH_3,从而来提供生长所需能量。基因组DNA G+C含量为25~32 mol%[1]。

三、属的临床意义

脲原体是脊椎动物、鸟类和哺乳动物(主要是灵长类、有蹄类和食肉动物)的共生或条件致病菌,与人的泌尿生殖道感染有关[2]。

四、抗菌药物敏感性和感染用药

解脲脲原体和细小脲原体的体外药敏试验方案相似,治疗药物种类比较少,四环素和大环内酯类(除了林可霉素和克林霉素)是其抑菌剂,脲原体体外对利福平和磺胺类耐药,但四环素临床上耐药,也有临床大环内酯类耐药的报道。部分氨基糖苷类、氯霉素和新氟喹诺酮类可抑制脲原体,但不适合广泛地应用于临床,氟喹诺酮类的耐药性逐渐增高。免疫缺陷的患者,脲原体表现为多重耐药。脲原体的药敏试验使用的培养介质成分与普通病原菌不同,培养时间、终点判断和质量控制均有特殊要求,可参考CLSI M43中"人支原体MIC折点解释标准"进行药敏结果判读[2-3]。

五、属内菌种

Ureaplasma parvum 细小脲原体

Robertson et al., 2002

【词源和翻译】 "*parvum*",拉丁语中性形容词,英文词义为"small",即"小的",意指与解脲脲原体相比基因组明显更小,菌名翻译为"细小脲原体"。

【临床意义】 细小脲原体是人类男性和女性生殖道的定植菌,偶尔发现于口腔和直肠,然而对于是否为引起非淋菌性尿道炎的条件致病菌还不明确,但其能引起免疫缺陷患者的系统性感染,与大量的泌尿生殖道感染的因果关系还不清楚[2]。

Ureaplasma urealyticum 解脲脲原体

Shepard et al., 1974

【词源和翻译】 "*urealyticum*",新拉丁语中性形容词,由"*urea*"和"*lyticus-a-um*"组成;"*urea*"新拉丁语名词,英文词义为"urea",即"尿素";"*lyticus-a-um*",新拉丁语形容词,源于希腊语形容词“*lutikos-ê-on*”,英文词义为“able to loosen”、“able to dissolve”,即“溶解的”。“*urealyticum*”,英文词义为“urea-dissolving or urea-digesting”,即“解尿素的”,菌名翻译为“解脲脲原体”。

【临床意义】 解脲脲原体是人的条件致病菌,菌株主要分离于男性和女性生殖道,也有少量分离于口腔和直肠的报道,与大量的泌尿生殖道感染有关,但致病机制不明。目前有引起人类非淋菌性尿道炎、感染性肾结石及免疫缺陷患者的系统性感染的报道[2]。

Ureaplasma 脲原体属参考文献

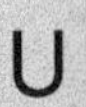

V

Vagococcus 漫游球菌属 Collins et al., 1990

【词源和翻译】 “*Vagococcus*”，新拉丁语阳性名词，由“*vagus*”和“*coccus*”两个词根组成：“*vagus*”，拉丁语形容词，英文词义为“wandering”；“*coccus*”，新拉丁语阳性名词，英文词义为“a grain, berry”。“*Vagococcus*”，英文词义为“wandering coccus”，即“漫游球菌”，可能与细菌的运动性有关，菌名翻译为“漫游球菌属”。

一、分类学

漫游球菌属隶属于厚壁菌门(Firmicutes)、厚壁菌纲(Firmibacteria)、乳酸杆菌目(Lactobacillales)、肠球菌科(Enterococcaceae)，模式菌种为河流漫游球菌。

二、属的特征

漫游球菌属为革兰氏阳性菌，卵圆形，单个、成双或链状排列。动力可有可无，无芽孢，兼性厌氧，触酶阴性。可在 10 ℃条件下生长，但不能在 45 ℃条件下生长，在 MRS 培养基上不产气，可利用 *D*-葡萄糖和其他一些糖产酸，产焦谷氨酸芳胺酶和亮氨酸氨基肽酶，不产精氨酸双水解酶，不水解马尿酸盐。基因组 DNA G+C 含量为 34~40 mol%[1]。

三、属的临床意义

漫游球菌可以分离于农业和畜牧业的猪粪存储池、酸化发酵发生器、牛肉泥、黄蜂的消化道、海豹和海豚、水獭、貂鼠的小肠、炒小虾的腐败微生物、手工酸奶等。可引起临床感染的主要见于河流漫游球菌，其可分离于多种临床标本[2]。

四、抗菌药物敏感性和感染用药

该属菌只有对河流漫游球菌和沙氏漫游球菌的抗生素敏感性的研究，两种菌都对氨苄西林、头孢噻肟、复方磺胺甲噁唑和万古霉素敏感，对克林霉素、洛米沙星和氧氟沙星耐药。菌株间可出现耐药变异，有报道沙氏漫游球菌菌株对链霉素耐药，但对氨苄西林、磺胺甲基异噁唑、青霉素和万古霉素敏感[3]。

五、属内菌种

Vagococcus fluvialis 河流漫游球菌

Collins et al., 1990

【词源和翻译】 “*fluvialis*”，拉丁语阳性形容词，英文词义为“belonging to a river”，即“河流的”，菌名翻译为“河流漫游球菌”。

【种的特征】 河流漫游球菌有周鞭毛，动力阳性，6.5% NaCl中可生长，可分解淀粉产酸。

【临床意义】 河流漫游球菌最早分离于鸡粪和河水，是人和动物的条件致病菌，目前有引起人类褥疮性溃疡、心内膜炎及菌血症的报道[3]。

Vagococcus 漫游球菌属参考文献

Varibaculum 小弯菌属 Hall et al., 2003

【词源和翻译】 “*Varibaculum*”,新拉丁语中性名词,由“*varus*”和“*baculum*”两个词根组成:“*varus*”,拉丁语形容词,英文词义为“bent”、“crooked”;“*baculum*”,拉丁语中性名词,英文词义为“a small rod”。“*Varibaculum*”,英文词义为“small bent rod”,即“小弯曲杆菌”,菌名翻译为“小弯菌属”。

一、分类学

小弯菌属隶属于放线菌门(Actinobacteria)、放线菌纲(Actinobacteria)、放线菌目(Actinomycetales)、放线菌亚目(Actinomycineae)、放线菌科(Actinomycetaceae),模式菌种为坎布里亚小弯菌。

二、属的特征

小弯菌属为革兰氏阳性菌,菌体短直或类白喉杆菌样弯曲,抗酸染色阴性。无芽孢,无动力,兼性厌氧,含5%~7%马血的厌氧琼脂平板在空气和5% CO_2 37 ℃条件下培养48 h可缓慢生长。菌落细小,无溶血,触酶阴性。可分解葡萄糖和其他一些糖产酸,葡萄糖的代谢终产物是乳酸、丁二酸和少量醋酸,可水解马尿酸盐,不能水解七叶苷、明胶和淀粉,不产乙酰基乙醇,亮氨酸氨基肽酶和α-葡萄糖苷酶弱阳性,精氨酸双水解酶、吲哚、吡嗪酰胺酶和尿素阴性,大部分菌可分解硝酸盐为亚硝酸盐。基因组DNA G+C含量为51.7 mol%[1-2]。

三、属的临床意义

该菌属与人类感染相关的菌种目前包括坎布里亚小弯菌和人小弯菌。可分离自人的多种临床标本,形成多个部位的感染性脓肿。

四、抗菌药物敏感性和感染用药

小弯菌属对青霉素、氯霉素和亚胺培南敏感,对甲硝唑耐药,对红霉素、克林霉素和四环素的敏感性不定。

五、属内菌种

Varibaculum cambriense 坎布里亚小弯菌

Hall et al., 2003

【词源和翻译】 “*cambriense*”,新拉丁语中性形容词,源自细菌的发现地威尔士的拉丁语名字“Cambria”,菌名翻译为“坎布里亚小弯菌”。

【种的特征】 菌体为短、直或弯曲的类白喉杆菌状革兰氏阳性杆菌,抗酸染色阴性,无动力,在含5%马血的厌氧琼脂上厌氧培养48 h可形成针尖样、凸起、边缘整齐光滑、半透明、白色或灰色菌落。无溶血,触酶阴性。基因组DNA G+C含量为51.7 mol%。

【临床意义】 坎布里亚小弯菌可分离于人体多个部位的脓肿,包括乳腺脓肿、脑部脓肿、脸部脓肿、下颚脓肿、耳郭后脓肿、坐骨直肠窝脓肿,宫内避孕装置也可检测到,栖息部位尚不清楚[1]。

Varibaculum anthropi 人小弯菌

Glaeser et al., 2017

【词源和翻译】 “*anthropi*”,新拉丁语阴性名词属格,英文词义为“of a human being”,菌名翻译为“人小弯菌”。

【临床意义】 人小弯菌可分离于人的临床标本中,可能与脓肿性感染有关[1]。

V

Varibaculum 小弯菌属参考文献

Veillonella 韦荣球菌属 Prévot, 1933

【词源和翻译】 "*Veillonella*",带小尾缀的新拉丁语阴性名词,源自分离到该属菌种的法国微生物家的名字"Adrien Veillon",菌名翻译为"韦荣球菌属"。

一、分类学

韦荣球菌属隶属于厚壁菌门(Firmicutes)、阴皮菌纲(Negativicutes)、韦荣球菌目(Veillonellales)、韦荣球菌科(Veillonellaceae),模式菌种为小韦荣球菌。

V

二、属的特征

韦荣球菌属为革兰氏阴性厌氧球菌,直径为0.3~0.5 μm,通常成双、成堆或呈短链状排列。无动力,无芽孢,最佳生长温度为30~37 ℃,最佳生长pH为6.5~8.0。氧化酶阴性,分解硝酸盐,一些菌种可产不含卟啉的非典型触酶,大部分菌株产气,可发酵丙酮酸盐、乳酸盐、苹果酸盐、延胡索酸盐和草酰醋酸盐,大部分菌株不发酵糖类和多元醇,在TGY肉汤中的主要代谢终产物为醋酸和丙酸,分解乳酸可产CO_2和H_2。基因组DNA G+C含量为36~43 mol%或40~44 mol%[1]。

三、属的临床意义

韦荣球菌属为人和动物口咽部、胃肠道及泌尿生殖道的共生菌,10个已知的菌种中,小韦荣球菌、殊异韦荣球菌、非典型韦荣球菌、龋齿韦荣球菌和蒙彼利埃韦荣球菌分离自人体。与人体系统性疾病如脑膜炎、骨感染、假关节感染、心内膜炎、菌血症和各种儿童感染有关。对动物的致病性还不清楚[2]。

四、抗菌药物敏感性和感染用药

韦荣球菌属含有四环素耐药基因,所以对四环素耐药;硝基咪唑耐药基因低表达,对甲硝唑敏感。其作为常见的厌氧菌,常规药敏试验可参照CLSI M100中"厌氧菌的MIC折点解释标准"进行操作[3]。

五、属内菌种

Veillonella alcalescens 产碱韦荣球菌

Prévot, 1933 (Approved Lists, 1980)

【词源和翻译】 "*alcalescens*",新拉丁语分词形容词,英文词义为"alkaline-making",即"产碱的",菌名翻译为"产碱韦荣球菌"。

【临床意义】 产碱韦荣球菌主要分离于人的口腔,目前有引起人类牙菌斑和心内膜炎的报道[4]。

Veillonella atypica 非典型韦荣球菌

(Rogosa, 1965) Mays et al., 1982

【分类学评述】 该菌种在1965年被描述为"小韦荣球菌非典型亚种"(*Veillonella parvula* subsp. *atypica*)并于1980年被收录到《核准的细菌名称目录》,在1982年被分类为现在的非典型韦荣球菌。

【词源和翻译】 “*atypica*”,新拉丁语阴性形容词,由“*a*”和“*typicus*”两个词根组成:“*a*”,希腊语前缀,英文词义为“not”;“*typicus*”,拉丁语形容词,英文词义为“typical”,同“-a 或-um”。“*atypica*”,英文词义为“not typical”,即“不典型的”,菌名翻译为“非典型韦荣球菌”。

【种的特征】 种特征与属特征一致,基因组 DNA G+C 含量为 36~40 mol%。

【临床意义】 非典型韦荣球菌分离于人的唾液,目前有引起人类肺部感染、人工关节感染、心内膜炎、骨髓炎及菌血症的报道[5]。

Veillonella denticariosi 龋齿韦荣球菌

Byun et al., 2007

【词源和翻译】 “*denticariosi*”,新拉丁语名词属格,由“*dentis*”和“*cariosus*”两个词根组成:“*dentis*”,拉丁语名词,英文词义为“tooth”;“*cariosus*”,拉丁语形容词,英文词义为“rotten 或 decayed”。“*denticariosi*”,英文词义为“of a decayed tooth”,即“龋齿的”,意指菌的分离部位,菌名翻译为“龋齿韦荣球菌”。

【种的特征】 种特征与属特征一致,但在 TGY 肉汤中不产气,基因组 DNA G+C 含量未知。

【临床意义】 龋齿韦荣球菌分离于人牙本质龋标本[6]。

Veillonella dispar 殊异韦荣球菌

(Rogosa, 1965) Mays et al., 1982

【词源和翻译】 “*dispar*”,拉丁语阴性形容词,英文词义为“dissimilar 或 different”,即“不同的”,菌名翻译为“殊异韦荣球菌”。

【种的特征】 种特征与属特征一致,基因组 DNA G+C 含量为 38~40 mol%。

【临床意义】 殊异韦荣球菌分离于人体口腔和呼吸道,目前有引起人类人工瓣膜心内膜炎、假关节感染及菌血症的报道[7]。

Veillonella montpellierensis 蒙彼利埃韦荣球菌

Jumas-Bilak et al., 2004

【词源和翻译】 “*montpellierensis*”,新拉丁语阳性/阴性形容词,源自分离到该菌种的典型菌株和其他两个菌株的法国南部城市 Montpellier 的名字,菌名翻译为“蒙彼利埃韦荣球菌”。

【种的特征】 种特征与属特征基本一致,球菌直径为 0.3~0.5 mm,呈单个、成对或短链状排列,在哥伦比亚血平板可形成 1~3 mm 直径大小、光滑、不透明、灰白色菌落。基因组 DNA G+C 含量未知。

【临床意义】 蒙彼利埃韦荣球菌分离于新生儿胃液和两个妇女的羊水,目前有引起人类心内膜炎的报道[8]。

Veillonella parvula 小韦荣球菌

(Veillon and Zuber, 1898) Prévot, 1933 (Approved Lists, 1980)

【分类学评述】 该菌种在 1898 年被描述为“小葡萄球菌”(*Staphylococcus parvulus*),在 1933 年被描述为现在的小韦荣球菌并在 1980 年被收录到《核准的细菌名称目录》。

【词源和翻译】 “*parvula*”,拉丁语阴性形容词,英文词义为“very small”,即“很小的”,菌名翻译为“小韦荣球菌”。

【种的特征】 种特征与属特征一致,基因组 DNA G+C 含量为 37~40 mol%。

【临床意义】 小韦荣球菌是人和动物口腔、泌尿生殖道、呼吸和肠道的正常菌群,目前有引起人类眼部感染、人工瓣膜心内膜炎、骨髓炎、脑膜炎及菌血症的报道[9]。

Veillonella ratti 大鼠韦荣球菌

(Rogosa, 1965) Mays et al., 1982

【词源和翻译】 “*ratti*”,新拉丁语名词属格,英文词义为“of the rat genus”,即“大鼠”,菌名翻译为“大鼠韦荣球菌”。

【种的特征】 种特征与属特征一致,基因组 DNA G+C 含量为 41~43 mol%。

【临床意义】 大鼠韦荣球菌分离于大鼠口腔[10],尚未见人类感染的报道。

Veillonella rogosae 罗氏韦荣球菌

Arif et al., 2008

【词源和翻译】 “*rogosae*”,新拉丁语阳性名词属格,源自已故的美国微生物家 Morrison Rogosa 的名字,以纪念其在韦荣球菌属的微生物学和分类学研究中做出的杰出贡献,菌名翻译为“罗氏韦荣球菌”。

【种的特征】 种特征与属特征一致,用快速 ID32A 厌氧菌鉴定系统显示碱性磷酸酶和焦谷氨酸酶阳性,基因组 DNA G+C 含量未知。

【临床意义】 罗氏韦荣球菌分离于无龋儿童的龈上斑,尚未见人类感染的报道[11]。

Veillonella tobetsuensis 当别町韦荣球菌

Mashima et al., 2013

【词源和翻译】 “*tobetsuensis*”,新拉丁语阴性形容词,源自日本北海道石狩郡当别町“Tobetsu”,该菌种因典型菌株和其他3个菌株都分离于那里而得名,菌名翻译为“当别町韦荣球菌”。

【种的特征】 球菌直径大小为0.3~0.7 mm,单个或成对排列。严格厌氧,革兰氏阴性,无动力,无芽孢,菌体表面类曲生长。37 ℃条件下在脑心浸液血琼脂厌氧培养5 d可形成直径0.5~2 mm、圆形、光滑、不透明、灰白色、无溶血的菌落。需氧条件下触酶阴性,硝酸盐还原试验阳性,在TGY肉汤中厌氧条件下不产气。

【临床意义】 当别町韦荣球菌分离于健康成人舌头的生物膜[12],尚未见人类感染的报道。

***Veillonella* 韦荣球菌属参考文献**

V

Vibrio 弧菌属 Pacini, 1854

【词源和翻译】 “*Vibrio*”,新拉丁语阳性名词,英文词义为“that which vibrates”、“the vibrating”、“darting organism”,即“震动或投射样运动的细菌”,菌名翻译为“弧菌属”。

一、分类学

弧菌属隶属于变形菌门(Proteobacteria)、γ-变形菌纲(Gammaproteobacteria)、弧菌目(Vibrionales)、弧菌科(Vibrionaceae),模式菌种为霍乱弧菌。

二、属的特征

弧菌属是革兰氏阴性小杆菌,菌体呈直、微弯或逗点状,大小为(0.5~0.8) μm×(1.4~2.6) μm,陈旧培养基中或不利生长条件下菌体常常发生卷曲,不形成内孢子和微包囊。在液体培养基中动力阳性,动力来源于与细胞壁的外膜相连的单极单条或多条端鞭毛。在固体培养基中,一些菌种形成大量比端鞭毛短的侧鞭毛。均可发酵*D*-葡萄糖,少部分菌种可产气。一些菌种可以产乙酰基乙醇和乙酰甲基甲醇(VP试验阳性),大部分可发酵利用*D*-果糖、麦芽糖和甘油,氧化酶阳性,还原硝酸盐为亚硝酸盐。部分菌种可在4 ℃条件下生长,全部可以在20 ℃条件下生长,大部分可在30 ℃条件下生长,较多菌种可在35~37 ℃条件下生长。一些菌种可发光,而另一些菌种却不发光。通常可在水中生长,但菌种的分布通常依赖水的温度和Na^+、氮浓度。在海洋和河流中常见,在海洋动物的表面和肠道内常见。一些Na^+浓度要求低的菌种也可在淡水中发现。与人临床样本相关的有12个菌种,其中11种可对人体致病,引起腹泻或肠外感染,一些菌种可引起脊椎动物和非脊椎动物疾病。基因组DNA G+C含量为38~51 mol%[1]。

三、属的临床意义

部分弧菌可引起腹泻或胃肠道感染,症状可以从轻微的肠炎发作到暴发性分泌的腹泻并伴有呕吐,如与O1群霍乱弧菌感染相关的霍乱肌无力。两种最常见与肠道致病相关的弧菌是霍乱弧菌和副溶血弧菌,霍乱弧菌是流行性霍乱的病原菌,副溶血弧菌是经食品传播疾病的主要致病菌,尤其在日本和东南亚国家。

流行病学和其他数据有力地证明了拟态弧菌、霍氏弧菌、河流弧菌也可引起腹泻或胃肠道感染。弗尼斯弧菌和其他弧菌偶尔分离于腹泻患者的粪便，但没有证据显示这些菌种确实能引起肠道感染[2]。

四、抗菌药物敏感性和感染用药

弧菌属的药敏试验可参照 CLSI M45 中“弧菌属（包括霍乱弧菌）的抑菌圈直径及 MIC 折点解释标准”进行操作。大量研究显示，大部分分离的弧菌，不管是哪一种，对四环素、氨基糖苷类（庆大霉素）、氯霉素、单环 *β*-内酰胺类、碳青霉烯类、喹诺酮类和萘啶酸均敏感；但对磺胺类、甲氧苄啶、青霉素、羧苄西林、氨苄西林和老旧头孢菌素广泛耐药；对新型头孢菌素，如头孢噻肟、头孢他啶也耐药，头孢噻肟与米诺环素在体外对创伤弧菌呈协同敏感活性。从 20 世纪 70 年代开始有霍乱弧菌耐药性增强的报道，在孟加拉国和坦桑尼亚有多重耐药霍乱弧菌 O1 的 ElTor 型引起暴发流行的报道，这些菌株携带 R 因子，编码对许多抗生素耐药的基因，包括氨苄西林、氯霉素、四环素。这些菌的耐药与携带 IncC 接合质粒有关。在西半球暴发的霍乱中分离的 O1 群霍乱弧菌对氯霉素、多西环素、四环素和复方磺胺甲噁唑耐药，这些菌株都检测到 IncC 接合质粒。在同一次暴发中分离的对头孢噻肟耐药的 ElTor 型少见菌株可将耐药性通过接合传递给大肠埃希菌。印度 20 世纪 90 年代暴发的霍乱是 O139 型霍乱弧菌引起的，相比同一地区以前流行的 O1 群霍乱弧菌对复方磺胺甲噁唑、萘啶酸和氯霉素的耐药性明显增强，这些发现提示霍乱弧菌耐药性的快速变化与耐药基因的传播有关，但研究并没有显示霍乱弧菌的耐药性与质粒携带的相关性。早期在印度和孟加拉国分离的 O139 群霍乱弧菌对抗生素的敏感性不同，大部分对磺胺类、链霉素耐药，携带 R 因子的 6 株菌对四环素、氨苄西林、氯霉素、卡拉霉素和庆大霉素的耐药，耐药因子是 200 kb 的 C 群不兼容自身遗传质粒。1993～1994 年分离的大部分 O139 群霍乱弧菌对磺胺类、呋喃唑酮、氨苄西林耐药，然而 1995～1996 年从印度复苏的 O139 霍乱弧菌对这些抗生素的敏感性发生了变化，与以前分离的菌株不同，其对磺胺类敏感，对氨苄西林和呋喃唑酮还是耐药，对新霉素（95%）、链霉素（85%）和四环素（25%）也耐药。这些数据显示 O139 霍乱弧菌相关的耐药表型不断地短暂变化。弧菌对蝶啶复合物普遍敏感，尤其是 O/129；也有部分弧菌对 O/129 天然耐药，包括弗尼斯弧菌、河流弧菌；最近出现对 O/129 获得性耐药的报道，日本和印度对 1973～1983 年分离于东南亚 O1 群和非 O1 群霍乱弧菌分析发现很少（1.3%～1.8%）有对 10 mg 和 150 mg 的 O/129 耐药的菌株，但到了 20 世纪 90 年代初期在印度、孟加拉国、马来西亚的水、浮游生物、粪便中分离的 O1 群霍乱弧菌对两种浓度的 O/129 都广泛耐药（63%～83%），耐药与 R 因子的传播有关[2]。

五、属内菌种

Vibrio alginolyticus 溶藻弧菌

（Miyamoto et al., 1961）Sakazaki, 1968（Approved Lists, 1980）

【分类学评述】 该菌种在 1961 年被描述为“溶藻海单胞菌”（*Oceanomonas alginolytica*），在 1968 年被描述为现在的溶藻弧菌并在 1980 年被收录到《核准的细菌名称目录》。

【词源和翻译】 “*alginolyticus*”，新拉丁语阳性形容词，由“*acidum alginicum*”和“*lyticus*”两个词根组成：“*acidum alginicum*”，新拉丁语名词，英文词义为“alginic acid”；“*lyticus*”，新拉丁语阳性形容词，源自希腊语阳性形容词“*lutikos*”，英文词义为“able to loosen”、“able to dissolve”。“*alginolyticus*”，英文词义为“alginic acid-dissolving”，即“可溶解海藻酸的”，菌名翻译为“溶藻弧菌”。

【临床意义】 溶藻弧菌可见于人类的临床标本，尤其是在海洋环境中引起的软组织感染，还经常见于伤口感染和耳部感染，偶尔可见于眼部感染，溶藻弧菌的感染具有明显的部位相关性，但从感染的病原学分析中很少将溶藻弧菌作为病因目标。大部分的作者将溶藻弧菌作为致病菌，尤其是伤口和耳部感染时。大部分病例中使用了抗生素进行治疗，有些病例使用手术清创[3]。

Vibrio carchariae 鲨鱼弧菌

Grimes et al., 1985

【词源和翻译】 “*carchariae*”，新拉丁语名词属格，英文词义为“a shark”，即“鲨鱼”，意指该菌首次分离于鲨鱼标本，菌名翻译为“鲨鱼弧菌”。

【临床意义】 鲨鱼弧菌最初分离于一只囚禁中死亡的灰色真鲨，是各种软骨鱼的致病菌[4]，目前有引起一例人类被鲨鱼咬伤而导致感染的报道[5]。

Vibrio cholerae 霍乱弧菌

Pacini, 1854 (Approved Lists, 1980)

【词源和翻译】 "*cholerae*"，拉丁语阴性名词属格，英文词义为"of cholera, a severe diarrheal disease"，即"霍乱"，一种严重腹泻性疾病，菌名翻译为"霍乱弧菌"。

【种的特征】 霍乱弧菌是革兰氏阴性微弯杆菌，有端鞭毛，动力阳性，营养要求简单，生长快速，营养充分时少于30 min就会传一代，在氧气充分时生长快速，在厌氧条件下也可以生长，对pH敏感，当pH低于6时就会快速死亡，但可耐受碱性条件，因此可用此特点制作选择性硫代硫酸盐柠檬酸盐胆盐蔗糖琼脂培养基(thiosulfate citrate bile salts sucrose medium, TCBS)以对其进行分离和鉴定。氧化酶阳性，发酵蔗糖和甘露糖，但不发酵果胶糖，产酸不产气，赖氨酸脱羧酶、鸟氨酸脱羧酶阳性，精氨酸脱羧酶阴性。霍乱弧菌分为古典型和埃尔托(ElTor)型两种生物型，可根据溶血素、噬菌体类型、多黏菌素敏感性、VP试验进行区分。根据血清学抗原，霍乱弧菌基本都属于是O1群抗原，进一步以细菌热稳定的胞壁脂多糖抗原为基础的凝集和杀弧菌抗体试验可将O1群分为稻叶(Inaba)和小川(Ogawa)两个血清型，当两个血清型都包含时就称为彦岛(Hikojima)型，但此型很少见。近年又出现了分离于流行ElTor生物型的O139霍乱弧菌，其没有O1菌体抗原特征，能形成多糖荚膜，也可产霍乱肠毒素，保留O1群的潜在流行特点[1]。

【临床意义】 霍乱弧菌是霍乱的病原菌，一般在潜伏6~48 h后可暴发水样腹泻，初始便量就达到1 L，数小时后就可分泌达到数升，引起低血容量休克，腹泻时常伴有呕吐。由于身体组织缺水和电解质出现肌肉抽搐、皮肤松弛、船状腹、脉搏微弱的霍乱特征性症状，根据水和电解质缺失的程度，可出现轻度和亚临床病例。霍乱病程一般2~7 d，疾病转归与水和电解质缺失及补充的情况有关。低血容量休克、代谢性酸中毒和急性肾小管坏死引起的尿毒症可引起死亡[2]。

Vibrio cincinnatiensis 辛辛那提弧菌

Brayton et al., 1986

【词源和翻译】 "*cincinnatiensis*"，新拉丁语阳性/阴性形容词，源自美国俄亥俄州城市"Cincinnati"的名字，菌名翻译为"辛辛那提弧菌"。

【种的特征】 辛辛那提弧菌，革兰氏阴性杆菌，长0.7~2.0 μm，有单极鞭毛，动力阳性。在营养琼脂上可形成奶白色、圆形、光滑有光泽的菌落，在TCBS平板形成黄色菌落，兼性厌氧，生长需要NaCl，发酵葡萄糖、熊果苷、海藻糖、蔗糖、*D*-纤维二糖、*D*-甘露糖、肌肉肌醇、水杨苷、*L*-阿拉伯糖。触酶、氧化酶、淀粉酶、几丁质酶、DNA酶阳性，白明胶酶、尿素酶、藻酸酶、酪蛋白酶、卵磷脂酵素、弹性蛋白酶阴性，赖氨酸脱羧酶、*β*-半乳糖苷酶、VP试验阳性，鸟氨酸脱羧酶、精氨酸二水解酶、吲哚阴性，150 mg的O/129敏感。

【临床意义】 辛辛那提弧菌分离于辛辛那提大学医院一名79岁男性菌血症和脑膜炎患者[6]。

Vibrio damsela 美人鱼弧菌

Love et al., 1982

【分类学评述】 该菌种已被重新分类为发光杆菌属(*Photobacterium*)，见美人鱼发光杆菌(*Photobacterium damselae*)。

Vibrio fischeri 费舍尔（费氏）弧菌

(Beijerinc, 1889) Lehmann and Neumann, 1896 (Approved Lists, 1980)

【分类学评述】 该菌种已被重新分类为另弧菌属(*Aliivibrio*)，见费舍尔(费氏)另弧菌(*Aliivibrio fischeri*)。

Vibrio fluvialis 河流弧菌

Lee et al., 1981

【词源和翻译】 "*fluvialis*"，新拉丁语阳性形容词，英文词义为"of or belonging to a river"，即"河流的"，指分离来源的地方，菌名翻译为"河流弧菌"。

【种的特征】 河流弧菌发酵*D*-葡萄糖和其他碳水化合物不产气，与其他嗜盐弧菌不同的鉴别生化反应包括发酵*D*-葡萄糖产气、发酵*D*-阿拉伯醇，*L*-阿拉伯糖、*D*-甘露醇、莫氏肉汤的*L*-精氨酸双水解酶反应阳性，VP试验阴性，*L*-赖氨酸和*L*-鸟氨酸脱羧酶阴性，不发酵乳糖。基因组DNA G+C含量为49.3~50.3 mol%。

V

【临床意义】 河流弧菌分离于自然界水(常分离于河口)和动物栖居地[7],目前有引起人类尿道感染、胃肠炎、胆管炎及脑炎的报道[8]。

Vibrio furnissii 弗尼斯弧菌

Brenner et al., 1984

【词源和翻译】 "*furnissii*",新拉丁语名词属格,源自英国南部城市梅德斯通的梅德斯通公共健康实验室的 A. L. Furniss 的名字,以纪念其在 F 群弧菌的最初发现和命名研究中的贡献,菌名翻译为"弗尼斯弧菌"。

【种的特征】 弗尼斯弧菌是革兰氏阴性、直的或微弯的杆菌,有端鞭毛,动力阳性,生长需要 NaCl,氧化酶阳性,硝酸盐阳性,发酵 *D*-葡萄糖和其他碳水化合物产酸产气,阳性生化反应有甲基红试验,西蒙枸橼酸,精氨酸水解,氰化钾,DNA 酶,1%和 6% NaCl 生长试验,阿拉伯糖、*D*-阿拉伯醇、*D*-半乳糖、麦芽糖、*D*-甘露醇、*D*-甘露糖、蔗糖、海藻糖发酵;醋酸盐、脂肪酶和 8% NaCl 生长试验阳性。β-半乳糖苷酶、酪氨酸清除和 *L*-鼠李糖结果可变。0.1% O/129 纸片耐受。基因组 DNA G+C 含量为 50.4 mol%。

【临床意义】 弗尼斯弧菌广泛分布在自然界水中(常位于河口)和动物栖息地,偶尔分离于动物粪便。1997 年从 6 名腹泻患者的粪便分离到弗尼斯弧菌,但也同时分离到其他病原菌或可能的病原菌(副溶血弧菌、非 O1 霍乱弧菌、河流弧菌、沙门菌和邻单胞菌),当时还不能确定弗尼斯弧菌是引起急性腹泻的致病菌[9]。2017 年,有文献报道该菌可引起急性胃肠炎,当时该菌被认为是一种新兴的病原菌[10]。

Vibrio harveyi 哈氏弧菌

(Johnson and Shunk, 1936) Baumann et al., 1981

【词源和翻译】 "*harveyi*",新拉丁语阳性名词属格,源自生物学家 E. N. Harvey 的名字,以纪念其在系统研究生物发光中做出的贡献,菌名翻译为"哈氏弧菌"。原名为哈氏贝内克菌(*Beneckea harveyi*)。

【种的特征】 哈氏弧菌为革兰氏阴性杆菌,大小为(0.5~1.0) mm×(1.2~2.5) mm,呈单个或成双排列,两端钝圆,菌体微弯,无芽孢,有端鞭毛,动力阳性,在营养海水琼脂上培养 24 h 可形成非常大的菌落,直径为 6~8 cm,扁平光滑,彩色,圆形,边界呈波纹状、有宽或窄的细丝生长,有时二次生长形成小的、圆形、边缘不整齐菌落。在 pH 为 7.0 的海水凝胶中 20 ℃培养 24 h 后形成1.5 mm的圆形、边缘不整齐的菌落,由于液化中央凹陷,中央形成环带,菌落周围由于圆形和颗粒状的二代菌落围绕形成晕状,48 h 后菌落快速液化,特征消失,在菌落多的平板表面可出现大量的气泡。最佳生长温度是 35~39 ℃,但 20~25 ℃的室温也生长良好,最佳生长 pH 为 7.4~7.8,低于 7.0 或高于 8.2 生长不佳。基因组 DNA G+C 含量为 46~48 mol%。

【临床意义】 哈氏弧菌分离于海洋动物(鲨鱼的嘴巴)和海洋环境,偶尔可见于临床标本,分离于人被鲨鱼咬伤的感染伤口。原来被误鉴定为鲨鱼弧菌,直到 1998 年才将两种菌区分开[11]。

Vibrio metoecus 外来弧菌

Kirchberger et al., 2014

【词源和翻译】 "*metoecus*",新拉丁语阳性名词,源自希腊语名词"*metoikos*",英文词义为"non-resident"、"stranger",即"非原著名、陌生人",菌名翻译为"外来弧菌"。

【种的特征】 外来弧菌为革兰氏阴性弧形杆菌,长为 1.25~2 μm,宽约 0.4 μm,氧化酶阳性,有单极鞭毛,动力阳性,VP 试验阴性。20~40 ℃条件下可在含浓度低于 8% NaCl 的 LB 琼脂上生长,可还原硝酸盐为亚硝酸盐,产吲哚和 β-葡萄糖苷酶,发酵葡萄糖,赖氨酸脱羧酶、鸟氨酸脱羧酶阳性,发酵甘露醇产酸,不发酵果糖胶,精氨酸二水解酶和尿素阴性。在 TCBS 平板上形成霍乱弧菌样黄色圆形菌落,在胰酪胨大豆肉汤培养基(tryptose soya broth, TSB)琼脂上形成扁平、光滑、圆形奶白色菌落。基因组 DNA G+C 含量为47.73 mol%。

【临床意义】 外来弧菌典型菌株于 2006 年分离于美国马萨诸塞州法尔茅斯的一个海岸边咸水的牡蛎塘[12],尚未见人类感染的报道。

Vibrio metschnikovii 梅契尼柯夫弧菌

Gamaleia, 1888

【词源和翻译】 "*metschnikovii*",新拉丁语阳性名词属格,源自俄罗斯生物学家 E. Metschnikoff 的名字,菌名翻译为"梅契尼柯夫弧菌"。

【种的特征】 与典型的嗜盐弧菌不同,该菌氧化酶阴性,不还原硝酸盐成亚硝酸盐。基因组 DNA

V

G+C 含量为 44~46 mol%。

【临床意义】 梅契尼柯夫弧菌通常分离于淡水、咸水和海水中等水环境中，人类可从环境中感染，目前有引起人类伤口感染、胃肠炎、肺炎及菌血症的报道[13-14]。

Vibrio mimicus 拟态弧菌

Davis et al., 1982

【词源和翻译】 “*mimicus*”，拉丁语阳性形容词，英文词义为“mimes 或 mimic”，即“相似的”，该菌种因与霍乱弧菌有相似的生物型而得名，菌名翻译为“拟态弧菌”。

【种的特征】 拟态弧菌为革兰氏阴性弧形杆菌，氧化酶阳性，有单极鞭毛，动力阳性，拉丝试验阳性，对多黏菌素和 O/129 敏感，可在无 NaCl 和 1% NaCl 条件下生长，50%的菌株可在 6% NaCl 条件下生长，蔗糖发酵试验阴性，VP 试验和脂肪酶可有效地将拟态弧菌与霍乱弧菌区分开。

【临床意义】 拟态弧菌常分离于水和甲壳类动物，目前有引起人类胃肠炎、伤口感染、眼部感染及耳部感染的报道[15]。

Vibrio navarrensis 纳瓦拉弧菌

Urdaci et al., 1991

【词源和翻译】 “*navarrensis*”，新拉丁语阳性/阴性形容词，源自该菌分离地西班牙的纳瓦拉（Navarra），菌名翻译为“纳瓦拉弧菌”。

【种的特征】 纳瓦拉弧菌为革兰氏阴性无芽孢杆菌，大小为（1~2）μm×（0.8~1）μm。有单鞭毛，在固体和液体培养基中动力阳性。氧化酶和触酶阳性，可还原硝酸盐为亚硝酸盐，在无 NaCl 的培养基上不生长或生长缓慢，30 ℃条件下在含 2% NaCl 培养基的营养琼脂上过夜培养后可形成 2~3 mm、圆形、不透明、无色素菌落，不发光。在 TCBS 琼脂平板上形成黄色菌落。所有菌株均能在含 7% NaCl 的培养基上生长，在含 10% NaCl 的培养基上不生长，生长最佳温度为 30~37 ℃，也可在 40 ℃条件下生长，大部分菌株可在 10 ℃和 42 ℃条件下生长。不能固氮，产吲哚，水解明胶和淀粉，能分解 *D*-果糖、*D*-半乳糖、*D*-葡萄糖、*D*-甘露醇、麦芽糖、蔗糖产酸不产气，对 O/129敏感，不产硫化氢，VP 试验阴性，基因组 DNA G+C 含量为 45~47 mol%[16]。

【临床意义】 纳瓦拉弧菌分离于污水和水面，尚未见人类感染的报道。

Vibrio parahaemolyticus 副溶血弧菌

（Fujino et al., 1951）Sakazaki et al., 1963（Approved Lists, 1980）

【分类学评述】 该菌种在 1951 年被描述为“副溶血贝内克菌”（*Beneckea parahaemolyticus*），被描述的其他同义名还包括“副溶血巴斯德菌”（*Pasteurella parahaemolytica*），在 1963 年被描述为现在的副溶血弧菌并于 1980 年被收录到《核准的细菌名称目录》。

【词源和翻译】 “*parahaemolyticus*”，新拉丁语阳性形容词，由“*para*”、“*haîma*”和“*lyticus*”三个词根组成，“*para*”，希腊语介词，英文词义为“by the side of”、“beside”；“*haîma*”，希腊语名词，源自拉丁语“*haema*”，英文词义为“blood”；“*lyticus*”，新拉丁语阳性形容词，源自希腊语阳性形容词“*lutikos*”，英文词义为“able to loosen”、“able to dissolve”。“*parahaemolyticus*”，英文词义为“similar to（*Pasteurella*）*haemolytica*（now *Mannheimia haemolytica*）”，表示“与溶血巴斯德菌（现更名为溶血曼氏菌）相似的”，菌名翻译为“副溶血弧菌”。

【种的特征】 副溶血弧菌为革兰氏阴性无芽孢杆菌，在固体和液体培养基中动力阳性，氧化酶和触酶阳性，可还原硝酸盐为亚硝酸盐，产吲哚，分解 *D*-甘露糖和麦芽糖，不分解蔗糖和纤维二糖，VP 试验阴性，0.4%~8.0% NaCl 可生长，10%以上 NaCl 不生长，基因组 DNA G+C 含量为 46~47 mol%。

【临床意义】 副溶血弧菌常存在于海洋环境中，也是引起腹泻的重要原因，可在世界范围广泛引起胃肠炎的暴发。在日本，副溶血弧菌是 50%~70%食源性肠炎的病原菌，与食用海鲜有关。在 20 世纪 70 年代初，有一些关于副溶血弧菌引起伤口感染和菌血症的报道，后经证实其为创伤弧菌而不是副溶血弧菌。同样的，由于对大量弧菌属菌种的定植环境了解有限，许多关于副溶血弧菌的生态和环境的报道可能也是错误的[2]。

Vibrio salmonicida 杀鲑弧菌

Egidius et al., 1986

【分类学评述】 该菌种已被重新分类为另类弧菌属（*Aliivibrio*），见“杀鲑另弧菌”（*Aliivibrio salmonicida*）。

Vibrio vulnificus 创伤弧菌

(Reichelt et al., 1979) Farmer, 1980

【词源和翻译】 "*vulnificus*",拉丁语阳性形容词,英文词义为"wound-making"、"wound-inflicting",即"创伤的",提示细菌分离的部位,菌名翻译为"创伤弧菌"。原名为创伤贝内克菌(*Beneckea vulnificus*)。

【种的特征】 创伤弧菌为革兰氏阴性无芽孢杆菌,在固体和液体培养基中动力阳性,氧化酶和触酶阳性,可还原硝酸盐为亚硝酸盐,产吲哚,分解*D*-甘露糖、麦芽糖和纤维二糖,不分解蔗糖,VP 试验阴性,0.1%~6.0% NaCl 可生长,8.0%以上 NaCl 不生长,基因组 DNA G+C 含量为 46~48 mol%。

【临床意义】 创伤弧菌分离于人体临床标本和海洋环境,目前有引起人类伤口感染、菌血症和败血症的报道[2]。

Vibrio 弧菌属参考文献

V

Virgibacillus 枝芽孢杆菌属 Heyndrickx et al., 1998

【词源和翻译】 "*Virgibacillus*",新拉丁语阳性名词,由"*virga*"和"*bacillus*"两个词根组成:"*virga*",拉丁语名词,英文词义为"a green twig",引申义为"a branch in a family tree";"*bacillus*",拉丁语阳性名词,英文词义为"a small rod and also a genus of aerobic endospore-forming bacteria"。"*Virgibacillus*",英文词义为"a branch of the genus *Bacillus*",即"芽孢杆菌属的一个分支",菌名翻译为"枝芽孢杆菌属"。

一、分类学

枝芽孢杆菌属隶属于厚壁菌门(Firmicutes)、芽孢杆菌纲(Bacilli)或厚壁菌纲(Firmibacteria)、芽孢杆菌目(Bacillales)、芽孢杆菌科(Bacillaceae),模式菌种为泛酸枝芽孢杆菌。

二、属的特征

枝芽孢杆菌属是革兰氏阳性杆菌,大小为(0.3~0.8) μm×(2~8) μm,单个、成双或呈链状排列,在陈旧培养基中呈丝状排列。在肿胀的孢子囊中央(有时在次级端或偏中央)位置有球形或椭圆形的内孢子。需氧或者轻度兼性厌氧菌,触酶阳性,在海洋琼脂或 PYG 培养基上生长 3 d 后菌落直径为0.5~5 mm,菌落形态为圆形、略不规则、光滑或不光滑、微凸起、半透明或不透明,通常无色,或奶白,或黄白色,但有些菌种在海洋琼脂上产粉红色素。API 20E 板条的常规测试中 VP 试验阴性,吲哚阴性,可还原硝酸盐为亚硝酸盐,可水解酪蛋白,大部分菌种可水解七叶苷和明胶,不产尿素和硫化氢,但少部分菌种硫化氢弱阳性,一些菌种的精氨酸二水解酶和邻硝基苯-*β*-*D*-半乳糖苷阳性,还可利用枸橼酸盐。4%~10% NaCl 可刺激生长,可在 10~50 ℃条件下生长,最佳生长温度为 28 ℃或 37 ℃。经过研究发现,棉子糖可作为单一碳源,不利用 *D*-果胶糖、*D*-果糖或木糖。基因组 DNA G+C 含量为 36~43 mol%[1-2]。

三、属的临床意义

枝芽孢杆菌可在土壤等环境中生长,尤其是盐性环境中,也可在食物、水和临床样本中分离[1-2],暂未有人的感染报道。

四、抗菌药物敏感性和感染用药

枝芽孢杆菌与芽孢杆菌亲缘关系密切，且部分菌种是由芽孢杆菌重新分类而来，理论上可采用芽孢杆菌的感染用药方案，或参考 CLSI M45 中“芽孢杆菌属细菌(不包括炭疽芽孢杆菌)MIC 折点解释标准”进行药敏结果判读。该菌属细菌对氨苄西林、羧苄西林、头孢噻吩、氯霉素、红霉素、新生霉素和青霉素敏感，对萘啶酸和多黏菌素耐药[1-2]，供参考。

五、属内菌种

Virgibacillus pantothenticus 泛酸枝芽孢杆菌

(Proom and Knight，1950) Heyndrickx et al.，1998

【分类学评述】 该菌种在 1950 年被描述为泛酸枝芽孢杆菌(*Bacillus pantothenticus*)并于 1980 年被收录到《核准的细菌名称目录》。在 1998 年，该菌种被重新分类为现在的泛酸枝芽孢杆菌。

【词源和翻译】 “*pantothenticus*”，新拉丁语阳性形容词，由“*acidum pantothenticum*”和后缀“*-icus*”组成：“*acidum pantothenticum*”，新拉丁语名词，英文词义为“pantothenic acid”；“*-icus*”，拉丁语阳性形容词后缀，英文词义为“adjectival suffix used with the sense of belonging to”。“*pantothenticus*”，英文词义为“relating to pantothenic acid”，表示“与泛酸有关的”，菌名翻译为“泛酸枝芽孢杆菌”。

【种的特征】 泛酸枝芽孢杆菌为革兰氏阳性长杆菌，大小为(0.5～0.7) μm×(2～8) μm，动力阳性，在 PYG 培养基培养 2 d 形成直径 1～4 mm、凸起、圆形、边缘不规则、奶油状菌落，培养4 d形成直径 5～10 mm、边缘毛刷状菌落。兼性厌氧，触酶阳性，VP 试验阴性，不产吲哚，其他生化反应多变，4% NaCl 可刺激生长，10% NaCl 不抑制生长，可在 15～50 ℃条件下生长，最佳生长温度为 37 ℃，基因组 DNA G+C 含量为 36.9 mol%。

【临床意义】 泛酸枝芽孢杆菌最早分离于英格兰南部的土壤，也分离于高盐的土壤和盐田，还可分离于防酸剂、鸡罐头、养蜂蜜工人呼吸道，尚未见人类感染的报道。

Virgibacillus 枝芽孢杆菌属参考文献

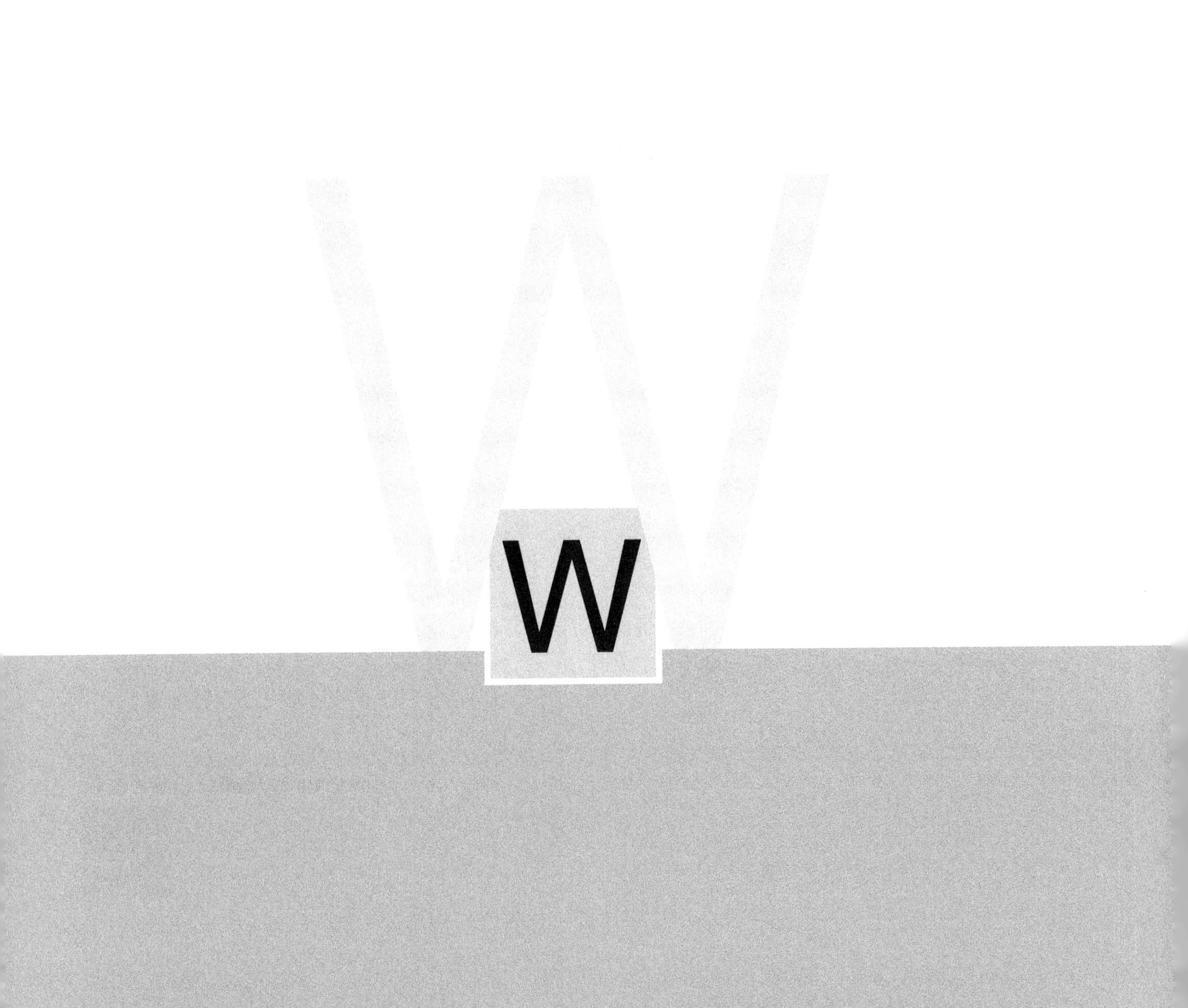

W

Wautersia 沃特斯菌属 Vaneechoutte et al., 2004

【词源和翻译】 "*Wautersia*",新拉丁语阴性名词,源自比利时微生物学家 Georges Wauters 的名字,菌名翻译为"沃特斯菌属"。

一、分类学

沃特斯菌属隶属于变形菌门(Proteobacteria)、β-变形菌纲(Betaproteobacteria)、伯克霍尔德菌目(Burkholderiales)、伯克霍尔德菌科(Burkholderiaceae)。目前认为,该菌属不是合法命名,且正确的分类名称为贪铜菌属(*Cupriavidus*)[1-2]。

二、属内菌种

Wautersia eutropha 富养沃特斯菌

(Davis, 1969) Vaneechoutte et al., 2004

【分类学评述】 有研究发现,该菌种与杀手贪铜菌(*Cupriavidus necator*)为同一种,且杀手贪铜菌拥有命名优先权。

【词源和翻译】 "*eutropha*",新拉丁语阴性形容词,由"*eu*"和"*trophos*"两个词根组成:"*eu*",希腊语介词,英文词义为"good";"*trophos*",希腊语名词,英文词义为"feeder"。"*eutropha*",英文词义为"well nourished",即"富养的",菌名翻译为"富养沃特斯菌"。

W

Wautersia 沃特斯菌属参考文献

Wautersiella 沃氏菌属 Kämpfer et al., 2006

【词源和翻译】 "*Wautersiella*",带小尾缀的新拉丁语阴性名词,源自比利时微生物学家 Georges Wauters 的名字,以纪念其在首次将该菌群确认为一个独立菌属的研究以及将毕生时间奉献于细菌分类学的贡献,菌名翻译为"沃氏菌属"。

一、分类学

沃氏菌属隶属于拟杆菌门(Bacteroidetes)、黄杆菌纲(Flavobacteriia)、黄杆菌目(Flavobacteriales)、黄杆菌科(Flavobacteriaceae),模式菌种法氏沃氏菌为目前属内唯一菌种。

二、属的特征

沃氏菌属是革兰氏阴性杆菌,两端钝圆,大小为(0.5~1.0) μm×(2.0~3.0) μm,动力阴性,需氧生长,有严格的以氧气为终端电子受体的呼吸代谢系统。氧化酶和触酶阳性,非发酵型,20~37 ℃下可在血琼脂上生长,37 ℃在血琼脂培养基上可形成圆形、微凸、光滑、水润、白色边缘的菌落,部分菌株菌落呈黄色。基因组 DNA G+C 含量为 33.8~34.4 mol%[1-2]。

三、属内菌种

***Wautersiella falsenii* 法氏沃氏菌**

Kämpfer et al., 2006

【词源和翻译】 “*falsenii*”,新拉丁语阳性名词属格,源自当代的挪威微生物学家 Enevold Falsen 的名字,以纪念其在细菌分类学和细菌系统特征研究中的贡献,菌名翻译为“法氏沃氏菌”。

【临床意义】 法氏沃氏菌最初分离于手术伤口和血培养标本,目前有引起人类伤口感染、肾盂肾炎、脓肿及菌血症的报道[3]。

【抗菌药物敏感性和感染用药】 据文献报道,使用 MIC 方法并参照 EUCAST 标准,该菌对丁胺卡那、阿莫西林/克拉维酸、氨苄西林/舒巴坦、头孢噻肟、头孢他啶、多利培南、庆大霉素、亚胺培南、哌拉西林/他唑巴坦耐药,只对头孢吡肟、磺胺类敏感,对环丙沙星、黏菌素、厄他培南、磷霉素、左旋氧氟沙星、美罗培南、呋喃妥因、替加环素结果不确定[1-2]。

***Wautersiella* 沃氏菌属参考文献**

W

Weeksella 威克氏菌属 Holmes et al., 1987

【词源和翻译】 “*Weeksella*”,带小尾缀的新拉丁语阴性名词,源自 O. B. Weeks 教授的名字,以纪念其在黄杆菌属分类学研究中的贡献,菌名翻译为“威克氏菌属”。

一、分类学

威克氏菌属隶属于拟杆菌门(Bacteroidetes)、黄杆菌纲(Flavobacteriia)、黄杆菌目(Flavobacteriales)、黄杆菌科(Flavobacteriaceae),模式菌种为有毒威克氏菌。

二、属的特征

威克氏菌属是两边平行、两端钝圆的杆菌,典型菌大小为 0.6 μm×(2~4) μm,无聚-β-羟基丁酸盐的胞内颗粒,不形成内孢子,革兰氏染色阴性,无动力,无蔓延生长。需氧,有严格的呼吸代谢。可在 18~42 ℃环境下生长,固体培养基上生长无色素,触酶和氧化酶阳性,尿素阴性,在麦康凯和β-羟基丁酸盐琼脂上可生长,消化酪蛋白,不消化琼脂,化能有机营养,不分解糖,产吲哚。普通环境中不生长,可寄生、腐生或共生在人和其他恒温动物的内脏表面。基因组 DNA G+C 含量为 35~38 mol%[1-2]。

三、属的临床意义

威克氏菌属不存在于环境中,主要以寄生或腐生方式存在于人和恒温动物的内脏表面,可分离于临床标本,有引起终末期肾病患者致命性感染的报道[1-2]。

四、抗菌药物敏感性和感染用药

威克氏菌属对丁胺卡那、羧苄西林、头孢氨苄、头孢唑林、头孢哌酮、头孢拉定、头孢他啶、头孢曲松、头孢噻肟、氯霉素、环丙沙星、克林霉素、多西环素、红霉素、呋喃唑酮、庆大霉素、亚胺培南、卡那霉素、麦迪霉素、米诺环素、新霉素、诺氟沙星、氧氟沙星、哌拉西林、多黏菌素 B、链霉素、四环素、万古霉素敏感[1-2]。

五、属内菌种

***Weeksella virosa* 有毒威克氏菌**

Holmes et al., 1987

【词源和翻译】 "*virosa*",拉丁语阴性形容词,英文词义为"slimy",即"黏液的、谄媚的",菌名翻译为"有毒威克氏菌"。

【种的特征】 与属特征一样,基因组 DNA G+C 含量为 35~38 mol%。

【临床意义】 有毒威克菌致病性尚不清楚,但菌株大部分分离于临床样本,其中多见于女性尿液、子宫颈拭子、阴道拭子、巴氏腺囊肿、血液、脐带和耳部,少部分分离自男性尿道、脑脊液和血液[1-2]。

***Weeksella* 威克氏菌属参考文献**

W

Weissella 魏斯菌属 Collins et al., 1994

【词源和翻译】 "*Weissella*",带小尾缀的新拉丁语阴性名词,源自德国微生物家 Norbert Weiss 的名字,以纪念他在乳酸菌分类学研究中的贡献,菌名翻译为"魏斯菌属"。

一、分类学

魏斯菌属隶属于厚壁菌门(Firmicutes)、芽孢杆菌纲(Bacilli)或厚壁菌纲(Firmibacteria)、乳酸杆菌目(Lactobacillales)、明串珠菌科(Leuconostocaceae),模式菌种为绿色魏斯菌(*Weissella viridescens*)。

二、属的特征

魏斯菌属一般为两端钝圆或锥形的短杆菌或球菌,单个、成对和呈短链状排列,革兰氏阳性,无动力[除外贝宁魏斯菌(*Weissella beninensis*)],不形成内孢子,触酶阴性,不产细胞色素。耐酸,可在 15 ℃条件下生长,但不能在 45 ℃条件下生长(除了混淆魏斯菌的部分菌株),部分菌种可水解精氨酸。基因组 DNA G+C 含量为 37~47 mol%[1-2]。

三、属的临床意义

魏斯菌属来源广泛,部分魏斯菌与肉和肉制品有关,可引起肉的腐败变质;部分菌种可发酵蔬菜相关食物和奶酪[1-2]。

四、抗菌药物敏感性和感染用药

该菌属对万古霉素天然耐药,暂无抗菌药物试验和感染用药数据。但从系统发育亲缘关系上,该菌隶属于明串珠菌科,故理论上可采用明串珠菌的药敏试验方法,供参考。

五、属内菌种

***Weissella confusa* 混淆魏斯菌**

(Holzapfel and Kandler, 1969) Collins et al., 1994

【词源和翻译】 "*confusa*",拉丁语分词阴性形容词,英文词义为"confused",即"混乱的",指该菌原来和明串球菌属无法区分,菌名翻译为"混淆魏斯菌"。

【种的特征】 混淆魏斯菌为革兰氏阳性短杆菌,大小为(0.8~1.0) μm×(1.5~3.0) μm,一端较细,主要呈单个排列,偶见短链状排列。动力阴性,无芽孢。基因组 DNA G+C 含量为 45~47 mol%。

【临床意义】 混淆魏斯菌常分离于甘蔗、胡萝卜汁、发酵食物,属于肠道正常菌群之一,偶见于生牛奶、唾液、污水和临床样本,可引起灵长类的系统性感染和脓肿[1-2],另有引起人的菌血症的报道[3]。

***Weissella paramesenteroides* 假肠膜魏斯菌**

Garvie, 1967

【词源和翻译】 "*paramesenteroides*",新拉丁语形容词,由"*para*"和"*mesenteroides*"组成:"*para*",希腊语介词,英文词义为"beside";"*mesenteroides*",新拉丁语中性形容词,英文词义为"a specific epithet"。"*paramesenteroides*",英文词义为"beside *Leuconostoc mesenteroides*",即"与肠膜明串珠菌相近的",菌名翻译为"假肠膜样魏斯菌"。

【临床意义】 假肠膜样魏斯菌可从乳制品、食物和临床标本中分离[1]。

***Weissella* 魏斯菌属参考文献**

W

Williamsia 威廉姆斯菌属 Kämpfer et al., 1999

【词源和翻译】 "*Williamsia*",新拉丁语阴性名词,源自英国微生物学家 Stanley T. Williams 的名字,为了纪念他在放线菌分类学和生态学研究中的大量贡献,菌名翻译为"威廉姆斯菌属"。

一、分类学

威廉姆斯菌属隶属于放线菌门(Actinobacteria)、放线菌纲(Actinobacteria)、放线菌目(Actinomycetales)、棒杆菌亚目(Corynebacterineae)、诺卡菌科(Nocardiaceae),模式菌种为壁威廉姆斯菌。

二、属的特征

威廉姆斯菌属是革兰氏阳性、无芽孢、短杆菌,通过透射电镜可见细菌表面多毛,但不能负染,是需氧的化学异养菌。特征性的氨基酸是内消旋-二氨基庚二酸,主要的细胞壁糖是果胶糖、半乳糖、甘露糖和核糖。根据 16S rDNA 序列分析,该菌属于棒杆菌亚目,基因组 DNA G+C 含量为 64~65 mol%[1]。

三、属的临床意义

威廉姆斯菌属分离于土壤、干草、深海泥、室内建筑材料中,也有引起人类感染的报道——第一株临床株分离自一个主动脉瓣置换术后伴双肺泡炎浸润患者的保护性支气管毛刷标本[1]。

四、抗菌药物敏感性和感染用药

威廉姆斯菌属隶属于诺卡菌科，药敏试验推荐采用肉汤稀释法，且可采用 CLSI M24 中“诺卡菌属和其他需氧放线菌的 MIC 折点解释标准”进行结果判读。有资料显示，壁威廉姆斯菌分离株对阿莫西林/克拉维酸、头孢噻肟、亚胺培南、环丙沙星、妥布霉素、庆大霉素和复方磺胺甲噁唑敏感[2]，供参考。

五、属内菌种

Williamsia deligens 挑剔威廉姆斯菌

Yassin and Hupfer, 2006

【词源和翻译】 “*deligens*”，拉丁语分词形容词，英文词义为“selecting”、“choosing”，即“有选择的、挑剔的”，指该细菌对碳源营养的偏爱，菌名翻译为“挑剔威廉姆斯菌”。

【种的特征】 挑剔威廉姆斯菌在琼脂培养基上可形成光滑、橘色或橘红色菌落，革兰氏阳性杆菌或球杆菌，抗酸染色阴性。可在 22～37 ℃条件下生长，超过 42 ℃则不生长。

【临床意义】 挑剔威廉姆斯菌分离于人体血液标本，有引起血流感染的病例报道[2]。

Williamsia muralis 壁威廉姆斯菌

Kämpfer et al., 1999

【词源和翻译】 “*muralis*”，拉丁语阳性/阴性形容词，英文词义为“pertaining or belonging to wall (s)”，即“与墙壁相关的”，指菌株分离来源的环境，菌名翻译为“壁威廉姆斯菌”。

【种的特征】 壁威廉姆斯菌为没有分枝的球状菌 (0.4～0.5) μm×(0.6～1.4) μm，在 TSB 琼脂平板上可形成光滑橘黄色菌落，生长温度是 10～37 ℃，最佳温度为 30 ℃，低于 4 ℃或高于 41 ℃不生长，基因组 DNA G+C 含量为64.8 mol%。

【临床意义】 壁威廉姆斯菌分离于芬兰一个儿童看护中心的室内建筑材料，目前有引起人类肺部感染及眼内炎的报道[3-4]。

***Williamsia* 威廉姆斯菌属参考文献**

W

Wohlfahrtiimonas 污蝇单胞菌属 Tóth et al., 2008

【词源和翻译】 “*Wohlfahrtiimonas*”，新拉丁语阴性名词，由“*Wohlfahrtia*”和“*monas*”两个词根组成：“*Wohlfahrtia*”，新拉丁语名词，源自一种麻蝇的属名；“*monas*”，希腊语阴性名词，英文词义为“a unit”、“monad”。“*Wohlfahrtiimonas*”，英文词义为“a monad from a fly of the genus *Wohlfahrtia*”，即“一种来源于污蝇属的单细胞生物”，菌名翻译为“污蝇单胞菌属”。

一、分类学

污蝇单胞菌属隶属于变形菌门(Proteobacteria)、γ-变形菌纲(Gammaproteobacteria)，目、科的分类暂未定，模式菌种为解几丁质污蝇单胞菌。

二、属的特征

污蝇单胞菌属是革兰氏阴性、规则的、无动力杆菌,无芽孢,严格需氧,触酶和氧化酶阳性。基因组DNA G+C含量为44.3 mol%[1]。

三、属的临床意义

污蝇单胞菌属在世界多国已有多例临床感染病例报道,造成因蝇蛆病诱发的菌血症和脓毒症甚至引发暴发性脓毒症,可引起骨、骨髓和软组织感染。

四、抗菌药物敏感性和感染用药

污蝇单胞菌属对青霉素、头孢菌素、氟喹诺酮类、碳青霉烯类、四环素和氨基糖苷类抗生素菌敏感,供参考。

五、属内菌种

Wohlfahrtiimonas chitiniclastica 解几丁质污蝇单胞菌

Tóth et al., 2008

【词源和翻译】 "*chitiniclastica*",新拉丁语阴性形容词,由"*chitinum*"、"*klastos*"和"*clasticus*"三个词根组成:"*chitinum*",新拉丁语中性名词,英文词义为"chitin";"*klastos*",希腊语形容词,英文词义为"broken in pieces";"*clasticus*",新拉丁语形容词,英文词义为"breaking"。"*chitiniclastica*",英文词义为"chitin-cleaving",即"分解几丁质的",菌名翻译为"解几丁质污蝇单胞菌"。

【种的特征】 解几丁质污蝇单胞菌菌体直,短杆状,大小为(1.5~2.0) μm×(0.5~1.0) μm,无动力,在所有阶段均单个分布,在金氏B琼脂培养基上形成无色素、小的、凸起的、光滑湿润的菌落。严格需氧,最佳生长pH为5.0~10.5,最佳生长温度在28~37 ℃,触酶和氧化酶阳性,VP试验、七叶苷、尿素、吲哚、酪蛋白酶、明胶酶、淀粉酶均阴性,不产硫化氢,不利用吐温-80,几丁质酶活性强。鉴定依据生化反应的结果,阳性的反应有糖原氧化、吐温-80、*D*-果糖、*D*-甘露糖、*D*-阿洛酮糖、单乙基琥珀酸盐、醋酸、蚁酸、α-羟丁酸、丙酸、琥珀酸、溴代琥珀酸、琥珀酰胺酸、*D*-丙氨酸、*L*-丙氨酸、*L*-丙氨酰甘氨酸、*L*-天门冬酰氨酸、*L*-天冬氨酸、*L*-谷氨酸、*L*-鸟氨酸、*L*-苯丙氨酸、*L*-苏氨酸、甘油、α-丁酮酸、α-酮戊二酸、*DL*-乳酸;部分生化反应在不同菌株间有差异:吐温-40、蜜二糖、丙酮酸甲酯、*L*-亮氨酸、*L*-脯氨酸、*D*-丝氨酸、*L*-丝氨酸、γ-氨基丁酸和2,3-丁二醇[1]。

【临床意义】 污蝇解壳杆菌分离自双翅目麻蝇科的壮丽污蝇,有引起伤口感染、蜂窝织炎、骨髓炎和脓毒症的病例报道[2-12]。

Wohlfahrtiimonas 污蝇单胞菌属参考文献

Wolbachia 沃尔巴克体属 Hertig, 1936

【词源和翻译】 "*Wolbachia*",新拉丁语阴性名词,源自S. Burt Wolbach的名字,纪念其在描述落基山斑疹热中的立克次体生物，并与 Marshall Hertig 协作对昆虫立克次体样微生物研究中的贡献，菌名翻译为“沃尔巴克体属”。

一、分类学

沃尔巴克体属隶属于变形菌门（Proteobacteria）、α-变形菌纲（Alphaproteobacteria）、立克次体目（Rickettsiales）、无形体科（Anaplasmataceae），模式菌株为尖音库蚊沃尔巴克体。

二、属的特征

沃尔巴克体属是革兰氏阴性、多形性的小杆菌（长 0.5~1.3 μm）或球杆菌（直径 0.25~1 μm），部分菌体较大，直径可达 1~1.8 μm，常被错误地分类为变形菌纲细菌。只能在宿主细胞液泡中生长，而不能在细胞外生长。基因组 DNA G+C 含量为 30 mol%[1]。

三、属的临床意义

该菌广泛存在于节肢动物和丝虫体内，是一种最常见的专性寄生微生物之一。该菌与宿主的相互作用较为复杂，除了少数例外的情况，一般对宿主无致病性，且在某种程度上已演变为互利共生关系。部分物种在没有沃尔巴克体的情况下，甚至不能进行正常繁殖和正常生存。该菌虽不直接致病，但其在丝虫体内互惠共生，有利于丝虫在人体内的存活，并可能起到炎症增效剂的作用，从而导致丝虫感染相关的淋巴管阻塞[1-2]。

W

四、抗菌药物敏感性和感染用药

体外和体内研究均显示，该菌对多西环素和利福平敏感。

五、属内菌种

Wolbachia melophagi 羊蜱蝇沃尔巴克体

（Nöller，1917）Philip，1956

【分类学评述】 该菌种在 1956 年被描述为现在的羊蜱蝇沃尔巴克体并于 1980 年被收录到《核准的细菌名称目录》，被描述的其他同义名还包括“羊蜱蝇立克次体”（*Rickettsia melophagi*）。基于细菌 16S rRNA 基因序列分析的结果显示，羊蜱蝇沃尔巴克体与巴尔通体高度近缘，《伯杰氏系统细菌学手册》已将其分类为巴尔通体属。

Wolbachia persica 波斯沃尔巴克体

Suitor and Weiss，1961

【分类学评述】 基于细菌 16S rRNA 基因序列分析的结果显示，波斯沃尔巴克体与弗朗西斯菌高度近缘，《伯杰氏系统细菌学手册》已将其分类为弗朗西斯菌属。

Wolbachia pipientis 尖音库蚊沃尔巴克体

Hertig，1936（Approved Lists，1980）

【词源和翻译】 “*pipientis*”，拉丁语名词属格，源自拉丁语名词“*pipiens-entis*”，即尖音库蚊（*Culex pipiens*）的种名，意指其寄生于尖音库蚊体内，菌名翻译为“尖音库蚊沃尔巴克体”。

【临床意义】 尖音库蚊沃尔巴克体是节肢动物细胞内共生菌，可干预病毒对蚊子的感染。暂无人致病的相关报道。

Wolbachia 沃尔巴克体属参考文献

Wolinella 沃林菌属 Tanner et al., 1981

【词源和翻译】 "*Wolinella*",带小尾缀的新拉丁语阴性名词,源自美国细菌学家 M. J. Wolin 的名字,以纪念他首次分离到该菌,菌名翻译为"沃林菌属"。

一、分类学

沃林菌属隶属于变形菌门(Proteobacteria)、ε-变形菌纲(Epsilonproteobacteria)、弯曲杆菌目(Campylobacterales)、螺杆菌科(Helicobacteraceae),模式菌种产琥珀酸沃林菌为目前属内唯一菌种。

二、属的特征

沃林菌属为革兰氏阴性菌,螺旋状、弯曲状或直杆状,菌体大小为(0.5~1) μm×(2~6) μm。菌体无芽孢,有单一的极性鞭毛,液体培养基中可出现快速投镖运动。厌氧生长,菌落呈灰黄色,不透明至灰色半透明,有凸起、凹陷琼脂和蔓延等多种变种。触酶阴性。基因组 DNA G+C 含量为 42~49 mol%[1]。

三、属内菌种

Wolinella curva 屈曲沃林菌

Tanner et al., 1984

【分类学评述】 该菌种已被重新分类为弯曲杆菌属(*Campylobacter*),见屈曲弯曲杆菌(*Campylobacter curvus*)。

Wolinella recta 直线沃林菌

Tanner et al., 1981

【分类学评述】 该菌种已被重新分类为弯曲杆菌属,见直线弯曲杆菌(*Campylobacter rectus*)。

Wolinella succinogenes 产琥珀酸沃林菌

(Wolin et al., 1961) Tanner et al., 1981

【分类学评述】 该菌种在 1961 年被描述为产琥珀酸弧菌(*Vibrio succinogene*)并于 1980 年被收录到《核准的细菌名称目录》。1981 年,该菌种被重新分类为现在的产琥珀酸沃林菌。

【词源和翻译】 "*succinogenes*",新拉丁语分词形容词,由"*acidum succinicum*"和"*-genes*"两个词根组成:"*acidum succinicum*",新拉丁语名词,英文词义为"succinic acid";"*-genes*",新拉丁语后缀,英文词义为"producing",源自希腊语动词"*gennaô*"。"*succinogenes*",英文词义为"succinic acidproducing",即"产琥珀酸的",菌名翻译为"产琥珀酸沃林菌"。

【种的特征】 产琥珀酸沃林菌呈螺旋状或弯曲状,与螺杆菌(*Helicobacter*)、弯曲杆菌和弓形杆菌(*Arcobacter*)的菌体形态相似。该菌为厌氧菌,不能在微需氧环境中生长,而其他 3 个属中的多数菌种为微需氧菌。该菌的触酶试验阴性,而螺杆菌和弓形菌的触酶阳性,且大多数弯曲菌的触酶亦为阳性。16S rRNA 基因序列可有效鉴定该菌。

【临床意义】 产琥珀酸沃林菌最初分离于牛的瘤胃中,有类似菌种从人体标本中分离的报道(未准确鉴定),有分离于人晚期破坏性牙周病伤口报道[2]。

【抗菌药物敏感性和感染用药】 经药敏试验显示,该菌属对氯霉素、克林霉素、多黏菌素、红霉素、庆大霉素、甲硝唑、米诺环素、链霉素、青霉素和四环素的 MIC 较低,有较好的敏感性,但对杆菌肽、萘啶酸、新霉素、利福平和万古霉素的 MIC 高,提示耐药,供参考。

Wolinella 沃林菌属参考文献

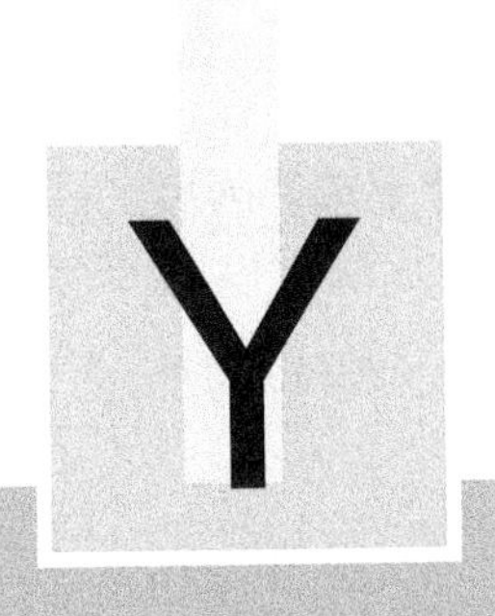

Y

Yaniella 阎氏菌属 Li et al., 2008

【词源和翻译】 "*Yaniella*",带小尾缀的新拉丁语阴性名词,源自中国微生物学家阎逊初的名字,以纪念他毕生致力于放线菌分类和抗生素研究,由其姓氏拼音"Yan"拉丁化而来,菌名翻译为"阎氏菌属"。

一、分类学

阎氏菌属隶属于放线菌门(Actinobacteria)、放线菌纲(Actinobacteria)、微球菌目(Micrococcales)、微球菌科(Micrococcaceae),模式菌种为耐盐阎氏菌。

二、属的特征

阎氏菌属是革兰氏阳性球菌,菌体为球菌或卵圆形,单个或成簇状排列。无鞭毛、无动力,不形成芽孢。需氧、中度嗜盐或耐盐。触酶阳性,氧化酶阴性。可在 0%~20% NaCl 中生长(最佳浓度为 2%~4%),生长温度为 5~40 ℃(最佳温度为 30 ℃),生长 pH 为 6.0~10.5(最佳 pH 为 8.0),基因组 DNA G+C 含量为 53~58 mol%[1-2]。

三、属的临床意义

阎氏菌属分离于中国非盐性森林或煤矿土壤,暂未发现与人类疾病相关的报道。

四、抗菌药物敏感性和感染用药

该菌未发现人致病相关报道,无抗生素药敏数据和感染用药数据。

Y

五、属内菌种

Yaniella halotolerans 耐盐阎氏菌

(Li et al., 2004) Li et al., 2008

【分类学评述】 该菌种在 2004 年被描述为"*Yania halotolerans*",后发现"*Yania*"早在 1919 年即用于命名节肢动物门盲蛛目的一种动物,故将原菌名修正为"*Yaniella*"。在 2008 年,该菌种被重新分类为现在的耐盐阎氏菌。

【词源和翻译】 "*halotolerans*",新拉丁语分词形容词,由"*hals halos*"和"*tolerans*"两个词根组成:"*hals halos*",希腊语名词,英文词义为"salt";"*tolerans*",拉丁语分词形容词,英文词义为"tolerating"。"*halotolerans*",英文词义为"salt-tolerating",意指其能耐受高盐,菌名翻译为"耐盐阎氏菌"。

Yaniella 阎氏菌属参考文献

Yersinia 耶尔森菌属 van Loghem, 1944

【词源和翻译】 "*Yersinia*",新拉丁语阴性名词,源自发过细菌学家 A. J. E. Yersin 的名字,以纪念他于 1894 首次从瘟疫中偶然分离到该菌，菌名翻译为“耶尔森菌属”。

一、分类学

耶尔森菌属隶属于变形菌门（Proteobacteria）、γ-变形菌纲（Gammaproteobacteria）、肠杆菌目（Enterobacteriales）、肠杆菌科（Enterobacteriaceae），模式菌株为鼠疫耶尔森菌。

二、属的特征

耶尔森菌属为革兰氏阴性菌，直杆状到球杆状，菌体大小为(0.5~0.8) μm×(1~3) μm。无芽孢、无荚膜，但鼠疫耶尔森菌在 37 ℃或临床标本的细胞内可观察到包膜。除鼠疫耶尔森菌动力阴性，其他菌种在 37 ℃条件下不形成鞭毛动力，但在低于 30 ℃时可产生周鞭毛。能够在普通的细菌培养基上生长，营养琼脂上菌落为半透明到不透明，24 h 后直径为 0.1~1.0 mm。最适生长温度为 28~29 ℃。兼性厌氧，兼具呼吸代谢和发酵代谢两种不同的代谢类型。氧化酶阴性，触酶阳性。可发酵 *D*-葡萄糖和其他碳水化合物，少量产酸但不产气。除特殊的生物变种之外，可还原硝酸盐为亚硝酸盐。表型特征依赖于温度的变化，通常在 25~29 ℃条件下比在 35~37 ℃条件下的生化反应更活跃。属内所有研究过的菌种，均存在肠杆菌共同抗原。基因组 DNA G+C 含量为 46~50 mol%[1]。

三、属的临床意义

耶尔森菌属广泛分布于自然界中，其中部分菌种仅适合特定的动物宿主和人类。致病性的耶尔森菌属有假结核耶尔森菌、小肠结肠炎耶尔森菌和鼠疫耶尔森菌，是动物源性病原菌，可以引起人类感染。假结核耶尔森菌和小肠结肠炎耶尔森菌引起的人类感染多是因为摄入被污染的食物和水，主要症状为轻度肠胃炎。鼠疫耶尔森菌（鼠疫的病原体）则经由感染的跳蚤叮咬传播给人类，导致致命的感染。另外，还有 14 种耶尔森菌种被认定为存在于环境中的非致病菌。致病性的耶尔森菌拥有高保守的毒力质粒和一个位于染色体上的高致病性岛，具有淋巴组织趋向性，在淋巴组织中可以逃避宿主固有免疫从而得以胞外增殖[2]。

四、抗菌药物敏感性和感染用药

耶尔森菌属的药敏试验可参照 CLSI M45 中“潜在生物恐怖菌：炭疽芽孢杆菌、鼠疫耶尔森菌、鼻疽伯克霍尔德菌、类鼻疽伯克霍尔德菌、土拉弗朗西斯菌和布鲁菌属的 MIC 折点解释标准”进行操作。在体外对以下抗生素敏感：四环素、氯霉素、氨基糖苷类（阿米卡星、庆大霉素、链霉素、卡拉霉素、新霉素）、磺胺类、亚胺培南、氨曲南、氟喹诺酮类；对多黏菌素的敏感性不稳定；对红霉素和新生霉素耐药；鼠疫耶尔森和假结核耶尔森菌通常对 *β*-内酰胺类敏感，但对青霉素的可以敏感或中介；假结核耶尔森菌、小肠结肠炎耶尔森菌和中间耶尔森菌对氨苄西林和链霉素耐药；弗氏耶尔森菌和克里斯腾森（克氏）耶尔森菌对青霉素和其他 *β*-内酰胺类耐药。小肠结肠炎耶尔森菌的抗生素敏感性有血清群特异性，而且可以产 *β*-内酰胺酶。新一代的 *β*-内酰胺类抗生素（头孢曲松、头孢他啶、头孢噻肟、拉氧头孢、氨曲南和亚胺培南）对小肠结肠炎耶尔森菌有良好的敏感性[2-3]。

五、属内菌种

Yersinia aldovae 阿尔德沃耶尔森菌

Bercovier et al., 1984

【词源和翻译】 “*aldovae*”，新拉丁语阴性名词属格，源自捷克斯洛伐克微生物家 Eva Aldova 的名字，以纪念其首次分离到该菌，菌名翻译为“阿尔德沃耶尔森菌”。

【临床意义】 阿尔德沃耶尔森菌分离于水生态系统中，包括饮用水、河水和鱼，偶有从泥土中分

Y

离，暂未发现其与人类疾病和动物感染的相关性。

Yersinia aleksiciae 阿列克西奇耶尔森菌

Sprague and Neubauer, 2005

【词源和翻译】 "*aleksiciae*"，新拉丁语阴性名词属格，源自德国汉堡的 Stojanca Aleksic 的名字，以纪念他在耶尔森菌属的流行病学和微生物学研究中的巨大贡献，菌名翻译为"阿列克西奇耶尔森菌"。

【临床意义】 阿列克西奇耶尔森菌分离于人类、老鼠、鼹鼠、驯鹿和猪的粪便，也可分离于乳制品，没有宿主特异性，可广泛分布于欧洲、美洲、澳大利亚和亚洲，能适应包括人在内的恒温动物，暂未发现其与人类疾病和动物感染的相关性。

Yersinia bercovieri 伯氏耶尔森菌

Wauters et al., 1988

【词源和翻译】 "*bercovieri*"，新拉丁语阳性名词属格，源自 Hervé Bercovier 的名字，以纪念其在耶尔森菌属分类和生态学，以及第一次对 3A 和 3B 生物群进行描述中的杰出贡献，菌名翻译为"伯氏耶尔森菌"。

【临床意义】 伯氏耶尔森菌有从人的大便、动物、未煮熟的蔬菜、泥土和水中分离的报道，暂未发现与人疾病的相关性。

Yersinia enterocolitica 小肠结肠炎耶尔森菌

(Schleifstein and Coleman, 1939) Frederiksen, 1964

【词源和翻译】 "*enterocolitica*"，新拉丁语阴性形容词，由"*enteron*"、"*kolon*"和"*-tikos*"三个词根组成："*enteron*"，希腊语名词，英文词义为"intestine"；"*kolon*"，希腊语名词，英文词义为"colon"；"*-tikos*"，希腊语后缀，源自器官属性的后缀"*-ê*"和"*-on*"。"*enterocolitica*"，英文词义为"pertaining to the intestine and colon"，表示"源自小肠和结肠的"，菌名翻译为"小肠结肠炎耶尔森菌"。

【种的特征】 小肠结肠炎耶尔森菌 25 ℃动力阳性，37 ℃动力阴性，在 20 ℃培养可出现广谱甘露糖结合凝集素抵抗，但 37 ℃时消失，该菌种包括小肠结肠炎亚种和古北区亚种，有 6 个不同的生物群。基因组 DNA G+C 含量为(48.5±0.5) mol%。

【临床意义】 小肠结肠炎耶尔森菌最常引起胃肠炎(因摄入污染的食物和水)。从生肉(牛肉、羊肉、猪肉、鸡肉)中并不常分离出该菌。该菌可污染熟食、预包装的熟食肉类和未经高温消毒的牛奶。分离自人类食物的菌株大部分是非致病性血清型，疾病的严重程度与该菌的血清型有关，疾病类型从自限性胃肠炎到末端回肠炎和肠系膜淋巴结炎，易误诊为阑尾炎。幼儿最常见胃肠炎伴发热、水样腹泻。尽管临床症状大约可以在 7 d 内消失，但患者的胃肠道可以携带该菌达数月。细菌可经淋巴管从肠道转移至局部淋巴结，罕见并发败血症。小肠结肠炎耶尔森菌污染红细胞是引起输血相关感染的一个常见原因，反应性关节炎是由该菌引起的腹泻的一种不常见的后遗症。另外，还可以引起其他少见疾病，如感染性直肠炎、自身免疫性甲状腺疾病[2]。

Yersinia entomophaga 食昆虫耶尔森菌

Hurst et al., 2011

【词源和翻译】 "*entomophaga*"，新拉丁语阴性名词，由"*entomon*"和"*phaga*"两个词根组成："*entomon*"，希腊语分词形容词，英文词义为"cut up"或"segmented"动物(过去指昆虫)；"*phaga*"，新拉丁语阴性名词，英文词义为"eater"，源自希腊语名词"*phagos*"，英文词义为"voracious"。"*entomophaga*"，英文词义为"insect eater"，即"食昆虫者"，菌名翻译为"食昆虫耶尔森菌"。

【临床意义】 食昆虫耶尔森菌分离于新西兰土壤中的百叶草的疾病幼虫，目前有一例引起尿道感染的报道[3]。

Yersinia frederiksenii 弗氏耶尔森菌

Ursing et al., 1981

【词源和翻译】 "*frederiksenii*"，新拉丁语阳性名词属格，源自丹麦微生物学家 Wilhelm Frederiksen 的名字，以纪念其在耶尔森菌属研究中的大量贡献，菌名翻译为"弗氏耶尔森菌"。

【临床意义】 弗氏耶尔森菌分离于生水、鱼、食物，偶尔分离于健康或疾病的人或动物。有报道该菌可从多达 20%的病因不明的腹泻患者粪便中分离到，可能与胃肠炎相关[4]。

Yersinia intermedia 中间耶尔森菌

Brenner et al., 1981

【词源和翻译】 "*intermedia*"，拉丁语阴性形容词，英文词义为"intermediate",即"中间的",该菌种因生化反应介于小肠结肠炎耶尔森菌与假结核耶尔森菌而得名,菌名翻译为"中间耶尔森菌"。

【临床意义】 中间耶尔森菌主要存在于生水、污水或牡蛎、虾等海洋生物中,也有分离于牛奶、冰激凌或肉类中的报道。偶尔可分离于人类标本,人源分离株仅占全部分离株的13%左右,主要来自血液、粪便和其他肠道外标本[2]。

Yersinia kristensenii 克里斯腾森(克氏)耶尔森菌

Bercovier et al., 1981

【词源和翻译】 "*kristensenii*",新拉丁语阳性名词属格,源自丹麦微生物家 Martin Kristensen 的名字,纪念其首次分离到该菌种,菌名翻译为"克里斯腾森耶尔森菌",也有简译为"克氏耶尔森菌"。

【临床意义】 克里斯腾森(克氏)耶尔森菌主要分离于土壤、生水、食物,偶尔可分离于健康人类和动物,可能可引起人的肠炎。

Yersinia massiliensis 马西利亚耶尔森菌

Merhej et al., 2008

【词源和翻译】 "*massiliensis*",拉丁语阳性/阴性形容词,源自菌株分离地马赛(Marseille)的旧称马西利亚(Massilia),菌名翻译为"马西利亚耶尔森菌"。

【临床意义】 马西利亚耶尔森菌分离于生水,暂无对人致病的报道。

Yersinia mollaretii 莫氏耶尔森菌

Wauters et al., 1988

【词源和翻译】 "*mollaretii*",新拉丁语阳性名词属格,源自法国巴黎巴斯德研究所国家耶尔森菌中心主任 Henri H. Mollaret 的名字,以纪念他在耶尔森菌属分类和流行病学研究中的贡献,菌名翻译为"莫氏耶尔森菌"。

【临床意义】 莫氏耶尔森菌可分离于人类粪便、肉类、生蔬菜、土壤和饮用水,不含毒力基因,暂无对人致病的报道。

Yersinia nurmii 纳氏耶尔森菌

Murros-Kontiainen et al., 2011

【词源和翻译】 "*nurmii*",新拉丁语阳性名词属格,源自 Esko Nurmi 教授的名字,以纪念他及他的同事在食品卫生领域关于生态学上竞争排斥研究中的贡献,菌名翻译为"纳氏耶尔森菌"。

【临床意义】 纳氏耶尔森菌有分离于保鲜技术包装肉鸡,没有临床对人致病性的证据。

Yersinia pekkanenii 帕氏耶尔森菌

Murros-Kontiainen et al., 2011

【词源和翻译】 "*pekkanenii*",新拉丁语阳性名词属格,源自芬兰赫尔辛基大学兽医学院食品和环境卫生系 Timo Pekkanen 教授的名字,以纪念他在芬兰食品卫生科学研究发展中做出的巨大贡献,菌名翻译为"帕氏耶尔森菌"。

【临床意义】 帕氏耶尔森菌分离于植物莴苣、水、土壤,提示为环境定植菌,暂无对人致病的报道。

Yersinia pestis 鼠疫耶尔森菌

(Lehmann and Neumann, 1896) van Loghem, 1944

【词源和翻译】 "*pestis*",拉丁语名词属格,英文词义为"an infectious or contagious disease or plague",即"传染病或瘟疫",菌名翻译为"鼠疫耶尔森菌"。

【种的特征】 鼠疫耶尔森菌按照地域分布分为3个生物群:古代型群发现于中亚和中非,需氧,分解甘油产酸,分解硝酸盐为亚硝酸盐,不分解蜜二糖;中古型群发现于伊朗和苏联,可分解甘油和蜜二糖产酸,但不分解硝酸盐为亚硝酸盐;东方型群广泛分布于世界,不分解甘油和蜜二糖,但分解硝酸盐为亚硝酸盐。部分菌株分解尿素、*L*-鼠李糖。基因组 DNA G+C 含量为 46 mol%。

【临床意义】 鼠疫耶尔森菌在我国被列为甲类传染病病原体,其引起的鼠疫是一种经鼠蚤传播的烈性传染病,也是广泛流行于野生啮齿动物的一种自然疫源性疾病。如未经治疗病死率高达40%~100%,全世界范围内曾引起3次大流行,2012年鼠疫耶尔森菌被列为一级致病菌。鼠疫主要有3种临床类型:腺鼠疫、败血型鼠疫和肺鼠疫。腺鼠疫最常见,占鼠疫病例的80%~90%,经过2~6 d的潜伏期,突然出现发热、头痛、寒战和乏力,伴有一个或多个淋巴结肿大,质地柔软伴疼痛。当病原菌进入血液可引起败血型鼠疫,患者出现发热、畏寒、极度虚弱、腹痛、休克,皮肤器官出血,迅速死亡。肺鼠疫继发于败血型或腺鼠疫,可以直接吸入病原体气溶胶引起原发性感染,经过1~3 d潜伏期,症状有发热、头痛、乏力,快速进展为肺炎,导致呼吸衰竭和休克。肺鼠疫是鼠疫最严重的临床类型,也是唯一可导致人与人之间传播的临床类型[2]。

Yersinia pseudotuberculosis 假结核耶尔森菌

(Pfeiffer, 1889) Smith and Thal, 1965

【词源和翻译】 "*pseudotuberculosis*",新拉丁语阴性名词属格,由"*pseudês*"和"*tuberculosis*"组成:"*pseudês*",希腊语形容词,英文词义为"false";"*tuberculosis*"新拉丁语名词,英文词义为"tuberculum"。"*pseudotuberculosis*",英文词义为"false tuberculosis",表示"假结核的",该菌因感染后症状类似于肠结核而得名,菌名翻译为"假结核耶尔森菌"。

【种的特征】 该菌25 ℃动力阳性,37 ℃动力阴性,可分解蜜二糖,水解秦皮素,枸橼酸盐和丙二酸阳性,基因组DNA G+C含量为46.5 mol%。

【临床意义】 假结核耶尔森菌常引起自限性疾病,尤其是在儿童和青年中。极少情况下可引起肠系膜淋巴结炎和末端回肠炎及败血症,一般发生在免疫功能低下的患者。感染的长期后遗症有结节性红斑、瑞特综合征和肾炎。若摄入被污染的生菜和胡萝卜,也可能引起肠胃炎/假性阑尾炎的暴发。除了胃肠疾病外,在日本和俄罗斯也是远东猩红热的病原体[2]。

Y

Yersinia rohdei 罗氏耶尔森菌

Aleksic et al., 1987

【词源和翻译】 "*rohdei*",新拉丁语阳性名词属格,源自德国人Rolf Rohde的名字,以纪念他创建了德国国家沙门菌参考中心,以及在肠杆菌科细菌尤其是沙门菌的血清学鉴定和诊断中所做出的巨大贡献,菌名翻译为"罗氏耶尔森菌"。

【临床意义】 罗氏耶尔森菌可分离于犬和人的粪便、水表面,引起人和动物腹泻的临床意义不明确。

Yersinia ruckeri 鲁克(鲁氏)耶尔森菌

Ewing et al., 1978 (Approved Lists, 1980)

【词源和翻译】 "*ruckeri*",新拉丁语阳性名词属格,源自R. R. Rucker的名字,纪念其对红嘴病及其病原体分析的研究,菌名翻译为"鲁克耶尔森菌",也有简译为"鲁氏耶尔森菌"。

【临床意义】 鲁氏耶尔森菌是引起虹鳟红嘴病的病原体。该菌最早分离于北美洲,但大量报道且引起重视是在欧洲渔场。第一次分离于1959年美国犹他州北部熊河候鸟避难所的麝鼠,其他菌株分离于同一地区的水中。该菌在鱼与鱼之间传播,暂无对人致病的报道。

Yersinia similis 类似耶尔森菌

Sprague et al., 2008

【词源和翻译】 "*similis*",拉丁语阴性形容词,英文词义为"similar"、"resembling",表示"类似的",因该菌与假结核耶尔森菌相类似而得名,菌名翻译为"类似耶尔森菌"。

【临床意义】 类似耶尔森菌属于无毒力质粒的无致病性4基因群,分离于无临床感染表现的动物或环境中(如生水),但未分离于疾病的人和动物中。

Yersinia 耶尔森菌属参考文献

Yimella 云微所菌属 Tang et al., 2010

【词源和翻译】 "*Yimella*",带小尾缀的新拉丁语阴性名词,源自中国云南微生物研究所英文名字的首字母缩写"YIM",该菌属因最早的分类学研究由该研究所完成而得名,菌名翻译为"云微所菌属"。

一、分类学

云微所菌属隶属于放线菌门（Actinobacteria）、放线菌纲（Actinobacteria）、微球菌目（Micrococcales）、皮生球菌科（Dermacoccaceae），模式菌种为橘色云微所菌。

二、属的特征

云微所菌属是兼性厌氧革兰氏阳性球菌，不产生荚膜，不形成芽孢，能耐受高盐，生长需要 KNO_3，基因组 DNA G+C 含量为 65~66 mol%[1]。

三、属的临床意义

云微所菌分离于环境和污染的琼脂平板，暂没有临床对人致病性的证据。

四、抗菌药物敏感性和感染用药

暂没有临床感染报道，无抗菌药物和感染用药信息。

五、属内菌种

Yimella lutea 橘色云微所菌

Tang et al., 2010

【词源和翻译】 "*lutea*"，拉丁语阴性形容词，英文词义为"orange-coloured"，表示"橘色的"，意指该菌的菌落为橘黄色，菌名翻译为橘色云微所菌。

【临床意义】 橘色云微所菌分离于实验室污染的平板，暂未发现其与人类疾病的相关性。

***Yimella* 云微所菌属参考文献**

Y

Yokenella 预研菌属 Kosako et al., 1985

【词源和翻译】 "*Yokenella*"，带小尾缀的新拉丁语阴性名词，源自日本东京国家卫生研究院的日语缩写"Yoken"，该菌属因在该研究院得到确认和研究而得名，菌名翻译为"预研菌属"。

一、分类学

预研菌属隶属于变形菌门（Proteobacteria）、γ-变形菌纲（Gammaproteobacteria）、肠杆菌目（Enterobacteriales）、肠杆菌科（Enterobacteriaceae），模式菌种雷金斯堡预研菌为目前属内唯一菌种。

二、属的特征

预研菌属是革兰氏阴性杆菌，有周鞭毛，动力阳性。兼性厌氧，触酶弱阳性，氧化酶阴性，发酵 *D*-葡萄糖产酸，可将硝酸盐还原为亚硝酸盐，甲基红阳性，36 ℃ 动力阳性，赖氨酸脱羧酶和鸟氨酸脱羧酶阳性，β-半乳糖苷酶阳性；吲哚阴性，VP 试验阴性，不产硫化氢，不分解尿素，存在肠杆菌科细菌的共同抗原。基因组 DNA G+C 含量为 58～59.3 mol%[1]。

三、属内菌种

Yokenella regensburgei 雷金斯堡预研菌

Kosako et al., 1985

【词源和翻译】 "*regensburgei*"，新拉丁语中性名词属格，源自德国城市名雷金斯堡（Regensburg），该菌因从昆虫中分离该菌的作者在此地工作而得名，菌名翻译为"雷金斯堡预研菌"。

【临床意义】 雷金斯堡预研菌是一种罕见分离的肠杆菌目细菌，之前称为 CDC 肠群 45，可能是一种对人体的条件致病菌。分离于人的临床标本（血液、尿液、粪便、咽拭子和痰、伤口拭子、脓液和其他），也可分离于昆虫肠道和井水。该菌的临床意义不明，但如果对人致病可能也是非常弱的病原菌。然而，该菌更可能定植而不是感染人体的无菌部位。现在还没有证据显示其可以引起腹泻或肠道感染。近年来，有文献报道该菌可引起免疫力低下患者坏死性筋膜炎和败血症等[2-3]。

【抗菌药物敏感性和感染用药】 常规药敏试验可参照 CLSI M100 中"肠杆菌目细菌的抑菌圈直径及 MIC 折点解释标准"进行操作。已有资料显示该菌对萘啶酸、磺胺类、庆大霉素、卡拉霉素、四环素、氯霉素敏感；对多黏菌素、青霉素、氨苄西林、羧苄西林和头孢菌素耐药；对链霉素敏感性不确定[2-4]。

Yokenella 预研菌属参考文献

Y

Z

Zhihengliuella 刘志恒菌属 Zhang et al., 2007

【词源和翻译】 "*Zhihengliuella*",带小尾缀的新拉丁语阴性名词,源自中国微生物学家刘志恒的名字,以纪念他在放线菌分类学研究中的贡献,由其汉语拼音"Zhiheng Liu"拉丁化而来,菌名翻译为"刘志恒菌属"。

一、分类学

刘志恒菌属隶属于放线菌门(Actinobacteria)、放线菌纲(Actinobacteria)、微球菌目(Micrococcales)、微球菌科(Micrococcaceae),模式菌种为白色刘志恒菌。

二、属的特征

刘志恒菌属是需氧的革兰氏阳性杆菌,大小为(0.6~1.0) μm×(1.5~2.0) μm,无鞭毛动力,不形成芽孢。嗜中温,氧化酶阴性,触酶阳性。在大豆酪蛋白琼脂培养基上且10% NaCl条件下28 ℃培养48 h可形成直径1 mm的白黄色光滑菌落。可在0~25% NaCl条件下生长,生长pH为6~10,最佳pH为8~9。基因组DNA G+C含量为66.5~70.3 mol%[1]。

三、属的临床意义

刘志恒菌属分离于中国西北青海省、新疆维吾尔自治区的盐碱土和韩国的海湾沉积物中,均为环境分离菌株,暂未发现与人类疾病的相关性。

四、抗菌药物敏感性和感染用药

刘志恒菌属均为环境分离菌株,暂无临床感染相关性,无抗菌药物敏感性和感染用药信息。

五、属内菌种

Zhihengliuella alba 白色刘志恒菌

Tang et al., 2009

【词源和翻译】 "*alba*",拉丁语阴性形容词,英文词义为"white",表示"白色的",因该菌菌落为白色而得名,菌名翻译为"白色刘志恒菌"。

【临床意义】 白色刘志恒菌分离于高盐的盐碱土中,暂未发现与人类疾病的相关性[1]。

Zhihengliuella 刘志恒菌属参考文献